全国高等医药院校医学检验技术专业第四轮规划教材

临床微生物学检验

第4版

（供医学检验技术专业使用）

主　　编　李　敏　刘文恩

主　　审　洪秀华

副 主 编　闫志勇　李向阳

编　　者　（以姓氏笔画为序）

王　云（青岛大学医学部）

王豫萍（贵州医科大学）

尹铁球（湖南中医药大学）

向　阳（陆军军医大学）

刘文恩（中南大学湘雅医院）

刘为勇（华中科技大学同济医学院）

闫志勇（青岛大学医学部）

孙丽媛（北华大学医学技术学院）

李　敏（上海交通大学医学院）

李向阳（温州医科大学）

李擎天（上海交通大学医学院）

吴文娟（同济大学医学院）

邹玖明（湖北文理学院附属医院）

宋　珍（上海交通大学医学院）

张扣兴（中山大学附属第三医院）

张宸豪（吉林医药学院）

陈泽慧（遵义医科大学）

袁东亚（西藏民族大学医学部）

晏　群（中南大学湘雅医院）

郭清莲（武汉大学医学部）

彭奕冰（上海交通大学医学院）

简　翠（华中科技大学同济医学院）

编写秘书　宋　珍

中国健康传媒集团
中国医药科技出版社

内容提要

本教材根据全国高等医学院校医学检验技术专业最新教学大纲要求，结合编者多年的教学和临床经验编写而成。本教材共4篇39章，系统介绍了微生物检验基础理论、微生物检验技术、微生物检验及临床标本微生物检验等内容。本教材为书网融合教材，即纸质教材有机融合电子教材、教学配套资源（PPT、微课视频等）、题库系统、数字化教学服务（在线教学、在线作业、在线考试），使教学内容更加多样化、立体化、生动化，便教易学。

本教材主要供医学检验技术专业使用。

图书在版编目（CIP）数据

临床微生物学检验/李敏，刘文恩主编. —4版. —北京：中国医药科技出版社，2019.12

全国高等医药院校医学检验技术专业第四轮规划教材

ISBN 978-7-5214-1401-1

Ⅰ.①临… Ⅱ.①李… ②刘… Ⅲ.①微生物学-医学检验-医学院校-教材 Ⅳ.①R446.5

中国版本图书馆CIP数据核字（2019）第288702号

美术编辑 陈君杞

版式设计 友全图文

出版 **中国健康传媒集团** | 中国医药科技出版社

地址 北京市海淀区文慧园北路甲22号

邮编 100082

电话 发行：010-62227427 邮购：010-62236938

网址 www.cmstp.com

规格 889×1194 mm $^{1}/_{16}$

印张 $39^{3}/_{4}$

字数 901千字

初版 2004年9月第1版

版次 2019年12月第4版

印次 2021年10月第2次印刷

印刷 三河市万龙印装有限公司

经销 全国各地新华书店

书号 ISBN 978-7-5214-1401-1

定价 138.00元

数字化教材编委会

主　　编　李　敏　刘文恩

主　　审　洪秀华

副 主 编　闫志勇　李向阳

编　　者　（以姓氏笔画为序）

王　云（青岛大学医学部）　　王豫萍（贵州医科大学）

尹铁球（湖南中医药大学）　　向　阳（陆军军医大学）

刘文恩（中南大学湘雅医院）　　刘为勇（华中科技大学同济医学院）

闫志勇（青岛大学医学部）　　孙丽媛（北华大学医学技术学院）

李　敏（上海交通大学医学院）　　李向阳（温州医科大学）

李擎天（上海交通大学医学院）　　吴文娟（同济大学医学院）

邹玖明（湖北文理学院附属医院）　　宋　珍（上海交通大学医学院）

张扣兴（中山大学附属第三医院）　　张宸豪（吉林医药学院）

陈泽慧（遵义医科大学）　　袁东亚（西藏民族大学医学部）

晏　群（中南大学湘雅医院）　　郭清莲（武汉大学医学部）

彭奕冰（上海交通大学医学院）　　简　翠（华中科技大学同济医学院）

编写秘书　宋　珍

出版说明

全国高等医药院校医学检验技术专业规划教材是在教育部、国家药品监督管理局的领导和指导下，在广泛调研和充分论证基础上，由中国医药科技出版社组织江苏大学医学院、温州医科大学、中山大学中山医学院、华中科技大学同济医学院、中南大学湘雅医学院、广东医科大学、上海交通大学医学院、青岛大学医学部、广西医科大学、南方医科大学、中国人民解放军总医院等全国20多所医药院校和部分医疗单位的领导和专家成立教材建设委员会，在出版社与委员会专家共同规划下，由全国相关院校的专家编写出版的一套供全国医学检验技术专业教学使用的本科规划教材。

本套教材坚持"紧扣医学检验专业本科教育培养目标，以临床实际需求为指导，强调培养目标与用人需求相结合"的原则，近20年来历经三轮编写修订，逐渐形成了一套行业特色鲜明、课程门类齐全、学科系统优化、内容衔接合理的高质量精品教材，深受广大师生的欢迎，为医学检验技术专业本科教育做出了积极贡献。

本套教材的第四轮修订，是在我国高等教育教学改革的新形势和医学检验专业更名为医学检验技术专业、学制由5年缩短至4年、学位授予由医学学士变为理学学士的新背景下，为更好地适应新要求，服务于各院校教学改革和新时期培养医学检验专门人才需求，在2015年出版的第三轮规划教材的基础上，由中国医药科技出版社于2019年组织全国40余所本科院校300余名教学经验丰富的专家教师不辞辛劳、精心编撰而成。

本轮修订教材含理论课程教材10门、实验课教材6门，供全国高等医药院校医学检验技术专业教学使用。具有以下特点：

1. 适应学制的转变 第四轮教材修订符合四年制医学检验技术专业教学的学制要求，为目前的教学提供更好的支撑。

2. 坚持"培养目标"与"用人需求"相结合 紧扣医学检验技术专业本科教育培养目标，以医学检验技术专业教育纲要为基础，以国家医学检验技术专业资格准入为指导，将先进的理论与行业实践结合起来，实现教育培养和临床实际需求相结合，做到教师好"教"、学生好"学"、学了好"用"，使学生能够成为临床工作需要的人才。

3. 充实完善内容，打造教材精品 专家们在上一轮教材基础上进一步优化、精炼和充实内容。坚持"三基、五性、三特定"，注重整套教材的系统科学性、学科的衔接性。进一步精练教材内容，突出重点，强调理论与实际需求相结合，进一步提高教材质量。

4. 书网融合，使教与学更便捷更轻松 全套教材为书网融合教材，即纸质教材与数字教材、配套教学资源、题库系统、数字化教学服务有机融合。通过"一书一码"的强关联，为读者提供全免费增值服务。按教材封底的提示激活教材后，读者可通过PC、手机阅读电子教材和配套课程资源（PPT、微课、视频等），并可在线进行同步练习，实时反馈答案和解析。同时，读者也可以直接扫描书中二维码，阅读与教材内容关联的课程资源，从而丰富学习体验，使学习更便捷。教师可通过PC在线创建课程，与学生互动，开展在线课程内容定制、布置和批改作业、在线组织考试、讨论与答疑等教学活动，学生通过PC、手机均可实现在线作业、在线考试，提升学习效率，使教与学更轻松。此外，平台尚有数据分析、教学诊断等功能，可为教学研究与管理提供技术和数据支撑。

编写出版本套高质量的全国高等医药院校医学检验技术专业规划教材，得到了相关专家的精心指导，以及全国各有关院校领导和编者的大力支持，在此一并表示衷心感谢。希望本套教材的出版，能受到全国高等医药院校医学检验技术专业广大师生的欢迎，对促进我国医学检验技术专业教育教学改革和人才培养做出积极贡献。希望广大师生在教学中积极使用本套教材，并提出宝贵意见，以便修订完善，共同打造精品教材。

中国医药科技出版社
2019年10月

建设委员会

前言

QIANYAN

本版《临床微生物学检验》是以四年制的本科医学检验技术专业人才为对象，以培养学生的实践能力和创新思维为重点。本书既体现了教材的“三基”（基础理论、基本知识、基本技能）、“五性”（思想性、科学性、先进性、启发性、适用性）、“三特定”（特定对象、特定要求、特定限时），又符合了“本科医学检验技术专业毕业生应达到的学科专业基本要求”，即要求掌握医学检验技术基本知识、基本理论和基本技能，以及与之关联的基础医学、临床医学的相关知识。

本版《临床微生物学检验》既有临床经典的继承性的内容，也充实了现代先进的检验内容与微生物最新的分类。全书随文配以彩图，帮助读者记忆与理解。教材中列有较多的英语专业名词，为学生学习专业外语提供方便。希望学生学习后能达到掌握临床微生物学检验基本理论和技术；熟悉各种常见感染病与重大传染病的实验室检验项目、检测方法与结果的临床应用；熟悉临床微生物检验的国家卫生工作及临床实验室管理相关的方针、政策和法规；了解医学检验技术发展动态。

本版教材分四篇共39章。第一篇（绪论，1～5章）微生物检验基础理论，从微生物检验的角度阐述细菌、真菌与病毒的生理、生化与遗传特征以及微生物与宿主间的关系，旨在为后续的三篇内容奠定扎实的理论基础。第二篇（6～9章）微生物检验技术，阐述了细菌、真菌与病毒的检验基本技术，并将抗微生物药物敏感性试验也作为微生物检验技术之一列入了本篇内容。每种检验技术都从技术的原理、技术的方法、临床意义与评价三个层面叙述，不仅使学习者掌握技术的操作，更可以掌握技术依据的基本理论，进一步拓展了学生的思维能力、自学能力和创新能力。第三篇（10～27章）微生物检验，主要介绍细菌、真菌与病毒的鉴定。细菌、真菌以属为单元，病毒以科为单元，从分类和命名、生物学特性、鉴别与鉴定、抗菌药物敏感性与临床意义五个方面加以阐述，更符合临床工作中微生物检验实际要求。第四篇（28～39章）临床标本微生物检验，以器官与系统的临床检验标本为单元，从常见病原微生物，标本采集、检验程序与方法，结果解释及报告方面加以阐述，本篇编写格式贴近临床实践操作，易读易学。本教材为书网融合教材，即纸质教材有机融合电子教材、教学配套资源（PPT、微课视频等）、题库系统、数字化教学服务（在线教学、在线作业、在线考试），使教学内容更加多样化、立体化、生动化，便教易学。

本教材在编写过程中，得到全国高等医药院校医学检验专业规划教材建设委员会和各编写者所在单位的大力支持，在此深表谢意。鉴于编者的水平和时间仓促，书中难免存在不足之处，敬请读者和专家批评、指正，以便再版时修正。

编　者

2019年9月

目录

MULU

第一篇　微生物检验基础理论

第三篇　微生物检验

第四篇　临床标本微生物检验

第一篇

微生物检验基础理论

本篇从微生物检验的角度阐述细菌、真菌与病毒的生理、生化与遗传特征以及微生物与宿主间的关系，旨在为后续的三篇内容即微生物检验基本技术、微生物检验与临床标本微生物检验奠定扎实的理论基础。使学习者不仅掌握微生物检验操作技术的理论依据，更能熟悉检验结果的分析与临床应用评价，并在不断地完善现有检验技术基础上发展与创新。

绪　论

一、微生物与微生物学

微生物是广泛存在于自然界的一大群个体微小、结构简单、肉眼不能直接看到，必须借助光学显微镜或电子显微镜放大几百、几千甚至几万倍才能看到的微小生物。包括病毒、细菌（真细菌与古细菌）、真菌和原虫等。它们虽然形体微小、结构简单，但其代谢作用对于保证自然界食物链的形成，维持人类和动植物的生存及生命延续十分重要。地球上微生物已存在数十亿年，微生物种类繁多，已记载达几十万种以上，广泛分布在土壤、空气、江河湖海、动物与人的体表及其与外界相通的腔道等部位，与人类关系十分密切。

微生物除具有一般生物新陈代谢、生长繁殖和遗传变异等生命活动的共性外，还有其自身的特点：①多以独立生活的单细胞或细胞群体的形式存在，细胞无明显分化，一般都能自行完成其全部生命活动过程；②新陈代谢能力旺盛，生长繁殖速度快；③适应能力强，易变异；④种类多、分布广、数量大。

（一）微生物的分类

按照微生物有无细胞基本结构、分化程度和化学组成等不同，可将其分成三种类型：

1. 非细胞型微生物（acellular microorganism）　这类微生物体积微小，能通过细菌滤器，无细胞结构，无产生能量的酶系统，由单一核酸（DNA 或 RNA）和（或）蛋白质衣壳组成，必须在活的易感细胞内生长繁殖。病毒属于非细胞型微生物。非细胞型微生物中还有一些比病毒更小的感染因子，称做亚病毒（subvirus），如仅由 RNA 组成的卫星病毒（satellites virus）和类病毒（viroid）以及仅由蛋白质组成的朊粒（prion）。

2. 原核细胞型微生物（prokaryote microorganism）　它们由单细胞组成，细胞核的分化程度较低，仅有原始核，染色体仅为单个裸露的环状 DNA 分子，无核膜和核仁等结构。细胞壁由肽聚糖构成，缺乏完整的细胞器。原核细胞型微生物包括细菌、支原体、衣原体、立克次体、螺旋体和放线菌。本书中的细菌即真细菌。在对细菌的认知过程中，给一些“不典型”的细菌赋予了特定的名称，其中包括放线菌、支原体、衣原体、立克次体、螺旋体等。这五类在细胞结构和组成成分与细菌相近，从分类学角度上，将它们统列入广义的细菌范畴。

（1）细菌（bacteria）　具有细胞壁、细胞膜和细胞核等基本结构。细胞质中有与遗传有关的核质和质粒。一些细菌还有特殊结构，包括鞭毛、菌毛、芽孢和荚膜等。

（2）支原体（mycoplasmas）　一类没有细胞壁、形态不规则，可以通过一般的除菌滤器，是目前所知的能独立生活、自行繁殖的最小原核细胞型微生物。其细胞膜不是类脂双层蛋白质镶嵌结构，而是三层结构，内外层由蛋白质和糖类组成，中层为磷脂（或糖脂）和胆固醇。

（3）衣原体（chlamydiae）　一类介于细菌和病毒之间的细胞内寄生的原核细胞型微生物。它类似于革兰阴性菌，有独特的发育周期（原体和始体）和形态。

（4）立克次体（rickettsias）　一类除少数外均专性寄生在宿主细胞内的原核细胞型微

生物。除细胞内寄生外，与革兰阴性细菌相似。

（5）螺旋体（spirochetes） 一类细长、柔软、富有弹性、弯曲成螺旋状，利用细胞壁和细胞膜间的轴丝活泼运动的原核细胞型微生物。

（6）放线菌（actinomyces） 和细菌相似，形态特点是呈丝状，行分支生长。

3. 真核细胞型微生物（eukaryote microorganism） 它们大多由多细胞组成，细胞核分化程度高，有典型的核结构（核仁、核膜和染色体），通过有丝分裂进行繁殖。胞质内有多种完整的细胞器（如内质网、核糖体、线粒体等）。细胞壁由纤维素、几丁质构成。属于这类型的微生物有真菌、藻类等。真菌（fungi）是一类无叶绿素的单细胞或多细胞的真核细胞型微生物，可进行有性和（或）无性繁殖，有细胞壁，常可产生分枝或不分枝的丝状体。

（二）微生物与人类的关系

人类生活的环境、人类和动物的体表及与外界相通的腔道（口、鼻、咽部、肠道等）均存在着多种微生物，这些微生物绝大多数对人类无害，甚至是有益的，而且有些是必需的。微生物已被广泛应用于人类生活中的各个领域。在农业方面，利用微生物生产细菌肥料、植物生长激素或生物农药杀虫剂。如采用苏云金杆菌或基因工程杆状病毒杀虫剂喷洒在田间农作物或茶树上，可感染害虫并导致其中毒死亡，为农业防治病害、增产开辟了新途径。在工业方面，微生物日益广泛应用于食品发酵、石油、勘探、纺织、冶金、化工、制革、垃圾无害化处理、污水处理和创新能源等领域，特别是在医药工业方面，可利用微生物生产抗生素、维生素和辅酶等。

根据与人类的关系分类，微生物主要分为三类。

1. 正常微生物群或正常菌群（normal flora） 主要是指存在人体体表皮肤及与外界相通腔道黏膜上的微生物，正常微生物群以细菌为主，故通称正常菌群。在正常情况下对人类无害，而且具有拮抗外来病原微生物的作用，甚至有些微生物还能提供某些营养物。如寄居在肠道的大肠埃希菌除能合成维生素 B_{12}、维生素 K 和氨基酸等供机体利用外，还能抑制肠道内病原菌和真菌的过度增殖，有利于肠道内微生态平衡。

2. 机会致病微生物或条件致病微生物（opportunistic pathogenic microorganism） 原属正常菌群中的微生物，在某些特定的条件下，如机体的免疫功能降低时（如肿瘤、疲劳），或正常微生物群中的微生物进入非正常寄居部位时（如手术后），或由于某种原因（如抗感染药物的过度应用）正常微生物群的组成发生改变时，它们就会引起内源性感染。

3. 病原微生物（pathogenic microorganism） 是指少数具有致病性的微生物，对人类致病的称为人类病原微生物，对动物致病的称为动物病原微生物。但人类病原微生物与动物病原微生物有时有交叉感染发生，即动物病原微生物也能引起人类疾病，故这类微生物又称为人畜共患病原微生物。

（三）微生物学

微生物学（microbiology）是生命科学中的一门重要学科，是研究微生物的种类、生物学性状（形态、结构、生命活动规律、遗传变异等）及其与人类、动植物等相互关系的科学。现代微生物学根据研究的侧重面不同又形成了许多分支。基础微生物学有微生物分类学、微生物生理学、微生物分子生物学、微生物生态学、细胞微生物学等；在应用领域中又分为普通微生物学、工业微生物学、农业微生物学、医学微生物学、兽医微生物学等。

按研究对象，又可分为细菌学、病毒学、真菌学等。这些分支学科通过各自深入的研究，相互配合和促进，为微生物学全面、纵深发展创造了有利的条件。

二、医学微生物学发展简史

医学微生物学（medical microbiology）是微生物学的一个分支，是一门基础医学学科。主要研究与医学有关的致病微生物的生物学性状、致病与免疫的机制、特异性诊断和防治方法等，以控制和消灭传染性疾病和与之有关的免疫性疾病，达到保障和提高人类健康水平的目的。医学微生物学的发展经历了漫长的历史。从远古时代起，人类就受到各种传染病的困扰，人们对传染病的病因、流行规律、致病机制等不断进行探索，积累了丰富的经验和教训。

回顾医学微生物学的发展历史，有助于对医学微生物学的理解和学习，培养严谨的科学思维和创新精神，以促进医学微生物学、临床微生物学检验及防治感染性疾病技术的发展。

（一）我国古代对微生物的利用

在我国，利用微生物进行工农业生产和疾病的防治有着悠久的历史。早在公元前2000多年的夏禹时代，就有仪狄作酒的记载。春秋战国时期，人们已经知道利用微生物分解有机物的作用进行沤粪积肥。明隆庆年间（1567～1572年），国人就已采用人痘接种来预防天花，该方法还先后传授到朝鲜、日本、土耳其、俄国和英国。人痘的发明是应用疫苗进行人工免疫的开端，是我国对世界预防医学的一大贡献。

（二）细菌的发现

最早观察到微生物的是荷兰人列文·虎克（Antony Van Leewenhoek，1632～1723年），他用自制的原始显微镜（放大约266倍），观察了自然界污水、牙垢和粪便等标本，发现其中都存在着许多运动着的“微小动物”，并正确地描述了这些微生物的形态有球状、杆状和螺旋状，证实了微生物在自然界和机体内的客观存在，从而揭开了微生物形态学时代的序幕。

（三）发酵与微生物的作用

19世纪60年代，欧洲一些国家占重要经济地位的酿造工业和蚕丝工业发生了酒类变质和蚕病流行的危机，迫切需要对这个问题进行研究。其中法国科学家巴斯德（Louis Pasteur，1822～1895年），通过著名的“S型曲颈瓶”实验证实了有机物质的发酵是因酵母菌的作用，而酒类变质是因其污染了除酵母菌以外的其他杂菌的结果。为了防止酒类变质，他将待发酵的基质液预先经巴氏消毒法（pasteurization）加热至62℃处理30分钟后，再加入酵母菌，成功解决了杂菌污染的难题。从而推翻了当时盛行的“自然发生说”。巴斯德还证明鸡霍乱、炭疽病和狂犬病等都是由相应的微生物所致，并研制了炭疽病、狂犬病疫苗。由于他的研究，开创了微生物生理学的时代。至此，医学微生物学亦成为一门独立的学科。

（四）细菌性传染病病原的证实

标本中分离出病原菌的纯培养并证实其是致病菌，应归功于微生物学的另一奠基人、德国学者郭霍（Robert Koch，1843～1910年）。他创用固体培养基以代替液体培养基，从环境或患者排泄物等标本中分离出单个菌落。几年内他相继发现了炭疽芽孢杆菌（1876

年）、结核分枝杆菌（1882 年）和霍乱弧菌（1883 年）。在他的带动和影响下，短期内世界各地先后发现了许多细菌性传染病的病原菌，如脑膜炎奈瑟菌、伤寒沙门菌、痢疾志贺菌、结核分枝杆菌、白喉棒状杆菌和鼠疫耶尔森菌等。郭霍为证实炭疽芽孢杆菌是炭疽的病原菌，将其接种于健康动物，结果引起了同样的疾病，然后从感染动物体内又分离出同样的细菌。这种从患病机体分离出纯种细菌，感染健康动物后再分离出同一菌种的过程证实了微生物的致病学说，称为郭霍法则（Koch's postulates）。郭霍的另一贡献是创用了染色法。他利用苯胺（aniline）染料使细菌着色，为细菌染色技术奠定了基础。

上述历史提示我们，传染病病原体的发现过程实质是微生物学检验的探索过程。可以这样认为，在巴斯德、郭霍的时代，就有微生物检验的萌芽。所以，巴斯德、郭霍不仅是微生物学和医学微生物学的奠基人，也是微生物学检验的创始人。

（五）病毒的发现

1892 年俄国学者伊凡诺夫斯基（Iwanovsky，1864～1920 年）首先发现染有烟草花叶病的烟叶汁通过除菌滤器后仍有感染性。直到 1898 年荷兰科学家贝杰林克（Beijerinck，1851～1931 年）重复上述试验后，明确提出烟叶汁中存在一种比细菌更小的滤过性病原体，开创了人类对病毒的认识。同时德国学者 Loeffer 和 Frasch 发现了牛口蹄疫病毒。第一个人类病毒（黄热病病毒）是在 1901 年由美国科学家 Walter Reed 首先分离成功的，1951 年英国学者 Twort 发现了细菌病毒（噬菌体）。在 20 世纪早期，植物病毒、动物病毒、人类病毒和细菌病毒相继被分离出来。由于研究病毒的方法与细菌全然不同，需要有更先进的理论指导和技术设备，所以，病毒学进入真正的兴盛时期是 20 世纪 40 年代后开始的。1930 年以来，随着微量化学与生化分析方法的进展，以及电子显微镜技术、超速离心技术、组织培养方法的不断完善，才使很多病毒相继被分离出来。1971 年美国病毒学家 Diener 发现了无蛋白质外壳的环状 RNA 分子，称为类病毒（viroid）。后来，在研究类病毒过程中又发现了造成某些植物病害的拟病毒（virusoid）。1983 年有关国际会议将这些微生物统称为亚病毒（subvirus）。人类和动物的某些疾病如羊的羊瘙痒病、人和牛患的疯牛病以及人类的库鲁（Kuru）病等可能均由亚病毒引起。

（六）免疫学的兴起

我国古代首创人痘法预防天花后，直到 1796 年英国医生琴纳（Edward Jenner，1749～1823 年）创用牛痘预防天花，成为近代抗感染免疫的开端。以后，巴斯德研制成炭疽病疫苗、狂犬病疫苗和鸡霍乱疫苗，为主动/自动免疫法在预防医学中的应用开辟了更加广阔的前景。德国学者贝林格（Behring）于 1891 年用含白喉抗毒素的动物免疫血清成功治疗了白喉患儿，随后又有许多疫苗及抗血清被发现和使用。经过人们的长期努力，1980 年 5 月世界卫生组织（WHO）宣布全球已彻底消灭天花。随着人类计划免疫的实施，许多严重危害人类健康的感染性疾病都会被征服。

自 1950 年以来，由于分子生物学、分子遗传学等基础生物科学的发展，免疫学也进入了一个迅速发展的阶段。著名免疫学家 Burnet（1959 年）开创了免疫球蛋白分子结构的研究，大大推动了免疫化学和免疫诊断的发展。1975 年 Kohller 和 Milstein 用杂交瘤技术制备了单克隆抗体，这是免疫学诊断技术上的一次突破性的进展，给临床微生物快速准确诊断提供了重要手段。

（七）化学制剂的发明及抗生素的发现

最早合成的化学制剂是治疗梅毒的砷凡纳明“606”，由德国化学家欧立希（Ehrlich，1910 年）经过 605 次失败后才研制成功的，后又合成了新砷凡纳明，从而开创了化学制剂治疗微生物传染性疾病的新时期。1935 年 Domagk 发现百浪多息可以治疗致病性球菌感染后，又有一系列磺胺药物相继合成并得到广泛应用。1929 年英国细菌学家弗莱明（Fleming）意外发现污染的青霉菌在固体培养基上可有效地抑制金黄色葡萄球菌生长的现象，直到 1940 年弗洛瑞（Florey）等将青霉素培养液予以提纯，才获得可以提供临床使用的青霉素结晶纯品，并证实了其临床应用的价值。青霉素的成功研制为抗生素的研究和生产翻开了第一页，由此鼓舞了人们寻找从微生物来源的具有抗菌活性的化合物，如链霉素、氯霉素、四环素、头孢霉素、红霉素、庆大霉素等抗生素相继被发现并广泛应用于临床，给感染性疾病的治疗带来了新曙光。为此，Fleming 和 Florey 在 1945 年获得诺贝尔奖。但是，由于抗生素的广泛应用所造成的细菌耐药性问题，给当今临床抗感染治疗带来了愈来愈严重的困难。应加强微生物感染耐药菌株的监测工作，如规范药物敏感试验中菌株的选择、检测方法、试剂和标准化等，以避免因采用的技术或判断标准上的不同而导致报告耐药方面的差异。可建立跨国的微生物感染耐药监测网，发挥早期预警系统作用。

（八）现代微生物学的发展

进入 20 世纪中期，随着化学、物理学、生物化学、遗传学、细胞生物学、免疫学和分子生物学等学科的进展，以及电子显微镜、细胞培养、组织化学、超薄切片、气相和液相色谱、免疫标记、单克隆抗体技术、聚合酶链反应以及基因探针杂交等技术的创建和改进，对细菌和病毒形态结构的研究，已突破亚显微结构水平，可以在分子水平上探讨基因结构的功能、致病性的物质基础及诊断方法，使人们对微生物的活动规律有了更深入的认识。由于自然环境的改变，生物界的变异，生物界和自然环境之间的相互作用，以及生物界内部各种生物间的相互作用，也由于培养技术的进步，能够引起人类疾病新的病原微生物不断产生，不断被发现。1973 年以来，新发现的病原微生物已有几十种，如 1976 年从肺炎患者标本中分离出军团菌；1983 年从慢性胃炎患者活检标本中分离出幽门螺杆菌；1992 年自印度的霍乱流行中分离出 O139 血清型新流行菌株；1986 年自我国台湾省分离出肺炎衣原体；1981 年首先在美国发现人类免疫缺陷病毒（HIV），即获得性免疫缺陷综合征（AIDS，艾滋病）的病原体；1995 年，扎伊尔发现罕见传染病埃博拉，埃博拉病毒（EBOV）是引起人类和灵长类动物发生埃博拉出血热（EBHF）的烈性病毒，其引起的出血热是当今世界上最致命的病毒性出血热，已造成 10 次具有规模的暴发流行，最近一次发生在 2018 年的非洲国家。

在生产和应用方面，微生物已用于众多的领域，并广泛用来生产药物（如抗生素、维生素等）、植物生长激素、生物制品等；利用基因工程生产某些药物（如白细胞介素、胰岛素、人生长激素等）；单克隆抗体的研制已用于检测、诊断疾病。

1995 年，第一个细菌——流感嗜血杆菌的全基因组 DNA 测序完成。目前已有几百种细菌完成测序，包括幽门螺杆菌、结核分枝杆菌、大肠埃希菌、肺炎支原体等。已发现的病毒基本上都完成了基因测序。病原微生物基因组测序意义重大，除有助于了解其致病机制和与宿主的相互关系外，还可发现更灵敏、特异的致病分子标记作为诊断、分型等依据。

我国在微生物学研究方面也做出了重大贡献。如发现旱獭为鼠疫耶尔森菌的宿主；较早地消灭了天花，使鼠疫、白喉、麻疹、脊髓灰质炎、结核、霍乱等传染病也得到了有效的控制；1934 年谢少文首先用鸡胚培养、分离立克次体；20 世纪 30 年代，黄帧祥发现并首创了病毒体外细胞培养技术，为现代病毒学奠定了基础。在微生物病原学研究方面，我国学者汤飞凡首先成功地分离出沙眼衣原体；1959 年分离出麻疹病毒并制成减毒活疫苗；20 世纪 70 年代分离出流行性出血热的病原体，80 年代又相继分离出军团菌、空肠弯曲菌等。

在医学微生物学及其相关学科的发展中，全球有近 60 位科学家因突出贡献而荣获诺贝尔奖，可见医学微生物学的研究不仅提高了疾病的防治水平，而且在推动整个微生物学及相关学科发展上也起到了重要作用。

三、临床微生物学检验

（一）临床微生物学检验的研究内容

临床微生物学检验是医学微生物学、临床微生物学以及微生物学检验技术密切结合的一门新兴学科。它是利用微生物学的基础理论、技能和临床微生物学的基本知识，掌握各类与临床有关的微生物特性，通过系统的检验方法，及时、准确地对临床标本作出病原学诊断和抗微生物药物敏感性的报告，为临床感染性疾病的诊断、治疗和预防提供科学依据，故又名诊断微生物学（diagnostic microbiology）。

目前，微生物学检验中快速诊断方法发展较快，如利用自动化的微生物鉴定仪与基质辅助激光解吸电离飞行时间质谱鉴定技术（MALDI - TOF - MS）对微生物进行快速准确的鉴定，噬菌体裂解试验鉴定菌型，免疫荧光、放射核素和酶联免疫（ELISA）三大标记技术以及聚合酶链反应（PCR）等各种微生物学检验新技术得到较为广泛的应用。核酸杂交技术如常用的斑点杂交、原位杂交、DNA 印迹法和 RNA 印迹法已能定性、定量、特异、敏感和快速地诊断感染性疾病。PCR 技术则能将病毒或细菌等微生物中特异性 DNA/RNA 片段进行非细胞依赖性的体外迅速大量扩增，检测水平极大提高。

微生物学检验中的快速、微量和自动化诊断方法，经过多年的研究和不断改进已得到广泛应用，常规诊断已可由商品化成套供应的系列试剂盒代替自行配制的试剂，繁琐的手工操作已由全自动微生物鉴定/药敏系统、全自动血培养检测和分析系统以及微量、快速微生物鉴定系统所替代，大大加快了微生物学检验的时效性和准确性。

（二）临床微生物学检验的任务

临床微生物学检验是为感染性疾病提供微生物学诊断，以控制和预防传染病的扩散，应注重如何从临床标本中分离出病原微生物，并正确鉴定及快速发出检验报告。微生物学检验的基本任务是：

（1）研究标本的采集、运送、保存及处理等方法，提高病原微生物的检出率。

（2）了解特定病原微生物感染后患者的特殊症状和体征，有利于对引起感染的病原微生物作初步判断，使实验诊断有的放矢。

（3）选择各种感染性疾病病原体的最佳检验方法，探讨各种病原微生物的鉴定程序。

（4）正确进行各种病原微生物的快速诊断、抗微生物药物的敏感性试验及自动化仪器和微量化装置的使用。

（5）以患者标本为分析对象，学会对未知病原微生物的综合分析，认真进行检验结果的分析、实验方法及临床意义的评价。

（6）了解病原微生物在分类学上的特征，正确对其进行分类鉴定，特别要了解生物学特征相似的病原微生物的区别，以免在进行种属鉴定时相互混淆。

（7）及时对检验结果进行统计处理，定期向有关部门报告所分离菌株的变化趋势及其抗菌药物的抗菌谱，为临床医生提供合理用药的依据。

（8）在医院感染中，对医院环境进行微生物学调查监测、分析与质量控制。

临床微生物学检验是临床医学的一部分，是以实验为基础的科学。它在临床上的应用主要是通过对临床标本的微生物实验检验而得出有关病原微生物的鉴定报告，实验结果的真实可靠直接影响到临床的正确诊断和有效治疗，也直接关系到患者的生命安全。因此，临床微生物学检验工作者及广大医务人员任重而道远。

（刘文恩　李　敏）

第一章　细菌基本性状

本章要点

1. **掌握**　细菌形态、结构、营养代谢、生长繁殖、生化反应与细菌检验之间的关系。
2. **熟悉**　消毒灭菌方法与应用。
3. **了解**　细菌营养与能量代谢的类型。

细菌（bacterium）属于原核细胞型单细胞生物。和真核细胞不同的是细胞核无核膜包围、游离于细胞质中，不具有核仁，细胞质中除核蛋白体外无细胞器。

细菌体积微小，结构简单，繁殖迅速。在适宜的环境条件下具有相对稳定的形态结构和生理活动特征。了解细菌的生理特性，对于鉴别细菌、诊断感染性疾病及其防治具有重要的理论和实践意义。

第一节　细菌大小与形态

扫码“学一学”

细菌大小以微米（μm）为测量单位。人肉眼的最小分辨率一般0.2mm，故观察细菌形态需用光学显微镜放大几百到上千倍才能看到。按其外形分类可将细菌分成球菌、杆菌、螺形菌。

一、球菌

球菌（coccus）呈圆球形、近圆球形、矛头状或肾形。单个球菌直径为0.5～3.0μm（图1-1）。繁殖时按细菌细胞分裂的平面和分裂后粘连程度及排列方式不同可有双球菌（diplococci）、链球菌（streptococci）、四链球菌（tetrads）、八叠球菌（sarcina）和葡萄球菌（staphylococci）。各类球菌在标本或培养物中除上述的典型排列方式外，还可有分散的单个菌体存在。

二、杆菌

杆菌（bacillus）多呈直杆状，少有微微弯曲。杆菌的长短、粗细和弯度随菌种不同而异。杆菌的直径为0.2～2μm，长短从0.5～20μm不等（图1-2）。杆菌菌体两端有的为平齐（如炭疽杆菌），也有呈尖细（如梭杆菌）；有的菌体短小，近于椭圆形，称为球杆菌（coccobacillus）；也有一端膨大呈棒状（如白喉棒状杆菌）或分枝状（分枝杆菌）；有的末端常呈分叉状，称为双歧杆菌（bifidobacterium）。杆菌的排列常呈分散存在，但个别为栅栏状及V、X、Y字状。

三、螺形菌

螺形菌（spiral bacterium）菌体呈弧形或螺旋状。菌体螺旋不足一环，体短呈弧形或逗点状称为弧菌（vibrio），如霍乱弧菌；2～6 环的小型、坚硬的螺旋状细菌称为螺菌（spirillum），如鼠咬热螺菌；螺旋数超过 6 环、体长而柔软的细菌则被专称为螺旋体（spirochaeta）；也有的菌体细长弯曲呈弧形或螺旋形，称为螺杆菌（helicobacterium），如幽门螺杆菌（图 1－3）。

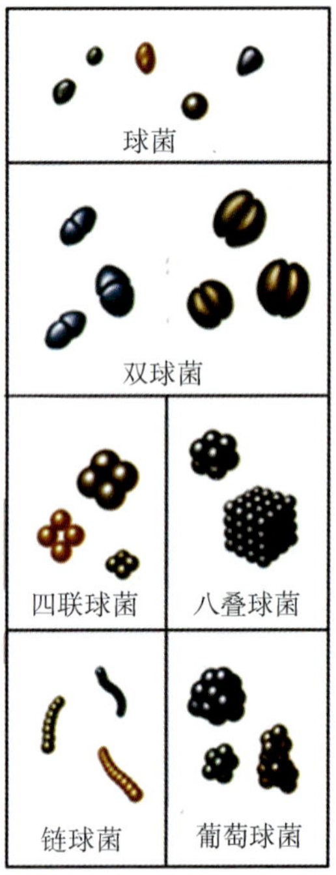

图 1－1　球菌形态与排列

（引自 Kathleen Park Talaro. Foundations in microbiology［M］. 4th ed. New York：The McGraw Hill Higher Education，2002.）

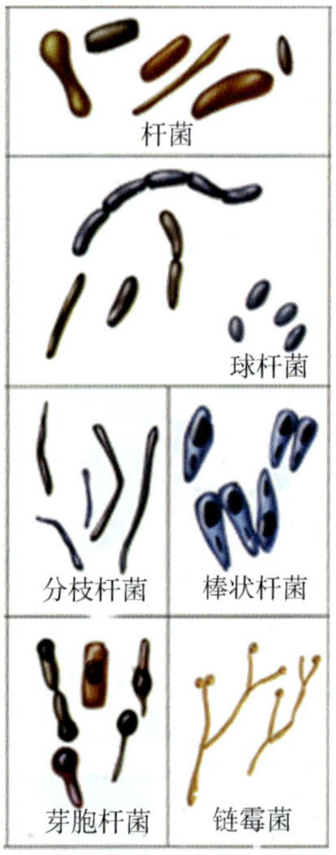

图 1－2　杆菌形态与排列

（引自 Kathleen Park Talaro. Foundations in microbiology［M］. 4th ed. New York：The McGraw Hill Higher Education，2002.）

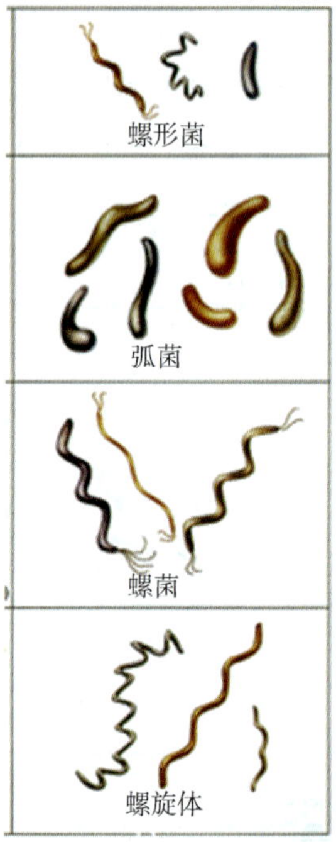

图 1－3　螺形菌形态与排列

（引自 Kathleen Park Talaro. Foundations in microbiology［M］. 4th ed. New York：The McGraw Hill Higher Education，2002.）

细菌的大小、形态和细菌细胞排列是细菌的重要生理特征之一。一般而言，在适宜生长条件下培养 8～18 小时生理特征最为典型，在不利环境下或老龄菌时常出现梨形、气球状或丝状等不规则的多形性（polymorphism），称为衰退型（involution form）。因此，宜选择细菌的对数生长期观察细菌形态和大小。在识别细菌时应考虑来自于机体或环境中诸多因素所导致的细菌形态变化。

扫码“学一学”

扫码“看一看”

第二节　细菌结构和功能

细菌的结构与其生长繁殖、致病性和感染后免疫等功能密切相关，也是细菌形态学检验技术的基础。按其部位分成：①附属结构（appendages），包括鞭毛/周浆鞭毛、菌毛或纤毛；②表层结构（cell envelope），包括糖萼（荚膜或黏液层）、细胞壁、细胞膜；③内部结构（internal structure），包括细胞质、核蛋白体、核染色质、质粒及芽孢等。通常把一个细菌生存不可缺少的结构，或一般细菌都具有的结构称基本结构，而在特定条件下形成的结构称特殊结构（图 1－4）。

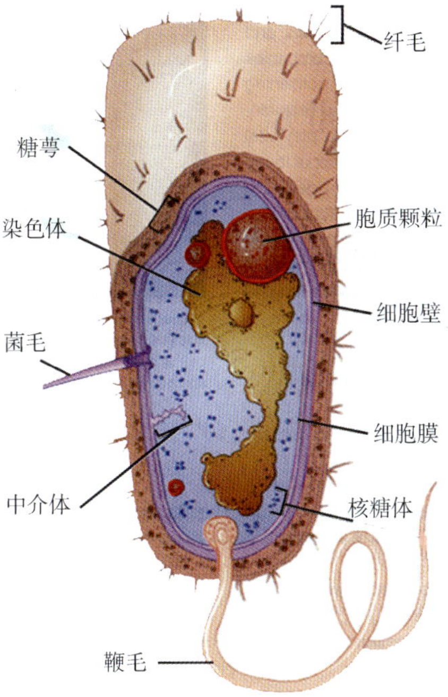

图 1-4　细菌结构模式图

（引自 Kathleen Park Talaro. Foundations in microbiology [M]. 4th ed. New York: The McGraw Hill Higher Education, 2002.）

本节从细菌的最表层自外向内介绍细菌的结构、化学组成及其功能。

一、附属结构

多数细菌具有自菌体向外的延伸结构（cell extensions），可分成两种，包括与运动相关的鞭毛（flagella）及与细菌附着相关的纤毛（fimbriae）或菌毛（pili）。

（一）鞭毛

附着于多种细菌（如大多数杆菌、少数球菌、全部弧菌及螺菌）菌体上的细长而呈波状弯曲的丝状物称为鞭毛。鞭毛的长度超过菌体若干倍。鞭毛数目、排列和位置常随不同菌种而异，可分为单毛菌（monotrichate）、双毛菌（amphitrichate）、丛毛菌（lophotrichate）和周毛菌（peritrichate）等类型（图 1-5）。鞭毛需用电子显微镜观察，或经特殊染色法使鞭毛增粗后才能在普通光学显微镜下看到。

1. 结构　鞭毛自细胞膜长出，游离于细胞外。电镜下观察，其由三个部分组成：基础小体、钩状体和丝状体（图 1-6）。

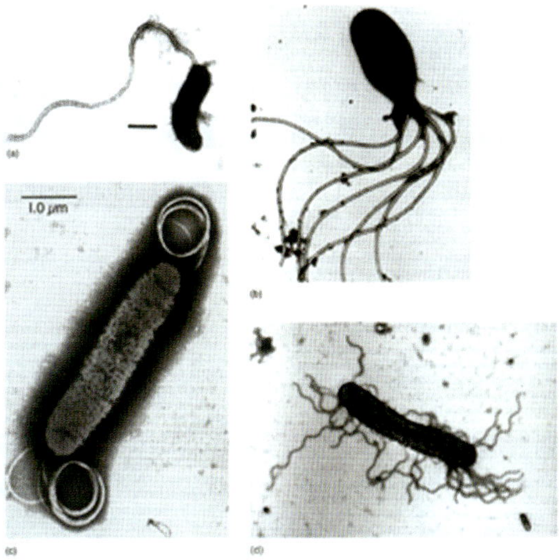

图 1-5　细菌鞭毛电镜形态图

（引自 Kathleen Park Talaro. Foundations in microbiology [M]. 4th ed. New York: The McGraw Hill Higher Education, 2002.）

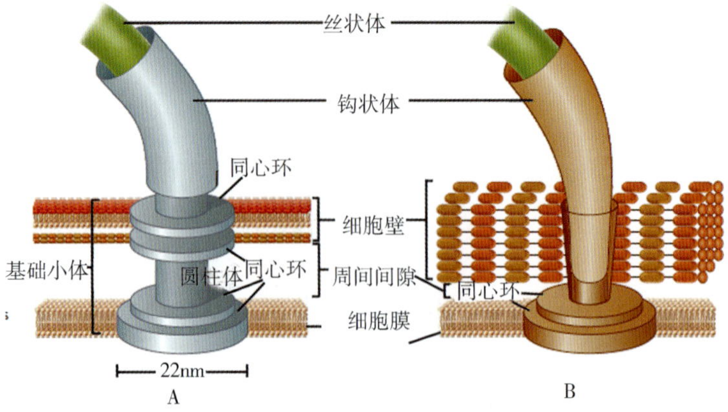

图 1－6　鞭毛结构模式图

A. 革兰阴性菌两对同心环；B. 革兰阳性菌一对同心环

（引自 Kathleen Park Talaro. Foundations in microbiology [M]. 8th ed. New York：The McGraw Hill Higher Education，2011.）

（1）基础小体（basal body）　位于鞭毛根部，嵌在细胞壁和细胞膜中，由一根圆柱体、分别位于细胞膜和细胞壁上的同心环和输出装置组成。革兰阴性菌的鞭毛有两对同心环，革兰阳性菌因无外膜结构，其鞭毛只有一对同心环。

（2）钩状体（hook）　是鞭毛伸出菌体部分，呈 90°钩状弯曲，与基础小体相连。鞭毛自钩状体向外转变成丝状体。

（3）丝状体（filament）　是纤丝状的中空管状结构，由紧密螺旋状缠绕的鞭毛蛋白亚单位组成，其氨基酸组成与人体骨骼肌中的肌蛋白相似。

螺旋体鞭毛位于胞质膜与外膜之间，也称周浆鞭毛（periplsmic flagella）或内鞭毛（endoflagella），其一端在原生质圆柱体末端，另一端呈游离状（图 1－7）。鞭毛数量随螺旋体种类各异。

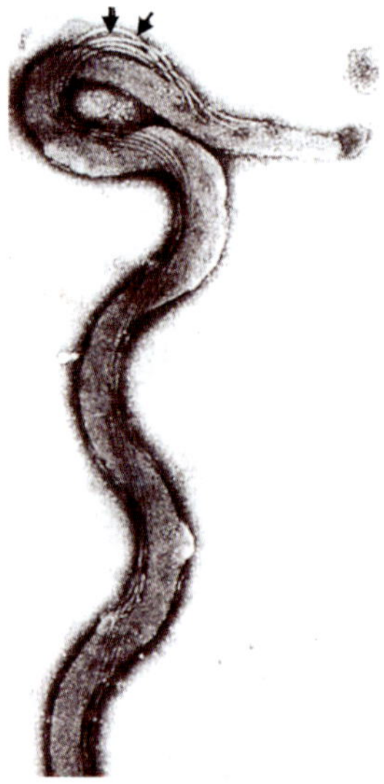

图 1－7　螺旋体鞭毛电镜图（箭头所指为周浆鞭毛）

（引自 Kathleen Park Talaro. Foundations in microbiology [M]. 4th ed. New York：The McGraw Hill Higher Education，2002.）

2. 功能

（1）动力（motility）　鞭毛是细菌的运动器官，呈现旋转运动是受基础小体的同心环旋转产生，推动力来自于质子动能，即质子浓度梯度流动所释放的 ATP。鞭毛旋转方向决定运动类型（图 1－8）。

观察细菌动力可用悬滴法或压滴法在显微镜下直接观察其运动，也可将细菌穿刺接种半固体培养基观察动力。

（2）趋化性（chemotexis）　细菌朝向或离开化学物质而运动称为趋化性。正趋化性是向化学物质（吸引剂）运动，负趋化性为离开化学物质（趋避剂）运动。鞭毛运动的调控机制涉及环境中化学物质（化学信号分子）与细胞膜上的甲基趋化受体蛋白（methylated chemotaxis proteins，MCPs）结合触发信号传递，最后作用于鞭毛发动器。趋化性使甲基趋化细菌常向营养物质处移动而避开有害物质。

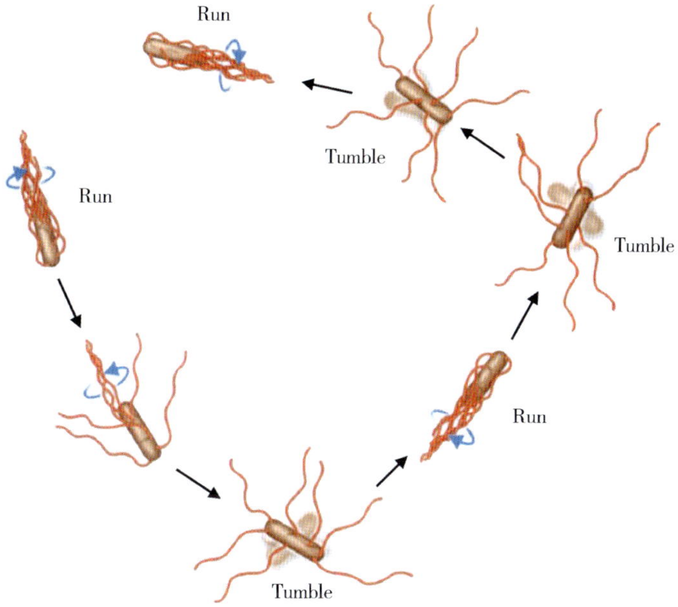

图 1-8　鞭毛旋转方向与运动方式

鞭毛发动器能够顺时钟或逆时钟方向转动，从而决定细菌游动的方向。

当发动器逆时钟方向转动时，鞭毛的丝状体结合成一束拖在菌体后，推动细菌向前进（run）；

若发动器呈顺时钟方向转动，束状丝状体松开，细菌终止游动转为翻滚（tumble）；

平时，细菌以这两种方式交替游动，称为随意移动（random walk）

（引自 Tortora，Gerard J. Microbiology：An Introduction［M］.

11th ed. New York：Benjamin－Cummings Publishing Company，2011.）

（3）抗原性　鞭毛抗原性又称 H 抗原。不同菌种鞭毛蛋白结构不同，具有很强的抗原特异性，利用免疫学方法可鉴定细菌种、型，是临床细菌鉴定的常用技术之一。

（4）致病性　少数鞭毛与致病性间接相关，如霍乱弧菌通过鞭毛运动穿透小肠黏膜表面的黏液层，黏附于肠黏膜上皮细胞上产生毒性物质而致病。

（5）鉴别细菌　鞭毛极细，一般染色不能看见，常用特殊染色如镀银染色观察细菌有无鞭毛及鞭毛数量、分布，可用于细菌的鉴别。

（二）菌毛

菌毛是某些细菌表面遍布的比鞭毛更为纤细、短而直的丝状蛋白附属物，常把较短的菌毛称为纤毛（fimbriae），较长的称为性菌毛（pili，sex pili），需借助电镜才能观察到菌毛。菌毛由结构蛋白亚单位菌毛蛋白（pilin）组成，呈螺旋状排列成圆柱体，新形成的菌毛蛋白分子插入菌毛的基底部。菌毛蛋白具有抗原性，其编码基因位于细菌的染色体或质粒上。

纤毛数量多，每个细菌细胞的纤毛可达数百根，具有黏附细胞和定居各种细胞表面能力。借助于菌毛，细菌可不受黏膜细胞表面的纤毛运动或蠕动等作用而牢固黏附（adhere）、定植（colonize）在呼吸道、消化道和尿道细胞表面，进而侵入细胞，与细菌致病性有关。

性菌毛仅见于革兰阴性菌，每个细菌细胞只有 1～4 根，比纤毛粗，呈中空管状。它由

F 质粒编码，故又称其为 F 菌毛。带有性菌毛的细菌称为 F^+ 菌或雄性菌，无性菌毛的细菌则称为 F^- 菌或雌性菌。性菌毛能以接合的方式在细菌间转移 DNA，导致细菌毒性及耐药性的变异。

此外，性菌毛也是某些细菌被噬菌体吸附的菌细胞受体。

二、表层结构

大多数细菌在胞质外围有复杂化学化合物组分，通常是由糖萼、细胞壁、细胞膜组成，它们紧密相连。尽管每层结构各具独特功能，但它们共同担负着保护细菌的功能。

（一）糖萼

1. 结构 糖萼（glycocalyx）是围绕于细胞壁外层的黏性、胶胨状物质。某些细菌的糖萼呈松散状，可溶于水、易被洗去，称之为黏液层（slime layer）；有些细菌细胞壁外紧紧围绕一层较厚、呈胶胨状的糖萼称之为荚膜（capsule），其化学组成为多糖或多肽及糖蛋白（图 1-9、10）。

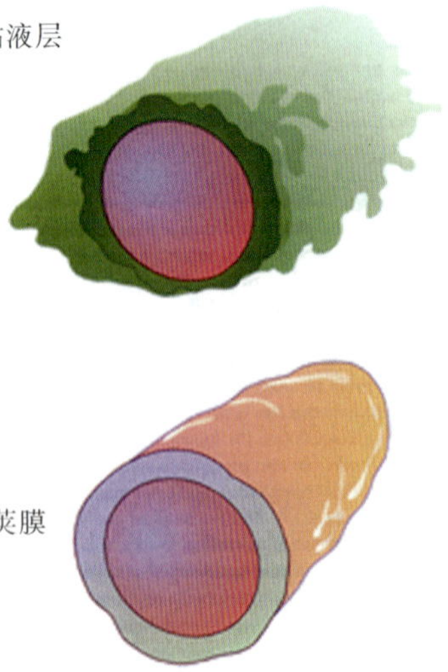

图 1-9 细菌糖萼

（引自 Kathleen Park Talaro. Foundations in microbiology [M]. 4th ed. New York: The McGraw Hill Higher Education, 2002.）

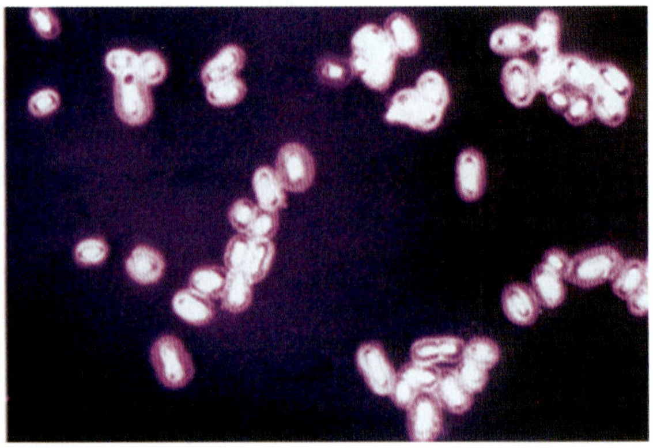

图 1-10 肺炎克雷伯菌荚膜镜下形态

（引自 Kathleen Park Talaro. Foundations in microbiology [M]. 4th ed. New York: The McGraw Hill Higher Education, 2002.）

荚膜的形成与环境和营养有关，一般在机体内或营养丰富的培养基中才能形成，在固体培养基上丢失荚膜细菌的菌落可由光滑型（smooth, S）转变成粗糙型（rough, R）。丢失荚膜的细菌仍可存活。荚膜对一般碱性染料亲和力低，不易着色，普通染色只能见到菌体周围有未着色的透明圈。如用墨汁作负染色，则荚膜显现更为清楚。用特殊染色法可将荚膜染成与菌体不同的颜色。

2. 功能

（1）与细菌毒力有关 有糖萼的细菌通过阻滞表面吞噬、抵抗宿主的调理吞噬的机制，不易被吞噬细胞吞噬、消化而发生逃逸。逃逸免疫吞噬后的细菌可在机体组织细胞中生长繁殖引起感染。此外，某些细菌的荚膜组分与宿主的组织多糖有相似的成分，这些细菌感染后机体对荚膜产生抗体量较少，可能是这些细菌具有致病性的重要原因之一。

（2）细菌的鉴定和分型　荚膜物质具有型特异性抗原，可作为细菌的鉴定和分型依据。

（3）生物膜（biofilm，BF）形成　细菌生物膜是指细菌在生长过程中附着于物体表面而形成的由细菌细胞及其分泌的含水聚合性基质（主要为胞外多糖）等所组成的膜样多细菌复合体。有糖萼细菌易黏附周围组织或与材料表面发生特异性结合，通过细菌生长、分裂、繁殖，其他游走性细菌继续附着，同时细菌分泌胞外多糖（EPS），形成微菌落。多个微菌落可互相融合，形成有液体通道相连的成熟的细菌生物膜（图 1－11A）。如口腔中变异链球菌在牙齿表面形成的菌斑，人体内人工医疗装置（如隐形眼镜、人工关节和心脏人工瓣膜）等无生命物体的表面形成 BF（图 1－11B），导致龋齿、血栓性静脉炎和心内膜炎等疾病。生物膜具有很强的抵抗机体免疫和抗生素的能力，在临床上形成难治性感染。

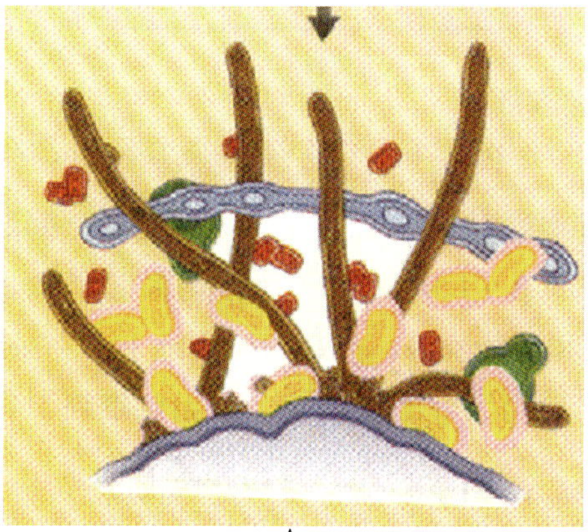

A

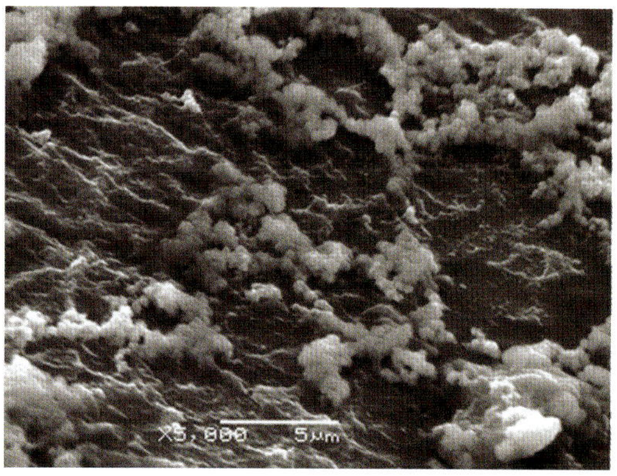

B

图 1－11　细菌生物膜

（引自 Kathleen Park Talaro. Foundations in microbiology［M］. 4th ed. New York：The McGraw Hill Higher Education，2002.）

（二）细胞壁

细胞壁（cell wall）是细胞膜外一层较厚且坚韧的网状结构，可承受细胞内强大的渗透压而不被破坏，维持着细菌的固有外形。

1. 结构

（1）革兰阴性菌和革兰阳性菌共有组分　肽聚糖（peptideglycan）又称黏肽（mucopeptide）是细胞壁的主要成分。*N*－乙酰葡糖胺和 *N*－乙酰胞壁酸经 β－1,4 糖苷键连接间隔排列形成多糖支架；每个 *N*－乙酰胞壁酸分子上连接着四肽侧链；侧链之间再由肽桥或直接相连，组成一个坚韧的网状结构，即为肽聚糖。各种细菌的多糖支架结构均相同，革兰阳性菌的肽聚糖是由多糖支架、四肽侧链和五肽桥三部分组成，形成坚固紧密的三维立体网状结构（图 1－12）。革兰阴性菌肽聚糖仅由多糖和四肽侧链两部分组成，形成没有五肽桥交联的二维平面结构，较革兰阳性菌疏松。四肽侧链的组成及其连接方式随不同细菌而异。

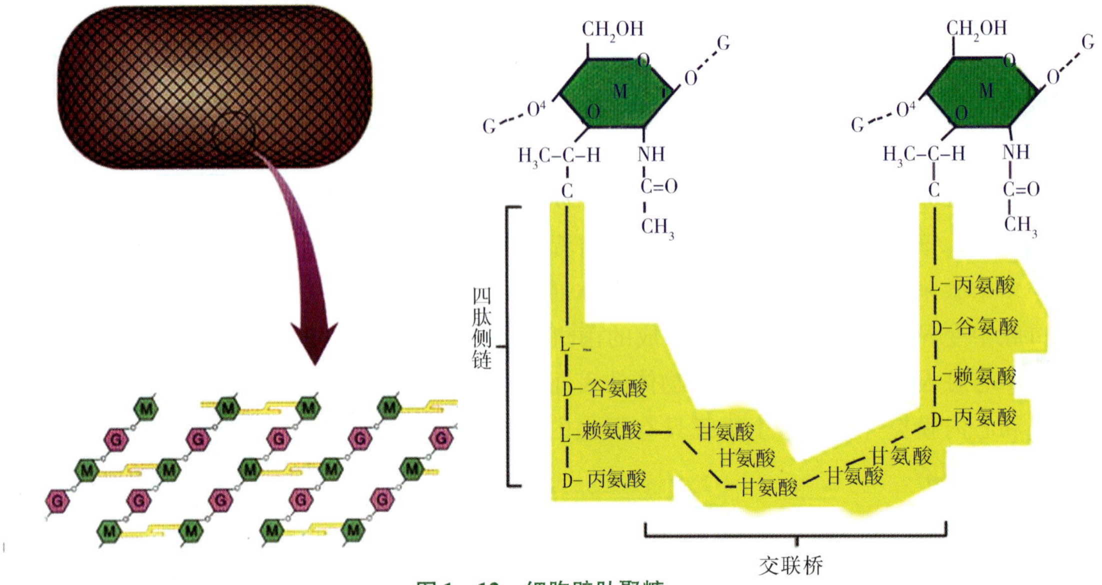

图 1－12　细胞壁肽聚糖

（引自 Kathleen Park Talaro. Foundations in microbiology［M］. 4th ed. New York：The McGraw Hill Higher Education，2002.）

破坏肽聚糖结构或抑制其合成的物质都能损害细胞壁使细菌变形或杀伤细菌，例如溶菌酶能水解连接 *N*－乙酰胞壁酸和 *N*－乙酰葡糖胺的 β－1,4 糖苷键，*β*－内酰胺类抗生素能与细菌竞争性抑制参与肽聚糖合成所需的转肽酶和羧肽酶等，抑制四肽侧链上 D－Ala 与五肽交联桥之间的联结或侧链直接相连。人和哺乳动物无细胞壁结构，亦无肽聚糖，青霉素对人和哺乳动物细胞无毒性作用。

（2）革兰阳性菌细胞壁特有组分　细胞壁厚为 20～80nm，有 5～15 层肽聚糖。由核糖醇或甘油残基经磷酸二酯键交联而成的多聚物——磷壁酸（teichoic acid）是革兰阳性菌特有组分。一端和细胞壁中的 *N*－乙酰胞壁酸相连者称为壁磷壁酸（wall teichoic acid）；和细胞膜相连的称膜磷壁酸（membrane teichoic acid）。磷壁酸的另一端则游离于胞壁外。磷壁酸抗原性强，是阳性菌表面特有抗原，并与细菌的黏附有关（图 1－13）。

某些革兰阳性菌细胞壁外还有一些特殊表面蛋白，以非共价键或共价键形式结合在表面。这些蛋白参与细菌与环境或宿主组织间的相互作用，如金黄色葡萄球菌 A 蛋白，与致病有关。

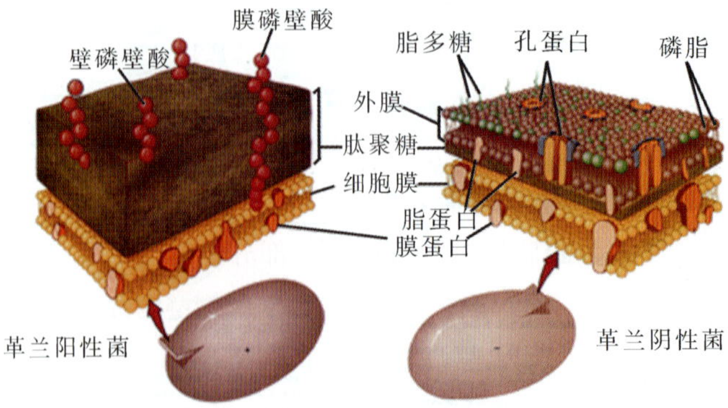

图 1－13　革兰阳性菌和革兰阴性菌细胞壁组成

（引自 Kathleen Park Talaro. Foundations in microbiology［M］. 4th ed. New York：The McGraw Hill Higher Education，2002.）

（3）革兰阴性菌细胞壁特殊组成　细胞壁较薄，为 10 ~ 11nm，只有 1 ~ 2 层肽聚糖。位于肽聚糖外侧的外膜（outer membrane，OM）是阴性菌的特有结构（图 1 – 13）。

外膜的最外层富含脂多糖（lipopolysaccharide，LPS），由脂质 A、特异多糖和核心多糖组成，又称之为细菌内毒素。多糖链的末端游离于细胞外，是细菌表面重要抗原和受体结构。并非所有革兰阴性菌外膜的糖脂成分都呈 LPS 结构，一些革兰阴性菌（脑膜炎奈瑟菌、淋病奈瑟菌、流感嗜血杆菌）外膜糖脂的糖为短链分枝状聚糖，称为脂寡糖（lipooligosaccharide，LOS），它与哺乳动物细胞膜的鞘糖脂成分非常相似。脂寡糖的一些表位（epitope）模拟了宿主细胞的结构，从而逃避宿主免疫细胞的识别，LOS 是重要的毒力因子。

外膜最内层为脂蛋白（lipoprotein），将外膜固定于肽聚糖上。

外膜的中间脂质双层上镶嵌着多种蛋白称为外膜蛋白（outer membrane protein，OMP），其中有的外膜蛋白形成特殊的膜通道，故称之为孔蛋白（porin protein）。孔蛋白大小的变化可封闭多种物质通过，构成了革兰阴性菌对某些抗生素的抵抗。有的外膜蛋白为诱导性或去阻遏蛋白质，参与特殊物质的扩散过程；有的外膜蛋白为噬菌体、性菌毛或细菌素的受体。

革兰阴性菌的细胞膜和细胞壁之间有一个较阳性菌大的间隙称周浆间隙（periplasmic space），它是酶类和多种物质出入细胞的交换池，与营养物质获取等物质交换密切相关。

（4）革兰阴性菌与阳性菌结构差异　见表 1 – 1。革兰阴性菌具有的外膜使其对某些化学物质如染料和消毒剂有较强的抵抗力，外膜富含的脂质成分较易被含乙醇化合物透过，使之在革兰染色时呈现与阳性菌不同的颜色。在治疗革兰阴性细菌感染时，使用的药物必须是能透过外膜的药物。在细菌的致病性上阴性菌多为外膜脂多糖（内毒素）所致，而阳性菌多为分泌到细胞壁外的毒素蛋白（外毒素）。

表 1 – 1　革兰阴性菌与革兰阳性菌细胞壁比较

特性	革兰阴性菌	革兰阳性菌
强度	较疏松	较坚韧
厚度	薄（8 ~ 11nm）	厚（20 ~ 80nm）
化学组成	肽聚糖脂蛋白脂多糖	肽聚糖磷壁酸
外膜	有	无
周浆间隙	宽	窄
孔蛋白	有	无
分子渗透性	不易渗透	易渗透

（5）分枝杆菌属细菌细胞壁结构　分枝杆菌属细菌革兰染色阳性，但不易着色；萋 – 纳（Ziehl – Neelsen）染色呈红色，而被分类为抗酸阳性菌（acid – fast positive bacterium）。分枝杆菌具有特殊的细胞壁结构（图1 – 14），其最外层为由外脂（outer lipids）与分枝菌酸（mycolic acid）形成的高度疏水的分枝菌酸酯层（mycolate），内层为特殊的肽聚糖层，两层之间由阿拉伯半乳聚糖（arabinogalactan）形成的多糖层

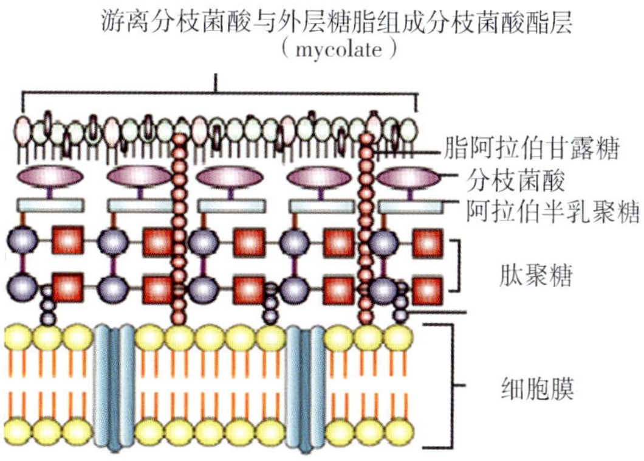

图 1 – 14　分枝杆菌细胞壁组成

连接。分枝杆菌的细胞壁为蜡质细胞壁，富含分枝菌酸酯，并比其他细菌的细胞壁要厚。此外，这种特殊的细胞壁结构赋予了该细菌顽强、坚韧的特性。该细胞壁结构特点正是抗酸染色的原理与分枝杆菌属的形态学鉴定要点之一。

（6）细胞壁功能　细胞壁坚韧而富有弹性，可维持细菌的固有外形，并可保护细菌抵抗低渗环境影响。细胞壁可允许水及小分子（直径 < 1nm）可溶性物质自由通过，与物质交换有关。细胞壁上的多种抗原决定簇决定了细菌的抗原性；不同的结构组成决定了细菌染色反应性，这些特性被广泛用于细菌的鉴定。

（7）细菌L型　是指细胞壁缺陷的细菌，于1935年由Lister研究所发现而以其第一字母命名。在人工诱导或自然情况下，通过理化或生物因素作用（如临床抗生素治疗），细胞壁肽聚糖合成被抑制或受到破坏而导致细菌L型产生。革兰阳性菌的L型细菌称为原生质体（protoplast），必须在高渗环境中才可存活。革兰阴性菌的L型称原生质球（spheroplast），因其肽聚糖层受损后外膜仍存在，在低渗环境中仍有一定的抵抗力（图1-15）。

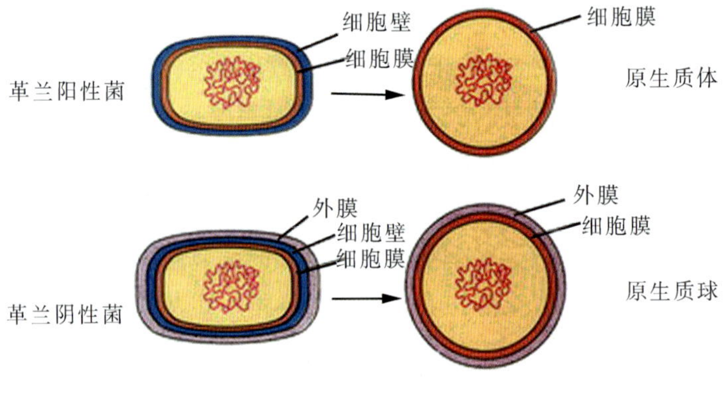

图1-15　细菌L型形成

（引自 Kathleen Park Talaro. Foundations in microbiology [M]. 4th ed. New York：The McGraw Hill Higher Education，2002.）

细菌L型形态呈多形性，大小不一，革兰染色大多被染成阴性。生长繁殖的要求与原菌相似，但须在高渗、含血清的低琼脂培养液中生长。L型细菌生长较原菌缓慢，在软琼脂平板上培养2~7天后大都形成中间较厚、四周较薄的“荷包蛋”样小菌落，在液体培养基中生长后呈疏松颗粒沉于管底，培养液清亮。

细菌L型仍具有致病性，可引起组织间质性炎症和慢性感染，由于用常规细菌培养方法不能检出，因此遇有临床症状未改善的常规细菌培养阴性者应考虑到细菌L型感染可能性，应做L型的专门分离培养，并更换抗菌药物。

（8）支原体（mycoplasma）　是在长期进化过程中形成的一种无细胞壁的原核微生物。其细胞膜中富含一般原核生物中所没有的甾醇，提高了细胞膜的机械强度，弥补了细胞壁缺损的部分功能。

（三）细胞膜

细胞壁内侧的脂质双层膜称细胞膜（cell membrane），厚为5~10nm，主要由磷脂和蛋白质组成，其排列方式与真核生物细胞膜相似。除支原体外的所有原核生物细胞膜缺乏真核生物细胞膜中所含有的甾醇。细胞膜磷脂和蛋白质排列的液态镶嵌模式（fluid mosaic model）使膜上蛋白质（酶）能自由移动，从而保证了许多生物功能的进行。细胞膜生物功能有选择性通透作用，与细胞壁共同完成物质交换，还参与细菌的生物合成、呼吸与分泌过程。

电镜观察到的细胞膜向胞质内凹陷折叠而成的囊状物称中介体（mesosomes），常位于中央横隔处和菌体侧面。中介体扩大了细胞膜表面积，相应增加呼吸酶作用，有拟线粒体（mitochondria）之称。横隔中介体与核质相连，当细菌分裂时，各自带着一套核质进入子代细胞。近年来也有学者提出不同观点，认为所谓“中介体”是电镜制片过程中因脱水操作而产生的一种假象。

近年来研究较多的是与细菌耐药机制有关的青霉素结合蛋白（penecillin - binding protein，PBP），这类蛋白质存在于细胞膜上，参与细胞壁肽聚糖的合成。PBP 分为两大类：一类为低分子量 PBP，主要与 DD - 羧肽酶活性有关，影响细菌细胞的分裂和形态改变，对细菌生存不是必需的；另一类为高分子量 PBP，具有转肽酶和转糖基酶活性，对细菌的存活是必需的。PBP 也是青霉素作用的靶点蛋白，当它与青霉素结合后即可使该酶功能受抑制，影响到细胞壁中肽聚糖的合成，故该类蛋白质称青霉素结合蛋白。

三、内部结构

（一）细胞质与胞质内含物

细胞质（cytoplasm）是无色透明胶状物，其化学组成是水、蛋白质、脂类、糖、核酸和无机盐。胞质内含有核糖体、质粒、胞质颗粒等重要结构。

1. 核质和质粒　细菌的核质由一根环状双股 DNA 分子反复弯曲盘绕而成，与真核细胞核不同的是四周无核膜，无组蛋白包绕，故又称拟核（nucleoid）。它集中于胞质的某一区域，核质呈球状、棒状或哑铃状的形态，并依附于细胞膜上。核质是细菌遗传物质，决定细菌的遗传特性，由于其功能与真核细胞的染色体相似，故通常也称其为细菌染色体（chromosome），当用特殊染色或电镜观察呈现颗粒状或丝状结构（图 1 - 16）。

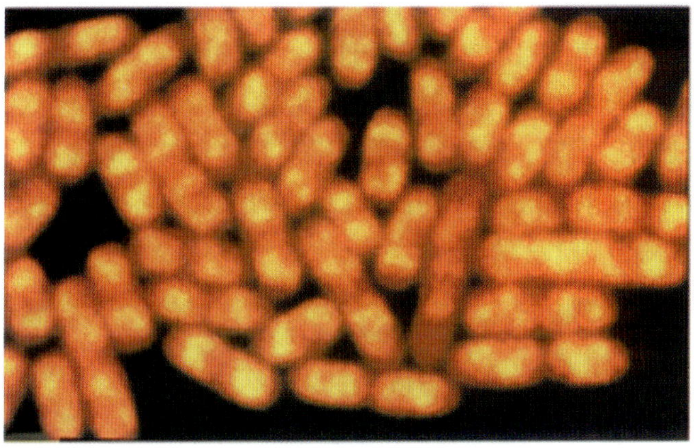

图 1 - 16　细菌核质结构（荧光染色）

（引自 Kathleen Park Talaro. Foundations in microbiology [M]. 4th ed. New York：The McGraw Hill Higher Education，2002.）

细菌质粒（plasmid）是染色体外的环状双股 DNA，分子量较染色体小，可携带细菌的某些遗传信息如耐药因子、细菌素、性菌毛、毒素等。质粒能独立复制，还可以通过接合等方式转移，是基因工程技术的重要工具。

2. 核蛋白体（ribosome）　是细菌合成蛋白的场所。在胞质中数目可达数万。核糖体沉降系数为 70S，分别由 50S 和 30S 两个亚基组成，常与正在转录的 mRNA 相连成连珠状，成为多聚核糖体（polyribosome）。由于真核细胞的核糖体为 80S，干扰细菌蛋白质合成的链霉素（与 30S 小亚基结合）、红霉素（与 50S 大亚基结合）对人体细胞无影响。

3. 胞质颗粒（cytoplasmic granules or inclusions）　大多为营养储藏颗粒，包括淀粉、

糖原、脂类和磷酸盐等。颗粒多少与细菌菌种、生长期、养料及能量状况有关。胞质颗粒可用特殊染色显示，常用于细菌的鉴别，如白喉棒状杆菌的储藏高能磷酸盐的异染颗粒（metachromatic granules）用 Albert 染色后，菌体被染成绿色，它则被染成蓝黑色。

（二）芽孢

芽孢（endospore）是某些细菌在一定条件下，胞质脱水在菌体内形成具有多层膜包裹的圆形或卵圆形小体。芽孢并非细菌繁殖体，而是避开不良环境维持细菌生存处于代谢相对静止的休眠体。

1. 芽孢的形成与出芽 当营养缺乏，特别是碳源和氮源缺乏时，某些革兰阳性菌能形成芽孢，如炭疽杆菌、破伤风芽孢梭菌（图 1－17）等。不同细菌形成芽孢所需条件不同，如炭疽杆菌须在有氧条件下，而破伤风芽孢梭菌则在厌氧条件下。芽孢的形成始于对数生长期末，细菌细胞膜进行性内陷生长，逐渐形成双层膜结构，包被核质成为芽孢核心。细胞膜又能合成特殊物质在内膜和外膜间形成芽孢壁和皮质，再在外膜外围形成芽孢壳和芽孢外衣。

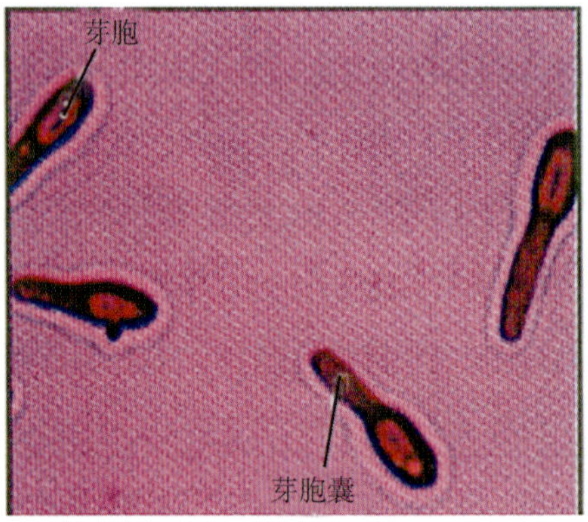

图 1－17 芽孢

（引自 Kathleen Park Talaro. Foundations in microbiology［M］. 4th ed. New York：The McGraw Hill Higher Education，2002.）

成熟的芽孢可被多种代谢物、机械力、热、pH 值改变等激活而出芽，先是芽孢酶活化，破坏芽孢壳，水分进入，在合适的温度和营养条件下，芽孢的核心向外生长成繁殖体。一个芽孢发芽只生成一个菌体。

2. 功能 ①对热力、干燥、辐射、化学消毒剂等具有强大抵抗力；②以是否杀死芽孢作为物品消毒灭菌判断效果的指标；③芽孢在菌体的位置和直径大小随菌种不同，这种形态特点有助于细菌鉴别（图 1－18）。

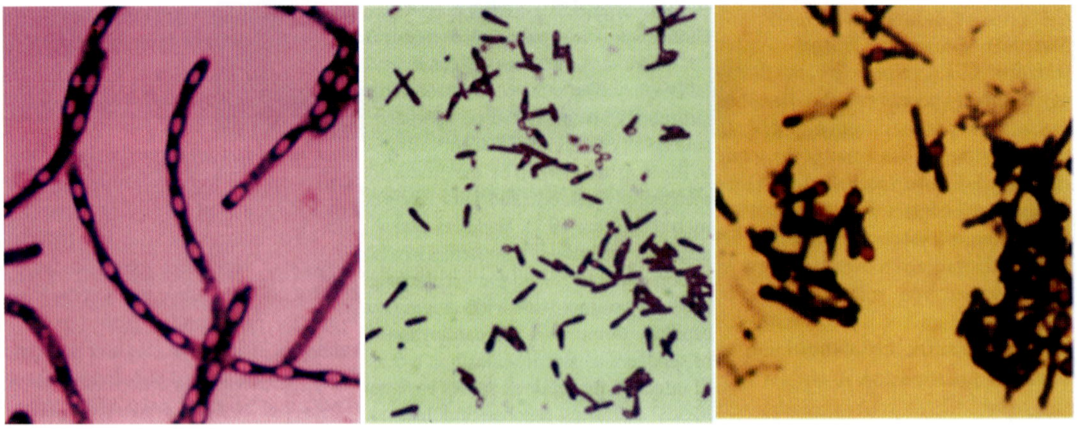

图 1－18 不同菌种的芽孢形态

（引自 Kathleen Park Talaro. Foundations in microbiology［M］. 4th ed. New York：The McGraw Hill Higher Education，2002.）

扫码“学一学”

第三节　细菌营养

细菌营养（nutrition）是指将外界环境中获取的营养物质（nutrients）用于细菌生命活动的过程。细菌营养物质是指能够满足细菌生命活动所需物质。营养物质被细菌吸收后参与了细菌的细胞组成、构成酶的活性成分和提供细菌各种生命活动所需要的能量。

一、细菌营养类型

（一）异养型

以有机化合物作为能源的细菌称异养菌（heterotroph）。利用无生命活动的有机物为生长的碳源的细菌称腐生菌（saprophyte），而以寄生于活细胞内并从细胞中获得所需营养的细菌称寄生菌（parasite）。所有的病原菌都是异养菌，大部分属寄生菌。

（二）自养型

以简单无机物为营养物质的细菌称自养菌（autotroph）。其中以无机物的氧化分解释放能量，以CO_2或碳酸盐作为唯一碳源或主要碳源合成菌体成分的细菌称化能自养菌（chemotroph）；通过光合作用获得能量称光能自养菌（phototroph）。

二、细菌营养物质

细菌营养物质一般包括水分、碳源、氮源、无机盐和生长因子。

（一）碳源和氮源

一般而言碳源和氮源是常量营养物，细菌需求量大。不同营养类型细菌利用不同碳源，大多数细菌可以吸收各种各样的有机含碳化合物，利用它们组建新的细胞组分并提供了细胞的能量。细菌对氮源的需求量仅次于碳源，它作为菌体的成分如蛋白质、核酸等合成的主要原料，一般不作为能源，只有少数的自养菌利用铵盐、硝酸盐作为菌体生长的氮源和能源，或某些厌氧菌在厌氧与糖类物质缺乏时，才利用氨基酸作为氮源和能源。

（二）无机盐

细菌以各种无机盐离子作为各种酶的激活因子或辅助因子维持酶的活性；无机离子（主要是Na^+和K^+）参与细胞膜的物质运输和蛋白质合成调节、参与菌体内外的渗透压，它和细菌的生理功能密切相关。

根据细菌对无机盐离子需要的量不同分为常量元素和微量元素，前者有磷、硫、钾、镁、钠、钙、铁等；后者有钴、铜、锰、锌、硒、钼等。一些微量元素并不是所有细菌都需要，不同菌只需其中的一种或数种。

某些菌种的生长繁殖与致病性与某种无机元素密切相关。例如白喉棒状杆菌在含铁量为0.14mg/L的培养基中毒素产量最高，当铁的浓度达到0.6mg/L时则完全不产毒；结核分枝杆菌的有毒株具有分枝菌素（mycobactin）的载铁体（siderophore），它能与人体细胞竞争结合铁蛋白、乳铁蛋白或转铁蛋白中的铁，并带入菌体内以供代谢之需要。

（三）生长因子

许多细菌的生长还需要一些自身不能合成的生长因子（growth factor），一般包括三类，即维生素、氨基酸和嘌呤（或嘧啶）。维生素作为酶的辅酶和辅基成分，是酶活性重要组成部分。某些细菌不能合成的氨基酸必须在培养基中加入后才能满足这些微生物的生长繁殖。嘌呤和嘧啶是构成细胞核酸的组成成分，也是构成某些酶的辅酶或辅基的组成成分。少数细菌还需特殊的生长因子，如流感嗜血杆菌生长需要的X、V两种因子。

（四）水

水是微生物原生质的组成部分，使原生质处于溶胶状态，保证代谢活动的正常进行。同时一切生命活动，如营养物质吸收、代谢活动、生长繁殖等生命活动都离不开水。

三、细菌营养物质吸收

各种细菌转运营养物质的方式不同，即使对同一种物质，不同细菌的摄取方式也不一样。

水和水溶性物质可以通过半透膜性的细胞壁和细胞膜进入细胞内，蛋白质、多糖等大分子营养物质需经细菌分泌的胞外酶作用分解成小分子物质才能被吸收。营养物质进入菌体的方式有被动扩散和主动转运系统。

（一）被动转运

营养物质依赖浓度梯度差从浓度高的一侧向浓度低的一侧扩散的非耗能转运方式称被动转运（passive transport），包括扩散（diffusion）、渗透（osmosis）和易化扩散（facilitated diffusion）。易化扩散有非特异与特异转运，前者运送小分子物质，如无机离子；后者需要位于细胞膜外表面的特异蛋白载体吸附，通过跨膜转运，运输大分子的单糖与维生素（图1-19）。

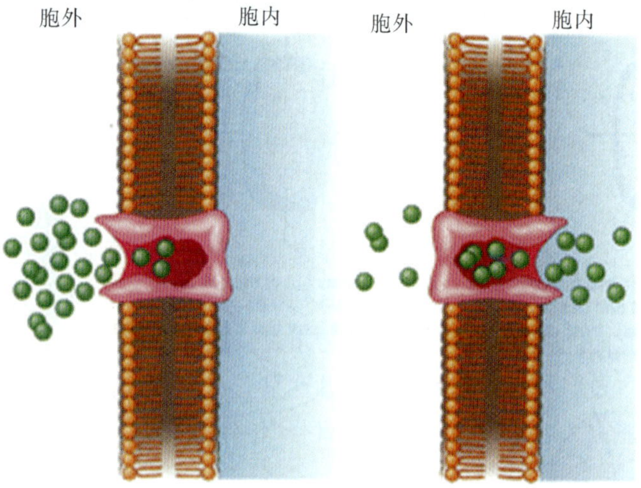

图1-19 被动转运易化扩散

（引自Kathleen Park Talaro. Foundations in microbiology [M]. 4th ed. New York: The McGraw Hill Higher Education, 2002.）

（二）主动转运

主动转运（active transport）是细菌吸收营养物质的主要方式，其特点是：①逆浓度梯度扩散方向或顺浓度梯度快速度扩散，能使细胞内积累必需的营养物质（如K^+、Na^+和H^+，氨基酸与葡萄糖）；②细胞膜上存在特殊的膜蛋白；③需要提供能量。通过主动转运主要有以下两种方式。

1. 分子泵（molecular pumps） 转运营养物的载体是电化学离子梯度透性酶（permease），是一种能够进行可逆性氧化还原反应的疏水性膜蛋白，即在氧化状态与营养物结合，而在还原状态时其构象发生变化，使营养物释放进入胞质内（图1-20）。驱使营养物跨膜转移的能量是膜内外两侧质子或离子浓度差产生的质子动力势或钠动力势。

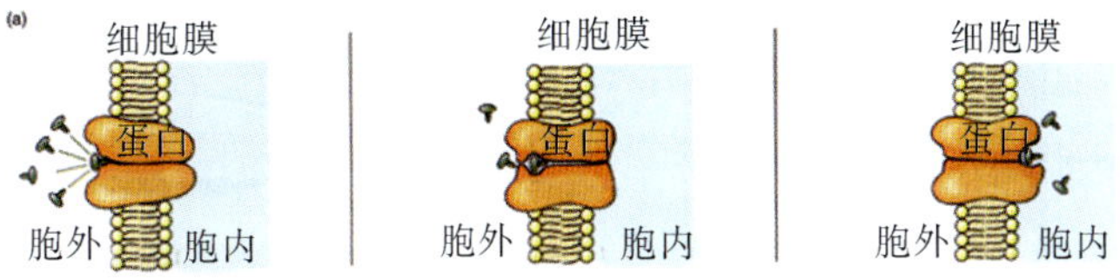

图 1 – 20　分子泵转运

（引自 Kathleen Park Talaro. Foundations in microbiology ［M］. 4th ed. New York：The McGraw Hill Higher Education，2002.）

2. 基团转位（group translocation）　营养物质转运常和代谢相结合，细菌细胞更为有效利用能量（图 1 – 21）。如大肠埃希菌摄入葡萄糖时，细胞膜上的载体蛋白首先在胞质内从磷酸烯醇丙酮酸获得磷酸基团，在细胞膜的外表面与葡萄糖相结合，将其送入胞质内后释放出6 – 磷酸葡萄糖。经过磷酸化的葡萄糖在胞内累积，不能再逸出菌体。该系统的能量供体是磷酸烯醇丙酮酸。

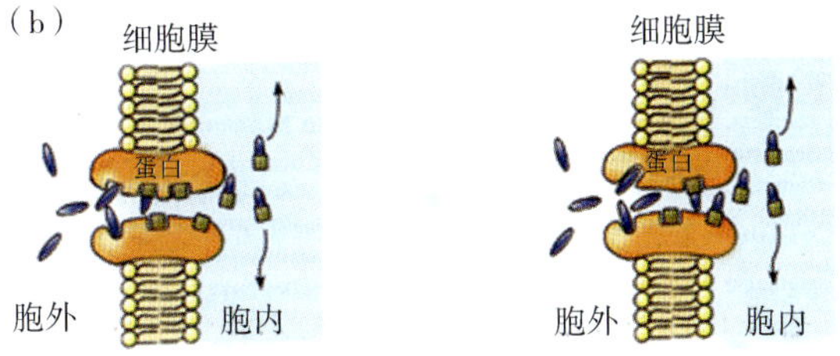

图 1 – 21　基团转位

（引自 Kathleen Park Talaro. Foundations in microbiology ［M］. 4th ed. New York：The McGraw Hill Higher Education，2002.）

第四节　细菌生长繁殖

当细菌摄取营养物质，在合适的环境条件进行代谢活动，合成菌体自身成分；细菌又通过分裂方式产生新的生命个体，细菌数量不断地增加，这两个过程称为细菌的生长繁殖，它们是紧密联系难以划分的。

一、细菌个体生长

（一）细菌生长繁殖方式

细菌以简单的二分裂方式进行无性繁殖（图 1 – 22）。

细菌的分裂繁殖过程如下：①细胞体积增大；②染色体复制；③复制好的染色体分别向两端移动各向菌细胞一侧；④染色体中部细胞膜内陷形成横隔，同时细胞壁向内生长；⑤经由肽聚糖酶水解，肽聚糖共价键断裂，分裂成两个子代细菌。

革兰阴性菌无中介体，染色体直接连在细胞膜上，复制新产生的染色体则附着在邻近的一点上，在两点间形成新的细胞膜将各自染色体分隔。

（二）细菌生长的倍增时间和指数生长

细菌分裂数量倍增所需时间称代时（generation time，G）。多数细菌代时为 20 ~ 30 分钟，个别细菌繁殖速度较慢，如结核分枝杆菌代时达 18 ~ 20 小时。

细菌的典型成倍增长称指数生长（exponential growth），其生长和分裂的速度视微生物特性、生长培养基的成分和环境条件而定。

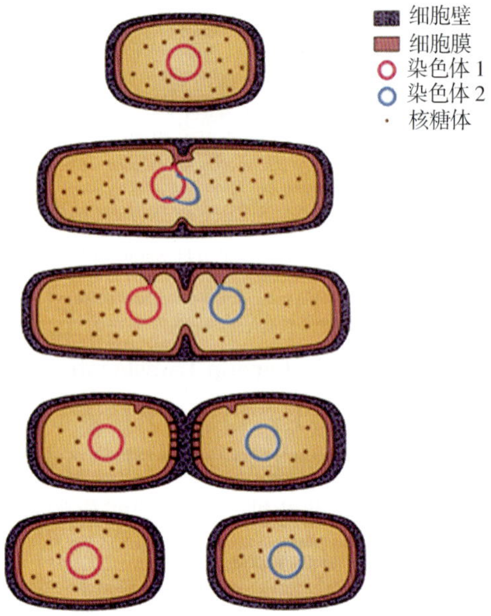

图 1 - 22　细菌的二分裂法

（引自 Kathleen Park Talaro. Foundations in microbiology [M]. 4th ed. New York: The McGraw Hill Higher Education, 2002.）

二、细菌群体生长繁殖

（一）细菌生长曲线

细菌接种到液体培养基后以二分裂法进行繁殖。以倾注平板法计数孵育后的菌落数可换算出菌落形成单位（colony forming unit，CFU）。连续检测细菌不同培养时间的 CFU，以 CFU 为纵坐标，培养时间为横坐标可以作出一条反映细菌生长数变化的规律曲线，即称生长曲线（growth curve）。典型的生长曲线（图 1 - 23）可以分为迟缓期（lag phase）、对数生长期（logarithmic phase）、稳定期（stationary phase）和衰亡期（death phase）。

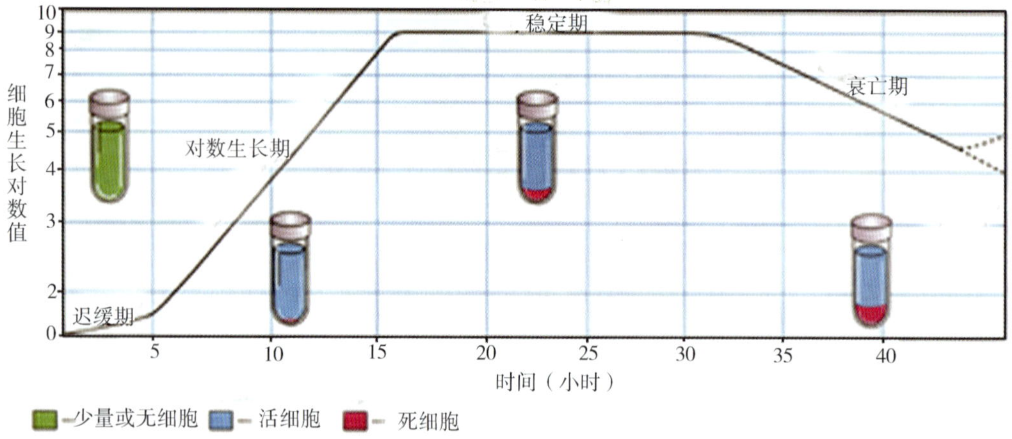

图 1 - 23　细菌生长曲线图

（引自 Kathleen Park Talaro. Foundations in microbiology [M]. 4th ed. New York: The McGraw Hill Higher Education, 2002.）

1. 迟缓期　是细菌适应环境的过程。此时细菌的核酸、蛋白质、辅酶等物质合成逐渐增加，细胞体积逐步增大，为细菌的分裂繁殖作好准备，细菌数维持恒定或增加极微。

2. 对数生长期　细菌经过迟缓期后进入该期，细菌以最大的速率生长和分裂，细菌数量对数增加。此期细菌代谢活跃而稳定，其大小、形态、染色性和生化反应典型，对外界因素反应敏感，是检测细菌生物学性状和进行药物敏感性试验的适宜生长阶段。在不添加培养基情况下，一般细菌对数生长期维持 4 ~ 8 小时。

3. 稳定期　由于培养基中营养物质的消耗，有害代谢产物的积累和 pH 值等环境变化，细菌生长速率逐渐降低，细菌死亡数增加，以致生长繁殖菌数和死亡数处于动态平衡，即处于稳定期。稳定期时细菌合成较多的代谢产物（如抗生素），稳定期通常维持10小时。若向培养系统中补充营养物质，取走代谢产物，改善培养条件则可延长稳定期。

4. 衰亡期　细菌死亡速率逐步增加，活菌数逐步减少，死亡数大于增加数，标志进入衰亡期。此期细菌形态不典型，甚至出现自溶，一般不用该期的细菌做鉴定和研究工作。

（二）影响细菌生长的因素

细菌生长是细菌和环境的相互作用结果，众多环境因素可影响细菌生长。

1. 气体　根据细菌对氧的需要程度，细菌分为专性需氧菌（obligate aerobe）、微需氧菌（microaerophile）、兼性厌氧菌（facultative anaerobe）和专性厌氧菌（obligate anaerobe）。

氧进入细胞内，常会产生具有杀菌的毒性产物单态氧（singlet oxygen，$^1O_2$）、超氧阴离子（superoxide ion，O_2^-）、过氧化物（peroxides，H_2O_2）和自由基OH，它们能破坏和损伤细菌细胞膜，导致生物大分子自由基化，从而对细菌产生致死作用。非厌氧菌通过超氧化物歧化酶（superoxide dismutase，SOD）催化分解O_2^-生成H_2O_2，后者又可在触酶（catalase）或过氧化酶作用下生成H_2O。在这种机制下保护细菌得以生存，若细菌没有上述类似的保护机制，则这些细菌不能在有氧条件下生存，专性厌氧菌正因为缺乏处理这些毒性基团的酶类而需厌氧生长。厌氧菌厌氧生长的另一原因为缺乏高氧化还原电势（Eh）的呼吸酶。

所有细菌代谢均需要二氧化碳，并且在高于大气中二氧化碳分压时生长更好，故在它们的培养箱中常供给3%～10%的二氧化碳气体。

2. 温度　对细菌生长影响表现在对酶活性、物质运输、物质溶解度三个方面。每种细菌生长的温度均有一个范围，即由最低生长温度、最适生长温度和最高生长温度组成。在最适生长温度时细菌的生长和代谢速率最快，它是处于最高生长温度和最低生长温度间的较窄的范围。根据最适生长温度不同分成嗜冷菌（psychrophile）、嗜温菌（mesophile）和嗜热菌（thermophile）（图1－24）。病原菌在长期进化过程中适应人体环境，均为嗜温菌，最适生长温度为人的体温，即37℃。

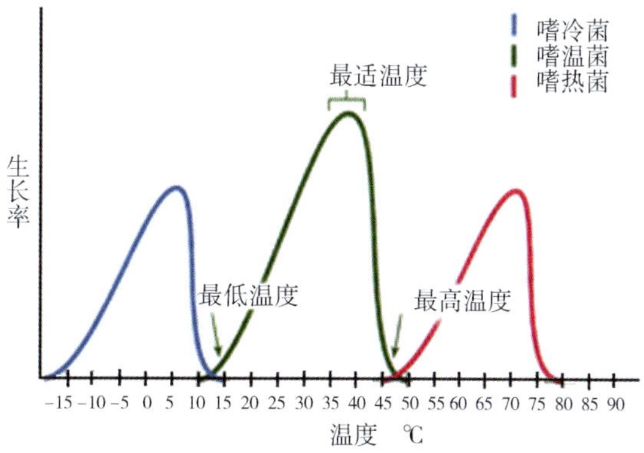

图1－24　细菌生长温度范围

（引自 Kathleen Park Talaro. Foundations in microbiology [M]. 4th ed. New York：The McGraw Hill Higher Education，2002.）

3. pH　可影响细胞膜通透性和稳定性、物质的溶解和电离等过程。细菌进行的生化反应均为酶促反应，它需要最适的pH，使酶促反应达到最高速率。细菌依靠细胞膜上的质子转运系统调节菌体内的pH，包括ATP驱使的质子泵，Na^+/H^+和K^+/H^+交换系统，从而使其保持稳定。

多数细菌生长的最适pH在6.0～8.0，嗜酸性细菌最适生长pH值可低至3.0，嗜碱性细菌最适生长pH可高至10.05，病原性细菌最适生长pH为7.0～7.6，极个别细菌如霍乱弧菌pH在8.4～9.2生长最佳。利用霍乱弧菌特殊的最适生长pH可制备选择性增菌培养液

（碱性蛋白胨水），以提高粪便标本中该菌检出率。

4. 渗透压 大多数细菌在低渗（hypotonic）或等渗（isotonic）环境中都能生长，且少数的嗜盐菌（halophiles）在较高盐浓度中也能生长，称为兼性嗜盐菌（facultative halophiles），如金黄色葡萄球菌能在 0.1% ~20% NaCl 溶液中生长。专性嗜盐菌（obligate halophiles）的最适盐浓度为 9% ~25%，如寄生在盐湖中的螺杆菌，若在低渗环境中，细菌细胞壁将会溶解破裂。

三、细菌人工培养

细菌的人工培养是指人工提供细菌生长繁殖所需的营养和生长条件使细菌迅速生长繁殖。临床微生物学中人工培养主要目的是对细菌进行分离鉴定、毒力鉴定、抗微生物药物敏感性试验和增菌等。

（一）培养基

培养基（medium）是人工配制的，适合微生物生长繁殖的营养基质，除营养成分外，还要求合适的 pH 值（一般在 7.2 ~7.4），须经灭菌后才能使用。按物理状态和用途，培养基可分成多种类型。

1. 按用途分类

（1）基础培养基（basal medium） 含微生物生长繁殖所需基本营养物质的培养基。牛肉膏蛋白胨培养基是最常用的一种，可再根据某种微生物的特殊营养需要在基础培养基中添加所需的营养物质。

（2）营养培养基（nutrient medium） 在基础培养基中加入某些特殊营养物质（如血液、血清、酵母浸膏、动植物组织液等）制成的一种营养丰富培养基，用于苛养菌的培养。

（3）鉴别培养基（differential medium） 在培养基中加入特定的底物和指示剂，观察细菌生长过程中由于不完全相同的酶系统分解底物所致产物的差异，通过指示剂的反应不同而鉴别细菌。

（4）选择培养基（selective medium） 在培养基中加入某些特殊化学物质，抑制某些细菌生长而有助于需要的细菌种类生长，使需要菌从混杂的微生物群体中分离出来。

（5）特殊培养基（special medium） 包括厌氧培养基、细菌 L 型培养基等。

2. 按物理性状分类

（1）液体培养基（infusion medium） 将营养物质溶解于液体中，过滤，调整 pH 值，灭菌后即为液体培养基。常用于纯种细菌的增菌或观察细菌的生化反应。

（2）固体培养基（solid medium） 液体培养基中加入 15 ~20g/L 琼脂溶化后凝固成固体培养基。一般制成平板，常用于分离培养细菌、活菌计数、药敏试验、选择培养。固体培养基在试管中制成斜面可用于菌种的短期保存。

（3）半固体培养基（semisolid medium） 在液体培养基中加入 2 ~5g/L 琼脂制成。多用于细菌动力观察和菌种保存。

（二）细菌培养

细菌培养有单纯培养（simple culture）和分离培养（isolation culture），前者是为了扩大细菌数量，分离培养是从混杂存在的多种微生物群体中分离出单一细菌，并使之在人工培养条件下生长繁殖成可以用于鉴定的细菌纯种。为达到上述目的，必须使用五种实验室基本技术，即接种（inoculation）、孵育（incubation）、分离（isolation）、检查（inspection）和鉴定（identification）（详见第六章细菌检验基本技术）。

1. 固体培养　将细菌划线接种在固体培养基表面，若采用一定接种方法能使混杂的多种细菌在培养基表面分散生长，致使单个细菌在适宜的固体培养基表面生长繁殖成肉眼可见的、具有一定性状的细菌集团即称菌落（colony）。挑取单个菌落转种即可获得纯培养物，可进一步对该细菌进行分类和鉴定。当固体培养基表面形成众多菌落连成片时称菌苔（lawn）。

2. 液体培养　将细菌接种在液体培养基中，于适宜条件下进行培养。液体培养是扩大培养的常用手段，也是细菌生化反应鉴定的主要培养方法。

3. 半固体培养　将细菌穿刺接种于半固体培养基中进行培养，观察穿刺线上及穿刺线周围细菌生长情况可判别细菌是否具有动力。该培养法还可用于菌种保存。

4. 连续培养　在整个培养期间，通过控制营养物质不断补充或以同样速率移出培养物，使细菌能以恒定生长速率持续生长的一种培养方法。它一般用于菌体以及菌体生长平行的代谢产物的发酵生长。

第五节　细菌代谢

扫码“学一学”

一、细菌的化学组成与物理性状

（一）化学组成

细菌化学组成和其他生物细胞相似，含有多种化学成分，包括水、无机盐、蛋白质、糖类、脂质和核酸等。水分是细菌细胞重要的组成成分，占细胞总重量的75%～90%。细菌细胞去除水分后，主要为有机物，还有少数无机离子，如钾、钠、铁、镁、钙和氯等，用以构成细菌细胞的各种成分及维持酶的活性和跨膜化学梯度。细菌尚含有一些原核细胞型微生物所特有的化学成分，如肽聚糖、胞壁酸、磷壁酸、D型氨基酸、二氨基庚二酸、吡啶二羧酸等，这些物质在真核细胞中还未发现。

（二）细菌的物理性状

1. 带电现象　细菌固体成分的50%～80%是蛋白质，蛋白质由兼性离子氨基酸组成。革兰阳性菌等电点（pI）为2～3，革兰阴性菌为4～5，故在近中性或弱碱性环境中，细菌均带负电荷，尤以前者所带负电荷更多。细菌的带电现象与细菌的染色反应、凝集反应、抑菌和杀菌作用等都有密切关系。

2. 光学性质　细菌为半透明体，当光线照射至细菌，部分被吸收，部分被折射，故细菌悬液呈混浊状态。菌数越多浊度越大，使用比浊法或分光光度计可以粗略地估计细菌的数量。由于细菌具有这种光学性质，可用相差显微镜观察其形态和结构。

3. 表面积　细菌体积微小，相对表面积大，有利于同外界进行物质交换。如葡萄球菌直径约1μm，则$1cm^3$体积的表面积可达$60000cm^2$；直径为1cm的生物体，$1cm^3$体积的表面积仅$6cm^2$，两者相差10000倍。因此细菌的代谢旺盛，繁殖迅速。

4. 渗透压　细菌体内含有高浓度的营养物质和无机盐，一般革兰阳性菌的渗透压高达20～25个大气压，革兰阴性菌为5～6个大气压。细菌所处周围环境相对低渗，因有坚韧细胞壁的保护不致崩裂。若处于比菌内渗透压更高的环境中，菌体内水分逸出，胞质浓缩，细菌就不能生长。

5. 半透性 细菌的细胞壁和细胞膜都有半透性，允许水及部分小分子物质通过，有利于吸收营养和排出代谢产物。

二、细菌的代谢与生化反应

细菌的新陈代谢（metabolism）是指细菌细胞内分解代谢（catabolism）和合成代谢（ana-bolism）的总和，其显著特点是代谢旺盛和代谢类型的多样化。

细菌的代谢过程以胞外酶水解外环境中的大分子营养物质开始，产生亚单位分子（单糖、短肽、脂肪酸），经主动或被动转运机制进入胞质内。这些亚单位分子在一系列酶的催化作用下，经过一种或多种途径转变为共同通用的中间产物丙酮酸；再从丙酮酸进一步分解产生能量或合成新的碳水化合物、氨基酸、脂类和核酸。在上述过程中，底物分解和转化为能量的过程称为分解代谢；所产生的能量用于细胞组分的合成称为合成代谢；将两者紧密结合在一起称为中间代谢。伴随代谢过程细菌还将产生许多在医学上有重要意义的代谢产物。

（一）细菌的分解代谢

1. 糖的分解 营养物质中的多糖类物质，先经细菌分泌的胞外酶作用，分解为单糖（葡萄糖），再被吸收利用。葡萄糖是许多细菌的良好碳源和能源，对多糖→单糖→丙酮酸的分解过程，各种细菌基本相同，对丙酮酸的进一步代谢则因酶系、对氧气的需求不同而有所不同。需氧菌可将丙酮酸氧化脱羧后进入三羧酸循环，产生大量能量和中间代谢产物，为合成代谢提供必要的前体，最终可将葡萄糖彻底氧化为二氧化碳和水。厌氧菌则发酵丙酮酸，产生各种酸类、酮类、醛类、醇类等代谢产物。

2. 蛋白质和氨基酸的分解 细菌分泌的胞外酶先将复杂的蛋白质分解为短肽，吸收入菌细胞，再由胞内酶将短肽分解为氨基酸。能分解蛋白质的细菌很少，而蛋白酶专一性又很强，因此分解蛋白质能力的有无有助于鉴别细菌。能分解氨基酸的细菌较多，其分解能力也各不相同，主要通过脱氨、脱羧两种方式来实现。

由于细菌所具有的酶系统各不相同，对营养物质的分解能力亦不一致，因而其代谢产物不同。根据此特点，利用生化试验的方法来检测细菌对各种基质的代谢作用及其代谢产物，从而达到鉴别细菌的目的，这些反应称为细菌的生化反应（biochemical reaction）。各种常见的细菌分解代谢产物的检测与鉴定见第六章细菌检验基本技术与第三篇微生物检验。

（二）合成代谢产物及其在医学上的意义

细菌利用分解代谢中的产物和能量不断合成菌体自身成分，如细胞壁、多糖、蛋白质、脂肪酸、核酸等，同时还合成一些在医学上具有重要意义的代谢产物。

1. 热原质（pyrogen） 或称致热原，是细菌合成的一种注入人体或动物体内能引起发热反应的物质。产生热原质的细菌大多是革兰阴性菌，热原质即其细胞壁的脂多糖。热原质耐高温，高压蒸汽灭菌（121℃、20 分钟）亦不被破坏，250℃高温干烤才能破坏热原质。用吸附剂和特殊石棉滤板可除去液体中大部分热原质，蒸馏法效果最好。因此，在制备和使用注射药品过程中应严格遵守无菌操作，防止细菌污染。

2. 毒素与侵袭性酶 细菌产生外毒素和内毒素两类毒素，在细菌致病作用中甚为重要。

外毒素（exotoxin）是多数革兰阳性菌和少数革兰阴性菌在生长繁殖过程中释放到菌体外的蛋白质；内毒素（endotoxin）是革兰阴性菌细胞壁的脂多糖，当菌体死亡崩解后游离出来。外毒素与内毒素详见第五章微生物感染与宿主免疫。

某些细菌可产生具有侵袭性的酶，能损伤机体组织，促使细菌的侵袭和扩散，是细菌重要的致病物质。如产气荚膜梭菌的卵磷脂酶、链球菌的透明质酸酶等。

3. 色素　某些细菌能产生不同颜色的色素，有助于鉴别细菌。细菌的色素有两类：一类为水溶性，能弥散到培养基或周围组织，如铜绿假单胞菌产生的色素使培养基或感染的脓汁呈绿色；另一类为脂溶性，不溶于水，只存在于菌体，使菌落显色而培养基颜色不变，如金黄色葡萄球菌的色素。细菌色素产生需要一定的条件，如丰富的营养、充足的氧气、适宜温度。细菌色素不能进行光合作用，其功能尚不清楚。

4. 抗生素　某些微生物代谢过程中产生的一类能抑制或杀死某些其他微生物或肿瘤细胞的物质，称为抗生素。抗生素大多数由放线菌和真菌产生，而由细菌产生的较少，只有多黏菌素（polymyxin）、杆菌肽（bacitracin）等。

5. 细菌素　某些细菌产生的一类具有抗菌作用的蛋白质称为细菌素（bactericin）。细菌素与抗生素不同的是作用范围狭窄，仅对与产生菌有亲缘关系的细菌有杀伤作用。例如大肠埃希菌产生的细菌素称大肠菌素（colicin），其编码基因位于 Col 质粒上。细菌素在治疗上的应用价值已不被重视，但可用于细菌分型和流行病学调查。

6. 维生素　细菌能合成某些维生素，除供自身需要外，还能分泌至周围环境中。例如人体肠道内的大肠埃希菌，合成的 B 族维生素和维生素 K 也可被人体吸收利用。

三、细菌的能量代谢与代谢的调节

（一）细菌的能量代谢

细菌的有机物分解或无机物氧化过程中释放的能量通过底物磷酸化或氧化磷酸化合成 ATP，ATP 是细菌能量代谢活动中的主要化学能。

生物氧化是生物体能量代谢的基本生化反应。生物氧化的方式包括加氧、脱氢和脱电子反应，细菌则以脱氢或氢的传递更为常见。以有机物为受氢体的称为发酵（fermentation），以无机物为受氢体的称为呼吸（respiration），其中以分子氧为受氢体的是有氧呼吸，以其他无机物（硝酸盐、硫酸盐等）为受氢体的是厌氧呼吸。需氧呼吸在有氧条件下进行，厌氧呼吸和发酵必须在无氧条件下进行。在有氧或无氧环境中，各种细菌的生物氧化过程、代谢产物和产生能量的多少均有所不同。

病原菌生物氧化的底物主要为糖类，通过糖的氧化或酵解释放能量，并以高能磷酸键的形式（ADP、ATP）储存能量。自然界中存在多种糖类（如淀粉、纤维素、几丁质、糖原等寡糖和各种单糖），但多先转化为葡萄糖或其磷酸化合物，再进一步降解。现以葡萄糖为例，简述细菌的能量代谢。

1. 发酵　有三条糖酵解途径。

（1）EMP（Enbden－Meyerhof－Parnas）途径　又称糖酵解途径（glycolytic pathways）或己糖二磷酸途径。反应最终的受氢体为未彻底氧化的中间代谢产物，1 分子葡萄糖可生成 2 分子丙酮酸，产生 2 分子 ATP 和 2 分子 NADH ＋ H^+，丙酮酸以后的代谢随细菌的种类不同而异。EMP 途径是大多数细菌共有的基本代谢途径，专性厌氧菌产能的唯一途径，除少数细菌外，所有发酵糖类的微生物几乎完全依赖此反应获得能量。产生能量远比需氧呼吸少。

（2）磷酸戊糖途径　又称己糖单磷酸（hexose monophosphate pathway，HMP）途径，是EMP途径的分支，由己糖生成戊糖的循环途径。其主要功能是为生物合成提供前体（提供合成核酸、核苷酸所需的戊糖磷酸）和还原能（$NADPH+H^+$），反应获得的12分子$NADPH+H^+$可供进一步利用，产能效果仅为EMP途径的一半，所以不是产能的主要途径。

（3）ED（Entner－Doudoroff pathway）途径　是细菌厌氧降解糖类的又一途径，也称2－酮－3－脱氧－6－磷酸葡萄糖酸（KDPG）裂解途径。它是少数缺乏EMP途径微生物所具有的一条替代途径，其他生物中尚未被发现。通过ED途径，每个葡萄糖可产生2分子丙酮酸及净得各1分子ATP、$NADPH+H^+$和$NADH+H^+$，其产生的能量仅为EMP途径的一半。

三条途径中的每一条都能在代谢活动的某些方面起作用。EMP途径可产生最多的ATP，但不能提供合成嘌呤、嘧啶、核苷酸所需的最重要前体－核糖5－磷酸；HMP途径能产生这些前体物质及用于合成芳香氨基酸（如苯丙氨酸、酪氨酸、色氨酸等）的赤鲜糖4－磷酸，但产生的ATP仅为EMP途径的一半，而且HMP不能直接产生最重要的代谢中间物丙酮酸；ED途径可直接产生丙酮酸而独立于EMP和HMP，其产能相似于HMP，也有部分酶是相同的。三条途径可相互连接，相互协调，以满足微生物对能量、还原力和各种中间代谢产物的需要。

2. 需氧呼吸　是以分子氧作为最终电子受体的生物氧化过程，需氧呼吸可获得大量的能量（ATP），并产生许多中间代谢产物供生物合成各种细胞物质。1分子葡萄糖在有氧条件下彻底氧化，生成CO_2、H_2O，并产生38分子ATP。需氧菌和兼性厌氧菌进行需氧呼吸，葡萄糖经过EMP途径先生成丙酮酸，后者脱羧产生乙酰辅酶A后进入三羧酸循环彻底氧化，然后将脱出的氢进入电子传递链进行氧化磷酸化，最终以分子氧作为受氢体。

3. 厌氧呼吸　专性厌氧菌没有需氧电子传递链和完整的三羧酸循环，1分子葡萄糖经厌氧糖酵解只能产生2分子ATP，最终以外源的无机氧化物（CO_2、SO_4^{2-}、NO_3^-）作为受氢体的一类产能效率低的特殊呼吸。

（二）细菌代谢的调节

代谢调节是指细胞内的代谢途径和方向按照生物体自身的需要而改变的一种作用，是微生物在长期进化过程中形成了一套完整的、精确的代谢调节系统以适应错综复杂的环境变化。代谢调节是通过调整代谢途径中某些酶的活性，包括调节酶的活性和合成速率的两个方面来实现的。激活或抑制酶的活性能更直接、更快速地影响代谢途径的反应速率，从而增加或减少中间代谢物；而阻遏或诱导酶的合成进行代谢调节则是一种比较间接缓慢的调节方式。

1. 酶合成的调节　是发生在转录水平上的代谢调节，包括酶合成的诱导作用和阻遏作用。

（1）酶合成的诱导　酶分为组成酶和诱导酶，组成酶是在正常培养条件下，不管存在何种底物都能“本能”地合成的酶类，它是细胞固有的酶类（如参与EMP途径的各种酶都属组成酶）。诱导酶是指在诱导剂存在下，细胞为适应环境需要才合成的酶类（如大肠埃希菌在含乳糖培养基中所产生的β－半乳糖苷酶）。当在培养环境中加入诱导剂能引起诱导酶合成并大幅提高酶的产量。

（2）酶合成的阻遏　阻遏作用有末端代谢物阻遏和分解代谢物阻遏两种类型：①分解代谢物阻遏是指当培养基中同时存在两种可被利用的分解底物（碳源或氮源）时，容易被利用的底物会阻止降解另一种底物的有关酶类的合成。例如大肠埃希菌培养在含葡萄糖和乳糖培养基中时，葡萄糖优先被利用，只有葡萄糖被耗尽后乳糖才被利用。②末端代谢物阻遏是指由于某些代谢途径的末端代谢物过量积累所引起的该途径酶合成的阻遏。例如，细胞内色氨酸浓度较高时，合成色氨酸的三种酶的合成就受到阻遏。

合成的阻遏机制前者是因为葡萄糖存在时葡萄糖的分解产物能抑制 cAMP 环化酶的活力，使 cAMP 合成中止，cAMP 浓度下降，复合物 cAMP－CRP 减少，乳糖操纵子上 RNA 聚合酶与启动基因不能结合并进行转录，阻遏了分解乳糖酶系的合成。后者是当合成的末端产物（色氨酸）或环境中存在的色氨酸过量时，它与阻遏物蛋白结合形成一个完全阻遏物与操纵基因结合，阻遏了操纵基因不能启动结构基因的转录，故不能合成色氨酸合成的酶类。

2. 酶活性的调节　是指通过改变现有酶的活性来调节代谢速率，这是一种比较直接、快速的代谢调节方式。酶活性调节通常是改变酶结构本身的构象来实现的。调节的内容包括酶活性的激活和抑制两方面。

（1）酶活性的激活　通常出现在分解代谢途径中，前面反应的中间代谢产物可以促进较后反应的酶活性（图 1－25）。

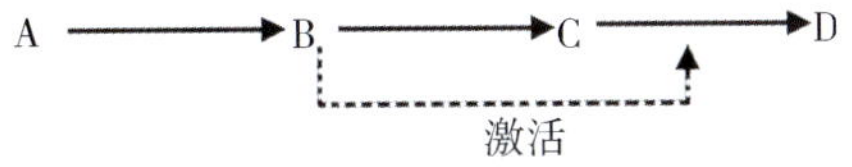

图 1－25　酶活性的激活

（2）酶活性的抑制　要是反馈抑制，它是指代谢途径的末端产物过量时能够反过来直接抑制该途径中第一个酶的活性，使反应中止或减慢，从而避免末端产物的过量累积（图 1－26）。

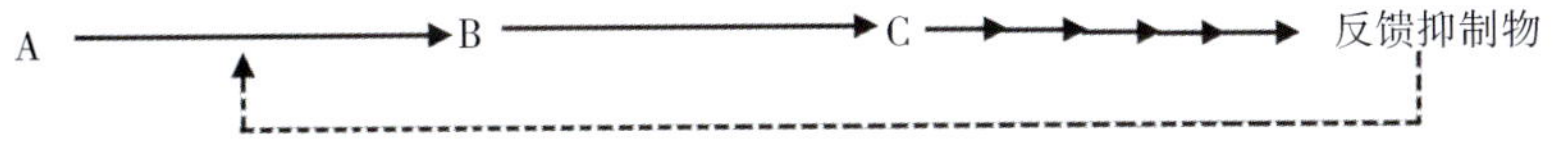

图 1－26　酶活性的抑制

并不是所有代谢途径都是直线式的反应，更多的代谢途径为分支代谢，其反馈抑制情况较为复杂。

第六节　消毒与灭菌

细菌极易受外界环境因素影响，若环境适宜，其生长繁殖极为迅速；反之环境变化剧烈，不利于细菌代谢活动进行，使生长繁殖受到抑制，甚至死亡。消毒灭菌实际上即是采用多种物理、化学或生物学方法使细菌的生长代谢活动受到抑制、甚至死亡的方法。

扫码“学一学”

消毒灭菌在医学实践上有着重要意义。它可切断传播途径、控制感染扩散造成的危害；也可杀灭物品或器皿上的细菌，防止医院感染；在临床微生物检验的领域中，消毒灭菌是保证感染的病原学检验不受外来微生物污染的前提。

灭菌（sterilization）、消毒（disinfection）、防腐（antisepsis）、抑菌（bacteriosis）、除菌（digerming）和无菌（asepsis）是常用术语。在医学实践中使用的“皮肤消毒”翻译成英文“skin degerming”不是“skin disinfection”。下面仅就术语概念加以叙述。

1. 灭菌 是杀灭和去除物体上所有微生物（包括病原微生物和非病原微生物）和细菌芽孢的方法。如外科器械、注射器、基础培养基灭菌等。

2. 消毒 是杀灭物体上或环境中活的病原微生物的方法，但不包括细菌芽孢和非病原微生物。如用酒精溶液浸泡体温计、洁而灭液擦拭检查台等。用于消毒的化学物品称消毒剂（disinfectant）。一般而言，消毒对象是指物体而不是机体。当对象是活组织，常用“antisepsis”术语。

3. 防腐 体外防止或抑制细菌生长繁殖的方法，直接使用防腐剂（antiseptics）破坏或抑制活病原微生物方法。如外科手术前碘液擦洗皮肤、双氧水清创伤口或杀菌肥皂清洗双手等应当使用该术语，或给予修订术语 - 除菌（degerming）。

4. 无菌 防止感染病原体进入灭菌组织或物品的操作技术称无菌操作，无菌即为不存在活微生物。

一、物理消毒灭菌法

用于消毒灭菌的物理方法有热力、电离辐射、超声波、过滤等。

（一）热力消毒灭菌法

高热破坏微生物蛋白质、核酸、细胞壁和细胞膜，从而导致微生物死亡。受高热作用后，蛋白质分子运动加快，肽链连接键断裂，蛋白变性凝固；细胞膜功能受损使胞内物质漏出，细菌内外环境平衡失调。

不同种类微生物对热的耐受力不同，多数无芽孢细菌经 55 ~ 60℃ 作用 30 ~ 60 分钟后死亡，100℃ 时迅速死亡。有芽孢细菌则对高温有强的抵抗力，如肉毒芽孢梭菌煮沸需 3 ~ 5 小时才死亡。

热力灭菌分干热灭菌法和湿热灭菌法两大类，相同温度下后者较前者效力大，其原因是：①湿热环境中菌体蛋白易凝固；②湿热穿透力比干热大；③湿热蒸汽变为液态时可释放潜热，可迅速提高被灭菌物体的温度。

1. 干热（dry heat）灭菌法

（1）焚烧 直接点燃或在焚烧炉内进行，仅适用于废弃物品或动物尸体。

（2）烧灼 直接以火焰灭菌，适用于微生物学实验室接种环、针和试管口等灭菌。

（3）干烤 在干烤箱内进行，加热至 150 ~ 180℃ 作用 2 ~ 4 小时达到灭菌效果，适用于高温下不变质、不被破坏和不蒸发的物品，如玻璃器皿、瓷器，不能用于塑料、棉、纸制品。

2. 湿热（moist heat）消毒灭菌法

（1）巴氏消毒法 此法由巴斯德创立用于酒类消毒而得名。巴氏消毒法（pasteurization）是用较低温度杀灭液体中的病原微生物或特定微生物而保持物品中所需的不耐热成分的方法。目前用于牛乳消毒，方法有三种：一种为 63℃ 加热 30 分钟（history pasteurization）；另一种为 72℃ 加热 15 秒（flash pasteurization）；第三种方法为 134℃ 加热 1 秒（ultra-high - pasteurization）。

（2）煮沸法　在一个大气压下，水煮沸后温度达 100℃，煮沸 5 分钟后可杀死一般细菌繁殖体。如于水中加入 2% 碳酸钠，可将其沸点提高至 105℃，既可促进芽孢的杀灭，又可防止金属器皿生锈。

（3）流通蒸汽消毒法　又称常压蒸汽消毒法，常用阿诺（Arnold）流通蒸汽灭菌器或蒸笼，利用 1 个大气压下 100℃水蒸气进行消毒，10～30 分钟后细菌繁殖体被杀死，但对芽孢作用不大。

（4）间歇灭菌法（fractional sterilization）　采用间歇方式达到灭菌目的。将灭菌物品置于阿诺流通蒸汽灭菌器内，100℃加热 15～30 分钟，每日 1 次，连续 3 次。每次灭菌后取出物品置 37℃孵育箱过夜，致残存的芽孢发育成繁殖体，次日再通过流通蒸汽灭菌器加热而被杀灭。如此反复以达到杀灭芽孢又使不耐高温的物质免受影响。若某些物质不耐 100℃，则可将温度下降至 75～80℃，每次加热时间延长到 30～60 分钟，常用血清凝固器对吕氏血清培养基和鲁琴培养基的灭菌属此方法。

（5）高压蒸汽灭菌法　利用密闭的耐高压蒸汽灭菌器（autoclave），在蒸汽不外溢的条件下，使锅内压力增高，随之蒸汽温度也增高。通常在 103.4kPa 压力下蒸汽温度达到 121.3℃，维持 15～20 分钟可杀灭所有的繁殖体和芽孢。本法适用于耐高温、耐湿物品的灭菌，如普通培养基、生理盐水、手术敷料等。

（二）辐射法

根据波长不同，辐射（radiation）有电离辐射及非电离辐射（图 1－27）。γ 射线、X 射线、阴极射线（高速电子）产生电离辐射效应。

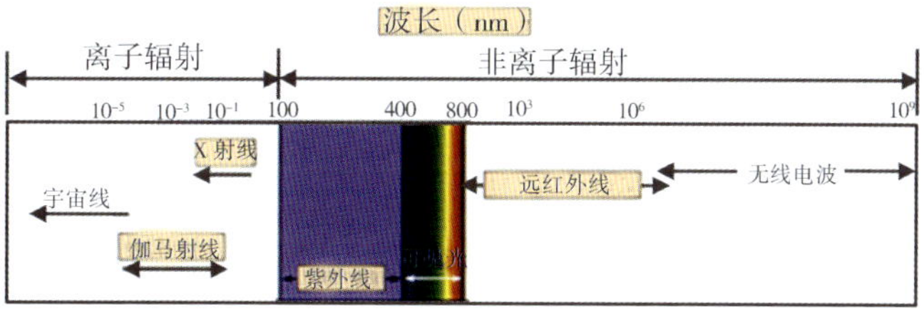

图 1－27　辐射射线和波长

（引自 Kathleen Park Talaro. Foundations in microbiology［M］. 4th ed. New York: The McGraw Hill Higher Education, 2002.）

受照射后，敏感的靶物质如细菌 DNA 吸收了射线产生能量，产生较大范围的突变，或产生毒性物质如自由基可破坏微生物核酸产生致死作用。电离辐射是目前一种经济、安全的灭菌方法，由于灭菌时不产生热量又称“冷灭菌法”（cold sterilization），适用于对热敏感的物品及化学物质的灭菌，如一次性医用塑料制品和移植组织（骨、皮肤、心瓣膜等）和食品灭菌。杀菌紫外线波长为 240～280nm，它作用于 DNA 链上相邻两个胸腺嘧啶或胞嘧啶，共价结合形成二聚体而干扰 DNA 复制与转录，导致细菌的死亡，产生了非电离辐射效应。紫外线能迅速穿透空气，故常用于空气消毒，但其不能穿透固体物品如玻璃、棉布、塑料、纸张等，加之对机体组织的损伤，只能用于不耐热物品表面消毒。微波是电磁波，可穿透玻璃、陶瓷、塑料薄膜等物质。它通过产生的热量杀死微生物，常用于检验室用品、食品食具、药杯及其他用品的消毒。

（三）声波

超声波（ultrasonic vibrations）是频率高于 200000Hz 的不被人耳感受声波。超声波通过液体时发生的空化作用破坏了细菌原生质胶体状态导致细菌裂解。革兰阴性菌对其敏感。目前主要用于细菌细胞粉碎以提取细胞的组分或制备抗原。

（四）滤过除菌法

滤过（filtration）是以物理阻留的方法将液体或空气中的微生物除去以达到无菌目的。所用的器具称滤器（filter），滤器中的复层网状微孔结构通过毛细管阻留、筛孔阻留和静电吸附综合作用达到除菌效能（图1－28）。过滤法用于不耐高温物品灭菌如血清、抗毒素、抗生素等，生物安全柜、超净工作台和层流室空气也用 HEPA（high－efficiency particulate air）膜滤过法除菌（图 1－29）。

滤器种类很多，其制作材料、滤孔大小与除菌效能有关。目前常用的薄膜滤器的滤膜由醋酸纤维素制成，厚度仅为 0.1mm，装在不锈钢或耐高温的塑料支架上。用于除菌的滤膜孔径为 0.22μm，又由于醋酸纤维本身不带电荷，当液体滤过时有效成分丢失较少。

另有以石棉板为滤板的金属滤器称蔡氏滤器（seitz），按滤孔大小分成 K、EK－S、EK 三种，分别用于澄清和除菌；由玻璃制成的玻璃滤器分 G_1 ~ G_6 六种，G_5 和 G_6 型能阻止细菌通过。

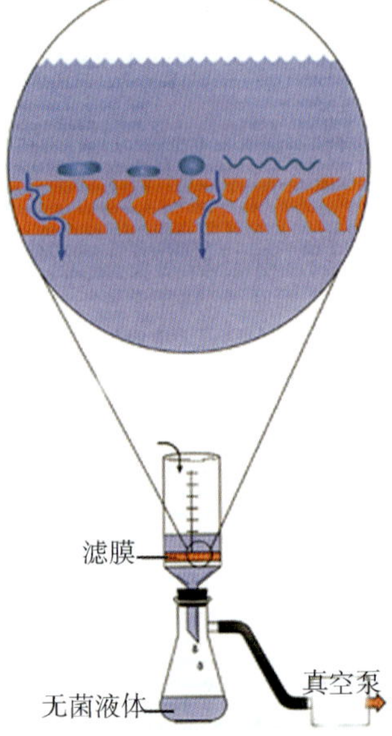

图 1－28　滤过除菌

（引自 Kathleen Park Talaro. Foundations in microbiology［M］. 4th ed. New York：The McGraw Hill Higher Education，2002.）

二、化学消毒灭菌法

化学药物通过使菌体蛋白变性沉淀、干扰微生物酶系统，影响其代谢和损伤细菌细胞膜，导致菌体内容物漏出等机制发挥着防腐、消毒和灭菌作用。由于其对人体组织与病原微生物无选择性，故只能外用或用于环境物品的消毒。

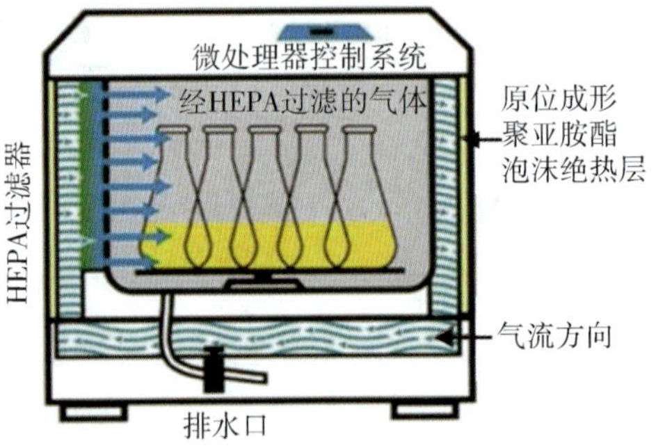

图 1－29　HEPA 空气过滤除菌

（一）化学消毒剂的选择原则

理想的化学消毒剂应当是：①在低浓度下能迅速发挥灭菌效果；②溶于水或乙醇，能较长时间保持其稳定性；③广谱抗微生物作用，对组织无毒性；④穿透物体表面后能持续发挥作用；⑤对有机物有抵抗作用；⑥无嗅无味特性；⑦价廉实用。至今为止尚无一种化学消毒剂符合上述所有标准。

（二）化学消毒剂的种类

1. 根据化学结构与性质不同分类　可以分成酶类、醇类、重金属盐类、氧化剂、表面活性剂、烷化剂、染料、酸碱类等（表 1－2）。

表1-2　常用化学消毒剂种类、作用机制和用途

类别	作用机制	常用消毒剂	用途
重金属盐	1. 氧化作用	0.05%～0.1%升汞溶液	非金属器皿消毒
	2. 蛋白质变性与沉淀	2%红汞水溶液	皮肤黏膜、小创伤消毒
	3. 灭活酶类	0.1%硫柳汞	皮肤手术部位消毒
		1%硝酸盐	新生儿滴眼
		1%～5%蛋白银	预防淋菌性眼炎
氧化剂	1. 氧化作用	1%高锰酸钾	皮肤黏膜消毒、蔬菜水果消毒
	2. 蛋白质沉淀	3%过氧化氢	创口、皮肤黏膜消毒
		0.2%～0.3%过氧醋酸	塑料、玻璃、人造纤维器材消毒
酚类	1. 蛋白质变性	3%～5%苯酚（石炭酸）	地面、器具表面消毒
	2. 损伤细胞膜	2%来苏	皮肤消毒
	3. 灭活酶类	5%来苏	结核分枝杆菌污染消毒
醇类	1. 蛋白质变性凝固	70%～75%乙醇	皮肤、体温计消毒
	2. 干扰代谢	50%～70%异丙醇	
醛类	1. 阻抑细胞核蛋白合成	10%甲醛	蒸汽消毒室内空气
	2. 破坏酶蛋白	2.5%碱性戊二醇	内窥镜消毒
卤素及其化合物	1. 氧化作用	0.2～0.5ppm氯	饮水、游泳池消毒
	2. 卤化作用	10%～20%含氯石灰（漂白粉）	皮肤消毒
		2%碘酊	皮肤、黏膜消毒
		碘伏	餐具、蔬菜水果消毒
乙烷及烷基化合物	1. 菌体蛋白	0.1%～0.5%氯己定（洗必泰）	高浓度术前洗手
	2. 核酸烷基化	50mg/L环氧乙烷	低浓度腹腔、膀胱内脏冲洗
			手术器械、敷料消毒
表面活性剂	1. 损伤细胞膜	0.05%～0.1%苯扎溴铵（新洁尔灭液）	外科手术洗手、皮肤黏膜消毒、手术器械浸泡
	2. 灭活氧化酶活性		
	3. 蛋白质沉淀	0.05%～0.1%杜灭芬液	皮肤创伤冲洗、金属器械、棉织品、塑料、橡皮类物品消毒
染料	1. 对核酸有亲和力繁殖	2%～4%甲紫（龙胆紫）	浅表创伤消毒
	2. 干扰氧化过程		
酸碱类	1. 破坏细胞壁和细胞膜	5～10ml/m^3醋酸加等量水蒸发	空气消毒
	2. 蛋白质凝固	1:（4～8）水配成糊状生石灰	排泄物及地面消毒

2. 根据杀灭微生物作用强弱分类　可分成高效、中效、低效消毒剂。高效消毒剂可以杀灭一切微生物，如戊二醛、甲醛、环氧乙烷、过氧乙酸等；中效消毒剂杀灭除芽孢以外的微生物如乙醇、碘伏等；低效消毒剂不能杀灭芽孢、结核分枝杆菌，如氯己定、苯扎溴铵等。

（三）影响消毒剂效能因素

一般而言，消毒剂的浓度和作用时间与消毒剂杀灭微生物的效能呈正相关。但某些化学消毒剂除外，如乙醇，其浓度为70%～75%时杀菌力最强，高浓度的乙醇使菌体表面蛋白迅速凝固影响其继续渗入，杀菌效力反而减弱。

影响消毒剂作用的因素有：①消毒剂的性质、浓度和作用时间；②微生物的种类与数量；③温度与湿度；④酸碱度；⑤环境中有机物存在的拮抗；⑥其他化学拮抗物质。

（四）常用化学消毒剂的应用

卤素化合物是有效的杀菌和灭菌剂，用于水、食品、设施消毒。碘伏（iodophors，iodine and neutral polyvinylalcchol）常用作于皮肤的除菌。酚类化合物是强效杀菌剂，通常用于物品消毒，温和类酚复合剂也可用于皮肤和黏膜的除菌。醇类溶解细胞膜脂质和破坏细胞蛋白，一般起抑菌作用。过氧化氢起杀菌效能，用于伤口防腐和器具消毒。高浓度的过氧化氢有杀灭芽孢性能。表面活性剂降低细胞膜表面张力，引起细胞破裂，既有清洁作用又有除菌作用，用于皮肤黏膜除菌和器具消毒。醛类破坏微生物酶系统，有潜在灭菌作用。烷化剂具高效的杀菌性能，是高效杀菌剂，但具有对组织毒性作用和致癌性能。

本章小结

扫码"练一练"

细菌的大小、形态、染色反应性，细菌细胞排列和特殊结构是细菌的重要生理特征之一。细菌在适宜生长条件下培养的对数生长期观察其上述生理特征，可确认细菌存在与初步鉴别细菌。将检验标本划线分离接种于培养基上并置于合适生长环境进行孵育获得细菌纯种的细菌分离培养过程可检出病原菌，并进一步通过生化反应鉴定菌种和作药敏试验，为临床细菌感染病诊断和治疗提供依据。消毒灭菌是采用多种物理、化学或生物学方法使细菌的生长代谢活动受到抑制甚至死亡的方法，在医学实践上有着重要意义，尤其在临床微生物检验的领域中，消毒灭菌是保证感染的病原学检验不受外来微生物污染的前提。

（李擎天）

第二章　细菌遗传与变异

本章要点

1. **掌握**　细菌遗传物质染色体与质粒的分子生物学特性；细菌的耐药机制。
2. **熟悉**　细菌基因水平转移的方式及变异机制。
3. **了解**　研究变异的临床意义。

和其他生物一样，细菌也具有遗传性与变异性的生命特征。细菌的形态、结构、新陈代谢、抗原性、毒力以及对药物的敏感性等都是由细菌的遗传物质所决定，细菌通过遗传保持种属的相对稳定性。然而由于外界环境条件发生变化或细菌的遗传物质本身发生改变，导致子代细菌的生物学性状发生相应的变化即变异。细菌变异包括遗传型变异和非遗传型变异，遗传型变异使细菌产生变种与新种，可稳定遗传给子代，有利于细菌的生存及进化。非遗传型变异的发生是受到环境因素的影响，基因结构并没有发生改变，因此变异不能遗传给子代。非遗传型变异（如大肠埃希菌的诱导酶、沙门菌鞭毛相的变异等）较普遍发生在细菌中。

第一节　细菌遗传物质

扫码"学一学"

细菌的遗传物质包括染色体（chromosome）、质粒（plasmid），其化学组成为DNA，DNA藉其构成特定基因传递遗传信息。

一、细菌染色体

1. 结构特征　细菌染色体为一条环状双股DNA链（单倍体），在细菌细胞中盘绕、卷曲，呈超螺旋状态（supercolling）缠绕成团，又称拟核（nucleoid）。其中心为RNA和支架蛋白质组成，外周是双链闭合DNA结构，无核膜包围、以核质形式自由分散在细胞质中。革兰阳性菌核质连接在中介体上，革兰阴性菌核质连接在细胞膜某一点上。细菌DNA结构除了常见环状结构以外，还有线状与线状环状共存的少见结构形式。

原核细胞染色体DNA链存在有一定比例的甲基化碱基，可不受自身限制性内切酶的作用；基因结构呈连续性，无内含子。

2. DNA复制　以θ复制方式复制。复制起始于一个特定位点OriC，DNA解旋酶将双股螺旋解链后露出碱基。DNA复制同时发生在两条亲代链上，向相反方向延伸，形成一对复制叉（replication forks），复制叉沿着DNA链前进，一边解开DNA双链，一边以半保留复制形式合成两条新的DNA互补链，并将其后的DNA链重新形成绞链（图2-1），直到两个复制叉在终止点相遇，在Ⅱ型拓扑异构酶作用下，两个环形DNA形成一缺口分成两个独立的DNA分子（图2-2）。在整个复制过程中解螺旋（unwinding）与解链（unzipping）导致的超螺旋使复制叉DNA分子不能继续向前推进，由拓扑异构酶引入的负螺旋（通过切断

DNA 分子，以反超螺旋方向旋转，重新连接切断 DNA 分子末端）消除该限制。

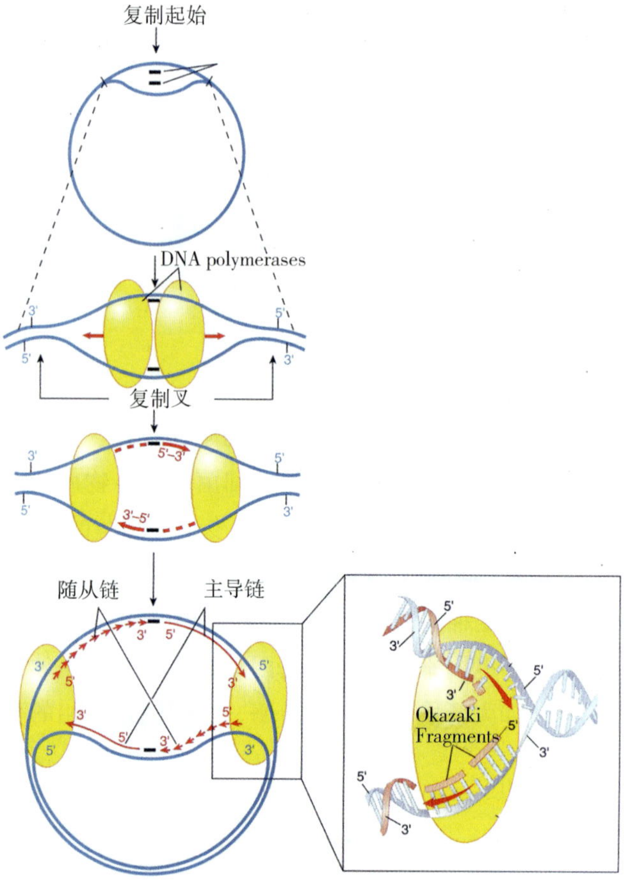

图 2-1　细菌 DNA 复制

（引自 Kathleen Park Talaro. Foundations in microbiology [M]. 4th ed. New York: The McGraw Hill Higher Education, 2002.）

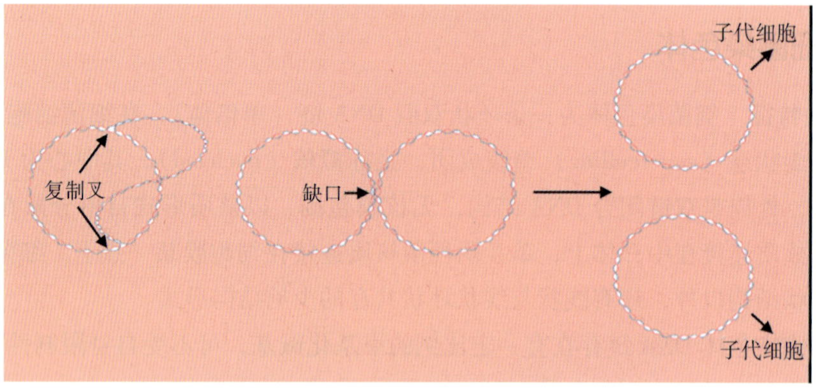

图 2-2　细菌 DNA 复制图

（引自 Kathleen Park Talaro. Foundations in microbiology [M]. 4th ed. New York: The McGraw Hill Higher Education, 2002.）

3. 细菌的 RNA 转录与翻译　是以 RNA 聚合酶识别并结合到启动子上，打开 DNA 螺旋使碱基暴露，以一个单链 DNA（反义链）为模板，在 DNA 依赖 RNA 聚合酶作用下，利用三磷酸核苷酸为底物，合成 mRNA 和稳定 RNA 分子的过程。

在细菌中，编码蛋白的 mRNA 在翻译之前不需要经过任何加工，蛋白可以在核糖体结合位点（即翻译起始信号）被翻译，因此经常可以看到多个核糖体结合在正在转录的 mRNA 链上（图 2-3）。

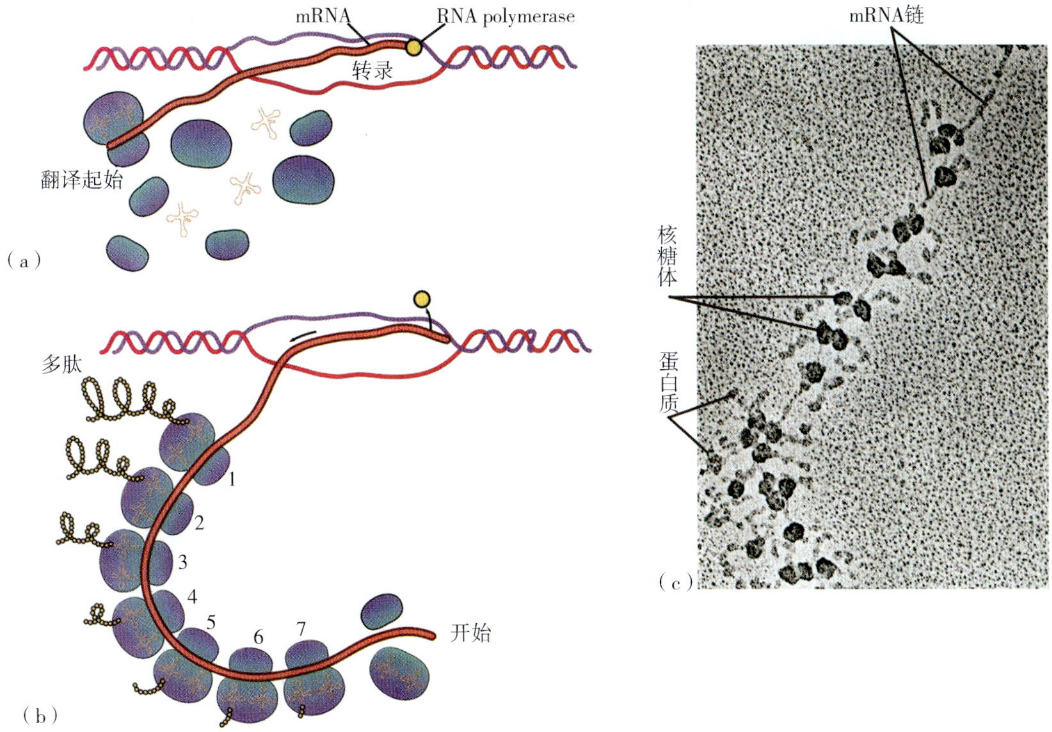

图 2-3　细菌 RNA 转录和翻译

（引自 Kathleen Park Talaro. Foundations in microbiology [M]. 4th ed. New York: The McGraw Hill Higher Education, 2002.）

细菌往往是由多个基因信息形成同一个转录单元（又称操纵子），由同一调控装置进行，转录起始信号的特异位点（启动子）大多在转录起始点的 -35 和 -10 两段保守区域，而终止信号一类为蛋白因子 ρ 的精确转录终止，另一类为转录中形成的发夹结构。

二、质粒

质粒（plasmid）是细菌染色体外的 DNA，携带有编码某些遗传特性的基因，它能独立于染色体进行自我复制。1946 年第一个被发现的细菌质粒是大肠埃希菌 F 质粒，它的发现对细菌遗传学发展产生了深远的影响。

1. 质粒的结构和功能　质粒大多是共价、闭合、环状、超螺旋 DNA 分子，分子大小为 1500～400000bp 不等（5～100 个基因）；其分子量仅为细菌染色体 DNA 的 0.5%～3%。线性质粒也在疏螺旋体属、链霉菌属和酵母菌中发现。质粒编码多种蛋白质，赋予宿主菌多种生物功能，如毒力因子、致育性、耐药性、解降酶、限制酶和修饰酶。现也已分离出不表现任何功能的质粒，称为隐蔽性质粒（cryptic plasmid）。

2. 质粒的特性

（1）不相容性　是指相似的质粒在同一细胞中不能共存，不能稳定共存的两个质粒属于同一个不相容组（incompatibility group）。一般认为，不相容性的质粒可能享有一个共同控制复制的机制。在大肠埃希菌中至少发现 30 个不同的不相容群，不同不相容群质粒能在同一细胞中存在。

（2）可转移性　质粒的转移方式随不同质粒而不同，最重要的一种方式是由质粒编码的接合系统，如 F 质粒和与 F 质粒相似的 F 相关质粒。有些质粒不仅可在细菌间转移，还可自细菌转移至真核细胞，甚至有的质粒还可转移至哺乳动物细胞。

（3）自主复制质粒　利用宿主系统独立于染色体进行复制，有 θ 复制和 σ 复制（滚环式复制）两种方式。滚环式复制模式是：亲代 DNA 中的一条链产生缺口提供了 - OH 基团，在解旋酶和单链结合蛋白作用下产生一个复制叉，以无缺口链为模板合成子代 DNA；3′端不断延长，5′端不断被甩出如同滚环，当到达一定长度时，该链则作为随从链合成冈崎片断，被连接后复制出一条互补链。高拷贝数的松弛型质粒（relaxed plasmid）复制往往为滚环式复制模式。另外一种低拷贝数、严紧型质粒（stringent plasmid），细胞中只有 1 ~ 3 个质粒。细胞内不同质粒的拷贝数不同，取决于质粒复制的控制机制。

（4）质粒可自然丢失或用人工方法消除。

3. 质粒的分类　按照质粒编码的生物学性状分类是最基本的质粒分类方法，最初发现的质粒均由研究者根据表型等特征命名，如耐药性质粒（resistance plasmid，R 质粒）、大肠埃希菌大肠菌素质粒（colicinogenic plasmid，Col 质粒）、致育因子（fertility plasmid，F 质粒）等。目前普遍采用的质粒命名方法是 1976 年由 Novick 提出的，其命名原则为：质粒的名称一般用 3 个英文字母表示，第一个字母一律是小写 p（表示质粒），后两个缩写字母用大写，表示发现者、实验室名称、表型性状或其他特征；字母后的编号为阿拉伯数字，区分同一类型的不同质粒，如 pUC18 和 pUC19 等。

根据质粒的不相容性进行分类是另一种常见的质粒分类方法，可用于追踪传染源，确定流行株的来源。

扫码“学一学”

第二节　突变与损伤后修复

突变（mutation）是遗传型变异中常见的一种类型，是细菌细胞中 DNA 核苷酸序列发生了稳定的可遗传的改变。具有某种突变型的个体或细胞称为突变体（mutant）。细菌 DNA 自发突变的频率很低（$10^{-8} \sim 10^{-6}$），诱变剂可增加细菌 DNA 的突变率。

一、基因型与表型

细菌所含有的遗传信息即 DNA 中的核苷酸序列，称为基因型（genotype）。细菌通过核苷酸序列控制蛋白质或 RNA 的合成。表型（phenotype）是基因型的具体表现。通常同一菌种可以有表型稍不相同的个体，最普遍的形态称为野生型（wild - type）。

突变可能会导致所编码蛋白质的改变，因此可通过观察表型改变来判断基因型的改变。但不是所有的突变都可引起表型改变，这与突变发生的性质和位置有关，如当突变发生于基因组的非编码部分或蛋白质序列的非基本位置时，表型不发生改变。

在细菌中基因型用表示该基因英文单词的头三个小写字母表示，第四个用大写字母表示所涉及的特定基因，所有字母均为斜体。如 *trp* 表示色氨酸基因，*trpA* 和 *trpB* 表示不同的色氨酸基因。突变型基因的表示方法是在基因符号的右上角加 -，如组氨酸缺陷型表示为 his^{-}；耐药基因是在基因符号的右上角加 r 表示耐药、加 s 表示敏感，如四环素耐药基因表示为 tet^{r}。表型以相应基因单词的头三个缩写正体字母表示，第一个字母用大写。+或 - 标在右上角，区别野生型或缺陷型，如 Phe^- 表示没有合成苯丙氨酸的能力，Lac^+ 表示能利用乳糖作为碳源。

二、突变

（一）突变的类型和机制

1. 自发突变（spontaneous mutation）　是细菌在正常生长条件下和生命活动中所发生的突变，基因组中容易发生突变的位点称突变热点。

自发突变的一个主要原因是由于碱基存在互变异构体。如通常以氨基式出现的腺嘌呤（A）与胸腺嘧啶（T）配对，当 DNA 复制到这一位置时若氨基式腺嘌呤（A）转变为稀有的亚氨基式腺嘌呤（A＊）（互变异构现象），则与胞嘧啶（C）配对，这就意味着一个胞嘧啶（C）插入 DNA 代替了胸腺嘧啶（T），如果在下一次复制前 DNA 未修复，则 A－T 碱基对就变成了G－C碱基对。当 DNA 复制时自发突变也能由 DNA 链在短的重复核苷酸序列处向外环出，从而导致插入或缺失一小段 DNA。

2. 点突变与多位点突变　点突变是 DNA 序列上单个碱基的改变。点突变中一个嘌呤变为另一个嘌呤或一个嘧啶变为另一个嘧啶称为转换（transitions）；嘌呤变为嘧啶和嘧啶变为嘌呤称为颠换（transversions）。点突变可导致以下结果。

（1）同义突变　由于碱基的简并性，有些碱基的改变不能引起氨基酸的改变，表型无变化。

（2）错义突变　碱基的改变引起氨基酸的改变。如果改变的氨基酸位于蛋白质结构的重要位置，则会出现表型的改变；如果此氨基酸不位于蛋白质的重要位置，则无表型改变。

（3）无义突变　碱基序列改变为氨基酸终止密码子（UAA，UAG，UGA），导致氨基酸合成提前终止，形成一个截短的蛋白质。

（4）移码突变　DNA 序列上插入或缺失1～2 个核苷酸，引起这一突变后翻译读码框移位，形成一个完全改变的氨基酸序列。移码突变的影响范围自突变点起直到末端整条结构基因的转录与翻译，引起基因产物的变化比较严重，对细菌的影响也较显著。

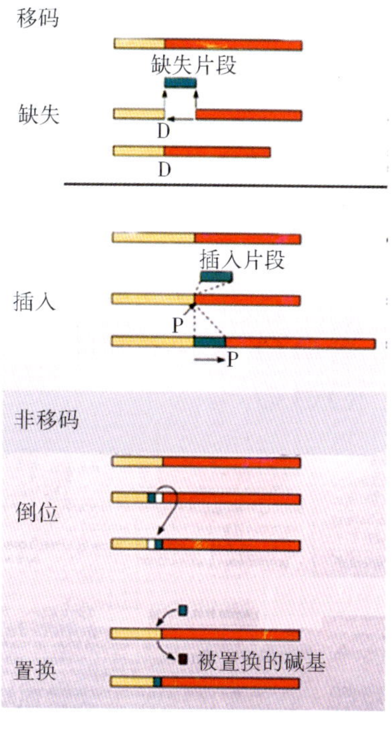

图 2－4　基因突变的几种方式

（引自 Kathleen Park Talaro. Foundations in microbiology［M］. 4th ed. New York：The McGraw Hill Higher Education，2002.）

多位点突变是大范围碱基序列发生了改变，可影响多个基因。包括 DNA 碱基序列的缺失、插入、倒位、置换、重复、重组或转座（图 2－4 ）。

（二）突变的规律

1. 随机性 突变是随机和不定向的，基因突变发生的时间、个体、位点和产生的效应等各方面都表现为随机性，而不是环境因素造成的。这可通过下面两个著名的试验证实。

（1）彷徨试验（fluctuation test） 1943 年 Luria 与 Delbruck 将一瓶对大肠埃希菌噬菌体 T1 敏感的细菌培养后，分至两套试管系列。一套仅将细菌接种至一支大试管培养基中，经一段时间培养后，接种于数个含噬菌体的平板；另一套将细菌分别接种于数支小试管培养基中，经过一段时间培养后，从每支试管吸取菌液分别涂布于含噬菌体的平板。结果发现取自大试管的细菌在平板上的菌落数大致相近，分布均匀；而取自小试管的细菌在培养基上的菌落分布极不均匀。因为后一情况下，各试管中的细菌分别在生长繁殖周期不同时间发生突变，较早发生突变的突变株繁殖后出现的子代菌数必然多于较晚发生突变的菌株，因此各平板上的菌落数不等。这说明在无噬菌体时细菌已发生了突变，而噬菌体仅起到筛选作用（图 2－5）。

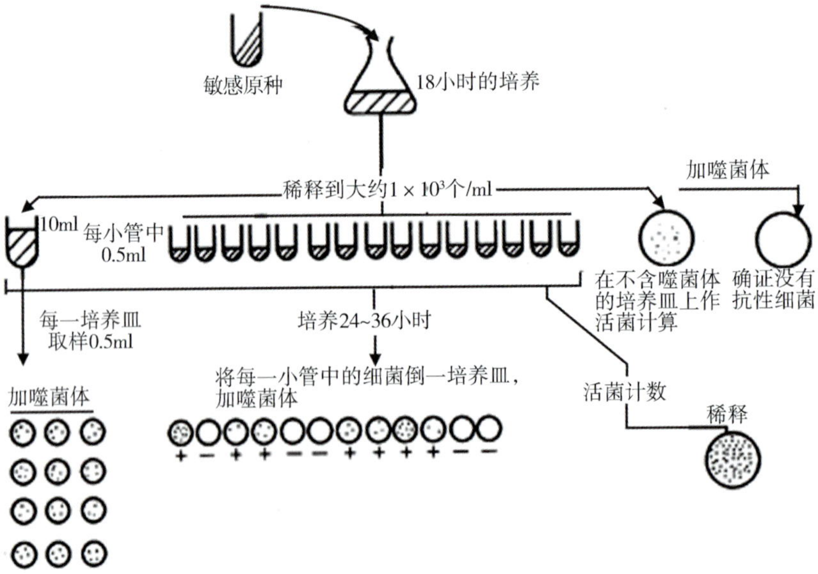

图 2－5 彷徨试验

（引自 Kathleen Park Talaro. Foundations in microbiology [M]. 4th ed. New York: The McGraw Hill Higher Education, 2002.）

（2）影印培养（replica plating） 1952 年 Lederberg 设计了影印培养，这一试验证明细菌耐药突变不是由抗菌药物诱导产生，在未接触抗菌药物前已产生耐药突变。方法是将对链霉素敏感的大肠埃希菌接种于营养琼脂平板上，长出分散菌落后，用灭菌的丝绒覆盖在一块与平皿同样大小的木块上轻轻影印，使细菌菌落全部转移到丝绒面上。另取含有链霉素的琼脂培养平板，将丝绒面再印在其上，将此平板培养，待耐药菌落长出后，通过比较将原始无抗生素平板上的相应耐药菌落移种至液体培养基中，增菌后，重复制备原始平板与影印平板。经过数次重复后，则可获得一株完全没有接触过链霉素的高度耐链霉素的突变株，表现为原始平板上全部菌落与含链霉素平板上的菌落吻合（图 2－6）。目前影印培养是筛选大量特殊突变菌落的一种方法。

2. 稀有性 指正常情况下，突变发生的频率很低。但可通过应用理化因素增加基因的突变率。

3. 独立性　基因突变是独立发生的，一个基因的突变与另一个基因的突变没有相关性，同一细胞中的不同基因其突变率不相同。

4. 稳定性　基因突变的实质是遗传物质的改变，这种改变是可以稳定遗传的。如对链霉素产生耐药性的突变株，在没有链霉素存在的培养基上可连续传代数次，而对链霉素的耐药性没有改变。

5. 可逆性　突变效应可通过多种方法回复，称基因突变的可逆性。通常由野生型菌株变为突变型菌株的过程为正向突变，而由突变型菌株回复为野生型菌株的过程为回复突变。最简单的回复突变是回复到原来的碱基序列（野生型），另一种回复突变不能回复到原来的基因型，而是通过阻抑的机制发生第二次突变，它补偿了第一次突变的效应，从而获得野生型表型。第二次突变可发生于基因组的不同位点，称校正突变。回复突变的频率低于正向突变，回复突变的频率也可通过诱变剂提高。

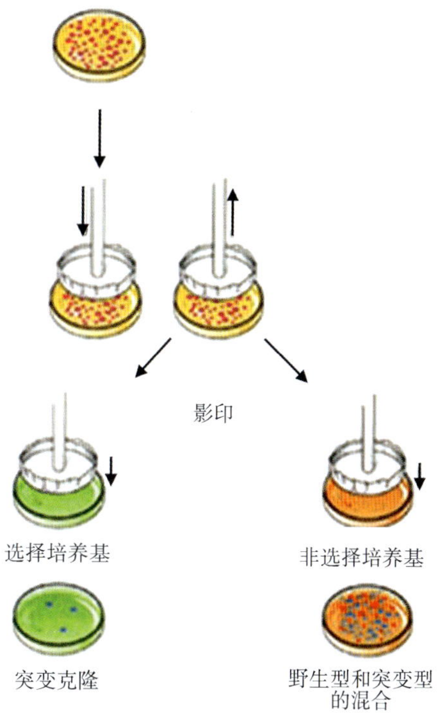

图 2-6　影印培养

（引自 Kathleen Park Talaro. Foundations in microbiology［M］. 4th ed. New York：The McGraw Hill Higher Education，2002.）

（三）几种常见的突变株

1. 温度敏感突变株（temperatrue sensitive mutant，ts 株）　是一种典型的条件致死突变株。这种突变株在某一温度范围不能生长，但在另一温度下则可生长。如在亲代能生长的温度范围内特别是较高温度（42℃）不能生长，但在较低温度（25℃）则能生长。其发生的原因是某些酶的肽链结构发生改变后，降低了酶的抗热性。这种突变株可用于研究基因的功能。

2. 营养缺陷型突变株（auxotrophic mutant）　发生了参与合成生长所必需的基本化合物的基因突变，这种突变株需要外界提供已合成的营养成分后才能生长。如组氨酸缺陷型（*his*$^-$）需在培养基中加入组氨酸。

3. 耐药性突变株（resistant mutant）　指对某种药物有一定抵抗力的突变株，这类突变型在临床较为常见。

4. 发酵阴性突变株　突变后失去发酵某种糖的能力但仍能利用其他糖作为碳源。这是由于突变后失去能分解该糖的酶。由于乳糖发酵可用指示剂根据 pH 值改变而显示，故可用 *lac*$^-$（乳糖发酵阴性）突变株作为研究工具。

（四）突变株的分离

从野生型菌细胞的一个大群体中分离突变体必须使用选择或筛选方法。选择是指提供只允许突变体能够生长条件，如把大量的细菌涂布于含抗生素的固体培养基上，只有耐药的细菌才能形成菌落。选择有正选择法（又称直接选择法）和反选择法，前者指设计一定的生长条件，使突变子易于生长而正常细菌细胞被抑制或杀死；后者指设计一种能杀死表达某种性状的细菌而提高突变子在种群中的比例。如果突变为相对常见的，却也没有直接选择这种突变的方法，即可通过筛选方法。筛选是在突变体和野生株均能生长的培养基中，根据肉眼识别野生型和突变型菌落表型特征把两者区分开来。一般来讲，选择比筛选更受青睐，原因是前者用少得多的平板就可检查出多得多的突变个体。

三、诱变

诱变是人工应用理化因素等诱发产生的突变，可提高细菌的突变率，并且诱变的变异幅度往往高于自发突变。能显著提高突变频率的这些理化因素称为诱变剂，诱变剂的诱变效果依赖培养基、pH 值、温度、基因型等多种因素。常见的诱变剂如下。

（一）化学诱变剂

1. 碱基类似物 是一种与 DNA 四种碱基中的一种非常相似的化合物，能在正常的复制过程中掺入 DNA 分子，而抑制与之对应的四种三磷酸核糖核苷酸（NTP）的合成。如类似胸腺嘧啶的 5-溴尿嘧啶。

2. 烷化剂 烷化基团可引起碱基错配。常用的烷化剂有羟胺、乙基甲磺酸或乙基乙烷磺酸和 *N*-甲基-*N′*-硝基-*N*-亚硝基胍。

3. DNA 分子嵌入剂 如溴化乙啶和吖啶类。这些物质可螯合入 DNA 的碱基对之间或嵌入 DNA 链，引起 DNA 在复制过程中出现碱基对的插入或缺失。

4. 修饰 DNA 分子的化学药品 是改变 DNA 碱基的化合物，导致下一次复制周期时错误配对。如次黄嘌呤可将胞嘧啶转变为羟胺胞嘧啶，它同腺嘌呤配对。

（二）物理诱变剂

常用的物理诱变剂是紫外线和 X 射线。紫外线可使邻近的嘧啶构成环丁烷二聚体，阻断 DNA 的复制。X 射线的作用可能是直接破坏 DNA 或通过辐射使细胞产生过氧化氢或游离基。

四、DNA 的损伤修复

当细菌 DNA 受到损伤，细菌已形成的大量 DNA 修复系统对受损 DNA 进行细致的修复。但是损伤修复本身会出现错误，导致变异的修复有光复活（photoreactive）、切补修复（excision repair）、重组修复（recombination repair）和 SOS 修复（SOS-repair systems）。

首先，SOS 修复由 RecA 蛋白诱导和 LexA 蛋白阻遏转录，在上述蛋白质的作用下，易错修复（error-prone repair）被启动，易错修复使 DNA 聚合酶能越过嘧啶二聚体，继续发挥复制功能。该修复系统快速、粗放，以不准确修复为代价，导致累积突变发生。

扫码“学一学”

扫码“看一看”

第三节　基因水平转移

遗传型变异除了突变还可通过两个不同性质细菌（种或属）之间发生遗传物质的转移与重组而实现。在基因转移中，提供 DNA 的细菌为供体，而接受 DNA 的细菌称受体。实现基因转移重组需要两个基本条件：一是全部或部分供体菌的基因进入受体菌；二是在受体菌中形成重组（杂交）的基因组。一般亲缘关系相近的供、受体菌间容易发生重组（同源重组），这一过程需要 *rec* 编码的 Rec 蛋白参与；而无亲缘性的细菌间因为基因组缺乏同源序列，不能或不易发生重组，若通过整合的外源 DNA 编码酶的作用，使不同 DNA 序列之间发生了重组即非同源重组，转座子插入受体DNA序列就是一个典型的的非同源重组。

一、转化

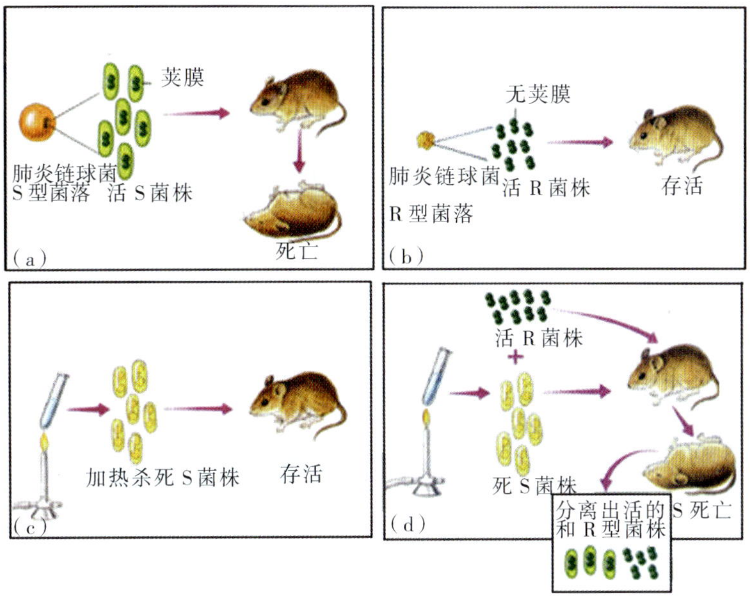

图2-7　Griffith转化试验

（引自Kathleen Park Talaro. Foundations in microbiology [M]. 4th ed. New York: The McGraw Hill Higher Education, 2002.）

转化（transformation）是细菌从周围环境吸取游离的DNA片段，整合到自身染色体基因组的过程，是基因转移的一种方式。1928年，Griffith发现将肺炎链球菌无毒菌株（R型）与加热杀死的肺炎链球菌有毒株（S型）混合注射小鼠，可使小鼠致死。并从发病小鼠体内分离到肺炎链球菌有毒株，此即著名的转化试验（图2-7）。后来，一系列实验证实肺炎链球菌实现转化能力的物质是细菌细胞中的DNA，而非蛋白质。一些细菌如芽孢杆菌属、链球菌属、奈瑟菌属和嗜血杆菌属能够自然发生转化作用。而许多细菌必须经过一些处理，如高钙、电击等，才能被转化。

（一）细菌的转化机制

处于感受态（competence）受体细胞才能转化。一旦外源DNA被受体细胞摄取，并能在其中复制，该受体细胞即称为转化子。革兰阳性菌与革兰阴性菌的转化机制不同。

1. 感受态　感受态的细菌细胞表面有DNA受体和其他特异的转化蛋白，具有摄取外源性DNA的能力。它是细菌培养物作为一个群体处于某个生长阶段的一种特征，感受态出现的时间和持续的时间因微生物种的不同而有所不同，并且与生长条件和周期有关。肺炎链球菌几乎所有的细胞都有感受态，感受态出现在对数生长期，可持续几分钟；而枯草芽孢杆菌感受态出现在对数生长期的后期，持续几小时。

一些细菌的感受态可通过诱导产生，如大肠埃希菌在含有一定浓度$CaCl_2$的环境中可诱发感受态出现。在DNA转化试验中，采用对数生长期或对数生长早期的细胞进行钙处理，诱导感受态细胞。

2. 革兰阳性菌的转化机制　肺炎链球菌的自然转化机制是革兰阳性菌自然转化机制的典型代表。转化过程如下：①细菌持续生产感受态因子（competence factor）被分泌到培养基中；②感受态因子吸附细菌细胞膜上的特定位点，启动某些基因表达产生某些自溶性物质；③自溶性物质造成细菌细胞膜的变化，暴露出DNA结合蛋白和核酸酶；④双链DNA结合在细胞表面，核酸酶将其一条单链降解；⑤剩余的另一条单链DNA与DNA结合蛋白进入细胞内；⑥单链DNA整合于细菌染色体DNA，形成异源双链；⑦受体DNA复制起始形成两个双链DNA区域，其中之一与外源性DNA完全相同（图2-8）。

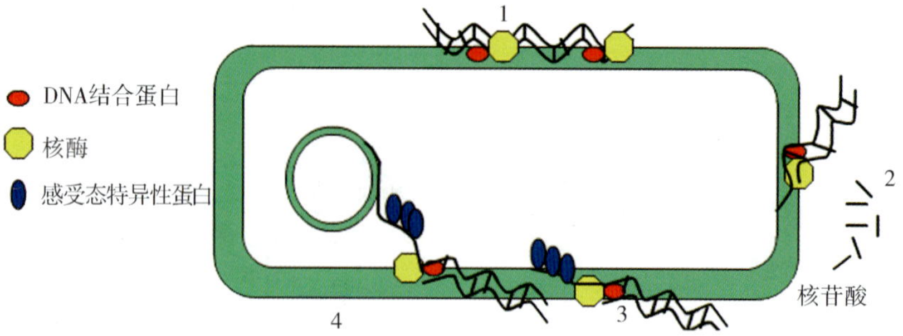

图 2-8　革兰阳性菌的转化机制

（引自 Kathleen Park Talaro. Foundations in microbiology [M]. 4th ed. New York: The McGraw Hill Higher Education, 2002.）

每个肺炎链球菌感受态细胞有 30～80 个 DNA 结合和吸收位点。枯草芽孢杆菌及其他阳性细菌转化方式与肺炎链球菌相同。在枯草芽孢杆菌中，每个感受态细胞约有 50 个 DNA 结合和吸收位点。

3. 革兰阴性菌转化机制　革兰阴性菌是感受态细胞有向外延伸的囊泡，外源性 DNA 与囊泡结合，囊泡向内凹陷，包裹外源 DNA 形成转化小体，转化小体向染色体基因组移动，外源 DNA 整合入受体细胞染色体中。流感嗜血杆菌转化机制是革兰阴性菌转化的典型代表。

流感嗜血杆菌只吸收和摄取来自同一物种或亲缘关系相近物种的 DNA，是由于流感嗜血杆菌转化小体中 DNA 结合蛋白特异地与一段 11 个碱基对的 DNA 序列结合，其 DNA 序列为 5′-AAGTGCGGTCA-3′。该特异性摄取序列在流感嗜血杆菌染色体中有 600 多处，但很少随机地出现在其他物种的 DNA 序列中，因此细菌对外源 DNA 的吸收具有选择性。其他革兰阴性菌如淋病奈瑟菌亦只能吸收来自相同物种或亲缘关系相近物种的 DNA。

革兰阳性细菌和革兰阴性细菌转化机制的主要区别是：①革兰阳性菌转化的 DNA 以单链形式进入受体细胞，而革兰阴性菌转化时 DNA 以双链形式进入受体细胞；②革兰阳性菌的感受态由感受态因子介导和启动，革兰阴性菌则形成转化小体；③转化过程中，革兰阳性菌摄取的 DNA 在细胞内以与蛋白质相结合的形式存在，革兰阴性菌摄取的 DNA 存在于转化小体中；④革兰阳性菌在转化中可接受任何来源的同源性 DNA，革兰阴性菌则只接受来自相同物种或亲缘关系相近物种的同源性 DNA。

（二）人工转化

许多细菌包括大肠埃希菌和鼠伤寒沙门菌等均无自然转化的能力，但经人工诱导可使其形成感受态，吸收外源 DNA，即人工转化。人工转化包括化学转化（chemical transformation）和电转化（electrotransformation）。

1. 化学转化　是指对数生长期的细菌培养物，经过钙等化学物质的处理后成为感受态细胞，具有摄取外源性 DNA 的能力。Ca^{2+} 低渗休克处理是制备感受态细菌的一种常用方法。钙处理可使处于对数生长期的细菌细胞膜发生改变，可能暴露出某种蛋白。外源性 DNA 与感受态细胞的膜表面结合后，细胞膜的结构发生微细改变，允许外源性 DNA 进入细菌细胞。外源性 DNA 进入细胞后与受体染色体 DNA 整合，随受体菌染色体一起复制、表达。也可用聚乙二醇（polyethylene glycol，PEG）和二甲基亚砜（dimethyl sulfoxide，DMSO）准备感受态细胞。PEG-DNA 复合物能够吸附到细菌细胞的表面，DMSO 则促进 DNA 进入细菌细胞内。

下述一些因素可影响转化效率：①必须使用对数生长早期的细菌细胞，使用在通气不良条件培养的细菌和过度生长导致的密度过高的细菌细胞会降低转化效率；②感受态细菌非常脆弱，应该将细菌维持在冷的状态，避免剧烈混合；③不同菌株的转化效率可明显不同，这是细菌的固有特征，原因不明；④感受态细胞可在 -70℃冻存，用 $CaCl_2$ 方法制备的感受态细胞，冰冻可降低转化效率至少 10 倍；用 PEG - DMSO 方法制备的感受态细胞，冰冻对转化效率无明显影响。

2. 电转化　在许多细菌和真核系统中，既无自然的感受态也不能用化学方法诱导建立感受态，用电转化试验获得成功。DNA 电转化又称电穿孔试验（electroporation），是在 1982 年以后逐步发展起来的一种 DNA 转化技术，对于化学转化不能成功的许多细菌、真核细胞等，将细胞置于强电场之中时，细胞膜被极性化产生跨膜电位差。若这种电位差超过阈值，在细胞膜上会暂时形成小孔，允许像 DNA 这样的外源性大分子进入。电击对细菌细胞有杀伤作用，这种杀伤作用与细菌的生长周期、细胞密度、电击缓冲液的种类以及电压、电击时间等因素有关。对于大多数细菌而言，所用的电击条件必须将 50% 或 50% 以上的细菌细胞杀死，才能使整个群体具有摄取外源性 DNA 的能力。

除化学转化和电转化外，基因枪（biolistic）转化是一种新的转化方法。该方法是将包裹有 DNA 的钨颗粒像子弹一样用高压射进细胞并使 DNA 留在细胞内。

二、转导

转导（transduction）是以噬菌体为媒介，将供体菌的部分 DNA 片段转移到受体菌内，使后者获得新的生物性状的基因转移方式。转导的特点是：①绝大多数细菌都有噬菌体，转导作用较为普遍；②噬菌体蛋白外壳可保护 DNA 不被外界的 DNA 水解酶破坏，较为稳定。转导在自然界遗传信息转移中起着显著作用，同时还作为遗传学的重要工具，在细菌间转移基因和绘制细菌染色体遗传图谱。

（一）噬菌体

噬菌体（bacteriophage）是侵染细菌、真菌的病毒。噬菌体分布广泛，凡是有细菌的场所，就可能有相应的噬菌体存在。噬菌体感染宿主菌后将自身部分 DNA 整合到细菌基因组中或引起供体菌基因的水平转移，导致细菌遗传物质的重组和改变，进而改变细菌的生物学特性。噬菌体已成为微生物遗传学的重要工具。

1. 噬菌体的生物学性状　噬菌体具有病毒的一些特性：个体微小，没有完整的细胞结构，在具有高度特异性的宿主菌细胞内寄生，故可用于未知细菌的鉴定和分型。

（1）形态与结构　噬菌体个体微小，结构简单，需用电子显微镜观察。噬菌体形态有 20 面体（icosahedron）、丝状（filamentous）和复合体（complex）（详见第四章病毒基本性状）。复合体噬菌体由头部和尾部复合构成，呈蝌蚪形，如大肠埃希菌 T4 噬菌体。其头部呈 20 面体形立体对称（大小约 95nm × 65nm），内含遗传物质核酸；尾部是由一个内径约 2.5nm 中空的尾髓和外包的尾鞘组成的管状（长 95 ~ 125nm，直径 13 ~ 20nm 结构），尾髓具有收缩功能，可使头部核酸注入宿主菌；在头、尾连接处有一尾领结构，可能与头部装配有关；尾部末端有尾板、尾刺和尾丝，尾板内有裂解宿主菌细胞壁的溶菌酶；尾丝是噬菌体的吸附结构，能识别宿主菌表面的特殊受体（图 2 -9）。

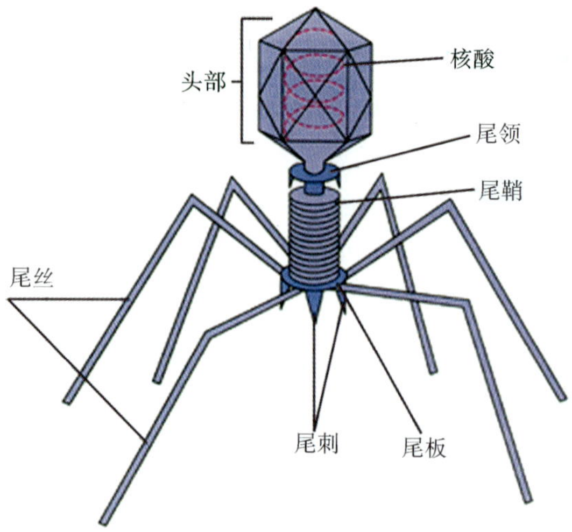

图 2-9　T4 噬菌体形态

（引自 Kathleen Park Talaro. Foundations in microbiology [M]. 4th ed. New York: The McGraw Hill Higher Education, 2002.）

（2）化学组成　噬菌体由核酸基因组和蛋白质衣壳构成。常见噬菌体的基因组大小为2～200kb，可以是 DNA 或 RNA，单链或双链，线性或环状。一些噬菌体的基因组含有异常碱基，如大肠埃希菌 T 偶数噬菌体无胞嘧啶，而代之是宿主菌细胞内没有的 5-羟甲基胞嘧啶与糖基化的 5-羟甲基胞嘧啶，它可成为噬菌体 DNA 的天然标记。蛋白质构成噬菌体头部及尾部的衣壳，衣壳蛋白具有保护遗传物质和帮助侵染新的宿主的作用。衣壳蛋白具有抗原性，可刺激机体产生特异性抗体，该抗体可抑制相应噬菌体侵染敏感细菌。

（3）抵抗力　噬菌体对理化因素的抵抗力比一般细菌的繁殖体强，加热 70～80℃ 经 30 分钟仍不失活。大多数噬菌体能抵抗乙醚、三氯甲烷和乙醇，但对紫外线和 X 射线敏感，一般经紫外线照射 10～15 分钟即失活。噬菌体在低温下能长期存活，反复冻融并不减弱其裂解能力。噬菌体在室温、4～8℃ 冰箱能保存 6 个月以上，但在普通冰箱冷冻室中的保存时间远不如室温中长久。在液氮中和冻干状态下能长时间保存。

2. 噬菌体的生活周期　根据噬菌体在宿主菌体内复制过程和生存状态的差异，噬菌体可分为毒性噬菌体（virulent phage）和温和噬菌体（temperate phage）两大类，它们具有不同生活周期（图 2-10）。

（1）毒性噬菌体生活周期　毒性噬菌体感染宿主菌后，能在宿主菌细胞内独立复制增殖，产生许多子代噬菌体并最终裂解细菌，可分为 5 个阶段。

1）吸附（adsorption，attachment）　噬菌体藉衣壳蛋白与宿主菌表面受体分子结构的互补性与细菌表面受体发生特异性结合。不同形态噬菌体的吸附方式不同，丝形噬菌体以其末端吸附，有尾噬菌体以尾丝、尾刺吸附。某些噬菌体（M13、MS2 等）吸附于细菌的性菌毛上，只侵染有性菌毛的 F^+ 菌。噬菌体能吸附到具有特异性受体的存活或死亡的细菌表面，但只进入活的宿主菌内繁殖。

2）侵入（penetration）　侵入方式因噬菌体结构而不同。有尾噬菌体如 T4 噬菌体通过长的尾丝吸附宿主菌后，借助尾部末端含有的一种类似溶菌酶的物质，在细菌细胞壁上溶一小孔，然后通过尾鞘的收缩，将头部 DNA 注入细菌体内，而蛋白质衣壳留在细菌细胞外（图 2-11）。有些噬菌体可以经细胞内吞，进入宿主菌后再脱壳释放出核酸。进入宿主的噬菌体 DNA 可被核酸内切酶降解，只在偶然情况下噬菌体 DNA 可以存活。为防止进入宿主细胞后被降解，某些噬菌体（如 T 偶数噬菌体）可糖基化或甲基化修饰自身 DNA，阻止核酸内切酶的作用。

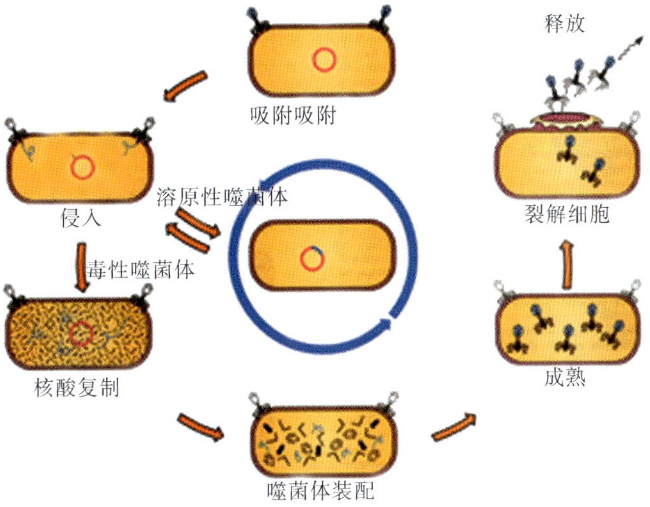

图 2－10　噬菌体的生活周期

（引自 Kathleen Park Talaro. Foundations in microbiology［M］. 4th ed. New York：The McGraw Hill Higher Education，2002.）

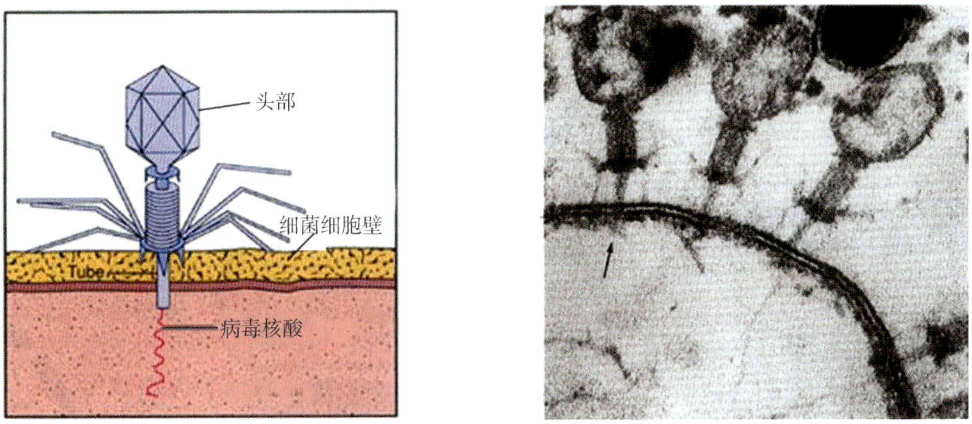

图 2－11　噬菌体的吸附和侵入

（引自 Kathleen Park Talaro. Foundations in microbiology［M］. 4th ed. New York：The McGraw Hill Higher Education，2002.）

3）核酸复制（nucleic acid replication）　噬菌体核酸进入宿主菌细胞后，几分钟内宿主菌停止合成自身分子和代谢，转而转录并翻译（RNA 噬菌体只有翻译）、合成与噬菌体生物合成有关的酶、调节蛋白和结构蛋白。同时，以噬菌体核酸为模板，通过核酸聚合酶的催化作用，大量复制子代噬菌体的核酸。

4）噬菌体装配（phage assembly）　噬菌体的蛋白质与基因核酸分别合成后，立即在细菌胞质内自发组装成完整的成熟噬菌体。

5）释放（release）　当子代噬菌体达到一定数目时，细菌细胞裂解释放出子代噬菌体。释放出的噬菌体又可感染新的敏感细菌。有些丝状噬菌体（如 M13）是经历一个长的时期，以出芽的方式逐个释放，并不损伤细胞。

（2）温和噬菌体生活周期　噬菌体感染细菌后，将其基因组整合到宿主菌染色体上（如 λ 噬菌体）或像质粒存在于细胞质中（如 P1 噬菌体），随细菌 DNA 复制而复制，并随细菌的分裂而传代，细菌不被裂解，称为温和噬菌体（temperate phage）或溶原性噬菌体（lysogenic phage）。整合在细菌基因组中的噬菌体基因组称为前噬菌体（prophage），带有前噬菌体基因组的细菌称为溶原性细菌（lysogenic bacterium）（图 2－12）。

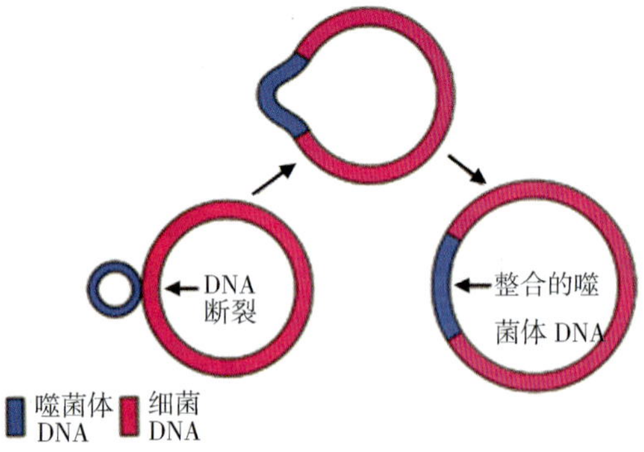

图 2－12　细菌溶原状态

（引自 Kathleen Park Talaro. Foundations in microbiology［M］. 4th ed. New York：The McGraw Hill Higher Education，2002.）

溶原状态通常十分稳定，能经历许多代。但在某些条件如紫外线、X 射线、致癌剂、诱变剂等作用下，DNA 损伤，SOS 应答系统被诱导，RecA 蛋白激活，λ 噬菌体 CI 阻遏蛋白失活，结果噬菌体复制和装配所需的基因得以表达，前噬菌体从染色体切离，随后噬菌体进入裂解周期。溶原性细菌具有抵抗同种或有亲缘关系的噬菌体重复感染的能力，即宿主菌处于对同种噬菌体免疫状态。

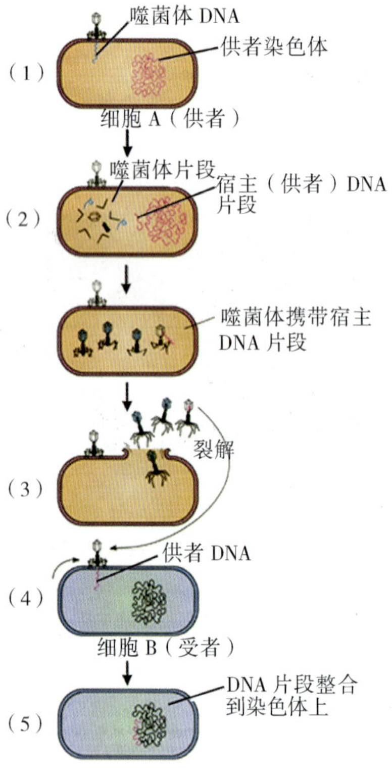

图 2－13　普遍性转导

（引自 Kathleen Park Talaro. Foundations in microbiology［M］. 4th ed. New York：The McGraw Hill Higher Education，2002.）

（二）转导类型

可分为普遍性转导（generalized transduction）和局限性转导（specialized transduction）两种类型。其相似之处是均以噬菌体作为转导 DNA 载体，不同点在于转导噬菌体的形成机制、转导 DNA 整合到受体染色体中的机制不同。

1. 普遍性转导　通过噬菌体将宿主菌 DNA 的任何小片段转移至受体菌称为普遍性转导。这是由于某些溶原性噬菌体侵染宿主菌后，在裂解周期噬菌体组装过程中，错误包装了相仿的一小段宿主菌 DNA 片段进入噬菌体头部。含有这种错误组装的 DNA 片段的噬菌体再次感染另一宿主菌时，就会将前一宿主菌（供体菌）的某些遗传信息带到后一宿主菌（受体菌）（图 2－13）。转导的外源性 DNA 片段只有通过整合重组或置换重组至宿主菌染色体上才能复制并随宿主菌繁殖而传代，即完全转导（complete transductant）；如果外源性 DNA 片段进入后，不能与宿主菌基因组整合，则外源性 DNA 片段不能复制，只能进行转录、翻译和表达相应的性状。随着细菌的分裂，这段外源 DNA 只能分配给一个子代细胞，而另一个子代细胞仅获得由该外源 DNA 编码的少量蛋白产物而表现出轻微的供体菌特征。当细菌每分裂一次，这种表型就被“稀释”一次，在选择培养基上形成了微小菌落，故称为流产转导（abortive transduction）。流产转导占转导大多数，常可根据微小菌落识别流产转导。

2. 局限性转导　是指前噬菌体在从宿主菌基因组切离时发生偏差，带走噬菌体基因组两侧相邻的宿主菌 DNA 片段，进入新的宿主菌，整合在细菌染色体上形成溶原化或通过重组作用与染色体 DNA 整合。这样位于噬菌体两侧的前宿主菌染色体基因便被转导。由于这种方式转移的 DNA 是限定性的，故称局限性转导。以 λ 噬菌体为例，λ 噬菌体通常在 *att* 位点整合，切离时可以带走两侧 *gal* 基因（发酵半乳糖基因）或 *bio* 基因（利用生物素基因），形成局限性转导噬菌体（λ*gal* 或 λ*bio*），其感染新的宿主细胞后，可以通过在 *att* 位点的位点特异重组形成溶原化，或噬菌体基因与染色体基因间发生重组（图 2－14）。

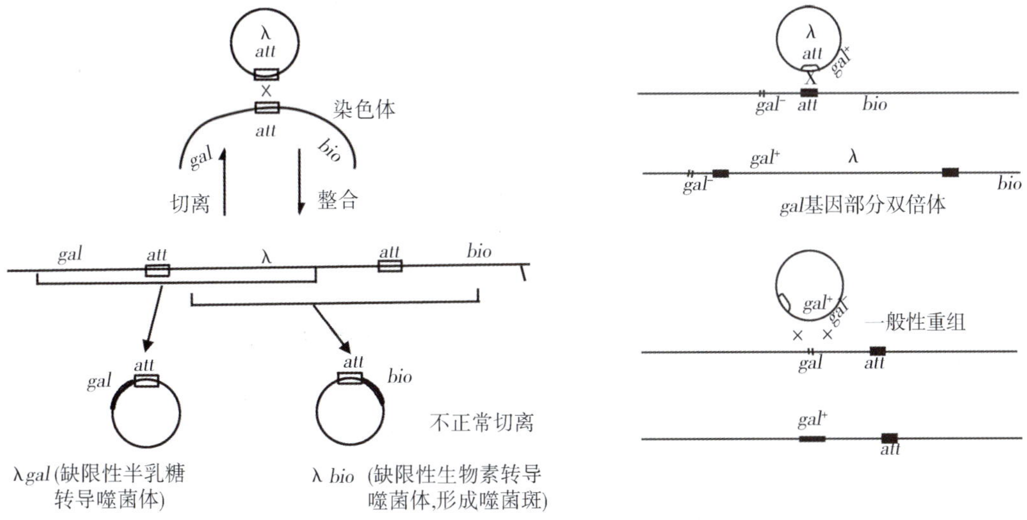

图 2－14　λ 噬菌体局限性转导

（引自 Kathleen Park Talaro. Foundations in microbiology［M］. 4th ed. New York：The McGraw Hill Higher Education，2002.）

三、接合

两个细菌细胞通过直接接触，在暂时的沟通中进行基因转移的过程为接合（conjugation）。1946 年 Lederberg 和 Tatum 在大肠埃希菌中最早发现了细菌的接合作用，后来发现在革兰阳性和革兰阴性细菌中也广泛存在着接合作用。但只有那些具有 F 质粒或类似 F 质粒传递装置的细菌才能接合。接合中，有 F 质粒的细菌相当于雄性菌（F^+ 菌株），可将 F 质粒转移至雌性菌（F^- 菌株），因此接合可看作是细菌的有性生殖过程，又称为细菌杂交。接合是细菌细胞间 DNA 转移的一种重要方式。

（一）接合质粒

接合质粒（conjugative plasmid）能通过接合在细菌间转移，如 R 质粒和大肠埃希菌 F 质粒。许多接合质粒只在同种细菌间自身转移，有一个重要类群能在革兰阴性细菌中广泛转移，称为滥交质粒（泛主接合质粒），如恶臭假单胞菌中 RP4 抗生素耐药性质粒。所有 R

质粒，尤其是滥交质粒可在临床上重要细菌间传播抗生素耐药基因。

1. F 质粒 大肠埃希菌 F 质粒是双链环状 DNA 分子，长度 99159bp，在细胞中通常有 1～2 个拷贝，F 质粒中 1/3 的基因与接合有关。含有 F 质粒的菌株为 F^+ 菌株，具有 *tra* 基因编码的 F 性菌毛，能通过接合作用将 F 质粒转移到 F^- 菌株。目前已在志贺菌、沙门菌和链球菌等其他细菌中发现了与大肠埃希菌类似的 F 质粒。

2. R 质粒 使细菌对抗生素、化学药物或重金属离子等杀菌剂产生耐药性。最早是 1959 年由日本学者从痢疾志贺菌中分离。他们在一批应用常用抗生素治疗无效的痢疾患者粪便中分离到抗多种药物的宋内志贺菌多重耐药株，而且耐药性的传播迅速。细菌对一种抗生素产生耐药性突变的频率按 10^{-6} 计算，则双重耐药的突变率应为 10^{-12}。如此推算，耐三种药物以上的多重耐药突变率会更小。用基因突变很难解释这种多重耐药性产生。进一步研究发现，这些细菌中存在编码对抗生素耐药的基因，而且可通过类似 F 因子的方式在细菌间传递，这就是 R 质粒。

R 质粒含有耐药传递因子（resistance transfer factor，RTF）和耐药决定子（resistant determinant factor）又称 R 决定子。RTF 编码性菌毛的形成，R 决定子编码对一种或多种抗生素的耐药性，可由几个转座子连接相邻排列（图 2－15）。转座子两端的插入序列（IS）使 R 决定子可整合入质粒，也可与质粒分离，只有二者处于结合状态时，R 决定子才可通过接合传递给受体菌，而受体菌就获得耐药性，同时也变成雄性菌，可以把 R 质粒再转移给其他细菌。

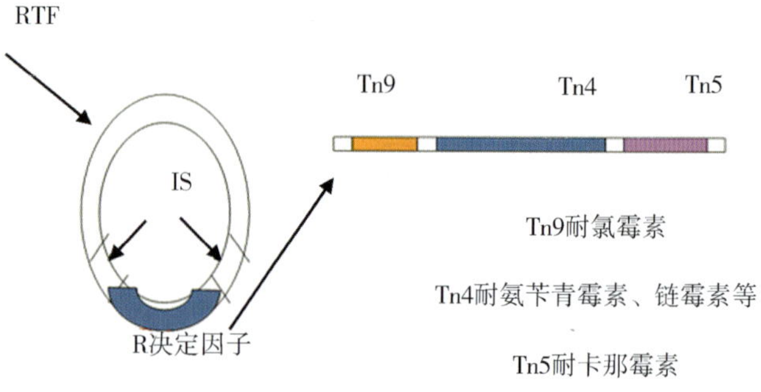

图 2－15 R 质粒示意图

（引自 Kathleen Park Talaro. Foundations in microbiology［M］. 4th ed. New York：The McGraw Hill Higher Education，2002.）

（二）接合的过程和机制

1. 大肠埃希菌 F 质粒接合的过程和机制 含有 F 质粒的细菌（F^+）由 *tra* 基因编码在细菌表面合成特异的 F 性菌毛，其为蛋白质丝状结构，附着于 F^- 细菌表面形成一个接合桥，可能通过 F 特异性核酸酶识别 F 质粒的 OriT 基因位点，在该点 F 质粒一条单链 DNA 形成缺口，再由质粒编码的解旋酶解旋。在缺口处，5′端单链 DNA 通过接合桥以 5′－3′方向转移进入受体菌。在受体细胞内以此单股 DNA 为模板合成一条新的互补链，再进行环化。供体菌则以缺口 DNA 3′端为引物，以滚环方式开始合成一条新的 DNA 互补链。DNA 复制结束后，受体细胞就变成了 F^+ 细胞（图 2－16）。

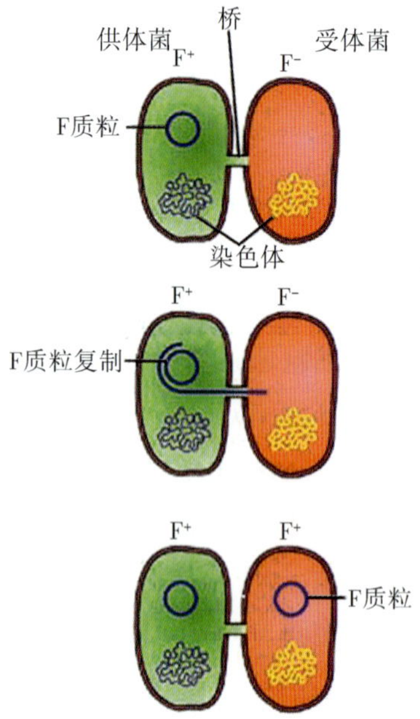

图 2－16 F 质粒的接合过程

（引自 Kathleen Park Talaro. Foundations in microbiology［M］. 4th ed. New York：The McGraw Hill Higher Education，2002.）

2. 革兰阳性细菌中质粒传递的过程和

机制　革兰阳性菌质粒的接合不需要性菌毛存在，当供体菌与受体菌接触，受体菌产信息素基因（*ca* 和 *cb*）启动、表达，产生信息素分泌到培养基中，进入供体菌，诱导供体菌质粒上的基因产生集聚性物质（aggregation substance）分泌到细胞膜表面，并与受体菌表面的结合物质（binding substance）相结合，启动质粒 DNA 转移。

（三）高频率重组菌株

细菌染色体上整合了 F 质粒菌株，可以诱导染色体 DNA 以较高频率向 F^- 受体转移，这种细菌称为高频重组株（high frequency recombination strain，Hfr）。Hfr 诱导染色体基因移动的过程如下：①Hfr 菌株 F 菌毛与 F^- 受体菌细胞表面特异性受体结合形成接合桥；②Hfr 菌株 F 菌毛向内延伸，受体和供体菌细胞膜相连，在 F 质粒整合位点，Hfr 染色体 DNA 解环，5′端单链 DNA 向受体菌开始转移；③Hfr 菌株的 DNA 聚合酶以剩余的一条环状单链 DNA 为模板，合成新的互补链；受体菌以新转入 5′端单链 DNA 为模板，合成新的互补链；④供体菌和受体菌同源性 DNA 片段发生基因重组（图 2－17）。靠近 OriT 位点染色体基因第一个转移，随之依染色体上 F 质粒插入的方向以顺时针或逆时针方向转移染色体基因，理论上，转移一条完整的大肠埃希菌染色体需要 100 分钟，大约为每分钟 10^4 个碱基，最后转移基因为质粒上的 *tra*。因此细菌染色体基因绘制图也是以分钟为单位。实际上接合桥很脆弱，在接合过程中可自然断裂，或用剧烈振荡技术使之中断，所以绝大多数接合子只含供体菌的一部分基因。

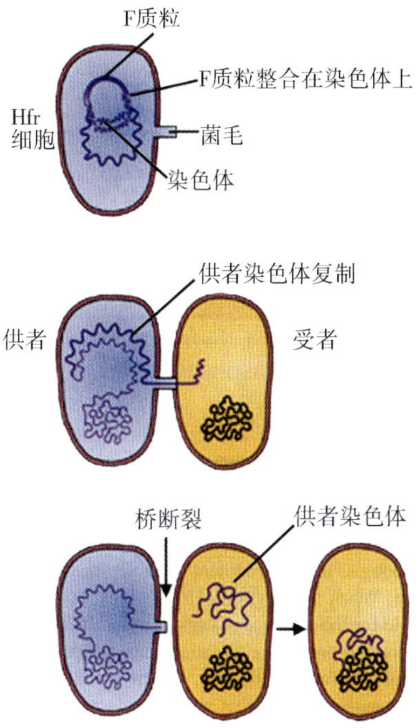

图 2－17　Hfr 菌株接合过程

（引自 Kathleen Park Talaro. Foundations in microbiology［M］. 4th ed. New York：The McGraw Hill Higher Education，2002.）

（四）F'质粒

Hfr 中的 F 质粒有时也会从染色体上脱离下来，通常这是一个精确切离的过程，但偶尔会出现偏差。当染色体上脱离下来的 F 质粒带有染色体上邻近的基因时，这种 F 质粒称为 F'质粒。F'质粒可将染色体基因转移到受体细胞中，使受体菌获得一部分新的基因，这种通过 F'质粒转移基因的过程称性导。

四、溶原性转换

溶原性转换（lysogenic conversion）是当噬菌体感染细菌时，宿主菌染色体中获得了噬菌体 DNA，使细菌成为溶原状态而获得了新性状。如 β-棒状噬菌体感染白喉棒状杆菌，噬菌体携带编码毒素的基因，使白喉棒状杆菌产生了白喉毒素。此外 A 群链球菌、产气荚膜梭菌、肉毒梭菌等也因溶原性转换产生相应的致热外毒素、α 毒素和肉毒毒素。

五、转座因子与转座

能在质粒之间或质粒与染色体之间自行转移位置的核苷酸序列，称为转座因子（transposible elements）。由美国遗传学家 McClintock 于 20 世纪 50 年代通过对玉米遗传现象的研究所发现的第一个转座因子，直到 1968 年发现大肠埃希菌中转座因子，才引起人们的重视。转座因子几乎存在于所有的生物中，可能在基因组的进化中起主要作用。

（一）转座因子的分类

1. 插入序列（insertion sequence，IS） 是最简单的一类转座因子，一般 1～2kb 大小，由编码转座酶的结构基因和两端反向重复序列组成。在细菌的质粒和染色体中插入序列有许多拷贝，如大肠埃希菌中含 8 个拷贝的 IS1 和 5 个拷贝的 IS2。插入序列插入染色体或质粒后的效应取决于插入的位置和方向。

2. 转座子（transposons，Tn） 分子量较大，一般超过 2kb，携带编码转座酶的结构基因和至少携带 1 个决定细菌遗传性状有关的基因（如耐药性基因、重金属抗性基因、毒素基因等）。其中以带有耐药性基因的 Tn 研究的最多，当 Tn 插入时，一方面可引起插入基因的失活，另一方面带入了耐药基因使细菌获得了耐药性。这些基因常是耐药基因。转座子通过转座、复制到靶位点从而导致耐药菌株的播散。该类转座子可分为三类。

（1）复合转座子（composite transposon） 两端为两个完全相同或相似的 IS，中间为与插入功能不相关的基因（图 2－18）。在这类转座子中，IS 可单独转座，也可带动整个转座子进行转座。

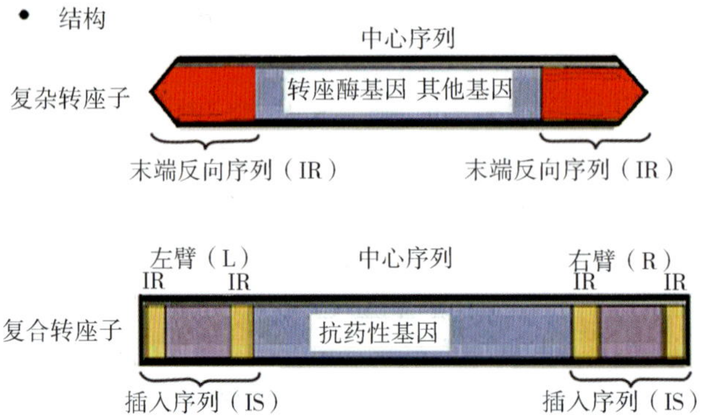

图 2－18 复合转座子与复杂转座子

（引自 Kathleen Park Talaro. Foundations in microbiology [M]. 8th ed. New York：The McGraw Hill Higher Education，2011.）

（2）复杂转座子（complex transposon） 无 IS 的转座子。两端为 30～40bp 的反向重复序列或正向重复序列，中间为转座酶基因和其他与转座不相关的基因（图 2－18）。如携带氨苄西林耐药基因的 Tn3 族转座子。这类转座子只能作为一个整体进行转座。

3. 接合型转座子（conjugative transposon） 不具有反向重复序列，可在同一细胞中不同的 DNA 位点进行整合或通过接合作用进入受体细胞整合到受体细胞 DNA 上。通过切除－插入机制完成转座。

4. 转座噬菌体 是一类具有转座功能的溶原性噬菌体，噬菌体溶原状态和复制均以转座方式进行，如大肠埃希菌 Mu 噬菌体和 D108 噬菌体，通过转座而复制。

（二）转座

转座（transposition）是由不依赖 DNA 序列的同源性和 RecA 蛋白调控，而需要转座因子的参与并由其携带的转座酶调节，将遗传物质从一个位置转座另一个新的遗传位置。转座因子转座可通过改变或影响其插入位点附近基因表达（基因突变、重排）或细胞基因重组导致细胞遗传性状的改变。若转座子插入操纵子上游，不仅能破坏插入部位的基因，还能大大降低远离启动子一端基因的表达（极性效应）。若转座子以多拷贝形式存在于染色体中，可能作为同源重组位点，引起细胞基因型较大改变。携带耐药基因、产生细菌毒素或某些酶的基因等的转座子，在与受体菌无 DNA 同源性的情况下仍可传递转移，因此转座子与质粒一样在细菌致病性、耐药性中占有重要地位。

转座的频率受遗传和环境因素的影响。如插入序列反向重复末端的突变，可影响转座酶的结合位点，降低转座频率；当培养温度由 42℃降至 32℃时，IS1 和 IS2 缺失的频率增加。在一定的遗传和环境因素下，转座的频率相对稳定。

六、整合子和基因盒

（一）整合子

整合子（integron）是细菌基因组中大小为 800～3900bp 的可移动的 DNA 片段，常以环形结构独立存在。含有位点特异性重组系统，能识别并捕获外源基因，尤其是抗生素耐药基因，并通过整合子的位点特异性基因重组机制，将多种耐药组装在一起，使细菌耐药基因发生扩散。整合子是 20 世纪 80 年代在对耐药质粒和转座子进行系统研究的过程中被发现的。整合子本身无法进行转移，但整合子常常出现在转座子及接合性质粒上，而这些转座子又常常位于质粒上，这种情况提高了耐药基因盒扩散的能力。

整合子由 5′端的高度保守核心区和 3′－保守区及中间的可变序列（结构基因区）三部分组成。5′端核心区含有编码 DNA 整合酶（IntI）的基因，并包括 2 个重组位点（*attI* 和 *attC*），整合酶负责催化结构基因在 *attI* 和 *attC* 上的整合和切除。结构基因区包括 1 个或多个基因盒（gene cassettes）的中心序列，通过整合子的整合酶催化，以插入形式存在于整合子中，并通过整合子上的启动子作用得以表达，故又称基因盒－整合子系统（图 2－19）。

整合子根据其整合酶基因不同分为 6 类，其中 1、2、3 类整合子得到了较细致的研究，并已被证明与细菌耐药性有关。从临床菌株中发现的整合子大多属于 1 类整合子，也是最早被发现的整合子，其基因盒的移动已得到证实。

（二）基因盒

基因盒（gene cassettes）其结构有位于 5′末端的一个基因盒和位于 3′末端的一个回文序列 *attC*。*attC* 由 1 个可被整合酶识别的特异性重组位点组成，能被整合子编码的 DNA 整合酶识别和催化，特异地结合于整合子上，并通过整合子上启动子的作用得以表达（图 2－19）。由于第 1 个发现的 *attC* 位点有 1 个 59 个碱基长的片段，所以以前也称 *attC* 位点为“59bp 片段”。*attC*位点的长度从 57bp 到 141bp 不等。基因盒的基因多为抗菌药物耐药基因，许多耐药基因，如编码氨基糖苷类、β－内酰胺类、氯霉素等耐药性的基因，包含在可移动的基因盒中。一个整合子可捕获 1 个或多个基因盒，被捕获的基因盒 5′端与 *attI* 结合，3′端的 *attC* 与 *attC*（重组位点）发生杯垫特异性重组，成为整合子的组成部分。基因盒 *attC* 结构的插入为耐药基因盒从一个整合子转移到另一个整合子上提供了重要的结构基础，使整合子中耐药基因不断积累，成为多耐药整合子。基因盒的起始密码子位于盒的一端，通常不含启动子，但可从整合子的一个共同启动子 Pant 开始表达。耐药基因的表达水平受启动子变异和基因盒插入部分的影响。

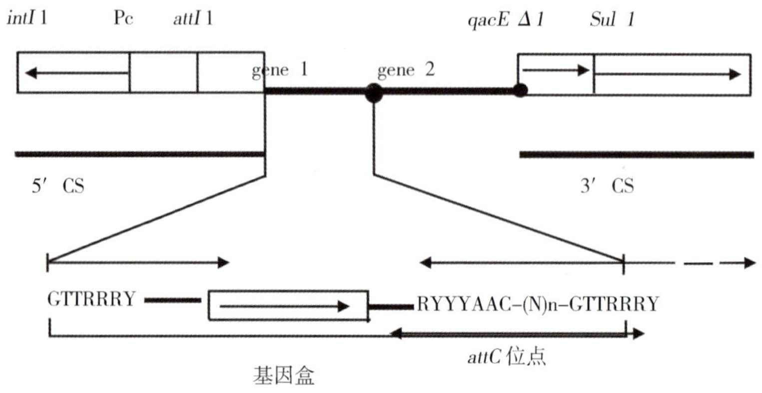

图 2－19　整合子结构示意图

（三）整合子、基因盒的转移与表达

整合子的移动包括两层意思：一是整合子在质粒、转座子、染色体之间的移动；二是整合子可特异性捕获或切除基因盒，导致基因盒的移动。同一基因盒可整合于不同的整合子上，一般线性的基因盒被切割下来，由于基因两端的特殊结构可相互连接，故游离的基因盒以闭合环状结构存在，通过整合酶 IntI 催化，以线状结构结合于特异的交换位点 *attI* 和 *attC*（59－be 位点），这种形式为特异性整合。特异性整合是可逆的。少数游离的基因盒也可由 IntI 催化，但它不结合于 *attI* 和 *attC* 特异位点上，而是结合于整合子的非 *attI*－*attC* 或 *attC*－*attC* 交换位点（第 2 位点）上。这种形式为非特异性整合。非特异性整合是不可逆的。细菌一旦非特异性地整合上基因盒，就使其永久性获得新基因，这对基因盒在细菌间的传播以及细菌质粒和基因组的进化有重要意义。

由于大多数基因盒都不含有启动子，故基因盒的表达须依赖整合子上的启动子。当线状基因盒整合于位点 *attI* 上，包括多个基因盒在内，只存在一种方向（5′－3′）排列，这种位向特异性有利于启动子带动所有下游的基因盒的表达。5′－保守末端区的 Pant 是主要的启动子，少数整合子在其下游位置尚有 P2 启动子。当 Pant 为弱变异体时，则 P2 就成为基因盒表达的主要启动子。基因盒表达除依赖启动子的强弱外，尚与插入的基因盒靠近启动子的距离有关，即最靠近启动子的基因盒的表达水平最强，而下游的基因盒表达水平逐渐减弱。由于大多数基因盒都是耐药基因，而且 1 个整合子可捕获多个基因盒，因此一个整合子可表达出对不同抗菌药物的多重耐药性；而且基因盒、整合子属于可移动基因元件，常存在于临床耐药菌株质粒和转座子上，能在不同细菌间转移，对耐药性在细菌间传播产生影响。目前已鉴定出 60 多种抗菌药物耐药基因盒可整合到整合子中，许多临床分离菌株都带有整合子，可表现出对氨基糖苷类、喹诺酮类及第三代头孢菌素类药物等的耐药性。

整合子－基因盒系统尤其是 I 类整合子介导的耐药基因的水平转移，可导致耐药基因在细菌种内或种间传播，并引起临床致感染菌耐药率的增加。耐药基因成为基因盒的一部分后又进一步加速了耐药基因的水平传播，由其介导的水平传播可以跨越菌属的界限，甚至在真菌和细菌之间进行。

第四节　细菌耐药变异与其他变异现象

扫码“学一学”

一、细菌耐药变异

细菌耐药变异是指细菌对某种药物由敏感变为耐受的变异。耐药变异一旦产生，药物的抗菌作用明显下降。这种变异在临床广泛存在，已成为目前临床上一个棘手的问题。

细菌耐药性根据其发生原因分为天然耐药和获得性耐药。天然耐药又称固有耐药，具有种属的特异性，它是由细菌染色体基因决定、代代相传的，不会改变。某些种属细菌天然耐某类抗菌药物，可能由于这类菌天然缺乏抗菌药物的作用靶点或通道等而造成的，如革兰阴性菌天然对青霉素耐药。获得性耐药是由于基因突变或基因转移，而后天获得对某些抗菌药物的耐药性，如金黄色葡萄球菌获得外源性的 *mecA* 基因而对 β - 内酰胺类抗菌药物耐药。

细菌耐药机制是研究细菌产生耐药性时细菌结构组成及其与基因间的相互关系与变化的规律。细菌耐药是由于抗菌药物、细菌和它们所处的环境相互作用的结果，细菌耐药机制起着基础性的、根本的作用。

（一）遗传机制

天然耐药通过染色体 DNA 突变而致，获得性耐药大多是由质粒、噬菌体及其他遗传物质携带外来 DNA 片段导致耐药性的产生。

突变是 DNA 单个核苷酸的变化（点突变）或是较长 DNA 片段的倒位、复制、插入或缺失。突变可由细菌自发产生或在经某些物理化学因素如 X 线诱导产生，一般只对一种或两种相似药物耐药，在细菌耐药上占次要地位。

染色体外耐药遗传物质（如耐药质粒）广泛存在于细菌中。质粒通过接合、转化、转导等形式使耐药性在细菌中扩散。新近发现表明细菌多重耐药现象的发生是由于细菌染色体中整合了多个控制耐药的转座子。整合子在质粒、转座子、染色体之间的移动与可特异性捕获或切除基因盒，使细菌获得了基因盒耐药基因，基因盒对耐药在细菌间的传播以及细菌质粒和基因组的进化有重要意义（详见本章第三节）。

细菌携带的耐药基因表达，表现为对相应的抗菌药物耐药，临床可检测的耐药基因主要有：葡萄球菌与甲氧西林耐药有关的 *mecA* 基因，肺炎链球菌与青霉素耐药有关的 *pbp* 基因，肠杆菌科细菌与 β - 内酰胺类耐药有关的 *blaTEM*、*blaSHV*、*blaOXA* 与 *blaKPC* 基因，肠球菌与万古霉素耐药有关的 *vanA*、*vanB*、*vanC*、*vanD* 基因，红霉素耐药有关的红霉素甲基化酶 *erm* 基因、泵出基因 *mefA*、*mefE* 和 *msrA* 等，喹诺酮类药物耐药常与 *gyr* 和 *par* 基因突变有关。

（二）生化机制

细菌耐药生化机制主要通过以下途径产生：①细菌通过产生水解酶水解抗菌药物；②细菌细胞膜通透性改变；③细菌药物作用靶位改变；④细菌代谢通路的改变；⑤细菌主动外排泵的过度表达。临床常见的细菌耐药生化机制见图 2 - 20。

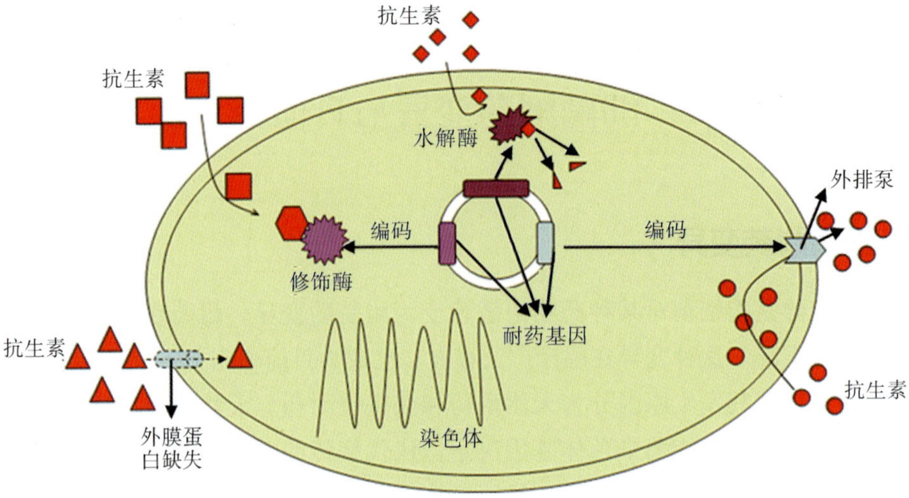

图 2-20 细菌耐药生化机制示意图

1. 水解酶

（1）β-内酰胺酶　是多种不同类型以β-内酰胺类抗菌药物为底物的降解酶。它水解β-内酰胺环造成内酰胺类药物失去活性，其水解率是细菌耐药性的主要决定因素。迄今为止报道的β-内酰胺酶已超过300种，目前常用的分类见表2-1。

表 2-1　β-内酰胺酶的分类

功能分类（Bush）	结构分类（Ambler）	作用底物	特性性抑制		
			克拉维酸	EDTA	名称（代表酶）
1	C	头孢菌素	-	-	头孢菌素酶（革兰阴性杆菌的 AmpC 酶）
2a	A	青霉素	+	-	青霉素酶（革兰阳性球菌的青霉素酶）
2b	A	青霉素，窄谱头孢菌素	+	-	广谱酶（TEM-1，TEM-2，SHV-1）
2be	A	青霉素，窄谱和广谱头孢菌素，单环类	+	-	超广谱酶（TEM-3 至 TEM-26，SHV-2，CTX-M-15）
2br	A	青霉素	-	-	耐酶抑制剂酶（TEM-30 至 TEM-36，SHV-10）
2c	A	青霉素，羧苄西林	+	-	羧苄酶（PSE-1，PSE-3，PSE-4）
2d	D	青霉素、氯唑西林、碳青霉烯类	+/-	-	氯唑西林酶（OXA-1 至 OXA-10，PSE-2）、碳青霉烯酶（包括 OXA-181 和 OXA-232）
2e	A	头孢菌素	+	-	普通变形杆菌的可诱导的头孢菌素酶
2f	A	青霉素，头孢菌素，碳青霉烯类	+/-	-	丝氨酸碳青霉烯酶（包括肺炎克雷伯菌的 KPC、阴沟肠杆菌的 NMC 和黏质沙雷菌的 SME 型碳青霉烯酶等）
3	B	绝大多数β-内酰胺类包括碳青霉烯类	-	+	金属-内酰胺酶（包括大肠埃希菌和肺炎克雷伯菌的 NDM、嗜麦芽窄食单胞菌的 L1、铜绿假单胞菌的 IMP-1 和 VIM-1 型金属β-内酰胺酶等）
4		青霉素	-	-	洋葱伯克霍尔德菌的青霉素酶

在革兰阳性菌中，葡萄球菌产生的β-内酰胺酶不易发生突变。但在革兰阴性杆菌中，随着三代头孢菌素的临床应用，大肠埃希菌和肺炎克雷伯菌产生的 TEM-1 和 SHV-1 广谱

酶容易发生突变形成超广谱β-内酰胺酶（ESBL）。另一类常见由染色体介导的头孢菌素酶称为AmpC酶。几乎所有肠杆菌科细菌（除大肠埃希菌、克雷伯菌属某些种和沙门菌属）和铜绿假单胞菌都会产生AmpC酶。自然状态下大部分细菌所产AmpC酶的量较少，某些细菌特别是阴沟肠杆菌、弗劳地枸橼酸杆菌等在β-内酰胺类抗生素的作用下引起AmpC基因的去阻遏，AmpC酶高表达，导致细菌对除第四代头孢菌素和碳青霉烯类之外的其他β-内酰胺类抗生素耐药。碳青霉烯酶包括A、B和D类，我国临床分离菌株主要产生A类KPC型碳青霉烯酶和B类NDM型金属β-内酰胺酶，其他包括D类OXA-48型碳青霉烯酶、VIM型金属β-内酰胺酶等。碳青霉烯酶可水解目前所有临床可用的β-内酰胺类抗菌药物，包括青霉素类、头孢菌素类、头霉素类、酶抑制剂合剂（除外含碳青霉烯酶抑制剂的合剂如头孢他啶-阿维巴坦、美罗培南-韦博巴坦等）以及碳青霉烯类抗菌药物。

（2）钝化酶或灭活酶　由质粒介导的氨基糖苷类钝化酶，是细菌对氨基糖苷类抗菌药物获得性耐药的主要机制；当细菌获得了编码产生氯霉素转酰基酶（CAT）的质粒后，可产生CAT使氯霉素羟基乙酰化，从而转化成无活性的衍生物；红霉素酶和其他灭活酶破坏了大环内酯类的十四元环药物的酯环而造成对大环内酯类的耐药。

2. 青霉素结合蛋白的改变　青霉素结合蛋白为细菌细胞内膜上的β-内酰胺类抗生素的作用靶位蛋白。由于细菌获得外源性DNA，编码产生新的低亲和力PBP或PBP本身发生修饰，对抗菌药物亲和力降低，从而导致细菌对β-内酰胺类抗生素耐药。近年来，对耐甲氧西林金黄色葡萄球菌（MRSA）耐药机制的研究表明，新的低亲和力的PBP的产生是其耐所有β-内酰胺类抗生素的原因。

3. 抗菌药物作用靶位的改变　细菌通过与抗菌药物作用靶位的改变使抗菌药物不易结合导致其难以发挥效应。例如核糖体靶位酶亲和力的下降导致细菌对氨基糖苷类、磺胺类、红霉素类、四环素类、氟喹诺酮类抗菌药物的耐药；由于Ⅱ型拓扑异构酶的结构靶位的改变导致了金黄色葡萄球菌、表皮葡萄球菌、肠杆菌科细菌和假单胞菌等对氟喹诺酮类的耐药。

4. 抗菌药物的渗透障碍

（1）外膜孔蛋白的突变　革兰阴性杆菌的外膜是其抵御抗菌药物的重要屏障。外膜上有一组特殊的通道蛋白称为外膜孔蛋白，例如大肠埃希菌主要有两种孔蛋白：OmpF和OmpC。这两种外膜孔蛋白的突变导致细菌对β-内酰胺类抗生素的耐药。铜绿假单胞菌的特异性外膜蛋白D2缺失后对亚胺硫霉素产生耐药。

（2）药物外排泵作用　某些细菌的外膜上存在特殊的能量依赖性的药物泵系统，能将进入菌体内的药物不断泵出，使菌体内的药物浓度不足以发挥抗菌作用而导致耐药。例如，铜绿假单胞菌外膜上的MexAB-OprM可直接将β-内酰胺类抗生素泵出菌体而导致耐药。研究表明，药物的外排泵作用在细菌对大环内酯类、四环素类、氟喹诺酮类抗菌药物的耐药起重要作用。

细菌对抗菌药物的耐药机制非常复杂，很多细菌可具有多重耐药机制。表2-2列出了临床常见细菌对常见抗菌药物的主要耐药机制。

表 2-2 临床常见细菌对常见抗菌药物的耐药机制

细菌名称	抗菌药物	主要耐药机制
葡萄球菌	青霉素	产生β-内酰胺酶
	耐酶青霉素和头孢菌素	青霉素结合蛋白改变
	氟喹诺酮类	DNA 解旋酶、药物外排泵
	红霉素	核糖体保护蛋白的产生
肺炎链球菌	β-内酰胺类	青霉素结合蛋白改变
	红霉素	核糖体保护蛋白的产生
肠球菌	β-内酰胺类	青霉素结合蛋白改变
	氨基糖苷类	钝化酶
	糖肽类	结合蛋白的改变
流感嗜血杆菌、淋病奈瑟菌与脑膜炎奈瑟菌	青霉素 氯霉素	产生β-内酰胺酶 乙酰转移酶
肠杆菌科细菌	β-内酰胺类	产生β-内酰胺酶、外膜孔蛋白的突变
	氨基糖苷类	钝化酶
	氟喹诺酮类	DNA 解旋酶、药物外排泵
铜绿假单胞菌	β-内酰胺类	产生β-内酰胺酶、外膜通透性改变
	氨基糖苷类	钝化酶
	氟喹诺酮类	DNA 解旋酶、药物外排泵、外膜通透性改变
	磺胺类	双氢叶酸合成酶（DHPS）改变

（三）临床常见耐药菌

临床重要的耐药细菌包括耐碳青霉烯类肠杆菌科细菌、耐甲氧西林葡萄球菌、耐万古霉素肠球菌、耐青霉素肺炎链球菌、耐碳青霉烯类肠杆菌科细菌和多重耐药结核分枝杆菌等。细菌耐药表型可通过抗菌药物体外敏感性试验的结果进行推测，亦可通过检测耐药基因的产物。有关临床常见耐药菌耐药机制与检测方法详见第九章抗微生物药物敏感性检测技术与第三篇微生物检验相应章节。

二、其他变异现象

细菌变异可表现为形态、结构、菌落、抗原性、毒力、酶活性、耐药性和宿主范围等的变异。

1. 形态和结构变异 细菌在生长过程中可因外界环境因素的改变而发生形态和结构变异。如鼠疫耶尔森菌典型的菌体呈两端钝圆、两极浓染的椭圆形小杆菌，但在陈旧的培养物或在含 30g/L NaCl 的培养基中生长时可见球形、杆形、丝状、酵母样、哑铃状等多种形态并存的多形性改变。又如许多细菌在青霉素、补体和溶菌酶等存在条件下，细胞壁合成障碍，形成具有多形性的 L 型细菌。

细菌在某些条件下还会失去产生荚膜、芽孢或鞭毛的能力，导致致病性下降。肺炎链球菌有较厚的荚膜，但经传代培养后荚膜可逐渐消失；再接种至易感动物又可重新产生荚膜。有芽孢的炭疽杆菌在 42℃ 培养 10～20 天后，细菌失去产生芽孢的能力。有鞭毛的普通变形杆菌在加入 1g/L 苯酚的琼脂培养基后会失去鞭毛。

2. 培养特性变异 新从患者体内分离的沙门菌通常为光滑型，经人工培养后菌落呈粗糙型，这种变异称 S–R 变异。S–R 变异常伴有抗原、毒力和某些生化特性的改变。

3. 毒力变异 毒力变异有毒力减弱和增强两种表现。目前用于预防接种结核病的卡介苗（BCG）是将有毒力的牛型结核分枝杆菌在含胆汁、马铃薯和甘油培养基中反复传代培养 230 代、历时 13 年而获得的一株毒力减弱但保存抗原性的变异株。肺炎链球菌荚膜丧失后、致病性减弱，但经小鼠腹腔传代，毒力又可增强。

三、研究变异的意义

细菌变异的理论知识与技术在医学微生物学、临床医学及预防医学等方面已被广泛应用。研究细菌生物学特性和变异及机制，对细菌感染性疾病的诊断、治疗和预防有重要意义。

1. 细菌分类上的应用 过去依靠细菌的形态、生化反应、抗原特异性以及噬菌体分型等进行细菌的分类。这些方法至今仍有实用价值。随着细菌遗传和变异研究的深入，发展了细菌 DNA 分子的（G+C）mol % 分类法和采用 DNA 分子杂交技术的分类。

2. 诊断中的应用 实验诊断工作中，常遇到一些变异菌株，其形态、毒力、生化反应或抗原性都不典型，给细菌鉴定带来困难。因此应同时掌握野生菌株和变异菌株的生物学特性，还要掌握各种细菌的变异现象和规律，只有这样才能对细菌感染性疾病作出正确的诊断。

3. 治疗应用 随着抗生素的广泛使用，临床耐药菌株日益增多，这已成为治疗感染性疾病的一大难题。临床上应加强对细菌做抗生素敏感试验以发现耐药性菌株，并根据其耐药机制采取有效的治疗方案。

4. 预防应用 减毒活菌苗有较好的预防效果，它可以用人工方法选择毒力改变的变异株。目前应用的减毒活菌苗如卡介苗是一个非常成功的例子，此外还获得了预防鼠疫和布氏菌的活菌苗等。

5. 遗传工程中的应用 质粒与噬菌体都是遗传工程中广泛应用的基因载体。通过这些载体的利用，可将目的基因转入宿主细菌进行基因产物的表达。目前通过基因工程已能使工程菌大量生产胰岛素、干扰素、各种生长激素、rIL–2 等细胞因子和 rHBs 乙肝疫苗等生物制品，并探索基因缺陷性疾病的治疗。

6. 流行病学中的应用 用分子生物学分析方法确定某一感染暴发流行菌株或相关基因的来源可进行流行病学调查，确定流行菌株的同源性与来源。分子生物学分析技术在耐药菌分子流行病学研究和克隆特征、在耐药基因检测与定位和在耐药基因转录水平研究日益广泛，对揭示细菌耐药性的产生及流行的分子机制以及控制耐药菌播撒发挥重要作用。

7. 有意义的突变体分离和鉴定 细菌突变体诱变、选择和筛选可以使遗传学研究者能分离和鉴定有意义的突变体，特别是从野生型细胞的一大群个体中去分离自发突变频率低的稀有突变株。利用某些物理和化学因素导致细菌基因突变可灭活血制品内可能存在的微生物，提高输血的安全性。在工业生产中，常常利用物理或化学诱变剂处理细菌细胞，促进其突变率大幅度提高，再从中筛选出符合育种目的的突变株，又称“诱变育种”。

扫码“练一练”

本章小结

细菌的生理特性是由细菌的遗传物质所决定，染色体和质粒构成细菌的遗传物质。原核细胞染色体的结构与复制不同于真核细胞，质粒的遗传学特性赋予细菌的变异性。通过突变与损伤后修复、基因的水平转移（转化、转导、接合、溶原性转换、转座与整合子的基因盒的整合），细菌发生了多种遗传性变异，尤其是耐药性变异，在临床感染病的流行、治疗与预防控制有着重要意义。

（李　敏）

第三章　真菌基本性状

本章要点

1. **掌握**　真菌真核细胞的形态与结构特点以及与真菌检验的关系；真菌的营养体和繁殖体结构特点以及与真菌检验的关系。

2. **熟悉**　真菌营养条件、代谢类型与繁殖方式。

真菌种类繁多，已被命名有10多万种。真菌广泛地分布在自然界，大多数在自然界的物质循环中发挥重要作用，被应用于食品发酵、酿酒、制酱、生产抗生素和免疫抑制剂等药物，但有些真菌可感染植物和动物。有50～100种环境中存在的真菌能使免疫力低下的机体致病，成为临床医学重要的条件性致病菌。近年来真菌感染率上升，与AIDS流行、肿瘤和慢性消耗性疾病等导致人群免疫力下降、医院感染及抗生素不当使用引起菌群失调等有关。本章将讨论真菌生物学特性，即真菌结构、代谢、繁殖、分类，尤其是与致病有关的真菌结构及其与临床检验的关系。

第一节　真菌细胞形态与结构

扫码“学一学”

真菌（fungi）为真核细胞型微生物，具有被核膜包裹的细胞核和较为完善的细胞器如线粒体、过氧化物体和高尔基体。与植物不同的是真菌不含叶绿素，无根、茎、叶的分化；与动物不同的是它具有细胞壁。本节将介绍真菌细胞壁、细胞膜和内部结构及与原核细胞型微生物的不同之处。

扫码“看一看”

一、细胞壁

真菌细胞壁主要成分为多糖，另有少量蛋白质和脂质。多糖以两种形式存在，一为不溶性多糖晶体组成的微纤维；另一为高分子复合物组成基质。前者为细胞壁骨架；后者为填入骨架缝隙中的基质。少量蛋白质和脂质混杂其间，尤如砖瓦与灰浆结构，使细胞壁致密、坚固。真菌细胞壁不含肽聚糖，故通过阻碍细菌细胞壁黏肽合成发挥抑菌作用的青霉素类与头孢菌素对真菌无抑制作用。

（一）细胞壁结构与化学组成

1. 微纤维　是真菌区别于其他高等植物细胞壁的重要特征。丝状真菌的微纤维骨架以几丁质（chitin）为主，而酵母菌以葡聚糖为主。

（1）几丁质　*N*－乙酰葡糖胺经β－1,4糖苷键连接而成直链多聚体，借几丁质合成酶由UDP－*N*－乙酰葡糖胺转化而成，故在菌丝生长、芽管形成之际，此酶在胞质中的含量可增加1.4～2倍。

（2）葡聚糖　是维持真菌细胞外形坚硬性的分子基础，广泛分布于各类真菌的细胞壁内，尤以酵母样真菌的含量为最高。它以 β－1,3 连接的葡萄糖残基为骨架作为支柱，以分枝状的 β－1,6 葡萄糖残基组成了侧链。

2. 基质

（1）多糖 真菌细胞壁基质中的多糖种类很多。在同一真菌细胞壁的不同发育阶段的多糖含量也明显不同，提示其含量直接影响真菌的形态变化。在同一种双相型真菌的酵母型与菌丝型中多糖种类也不同，如副球孢子菌酵母相的葡聚糖结构为 α－1,3 葡萄糖，不同于菌丝相的 β－1,3 葡聚糖与甘露糖复合体的结构。

（2）蛋白质与蛋白质多糖复合物 蛋白质在细胞壁内的含量仅占 10% 以下时，与多糖形成糖蛋白复合物。在细胞壁内的糖蛋白具有酶活性，也是细胞壁抗原的分子基础。其中以水解酶为多，可分解糖蛋白周围的基质，使营养物易于进入细胞。

（3）甘露聚糖（甘露聚糖蛋白复合物） 是真菌细胞壁含量最高的一类多糖，至今尚未发现任何细胞壁缺乏甘露聚糖蛋白的真菌变异株。其抗原决定簇可用于真菌检验。研究发现酵母型真菌的抗原决定簇结构是甘露聚糖侧链。

（4）脂质 真菌细胞壁的脂质含量占基质干重的 8%，以磷脂为主，其中尤以不饱和脂肪酸为多，少数与多糖、蛋白形成复合物聚集于细胞壁内层。气生菌丝、子实体、分生孢子的细胞壁的脂质含量为最丰富。脂质的存在可保持水分不被蒸发。

（5）无机盐 主要成分是磷，以脂质、糖中含量为多，另有少许钙、镁元素。

（二）细胞壁结构与真菌发育功能等的关系及其意义

真菌细胞壁所含各成分，尤其是多糖含量及合成速度与真菌的分化与形态直接相关。不同种的真菌，组成细胞壁多糖含量有明显差异；同种真菌，在细胞成熟过程中细胞壁各成分会发生明显改变。故细胞壁多糖含量可作为真菌分类依据及真菌感染实验诊断依据。

二、细胞膜与内部结构

（一）细胞膜

真菌的细胞膜具有生物体所具有的液体镶嵌模型的结构，其特征为双层结构中的磷脂是不恒定的微团结构，并有大量的麦角固醇类（ergosterol）化合物，后者易被多烯族（polyene）化学物结合，是多烯族化学物作为抗真菌药物分子基础。

细胞膜中含有较高量的糖类（较其他生物高出 10% 以上），且种类丰富，等电聚焦电泳可检出 200 多种。这些糖类物质分散于磷脂内或与蛋白质结合为糖蛋白，彼此间借微管相通，在膜生化反应中起着重要的作用。

（二）细胞质

细胞质是位于细胞质膜内的透明、黏稠、不断流动并充满各种细胞器的溶胶。由微管（microtubules）和微丝（microfilaments）构成了真菌细胞质的骨架。微管主要是微管蛋白（tubulin）构成中空管状纤维，直径约为 25nm，具有支持、运输功能。微丝是由肌动蛋白（actin）组成的实心纤维，以 ATP 为能量能发生收缩。细胞骨架为细胞质提供了一些机械力，维持了细胞器在细胞质中的位置。细胞质内含有丰富的酶蛋白、各种内含物以及中间代谢物等，是细胞代谢活动的重要基地。

（三）细胞器

1. 线粒体 是一种进行氧化磷酸化反应的重要细胞器，提供生命活动所需能量

(ATP)，是一切真菌细胞的“动力车间”。线粒体外形和大小酷似杆菌，不同种真菌细胞，在不同生理状态下，其形态和长度变化很大。每个细胞所含线粒体数量不等，一般为数百至数千个，变化较大。

2. 微体（microbody） 是一种有单层膜包裹的、与溶酶体相似的球形细胞器。一种微体称过氧化物酶体，主要有依赖于黄素（PAD）的氧化酶和过氧化氢酶，它们共同作用可使细胞免受 H_2O_2 的毒害。另一种微体称乙醛酸循环体，具有相似的解毒功能。

3. 内质网（endoplasmic reticulum） 指细胞质中一个与细胞基质相隔离、但彼此相通的囊腔和细管系统，由脂质双分子层围成。其内侧与核被膜的外膜相通，核周间隙也是内质网腔的一部分。内质网分两类，其一是在膜上附有核糖体颗粒，称粗面内质网（rough ER），具有合成和运送胞外分泌蛋白至高尔基体的功能；另一类为膜上不含核糖体的光面内质网（smooth ER），它与脂质代谢和钙代谢等密切相关，是合成磷脂的主要部位（图3－1）。

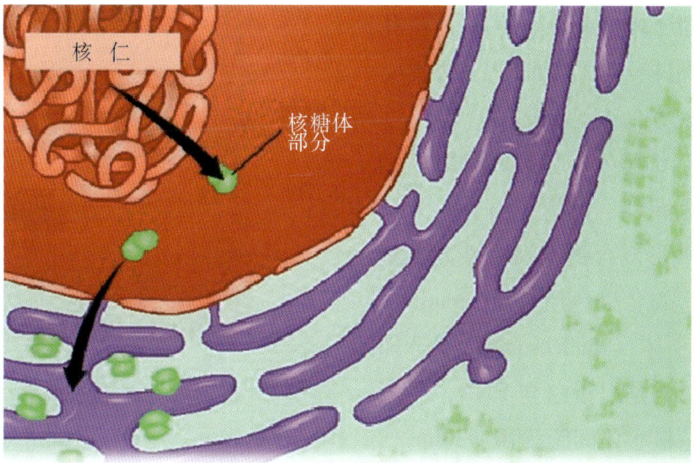

图3－1　内质网和核糖体

（引自 Kathleen Park Talaro. Foundations in microbiology［M］. 4th ed. New York：The McGraw Hill Higher Education，2002.）

4. 核糖体（ribosome） 又称核蛋白体，真核细胞的核糖体较原核细胞的大，其沉降系数为80S，它由60S和40S的两个小亚基组成。组成核糖体的RNA称核糖体RNA（rRNA），根据沉降系数分为位于大亚基的28S、5.8S、5S与位于小亚基18S四种分子RNA。rRNA基因称rDNA，位于一条或多条染色体上，以头尾相连形式串联排列成而成基因簇群。各种rRNA基因之间被一些不被转录的基因区间隔。串联的每个单位包括28S、5.8S与18SrRNA基因及其相邻的间隔区与非转录区。28S、5S、5.8S与18SrRNA基因序列保守，可提供较高分类等级（目、科、属与种间）的鉴别。核糖体除分布在内质网和细胞基质中外，还分布于线粒体中，但它们是与原核生物相同的70S核糖体（图3－1）。

5. 高尔基体 在真菌中，目前发现存在高尔基体（Golgi apparatus）者仅限于根肿菌、前毛壶菌、卵菌和腐霉等少数低等真菌。高尔基体是协调细胞生化功能和沟通细胞内外环境的一个重要细胞器，通过它的参与和对“膜流”的调控，就把细胞核被膜、内质网、高尔基体和分泌泡囊的功能联成了一体。

（四）细胞核

细胞核是细胞内遗传信息（DNA）的储存、复制和转录的主要场所，真菌细胞核与一般真核细胞不同，体积较小（1～5nm）呈球状，每个细胞通常只占 1 个核，有的含 2 至多个，如青霉属（*Penicillium*）的真菌，有时每个细胞内竟含 20～30 个核，占了细胞总体积的 20%～25%。而在真菌菌丝顶端细胞中，常常找不到细胞核。

真菌细胞核由核被膜、染色质、核仁和核基质等构成（图 3－2）。

1. 核被膜（nuclear envelope） 是包在细胞核外，由核膜和核纤层（nuclear lamina）两部分所组成的外被，其上有许多核孔（nuclear pore）。其中的核膜由两层厚度为 7～8nm 的膜组成，两膜间空间称核周间隙（perinuclear space）。核纤层位于核膜内侧，由核纤层蛋白（lamin）组成。核孔数很多，它是细胞核与细胞质进行物质交流的选择性通道。

2. 染色质 当细胞处于分裂间期时，细胞内由 DNA、组蛋白、其他蛋白和少量 RNA 组成的一种线形复合物，因可被苏木精等碱性染料染色，故名染色质（chromatin）。其基本单位是核小体（nucleosomes）。已知构成核小体核心结构是组蛋白与 DNA，与高等生物不同，真菌核小体间距为10～20bp。

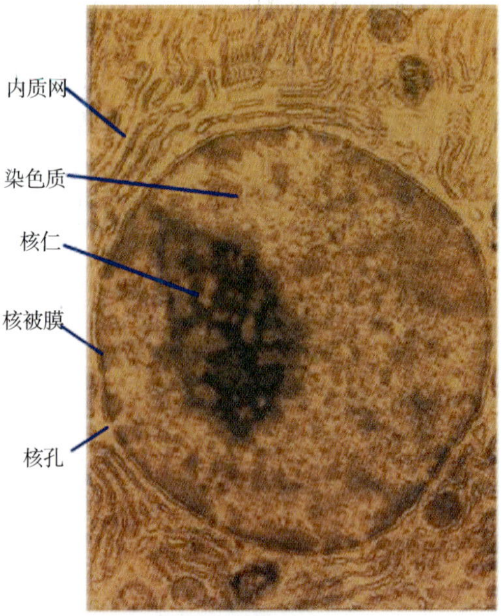

图 3－2 真菌细胞核（电镜）

（引自 Kathleen Park Talaro. Foundations in microbiology［M］. 4th ed. New York：The McGraw Hill Higher Education，2002.）

3. 核仁（nucleolus） 是指细胞核中一个没有膜包裹的圆形或椭圆形小体，是细胞核中染色最深的部分，富含蛋白质和 RNA。它依附于染色体的一定位置上，在细胞有丝分裂前期消失，后期又重新出现，每个核内有 1 至数个，是真核细胞中合成 rRNA 和装配核糖体的部位。

4. 核基质 旧称“核液”，是充满于细胞核空间由蛋白纤维组成的网状结构，具有支撑细胞核和提供染色质附着点的功能。

第二节 真菌结构特征

扫码“学一学”

真菌结构有专司营养的营养体和由营养体转变而成繁殖体。依营养体形态真菌分为单细胞和多细胞真菌两类。另有一类，在含有动物蛋白的培养基上 37℃ 培养时为酵母菌型，在 25℃ 普通培养基上呈丝状菌，在不同的环境条件下，两种形态可以互相转换的真菌，称之为双相型真菌。

一、营养体

（一）营养体形态类型

营养体呈单细胞类型真菌又称酵母菌（yeast），镜下观察酵母菌大于球菌 5～6 倍，呈圆形或卵圆形细胞，以出芽方式繁殖（图 3－3）。在固体培养基上生长的菌落与细菌菌落相似（图 3－4）。也有些酵母菌在一定条件下，出芽后芽管不脱落，形成各种假菌丝（pseudohypha）。临床常见的酵母菌有隐球菌和念珠菌（图 3－5）。

营养体呈多细胞类型真菌是由菌丝和孢子交织组成，称为丝状菌（filamentous fungus）或霉菌（mold）（图 3－6）。

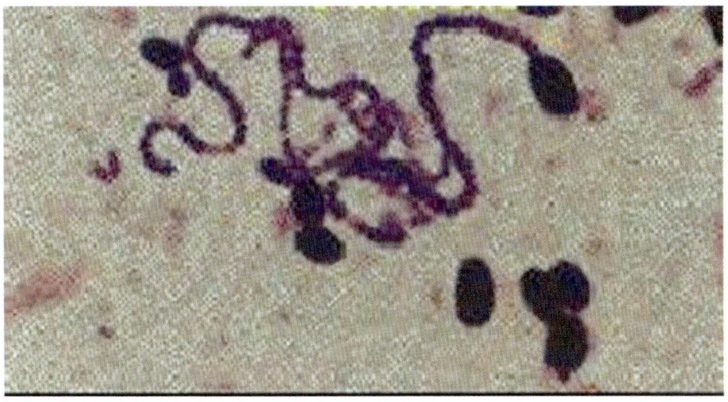

图 3－3　酵母菌镜下观察

（引自 Kathleen Park Talaro. Foundations in microbiology［M］. 4th ed. New York: The McGraw Hill Higher Education, 2002.）

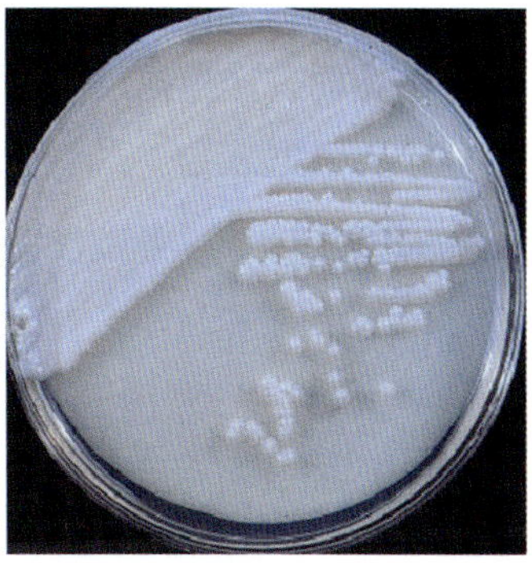

图 3－4　酵母菌菌落

（引自 Kathleen Park Talaro. Foundations in microbiology［M］. 4th ed. New York: The McGraw Hill Higher Education, 2002.）

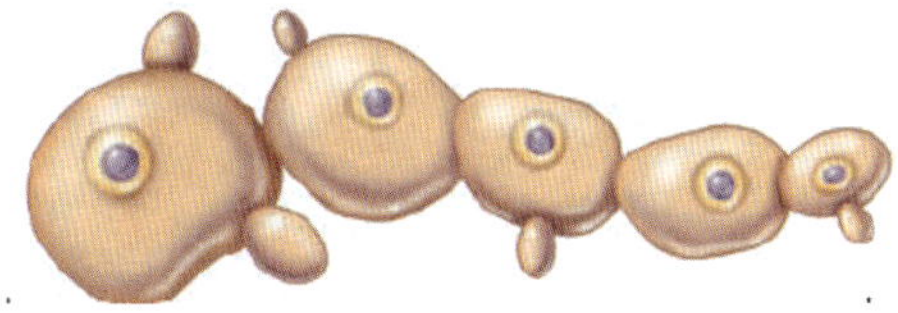

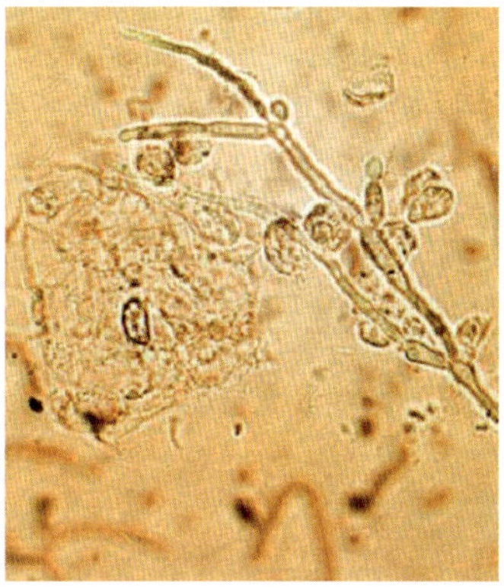

图 3－5　酵母菌假菌丝

（引自 Kathleen Park Talaro. Foundations in microbiology［M］. 4th ed. New York: The McGraw Hill Higher Education, 2002.）

（二）菌丝

菌丝是真菌的营养器官，能吸收水分和养料。菌丝是由成熟的孢子在基质上萌发产出的芽管，进一步伸长，并产生分枝而不断生长，或是由一段菌丝细胞增长形成的。每根单一的细丝称为菌丝（hypha），许多菌丝连接在一起所组成的整个营养体称为菌丝体（mycelium）（图 3－7）。有的菌丝向上生长，称为气生菌丝（aerial mycelium）；有的伸入培养基中称为营养菌丝（vegetative mycelium）；能产生孢子的称为生殖菌丝。各种真菌菌丝形态各异，有网状菌丝、球拍状菌丝、梳状菌丝、螺旋状菌丝、鹿角状菌丝等（图 3－8），借助菌丝形态可鉴别真菌菌种。菌丝的差别不仅表现在菌丝无色透明或有色、暗色，有隔或无隔，直径大小，横隔的构造状况和表面有无疣状物等，其菌丝体在生长中组成不同性状菌落也是鉴别真菌的重要指征。

二、繁殖体

真菌繁殖形式多种多样。通常菌丝的片段就能进行繁殖。而在自然界往往是通过各种有性和无性的孢子进行繁殖。不同的真菌都有其特有的孢子，其形状大小、表面纹饰和色泽等各不相同，产生孢子的器官——子实体（sporophore）也有差别。孢子和子实体是鉴别真菌的重要依据。

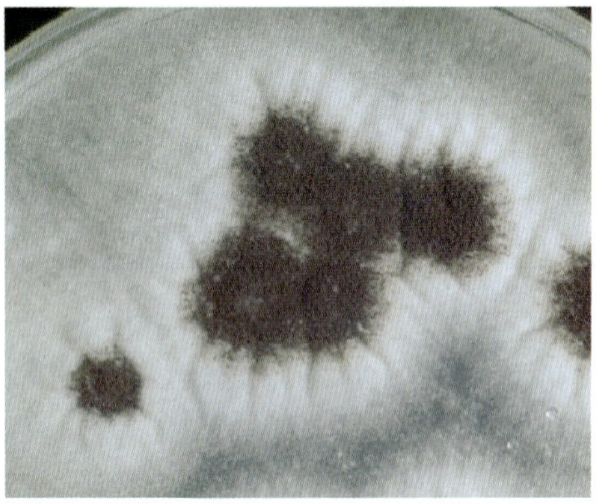

图 3-6　丝状菌落

（引自 Kathleen Park Talaro. Foundations in microbiology［M］. 4th ed. New York：The McGraw Hill Higher Education，2002.）

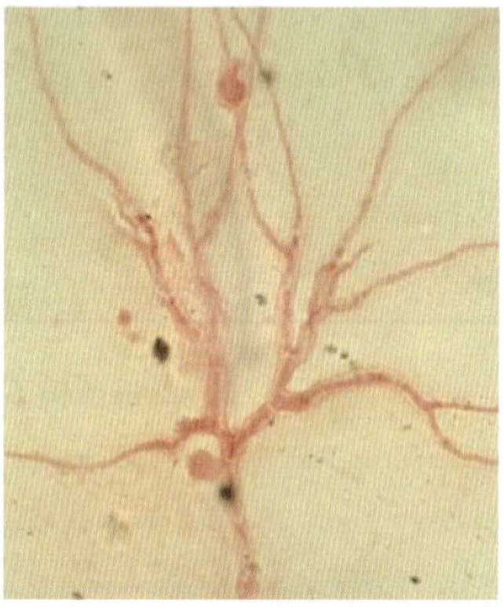

图 3-7　真菌菌丝体

（引自 Kathleen Park Talaro. Foundations in microbiology［M］. 4th ed. New York：The McGraw Hill Higher Education，2002.）

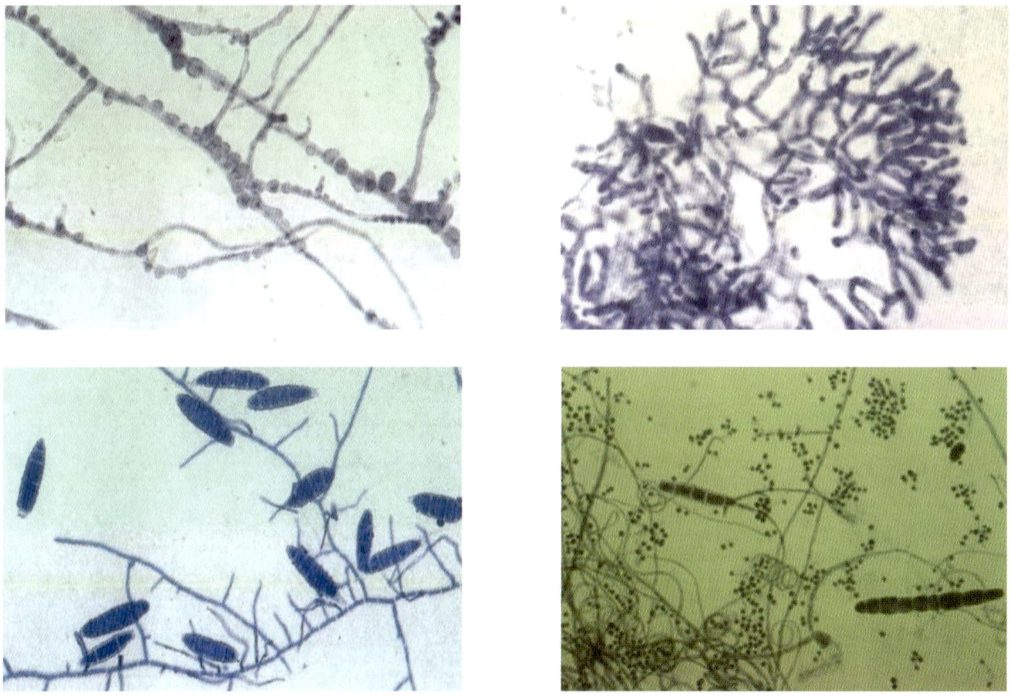

图 3-8　真菌菌丝形态

（引自 Kathleen Park Talaro. Foundations in microbiology［M］. 4th ed. New York：The McGraw Hill Higher Education，2002.）

（一）无性孢子与无性子实体

一般不经两性细胞的结合而形成的孢子叫无性孢子，这一繁殖过程称无性繁殖。无性孢子有5种：孢子囊孢子（sporangiospore）、分生孢子（conidiospore）、芽生孢子（budding spore）、厚壁孢子（chlamydospore）与关节孢子（athrospore）。

1. 孢子囊孢子　菌丝分枝的顶端或孢囊梗的顶端形成膨大的孢子囊，并生出横隔将孢囊梗与孢子囊分开，孢子囊中原生质切割后逐渐形成孢子，其数量较多（图3－9）。

2. 分生孢子　是从菌丝分支的顶端细胞或分生孢子梗顶端细胞（由菌丝分化而来）分化而成。分生孢子梗有单生、丛生、成链或成簇，不同种类的分生孢子梗都具一定的形态特点。分生孢子的产生有两种方式，一种直接由菌丝片段沿横隔处断裂而成，所形成的分生孢子与菌丝直径相同，没有任何增大或缩小的现象，这种产生分生孢子的方式称为断裂法（thallic）。另一种方式由分生孢子梗顶端形成，称为突芽法（blastic）。分生孢子的形态、颜色和大小因菌种不同而多样。它们有单细胞、双细胞和多细胞，有圆形、椭圆形、丝状等，也有单生、串生和丛生等。各种分生孢子的结构都被用作分类和鉴定菌种的依据，如大分生孢子和小分生孢子（图3－10）。

3. 芽生孢子　酵母菌的无性繁殖大多数是出芽产生芽孢子。芽孢子在形成时，自母细胞产生一个芽，此时细胞核也一分为二，其中之一进入芽细胞。芽细胞不断长大，靠缢缩方法从母细胞脱落下来。有时芽殖的第一个细胞尚未脱落，在这个芽细胞上又可继续出芽，长出另一个芽孢子，因此，有时可见几个芽孢子连成一串（图3－11）。

4. 厚壁孢子　由菌丝细胞原生质浓缩、变圆，形成壁厚的厚壁孢子（图3－12）。常产生于菌丝项端或中间，圆形或椭圆形，单生或几个连在一起，颜色较暗。由于孢子壁厚，可抵抗不良环境。

5. 关节孢子　菌体成熟后菌丝的上部形成许多横隔，在横隔处断裂成圆筒状或短柱状、两端稍呈钝圆的细胞称关节孢子（图3－13）；或为菌丝细胞断裂而形成新个体。

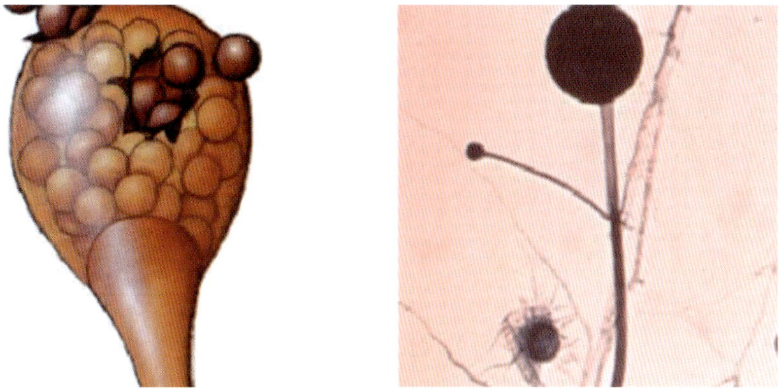

图3－9　孢子囊孢子

（引自 Kathleen Park Talaro. Foundations in microbiology［M］. 4th ed. New York：The McGraw Hill Higher Education，2002.）

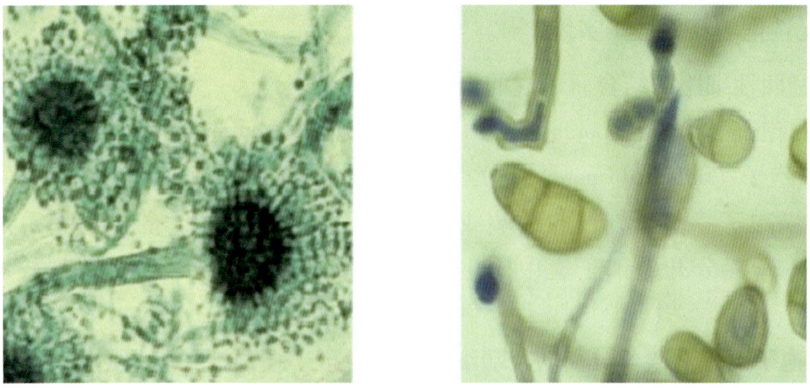

A.小分生孢子　　　　B.大分生孢子

图 3－10　大分生孢子与小分生孢子

（引自 Kathleen Park Talaro. Foundations in microbiology [M]. 4th ed. New York: The McGraw Hill Higher Education, 2002.）

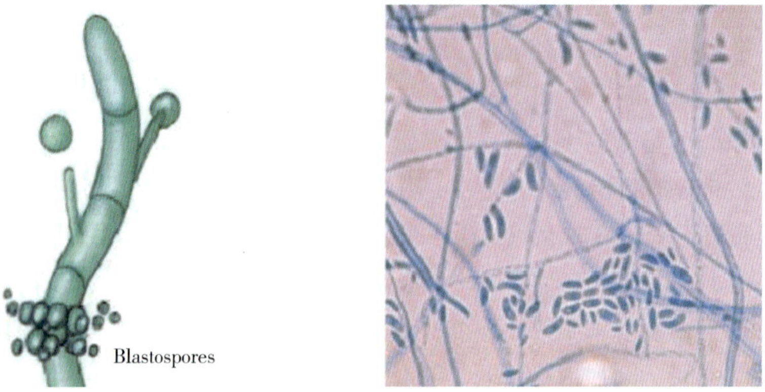

图 3－11　芽生孢子

（引自 Kathleen Park Talaro. Foundations in microbiology [M]. 4th ed. New York: The McGraw Hill Higher Education, 2002.）

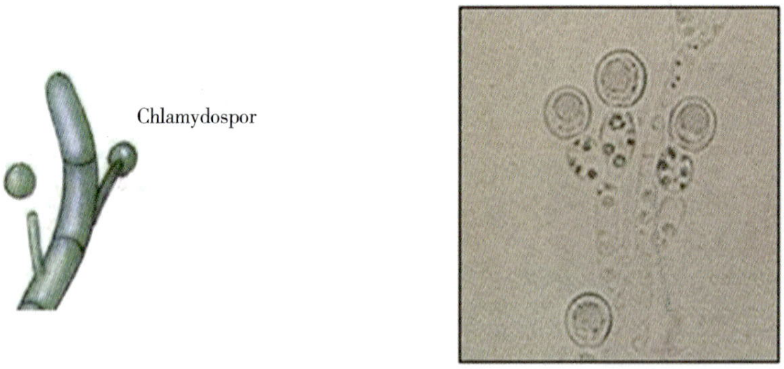

图 3－12　厚壁孢子

（引自 Kathleen Park Talaro. Foundations in microbiology [M]. 4th ed. New York: The McGraw Hill Higher Education, 2002.）

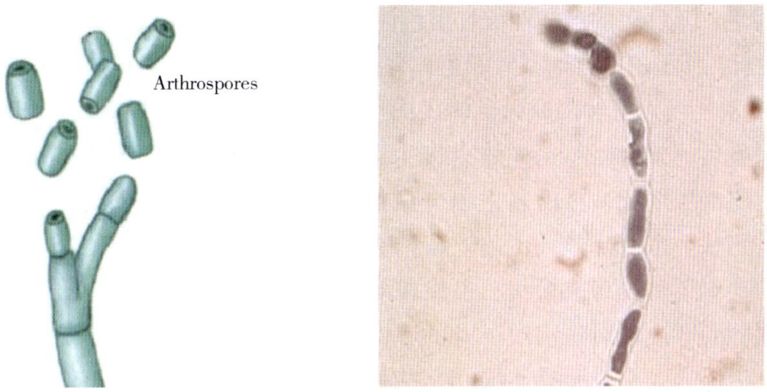

图 3－13　关节孢子

（引自 Kathleen Park Talaro. Foundations in microbiology［M］. 4th ed. New York：The McGraw Hill Higher Education，2002.）

（二）有性孢子和有性子实体

不同性别的细胞或器官配合后产生不同类型的有性孢子称有性繁殖。不同类型的真菌产生有性孢子的过程及产孢结构差异较大，但它们通常有质配、核配和减数分裂几个阶段。

质配为两个性细胞接触，细胞质融合到一个细胞内过程；质配后经过一段时间两个细胞核结合成双倍体细胞核称核配；然后经减数分裂形成单倍体的有性孢子。有性细胞配合方式有配子囊接触交配、配子囊接合、精孢接合、体细胞配合和游动配子结合。有性孢子有卵孢子（oospore）、接合孢子（zygospore）、担孢子（basidospore）、子囊孢子（ascospore）和休眠孢子囊。

三、真菌的菌落

真菌的菌落一般是指在一定基质上，接种某种真菌的一个孢子或一段菌丝，经过培养，向四周蔓延生长的丝状群体。菌落呈放射状生长，菌落外周的生命力最旺盛。在不同成分的培养基上和不同条件下培养，同一种真菌，形成的菌落也有差别。因此，菌落的形态观察是指在固定的条件下，菌落所表现的形状、大小、色泽和结构等。不同的真菌菌落所表现的特征差别显著，为真菌分类工作提供了重要的依据。

（一）常见真菌菌落类型

1. 酵母型菌落　为单细胞真菌的菌落形式，形态与一般细菌菌落相似，光滑湿润，柔软而致密，菌落偏大。培养物镜检可见圆形或卵圆形的单细胞性芽生孢子，无菌丝，隐球菌菌落即属此型。

2. 类酵母型菌落　有些单细胞性真菌孢子出芽形成芽管，芽管延长不与母细胞脱离，形成假菌丝。假菌丝由菌落向培养基深部生长，这种菌落称为类酵母型（或酵母样）菌落，如白念珠菌。

3. 丝状菌落　是多细胞真菌的菌落形式，由许多管状、分支的菌丝体组成。菌落呈现羊毛状、鹅毛状、棉絮状、绒毛状及粉末状等不同的质地，并在正、背两面显现各种不同的颜色。丝状菌落的形态、结构和颜色常作为鉴别真菌的依据。真菌可从中心向四周同步生长形成圆形的集落，故临床体癣、股癣等皮肤损害表现为圆形或多环形。

（二）真菌菌落特征

除酵母菌的菌落比较简单，丝状真菌的菌落形态各种各样，常以下述特征加以描述。

1. 菌落颜色 其颜色的多样性很难用色泽描述，常借助于色谱加以鉴别。很多真菌产生多种颜色的色素，使菌落的背面染有颜色，有的甚至分泌可溶性色素，扩散到全部基质中去。

2. 菌落质地 气生菌丝构成菌丝体表面质地。底部菌丝体埋伏于培养基中或紧贴培养基表面向四周蔓延，如由底部菌丝体直接生出分生孢子梗，因而菌落外观呈短茸毛状。由底部菌丝体生出气生菌丝，再由它生出分生孢子梗，因而往往有缠绕的气生菌丝团，一般菌落较厚，呈絮状。也有部分气生菌丝扭结成绳索状还有分生孢子梗自底部菌丝成束地生长，在菌落的外观上呈粒状或粉状。有些真菌产生子实体或菌核，则菌落表面呈颗粒结构。有的菌落出现同心环或辐射状沟纹。有的真菌只在菌落中间区域生出分生孢子头，边缘菌丝则不生育。菌落的大小也大有不同，有些种的菌落可蔓延扩展到整个培养基，而另一些种的菌落则局限生长。

综上所述，真菌丝状菌落外观结构可从下述几方面描述：①菌落表面，平滑或具皱纹、致密或疏松、同心环或辐射状沟纹等；②菌落质地，绒毛状、毡状、棉絮状、羊毛状、束状、绳索状、粉粒状、明胶状或皮革状等；③菌落的边缘，可呈全缘、锯齿状、树枝状或纤毛状等；④菌落高度，扁平、丘状隆起、中心部分突起或凹陷等（图 3－14）。

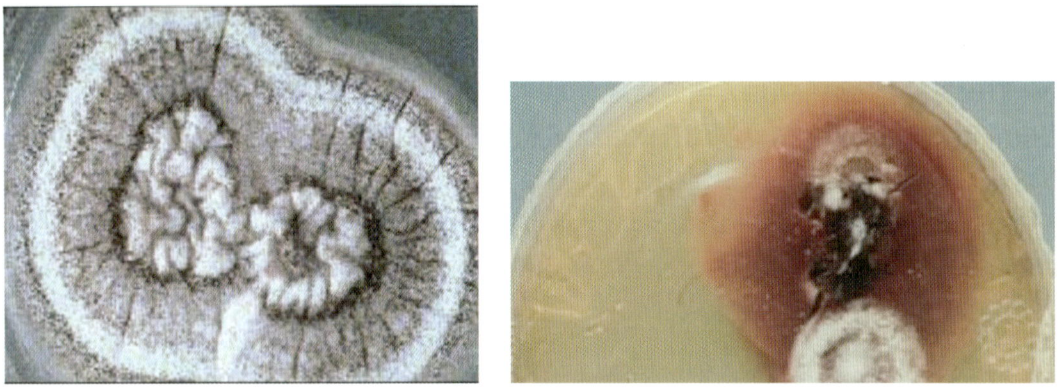

图 3－14 真菌丝状菌落外观结构

（引自 Kathleen Park Talaro. Foundations in microbiology［M］. 4th ed. New York：The McGraw Hill Higher Education，2002.）

扫码“学一学”

第三节 真菌营养代谢与繁殖

真菌代谢包括真菌生长条件、营养类型、能量代谢、群体与个体生长等多方面内容，本节仅介绍与临床检验有关的真菌体外培养知识。

一、营养物质

真菌大多为腐生菌，通过吸收获取营养。一般由真菌分泌的胞外酶（水解酶）分解有机物（如毛发、木材、纤维、石油、橡胶等）成小分子物质，以主动吸收方式摄入真菌体内，进行化能异养型代谢产生 ATP 能量，维持菌体合成代谢与生长繁殖。

真菌生长需要碳源、氮源和其他营养成分。体外培养时碳源由培养基提供，几乎所有的真菌都能利用葡萄糖作为碳源。氮源主要有硝酸盐、亚硝酸盐、氨、尿素、氨基酸和其他化合物。通常情况培养基中氮源由真菌转化为氨基酸后才被利用。其他成分如纤维素、氨基酸、无机盐等在培养基中蛋白胨中都已含有。真菌体外培养多采用琼脂为固化支持物。

常用的真菌培养基的营养物质往往只提供真菌生长需要最低营养成分，以利于限制细菌生长而促进真菌生长繁殖，提高真菌分离率。

二、生长条件

大多数真菌需氧生长。一部分酵母菌兼性厌氧生长，它们能发酵葡萄糖产生 ATP 能量。最适 pH 为4.0～6.0，真菌培养的最适温度为27℃ ±1℃。某些双相型真菌需要同时放置37℃培养。双相真菌在37℃或组织中以酵母或小球体形式生长，这种生长方式常可区别于其他真菌。基础分离时不要在35℃以上培养，以免抑制或妨碍某些病原性真菌生长。但在某些情况下，高温培养可利于耐高温真菌的培养，如烟曲霉菌可在45℃ 培养，用来区别其他曲霉菌。

三、繁殖

每种真菌繁殖既可以有性繁殖方式也可以无性的孢子进行繁殖。真菌在适宜的条件下，经过一定时期的营养生长进行无性繁殖，产生无性孢子。无性繁殖方式可以独立地多次重复循环，产孢子量大。在真菌营养生长后期，营养缺乏、温度不适宜的情况下，真菌转入有性生殖产生有性孢子。在整个生活史中往往只出现一次有性生殖，多在传染后期，或经过休眠后产生。真菌的繁殖体形式多种多样形式详见本章第二节。

下图概括临床常见传统的接合菌门（*Zygomycota*）（图3－15）、子囊菌门（*Ascomycota*）（图3－16）繁殖方式。

四、生化反应

常用于念珠菌和隐球菌的鉴定。生化反应有碳源发酵试验和同化试验、脲酶试验、硝酸盐同化试验、淀粉水解试验、酚氧化酶试验、放线菌酮耐受试验、分解杨梅苷及石蕊牛奶试验等。如利用念珠菌对糖类的发酵和同化能力不同鉴定念珠菌菌种。新生隐球菌能同化葡萄糖、半乳糖、蔗糖和肌醇，但不能发酵糖类、不同化硝酸盐。非致病性隐球菌则不能同化肌醇，经2～5天培养新生隐球菌酚氧化酶试验、脲酶试验阳性（详见第二十三章真菌）。

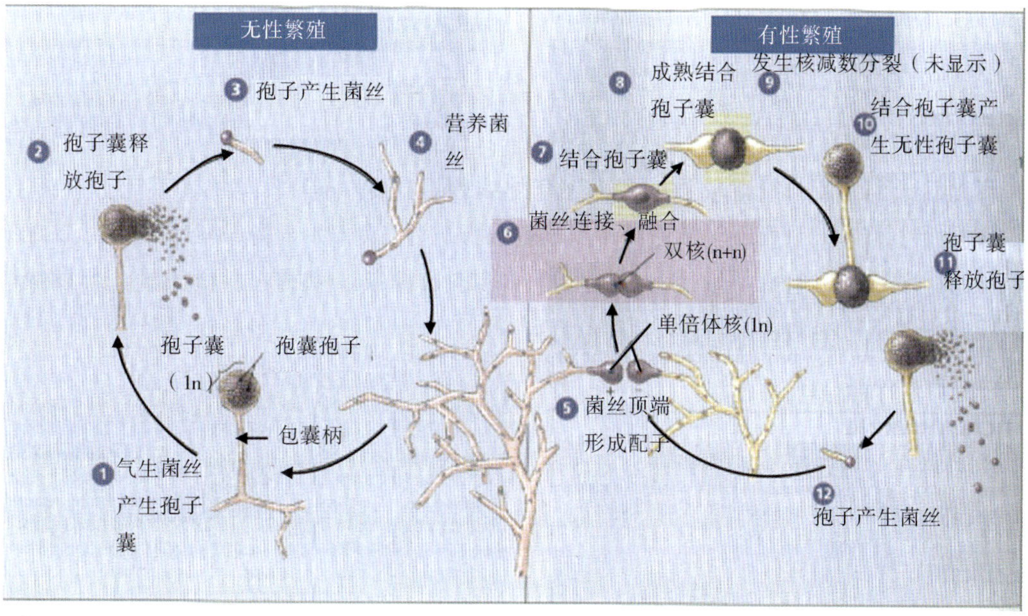

图3－15　传统的接合菌门繁殖方式

（引自 Kathleen Park Talaro. Foundations in microbiology [M]. 4th ed. New York: The McGraw Hill Higher Education, 2002.）

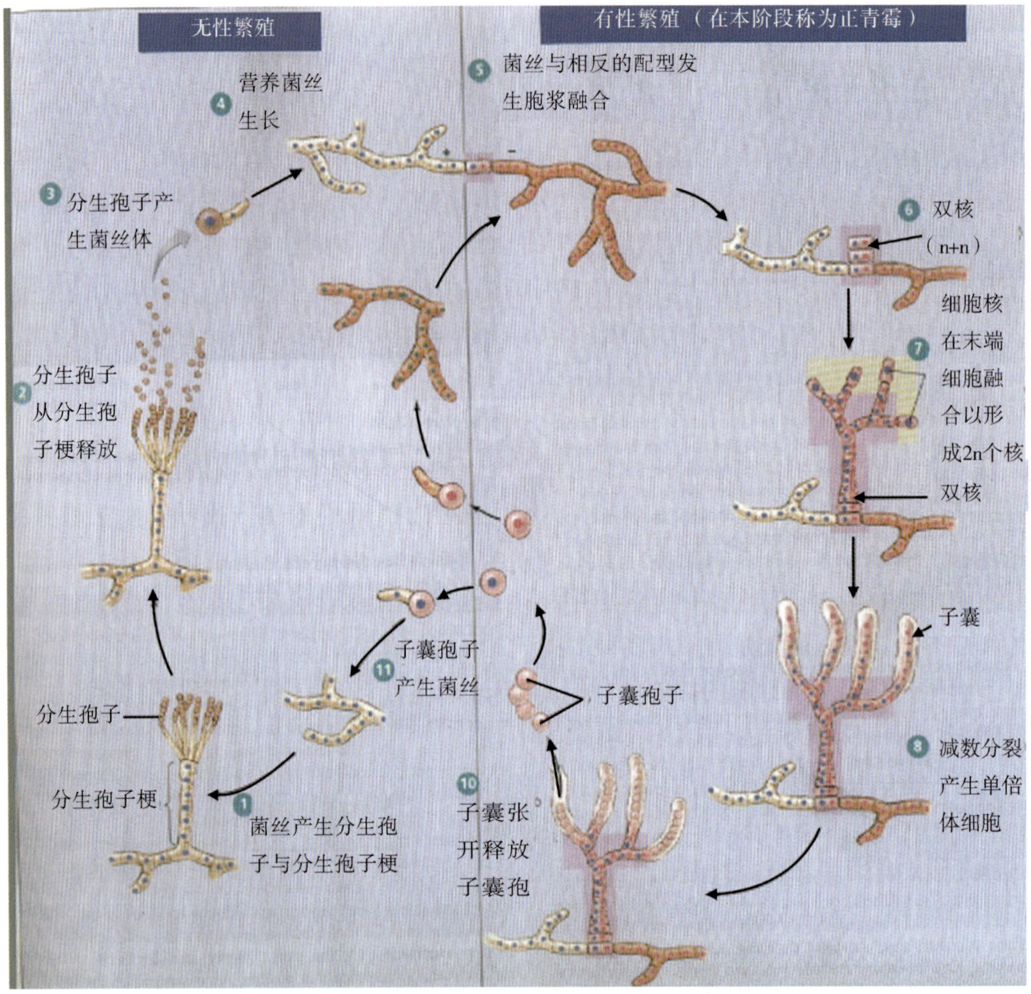

图 3-16　子囊菌门繁殖方式

（引自 Kathleen Park Talaro. Foundations in microbiology [M]. 4th ed. New York: The McGraw Hill Higher Education, 2002.）

五、抵抗力

真菌对干燥、紫外线有较强抵抗力，紫外线须照射 30 分钟才能将其杀死。真菌不耐热，60℃ 1 小时即被杀死。对常用消毒剂有较强抵抗力，对 2% 苯酚、0.1% 升汞、2.5% 碘酒较敏感。对常用抗生素不敏感，两性霉素 B、制霉菌素、克霉唑、酮康唑、伊曲康唑、灰黄霉素等具有抗真菌作用。

六、人工培养

真菌能在体外进行人工培养，分离培养的目的在于鉴定真菌的菌种与做抗真菌药物敏感性试验。真菌分离培养与培养结果的观察是真菌检验一项重要技术（详见第七章真菌检验基本技术）。

本章小结

真菌属真核细胞型微生物。真菌真核细胞细胞壁微纤维是真菌区别于其他高等植物细胞壁的重要特征；丝状真菌的微纤维骨架以几丁质为主，而酵母菌以葡聚糖为主；细胞壁多糖含量可作为真菌分类依据及真菌感染实验诊断依据。真菌结构有营养体和繁殖体，依营养体形态真菌分为单细胞、多细胞真菌和双相型真菌。借助营养体的菌丝形态可鉴别真菌菌种；孢子的结构可被用作分类和鉴定菌种的依据；菌落的形态、结构和颜色也常作为鉴别真菌的依据。在合适的生长条件下，真菌能在体外进行人工培养，达到鉴定真菌的菌种与做抗真菌药物敏感性试验的目的。

（李擎天）

扫码“练一练”

第四章　病毒基本性状

本章要点

1. **掌握**　病毒的概念、特点和形态结构；病毒的复制周期、病毒的异常增殖及病毒遗传变异的机制；朊粒的概念和生物学性状。

2. **熟悉**　双链DNA病毒、单正链RNA病毒和逆转录病毒的生物合成过程；病毒的变异现象；病毒灭活的概念；朊粒的微生物学检验及亚病毒的种类。

3. **了解**　病毒遗传变异的生物学意义及理化因素对病毒的影响；朊粒的致病性和防治原则。

病毒（virus）是一类非细胞型微生物。其主要特点是体积微小，需借助电子显微镜观察；结构简单，无完整的细胞结构，只含有一种类型核酸（DNA或RNA）；缺乏完整的酶和能量系统，严格活细胞内寄生；以自身核酸为模板进行复制增殖。

病毒在自然界中分布广泛，人、动物、植物、真菌和细菌体内均可有病毒寄生。病毒是引起人类多种疾病的重要病原体，在微生物引起的疾病中，由病毒引起的疾病约占75%，常见的病毒感染性疾病有肝炎、流行性感冒、脑炎、腹泻、艾滋病和出血热等。病毒感染性疾病传染性强，传播迅速，流行广泛，病死率高或留有后遗症，临床诊断和防治困难。有些病毒与肿瘤和自身免疫性疾病的发生也有着密切关系。由于目前尚缺乏有效的抗病毒制剂，使得病毒性疾病对人类健康的威胁日益增加，因此病毒学的研究不仅要对其病因进行深入探讨，还要致力于从分子水平上对病毒基因结构和功能的研究，基因工程疫苗和防治病毒性疾病的化学、生物制剂的开发及分子生物学诊断技术的建立，以便更有效地防治、控制和消灭病毒性疾病。

第一节　病毒的形态与结构

一、病毒的大小与形态

扫码“学一学”

扫码“看一看”

病毒体（virion）是指有感染性的完整病毒颗粒。病毒的大小以纳米（nm）为测量单位，一般介于20～300nm之间，需在电子显微镜下观察。各种病毒体的大小差别悬殊，最大约为300nm，如痘病毒；最小约为20nm，如细小DNA病毒。

病毒的形态多种多样。大多数人和动物病毒呈球形或近似球形，少数为杆状、丝状（如埃博拉病毒）、砖块状（如痘病毒）或子弹状（如狂犬病毒），噬菌体（细菌病毒）则多呈蝌蚪形；植物病毒多呈杆状或丝状。有些病毒的形态比较固定，如微小RNA病毒呈球形，但某些病毒的形态则是多形性的，如黏病毒。病毒体与其他微生物大小和形态的比较见图4－1。

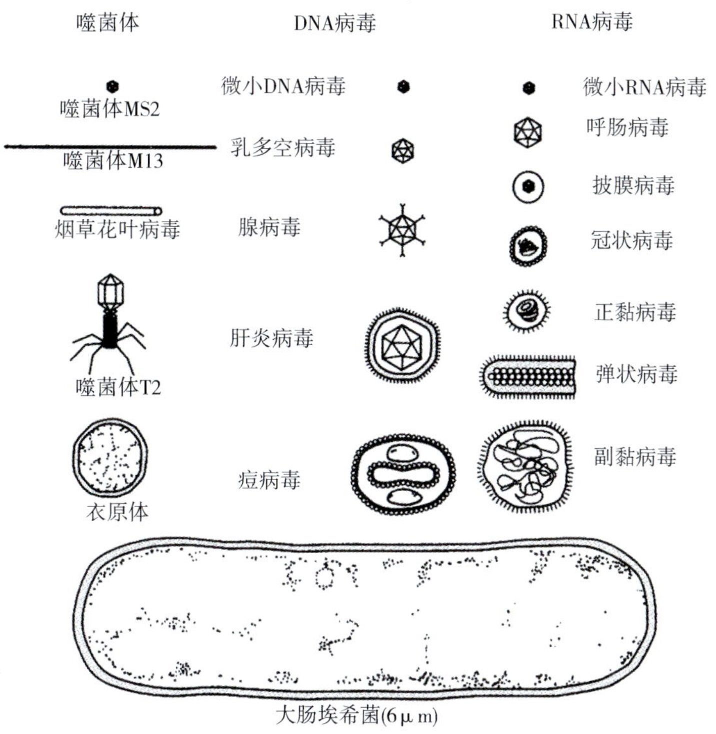

图 4－1　各类病毒大小和形态比较示意图

（引自 Murray PR，Drew WL，Kobayashi GS，et al. Medical Microbiology，St Louis，Mosby，1990.）

二、病毒的结构、化学组成及功能

病毒在形态和大小方面虽有很大差异，但其结构则有共同之处。病毒的结构可分为基本结构和辅助结构。

（一）基本结构

包括核心（core）和衣壳（capsid）两部分（图 4－2），二者构成核衣壳（nucleocapsid）。

1. 病毒核心　是病毒体的中心结构。

（1）化学组成　主要成分为核酸即 DNA 或 RNA，构成病毒的基因组，根据核酸类型病毒分成 DNA 病毒和 RNA 病毒两大类。病毒核酸具有多样性，可为线性或环状，可为单链或双链，DNA 病毒大多为双链（细小 DNA 病毒和环状病毒除外），RNA 病毒大多为单链（呼肠病毒和博纳病毒除外）；双链 DNA 或 RNA 均有正链和负链，单链 RNA 有单正链和单负链之分；有的病毒核酸分节段。病毒核酸大小差异悬

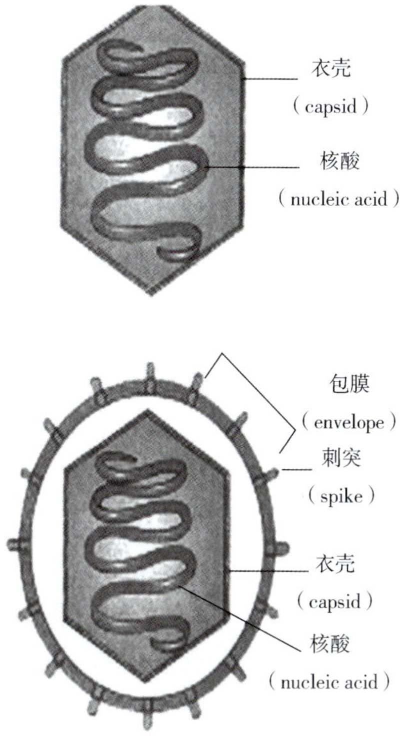

图 4－2　病毒结构模式图

（引自 Kathleen Park Talaro. Foundations in microbiology［M］. 4th ed. New York：The MeGraw Hill Higher Education，2002.）

殊，如痘类病毒由4000000个核苷酸组成，而乙型肝炎病毒仅由3200个核苷酸组成。病毒核心中，除核酸外，还有少量非结构蛋白质如病毒核酸多聚酶、蛋白水解酶、转录酶或逆转录酶等，它们由病毒基因编码但不参与病毒体构成，在病毒复制增殖过程中起重要作用。

（2）功能　病毒核酸是病毒感染、增殖、遗传和变异的物质基础。主要功能有：①指导病毒复制：以基因组为模板，经过转录、翻译过程合成病毒的前体形式，如子代核酸、结构蛋白，然后再装配成子代病毒体。②决定病毒的特性：病毒核酸链上的基因密码记录病毒的全部遗传信息，复制的子代病毒体都保留原亲代病毒的一切特性，若基因密码发生改变，病毒的特性也发生变异。③部分核酸具有感染性：应用化学方法除去病毒衣壳蛋白后获得的核酸进入宿主细胞后能增殖，被称为感染性核酸。感染性核酸不受衣壳蛋白和宿主细胞表面受体限制，易感细胞范围较广，但易被体液中核酸酶等因素破坏，因此感染性比完整的病毒要低。

2. 病毒衣壳　是包围在病毒核心外面的一层蛋白质结构。

（1）化学组成　衣壳由一定数量的壳粒（capsomere）组成，壳粒是衣壳的形态亚单位，在电镜下可以观察到壳粒彼此都呈对称性排列。用X线衍射和化学检测发现，每一个壳粒可由一个或几个多肽组成，每一个多肽链是一个化学亚单位。不同病毒体，衣壳所含的壳粒数目和排列方式不同，可作为病毒分类和鉴别的依据之一。根据壳粒的排列方式，病毒结构有下列几种对称型。

1）螺旋对称（helical symmetry）型　壳粒沿着螺旋形盘旋的病毒核酸链对称排列（图4－3），如正黏病毒、副黏病毒。

2）20面体立体对称（icosahedral symmetry）型　病毒核酸浓集在一起形成球形或近似球形，其衣壳的壳粒呈20面体立体对称排列（图4－3），如腺病毒、流行性乙型脑炎病毒。

3）复合对称（complex symmetry）型　既有20面体立体对称又有螺旋对称的病毒。如噬菌体的头部是20面体对称结构，尾部则是螺旋对称结构。

（2）功能　病毒衣壳是病毒体主要结构蛋白，主要功能有：①保护病毒核酸。蛋白质组成的衣壳包绕着核酸，可使核酸免遭环境中的核酸酶和其他理化因素（如紫外线、射线等）的破坏。②参与感染过程。病毒引起感染首先需要病毒特异地吸附于细胞表面，无包膜病毒由衣壳蛋白吸附细胞。③具有抗原性。衣壳蛋白是病毒体的主要抗原成分，病毒进入机体后，能引起特异性体液免疫和细胞免疫。

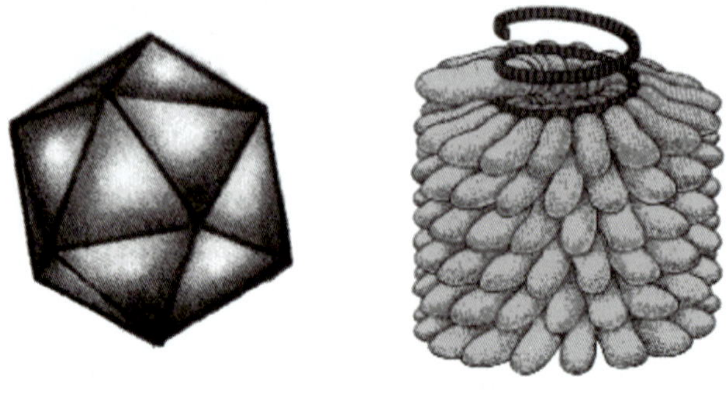

图4－3　病毒20面体立体对称型和螺旋对称型模式图

（引自 Kathleen Park Talaro. Foundations in microbiology [M]. 4th ed. New York: The McGraw Hill Higher Education, 2002.）

（二）辅助结构

某些病毒除具有上述基本结构之外，还有下列辅助结构。

1. 包膜（envelope）　是包围在病毒核衣壳外面的双层膜结构（图4－2），有包膜病毒称为包膜病毒（enveloped virus），无包膜病毒称为裸露病毒（nakedvirus）或无包膜病毒（non－enveloped virus）。

（1）化学组成　主要含脂质、多糖和少许蛋白质成分，某些病毒成熟过程中穿过细胞，以“出芽”方式向宿主细胞外释放时获得包膜，脂类和多糖来源于宿主细胞膜或核膜，蛋白质由病毒基因编码。包膜表面常有不同形状的钉状突起，称为包膜子粒（peplomere）或刺突（spike）（图4－2），为糖蛋白，亦称刺突糖蛋白。包膜对干、热、酸和脂溶剂敏感，乙醚可破坏病毒包膜，使其灭活而失去感染性，常用乙醚敏感试验来鉴定病毒有无包膜。

（2）功能　①维护病毒体结构的完整性：因为包膜中含有脂类，其主要成分是磷脂、胆固醇及中性脂肪，它们能加固病毒体的结构。②与宿主细胞膜亲和及融合：病毒体包膜的脂类绝大部分来自宿主细胞膜，与细胞膜脂类成分同源，彼此易于亲和及融合，因而也起到辅助病毒感染的作用。③参与感染过程：有包膜病毒由包膜糖蛋白吸附宿主细胞。④决定病毒种、型抗原的特异性：病毒包膜含有糖蛋白或脂蛋白，它们具有抗原性，可用来分种、型和亚型等。如甲型流感病毒依据包膜糖蛋白血凝素（HA）与神经氨酸酶（NA）抗原特异性不同划分亚型。

2. 其他辅助结构　某些有包膜病毒在核衣壳外层和包膜内层之间有基质蛋白（matrix protein，MP），其主要功能是连接核衣壳蛋白和包膜，有跨膜和锚定的功能，此区域称为被膜，不同种病毒被膜厚度不一，也可作为病毒鉴定的参考依据。有些病毒如腺病毒在20面体的各个顶角上有触须样纤维，亦称纤维刺突或纤突，能凝集某些动物红细胞和损伤宿主细胞。

第二节　病毒的增殖

扫码“学一学”

病毒不具有能独立进行代谢的酶系统，在细胞外是处于无活性或静止状态，只有进入活的易感宿主细胞，由宿主细胞供给低分子量前体成分、能量、必要的酶和细胞器等合成病毒核酸与蛋白质的原料和场所，病毒才能增殖。病毒增殖的方式是自我复制。从病毒进入细胞开始，经基因组复制到子代病毒的释出，称为一个复制周期（replication cycle）。病毒复制周期一般可分为吸附、穿入、脱壳、生物合成及装配与释放5个阶段（图4－4）。各个阶段发生的改变及周期的长短视病毒种类而异。

一、病毒的复制周期

（一）吸附

病毒的增殖，首先是病毒吸附于宿主细胞表面。吸附（adsorption）方式有以下两种。

1. 可逆性吸附　病毒由于分子运动和细胞随机碰撞而与敏感细胞接触，继而因细胞与病毒颗粒之间的静电吸引作用或范德瓦耳斯（Von der waals）吸附作用相互吸引，这种吸附一般不依赖于温度，在细胞表面上也没有一定的位置，但易受环境中pH值和Na^+、Mg^{2+}及Ca^{2+}等阳离子浓度的影响，这个阶段是可逆的。

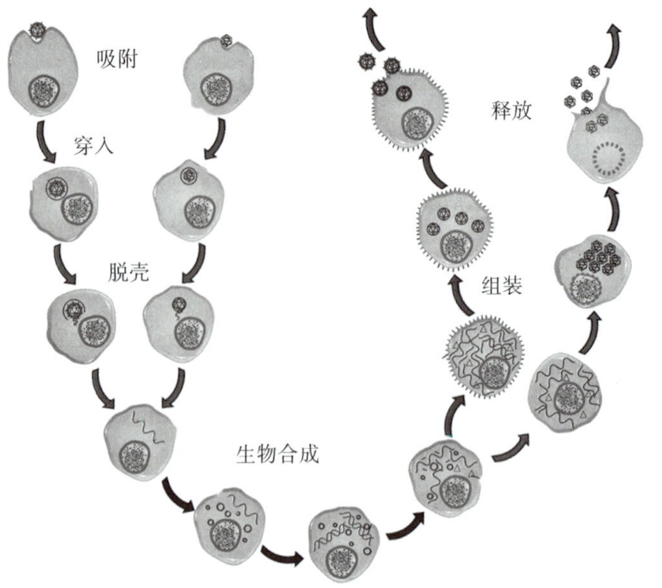

图 4-4　病毒复制周期

（引自 Kathleen Park Talaro. Foundations in microbiology [M]. 4th ed. New York: The MeGraw Hill Higher Education, 2002.）

2. 特异吸附　是指通过病毒表面的吸附蛋白与易感宿主细胞表面特异性受体结合的过程（图 4-5）。能与宿主细胞表面受体结合的蛋白称为病毒吸附蛋白（viral attachment proteins, VAP），VAP 与受体的相互作用决定了病毒感染的组织亲嗜性。如脊髓灰质炎病毒主要侵犯的靶细胞是神经细胞，因脊髓灰质炎病毒的衣壳蛋白可与灵长类动物神经细胞表面的蛋白受体（免疫球蛋白超家族成员）结合；人类免疫缺陷病毒（HIV）选择性地侵犯 $CD4^+$ 细胞，是因为细胞表面的 CD4 分子是 HIV VAP 即 gp120 的主要受体。无受体细胞不能被病毒吸附，因而不发生感染。VAP 与受体是组织亲嗜性的主要决定因素，却不是唯一的决定因素，如流感病毒受体（唾液酸）存在于许多组织中，但病毒却不能感染所有的细胞类型。

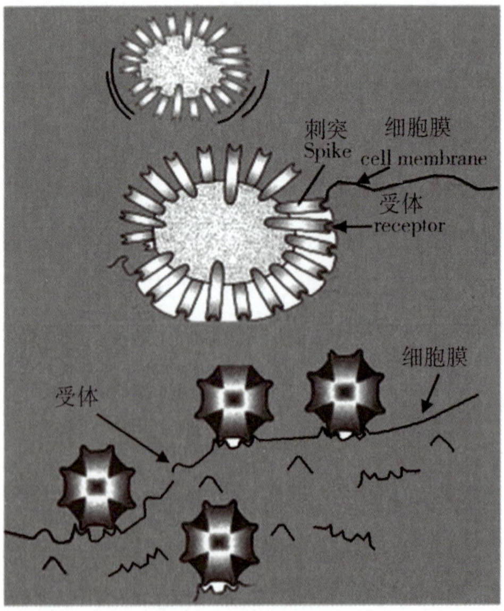

图 4-5　病毒吸附

（引自 Kathleen Park Talaro. Foundations in microbiology [M]. 4th ed. New York: The MeGraw Hill Higher Education, 2002.）

无包膜病毒通过衣壳蛋白或突起作为 VAP 吸附于受体，包膜病毒通过包膜上的刺突糖蛋白作为 VAP 吸附于受体，这些特异性的糖蛋白可有一个或多个附着位点。吸附过程可在几分钟到几十分钟内完成。

（二）穿入

病毒吸附于宿主细胞膜之后，以不同方式进入细胞内，这个过程称为穿入（penetration）。病毒穿入主要通过吞饮或融合方式进入细胞。

1. 融合（fusion）　是指病毒包膜与细胞膜密切接触，在融合蛋白的作用下，病毒包膜与细胞膜融合，而将病毒的核衣壳释放至细胞质内。有包膜病毒都以该方式穿入细胞（图 4－6A）。

2. 吞饮（endocytosis）　即病毒与细胞表面结合后内凹入细胞，细胞膜内陷形成类似吞噬泡，病毒完整地进入细胞质。无包膜的病毒多以吞饮方式进入易感动物细胞内（图4－6C）。部分包膜病毒如疱疹病毒也以该方式进入细胞（图 4－6B）。

此外，有的病毒体与细胞受体结合后，由细胞表面的酶类协助病毒脱壳，使病毒核酸直接进入细胞内，如噬菌体。

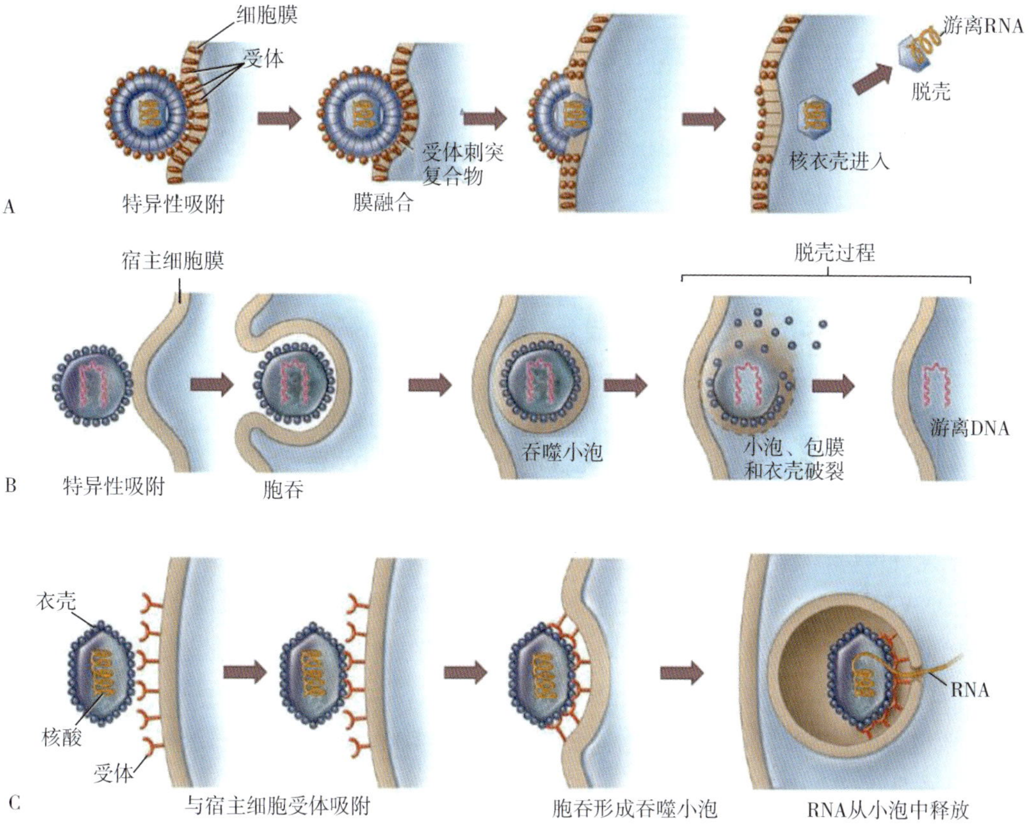

图 4－6　病毒穿入和脱壳

（引自 Kathleen Park Talaro. Foundations in microbiology［M］. 8th ed. New York：The MeGraw Hill Higher Education，2011.）

（三）脱壳

脱去蛋白质外壳释放核酸的过程称为脱壳（uncoating）。多数病毒在穿入时在细胞溶酶体酶的作用下脱壳释放出核酸（图 4－6）。少数病毒的脱壳过程较复杂，这些病毒往往在脱壳前，病毒的酶已启动转录作用，合成自身的脱壳酶脱壳。

（四）生物合成

病毒脱壳之后，就进入病毒复制的生物合成（biosynthesis）阶段，即病毒利用宿主细胞提供的低分子物质大量合成病毒核酸和蛋白。在此阶段用血清学方法和电镜检查均查不到病毒颗粒，故称为隐蔽期。各种病毒的隐蔽期长短不一，如脊髓灰质炎病毒 3～4 小时，披膜病毒 5～7 小时，正黏病毒 7～8 小时，副黏病毒 11～12 小时，腺病毒 16～17 小时。

病毒蛋白质合成包括转录和翻译，蛋白的翻译在宿主细胞的核蛋白体上进行，合成蛋白质所需原料由宿主细胞提供。在病毒核酸复制之前合成的病毒蛋白质称为早期蛋白，是一类非结构蛋白质，能抑制宿主细胞自身的代谢过程，并提供病毒核酸复制所需要的酶类，如 DNA 聚合酶、RNA 聚合酶和逆转录酶等。在病毒核酸复制后，以病毒核酸为模板转录、翻译出来的蛋白质称为晚期蛋白，主要是构成病毒衣壳包膜和被膜的结构蛋白。病毒在合成蛋白时，往往先合成大蛋白前体，再由蛋白酶将其降解为不同分子量的非结构蛋白或结构蛋白，才能发挥作用或进行组装。如果没有蛋白酶的切割作用，或者由于蛋白酶抑制剂灭活了蛋白酶，大蛋白前体不能有效切割，病毒复制增殖将被抑制，因此蛋白酶已成为抗病毒药物的靶点之一。

由于病毒核酸类型不同，DNA 病毒与 RNA 病毒的合成过程也不同。DNA 病毒遗传信息都携带于 DNA 分子上，其信息传递和蛋白质合成都按中心法则进行，即 DNA→RNA→蛋白质。RNA 病毒的遗传信息携带于 RNA 分子上，不能按上述法则合成蛋白质，而是按 +RNA→蛋白质或 -RNA→+RNA→蛋白质方式进行，逆转录病毒则按 RNA→DNA→RNA→蛋白质方式进行。

在生物合成阶段，根据病毒基因组转录 mRNA、翻译蛋白质及核酸复制的不同，病毒生物合成过程可归纳为六大类型：双链 DNA（dsDNA）病毒、单链 DNA（ssDNA）病毒、单正链 RNA（+ssRNA）病毒、单负链 RNA（-ssRNA）病毒、双链 RNA（dsRNA）病毒和逆转录病毒。不同生物合成类型的病毒，其生物合成过程不同。

1. 双链 DNA 病毒 人和动物 DNA 病毒多数为双链 DNA，在核内完成 DNA 复制及 mRNA 转录，细胞质中合成蛋白，只有痘病毒因其本身携带 DNA 多聚酶，DNA 和蛋白质合成均在细胞质中完成。先以病毒核酸为模板，依靠宿主细胞内的依赖 DNA 的 RNA 聚合酶，转录出早期 mRNA，翻译成早期蛋白质；再以病毒核酸为模板，依靠早期蛋白质（依赖 DNA 的 DNA 聚合酶）复制出大量子代 DNA，双链 DNA 的复制按半保留复制方式进行；然后以子代 DNA 分子为模板，转录晚期 mRNA，继而在胞质核糖体内翻译出病毒结构蛋白质，包括衣壳蛋白和其他结构蛋白（图 4-7）。

2. 单链 DNA 病毒 此类病毒种类很少，如细小 DNA 病毒为单链 DNA。该类病毒生物合成时，首先以亲代 DNA 作为模板，合成互补链，并与亲代 DNA 链形成双链 DNA，作为复制中间型。然后解链，以新合成的互补链为模板复制出子代 ssDNA，转录 mRNA，并翻译合成病毒蛋白质。

3. 单正链 RNA 病毒 微小 RNA 病毒、黄病毒和某些出血热病毒等为单正链 RNA，本身具有 mRNA 功能，可直接附着于宿主细胞的核糖体上翻译早期蛋白，即依赖于 RNA 的 RNA 聚合酶。病毒在该酶的作用下，转录出与亲代互补的负链 RNA，形成双链 RNA，即复制中间型，其中以正链 RNA 为 mRNA 翻译病毒晚期蛋白质（衣壳蛋白及其他结构蛋白），以负链 RNA 为模板复制子代病毒 RNA（图 4-8）。

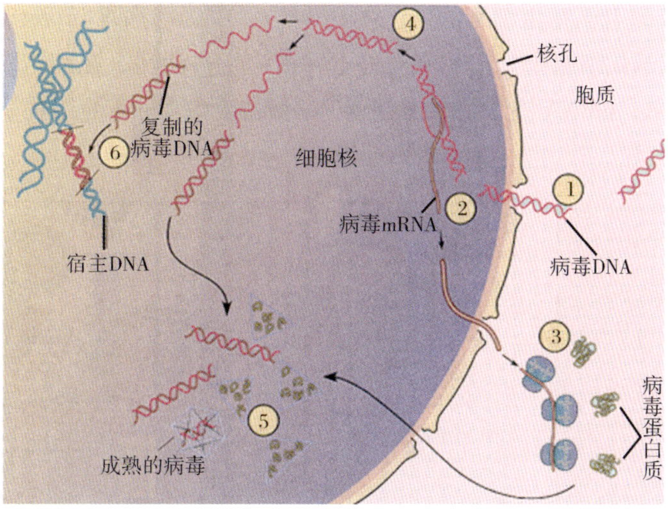

图 4－7　双链 DNA 病毒生物合成示意图

（引自 Kathleen Park Talaro. Foundations in microbiology［M］. 4th ed. New York：The MeGraw Hill Higher Education，2002.）

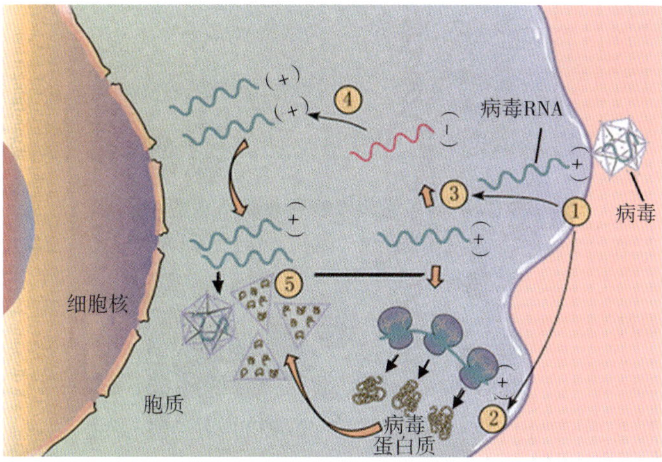

图 4－8　单正链 RNA 病毒生物合成示意图

（引自 Kathleen Park Talaro. Foundations in microbiology［M］. 4th ed. New York：The MeGraw Hill Higher Education，2002.）

4. 单负链 RNA 病毒　大多数有包膜 RNA 病毒属于此类，如流感病毒、狂犬病毒等。单股负链 RNA 不具有 mRNA 功能，但这些病毒含有依赖 RNA 的 RNA 聚合酶，能依靠该酶以病毒 RNA 为模板，首先复制出互补的正链 RNA，形成复制中间体（±RNA），以其中部分正链 RNA 为模板复制出子代负链 RNA，部分正链 RNA 作为 mRNA，翻译出病毒的结构蛋白和非结构蛋白。

5. 双链 RNA 病毒　病毒的双链 RNA 在病毒自身依赖 RNA 多聚酶作用下转录出 mRNA，然后再翻译出早期蛋白或晚期蛋白。双链 RNA 病毒在核酸复制时，必须先由原负链为模板复制出正链 RNA，再由正链 RNA 复制出新的负链，构成子代 RNA，该合成方式与双链 DNA 病毒核酸的半保留复制不同，子代 RNA 全部为新合成的 RNA。

6. 逆转录病毒　如人类免疫缺陷病毒（HIV）和人类嗜 T 细胞病毒（HTLV）。此类病毒含有两个相同的单股正链 RNA 和依赖 RNA 的 DNA 聚合酶（逆转录酶）。首先以病毒 RNA 为模板，在逆转录酶的作用下合成负链 DNA，构成 RNA：DNA 中间体。中间体中的 RNA 由 RNA 酶 H 水解，进而以负链 DNA 为模板形成双链 DNA（即 DNA：DNA）。该双链

DNA 进入细胞核，整合至宿主细胞的染色体 DNA 上，成为前病毒（provirus），并可随宿主细胞的分裂存在于子代细胞中。在一定条件下，前病毒被激活，在细胞核内逆转录出子代病毒 RNA 和 mRNA；mRNA 在细胞质核糖体上翻译出子代病毒的结构蛋白和非结构蛋白（图 4－9）。

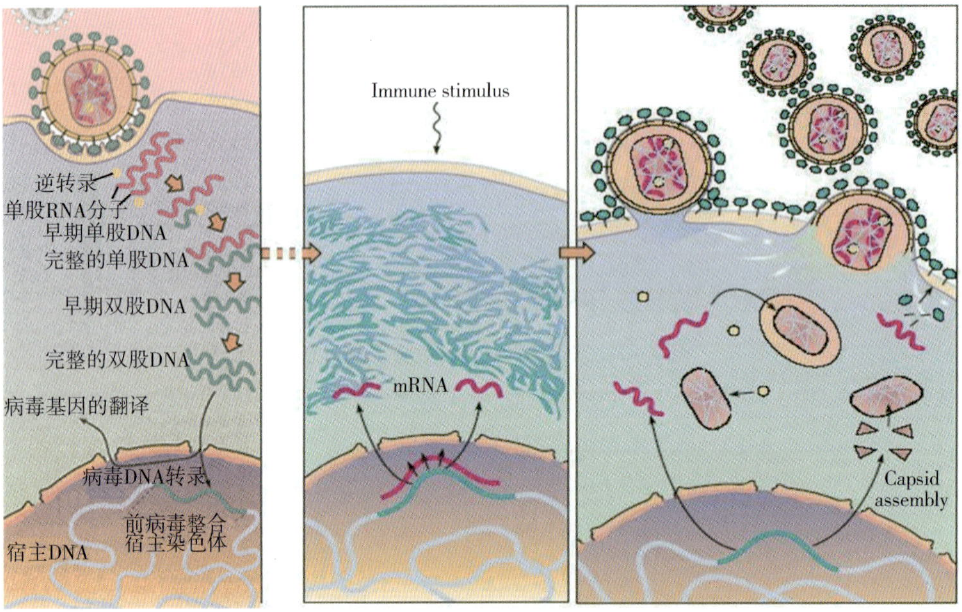

图 4－9　逆转录病毒复制示意图

（引自 Kathleen Park Talaro. Foundations in microbiology [M]. 4th ed. New York: The McGraw Hill Higher Education, 2002.）

（五）装配与释放

病毒的装配（assembly）是指病毒核酸与蛋白质合成之后，在细胞质或细胞核内装配为成熟的病毒颗粒。除痘病毒外，DNA 病毒均在细胞核内组装；除正黏病毒外，大多数 RNA 病毒在细胞质中组装。无包膜病毒先形成空心衣壳，病毒核酸从衣壳裂隙间进入壳内形成核衣壳，即为成熟的病毒体。有包膜病毒在核衣壳外再包裹一层包膜，才能成为完整的病毒体。病毒包膜形成是在细胞膜特定部位，当病毒编码的特异蛋白插入细胞膜时，装配的核衣壳与此处的细胞膜结合，形成包膜。即包膜的脂类和糖类来源于宿主细胞，而包膜的蛋白质是由病毒基因组编码。

成熟病毒从宿主细胞游离出来的过程称为释放（release）。释放的方式有以下几种。

1. 破胞释放　即病毒装配完成后，宿主细胞破裂而把病毒全部释放到周围环境中。无包膜病毒都以这种方式释放。

2. 芽生　有包膜的 DNA 病毒和 RNA 病毒，在装配完成后，以出芽方式释放到细胞外。通常细胞不死亡，仍能继续分裂增殖（图 4－10）。

3. 其他方式　有些病毒如巨细胞病毒，很少释放到细胞外，而是通过细胞间桥或细胞融合，在细胞之间传播；另有些致癌病毒，其基因组以整合方式随细胞的分裂而出现在子代细胞中。

病毒复制周期的长短与病毒种类有关，如腺病毒需 25 小时，小 RNA 病毒为 6～8 小时，正黏病毒为 15～30 小时。

病毒感染细胞后可表现出不同的过程和结局：①病毒在细胞内增殖形成完整的感染性

颗粒，细胞受破坏或不受破坏；②病毒进入细胞后，其部分基因整合入细胞染色体内，不产生子代病毒颗粒；③病毒进入细胞后，由于细胞相互作用，形成有缺陷的病毒颗粒即缺陷病毒。

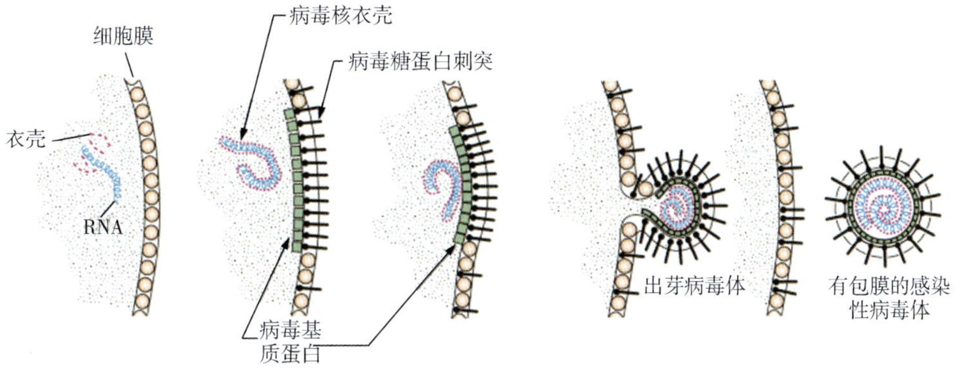

图 4－10　病毒出芽释放

（引自 Kathleen Park Talaro. Foundations in microbiology［M］. 4th ed. New York：The McGraw Hill Higher Education，2002.）

二、病毒的异常增殖与干扰现象

（一）病毒的异常增殖

1. 顿挫感染　病毒进入宿主细胞后，细胞不能为病毒增殖提供所需要的酶、能量及必要的成分，则病毒在其中不能合成本身的成分；或者虽合成部分或全部病毒成分，但不能装配和释放，称为顿挫感染（abortive infection）。这类不能为病毒复制提供必要条件的细胞称非容纳细胞（non－permissive cell），某种病毒的非容纳细胞，对另一种病毒则可能是容纳细胞（permissive cell）。例如，人腺病毒感染人胚肾细胞能正常增殖，若感染猴肾细胞则发生顿挫感染；猴肾细胞对人腺病毒而言，被称为非容纳细胞，而对脊髓灰质炎病毒则是容纳细胞。

2. 缺陷病毒　因病毒基因组不完整或基因发生改变而不能进行正常增殖，复制不出完整的有感染性的病毒颗粒，称为缺陷病毒（defective virus）。但当与其他病毒共同感染细胞时，若后种病毒能为缺陷病毒提供所缺乏的物质，缺陷病毒又能完成正常增殖而产生完整的子代病毒，将这种有辅助作用的病毒称为辅助病毒（helper virus）。如腺病毒伴随病毒（adeno－associated virus），用任何细胞培养都不能增殖，但当和腺病毒共同感染细胞时却能产生成熟病毒，腺病毒就是辅助病毒。丁型肝炎病毒（hepatitis D virus，HDV）是缺陷病毒，其必须依赖乙型肝炎病毒（hepatitis B virus，HBV）才能复制。

（二）干扰现象

当两种病毒感染同一细胞时，可发生一种病毒抑制另一种病毒增殖的现象，称为病毒的干扰现象（interference）。干扰现象不仅在异种病毒之间发生，也可在同种、同型及同株病毒之间发生。后者如流感病毒的自身干扰。在同一病毒株中混有缺陷病毒，当与完整病毒同时感染同一细胞时，完整病毒的增殖受到抑制的现象叫自身干扰现象，发挥干扰作用的缺陷病毒称为缺陷干扰颗粒（defective interfering particle，DIP）。干扰现象不仅在活病毒间发生，灭活病毒也能干扰活病毒。发生干扰的原因可能是：①与病毒诱导宿主细胞产生的干扰素有关；②病毒的吸附受到干扰或改变了宿主细胞代谢途径；③缺陷性干扰颗粒

（DIP）所引起的干扰。病毒之间干扰现象能够阻止其增殖，也可以使感染中止，有助于宿主康复。在预防病毒性疾病使用疫苗时，应注意合理使用疫苗，避免由于干扰而影响疫苗的免疫效果。

扫码“学一学”

第三节　病毒的遗传和变异

自然界的任何物种都存在变异，变异是生物适应环境和维持生存的一种重要方式，是生物进化的规律。但不同物种变异速率不一，病毒是变异率比较高的微生物，一方面病毒的复制频率很高，遗传物质很容易在复制过程中发生突变；另一方面病毒在宿主细胞内复制增殖，必然要遭到宿主免疫系统的攻击（免疫压力），而变异则成为逃避免疫杀伤的最好方式。病毒变异不仅对病毒感染性疾病的治疗不利，同时还影响到病毒感染的正确诊断，包括免疫学诊断和基因诊断。

一、病毒的变异现象

（一）毒力变异

病毒的毒力变异（virulent variation）见于多种病毒，如乙型脑炎病毒和流感病毒等在自然界中都存在着毒力不同的毒株。例如，1982 年在美国暴发的一次大规模禽流感，造成近 2000 万只鸡的死亡，原因是一株野鸟的流感病毒血凝素基因上一个密码子的突变而使其毒力剧增。

（二）抗原性变异

流感病毒、副流感病毒和人类免疫缺陷病毒等均可发生抗原性变异（antigenic variation），病毒抗原性变异包括抗原结构的改变、抗原与抗体结合力的改变以及免疫原性的变异，这些都直接影响病毒感染后的转归，也对病毒疫苗的研制产生影响。

（三）空斑、噬菌斑变异

病毒在体外连续培养传代过程中，也可发生空斑变异（plaque variation），如脊髓灰质炎病毒出现小型空斑。当病毒突变体的复制较野生型快时，可形成大的噬菌斑；反之，则形成小的噬菌斑。噬菌斑的大小常与温度敏感型表型有关。

（四）理化因素抵抗力的变异

病毒经加温处理或低温培育都会发生对温度感受性的变异，用诱发剂处理的方法也可获得温度敏感性变异株，即温度敏感性突变株。

上述这些变异可以单独出现，但大多数是相伴发生，例如温度敏感变异株又表现为毒力变异。

二、病毒变异机制

病毒的基因组较简单，基因数仅 3 ~ 10 个，增殖速度快，是较早用于遗传学研究的工具。由于病毒基因组很小，为充分利用其核酸，病毒基因组中多种基因常以互相重叠的形式存在。病毒基因组与真核细胞基因组相似，含有内含子，由内含子将相互重叠的外显子隔开。由于病毒在细胞内复制增殖，因此病毒基因组与宿主细胞作用密切。

（一）基因突变

基因突变（gene mutation）是由病毒基因组核酸链中发生碱基置换、缺失或插入引起。存在自发突变和诱发突变两种形式，自发突变率为 $10^{-8}\sim10^{-6}$，用物理因素（如紫外线或 γ 射线）或化学因素（如 5－氟尿嘧啶、羟胺和亚硝基胍）处理病毒，可诱发突变，提高突变率。由基因突变产生的病毒表型性状改变的毒株称为突变株（mutant）。常见的并有实际意义的突变株有以下几种。

1. 条件致死性突变株（conditional－lethal mutant）　是指在某种条件下能够增殖，而在另一种条件下不能增殖的病毒株。典型的例子就是温度敏感性突变株（temperature sensitive mutant，ts），在 28℃～35℃条件下可增殖（称容许性温度），在 37～40℃条件下不能增殖（称非容许性温度）。ts 变异可来源于基因任何部位的改变，因此能产生各种各样的 ts 突变株，典型的 ts 株通常是由于蛋白质的错义突变所致（即氨基酸置换），导致蛋白质的大小和构象都发生细微的改变，使其在较高温度下失去功能，故病毒不能增殖。多年来已分离到某些病毒（如呼吸道肠道病毒，流感病毒）的许多 ts 突变体。ts 突变株不仅有助于遗传学理论研究，而且具有重要的实际意义，ts 突变株常具有减低毒力而保持其免疫性的特点，因此是生产疫苗的理想毒株，脊髓灰质炎病毒活疫苗即来源于 ts 突变株。但应指出，ts 突变株容易回复（回复率为 10^{-4}），因此必须经多次诱变后，方可获得稳定的突变株，用于制备活疫苗。

2. 缺陷型干扰突变株（defective inhibition mutant，DIM）　由于病毒基因组中碱基的缺失突变，所含核酸较正常病毒明显减少，并发生各种各样的结构重排。不能单独复制，需要有野生型病毒的辅助才能完成复制，并同时干扰野生株的增殖。多数病毒可自然发生 DIM，当病毒以高感染复制传代时可出现 DIM。DIM 在一些疾病中可能起重要作用，特别是与某些慢性疾病的发病机制有关。

3. 宿主范围突变株（host－range mutant，hr）　由于病毒基因组改变影响了对宿主细胞的感染范围，可感染野生型病毒不能感染的细胞，也可利用该特性制备疫苗，如狂犬病毒疫苗。

4. 耐药突变株（drug－resistant mutant）　因编码病毒酶基因的改变而降低了靶酶对药物的亲和力或作用，从而使病毒对药物产生抗药性而能继续增殖。

（二）基因重组与重配

两种不同的病毒感染同一细胞时，有时可发生基因的交换，称为基因重组（gene recombination）。对于基因分节段的病毒，如流感病毒、轮状病毒等，通过交换基因节段而进行基因重组的又称基因重配（gene reassortment）（图 4－11）；一般而言，发生重配的几率高于不分节段的病毒。重组不仅发生于两种活病毒之间，也发生于一种活性（感染性）病毒与另一种灭活病毒之间，甚至发生于两种或两种以上灭活病毒之间。灭活病毒与另一近缘的活病毒感染同一宿主细胞时，经基因重组使灭活病毒复活，称交叉复活（crossing reactivation）；两种或两种以上有近缘关系的灭活病毒（病毒基因组的不同部位受损）感染同一细胞，经基因重组而出现感染性的子代病毒，称多重复活（multyplicity reactivation）。

1. 不分节段基因组病毒　不分节段基因组病毒的重组是由于核酸内切酶和连接酶的作用，两种病毒核酸分子发生断裂和交叉连接，核酸分子内部序列重新排列所致，如脊髓灰质炎病毒。

2. 分节段基因组病毒 分节段基因组病毒的重组，由于其每一节段相当于一个基因组，能独立进行复制，因此当两株不同亲代病毒感染同一细胞时，各 RNA 节段复制后，随机被套入衣壳中，从而使子代出现重组体，如流感病毒。

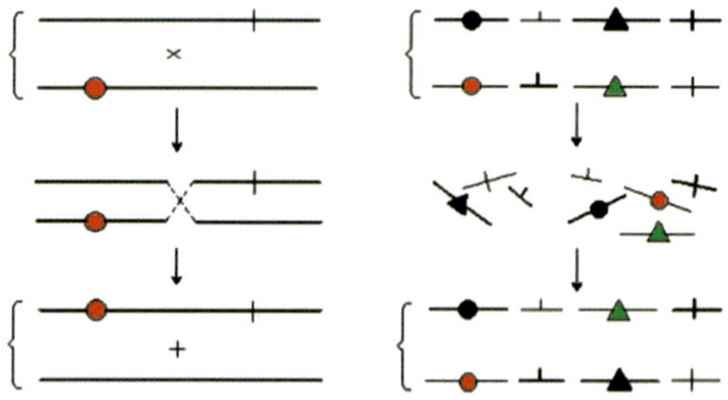

图 4－11 病毒的基因重组与重配

（引自 Kathleen Park Talaro. Foundations in microbiology ［M］. 4th ed. New York：The McGraw Hill Higher Education，2002.）

（三）基因整合

病毒感染细胞的过程中，有时病毒基因组或基因组中某一片段可插入到宿主染色体 DNA 中，这种病毒基因组与细胞基因组重组的过程称为基因整合（gene integration）。细菌转导与细菌溶原性转换的基因水平转移都是与噬菌体 DNA 整合于细菌染色体 DNA 有关（第二章细菌遗传与变异）。多种肿瘤病毒、逆转录病毒等均有整合特性，整合既可引起病毒基因组的变异，也可引起宿主细胞基因组的改变，导致细胞发生转化（transformation）甚至是恶性转化而发生肿瘤。

（四）病毒基因产物的相互作用

当两种病毒感染同一细胞时，除可发生基因重组外，也可发生基因产物的相互作用，包括互补、加强、表型混合与核壳转移等，产生子代病毒表型变异。

1. 互补作用（complementation） 是指两病毒株感染同一细胞时，其中一种病毒的基因产物（如代谢酶和结构蛋白等）可促使另一病毒增殖。互补作用可发生在两缺陷病毒间，也可发生于感染性病毒与缺陷病毒或灭活病毒之间，通过基因产物之间的相互作用，能产生一种或两种感染性子代病毒。其原因不是病毒基因的重组，而是一种病毒能提供另一缺陷病毒所需要的基因产物，例如病毒的衣壳、包膜或酶类等。

2. 表型混合（phenotypic mixing） 是指两种病毒感染同一细胞时，一种病毒所产生的衣壳或包膜包裹另一种病毒基因组（核酸）的现象，有时甚至出现相嵌包膜或衣壳，含有来自两亲代编码的刺突或壳粒。无包膜病毒发生的表型混合称核壳转移（transcapsidation），如脊髓灰质炎病毒和柯萨奇病毒感染同一细胞时，发生核壳转移，甚至有两亲代病毒核酸编码的壳粒相互混合组成的衣壳。表型混合也会发生诸如耐药性或细胞嗜性等生物学特征的改变，这种改变不是遗传物质的交换，获得的性状不稳定，经细胞传代后又可恢复亲代表型。因此在获得新表型病毒株时，应通过传代来确定病毒新性状的稳定性，以区分是基因重组体还是表型混合。

三、病毒遗传变异的生物学意义

自20世纪70年代起，就已经开始了病毒分子遗传学的研究，通过采用基因克隆及测序技术，从分子水平上对许多病毒基因组的结构和功能、病毒基因组表达蛋白的抗原性及功能、病毒转化及耐药性等进行了广泛深入的研究。尤其是对病毒遗传学规律的研究，其临床应用如下。

1. 用于疾病的诊断和治疗　病毒的表型改变和基因组变异都会影响临床病毒感染的诊断，为此必须寻找和确定病毒核酸的高度保守序列用于核酸杂交和PCR等基因诊断技术；必须寻找病毒特异的保守性抗原表位用于制备单克隆抗体建立免疫学检测方法。目前用于病毒性感染性疾病诊断的生物芯片技术，无论是基因芯片还是蛋白芯片的设计，都是在充分了解病毒遗传和变异的背景资料基础上进行的。

2. 用于病毒性疾病的预防　利用病毒的毒力变异特性并结合基因重组理论与技术，制备出减毒活疫苗、基因工程疫苗、核酸疫苗、多肽疫苗等特异性疫苗，用于病毒性疾病的预防。但是，病毒在增殖中有一定的突变率，所以应该重视监测和了解病毒变异的动态，及时更新用于人工自动免疫的疫苗。

第四节　理化因素对病毒的影响

扫码“学一学”

病毒受理化因素作用后，失去感染性称为灭活（inactivation）。灭活的病毒仍能保留其他特性，如抗原性、红细胞吸附、血凝及细胞融合等。灭活病毒的机制可以是破坏病毒的包膜或衣壳、致使病毒蛋白质变性及损伤病毒的核酸等。病毒对理化因素敏感性的强弱，因病毒的种类而异。了解理化因素对病毒的影响，对阻止病毒感染、分离病毒及疫苗制备等均有意义。

一、物理因素

（一）温度

大多数病毒耐冷不耐热。在低温，特别是干冰温度（-70℃）或液氮温度（-196℃）条件下，病毒感染性可保持数月至数年。因此，需用低温保存病毒，但反复冻融可使病毒失活。病毒对热的敏感性差异颇大，多数病毒50～60℃ 30分钟或100℃数秒钟即被灭活，但某些病毒对热的抗性较强，如乙型肝炎病毒需100℃ 10分钟方能使其灭活。热对病毒的灭活，主要是使病毒衣壳蛋白变性或包膜刺突糖蛋白发生变化，也能破坏病毒复制所需的酶类。有包膜的病毒比无包膜病毒更不耐热，高温使其感染性迅速消失。

（二）酸碱度

多数病毒在pH 5.0～9.0范围内稳定，但也因病毒种类而异。微小RNA病毒科的肠道病毒在pH 3.0～5.0时稳定，而鼻病毒在pH 3.0～5.0则迅速被灭活，因此，耐酸试验可鉴别这两种病毒。

（三）射线

X射线、γ射线或紫外线以不同机制均可使病毒灭活。射线使核苷酸链发生致死性断裂，而紫外线则是引起病毒的多核苷酸形成双聚体（如胸腺核苷与尿核苷），抑制病毒DNA或RNA的复制。但有些病毒（如脊髓灰质炎病毒）经紫外线灭活后，若再用可见光照射，因激活酶的原因，可使灭活的病毒复活，称为光复活，故不宜使用紫外线来制备灭活疫苗。

二、化学因素

病毒对化学因素的抵抗力一般较细菌强，可能是因病毒缺乏酶之故。

（一）脂溶剂

乙醚、三氯甲烷、去氧胆酸盐等脂溶剂可使有包膜病毒（如流感病毒、流行性乙型脑炎病毒等）的包膜脂质溶解而灭活病毒，但对无包膜的病毒（如微小RNA病毒）无作用。因此，可用乙醚灭活试验鉴别病毒有无包膜。有包膜病毒进入人体消化道后，即被胆汁破坏。

（二）消毒剂

病毒对各种氧化剂、卤素、醇类物质敏感，H_2O_2、高锰酸钾、甲醛、过氧乙酸、次氯酸盐、碘酒、乙醇、甲醇等均可灭活病毒。

（三）抗生素及其他

现有的抗生素对病毒无抑制作用，待检标本中加抗生素的目的是抑制细菌，便于分离病毒。中草药板蓝根、大青叶、大黄、贯仲和七叶一枝花等对某些病毒有一定的抑制作用。病毒对甘油抵抗力强，常用50%中性甘油保存含病毒的组织块。

第五节　朊粒与亚病毒

扫码“学一学”

一、朊粒

朊粒（prion）是由宿主细胞基因编码的、构象异常的蛋白质，对各种理化因素具有很强抵抗力，无核酸成分，具有自我复制能力和传染性，是人和动物传染性海绵状脑病（transmissble spongiform encephalopathy，TSE）的病原体。朊粒曾被归入亚病毒，近年认为朊粒列入病毒范畴不合适，其生物学地位尚未确定。

朊粒的名称来源于传染性蛋白粒子（proteinaceous infectious particle），1982年美国学者Stanley B. Prusiner首次证实羊瘙痒病致病因子是一种传染性蛋白粒子，并将其命名为“prion”。Prusiner因在prion的杰出贡献获得1997年诺贝尔生理学或医学奖。TSE研究领域第一位诺贝尔获奖者是美国学者Daniel C. Gajdusek。20世纪50年代末，Gajdusek首次发现库鲁病的传染性，并证明库鲁病是人类第一个由“慢病毒”（slow virus）感染所致的疾病，因此荣获1976年诺贝尔生理学或医学奖（注：当时认为“慢病毒”是一种非寻常病毒，但不清楚其本质，以后证实库鲁病病原体即prion，prion中文译名较多，如朊粒、朊病毒、朊毒体等）。

（一）生物学性状

朊粒的本质是异常折叠的朊蛋白（prion protein，PrP），是一种不含核酸和脂类的疏水性糖蛋白，其分子量为27～30kDa；该蛋白对蛋白酶K有抗性，是从羊瘙痒因子感染的仓鼠脑组织中分离得到的一种特殊蛋白，与目前已知的任何蛋白质都无同源性，又称羊瘙痒病朊蛋白（scrapie prion protein，PrP^{sc}）。这种异常蛋白在电镜下呈纤维状或杆状，直径为10～20nm，长为100～200nm。在某些TSE的脑组织中prion可聚集形成光学显微镜下可见的淀粉样斑块。

人类和多种哺乳动物的染色体中存在着编码朊蛋白的基因。人类PrP基因位于第20号染色体，小鼠PrP基因位于第2号染色体，两者的同源性高达90%。正常情况下，细胞PrP基因编码产生细胞朊蛋白（cellular prion protein，PrP^C），PrP^C是一种正常的糖基化膜蛋白，人类PrP^C有253个氨基酸，通过糖基磷脂酰肌醇（GPI）锚定于细胞膜表面，在多种组织尤其是中枢神经系统神经元中普遍表达。目前，PrP^C确切的生理功能尚不清楚，可能与细胞的跨膜信号传导有关。PrP^C的分子构象以α－螺旋为主，对蛋白酶K的消化作用敏感，可溶于非变性去污剂，没有致病性。

在某些因素作用下，PrP^C错误折叠，构象发生异常改变，形成具有致病性的PrP^{SC}，即朊粒。PrP^{SC}构象以β－折叠为主，仅存在于感染的人和动物组织中，对蛋白酶K有抗性，具有致病性与传染性（图4－12）。由此可见，PrP^{SC}和PrP^C是由同一染色体基因编码，其氨基酸序列即一级结构相同，但空间结构不同，二者的主要区别见表4－1。

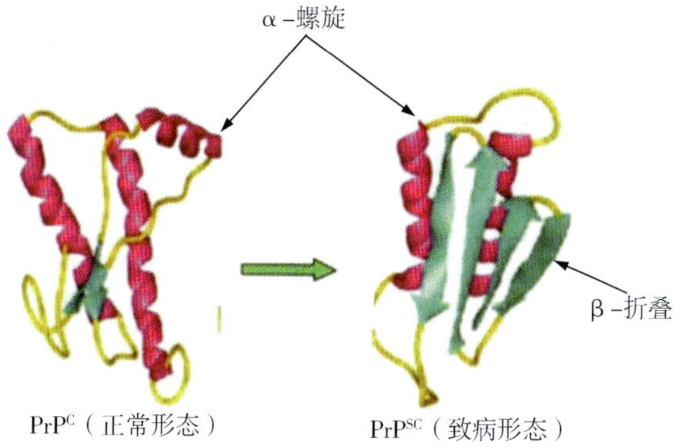

图4－12　PrP^C和PrP^{SC}的空间结构模式图

（引自Kathleen Park Talaro. Foundations in microbiology［M］. 4th ed. New York：The MeGraw Hill Higher Education，2002.）

表4－1　PrP^C与PrP^{SC}的主要区别

	PrP^C	PrP^{SC}
分子构型	α－螺旋占42%，β－折叠仅占3%	β－折叠占43%，α－螺旋占30%
对蛋白酶K的作用	敏感	抗性
对去污剂的溶解性	可溶	不可溶
存在部位	正常人及动物	感染的人及动物
致病性	无	有致病性和传染性

PrP^C转变为PrP^{SC}的确切机制和诱因尚未明了，目前认为促使PrP^C转变为PrP^{SC}的因素主要有：①外源性PrP^{SC}侵入，与体内PrP^C结合催化其转变为PrP^{SC}，见于传染性朊粒病；②体内PrP基因自发突变使PrP^C结构失去稳定性，见于遗传性朊粒病。有研究表明，人PrP基因的第102、178、198和200位的点突变，与家族性克－雅病（CJD）、格斯特曼综合征

（GSS）和致死性家族失眠症（FFI）有关；③自发性的 PrP^{C} 异常折叠形成 PrP^{SC}，这种情况很少，见于散发性朊粒病。PrP^{SC} 大量聚集在脑组织中，形成淀粉样斑块，最终导致 TSE。

朊粒可在某些来源于神经组织的细胞系中增殖，如鼠神经母细胞瘤细胞 Neuro2a、大鼠嗜铬细胞瘤细胞 PC12 等。近年已成功建立了猩猩、恒河猴、小鼠、地鼠、转基因鼠等动物感染模型，为朊粒病的研究奠定了基础。

朊粒对理化因素有很强的抵抗力，能抵抗蛋白酶 K 的消化作用；对热有很强的抗性，标准的高压蒸气灭菌（121.3℃，20 分钟）不能破坏朊粒，需高压蒸气灭菌 134℃、≥2 小时，才能使其失去传染性。对辐射、紫外线及常用消毒剂如甲醛、乙醇等有很强的抗性。目前灭活朊粒的方法：室温 20℃、用 1mol/L NaOH 处理 1 小时以后，再高压蒸气灭菌 134℃、≥2 小时。

（二）临床意义

朊粒是人和动物的传染性海绵状脑病（TSE）的病原体，PrP^{C} 转变为 PrP^{SC} 是疾病发生的基本条件，因 PrP^{SC} 在中枢神经系统细胞内大量聚集，神经细胞空泡变性、减少等而引发朊粒病，是一类人和动物中枢神经系统慢性退行性、致死性疾病。这些疾病的共同特点为：潜伏期长，可达数月至数年甚至数十年；一旦发病呈慢性、进行性发展以死亡告终；患者以痴呆、共济失调、震颤等为主要临床表现；病变部位只发生在中枢神经系统，而不累及其他器官；病理学特征是脑皮质神经元空泡变性、死亡、缺失，而星形细胞高度增生，脑皮质疏松呈海绵状，并有淀粉样斑快形成，脑组织中无炎症反应；不能诱导宿主产生特异性免疫应答。主要的人类及动物朊粒病有 10 种（表 4－2）。

表 4－2　人和动物的 prion 病

分类	病名
人类 prion 病	库鲁病（Kuru disease）
	克－雅病（Creutzfeld－Jakob disease，CJD）
	格斯特曼综合征（Grestmann－Straussler syndrome，GSS）
	致死性家族失眠征（fatal familial insomnia，FFI）
	克－雅病变种（variant CJD，vCJD）
动物 prion 病	羊瘙痒病（scrapie of sheep and goat）
	水貂传染性脑病（transmissible mink encephalopathy，TME）
	鹿慢性消瘦症（chronic wasting disease of deer，CWD）
	牛海绵状脑病（bovine spongiform encephalopathy，BSE）
	猫海绵状脑病（feline spongiform encephalopathy，FSE）

根据感染的来源不同，人类朊粒病可分为传染性、遗传性和散发性三种类型。传染性朊粒病是由于外源性朊粒感染所致，包括库鲁病、医源性克－雅病以及与疯牛病有关的变异型克－雅病。遗传性朊粒病与宿主本身的 PrP 基因突变有关，如家族性克－雅病，格斯特曼综合征和致死性家族失眠，为常染色体显性遗传。散发性朊粒病的机制尚不明确，如散发性克－雅病可能与 PrP^{C} 自发性异常折叠有关。

1. 羊瘙痒病（scrapie of sheep and goat）　是最先发现的动物传染性海绵状脑病，被感染的羊因皮肤瘙痒，在围栏上摩擦身体引起大量脱毛，故取名为羊瘙痒病，除皮肤瘙痒外，还有消瘦、步态不稳、麻痹等症状，是研究 TSE 的最早的模型。病羊脑组织电镜下可见瘙痒病伴随纤维（scrapie－associated fibrils，SAF）。SAF是用羊瘙痒病的致病因子感染小鼠，取小鼠脑组织经去垢剂处理，在提取的膜性部分中观察到的一种特殊纤维结构。目前有一种观点认为，朊粒蛋白是SAF的组成成分。

2. 牛海绵状脑病（bovine spongiform encephalopathy，BSE） 俗称疯牛病，1986年BSE首先出现在英国，目前疯牛病已蔓延到欧洲的其他12个国家，美国、加拿大和日本等也有个别报道。中国尚未发现该病。症状类似羊瘙痒病，病牛出现体质差、产奶量减少、运动失调、震颤等症状，因病牛也常表现出感觉过敏、紧张、恐惧、狂乱，故又叫疯牛病。本病的病理变化为脑干区神经细胞空泡变性，灰质区神经纤维海绵样变，电镜下可见大量特征性的异常纤维蛋白。已证实BSE的病原体源于羊瘙痒病病羊内脏、骨肉粉制作的饲料，PrP^{SC}致病因子借助此途径进入牛的食物链而导致感染发病，并在牛群中流行。1988年7月英国政府立法禁止用牛羊等来源的蛋白质物质喂养牛、羊等反刍动物，并屠杀病牛和疑似病牛，疯牛病的发病率已显著降低。

3. 库鲁病（Kuru disease） 是第一个被确认的由朊粒引起的人传染性海绵状脑病。库鲁病发生在巴布亚新几内亚高原土著部落（Fore部落），由Gajdusek等于1957年首先报道。“Kuru”一词是当地土语，为颤抖之意，用来形容本病的颤抖特征。库鲁病多见于成年妇女和儿童，成年男性很少患病。潜伏期长短不一，为4～30年，一旦发病，迅速进行性加重。患者表现为震颤、肌阵挛、共济失调、失语，晚期出现痴呆、瘫痪、衰竭，多并发感染，发病后病程一般不超过1年，大多于6～9个月内死亡。Gajdusek等证明库鲁病的与原始的宗教祭祀仪式食尸有关，病原因子通过皮肤、黏膜和胃肠道而传染。杜绝食尸这一习俗后，库鲁病也逐渐随之消失。

4. 克－雅病（Creutzfeld－Jakob disease，CJD） 又叫早老性痴呆症、传染性痴呆病，是人类最常见的传染性海绵状脑病。1920年由Creutzfeld和Jakob两位神经病理学家首先报道。本病存在于世界各地，好发于50～70岁，分为散发型、家族遗传型和传染型三型。散发型在三型中最多见，占80%左右，病因不明。家族遗传型占10%～15%，具有家族性的常染色体显性遗传，患者家族中都有PrP基因的突变。传染型主要由医源性感染所致，克－雅病患者的某些组织或器官（尤其是神经、淋巴组织）含有朊粒，可污染医疗器械，医源性克－雅病的发生与医疗器械灭菌不彻底有关。脑深部电极、角膜移植、硬脑膜移植、器官移植或注射由人脑垂体制备的生长激素、促性腺激素等因素有关。

克－雅病潜伏期为1～15年，也可长达40年以上，典型临床表现为进行性发展的痴呆、肌阵挛、小脑共济失调、运动性失语，并迅速发展为半瘫、癫痫，甚至昏迷，阵发性暴发脑电图改变、广泛的大脑功能障碍，患者最终于1年内死于感染或衰竭。

5. 克－雅病变种（variant CJD，vCJD） 1996年英国首先报道一种新型的人类TSE，即克－雅病变种，至2000年英国已经确定的病例有80例，在法国、德国、爱尔兰及俄罗斯等欧洲国家先后出现个别病例。vCJD好发于18～40岁的年轻人，平均发病年龄27岁，与传统的CJD在发病年龄、临床特征、脑电图改变、影像学及病理变化等方面有明显差异，故被认为是克－雅病的新变种。

研究已证实vCJD与疯牛病密切相关，与病牛接触或进食疯牛肉是最可能的发病原因。绝大多数患者发生于疯牛病高发区的英国，患者病变组织中的PrP^{SC}与疯牛病的PrP^{SC}相同，患者脑组织的病理变化亦与疯牛病相似，动物实验也证明vCJD与疯牛病密切相关。潜伏期为10～30年，患者先出现精神和感觉方面的异常，有的患者首先就诊于精神病医生，随后出现运动失调，最后才出现肌痉挛、痴呆。现普遍认为vCJD可跨种族由动物传染给人，与PrP基因序列有关，序列越相似，在不同种属间传播的可能性越大。牛与羊的PrP基因相似度大约98%，故羊瘙痒病因子易传染给牛。与羊PrP基因型相比，人类的PrP基因型更接近于牛的PrP基因型，因此，人类vCJD可经食用患疯牛病的病牛肉而不是食用患羊瘙痒病的病羊肉而患病。有研究提示人PrP基因129位密码子的多态性与人类疯牛病致病因子的易感性有关，vCJD患者大多数129位密码子为纯合子蛋氨酸。疯牛病与vCJD的出现已引起国际社会的极大关注。

6. 格斯特曼综合征（Grestmann – Straussler syndrome，GSS） 是一种罕见的遗传性人类传染性海绵状脑病，主要与PrP基因102位密码子突变（Pro – Leu）有关。

7. 致死性家族失眠征（fatal familial insomnia，FFI） 是另一种人类遗传性传染性海绵状脑病，表现为PrP基因第178位密码子突变（Asp – Asn），第129位密码子多为甲硫氨酸纯合子，而遗传性CJD的129位密码子多为缬氨酸。临床表现主要为进行性加重的失眠、运动失调、精神异常和内分泌紊乱等，很少见痴呆。

（三）微生物学检验

病原学检查可采取患者脑脊液和病变脑组织等，通过染色镜检、免疫组化和免疫印迹等方法检测PrP^{SC}，具体的检验程序见图4 – 13。

1. 免疫组化法 是目前确诊朊粒病最可靠的方法。由于目前尚没有可区分PrP^{C}和PrP^{SC}的特异性抗体，通常将脑组织或淋巴组织的病理切片先经高温及甲酸处理破坏PrP^{C}，然后再用PrP单克隆抗体染色，可在组织切片中直接显示PrP^{SC}。

2. 免疫印迹 目前确诊朊粒病的常用方法。脑组织等样本经匀浆后，用蛋白酶K处理破坏PrP^{C}，电泳后转印至硝酸纤维膜，再用PrP单克隆抗体检测PrP^{SC}。

3. ELISA 该方法简便、快速，适用于大批量样品的筛查，但可疑样品要进一步通过免疫组化或免疫印迹方法确诊。

4. 基因分析法 用于协助诊断家族性朊粒病。从疑似患者外周血或组织中提取DNA，PCR扩增PrP基因，限制性酶切分析，再行等位特异性杂交或核苷酸序列分析，以确定PrP基因型是否发生突变。

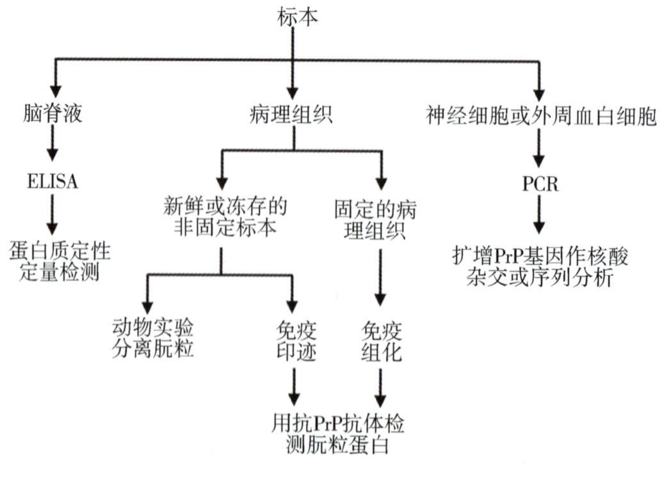

图4 – 13 朊粒的检验程序

（四）防治原则

目前，对朊粒感染性疾病尚无有效的治疗方法，故预防朊粒的感染尤为重要。

1. 医源性朊粒病的预防　对患者的血液、体液及手术器械等污染物应进行彻底消毒，彻底销毁含致病因子的动物尸体、组织块或注射器；严禁朊粒病患者和任何退行性神经系统疾病患者的组织和器官用于器官移植；医护人员在诊疗过程中应严格遵守安全规程，加强防范意识，注意自我保护。

2. BSE 及 vCJD 的预防　禁止用牛、羊等动物的骨肉粉作为饲料添加剂喂养牛、羊等反刍动物，以防止致病因子进入食物链。对从有 BSE 的国家进口的活牛（包括胚胎）或牛制品，必须进行严格的特殊检疫，防止输入性感染。

二、亚病毒

亚病毒（subvirus）是比病毒更小的传染性因子，于 1983 年在意大利召开的“植物和动物的亚病毒病原国际学术讨论会”上，正式将类病毒、卫星病毒和朊粒（朊病毒）等归入亚病毒，近年认为朊粒列入病毒范畴不合适，其生物学地位尚未确定。

（一）类病毒

类病毒（viroid）首先被美国 Diener 于 1971 年发现，至今已有十余种，均为植物病毒。该病毒主要能使植物致病，可引起马铃薯、椰子、啤酒花、柑橘等多种植物的严重病害。类病毒仅由 250～400 个核苷酸组成，为单链杆状 RNA，无包膜或衣壳，不含蛋白质。在细胞核内增殖，利用宿主细胞的 RNA 聚合酶Ⅱ进行复制。对核酸酶敏感，对热、有机溶剂有抵抗力。致病机制可能是由于 RNA 分子直接干扰宿主细胞的核酸代谢。类病毒与人类疾病的关系尚不清楚。

（二）卫星病毒

多数与植物病毒，少数为噬菌体或动物病毒，如腺病毒的卫星病毒。卫星病毒（satellite virus）可分为两大类，一类可编码自身的衣壳蛋白，另一类为卫星病毒 RNA 分子（也曾称为拟病毒），需利用辅助病毒的蛋白衣壳。其特点是 500～2000 个核苷酸的单链 RNA，与缺陷病毒不同，表现为与辅助病毒基因组间无同源性；复制时常干扰辅助病毒的增殖。

有人认为人类的丁型肝炎病毒具有部分卫星病毒和类病毒的特征，是一种特殊的嵌合 RNA 分子。

本章小结

病毒的基本性状主要包括病毒的概念、形态结构，病毒的复制增殖过程，病毒的遗传变异，朊粒和亚病毒等。病毒是一类体积微小、结构简单、能够复制和严格细胞内寄生的非细胞型微生物。基本结构由蛋白质衣壳包绕一种类型的核酸（DNA/RNA），辅助结构包括包膜及触须样纤维。病毒以复制的方式增殖，一个复制周期包括吸附、穿入、脱壳、生物合成、装配和释放五个阶段；病毒核酸类型多样，不同核酸类型病毒生物合成过程各异；病毒异常增殖可产生顿挫感染、缺陷病毒，两株或两种病毒同时感染一种细胞可产生干扰现象。病毒在毒力、抗原性、空斑及对理化因素抵抗力方面发生变异，其变异机制包括基

扫码“练一练”

因突变、基因重组和重配、基因整合及基因产物的相互作用。朊粒（prion）是由宿主细胞基因编码的、构象异常的蛋白质，对各种理化因素具有很强抵抗力，无核酸成分，具有自我复制能力和传染性，是人和动物传染性海绵状脑病（TSE）的病原体；朊粒生物学地位尚未确定；通过染色镜检、免疫组化和免疫印迹等方法检测 PrP^{SC} 进行朊粒病的病原学检验。

（王　云）

第五章　微生物感染与宿主免疫

本章要点

1. **掌握**　条件致病微生物和内源性感染的概念；人体正常菌群和微生态相关疾病。

2. **熟悉**　微生物与宿主相互作用及导致感染性疾病发生的过程；微生物毒力因子和宿主预防感染的免疫防御。

3. **了解**　医学相关微生物与人类宿主的复杂关系。

扫码“看一看”

感染是微生物在宿主体内生长繁殖导致宿主组织细胞损伤与抗损伤生物学过程。感染微生物可来自宿主体内或体外，通过一定的传播方式从一个宿主到另一个宿主或从外环境进入机体。本章将讨论感染发生、发展与转归时微生物与宿主相互作用及机制。

第一节　宿主与微生物相互关系

扫码“学一学”

在人体体表皮肤及消化道、上呼吸道、泌尿生殖道等与外界相通的腔道黏膜上，栖居着种类繁多、数亿万计的细菌、真菌等微生物，称为人体相关菌群（body - associated flora）。根据这些微生物与人体的相互关系，可分为有益微生物、条件致病微生物与病原微生物三大类。

1. 有益微生物（beneficial microbes）　对人体具有生理作用，是机体自然、正常生命活动必不可少的组成部分。目前研究较多且比较肯定的是结肠中的厌氧菌、阴道中的乳杆菌、口腔和口咽部的甲型链球菌等，而以肠道中的双歧杆菌最为典型，该菌不产毒素，无侵袭性，是目前发现的唯一对人体只有生理作用而无致病作用的细菌。

2. 条件致病微生物（opportunistic microbes）　也称条件致病菌。对健康宿主不致病，可具有生理作用。但能使免疫力低下或生理功能异常的机体致病，或者在特定条件下产生毒性产物或获得侵袭性而具有致病性，主要引起内源性感染。栖居于人体黏膜和皮肤的兼性厌氧菌、厌氧菌、真菌属于此类，如肠杆菌科细菌、肠球菌属、葡萄球菌属、类杆菌属、梭菌属及真菌中白念珠菌属、马拉色菌属、曲霉菌、隐球菌等。广泛存在于外环境中的假单胞菌属、不动杆菌属等细菌因常引起人的感染，也归入此类。

3. 病原微生物（pathogenic microbes）　是感染性疾病的病原体，通过释放毒性产物或诱发超敏反应引起机体较强烈的结构或功能变化。常见的病原微生物包括病毒如流感病毒属、肠道病毒属、肝炎病毒等，革兰阳性细菌如白喉棒状杆菌、破伤风梭菌、肉毒梭菌、炭疽芽孢杆菌、A群链球菌、肺炎链球菌等，革兰阴性细菌如霍乱弧菌、伤寒沙门菌、痢疾志贺菌、淋病奈瑟菌、脑膜炎奈瑟菌等，以及结核分枝杆菌，苍白密螺旋体，真菌中巴西芽生菌、组织荚膜胞浆菌、球孢子菌、孢子丝菌等。

上述三种微生物的分类代表了宿主与菌群间的三种基本关系，这是亿万年生命进化过程中人体与微生物共同进化的产物。但这种关系是相对的，一方面有益微生物在特定条件下可转变为条件致病菌引起机会感染，另一方面病原微生物通常也只在一定条件下才致病。

建立起正确的微生物与宿主间相互关系的概念很重要。当代的微生物相关疾病早已超越了根据郭霍原则来确定病原体的传染病范畴，不仅包括20世纪60年代以后日渐突出、至今仍十分严重的由条件致病菌引起的医院感染，还包括20世纪80年代以后逐渐成为临床医学前沿领域的微生态相关疾病，其中既有感染性疾病，也有多重微生物综合征（multi－microbial syndrome）。传统的病原菌分离鉴定模式在诊断内源性条件致病菌感染时已有不少局限性，难以解决菌群异常和多重微生物综合征的病原学检验问题。微生物学检验需要向病原菌诊断、菌群诊断、乃至微生态诊断的方向发展，才能满足临床诊断治疗需求。

第二节　病原微生物与感染病

扫码"学一学"

当今，感染病仍是临床常见、发病率高，引起人类死亡的主要原因。病原微生物在感染病的发生发展中起着至关重要的作用，本节将介绍病原微生物的感染类型和传播方式。

一、病原微生物感染与感染病

感染病（infectious diseases）是由微生物（细菌、病毒、真菌等）和寄生虫感染人体后产生的疾病，具有传染性的感染性疾病又称传染病（communicable diseases）。

由于感染性病原体的种类不断发生变迁，过去已经得到控制和消灭的病原体死灰复燃，新的病原体又陆续发现。微生物变异出现新亚型、亚株、不典型株及耐药株，使人群具有普遍易感性，且感染后临床诊断和防治也具有较大困难，同时感染性因子在非感染性疾病中所起的作用也越来越明显（如幽门螺杆菌与消化性溃疡和胃癌；HBV、HCV和黄曲霉菌等与原发性肝癌；单纯疱疹病毒、伯氏螺旋体等与面肌麻痹；巨细胞病毒、肺炎支原体等与冠状动脉疾病）。

现代医疗条件的进步使抵抗力受损的许多患者获救，包括有先天性免疫缺陷者、肿瘤患者、监护病房的患者以及各种疾患的晚期患者；但现代医疗技术（如器官移植、放射治疗以及透析疗法等）常可破坏宿主的免疫防御能力。某些病毒感染（如艾滋病等）可以引起灾难性的免疫功能缺陷或不全。激素、免疫抑制剂及抗肿瘤药物的大量长期使用，导致机体免疫功能低下与紊乱，广谱抗生素的不合理使用造成机体菌群失调，导致临床上条件致病菌的内源性感染不断增加。由于国际间交流，人类活动交往的扩大和不洁性行为等导致性传播疾病和人兽共患病的不断增加，甚至还要警惕生物恐怖行动给人类带来的危害。

二、病原微生物感染类型

（一）按病原体分类

病原微生物感染类型按病原体不同可分为传统病原体感染和新发病原体感染。

1. 传统病原体感染

（1）细菌　很多致病菌引起的感染已被很好地控制，发病率明显下降，尤其某些较严重的传染性疾病甚至濒临消灭，如白喉棒状杆菌引起的白喉、炭疽芽孢杆菌导致的炭疽、百日咳杆菌所致的百日咳、霍乱弧菌所致的霍乱等。目前临床上细菌感染主要为一般致病菌。如链球菌属（*Streptococcus*）、脑膜炎奈瑟菌（*Neisseria meningitis*）、淋病奈瑟球菌（*Neisseria gonorrhoeae*）、志贺菌属（*Shigellae*）、分枝杆菌（*Mycobacteria*），以及衣原体（*Chlamydia*）、支原体（*Mycoplasma*）、立克次体（*Rickettsiae*）和螺旋体（*Spirochetes*）等。

（2）病毒　据报道约有400种病毒可感染人类，很多病毒感染虽然发病率不高，但多为致死性很强的病原体如汉坦病毒等。病毒感染多导致疾病，机会性感染较少见。如肝炎病毒（*Hepatitis virus*）、人乳头瘤病毒（*Human papilloma virus*，HPV）、轮状病毒（*Rotavirus*）、流行性感冒病毒（*Influenza virus*）、SARS冠状病毒等。20世纪以来，人类探索研制了很多抗病毒制剂，尤其是病毒疫苗的成功研制和应用，使某些病毒性疾病的流行得以控制，有的甚至濒临消灭，如水痘和脊髓灰质炎等。

（3）真菌　致病性真菌广泛存在于土壤、腐烂植物或水果等食品中。免疫防御功能正常时临床症状明显的真菌感染并不常见。少数患者因抵抗力低下、吸入的真菌孢子较多，可出现有症状甚至播散性感染。

2. 新发病原体感染　新发病原体主要为近几十年新出现的某些病毒或细菌，如新型甲型H1N1流感病毒（2009年）、SARS冠状病毒（2003年）、高致病性禽流感病毒（1997年）、艾滋病毒（1981年）、埃博拉病毒（1976年）、嗜肺军团菌（1976年）等。SARS冠状病毒主要导致严重急性呼吸道疾病，属季节性暴发性传染病。由于生态环境的变化、大量抗微生物药物的应用、微生物基因变异、病毒基因重组或重排及微生物宿主从动物到人类的迁移等原因，造成很多已受控制的感染性疾病（如结核病）重现和很多新发感染病的出现。

（二）按疾病特征分类

病原微生物感染人体后，依据机体与病原体相互作用可有不同结局。当宿主具有高度免疫力，或侵入的致病菌毒力很弱或数量不足，或侵入部位不适宜，则病原体迅速被机体的免疫系统消灭，不发生感染。

当宿主的抗感染免疫力较强，或侵入的病原体数量少、毒力弱，感染后对机体损害较轻无明显临床症状，则称为隐性感染（inapparent infection）或亚临床感染（sub - clinical infection）。隐性感染者可向体外排出病原体并具有传染性，在大多数传染病每一次流行中，隐性感染者一般占人群的90%以上。

若宿主与病原体在相互作用过程中暂时处于平衡状态，病原体潜伏在病灶内或某些特殊组织内，一般不排出体外，称为潜伏感染（latent infection）。一旦机体免疫力下降，则潜伏的病原体大量繁殖，疾病复发，如结核分枝杆菌和单纯疱疹病毒有潜伏感染。

如果宿主的抗感染免疫力较弱，或侵入的病原体数量较多、毒力较强，机体的组织细胞受到不同程度的损害并出现一系列的临床症状和体征，则称为显性感染（apparent infection）。显性感染过程结束后病原体可被清除。由于不同患者的宿主免疫力和病原体致病力存在着差异，因此显性感染又分急性感染（acute infection）、慢性感染（chronic infection）、局部感染（local infection）、全身感染（generalized infection）。全身感染是病原体或其毒性代谢产物向全身播散引起全身性症状，包括毒血症（toxemia）、内毒素血症（endotoxemia）、菌血症（bacteremia）、败血症（septicemia）、脓毒血症（pyemia）。

若显性或隐性感染后病原体未被完全消灭而在体内持续存在，称为带菌状态，该宿主称为携带者（carrier）。伤寒、白喉等病后常可出现带菌状态，经常会间歇性排出病菌，成为重要传染源。

（三）按病原体来源分类

病原体感染可分为外源性感染（exogenous infection）和内源性感染（endogenous infection）。对于某一特定宿主，外源性感染是指微生物从外部侵入人体感染而发病，内源性感染是由于自身体内存在的微生物感染发病。外源性感染的病原体来自外部环境或其他个体，例如，猪链球菌荚膜Ⅱ型对人体的感染，新生隐球菌对人体的感染；内源性感染的病原体来自患者自身菌群，例如，在门脉高压症患者中大肠埃希菌引起的腹腔感染。

三、病原微生物的传播

病原体通过以下方式在健康人群中传播，可引起传染病流行甚至暴发流行，严重时会严重冲击社会经济系统，对社会经济发展造成严重破坏。

1. 空气传播 粒径≤5μm的气溶胶或含感染性因子尘粒长时间悬浮于空中，经呼吸道吸入途径感染宿主。空气传播范围可大于1m，主要经空气传播的疾病有肺结核、风疹、水痘、SARS等。

2. 飞沫传播 一些病原微生物感染患者在咳嗽、打喷嚏、讲话或接受吸痰、支气管镜等操作时，可产生致病菌飞沫（直径>5μm），通过空气沉积到宿主的结膜、鼻腔或口腔黏膜。飞沫无法在空气中长时间停留，只能在1m以内短距离传播，如甲型流感病毒。

3. 接触传播 分为直接接触和间接接触传播。淋病奈瑟菌、苍白螺旋体、麻风分枝杆菌、沙眼衣原体等可通过人－人或动物－人的密切接触而感染。其方式可为性接触、直接接触，或通过用具等间接受染。

4. 共同媒介物传播 病原体污染食物、水源、医疗器械等导致的传播。伤寒、菌痢、霍乱等胃肠道传染病大多是摄入粪污染的饮食物所致。泥土、人类和动物粪便中，可有破伤风梭菌、产气荚膜梭菌等芽孢存在，这些芽孢进入深部伤口，微环境适宜时就会发芽、繁殖与产生外毒素而致病。

5. 虫媒传播 有些传染病是通过吸血昆虫传播的。例如人类鼠疫和地方性斑疹伤寒由鼠跳蚤传播，莱姆病由硬蜱传播，苍蝇是消化道传播的重要媒介等。

6. 多途径传播 有些病原体如SARS、结核分枝杆菌可同时经空气、飞沫和接触等多种途径传播。

扫码“学一学”

第三节 条件致病微生物与内源性感染

一、条件致病微生物感染

人体内以及环境中存在着大量微生物且种类繁多，其中绝大多数对健康个体并无致病性。但对处于抵抗力低下或生理功能异常状态的患者，一些致病性弱或对正常机体无致病性的微生物成为病原体，这些微生物就称为条件致病性微生物或机会病原体（opportunistic pathogens）。

（一）条件致病微生物的主要特点

1. 毒力弱或无明显毒力 条件致病微生物可能是毒力较弱的微生物，也可能是居住在体内的正常菌群或是处于潜伏状态的病原体，故其毒力显著不同于引起流行性脑脊髓膜炎、流行性乙型脑炎、淋病等传染病的毒力强的病原体。

2. 常为耐药菌或多重耐药菌 引起机会性感染的铜绿假单胞菌、肺炎克雷伯菌、大肠埃希菌、阴沟肠杆菌、金黄色葡萄球菌等均为最常见的天然或获得性耐药菌，且往往为多重耐药菌。

3. 新的条件致病微生物不断出现 长期使用抗生素，常可导致菌群失调及新的机会性病原体出现，如引起“抗生素相关性结肠炎”的艰难梭菌原为肠道正常菌群。此外，某些曾认为与医学关系不大的微生物成为较常见的机会性病原体，如阴沟肠杆菌、不动杆菌、黏质沙雷菌、肠球菌及人类细小病毒等。

（二）常见的条件致病微生物

1. 细菌 是机会性感染最常见的病原体，其中常见的有革兰染色阴性的大肠埃希菌、克雷伯菌属、铜绿假单胞菌、沙雷菌属及变形杆菌等；革兰染色阳性凝固酶阴性的葡萄球菌等。

2. 病毒 虽然人类对某些病毒普遍易感，但感染后可长期呈潜伏或静止状态，一旦机体受到某些因素的刺激或免疫力下降可转变成活跃状态引起机会性感染。常见的机会性致病病毒有人疱疹病毒 3 型（旧称水痘－带状疱疹病毒）、人疱疹病毒 5 型（旧称巨细胞病毒）和人疱疹病毒 1 型（旧称单纯疱疹病毒）。近几年新发现的人类细小病毒亦认为是机会致病性病毒。

3. 真菌 条件致病真菌广泛存在于自然界的土壤、水、空气及人体各部位，如口咽部、肠道、泌尿生殖道或皮肤等处，其毒力低，一般不具有致病性，但免疫功能低下者（严重创伤或感染、慢性消耗性疾病和免疫缺陷）、长期使用广谱抗生素、糖皮质激素或免疫抑制剂者与长期使用内脏导管或放置静脉插管者等易感染。常见的条件致病性真菌有念珠菌属、隐球菌属及曲霉菌属等。治疗机会致病性真菌感染时，应积极治疗原发病，增强机体免疫功能。

二、内源性感染

内源性感染即是指由人体菌群成员引起的感染，主要是需氧或兼性厌氧条件致病微生物。肠道菌群和口咽部菌群是最重要的内源性感染源，一般认为伤口、泌尿生殖道等部位的感染菌，都来自肠道菌群或口咽部菌群。

条件致病微生物在人体内的异常定植与增殖是引起内源性感染的关键环节。机体生理功能紊乱导致对菌群的清除速率降低是导致人体内条件致病微生物异常增长的首要因素。其次使用抗生素破坏了肠道正常菌群及其定植抗力，导致耐药的条件致病菌或真菌等大量增殖，可进一步侵入肠黏膜下、淋巴液、血液引起肠源性感染，或播散到呼吸道、泌尿道、伤口等部位引起感染。

条件致病微生物引起的内源性感染是当今医院内最常见、最重要的感染之一，了解上述内源性感染发生发展的机制，对临床上诊断、预防和治疗内源性感染具有重要的实践意义。

最常见的由条件致病微生物引起的具有内源性感染特征的医院感染主要有下呼吸道感染和泌尿道感染。

1. 下呼吸道感染 主要见于昏迷患者、气管插管和高龄卧床患者等，因生理功能异常而导致口咽部清除菌群的功能部分或全部丧失，甲型链球菌、奈瑟菌、葡萄球菌、革兰阴性杆菌等在口咽部大量增长，数量可较正常时高出1000倍以上；若使用了抗生素，则以真菌中白念珠菌、耐药性较强的葡萄球菌，包括肠杆菌科、假单胞菌、不动杆菌等的革兰阴性杆菌为主，并进一步播散至下呼吸道，引起下呼吸道感染。

2. 泌尿道感染 主要见于留置导尿管的患者。插导尿管后患者正常排尿功能对尿道细菌的清除作用消失，导致细菌在尿道异常定植、逆行感染，通常是前述革兰阴性杆菌、葡萄球菌、肠球菌、真菌等。这些细菌大多来自在胃肠道异常定植、生长的细菌；女性患者的阴道细菌异常定植亦是感染的来源。

3. 抗生素相关性腹泻与伪膜性肠炎 使用抗生素破坏肠道菌群后可引起抗生素相关性腹泻，多见于氨苄西林、林可霉素、头孢菌素类抗生素，严重时引起伪膜性肠炎、真菌性肠炎、葡萄球菌肠炎等。如果肠道正常菌群破坏后艰难梭菌异常增长并分泌肠毒素，则可损伤肠黏膜引起伪膜性肠炎。

三、内源性感染病原学检验

呼吸道、泌尿道等黏膜部位科学合理的微生物学检验报告已成为临床上是否进行抗菌治疗与如何进行抗菌治疗的重要的依据，也是当今临床微生物学检验所遭遇的棘手问题。为了正确地进行内源性感染病原学诊断，需对下列要点给予足够的重视。

1. 标本涂片染色观察 若某种形态的微生物是优势菌且有较多白细胞或脓球甚至观察到吞噬现象，则这种微生物可能是感染菌。

2. 细菌的量 进行定量或半定量培养，若某种细菌的数量多、且菌落比较纯，明显抑制其他微生物生长，则这种细菌是可能是感染菌。

3. 持续存在的细菌 不同日期的细菌培养（连续3天）均分离出同一种菌，且为优势定植，则可结合临床推测是否引起感染。

4. 数量增长与临床感染症状 若某种微生物的出现或数量增长与临床感染症状的发生或病情加重相一致，则该微生物可能是引起感染病原微生物。

第四节 人体微生物群与微生态相关疾病

扫码“学一学”

人体正常微生物群对宿主具有消化、吸收、营养、免疫、生长刺激与生物拮抗等生理作用。微生物之间、微生物与宿主之间、微生物与环境之间，形成相互制约、相互依赖的微生态链式关系，一旦这种平衡或链式关系打破（即微生态失调发生）就会引起宿主疾病。

一、人体微生物群基本概念

（一）人体微生物群演变规律与正常菌群

栖居于人体消化道、上呼吸道和泌尿生殖道等黏膜与皮肤的菌群受人体内外诸多因素的影响，其中菌群自身的演替规律和人体对菌群的清除作用是最基本的两项因素。

胎儿在母体内处于无菌状态，一旦出生，菌群就会从无到有、从简单到复杂、由低级向高级演替（succession），这是人体菌群的自身规律。新生儿与母亲密切接触获得来自母体的细菌，以及出生后不断接受来自生活环境里的各种细菌，这些菌不断加入、参与菌群演替进程，有的细菌最终在人体长期定植下来，有的则只能一过性停留。

人体对菌群的清除作用主要指人体黏膜与皮肤部位因体液分泌流动、上皮细胞脱落等产生的对菌群持续不断的机械性清除作用。清除速率高低对菌群的特征有显著影响，在清除速率高的口咽部、上段小肠等部位菌群以比较简单的兼性厌氧菌群为主，而在清除速率低的结肠与牙周袋菌群则很复杂，以专性厌氧菌群为主。

上述两个因素相互对立、相互作用，最终使菌群的演替进程停滞，菌群暂时处于平衡、稳定状态，此时的菌群即一般所称的“正常菌群”。当人体生理功能异常改变，或使用抗菌药物，或外源性细菌随食物等大量进入人体时，都可能打破菌群原有的平衡状态而使菌群发生异常变化，称为菌群失调（flora imbalance）或微生态失调。

人体各黏膜皮肤部位与菌群有严格的对应关系，特定部位只有特定的菌群定植才符合人体正常生理功能，称为菌群的“定位”（表5-1），这是亿万年生命进化过程中人体与菌群共同进化的结果，所以当菌群在体内外各种因素影响下发生异常变化时，就会对人体产生不利影响。

表5-1　人体不同部位的常见正常菌群

部位	常见正常菌群
皮肤	葡萄球菌、类白喉棒状杆菌、铜绿假单胞菌、丙酸杆菌、白念珠菌、非致病性分枝杆菌
口腔	葡萄球菌、甲型和丙型链球菌、肺炎链球菌、奈瑟菌、乳杆菌、类白喉棒状杆菌、放线菌、螺旋体、白念珠菌、梭菌
鼻咽部	葡萄球菌、甲型和丙型链球菌、肺炎链球菌、奈瑟菌、类杆菌
外耳道	葡萄球菌、类白喉棒状杆菌、铜绿假单胞菌、非致病性分枝杆菌
眼结膜	葡萄球菌、干燥棒状杆菌、奈瑟菌
胃	一般无菌
肠道	大肠埃希菌、产气肠杆菌、变形杆菌、铜绿假单胞菌、葡萄球菌、肠球菌、类杆菌、产气荚膜梭菌、破伤风梭菌、双歧杆菌、真细菌、乳杆菌、白念珠菌
尿道	葡萄球菌、类白喉棒状杆菌、非致病性分枝杆菌
阴道	乳杆菌、大肠埃希菌、类白喉棒状杆菌、白念珠菌

（二）主要人体菌群

1. 肠道菌群　人体肠道菌群是一个复杂的微生态系统。肠道中定居着超过100万亿的微生物，包括细菌、酵母菌和丝状真菌等，与人体存在共生关系，共同维护人体的生理平衡。目前，人们已经在人体胃肠道内检测到了9种细菌门，其中拟杆菌门，硬壁菌门和放线菌门占主要优势，变形菌门的细菌也较常见，只是含量相对较低。肠道菌群中既包含了对身体有益的微生物群，如乳酸杆菌和占主导地位的双歧杆菌，又包含一些潜在的致病菌，如铜绿假单胞菌、变形杆菌、大肠埃希菌等，它们处于一种共生的状态。在人体肠道的不同部位，其微生态环境和定植细菌的数量与组成也有明显差异。小肠对菌群的清除速率高，菌群总量低只有10^5～10^7CFU/ml，菌群组成简单，主要有大肠埃希菌、肠球菌，以及其他更少量的肠杆菌科细菌和来自唾液的口腔菌群。结肠对菌群的清除速率很低，因而菌群总量达10^{12}～10^{13}CFU/ml，菌群极为复杂以专性厌氧菌为主，可分离出的细菌达数百种，最优势的细菌有十余种，包括双歧杆菌、优杆菌、类杆菌、消化球菌、韦荣球菌等（图5-

1)，兼性厌氧菌的数量约为专性厌氧菌的1%。正常的肠道微生态对人体众多生理功能的维护和发挥起着重要的作用，当这种平衡受到破坏时，便会引起一系列肠内外疾病。同样，某些肠外疾病的发生发展也会导致肠道微生态发生改变，引起肠道菌群的失调。肠道微生态与肝肾疾病、糖尿病、肥胖症甚至衰老等都有着密切关系。

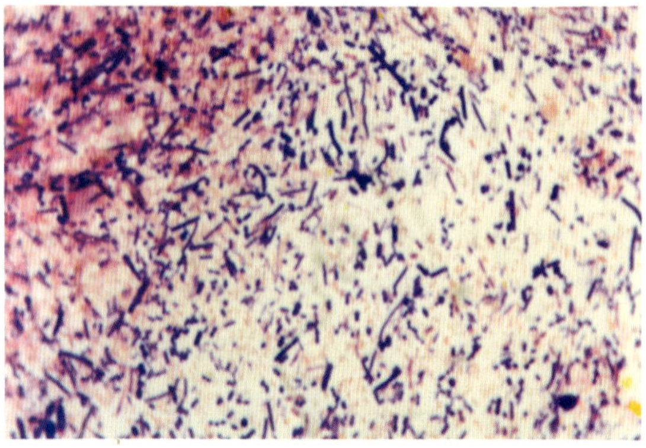

图5-1 正常大便（结肠）菌群

2. 口咽部菌群 人体口腔中有超过700种细菌（革兰阳性菌、革兰阴性菌和古细菌），使得口腔微生物群落成为人体最复杂的微生物菌群之一。牙菌斑生物膜由微生物组成，根据发生部位与龈缘的关系，牙菌斑可分为龈上菌斑和龈下菌斑。龈上菌斑以革兰阳性菌为优势菌，包括血液链球菌、变异链球菌、缓症链球菌、唾液链球菌和乳杆菌；而龈下菌斑则主要由革兰阴性厌氧菌构成，如放线杆菌、伴放线放线杆菌、福赛斯坦纳菌（*T. forsythensis*）、弯曲杆菌、二氧化碳噬纤维菌、啮蚀艾肯菌、具核梭杆菌、牙龈卟啉单胞菌、中间普雷沃菌，以及口腔螺旋体如齿垢密螺旋体（图5-2）。人类口腔微生物与人体始终处于动态生态平衡状态，为维护人体的健康发挥重要的作用，也与多种口腔疾病的发生发展有密切关系。在口咽部菌群中，甲型链球菌被公认为是最重要的代表性细菌，具有拮抗致病菌、条件致病菌的作用。

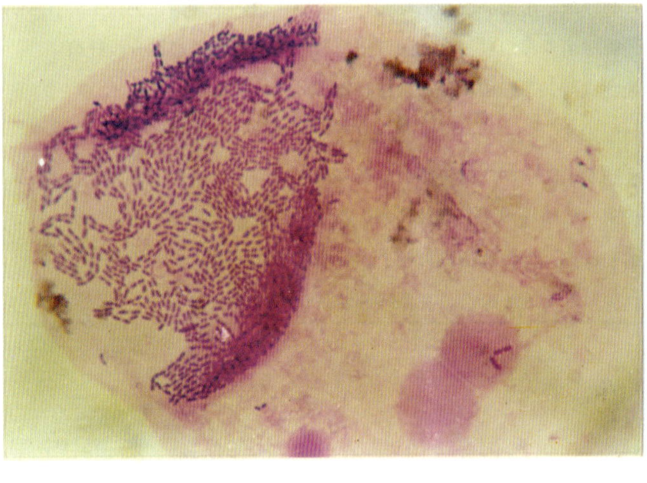

图5-2 口咽黏膜上皮细胞表面的微菌落

3. 阴道菌群 正常状态下，阴道内存在着多种微生物，包括细菌、真菌、病毒、原虫。阴道内主要常驻菌有乳杆菌、葡萄球菌、棒状杆菌、链球菌、粪杆菌、支原体、白念珠菌及消化球菌等（图5-3）。其中最重要的成员是乳杆菌，它在健康妇女的阴道排出物标本中分离率达50%~80%，是阴道微生物群中优势菌，其数量占阴道微生物的95%以上。栖居于阴道黏膜上每一种属的微生物群在数量、比例、分布、位置上都彼此恒定，维持阴道微生态平衡。这种协调的动态平衡关系对维持阴道的自净作用以及宿主的健康均起重要作用。阴道的微生态群落会随着卵巢功能的改变、月经周期、妊娠阶段等因素的变化而变化，但其在生理范围内的波动是有益于宿主适应环境和宿主的生态演替，这种演替是微生物与环境、宿主所建立的新的、协调的动态平衡。健康女性阴道排出物中活菌数为$10^2 \sim 10^9$ CFU/ml，厌氧菌与需氧菌的比例约为5∶1。阴道菌群之间，不但存在着共生的关系，如乳酸杆菌、表皮葡萄球菌、粪肠球菌等都参与糖原分解产酸，也存在着拮抗关系，如乳酸杆菌抑制大肠埃希菌、B族链球菌、类杆菌、金黄色葡萄球菌的生长。高度有序地定植在阴道黏液膜上皮和分布于阴道分泌液之中的微生物群落，作为生物屏障，不仅直接通过产生H_2O_2、细菌素、防御素和营养竞争使外袭菌无法立足，而且在维持阴道的酸性环境、激活宿主免疫功能等方面发挥重要作用。一旦阴道的微生态平衡被破坏，失调的阴道菌群可引起多种疾病。

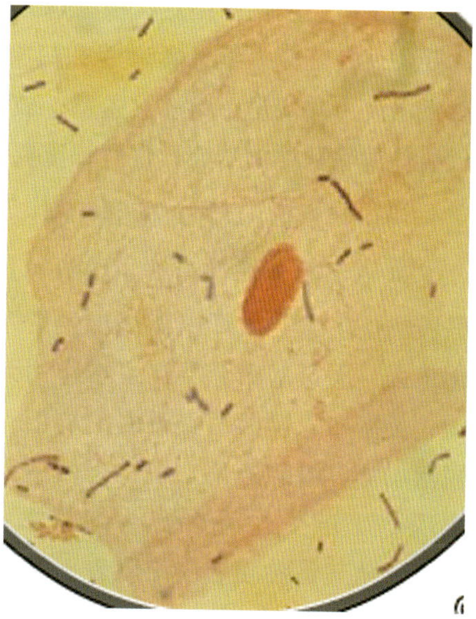

图5-3　正常阴道菌群

4. 皮肤菌群　正常皮肤每平方厘米定居着大约100万细菌，有上百种类型。皮肤常驻菌具有占位保护作用，有层次、有序地定植在皮肤上，犹如一层生物屏障，使致病菌及外籍菌无法立足于皮表；多达20%的常驻菌可产生抑制病原菌的化合物。如革兰阳性共生菌，包括乳酸菌、链球菌、葡萄球菌可产生杀菌素，表皮葡萄球菌可产生一种抗菌肽，对金黄色葡萄球菌、A组链球菌、大肠埃希菌具有选择性杀灭作用，但不针对其他表皮葡萄球菌及常驻菌；常驻菌可分解皮脂甘油三酯为脂肪酸，形成乳化皮脂膜，既对自身及表皮角质形成细胞具有营养作用，又可防止皮表水分蒸发，由于呈弱酸性可抑制一些化脓菌及皮肤癣菌的定植；一些暂驻菌中的机会致病菌作为抗原刺激机体免疫系统，促进免疫器官发育，增强机体免疫功能。

二、常见微生态相关疾病

临床很多疾病的发生发展与微生态失调有关，如内源性感染和多重微生物综合征；胃肠道疾病、呼吸道疾病、泌尿生殖道疾病及皮肤疾病等均可使菌群发生异常改变，菌群发生的这种异常改变有时参与原发疾病的病理生理过程使病情加重；抗生素以及其他一些药物可直接破坏黏膜和皮肤菌群，严重时可继发耐药菌二重感染。

（一）口咽部（口腔）菌群过度生长

因唾液分泌减少、黏膜上皮细胞脱落清除减缓等而致口咽部（口腔）菌群清除速率降低引起，主要见于昏迷、气管插管、禁食禁饮、口腔干燥综合征等患者。菌群由正常时的简单菌群向复杂菌群演化，菌群的总生物量和多样性增加；除常居菌如甲型链球菌、奈瑟菌、葡萄球菌等增长外，革兰阴性杆菌也定植并大量增长；唾液pH值下降，可低

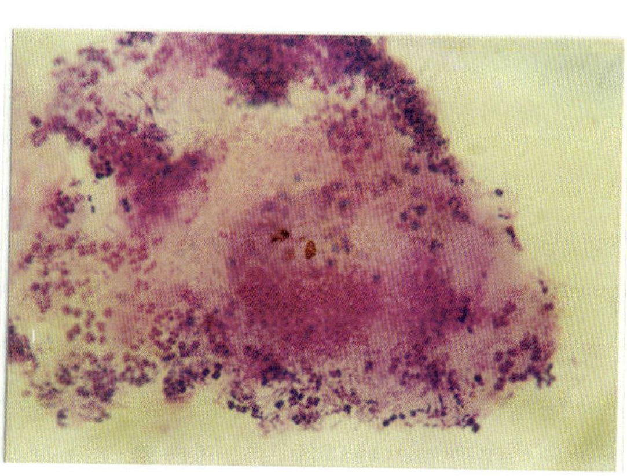

图5-4　口咽部过度生长菌群

于6.0甚至更低；严重时厌氧菌、真菌也大量增殖。在临床上，上述菌群演化常因受到抗生素的作用而变得很复杂，其中耐药性强的革兰阴性杆菌和真菌的定植、过度生长通常会更加突出（图5－4）。

口咽部革兰阴性杆菌定植被公认是重症患者医院下呼吸道感染的主要来源，在临床上已深受关注，临床上给患者口腔和口咽部黏膜局部用抗菌药物抑制革兰阴性杆菌和真菌，可降低医院下呼吸道感染的发生率，被称为“选择性脱污染”；此外，强化口腔清洁护理以替代机体清除菌群的功能，也有很重要的作用。

（二）口咽部（口腔）菌群抑制

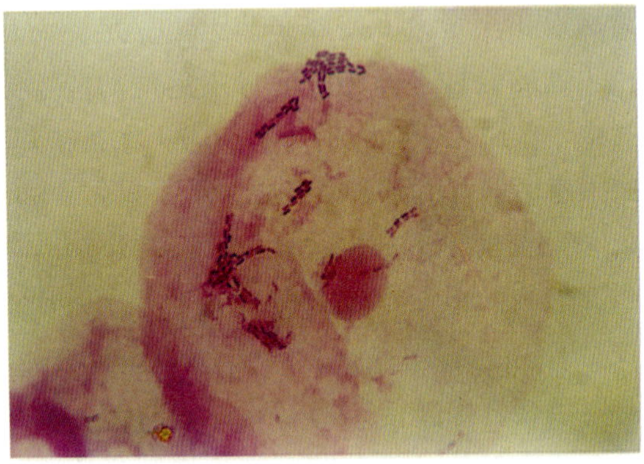

图5－5　口咽黏膜上皮细胞表面的菌群抑制

多见于抗菌治疗的患者，以β－内酰胺类抗生素与大环内酯类抗生素作用最强，而氨基糖苷类抗生素作用较弱；炎症如急慢性咽炎时因上皮细胞脱落增加、清除速率加快，也使菌群出现类似变化。菌群特点为细菌总量减少，尤其是黏膜上皮细胞表面的革兰阳性球菌（多为甲型链球菌）微菌落减少或消失，细菌培养可见口咽部常居细菌种类减少（多样性减少），有时可培养出革兰阴性杆菌但量一般不会很多，与口咽部细菌过度生长时的情况不一样（图5－5）。

口咽部菌群抑制后其对病原菌的拮抗功能缺失，因而β－链球菌等感染菌有更多机会长期定植使感染慢性化。已有用α－链球菌活菌制品来恢复口咽部正常菌群的研究报告，并认为具有提高上呼吸道感染治愈率、降低感染复发率的作用。

（三）胃内菌群过度生长

正常空腹时胃液pH值1～2，是一个极端酸性微环境。当胃内酸度降低，胃液pH值升高至4.0左右时，胃内细菌数可增加10^2～10^4倍，常见于胃大部分切除、萎缩性胃炎和服用抗酸药的患者；幽门梗阻而导致胃排空障碍、胃内容物滞留，也可导致胃内菌群过度生长。因酸度降低造成的胃内细菌过度生长主要是唾液菌群（口咽部菌群），幽门梗阻时则耐酸的乳酸菌、真菌等增多更为显著。

胃内细菌可逆行至口咽部成为医院获得性肺炎的病原，见于为预防消化道应激性溃疡和出血而接受抗酸药物的重症患者，以及萎缩性胃炎患者和高龄患者；胃内细菌数增高还使进入小肠的细菌增多，导致小肠的细菌生长过度并产生相应疾病。

（四）小肠菌群过度生长

小肠菌群过度生长原因主要有：胃内细菌生长过度；小肠蠕动排空障碍对菌群的清除速率降低，见于各种原因造成的小肠梗阻、肠麻痹患者。菌群特点为小肠中细菌数增长10^2～10^4倍，有两种类型，即咽菌群型和结肠菌群型，后者更严重、危害更大。

小肠细菌生长过度的后果是破坏消化酶和分解胆汁酸，造成消化不良；产生大量有害代谢产物，吸收后引起机体出现慢性毒性反应；产生肠源性内毒素，尤其在重症肝炎、急性坏死性胰腺炎等疾病时因肠麻痹导致革兰阴性杆菌大量生长繁殖产生内毒素，吸收后引起内毒素血症加重病情。

（五）结肠菌群抑制

抗菌治疗、急性腹泻性疾病等可使结肠菌群显著减少与抑制。菌群特点是总量减少与多样性减低（图5－6）。严重的急性腹泻菌群以兼性厌氧菌为主，涂片镜下观察似纯培养物的涂片；如果粪便检查有真菌存在且增多，则提示是抗菌治疗引起的菌群抑制，因腹泻引起的菌群抑制一般不会有真菌生长；粪便有白细胞或脓球则提示致病性强的细菌感染。

抗生素引起的菌群抑制常伴有耐药菌生长过度（如艰难梭菌、真菌、葡萄球菌等），引起抗生素相关性腹泻、伪膜性肠炎及其他临床病症。乳酸杆菌、双歧杆菌活菌制剂对结肠菌群抑制疗效很好，但如果炎症明显，则应先选用敏感抗生素治疗。

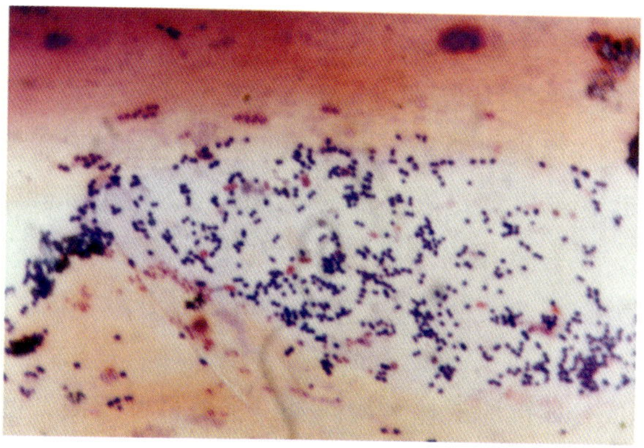

图5－6 结肠菌群抑制粪便涂片

（六）结肠发酵型菌群

当食物中的碳水化合物吸收不良，或肠蠕动过快没有足够时间消化吸收食物，均可导致结肠发酵型菌群，见于肝胆胰和肠道疾病、小肠细菌生长过度、肠道慢性炎症、肠易激综合征等。菌群特点是总菌量无减少，但多样性降低，菌群以革兰阳性杆菌为主，可合并有真菌，大便pH在6.0以下，化学染色可观察到大量脂肪球或淀粉颗粒。若查见白细胞，提示有炎症反应。

临床上很多慢性腹泻患者其大便菌群为发酵型菌群，有的同时合并有炎症。给予消化酶制剂、乳杆菌和/或双歧杆菌制剂可显著改善大便性状，使症状得到控制。

（七）结肠腐败型菌群

主要见于蛋白质消化不良和便秘者。菌群特点为总菌量无减少，但菌群以革兰阴性厌氧菌为主。腐败型菌群对人体的危害较发酵型菌群更甚，可引起所谓慢性结肠中毒综合征，以及肠道中致癌物质产生激活增加等。调整饮食，给予乳酸杆菌、双歧杆菌等活菌制品，以及使用促进肠蠕动的药物等，可使菌群得到改善。

（八）阴道菌群过度生长

阴道菌群过度生长（或称为阴道多重微生物综合征）的病因比较复杂，主要与性激素水平、性生活过度、使用宫内节育器，以及抗菌治疗扰乱阴道正常菌群有关。菌群特点为总菌量增加10^2～10^4倍，细菌种类增加、复杂，以专性厌氧菌为主，优势菌种类不定，可为革兰阳性球菌或阴性球菌或阴性杆菌；阴道酸度减弱pH升至4.6以上；阴道分泌物中可有白细胞（阴道炎）或无白细胞（细菌性阴道病）（图5-7）。

阴道细菌生长过度有很重要的临床意义，除了引起一系列临床症状以外，还与流产、早产、胎儿宫内发育迟缓、产褥感染等有密切关系，也是盆腔感染、尿路感染的感染菌来源之一。治疗上目前国际上用得最多的药物是甲硝唑（灭滴灵），其抑制厌氧菌的作用强而对乳杆菌作用弱。乳杆菌制剂已开始在临床上应用。

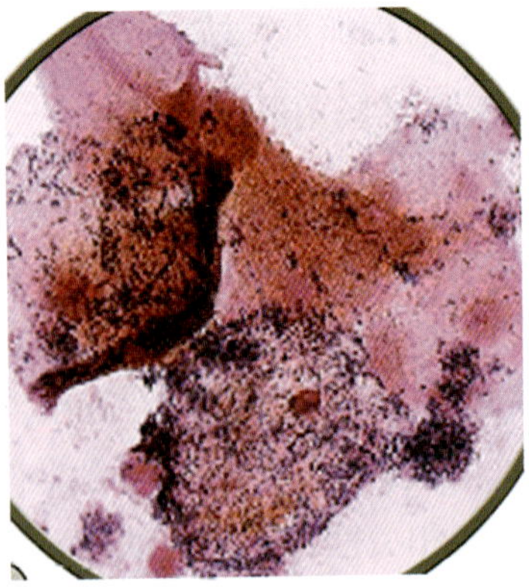

图5-7 细菌性阴道病阴道分泌物涂片

三、微生态检验

微生态诊断是临床医学发展的新课题，尚未在临床实验室常规开展。研究得最多的是菌群检测，根据抗生素破坏菌群的程度，将菌群失调分为Ⅰ度、Ⅱ度和Ⅲ度菌群失调；依据光镜下细菌的染色和形态对有关细菌进行计数评分（称为Nugent评分）；也有依据涂片染色镜检结果对各种菌群进行描述和分类的方法，还有菌群培养、菌群成分检测、菌群代谢产物检测等菌群分析方法。这些方法各有优缺点，如菌群培养的方法可比较准确地了解细菌的种类，但繁琐、费时与昂贵，因而在临床上几乎没有实用意义。菌群成分如抗原或核酸检测虽可了解目标细菌，但仍然不能反映菌群的整体性质。菌群代谢产物检测可以反映菌群的代谢功能，使得在不知道菌群具体组成的情况下对菌群进行定性分析成为可能，是很有临床应用前景的一个方向。如阴道酸度检测能很好地反映阴道菌群的状况，pH>4.6即说明阴道菌群有问题，或者是多重微生物综合征，或者是各种原因导致的阴道菌群抑制。

近年，随着非培养技术、宏基因组测序技术的进步，微生态的研究进入了一个全新的阶段。例如，为了阐明肠道微生态和人类健康与疾病的关系，美国国立卫生研究院（NIH）2007年底启动了HMP计划，2010年其初步的研究结果公布了人类微生态的178个细菌基因组目录，发现了一些新的基因和蛋白质。随着高通量测序成本的进一步降低和对海量数据处理及分析能力的不断提高，未来有条件的检验科将有可能将该技术纳入常规检测项目，利用该技术建立快速检测的分子分型和菌群分析平台，为临床提供有价值的诊断、监测以及预后信息。

第五节 医院感染

扫码“学一学”

医院感染（nosocomial infection，NI）又称医院获得性感染（hospital-acquired infection，HI）是指患者在医院内获得的感染，包括在住院期间发生的感染和在医院内获得、出院后发生的感染，但不包括入院前已开始或者入院时已处于潜伏期的感染。医院工作人员在医院内获得的感染也属于医院感染。

一、医院感染的来源

患者通过以下途径获得医院感染病原体。

1. 内源性感染（endogenous infection） 也称自身感染。病原体来自患者自身的体内或体表，部分是人体定植与寄生的正常菌群，在正常情况下对人体无感染力，当正常菌群迁徙至机体其他部位可导致感染。受损的组织或抗菌药物的不合理使用，病原体过度生长（如艰难梭菌、酵母菌）等也可导致感染，例如消化道内的革兰阴性细菌常引起腹部手术部位感染或导尿患者的泌尿道感染。

2. 外源性感染（exogenous infection） 也称交叉感染，是指患者间、患者和医务人员间直接接触，或通过接触医院环境、物品而获得的感染。病原体来自于其他患者、探视者、医务人员或医疗机构环境。患者通过直接接触感染者的手或体液；吸入被污染的空气、飞沫或灰尘；或经医务人员（经手、着装等）将病原体由感染者传播给其他患者；接触被患者污染的物品（器械、水、食物等）而获得病原体并发生间接接触感染。感染病原体还可来自医疗机构环境，如存在于水、潮湿医疗环境中的假单胞菌、不动杆菌、分枝杆菌等。

二、医院感染病原学特点

引起医院感染的病原菌存在于医院环境中，包括住院患者、医护人员、探视者所携带的微生物以及未彻底消毒灭菌或污染的医疗器械、血液、血液制品及生物制品等。与社区感染相比，医院感染的病原体具有以下特点。

1. 大多数为条件致病微生物 医院感染病原菌大多数为条件致病微生物，如铜绿假单胞菌、不动杆菌、凝固酶阴性葡萄球菌等，少数为致病微生物，如金黄色葡萄球菌、鼠伤寒沙门菌等。大部分为人体正常菌群的转移菌或对某些环境有特殊适应性的条件致病菌。例如表皮葡萄球菌和不动杆菌，可黏附于塑料表面，一旦静脉或动脉插入导管被它们污染，就很容易引起败血症；大肠埃希菌能黏附在泌尿道的上皮细胞上，从而成为泌尿道感染的主要病原菌。

2. 多数病原菌对抗菌药物具有耐药性或多重耐药 医院感染病原菌如MRSA、产超广谱β-内酰胺酶细菌、耐万古霉素肠球菌（VRE）、多重耐药的铜绿假单胞菌、耐碳青霉烯的鲍曼不动杆菌等对抗菌药物具有耐药性或多重耐药。国外甚至已经出现了对万古霉素耐药的金黄色葡萄球菌（VRSA）。医院感染中占前五位的细菌分别是大肠埃希菌、铜绿假单胞菌、肺炎克雷伯菌、不动杆菌、金黄色葡萄球菌。这些细菌的最大特点在于其耐药谱十分广泛，如临床分离葡萄球菌中50%以上表现为甲氧西林耐药菌株；大肠埃希菌对氟喹诺酮类耐药率在70%以上。实验报告也一再证明，同一种细菌，在医院外和医院内分离出的菌株，具有不同的耐药性，后者的耐药性比前者更强、耐药谱更广。

3. 免疫功能低下患者可以感染多种病原体 免疫功能低下患者可以感染多种病原体包括细菌、真菌（如曲霉菌）、病毒（如巨细胞病毒）、寄生虫（如弓形体、疥螨）等，甚至一个部位有多种病原体感染。如肿瘤患者手术后放疗、化疗导致免疫功能低下，最终发生多器官的、多病原体感染。

三、医院感染暴发的识别和处理

1. 医院感染暴发的定义 医院感染暴发指在医疗机构或其科室的患者中，短时间内发生3例以上同种同源感染病例的现象。

疑似医院感染暴发指在医疗机构或其科室的患者中，短时间内出现3例以上临床症候群相似、怀疑有共同感染源的感染病例；或者3例以上怀疑有共同感染源或感染途径的感染病例现象。

2. 医院感染暴发的处理

（1）报告　微生物实验室或临床科室发现疑似医院感染暴发时，应上报医院感染管理科，经调查确实后，医院应当于12小时内向所在地县级卫生行政部门报告，并同时向所在地疾病预防控制机构报告。

医院发生以下情形时，应当按照《国家突发公共卫生事件相关信息报告管理工作规范（试行）》的要求，在2小时内向所在地县级卫生行政部门报告，并同时向所在地疾病预防控制机构报告。所在地的县级卫生行政部门确认后，应当在2小时内逐级上报至省级卫生行政部门。省级卫生行政部门进行调查，确认发生以下情形的，应当在2小时内上报至卫生部：①10例以上的医院感染暴发；②发生特殊病原体或者新发病原体的医院感染；③可能造成重大公共影响或者严重后果的医院感染。

（2）处理　医院发生疑似医院感染暴发或者医院感染暴发，应当及时采取有效处理措施，隔离患者加强消毒、制定控制措施、分析调查资料，控制感染源，切断传播途径，积极实施医疗救治，保障医疗安全。同时，应当及时开展现场流行病学调查、环境卫生学检测以及有关的标本采集、病原学检查等工作，查找感染源及查找引起感染的因素。

扫码“学一学”

第六节　细菌感染与宿主免疫

当病原菌通过各种传播途径到达人体后，一般首先通过吸附或黏附等机制附着于黏膜、皮肤及创面等部位，然后要成功地逃避免疫作用和有益菌群的拮抗，获得营养快速繁殖，才能定植（colonization）成功不被清除出体外，其后病原菌可向其他部位侵袭、扩散，或通过释放毒素或诱发超敏反应，引起机体组织损伤。

定植是指在人体与外界相通的部位，如消化道、上呼吸道、泌尿生殖道等部位有细菌持续存在而并未损伤局部组织或出现症状。定植可以是细菌和宿主之间建立长期持续的共生或无害关系的最后一步，也可是转换为感染和疾病发生发展的第一步。人体表面有大量广泛的微生物定植而不发生感染。感染（infection）是指微生物在人体内或体表生长繁殖引起机体损害。损害的范围和严重性由很多因素决定，如细菌致病力、感染数量和部位及宿主健康状况等。当感染引起宿主一个或多个器官生理的显著改变时产生疾病。

病原菌在宿主之间传播、侵袭、定植、逃避防御机制、释放毒素或诱发超敏反应等能力，构成了病原菌的毒力（virulence），与毒力有关的特性是病原菌遗传基因所决定的关键性质，多数毒力因子由致病岛（pathogenicity island）相关基因组、质粒或噬菌体携带的基因编码。

一、毒力

病原菌的毒力包括侵袭力和毒素。病原菌在宿主间传播、侵袭、定植并逃避免疫的能力，称为侵袭力（invasiveness），由菌体表面结构和侵袭性物质等构成；毒素包括外毒素和内毒素。

（一）侵袭力

1. 黏附（attachment）　黏膜表面的黏液分泌、流动及黏膜上皮细胞的脱落，对细菌具有持续的机械性清除作用。病原菌一旦进入宿主体内，绝大多数病原菌感染过程中的第一步通常是附着于宿主的呼吸道、消化道或泌尿生殖道等黏膜上皮细胞。黏膜细胞表面覆盖有黏液，细菌必须穿透黏液才能够达到上皮细胞表面。鞭毛运动、黏多糖酶分解黏液，以及纤毛静止蛋白抑制纤毛运动等都有助于病原菌穿透黏液。

黏附可由黏附素（adhesin）介导。黏附素是病原菌细胞表面的蛋白质或多糖，能增强病原菌黏附至宿主细胞表面的能力。革兰阴性菌的黏附素通常为菌毛，部分细菌的膜蛋白也起黏附作用，革兰阳性菌的黏附素是菌体表面的磷壁酸。研究较多的黏附素如大肠埃希菌的菌毛、定植因子抗原（colonization factor antigen，CFA）、淋病奈瑟菌的外膜蛋白Ⅱ，化脓性链球菌的 F 表面蛋白、变异链球菌的胞外多糖等。

宿主黏膜上皮细胞表面有黏附素受体，一般是糖蛋白或糖脂。病原菌黏附素与黏膜上皮细胞表面受体的相互作用具有高度特异性，因而病原菌感染具有组织特异性。引起腹泻的大肠埃希菌借助Ⅰ型菌毛与小肠黏膜上皮细胞的 D－甘露糖受体结合，而引起泌尿道感染的大肠埃希菌通过 P 菌毛黏附到 P 血型抗原上；口腔中变异链球菌利用蔗糖合成葡聚糖，使变异链球菌与乳杆菌等黏附于牙齿表面形成“菌斑”；凝固酶阴性葡萄球菌通过脂磷壁酸和表面糖蛋白介导黏附到人工器官、导管等表面形成生物膜（biofilm）。

2. 侵袭（invasion）　病原菌与宿主细胞表面受体结合后可启动侵袭过程，引发一系列基因表达、细菌与细胞间信号转导、宿主细胞表面改变、细胞内细胞骨架重排等。志贺菌、侵袭性大肠埃希菌 *inv* 基因编码侵袭素（invasin），通过 M 细胞转运侵入上皮细胞。M 细胞是散布在肠道黏膜上皮细胞间的特殊抗原转运细胞（specialized antigen transporting cell）或抗原捕获细胞，是病毒、细菌和其他病原体进入肠黏膜的门户。福氏志贺菌的侵袭性质粒编码 Ipa B、Ipa C 等侵袭性蛋白，使该病菌向邻近细胞扩散；脑膜炎奈瑟菌、伤寒沙门菌等能穿过黏膜上皮细胞或通过细胞间质进入皮下组织或血液中；A 群链球菌产生透明质酸酶、链激酶和链道酶，降解细胞间透明质酸、溶解纤维蛋白、液化脓液中的高黏度的 DNA 等，使病菌扩散。

3. 炎症逃逸（survival against inflammation）　病原菌的存活必须逃避炎症补体成分的作用和吞噬细胞的吞噬。肺炎链球菌、流感嗜血杆菌及肺炎克雷伯菌的荚膜、A 群链球菌的 M 蛋白、伤寒沙门菌的 Vi 抗原、大肠埃希菌的 K 抗原、淋病奈瑟菌的菌毛等具有抵抗吞噬细胞吞噬的作用；结核分枝杆菌、伤寒沙门菌阻止吞噬体（phagosome）与溶酶体（lysosome）融合从而能在吞噬体内生存。

4. 免疫逃逸（survival against the immune system）　病原菌通过下述复杂机制来逃避或抵抗宿主免疫：①病原体在宿主免疫应答未完全激活前快速繁殖和侵入机体，或病原菌毒力远大于宿主免疫能力；②病原体侵入和损害免疫细胞，如 HIV 感染；③病原体在宿主细胞内存活，逃避免疫系统的识别；④病原体产生荚膜包裹菌体抗原，以至免疫系统不被激活；⑤病原体产生蛋白酶直接破坏或灭活抗体，如肺炎链球菌、流感嗜血杆菌和淋病奈瑟菌能产生 IgA 蛋白酶水解宿主黏膜表面的 sIgA；⑥病原体持续改变抗原成分，如淋病奈瑟菌的菌毛和外膜蛋白Ⅱ不断改变其抗原性使特异性保护抗体失效；⑦病原菌的超抗原和脂多糖可激活多种免疫细胞，诱导产生过量的 IL－1、IL－6、TNF、INF 等细胞因子，导致宿主免疫功能紊乱，降低抵抗力。

病原体可产生多种毒力因子或同时启动多种逃逸机制，以避免被机体清除。

（二）毒素

细菌毒素（toxin）按其来源、性质和作用，分为外毒素（exotoxin）和内毒素（endotoxin）两种。

1. 外毒素 产生外毒素的病原菌大都是革兰阳性菌，如破伤风梭菌、肉毒梭菌、白喉棒状杆菌、产气荚膜梭菌、A 群链球菌、金黄色葡萄球菌。某些革兰阴性菌如痢疾志贺菌、鼠疫耶尔森菌、霍乱弧菌、肠产毒素型大肠埃希菌与铜绿假单胞菌等也能产外毒素。大多数外毒素是在菌体内合成后分泌至菌体外，也有少数于病原菌裂解后释放。

外毒素的化学成分是蛋白质，易被蛋白酶分解破坏，多数不耐热。例如白喉毒素在 58 ~ 60℃经 1 ~ 2 小时，破伤风痉挛毒素在 60℃经 20 分钟可被破坏。但葡萄球菌肠毒素能耐 100℃ 30 分钟。

外毒素的毒性作用强，如肉毒毒素对人的最低致死量为 0.1μg，其毒性比氰化钾大 10000 倍。不同细菌产生的外毒素对机体的组织和器官具有选择作用，引起特殊的病变。根据外毒素作用的靶细胞和所致临床病理特征，可分成神经毒素、细胞毒素和肠毒素三大类。

（1）神经毒素（neurotoxin） 抑制神经元释放神经递质，引起神经传导功能异常，神经持续兴奋、骨骼肌痉挛或神经肌肉麻痹。如肉毒毒素阻断胆碱能神经末梢释放乙酰胆碱，使眼和咽肌麻痹，眼睑下垂、复视、斜视、吞咽困难，严重者可因呼吸肌麻痹而死。

（2）细胞毒素（cytotoxin） 作用于靶细胞的酶或细胞器，致使细胞功能异常和死亡，组织器官发生炎症、坏死。如白喉毒素对外周神经末梢和心肌有亲和性，通过抑制靶细胞蛋白质合成而导致外周神经麻痹、心肌炎等。

（3）肠毒素（enterotoxin） 作用于肠黏膜上皮细胞引起细胞损伤和/或肠液分泌增多，患者出现呕吐、腹泻、发热等局部或全身性症状，如霍乱肠毒素、志贺毒素、葡萄球菌肠毒素等。

2. 内毒素 是革兰阴性菌细胞壁外膜中的脂多糖（lipopolysaccharide，LPS）组分，细菌死亡裂解后释放。内毒素分子量大于 10 万，其分子结构由特异性多糖、核心多糖和脂质 A 三部分组成，依靠脂质 A 连接在革兰阴性菌细胞壁外膜上。内毒素耐热，100℃加热 1 小时不被破坏；需加热至 160°C、2 ~ 4 小时，或用强碱、强酸或强氧化剂煮沸 30 分钟才可灭活。

脂质 A 是内毒素的主要毒性组分，各种革兰阴性菌脂质 A 的结构与生物学性质相似，毒性作用类同。LPS 首先在血液中与 LPS 结合蛋白（lipopolysaccharide binding protein，LBP）结合，然后与单核细胞和巨噬细胞表面膜 CD14 分子结合，使其激活并产生释放 TNF - α、IL - 1 等细胞因子，继而进一步刺激各种免疫细胞、内皮细胞或黏膜细胞，引起局部或全身性病理生理反应，如发热、白细胞升高，严重者可发生内毒素休克、弥散性血管内凝血。

3. 超抗原（super antigen） 是一类具有强大免疫激活作用的外毒素，能刺激强烈的初次免疫应答，且没有初次与再次免疫应答的区别。不需要经过抗原提呈细胞（antigen presenting cell，APC）的加工处理，而以完整的蛋白分子形式同时与 T 细胞受体（T cell receptor，TCR）的 Vβ 区及抗原提呈细胞的 MHC Ⅱ类分子结合形成三聚体，刺激 T 淋巴细胞活化、分化增殖，释放细胞因子，最终使增殖的 T 细胞凋亡。

超抗原的生物学效应主要有两个方面，其一是对免疫系统的直接效应，T 细胞被超量激活后继发凋亡、数量减少，免疫功能下降；其二是超抗原超量激活 T 细胞和 MHC 表达细胞，使它们分泌过量的细胞因子，如 IL - 1、IL - 2、IL - 6、TNF、INF - γ 等，导致免疫系统紊乱，对机体产生毒性效应，与毒性休克样综合征、类风湿关节炎、猩红热等密切相关。研究较多的细菌超抗原有金黄色葡萄球菌外毒素、化脓性链球菌外毒素等。

4. 凋亡　病原菌毒力因子可诱导宿主细胞凋亡。细胞凋亡（apoptosis）是指细胞在一定的生理或病理条件下，遵循自身程序由凋亡基因调控的主动死亡过程。病原菌的毒力因子通过与细胞凋亡通路中的一些关键成分结合或干扰细胞存活基因的转录和表达引起凋亡，已知的主要有膜穿孔毒素（pore - forming）、蛋白质合成抑制毒素、菌体效应蛋白、超抗原等。

二、侵入数量与部位

病原菌侵入后是否致病与病原菌数量的多少和毒力强弱有关。数个毒力强的鼠疫耶尔森菌侵入无特异性免疫力的机体能导致感染，而毒力弱的沙门菌需摄入数亿个菌才引起急性胃肠炎。

侵入部位也很重要。各种病原菌都有特定的侵入部位，需侵入易感机体的适当部位才能引起感染，这与致病菌需要特定的生长繁殖微环境有关。如伤寒沙门菌必须经口进入，脑膜炎奈瑟菌通过呼吸道吸入，破伤风梭菌的芽孢进入深部创伤等等。有一些病原菌的合适侵入部位不止一个，如结核分枝杆菌可经呼吸道、消化道、皮肤创伤等多个部位侵入造成感染。

三、宿主免疫反应

宿主的免疫防御系统是决定病原菌能否致病的一个重要因素。一般来讲，只有病原菌才能感染健康宿主；如果宿主免疫低下，那么条件致病菌也能引起感染。

宿主免疫系统包括两个组成部分，一种是非特异性的防御，对多数微生物都有效，目的是避免感染；一种是可诱导的应答，即对存在于宿主体内特异性的微生物或细胞成分作免疫应答。前者又称固有免疫，后者又称适应性免疫。

（一）固有免疫

1. 表面防御　病原菌能通过暴露在环境中的任何部位进入人体，这些部位都是由一些非特异性的防御结构保护，构成了机体最重要的防御环节之一。

皮肤是主要的外部屏障。皮肤表面干而厚的角质层，由分泌抗菌的化学物质如脂肪酸和溶菌酶保护毛囊、汗腺阻挡微生物，除非因受创伤或烧伤造成了破损。

在胃肠道、呼吸道与泌尿生殖道黏膜部位，覆盖有蛋白质和多糖组成的黏液防止病原菌渗透、接触黏膜细胞；黏膜中纤毛细胞通过纤毛运动使黏液不断流动而排除病原菌；体液亦不断地对黏膜进行冲刷防止病原菌停留。除了上述物理性防御机制，黏膜部位还受诸如胃酸、胆盐、蛋白酶、抗菌肽等抑菌杀菌物质的保护。

在宿主皮肤和很多黏膜部位，还生存着正常有益的菌群。结肠菌群通过营养竞争延缓病原菌增殖从而发挥定植抗力（colonization resistance）的作用；阴道乳酸杆菌产生乳酸使阴道 pH 值维持在 4.0～4.5 抵抗病原菌侵袭；正常菌群还通过产生抗菌物质如细菌素、过氧化氢等抑制病原菌。

2. 吞噬作用　血液和组织液内的吞噬细胞能吞噬、杀死病原菌。有两种主要的吞噬细胞，存在于血液循环系统内的短龄、多形核中性细胞和存在于组织内的单核细胞和巨噬细胞。

当病原菌侵入皮肤或黏膜下组织后，中性粒细胞首先从毛细血管中逸出、聚集到病原菌所在部位对病原菌进行吞噬、消灭；少数未被吞噬的病原菌可随淋巴液经淋巴管到附近淋巴结，由淋巴结内的巨噬细胞吞噬杀灭；毒力强、数量多的致病菌有可能不被完全阻挡而侵入血液、肝、脾或骨髓等器官，则由这些部位的巨噬细胞继续吞噬杀灭。吞噬细胞可摄入和杀灭病原菌，首先通过内吞作用吞噬病原菌，随之把摄进的细菌吞入到吞噬体内，再与含有多种杀菌物质的溶酶体融合杀灭病原菌。吞噬作用可因抗体与补体的“调理作用”而强化。巨噬细胞还释放细胞因子（cytokine）、刺激炎症反应（inflammatory response），并与特异性免疫系统相互作用促进抗体产生或激活 T 细胞。

3. 补体（complement） 是血清中含有的一种特殊的蛋白质系统，被激活前无活性。可通过两条途径被微生物激活，即典型的抗体 - 抗原复合物激活途径和微生物表面分子激活的替代途径，后者如细胞壁物质激活补体系统。激活引起连锁的蛋白质分解反应，产生多种生物活性产物，如 C3b 与细菌结合而加强吞噬作用，C3a 与 C5a 引发炎症反应并激活吞噬细胞，以及形成一种膜攻击复合体使得在革兰阴性细菌膜上形成孔洞，导致细菌死亡等。

除了补体之外，血清中还含有其他一些抑菌、杀菌物质，如抗菌肽、乙型溶素（B - lysin）、吞噬细胞杀菌素、组蛋白、白细胞素、乳素、正常调理素、溶菌酶及铁螯合剂等等。

4. 炎性反应 中性粒细胞和单核细胞渗入感染部位、巨噬细胞释放细胞因子，以及补体系统激活等，均可引起一系列炎性反应，起到防止微生物增殖和蔓延的作用。

（二）适应性免疫

适应性免疫（acquired immunity）特异性地作用于诱发免疫反应的抗原而对其他抗原无效，又称为特异性免疫（specific immunity）。初次免疫应答一般需要 7 ~ 10 天时间，但再次接触相同抗原时反应迅速且免疫强度增加，称为“记忆性”。

1. 获得性免疫系统

（1）黏膜免疫系统（mucosal immune system） 包括弥散在黏膜上皮内或黏膜下固有层的免疫细胞和免疫分子，以及呼吸道、消化道和泌尿生殖道由单个或多个淋巴小结聚集成的黏膜相关淋巴组织（mucosal associated lymphoid tissue，MALT）。MALT 是免疫细胞活化诱导部位，黏膜上皮内或黏膜下固有层淋巴细胞是效应部位。特化的上皮细胞即 M 细胞（microfold cell/membrane cell）可将病原菌等抗原吞入、转运至基膜侧释放到胞外，基膜下的巨噬细胞、T 细胞、B 细胞等相互作用，使 B 细胞分化、合成和分泌 sIgA。

（2）体液免疫 是指由特异抗体介导的免疫应答，主要作用于胞外菌及其毒素。当机体 B 细胞受到某些致病菌和/或其毒性产物刺激后，一般在巨噬细胞、$CD4^+$ Th2 细胞辅助下，分化、增殖为浆细胞。随抗原性质、应答过程等不同，浆细胞可合成和分泌 IgG、IgM、IgA、IgD 和 IgE 五类抗体。大多数宿主血清中约 80% 的抗体是 IgG。根据它们在抗菌免疫中的作用，可分为抗菌抗体和抗外毒素抗体。

（3）细胞免疫 是以 T 细胞为主的免疫应答，在抵御胞内菌感染中起主要作用。当 T 细胞与某些致病菌或疫苗接触后，分化增殖为致敏或免疫 T 细胞。其中主要是 CD4 Th1 细胞和细胞毒性 T 细胞（cytotoxic T lymphocyte，CTL）。CTL 可直接杀死病原菌感染的靶细胞，CD4 Th1 细胞产生系列细胞因子，能活化巨噬细胞，引发速发型超敏反应和激活 CTL 等。

2. 胞外菌感染免疫 胞外菌（extracellular bacteria）寄居在宿主细胞外的组织间隙和血

液、淋巴液、组织液等体液中。多数病原菌属胞外菌，主要有葡萄球菌、链球菌、脑膜炎奈瑟菌、淋病奈瑟菌、志贺菌、霍乱弧菌、白喉棒状杆菌、破伤风梭菌等。胞外病原菌的致病机制主要是产生外毒素、内毒素等毒性物质和引起炎症反应。

中性粒细胞和单核细胞是杀灭和清除胞外病原菌的主要非特异性免疫防御机制，而黏膜免疫和体液免疫则是抗胞外病原菌感染的主要获得性免疫机制。抗胞外菌特异性抗体的作用是调理病原菌细胞促进吞噬，中和外毒素，阻挡致病菌定植，激活补体系统。T 细胞亦参与抗胞外病原菌免疫应答，主要是 CD4 Th2 细胞，它们辅助 B 细胞对 TD－Ag 产生抗体，产生多种细胞因子引起局部炎性反应，促进巨噬细胞的吞噬和杀伤，吸引和活化中性粒细胞等。

3. 胞内菌感染免疫　胞内菌（intracellular bacteria）分兼性和专性两类，兼性胞内菌在宿主体内主要寄居在细胞内生长繁殖，但亦可在体外无活细胞的适宜环境中生存和繁殖，如结核分枝杆菌、麻风分枝杆菌、伤寒沙门菌、布鲁菌、嗜肺军团菌、产单核细胞李斯特菌等。专性胞内菌则不论在宿主体内或体外，都只能在活细胞内生长和繁殖，如立克次体、柯克斯体、衣原体等。

胞内菌感染的特点除胞内寄生外，尚有低细胞毒性、呈慢性过程的特点，主要通过病理性免疫损伤而致病。胞内菌的毒力低，其感染潜伏期较长、病程缓慢，因持续刺激引起肉芽肿病变特征。肉芽肿既有阻挡病菌扩散的作用，亦对宿主局部造成病理损伤。

因特异性抗体不能进入胞内菌寄生的宿主细胞内与之作用，体液免疫对胞内病原菌作用不大，而主要靠以 T 细胞为主的细胞免疫。特异性细胞免疫应答包括 CD4 Th1 细胞和 CD8 CTL 细胞。CD4 Th1 细胞可产生众多细胞因子，增强巨噬细胞的吞噬杀菌能力、激活 CTL 细胞、引起迟发型超敏反应；CD8 CTL 能分泌穿孔素（perforin）和粒酶（granuzyme），激活半胱天冬氨酸蛋白酶，或提供 Fas 配体与靶细胞上的 Fas 受体结合，诱导胞内菌感染细胞凋亡。

第七节　病毒感染与宿主免疫

扫码“学一学”

一、病毒的致病作用

病毒侵入人体并在体内增殖，与机体发生相互作用的过程称为病毒感染。感染后常因病毒种类、机体状态不同而发生轻重不一的具有病毒感染特征的疾病，称为病毒性疾病。有时虽发生病毒感染，但并不形成疾病。

（一）病毒感染的方式与途径

病毒感染的方式有水平传播（horizontal transmition）和垂直传播（vertical transmition）。病毒在人群个体之间的传播称为水平传播，也包括从动物到动物再到人的传播，为大多数病毒的传播方式；病毒从宿主的亲代传给子代的传播称为垂直传播，主要通过胎盘或产道传播。如风疹病毒、巨细胞病毒与乙型肝炎病毒等。

侵入机体的病毒，按一定方式呈不同程度的播散。有些病毒只在局部播散称局部感染或表面感染；另一些病毒可经血流或神经系统向全身或远离入侵部位的器官播散，称为全身感染。经血行播散的病毒首先在入侵机体的局部及其所属淋巴结增殖，随后进入静脉引起第一次病毒血症。此时如果病毒未受到中和性抗体等的作用，则于脾脏、肝脏细胞内进一步增殖，再进入血流引起第二次病毒血症，播散至全身，到达靶组织、器官而发病。各种病毒因其最终靶器官不同而表现出多种多样的临床症状。

（二）病毒的致病机制

病毒致病取决于病毒的致病性和宿主免疫两个方面。由于病毒具有严格的细胞内寄生性，决定了其对组织的亲嗜性。亲嗜性组织器官的细胞具有病毒结合受体，并具备病毒增殖的条件。因而，病毒对人体组织的致病作用是有选择性的。例如天花病毒和疱疹病毒对机体的皮肤黏膜细胞有亲嗜性；流感病毒和鼻病毒对呼吸道黏膜有亲嗜性；而脑炎病毒和脊髓灰质炎病毒则对神经组织具有亲嗜性。这种亲嗜性也是引起临床上各种不同系统疾病的原因。但也有的病毒具有两种或两种以上的组织亲嗜性，如肠道病毒 71 型，既可引起嗜皮肤的手足口病，又可引起嗜神经的脑膜炎。HSV 是嗜皮肤黏膜的，但也可引起中枢神经系统疾病，如婴幼儿脑炎等。故其致病基础是在宿主细胞内增殖，导致宿主细胞结构和功能改变，多数宿主细胞的损害累及到组织器官的结构和功能的障碍。在病毒感染机体和机体抗病毒过程中，可造成免疫病理性损伤，介导疾病的发生和发展。

1. 病毒对宿主细胞的直接作用 不同种类的病毒与宿主细胞相互作用，可表现出不同的结果。

（1）杀细胞效应（cytocidal effect） 病毒在细胞内增殖引起细胞溶解死亡，称为杀细胞效应。能引起细胞溶解的病毒称为溶细胞型病毒。此类病毒增殖时，病毒 mRNA 与细胞质核蛋白体结合，利用细胞内物质合成病毒蛋白，阻断细胞蛋白质（酶）的合成，因而抑制细胞 DNA、RNA 的合成及代谢，导致细胞死亡；同时细胞溶酶体膜功能改变，释放溶酶体酶，促进细胞溶解。病毒在细胞内复制成熟，并于很短时间内大量增殖，引起细胞裂解，释放出病毒，在普通显微镜下可见到明显的细胞病变效应（cytopathic effect，CPE），如细胞变圆、肿胀、坏死、脱落等（图 5－8）。这种细胞的病变，可作为病毒细胞内增殖的指标。

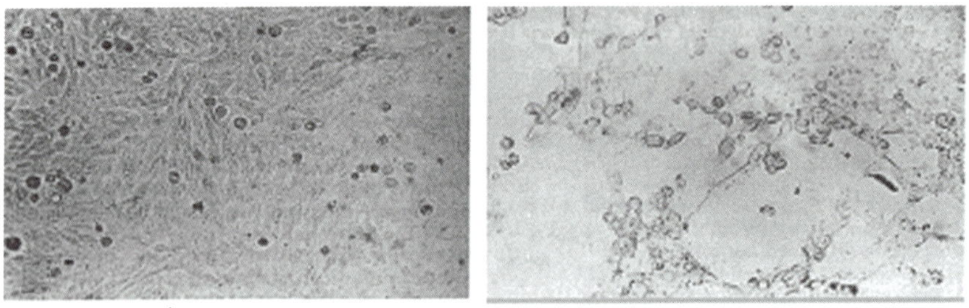

A　　B

图 5－8　细胞培养病毒出现的 CPE

A. 正常 p－2 单层细胞　B. 腺病毒感染，细胞肿胀变圆，呈葡萄串状

（引自 Kathleen Park Talaro. Foundations in microbiology［M］. 4th ed. New York：The McGraw Hill Higher Education. 2002.）

杀细胞效应在体内引起靶器官的细胞破坏和死亡，到一定范围和程度，机体就会出现严重的病理变化。若侵犯重要器官，则会危及生命或造成严重的后遗症。

（2）稳定状态感染（steady state infection） 在细胞内增殖不引起细胞溶解死亡的病毒称为非溶细胞病毒。所引起的感染称为稳定状态感染。这类病毒感染细胞后，对细胞的代谢影响不大，不使细胞溶解死亡，成熟后以出芽方式从感染细胞中逐个释放，再感染邻近的细胞。但病毒可引起宿主细胞膜的改变。少数溶细胞病毒也可引起宿主细胞膜的改变。

1）细胞融合（cell fusion）　有些病毒在感染细胞内增殖，由于病毒编码产生的酶或宿主细胞溶酶体酶的作用，使细胞膜互相融合，形成多核巨细胞。感染细胞与未感染细胞互相融合，可使病毒从感染细胞进入相邻的正常细胞，有利于病毒的扩散。多核巨细胞的形成可以辅助病毒的鉴定。如麻疹病毒在体内形成华新（Warthin）多核巨细胞，在体外的细胞培养中也表现出特殊的CPE，这些特点将有助于麻疹病毒感染的判定。

2）细胞膜出现新抗原（new antigen presented in cell membrane）　病毒在细胞内复制的过程中，由病毒基因编码的抗原可以出现在细胞膜表面，受病毒感染的细胞表面抗原表位可发生改变，隐蔽抗原也可以暴露。病毒感染细胞导致其癌变后，细胞表面也表达出病毒特异性新抗原。

3）细胞凋亡（cell apoptosis）　由细胞基因控制而发生的一种程序性死亡。实验研究证明有些病毒（腺病毒、人类免疫缺陷病毒等）增殖可直接诱导细胞凋亡，也可通过病毒基因组编码的蛋白质间接作用下诱发细胞凋亡，这一过程可能促进细胞中病毒释放。

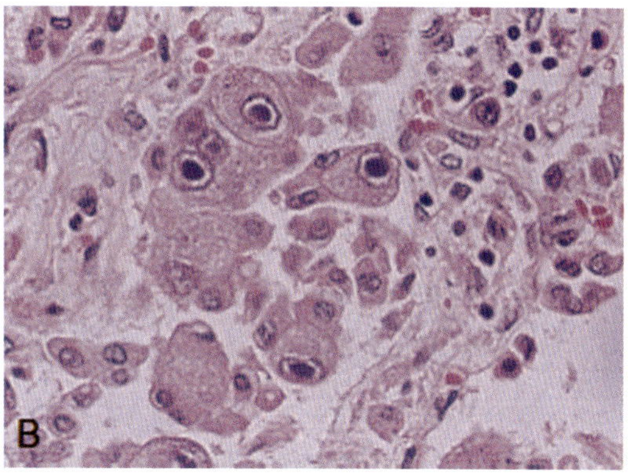

图5－9　病毒包涵体

（引自 Patricia M. Tille Bailey & Scott's Diagnostic Microbiology［M］. 13th ed. Mosby Elsevier，2014.）

4）包涵体的形成（inclusion formation）　某些病毒感染的细胞内，在普通光学显微镜下可观察到胞质或胞核内出现嗜酸性或嗜碱性的圆形、椭圆形或不规则形状的团块结构，其大小、数目不等，这种结构称为包涵体（图5－9）。病毒包涵体的形成有助于病毒感染的辅助诊断。

5）基因整合与细胞转化（gene integration and cell transformation）　有些病毒DNA或其片段整合人宿主细胞DNA中，使宿主细胞遗传性状发生改变，此时细胞几乎不复制病毒，细胞也不被破坏，反被激活发生恶性转化，成为肿瘤细胞。已证实细胞中存在细胞原癌基因，对正常细胞的生长与分化起重要的调节作用，而肿瘤病毒的某些基因或其产物有启动细胞原癌基因发生癌变的作用（称为病毒癌基因），一旦原癌基因被激活为癌基因，细胞就持续地无拘束地生长繁殖，导致恶性转化。如逆转录病毒基因整合人细胞DNA中可激活原癌基因，成为癌基因，如Rous鸡肉瘤病毒。

2. 病毒感染的免疫病理作用　在病毒感染的过程中，针对病毒抗原的免疫应答也会对机体造成间接损伤，称为免疫病理损伤（immunopathology）。免疫病理损伤是病毒性感染疾病的重要发病机制之一，尤其在病毒持续性感染和病毒感染相关的自身免疫性疾病中。免疫病理损伤包括特异性细胞免疫和体液免疫，不同病毒其免疫病理损伤的机制有所不同。

（1）体液免疫的损伤作用　当病毒大量复制，免疫系统无法及时清除，或无法到达病毒的感染部位时，病毒就会与特异性抗体结合形成复合物。病毒－抗体复合物如不能被网状内皮系统有效清除而进入血液循环，则会沉积在毛细血管中引起免疫病理损伤。如婴儿感染呼吸道合胞病毒，在下呼吸道抗体与病毒抗原引发的超敏反应导致毛细支气管炎和肺炎。登革病毒感染，抗原抗体复合物沉积于血管壁，导致出血和休克。抗体除了能与病毒形成复合物诱导免疫病理损伤外，有时还可能增强病毒的感染，称为抗体依赖性增强作用（antibody dependent enhancement，ADE）。

由于某些病毒感染可引起免疫病理损伤，在采用免疫增强剂治疗病毒性疾病时需慎重。

（2）细胞免疫的损伤作用　特异性细胞免疫应答是清除感染病毒细胞的主要因素。在清除病毒感染靶细胞的同时，CD8^{+} T 淋巴细胞或 CD4^{+} T 淋巴细胞可损伤宿主细胞，影响细胞的正常功能，导致疾病。在 HIV、HBV、柯萨奇病毒感染中，常发生 CD8^{+} T 淋巴细胞介导病理损伤，而在麻疹病毒、登革热病毒、HSV、RSV 感染性疾病过程中则发生 CD4^{+} T 淋巴细胞介导的病理损伤。

1）CD8^{+} T 细胞介导的免疫病理　主要通过 CD8^{+} T 淋巴细胞杀伤病毒感染的靶细胞所致。如 HBV 感染引起的严重肝损伤由 CD8^{+} T 细胞介导的免疫反应造成的。病理损伤机制为：细胞毒性 T 淋巴细胞（CTL）首先与受感染的肝细胞结合，诱导细胞的凋亡；然后 CD8^{+} T 细胞释放出细胞因子使中性粒细胞和单核细胞等效应细胞聚集到肝脏中，进一步破坏受感染的细胞。柯萨奇 B 型病毒感染引起的心肌炎也是由 CD8^{+} T 淋巴细胞介导的，其主要杀伤性蛋白穿孔素（perforin）是诱导心肌炎形成的重要因素。

2）CD4^{+} T 淋巴细胞介导的免疫病理　激活的 CD4^{+} T 淋巴细胞可产生更多的细胞因子和趋化因子，能使非特异性效应细胞聚集和活化，引发炎症反应，称为迟发型超敏反应（delayed－type hypersensitivity response）。

（3）自身免疫应答引起的损伤　病毒感染导致自身免疫病的机制包括：①病毒感染使一些原隐藏的细胞抗原暴露，免疫系统识别这些抗原产生自身免疫反应。②分子模拟（molecular mimicry）机制，病毒抗原与宿主组织抗原含有共同的抗原决定簇，当宿主的免疫系统对共同的抗原决定簇产生免疫反应时，引发自身免疫疾病。③病毒感染后可致免疫应答功能紊乱，主要表现为失去识别自身与非自身抗原的功能，而产生对自身细胞或组织的细胞免疫或抗体，进而发展为自身免疫病，可检测到针对自身组织细胞（如肝细胞膜抗原、脑组织髓鞘抗原）的抗体或特异性细胞免疫应答。④致炎性因子的病理作用：病毒感染后，诱发 IFN、IL－1、TNF－α 等细胞因子的大量产生将导致代谢紊乱，并活化血管活化因子，引起休克等严重病理过程。

（4）病毒感染导致的免疫抑制　许多病毒感染可引起机体免疫应答性降低或暂时性免疫抑制。如麻疹患儿对结核菌素皮肤试验应答降低或由阳性转为阴性。免疫应答低下与病毒侵犯免疫细胞有关。如 EB 病毒可侵入单核细胞，不仅使细胞形态发生变化，且细胞数显著增多，引发传染性单核细胞增多症。然而也有许多病毒（如巨细胞病毒、风疹病毒、丙型肝炎病毒等）可侵犯巨噬细胞及淋巴细胞后在其中潜伏存在，并不引起病变或仅影响细胞的功能，但在一定条件下病毒激活复制。人类免疫缺陷病毒侵犯并杀伤巨噬细胞或 T 辅助性细胞（CD4^{+}），使 T 辅助性细胞数量大量减少而发生艾滋病。由于机体细胞免疫功能低下，极易发生条件致病性微生物的感染。病毒感染所致的免疫抑制是病毒持续性感染的机制之一，免疫应答低下的机体易出现后续感染而使疾病复杂化，也可导致体内潜伏病毒的激活或肿瘤的发生。

（5）病毒超抗原（viral superantigen）　某些病毒编码的蛋白具有超抗原特性，能结合Ⅱ类主要组织相容性蛋白（MHCⅡ），再与 T 细胞受体（TCR）的 Vβ 链，从而激活 T 细胞，释放大量细胞因子，引发疾病。如狂犬病病毒的核蛋白以及 EB 病毒、巨细胞病毒、埃博拉病毒等编码的一些蛋白质具有超抗原特性，参与病毒的致病机制。

（三）病毒的感染类型

根据病毒感染后有无症状可分为隐性感染和显性感染；根据病毒在机体内感染过程、滞留的时间可分为急性感染和持续性感染。后者又可分为慢性感染、潜伏感染、慢发病毒感染和急性感染的迟发并发症。

1. 隐性病毒感染　病毒在宿主细胞内增殖但不引起临床症状者称为隐性病毒感染（inap-parent viral infection）。原因可能是侵入机体的病毒数量不多或毒力较弱，或者机体抗病毒免疫功能较强，使病毒在体内不能大量增殖，或虽有增殖但不能达到靶细胞。此类感染很常见，易被漏诊或误诊。隐性感染者可向体外排出病毒，在流行病学上具有重要意义。

2. 显性病毒感染　病毒在宿主细胞内大量增殖引起明显的临床症状者称为显性病毒感染（apparent viral infection）。显性感染可以是局部感染，也可以是全身感染。按症状出现早晚、持续时间的长短以及病毒在体内持续存在状态等，显性感染又分为急性病毒感染和持续性病毒感染两种。

（1）急性病毒感染（acute viral infection）　病毒侵入机体后，在细胞内增殖，经数日乃至数周的潜伏期后突然发病。在潜伏期内病毒增殖到一定数量，引起靶细胞的损伤和死亡而导致组织器官的损伤和功能障碍，出现临床症状。但从潜伏期起，宿主即动员非特异性和特异性免疫因素清除病毒。除死亡病例外，宿主一般能在症状出现一段时间内，把病毒清除出体外而进入恢复期。因此也称之为病原消灭型感染。其特点为潜伏期短，发病急，病程数日至数周，病后常获得特异性免疫。检测特异性抗体可作为被感染的证据。

（2）持续性病毒感染（persistent viral infection）　病毒在宿主体内持续存在较长时间，数月至数年，甚至持续终身者称为持续性感染。病毒在体内持续存在期间，机体可表现症状，也可不出现症状而成为危险的传染源，也可引起慢性进行性疾病，如 HIV、HBV 等。持续性感染有下述 4 种类型。

1）潜伏性病毒感染（latent viral infection）　经急性或隐性感染后，病毒长期潜伏在组织或细胞内，不产生有感染性的病毒颗粒，也不表现临床症状，经过若干年后，由于生理性或病理性因素影响，使潜伏病毒激活而发生增殖，产生病毒颗粒，出现临床症状。例如水痘－带状疱疹病毒，初次感染时引起儿童水痘，病愈后病毒潜伏在脊髓后根神经节或脑神经的感觉神经节细胞内，暂时不显活性。当局部神经受冷、受热、被压或 X 线照射等机体免疫功能下降时，潜伏的病毒则被激活，继而增殖，沿神经干扩散到达皮肤发生带状疱疹。随着机体免疫功能的完善，带状疱疹可治愈，病毒又潜回原处，所以带状疱疹可在同一部位反复发作。

2）慢性病毒感染（chronic viral infection）　显性或隐性感染后，病毒长期在体内未被完全清除，可持续地存在于血液或组织中并经常或间歇地增殖并排出病毒，病程长达数月至数年。例如乙型肝炎病毒引起的慢性肝炎。

3）慢发病毒感染（slow viral infection）　或称迟发病毒感染，病毒感染后潜伏期达数月、数年甚至数十年之久。此时机体无症状，也分离不出病毒。一旦症状出现，多表现亚急性进行性过程，最终造成死亡。如引起 AIDS 的 HIV，从感染到发病一般都经过数月至数年的时间。

4）急性病毒感染后迟发并发症（delayed complication after acute viral infection）　急性感染后 1 年或数年，发生致死性的病毒病，如亚急性硬化性全脑炎（subacute sclerosing panencephalitis，SSPE），该病是在儿童期感染麻疹病毒后，到青春期才发作，表现为中枢神经系统疾病，在脑组织中用电镜可查到麻疹病毒。

3. 病毒的致肿瘤作用 大量的实验资料已表明，许多病毒与人类肿瘤发生有着密切关系，动物的白血病、淋巴瘤和肉瘤以及人类的T细胞白血病的发生与病毒病因的关系已得到公认。病毒基因组整合到细胞DNA内，是肿瘤表型性质改变的本质原因之一。肿瘤病毒按照其所含的核酸不同分为两大类：DNA肿瘤病毒和RNA肿瘤病毒。目前已知DNA病毒整合到宿主细胞的DNA链上后，由转化基因发挥转化功能，编码的核致癌蛋白可与细胞抗癌蛋白结合，并使后者灭活，从而导致细胞的转化。常见的DNA病毒有EB病毒（旧称人类疱疹病毒4型）、SV40病毒等。RNA逆转录病毒，对动物的致瘤作用非常广泛，包括爬行类、禽类、哺乳类和灵长类等，主要诱发白血病、肉瘤、淋巴瘤和乳腺癌。

二、宿主抗病毒免疫

病毒具有较强的免疫原性，它能够诱导机体产生正常免疫应答，有助于病毒感染的恢复并防御再感染，对机体起保护作用。这种保护作用称为抗病毒免疫，由非特异性免疫和特异性免疫组成，两者协同作用。

（一）非特异性抗病毒免疫

非特异性免疫（固有免疫）是机体抵御病毒感染的第一道防线。完整的皮肤、黏膜、血脑屏障、血胎屏障等机体的一些生理屏障可阻止病毒侵入机体。非特异性免疫在病毒感染的早期即发挥抗病毒效应，能抑制早期感染的细胞内病毒复制。在此过程中，可诱生多种具有免疫调节活性的细胞因子，通过活化并增强吞噬细胞和自然杀伤细胞（natural killer cell，NK细胞）的功能、诱生其他细胞因子以及募集T、B细胞等，有效地增强特异性抗病毒免疫应答。

1. 参与非特异性抗病毒免疫应答的细胞 参与非特异性抗病毒免疫应答的细胞主要包括单核吞噬细胞系统、NK细胞、树突状细胞（dendritic cell，DC）等，其本身具有抗病毒作用，而且还能产生多种细胞因子发挥抗病毒效应并活化其他免疫细胞。

（1）吞噬细胞 通过定向迁移、识别、吞噬和杀伤等环节发挥功能，在非特异性免疫应答中发挥极为重要的作用。一般认为中性粒细胞在抗病毒感染中作用不大，而巨噬细胞可吞噬和杀灭病毒感染细胞和游离病毒，抗体和补体与病毒结合后能促进巨噬细胞的吞噬功能。巨噬细胞可提呈抗原给T细胞，分泌IL-1和干扰素，激发特异性免疫应答。肝脏和脾脏中巨噬细胞能迅速滤过血液中的病毒，如果巨噬细胞功能受损，病毒易侵入血流引起病毒血症。

（2）NK细胞 能非特异杀伤病毒感染的细胞，不需抗原致敏、不受MHC限制。在病毒感染早期，其杀伤病毒感染的效应早于特异性杀伤性T细胞。一般在体外1小时，体内4小时即可出现杀伤效应。在病毒感染后，NK细胞可通过多种途径被活化，特别是干扰素的激活。病毒感染细胞后，细胞MHC Ⅰ分子的表达下调，成为NK细胞识别的“靶”细胞。NK细胞对靶细胞的识别是非特异性的，即对病毒感染的细胞均有杀伤作用，无病毒特异性，不受MHC限制。NK细胞接触靶细胞后，可自胞质中释放穿孔素、颗粒酶等而溶解病毒感染细胞。此外，活化的NK细胞可产生多种细胞因子如干扰素IFN-γ等，诱导巨噬细胞活化并产生NO、氧自由基等效应分子；释放肿瘤坏死因子（tumor necrosis factor，TNF），改变靶细胞溶酶体的稳定性，使多种水解酶外漏；还可活化靶细胞的核酸内切酶，降解细胞基因组 DNA，而引起细胞凋亡。因此 NK 细胞是病毒感染早期、特异性免疫建立前抗病毒免疫的重要机制之一。

（3）树突状细胞　是具有抗原提呈功能的专职抗原提呈细胞，具有摄取、处理和提呈抗原至 T 细胞的功能，在免疫应答的诱导中发挥关键作用。在非特异性免疫应答中发挥抗病毒作用的主要是浆细胞样树突状细胞（plasmacytoid dendritic cell，pDC），pDC 在病毒感染的刺激下可分泌大量的 I 型干扰素，发挥抗病毒作用；其还具有多种免疫调节功能，能够诱导、激活、刺激免疫细胞发挥抗病毒作用。

2. 参与非特异性抗病毒免疫应答的重要分子　多种免疫分子参与了机体的非特异性抗病毒免疫应答，主要有细胞因子和趋化因子，近年发现防御素也具有抗病毒作用。

（1）细胞因子（cytokine）　是重要的抗病毒分子，可由多种细胞如单核吞噬细胞系统、NK 细胞、树突状细胞或活化的成纤维细胞、内皮细胞等产生，包括 IFN－α、IFN－β、IFN－γ、TNF、IL－12、IL－1α、IL－1β、IL－6、IL－10、IL －12 等，其中最重要的为干扰素（interferon，IFN）。干扰素是 Isaac 等（1957 年）在研究灭活病毒干扰活病毒增殖现象时发现的一种由细胞产生的具有抗病毒活性的糖蛋白。除病毒外，细菌内毒素、人工合成的双链 RNA（多聚肌苷酸与多聚胞嘧啶的多聚物，poly I: C）也可诱导细胞产生干扰素。巨噬细胞、淋巴细胞及体细胞均可产生干扰素。干扰素的主要功能是抗病毒，此外还有调节免疫、抑制肿瘤细胞生长和控制细胞凋亡等活性。

干扰素的种类：根据其抗原性不同，可将干扰素分为 α、β、γ 三种，每种又根据其氨基酸序列不同再分为若干亚型。α 干扰素（IFN－α）主要由人白细胞产生，β 干扰素（IFN－β）主要由人成纤维细胞产生，α 和 β 干扰素属于Ⅰ型干扰素；而 γ 干扰素（IFN－γ）由活化的 T 细胞产生，又称免疫干扰素，属Ⅱ型干扰素。Ⅱ型干扰素调节免疫和抑制肿瘤细胞生长的作用比Ⅰ型干扰素强，抗病毒感染则主要是Ⅰ型干扰素。除Ⅰ型和Ⅱ型干扰素外，λ干扰素（IFN－λ1、IFN－λ2 和 IFN－λ3）被归为Ⅲ型干扰素。编码 IFN－α 的 20 个基因均位于第 9 染色体，IFN－β由 1 个基因编码亦位于第 9 染色体，而编码 IFN－γ 的单基因位于第 12 对染色体。

干扰素的抗病毒机制：干扰素的抗病毒活性是通过作用于宿主细胞发挥的，而不是直接作用于病毒。干扰素与细胞表面的干扰素受体后，经信号转导等一系列生化过程，激活细胞抗病毒蛋白基因，使之合成抗病毒蛋白质（antiviral protein，AVP）。干扰素可以诱导细胞产生两种抗病毒途径：一种通过 2′－5′寡腺苷酸合成酶和 RNaseL 以降解病毒 mRNA，从而抑制病毒蛋白质的合成。另一种途径则借助蛋白激酶 PKR，使翻译起始因子 elF－2 的α亚基磷酸化，磷酸化的 elF－2 不能参与蛋白质翻译，从而阻断病毒蛋白翻译的起始。干扰素诱导的抗病毒作用可涉及病毒复制周期的一个或几个环节，如侵入、脱壳、病毒 mRNA 的转录、病毒蛋白的翻译、病毒基因组的复制、病毒粒子组装以及子代病毒粒子的释放都可能成为干扰素抗病毒作用的靶点，但具体的作用靶点往往取决于病毒本身的属性，同时也与宿主细胞的类别有关。此外，干扰素能激活 NK 细胞和巨噬细胞，增强其对病毒感染细胞的杀伤破坏作用。干扰素可促进多数细胞 MHC Ⅰ类抗原表达，有利于杀伤性 T 细胞（CTL）发挥作用。干扰素可诱导多种细胞的 MHC Ⅱ类抗原表达，使之参加抗原递呈和特异性免疫的识别。干扰素在抗病毒中重要性体现在于：如果用特异性抗体去除体内干扰素，可导致小鼠对病毒的易感性大大增强。

目前干扰素制剂和干扰素诱生剂已用于治疗一些病毒性疾病，如慢性乙型肝炎、单纯疱疹病毒性角膜炎、水痘－带状疱疹等，取得较好的疗效。但尚存在仅对部分患者有效，停药后复发等缺点。近年来人们试图采用不同种干扰素或干扰素与抗病毒药物联合使用，获得一定疗效。此外，改变干扰素剂型，如聚乙二醇（PEG）化干扰素，也可明显提高治疗效果。

（2）趋化因子（chemokine） 是一类能够吸引免疫细胞发生定向运动的小分子蛋白质，病毒等病原微生物进入组织后能通过趋化因子促使吞噬细胞向病原体入侵部位或炎症部位运动。目前发现的趋化因子有多种，可由多种免疫细胞和非免疫细胞产生。目前已确认，在小鼠感染了流感病毒或柯萨奇病毒后产生的特异性免疫相关的炎症反应中，巨噬细胞炎性蛋白1α（macrophage inflammatory protein 1α，MIP－1α）发挥了作用。MIP－1α对机体非特异性抗病毒免疫也很重要。小鼠感染了MCMV后，在肝脏内有病毒复制的炎症部位，NK细胞大量聚集；如果缺乏MIP－1α或抑制了MIP－1α的功能，NK细胞的这种反应会明显减弱。在某些特殊的情况下，趋化因子还具有直接的抗病毒感染作用。HIV能利用趋化因子受体和CD4分子感染靶细胞，趋化因子则能阻断其结合而起到抑制HIV感染的作用。

（3）防御素（defensin） 是一组耐蛋白酶的分子，对有包膜病毒具有直接杀伤活性。人类体内存在着两种防御素，即α－防御素和β－防御素。α－防御素属阳离子多肽，由中性粒细胞和小肠Paneth细胞产生，主要通过与病原体带负电荷的成分（如病毒胞膜脂质）的静电相互作用，致膜屏障破坏及膜通透性增高，最终导致病原体死亡，还具有致炎和趋化作用，诱导细胞因子如干扰素、白介素的产生而发挥抗病毒作用。近来还发现，α－防御素的某些亚型具有阻止病毒复制的作用。

（二）特异性抗病毒免疫

病毒的抗原性强，感染后能引起机体产生特异性（适应性）免疫应答。

1. 体液免疫的抗病毒作用 病毒感染后，最先出现的是IgM类特异抗体，以后出现IgG类抗体，并随不同病毒种类而持续时间长短不等。一般经黏膜感染并在黏膜上皮细胞中复制的病毒可诱生局部IgA类抗体。特异性抗体可用于诊断。在体内，中和抗体可中和胞外游离的病毒体。在感染的早期，抗体可阻断病毒与宿主细胞的受体结合，在感染过程中抗体可中和自病毒感染细胞释放的游离病毒。

（1）中和抗体（neutralization antibody） 是一类能与病毒结合并使之丧失感染力的抗体。中和抗体的作用机制是：改变病毒表面构型使之不能感染细胞；与病毒表位结合，阻止病毒吸附宿主细胞，使其不能侵入细胞进行增殖；抗体与病毒形成免疫复合物，易被巨噬细胞吞噬清除；有包膜病毒的表面抗原与中和抗体结合后，激活补体，可导致病毒的溶解。

IgG、IgM、IgA三种不同类型免疫球蛋白都有中和抗体的活性。IgG分子量小，可通过胎盘，新生儿因具有来自母体的IgG抗体而获得约6个月的被动免疫保护期。IgM分子量大，不能通过胎盘，如新生儿血中测得特异性IgM类抗体，可诊断为宫内感染。病毒感染后最早出现IgM抗体，IgM抗体一般持续时间也较短（半年左右），故检查IgM抗体可作为病毒感染的早期和近期感染的诊断。sIgA抗体主要来源于黏膜固有层的浆细胞，存在于黏膜分泌液中，在局部抗病毒感染免疫中发挥主要作用。

在病毒感染中，抗体抗病毒的保护效率主要取决于病毒是否通过病毒血症到达靶器官。

脊髓灰质炎病毒穿过肠壁进入血流引起病毒血症，抵达脊髓束（索）和脑后复制，血流中存在的少量抗体在病毒到达神经系统的靶细胞前能中和病毒。在脊髓灰质炎病毒及一些病毒感染中体液免疫起保护性作用，且在再感染中起主要的保护作用。感染之前或暴露后立即被动给予抗体对一些感染包括麻疹、甲型肝炎、乙型肝炎和水痘起保护作用。

抗体对病毒感染靶细胞的作用：主要通过抗原－抗体激活补体或 ADCC 作用裂解或杀伤病毒感染的靶细胞，或增强巨噬细胞的吞噬病毒感染的靶细胞。许多病毒感染诱发的抗病毒免疫是终身的，可能与偶尔再次暴露于病毒激发免疫记忆细胞有关。

（2）血凝抑制抗体（hemagglutination Inhibition antibody）　有些病毒颗粒的表面含有血凝素，病毒可导致血细胞血凝现象，感染后机体可产生抑制血凝的抗体，称之为血凝抑制抗体。IgM、IgG 均有血凝抑制抗体的活性，而 IgA 则无此活性。乙型脑炎病毒、流感病毒等血凝抑制抗体具有中和病毒的特性，对宿主细胞有保护作用。

（3）非中和抗体　病毒感染后，某些病毒抗原诱导的抗体无中和作用，即不能阻断病毒侵入易感细胞，称非中和抗体。如有包膜病毒的基质或核蛋白，病毒表面具有使细胞融合的酶或病毒复制酶等诱生的抗体。非中和抗体可通过补体结合反应检测，故又称补体结合抗体，对病毒性感染疾病有时具有诊断价值。

2. 细胞免疫的抗病毒作用　机体主要依赖细胞免疫清除病毒感染的靶细胞。细胞免疫中可有杀伤性 T 细胞（cytotoxic T lymphocyte，CTL）、辅助性 T 细胞和调节性 T 细胞等，通过杀伤性 T 细胞直接杀伤靶细胞，或通过 Th1 细胞释放细胞因子而发挥作用，或通过调节性 T 细胞（Treg）维持细胞免疫的平衡。

（1）杀伤性 T 细胞　CTL 的杀伤性作用具有特异性，一般出现于病毒感染后 7 天左右，当 CTL 活性表现时，NK 细胞活性已逐步降低。CTL 杀伤病毒感染的靶细胞受MHC Ⅰ类分子的限制。CTL 通过其表面的 TCR 特异性识别与 MHC Ⅰ分子结合的病毒抗原肽复合物形成三元体。在 CTL 识别病毒感染靶细胞的过程中，还需要共刺激分子（如 CD28、B7.1、B7.2 等）、辅助因子如 CD3、黏附分子（如 ICAM－1、ICAM－3）及其配体（LFA－1）和细胞因子信号的协同作用，而后 CTL 才被激活。激活后释放穿孔素和颗粒酶（granule enzyme）。穿孔素是一组酶的统称，其作用类似补体的 C9，致靶细胞出现许多小孔；颗粒酶可激活靶细胞内的凋亡相关酶，可使细胞自身裂解或发生凋亡。在多数病毒感染中，CTL 可以杀伤靶细胞，在抗体的配合下清除靶细胞裂解或释放的病毒，因此细胞免疫是病毒感染恢复过程中的主要免疫机制。

（2）辅助性 T 细胞（TH）　在控制病毒感染中 CD4 Th1 反应比 Th2 反应更为重要，尤其是对非溶细胞病毒和包膜病毒。$CD4^{+}$ Th1 细胞可以促进 B 细胞生长与分化，活化巨噬细胞，并促进 CTL 的增殖和分化。Th1 细胞与抗原递呈细胞表面的相应抗原肽－MHC Ⅱ类分子复合物结合后激活，可通过释放 IL－2、TNF－β 和 TNF－γ 等细胞因子，使淋巴细胞、单核细胞和巨噬细胞聚集在病毒感染的部位，更有效地发挥吞噬和杀灭病毒作用。此外，IFN－γ 可活化巨噬细胞增强其杀伤已被吞噬的病原体的能力。IFN－γ 还能促进 IgG 的生成，IgG 通过调理作用和激活补体系统促进吞噬细胞的吞噬和杀伤能力。IL－2、IFN－γ 亦能增强 NK 细胞杀伤靶细胞的活性，达到限制病毒增殖，阻止病毒扩散和清除病毒感染的作用。Th1 分泌的 TNF 除了作为效应分子直接诱导靶细胞凋亡外，还能促进炎症反应。

（3）调节性 T 细胞　天然 Treg 细胞（$CD4^{+}$及 $CD8^{+}$ Treg）调控抗感染免疫应答，其生理意义在于一方面可使感染信号持续存在，以维持记忆细胞的生存；另一方面可以防止病理性免疫应答发生。然而，Treg 细胞的作用也是某些病毒（如 HCV、HBV 和 HIV 等）持续感染的因素之一。天然 Treg 细胞及活化效应性 T 细胞均高表达糖皮质激素诱导的 TNF 受体家族相关受体（glucocorticoid - induced tumor necrosis factor receptor family related receptor，GITR），GITR 结合 GITR 配体可封闭天然 Treg 细胞介导的抑制作用。

表 5 - 2　抗病毒免疫及其主要作用机制

抗病毒免疫	效应因子	作用靶点
病毒感染早期应答	发热	限制病毒复制
	巨噬细胞	吞噬病毒
	炎症反应	限制病毒复制
	NK 细胞	杀伤病毒感染的靶细胞
	干扰素（Ⅰ/Ⅱ型）	抑制病毒复制，免疫调节
细胞介导的抗病毒应答	杀伤性 T 细胞（CTL）	杀伤病毒感染的靶细胞
	辅助性 T 细胞（Th1）	协助 B 细胞及 CTL 的增殖和分化
	细胞因子	免疫调节，或抑制病毒复制
	活化的巨噬细胞	吞噬/杀伤病毒感染的靶细胞
	NK 细胞	杀伤病毒感染的靶细胞
抗体介导的抗病毒应答	抗体	中和游离的病毒
	抗体 + 补体	杀伤病毒感染的靶细胞
	抗体 + NK 细胞/巨噬细胞（ADCC）	杀伤病毒感染的靶细胞

（三）病毒免疫逃逸

在机体通过免疫系统清除病毒的同时，病毒也会借助于多种方式逃避机体免疫监视、免疫激活或阻断免疫应答的作用，设法在体内长期存在，从而引起持续性感染疾病。不同的病毒，其免疫逃逸（viral immune escape or immune evasion）的机制不同，现将主要机制归纳入表 5 - 3。

表 5 - 3　病毒免疫逃逸的主要机制

免疫逃逸机制	作用方式	举例
病毒抗原变异	逃避 CTL 和 Th 细胞及抗体的识别和清除	尤其是 RNA 病毒易发生变异，如 HIV、HCV 变异频率高，导致感染难以清除
病毒感染宿主体内的免疫豁免部位（如中枢神经系统等）	逃避宿主免疫系统的监视和清除	HSV、VZV 等
直接感染 $CD4^+$ T 淋巴细胞	$CD4^+$ T 数量减低及功能下调，导致免疫系统功能低下	HIV
不同程度限制病毒基因的表达	抗原表达低下导致不能激活免疫应答，从而逃避宿主免疫系统的监视	
病毒抗原类型多/抗原多态性	病毒血清型多，保护性免疫具有型特异性，无交叉免疫	鼻病毒、柯萨奇病毒、ECHO 病毒型别多，不同型别的病毒可再感染
病毒产物通过分子模拟作用		
病毒小 RNAs	阻断蛋白激酶（PK）的激活，阻断感染干扰素抑制病毒复制的功能	EBV EBERS（small RNAs）
游离 IFN - g 受体	阻断 IFN - g 与细胞表面的 IFN - g 受体结合，抑制 IFN - g 的功能	黏液瘤病毒（Myxoma 痘病毒）
vIL - 10	病毒编码的 IL - 10，Th2 应答	EBV，降低 IFN - g 的功能
游离 TNF 受体	阻断 TNF 的功能	Shope fibroma virus
阻断 TNF 信号通路	阻断 TNF 信号通路	腺病毒蛋白 E1B、E3 能保护病毒感染的细胞免受 TNF 的杀伤

续表

免疫逃逸机制	作用方式	举例
抑制细胞表面免疫分子的表达	抑制病毒抗原呈递	腺病毒 E3 蛋白可阻断 MHC 转运至细胞表面
病毒产物干扰宿主细胞的抗原提呈中的环节	阻断抗原肽 - MHC Ⅰ 类分子复合体的形成，导致病毒抗原不能有效呈递给淋巴细胞	CMV 早期蛋白可阻止抗原肽 - MHC Ⅰ类分子复合体的形成
干扰 T 细胞的功能	下调 CTL 丝氨酸蛋白酶的表达，从而部分抑制 CTL 的杀伤功能	Ⅱ型副流感病毒
抑制细胞凋亡	抑制 capsases	腺病毒 14.7K 蛋白
抗细胞凋亡	病毒编码的 bcl - 2 同源物（vbcl - 2），具有抗细胞凋亡活性	EBV
抑制抗体的功能	病毒编码的蛋白（gE/gl）可与抗体的 Fc 结合，阻断抗体的功能	HSV - 1

第八节　真菌感染与宿主免疫

扫码“学一学”

与其他微生物一样，真菌引起感染，要有毒力和致病条件。由真菌或其产物引起的疾病称真菌感染（fungal infection）。狭义的真菌感染只包括真菌侵入人体引起的疾病，由致病性真菌和条件致病性真菌引起的疾病统称真菌病（mycoses）。广义的真菌感染还包括对真菌孢子或产物的过敏、毒蕈或真菌毒素引起的中毒等。

一、真菌感染

（一）感染的类型

1. 按致病方式分类

（1）致病性真菌感染　大多是外源性真菌感染。真菌本身具有致病性，如致病性浅部真菌皮肤癣菌有嗜角蛋白特性，在皮肤局部大量增殖后，通过机械刺激和代谢产物的作用引起局部的炎症和病变（手足癣、甲癣、头癣等）；酵母菌可侵犯皮下、内脏及脑膜等处，引起慢性肉芽肿及坏死，甚至危及患者生命。

（2）条件致病性真菌感染　真菌一般不具致病性，在机体免疫力降低及菌群失调时发生感染，属内源性感染（如白念珠菌）。亦有条件致病性真菌引起的外源性感染（如曲霉菌），常发生于长期应用抗生素、激素、免疫抑制剂、化疗和放疗的患者。

（3）真菌变态反应性疾病　真菌本身并不致病，可由真菌性过敏原（如孢子抗原）引起变态反应性疾病，如荨麻疹、哮喘、变态反应性肺泡炎和癣菌疹等。临床上常见的“皮真菌疹（dermatophytids）”就是一种真菌抗原刺激机体产生的超敏反应。它们出现的部位常常并非是真菌感染部位，例如足的真菌感染可引起手指瘙痒和丘疹。若取标本作微生物检查，常检测不到菌丝，但如以真菌抽提物为抗原给患者作皮肤试验则可显示阳性。

（4）真菌毒素中毒症　因食人真菌产生的毒素而中毒称真菌毒素中毒症（mycotoxicosis）。真菌毒素已发现 100 多种，可侵害肝、肾、脑、中枢神经及造血组织。如黄曲霉素可引起肝脏变性，肝细胞坏死及肝硬化，并可导致肝癌；桔青霉素可损害肾小管、肾小球，发生急性或慢性肾病；黄绿青霉素引起中枢神经损害，包括神经组织变性、出血或功能障碍等；某些镰刀菌素和黑葡萄穗素主要引起造血系统损害，发生造血组织坏死或造血功能障碍，引起白细胞减少症等；青霉菌产生的灰黄霉素可诱发小鼠甲状腺和肝肿瘤。真菌毒素中毒与一般细菌和病毒的毒素不同，有明显地区性和季节性，但没有传染性，不引起流行。

2. 按感染部位分类

（1）浅部真菌感染　包括表面真菌感染、皮肤癣真菌感染和皮下组织感染。表面感染真菌主要寄居于人体皮肤和毛干的最表层；皮肤癣真菌易侵犯皮肤角蛋白组织，如角质层、甲板和毛发等；皮下组织真菌在局部皮下组织繁殖，并缓慢向周围组织扩散，一般不经淋巴、血液向全身扩散，如皮肤着色芽生菌病、暗色真菌囊肿、足菌肿。

（2）深部真菌感染　包括系统性真菌感染和条件性真菌感染。深部真菌感染可累及各个系统，不同真菌所致的同一脏器感染，其临床表现大致类同。系统性感染真菌（systemic mycoses）有组织胞浆菌、芽生菌、球孢子菌、副球孢子等双相性真菌，感染常由吸入导致肺部感染而扩散全身各器官系统。条件性真菌包括曲霉、接合菌、隐球菌和念珠菌，通常免疫功能低下者或正常菌群失调者发生感染。

3. 不同部位的常见感染真菌　不同部位的常见感染真菌如下所述。①肺：念珠菌、曲霉菌、隐球菌、毛霉菌、组织胞浆菌、球孢子菌。②中枢：念珠菌、隐球菌、曲霉菌、球孢子菌。③消化系统：念珠菌。④泌尿生殖系统：念珠菌、芽生菌。⑤心血管系统：念珠菌、曲霉菌、毛霉菌。⑥眼、耳、鼻：念珠菌、曲霉菌、毛霉菌、镰刀菌。⑦血管内导管：念珠菌。⑧导尿管：念珠菌。

（二）真菌感染的传播途径

浅部真菌病的传播途径主要是直接接触（如接触患者或动物可以感染头癣、体癣等）或间接接触传播（如穿用公共拖鞋而感染足癣等）。外伤后真菌进入皮下可引起皮下组织真菌病，如孢子丝菌病、着色芽生菌病等。深部真菌病的传播途径则较多，常见的是由呼吸道进入，如球孢子菌病和组织胞浆菌病等；还有的是从皮肤入侵，如孢子丝菌病主要经破损皮肤接触感染，形成炎症性斑块或增生性糜烂；也可沿淋巴管分布，引起亚急性和慢性肉芽肿称之孢子丝菌性下疳；经呼吸道吸入气管，可引起肺孢子丝菌病；并可沿血行播散至其他器官如骨、眼等。

（三）感染的致病机制

机体和致病真菌之间的相互作用是复杂的过程，以往常规的生理、生化、病理学和免疫方法，以及显微形态学的研究结果，解释真菌易入侵机体致病的原因是：①真菌大小适合于经吸入方式到达肺泡；②在 pH 7.0、37℃机体体液中，真菌能生长繁殖；③双相性真菌在机体体内从丝状菌转为酵母菌型；④产生毒素。文献报道病原真菌的某些毒力因素可以抑制宿主的免疫反应，如皮肤癣菌的毒力因素包括致病真菌对皮肤角质层的黏附、致病真菌的菌丝形成、致病真菌分泌细胞外蛋白酶，均可以抑制宿主的免疫反应。

常见的真菌感染致病机制如下。

1. 曲霉病　曲霉是普遍存在于空气中的一种真菌，其 2.5～3.5μm 大小的分生孢子可经气道直抵肺泡，被肺组织的单核－巨噬细胞趋化捕获，经非氧化途径杀灭，但免疫功能降低尤其是 T 细胞减少或功能缺陷，孢子可逃逸免疫细胞而播散。曲霉菌的感染一般初期多为肺部感染，以后播散中枢神经系统以至全身。

2. 念珠菌病　念珠菌感染必须经历黏附、入侵、播散三个阶段，多发生在机体免疫功能低下时。

（1）黏附 即念珠菌与细胞膜受体结合。念珠菌黏附于宿主上皮细胞的能力是其在宿主中集落形成及入侵体内的第一步，也是其具有强致病性的标志。酵母菌胞壁的甘露聚糖蛋白是黏附的分子基础，其表面的补体受体蛋白 CR 也起部分作用。另外，菌体表面的疏水性、环境中的 pH 值及正常菌群的制约与否等都影响黏附作用。其结合力因菌种而异，故致病力也存在差异。

（2）入侵 该菌的蛋白酶溶解破坏细胞膜，并藉磷脂酶/蛋白酶的作用转为芽管，入侵组织。天冬氨酸蛋白酶即为念珠菌分泌的一种胞外蛋白酶，与其毒力有关。

（3）播散 芽管（假菌丝）或孢子不被消灭即可随血流播散造成多器官受累而发生严重感染。酵母型的念珠菌一般不致病，大多数呈寄居状态。但在适宜条件下，由酵母型转为假菌丝型，既增加了对宿主细胞的黏附力，又能避免吞噬细胞的吞噬，从而引起感染。

3. 新生隐球菌病 新生隐球菌可以侵犯人体的任何部位，但以侵犯中枢神经系统最为常见、严重，其次为肺、骨骼和皮肤等。健康人一般不受感染，只有当免疫功能受损、机体抵抗力降低时才可能致病。由肺吸入孢子是该菌侵入的主要途径。隐球菌荚膜有抗吞噬的作用，其主要成分是葡萄糖醛酸－木糖－甘露聚糖和半乳糖－木糖－甘露聚糖两种多聚糖，抗原性弱，易引起免疫耐受。隐球菌其他潜在的毒力因素还有其代谢产物甘露醇、酸性磷酸酶和细胞外蛋白酶等，前者在脑组织中出现可加重脑水肿，后两者有溶组织作用。

4. 浅部真菌病 一群在形态、生理、抗原上关系密切的浅在性真菌侵犯人的皮肤角质层、毛发和甲板，引起浅部真菌病，共同的特点是亲角质蛋白，故也称皮肤癣菌病。其分泌胞外酶（角蛋白酶、弹性蛋白酶和磷脂酶）使浅部真菌定居于含角质蛋白的组织。

二、宿主抗真菌免疫

抗真菌免疫与真菌感染的发生和转归密切相关，它分非特异性免疫和特异性免疫两大类。前者为第一线防御，发生于感染初期，包括中性粒细胞（PMNL）、单个核细胞（MNC）、核巨噬细胞（Mφ）、自然杀伤细胞（NK）、补体（C）、树突状细胞（DC）及诸多炎症介质、天然抗体等参与；而后者是刺激机体免疫系统后发生的以 T、B 细胞及其介质参与的获得性免疫，二者相辅相成，构成机体防御真菌感染的免疫体系。

（一）非特异性免疫

非特异性免疫构成的机体防御机制通常能有效阻止真菌细胞的侵入和在活组织中寄生。大于 5μm 的孢子被阻止在呼吸道的上段并由黏膜的纤毛运动将其排出。一旦真菌侵入，人体可藉各种反应来产生应答（诱发出较强的中性粒细胞和/或肉芽肿性反应），直接包围之或将其从感染组织中清除。

1. 完整的皮肤屏障 完整的皮肤是防御许多病原微生物入侵的有效屏障，浸渍或擦伤造成表皮破损，打开了皮肤癣菌、念珠菌属及其他可引起皮肤和皮下真菌病的致病真菌入侵的门户。受损的皮肤能为真菌的生长提供适宜的微环境并使其向皮肤深层侵入。

2. 黏膜 黏膜表面防止真菌感染的能力弱于皮肤，白念珠菌引起的感染常由黏膜开始。在阴道黏膜，念珠菌感染可受到局部微生物菌群的制约。黏膜溃疡形成和使用类固醇激素可使黏膜的完整性受到破坏，形成对真菌感染的易感状态。

3. 其他非特异性抵御病原真菌的因素 温度、胃酸和溶解酶，活组织低氧化还原能力、血清天然存在的抑制因子、汗液、皮脂和唾液等因素均不利于真菌的生长繁殖。

4. 炎症及吞噬反应 大多数真菌都容易激活补体旁路，通过C3片段的激活而与多形核细胞、单核细胞及巨噬细胞黏附，而补体的其他成分（C3a和C5a）则引起肥大细胞释放化学介质，进而导致吞噬细胞在感染部位的积聚。中性粒细胞是最有效的杀真菌细胞，可激活呼吸爆发或分泌防御素等，杀死白念珠菌和烟曲霉菌。非特异性免疫应答反应的其他成员，如嗜酸性粒细胞、嗜碱性粒细胞、血小板和NK细胞等也参与了杀伤过程。先天或医源性导致的PMNs、单核细胞或巨噬细胞的功能缺陷能显著降低宿主的抵抗能力，包括中性粒细胞缺乏（常由于恶性血液病、免疫抑制或细胞毒药物治疗所致）、中性粒细胞功能低下（可见于糖尿病、补体缺乏或髓过氧化物酶缺陷的患者）、单核细胞和巨噬细胞功能缺陷（则可能与类固醇的使用有关，但也可能来自遗传）可造成条件真菌感染和系统真菌的感染。

5. 激素的调节 另外，研究发现在抗真菌感染的非特异性免疫机制中，性别因素不可忽视。在许多真菌病，男性的发病率或感染的严重程度均高于女性，如副球孢子菌病。

（二）特异性免疫

1. 体液免疫 大多数真菌病在感染期间都会有抗体产生。抗体的检测及定量试验常有助于诊断或监测病情转归，但抗体的保护作用却仍没有明确的令人信服的证据。新生隐球菌抗体的调理素作用、通过中和分泌型蛋白酶或借助与细胞壁黏附因子的相互作用来阻止白念珠菌对上皮细胞的黏附作用已被证实。

2. 细胞免疫 从体内清除侵入的真菌细胞与细胞介导的免疫应答反应密切相关。其中Th1应答对宿主发挥免疫保护，而Th2应答可造成组织损害。新生隐球菌常定植在免疫低下患者的肺和脑，需T细胞应答的激活予以消灭。白念珠菌感染常始于黏膜表面，细胞免疫可阻止其扩散至组织内。

本章小结

微生物是人类生命生存的必须，与人体的关系错综复杂。微生物与人体的关系并非一成不变，在特定条件下有益微生物可转变为条件致病菌引起机会感染，另一方面病原微生物通常也只在一定条件下才致病。由微生物（细菌、病毒、真菌等）和寄生虫感染人体后产生的疾病称为感染病，具有传染性的感染性疾病又称传染病，根据病原体来源可分为内源性感染和外源性感染。内源性感染即是指由人体菌群成员引起的感染，主要由需氧或兼性厌氧条件致病微生物引起。条件致病微生物在人体内的异常定植与增殖是引起内源性感染的关键所在。人体各黏膜皮肤部位与菌群有严格的对应关系，特定部位只有特定的菌群定植才符合人体正常生理功能，微生态失衡可引起人体功能紊乱甚至疾病。

引起医院感染的病原菌大多数为条件致病微生物，且多数病原菌对抗菌药物具有耐药性或多重耐药。免疫功能低下患者可以同时感染多种病原体。微生物在人体内或体表侵入后是否致病与病原菌数量的多少和毒力强弱有关。宿主免疫防御系统能识别外来微生物，并通过非特异性免疫和特异性免疫将其清除。

扫码“练一练”

（吴文娟）

第二篇

微生物检验技术

本篇阐述细菌、真菌与病毒的检验技术，重点介绍临床常用的检验技术，如细菌与真菌的形态学检查，细菌、真菌与病毒的分离培养鉴定技术；快速检测技术，如细菌数码鉴定技术、病毒的免疫检测技术与核酸技术等。本篇也简略介绍近年来已应用于临床的质谱鉴定技术。特别说明将抗微生物药物敏感性检测试验也作为微生物检验技术之一列入了本篇内容，强调了该项检测试验是微生物检验的重要技术。

每种检验技术都从技术的原理（即技术的理论依据）、技术的方法、临床意义与评价（即临床应用的范围、与病原学诊断的关系及注意事项）三个层面叙述，其目的让学习者不仅掌握技术的操作，更可掌握技术依据的基本理论，为进一步的微生学物检验奠定扎实的基础。

第六章　细菌检验基本技术

本章要点

1. **掌握**　细菌的形态学检查、细菌培养与分离以及细菌鉴定的主要方法。
2. **熟悉**　细菌非培养快速检验、细菌自动化检验以及菌种保存技术的方法。
3. **了解**　自动化检验的原理。

随着现代医学技术的发展，各学科相互交叉和渗透，细菌检验基本技术已深入到细胞、分子和基因水平，许多新技术、新方法已在临床微生物实验室得到广泛应用。临床微生物学实验室的基本任务之一是利用细菌检验基本技术，准确、快速地检验和鉴定临床标本中的病原微生物，为临床对感染性疾病诊断、治疗、流行病学调查等提供科学依据。

扫码“学一学”

第一节　细菌形态学检查

细菌形态学检查（bacterial morphological examination）是将细菌检验标本涂片、置光学显微镜下观察细菌的染色反应性、形态、大小、排列方式与某些特殊结构或细菌液体培养物生活状态下的运动方式。某些细菌感染性疾病通过形态学检查可得到初步诊断，即可作为开始抗感染治疗的依据；而大多细菌则需要进一步做细菌培养和鉴定才能确诊。

一、原理

细菌的大小、形态、染色反应性、细菌细胞排列方式和特殊结构是细菌的重要生理特征之一。一般而言，在适宜生长条件下培养的对数生长期观察细菌上述生理特征，可确认细菌存在与初步鉴别细菌。但同时应考虑到来自于机体或环境中诸多因素所导致的细菌形态变化。

细菌大小以微米（μm）为测量单位，人肉眼的最小分辨率为0.2mm，故观察细菌形态需用光学显微镜放大几百到上千倍才能看到。生物显微镜放大倍数是物镜放大倍数乘以目镜放大倍数，观察细菌染色标本须用放大1000倍左右的油镜（10×100）；不染色标本观察细菌动力可用高倍镜放大400倍左右（10×40）即可。

为了清晰显示细菌的形态，利用细菌细胞壁结构的差异与芽孢、荚膜、鞭毛的化学组成不同，使用人工合成染料对细菌标本涂片进行单染色法或复合染色法或特殊染色法，以鉴别染色反应性与芽孢、荚膜、鞭毛的存在。

二、检查方法

包括不染色标本直接显微镜检查和染色标本显微镜检查。

（一）不染色标本的动力检查

常用的方法有压滴法和悬滴法，主要用于检查生活状态下细菌的动力及运动状况。有动力细菌，普通光学显微镜观察可看到细菌自一处移至另一处，有明显的方向性位移；无动力细菌，受水分子撞击细菌呈现原地颤动而无明显的位置改变；由于细菌和周围介质的光折射率相似，故观察时需控制进入显微镜的光通量，使细菌和暗的背景有明显反差；如用暗视野显微镜或相差显微镜观察，则效果更好；螺旋体由于菌体纤细、透明，需用暗视野显微镜观察其形态和活动状态。

1. 压滴法　将标本涂布于滴有生理盐水的载玻片上，加盖玻片，旋下聚光器减少光强度，用40×物镜观察。可用于检测细菌动力和特异性抗血清反应（如肺炎链球菌和流感嗜血杆菌的荚膜肿胀实验）。

2. 悬滴法　将被检物（液体状）放置于盖玻片中央，盖玻片四角涂以石蜡－凡士林混合物，翻转凹玻片压在盖玻片上，凹孔中央正对盖玻片的被检物，再小心将玻片翻回正面，于40×物镜下观察。该技术聚焦能达到水滴较深视野，可用于细菌动力观察。

3. 毛细管法　应用虹吸原理使毛细管吸取菌悬液后，两端用火焰熔封，固定于载玻片，置高倍镜（或暗视野）下观察。主要用于厌氧菌动力观察。

（二）染色标本显微镜检查

细菌标本经染色后，除能清楚看到细菌的形态、大小、排列方式外，还可根据染色反应将细菌进行分类，临床上常用的染色方法有革兰染色、抗酸染色和荧光染色。

1. 细菌革兰染色与显微镜油镜检查　革兰染色（Gram stain）是1884年由Chiristian Gram发明的染色反应。将标本涂片、干燥固定，用结晶紫（crystal violet）初染，再用碘液媒染，随后加乙醇脱色，最后加石炭酸复红（carbolfuschin）复染。将染色完毕的载玻片置显微镜油镜视野中观察，可见染成红色的细菌（称革兰阴性菌）和染成紫色的细菌（称革兰阳性菌），并清晰可见细菌的形态，有球状、杆状、分枝状、弧状和螺旋状等不同。

细菌革兰染色反应性和细菌基本形态的观察是鉴别细菌最基本方法。所有的细菌都被分成两大类，革兰阳性或革兰阴性。染色性不同即表示细菌的细胞壁结构不同，其抗原构成不同，毒素致病物质不同和治疗用药不同。而细菌形态又是鉴别细菌种的一个重要表型特征，它不仅可以确认标本中的细菌存在与否，又可提示分离培养检出菌的所用培养基和培养条件，为进一步的培养提供依据。

2. 分枝杆菌属细菌抗酸染色与显微镜油镜检查　抗酸染色是1881年由Ziehl和Neelsen发明，又称萋－纳染色。标本涂片干燥固定后，石炭酸复红染液滴满在涂片上，并于载玻片下方以弱火加热至出现蒸气，持续3～5分钟后水洗；用3%盐酸酒精脱色，直至涂片无红色染液脱下后，再用吕氏美蓝复染1～3分钟。还有一种不加热的Kinyoun改良抗酸染色法也常用于临床。用油镜检查染色完毕的涂片，看见蓝色背景上的红色细菌即为抗酸染色阳性的分枝杆菌。

抗酸染色是分枝杆菌鉴别染色法，在痰、脑脊液或胸腹水中找到抗酸菌具有重要的诊断意义，根据视野中查见的抗酸菌数目以＋～＋＋＋＋等级判别，同时再辅以一些生化反应（耐热触酶试验、硝酸盐还原试验、脲酶等试验）可鉴定出分枝杆菌的种。

3. 细菌特殊结构染色与显微镜油镜检查

（1）鞭毛染色　细菌鞭毛为细菌的运动器官，鞭毛染色后于显微镜下可观察到菌体上有无鞭毛，并能区分鞭毛的数量及位置（周鞭毛、端鞭毛和极鞭毛），在细菌鉴定特别是非发酵菌的鉴定中十分重要。

（2）荚膜染色　荚膜是细菌细胞壁外面的一层黏液性物质。荚膜对染料的亲和力弱，不易着色，通常采用负染色法，即菌体和背景着色而荚膜不着色。因此在菌体周围出现一个透明圈。由于荚膜含水量在90%以上，染色时一般不用热固定，以防荚膜皱缩变形。荚膜染色法用于有荚膜细菌如肺炎链球菌、流感嗜血杆菌、炭疽芽孢杆菌及产气荚膜梭菌的鉴定。

（3）其他特殊染色法　特殊染色方法包括异染颗粒染色、芽孢染色、墨汁负染色等。例如疑为白喉棒状杆菌感染时，进行涂片检查，除证实为革兰阳性典型棒状杆菌外，还须用异染颗粒染色法，镜检发现异染颗粒，方可初步报告“检出形似白喉棒状杆菌”，为临床早期诊断白喉提供依据。

通过芽孢、荚膜和鞭毛的特殊染色后，在显微镜油镜检查下，上述特殊结构清晰可见，对帮助鉴别细菌有着重要意义。芽孢的形态及在菌体所处的位置可帮助鉴别细菌，例如破伤风芽孢梭菌芽孢为正圆形，位于芽孢的顶端，形如鼓槌。荚膜结构也能帮助鉴别细菌，如肺炎链球菌和肺炎克雷伯菌在菌体的外围均有一层黏液物质的荚膜组成。鞭毛的数目和位置也是鉴别细菌的另一特殊结构，如肠杆菌科细菌的鞭毛为周毛菌，霍乱弧菌为单极单毛菌等。

三、临床意义与评价

无菌体液的显微镜检查更具有诊断价值，有正常菌群寄居的腔道分泌物，涂片显微镜检查虽不能确定诊断，但对进一步检出所需的步骤、采用的方法和分离鉴定病原体所需培养基的选择有重要提示作用。

（一）感染病的病原学诊断

1. 正常机体无菌体液　正常机体无菌体液直接镜检为阴性。若为阳性具有诊断价值，如脑脊液涂片中查见革兰染色阴性肾形双球菌，结合患者发热、喷射状呕吐、剧烈头痛和脑膜刺激征等，可作出流行性脑脊髓膜炎的诊断。

2. 有正常菌群寄居的腔道分泌物　涂片镜检虽不能确定诊断，但对进一步检出的步骤、采用的方法和分离鉴定病原体所需培养基有重要提示作用。

3. 血、尿标本作暗视野检查　如见形似发亮串珠、两端呈钩状、运动活泼的密螺旋体时，可报告“暗视野检查找到钩端螺旋体”。

4. 下疳渗出液、二期梅毒的皮疹渗出物、淋巴结或组织穿刺液　暗视野显微镜查见有运动活泼的密螺旋体即可诊断梅毒。

（二）评价

临床采集标本选用涂片染色显微镜检查时应同时进行细菌分离培养和抗菌药物敏感试验；如果只有一份标本应该先分离培养、后涂片染色作显微镜检查；采集标本时应注意无菌操作；标本制作涂片时不可过厚，以免影响显微镜观察及染色结果。

扫码“看一看”

第二节　细菌分离与培养

细菌培养与分离（bacterial culture and isolation）是将检验标本划线分离接种于培养基上并置于合适生长环境进行孵育获得细菌纯种的过程。目的是为了检出病原菌，并进一步鉴定菌种和做药敏试验，为临床细菌感染性疾病的诊断和治疗提供依据。

扫码“学一学”

一、原理

为了能鉴定和研究细菌，需要在含多种细菌的标本或培养基中挑选出某种细菌，即细菌分离培养。大多数的细菌可用人工方法培养，根据不同细菌提供合适的培养基、温度、酸碱度与气体，绝大多数细菌可以在体外生长。由于临床标本中往往有多种细菌存在，包括有正常菌群细菌，需要通过分离接种技术使混杂的细菌在平板上分散生长，获得单个纯培养菌落，进一步进行生化鉴定和抗菌药物敏感试验；同时观察单个菌落特性有助于细菌菌种鉴定。

二、分离与培养技术

（一）培养基的制备

培养基是供细菌生长用的，用人工方法将多种营养物质根据细菌的需要组合成的混合营养基质。

1. 培养基的基本成分及其作用

（1）营养物质　细菌生长繁殖需要一定的营养物质，营养物质可提供合成菌体的原料、细菌生长繁殖所需要的能量、激活细菌酶的活性和调节渗透压等主要作用。微生物需要的营养物质主要有氮源、碳源、无机盐、水和生长因子。制备时常用下列物质：①蛋白胨，由蛋白质（如酪蛋白、纤维蛋白等）经酶或酸碱水解而获得的一种多肽和氨基酸组成的水溶性混合物，是培养基中最常用的成分之一，主要供给细菌的氮源，合成菌体蛋白质、酶类等，另外还具有缓冲作用。②肉浸液及牛肉膏，用新鲜牛肉（去除脂肪、筋膜和肌腱等）加定量水浸泡煮沸而制成的肉汤。肉浸液中包括含氮和非含氮的两类浸出物，还有一些生长因子。③糖（醇）类，含有细菌所需的碳源，制备培养基常用的有单糖（如葡萄糖、阿拉伯胶糖等）、双糖（如乳糖、蔗糖等）、多糖（如菊糖、淀粉等）、醇类（甘露醇、卫矛醇、侧金盏花醇）等。除提供细菌碳源和能量之外，主要用来根据不同细菌对糖（醇）类利用能力不同鉴别细菌。④血液，除增加培养基中的蛋白质、多种氨基酸、糖类及无机盐类等营养成分外，还能提供辅酶（如V因子）、血红蛋白（X因子）等特殊生长因子。此外，血液在培养基中还可以检测细菌的溶血作用。⑤鸡蛋与动物血清，对营养要求高的细菌是必需的营养成分，可用于制备某些特殊的培养基（如结核分枝杆菌或白喉棒状杆菌的培养基等）。此外，血清和鸡蛋还具备凝固剂的作用，使培养基凝固成固体培养基，便于观察细菌菌落的生长情况。⑥无机盐类，细菌需要各种无机盐类以提供细菌生长的各种元素，它们作为菌体构成成分与酶的组成部分维持着酶的活性，参与能量的储存和转运，调节菌体内外的渗透压，某些元素与细菌的生长繁殖和致病作用密切相关。⑦生长因子，许多细菌生长还需要一些自身不能合成的生长因子，包括B族维生素及某些氨基酸、嘌呤、嘧啶等，少数细菌还需要特殊的生长因子，如流感嗜血杆菌需要X因子（高铁血红素）、V因子（辅酶）。

（2）水分　细菌所需营养物质必须先溶于水，营养的吸收与代谢均需要水才能进行。制备培养基常用不含杂质的蒸馏水或离子交换水，若以自来水、井水等天然水配置培养基，应先煮沸，使部分盐类沉淀过滤后方可使用。

（3）凝固物质　配置固体培养基的凝固物质应具备以下特征：本身不能被细菌利用；在微生物生长温度范围内保持固体状态，凝固点的温度对微生物无害；不因消毒灭菌而破坏，透明度好，粘着力强。目前认为最合适的凝固剂是琼脂。

（4）抑制剂　在制备某些培养基时需加入一定种类的抑制剂，以抑制非检出菌的生长或减少其生长，有利于检出菌（目的菌）的生长，这类培养基通常称为选择培养基。抑制剂的种类很多，不同的培养基可采用不同的抑制剂。常用的有胆盐、煌绿、玫瑰红酸、亚硫酸钠等可抑制革兰阳性菌生长；其他如亚碲酸盐、亚硒酸盐、四硫磺酸盐、叠氮钠及多种抗生素等，都已经在临床细菌、真菌、病毒等检验中作为抑制剂应用。

（5）指示剂　为了了解和观察细菌是否利用分解糖类、氨基酸等物质，常在某些培养基中加入一定种类的指示剂，如酚红、溴甲酚紫、中性红、中国蓝、甲基红及酸性复红等都是常用的酸碱指示剂。美蓝和刃天青是常用的氧化还原指示剂。此外，一些新的氧化还原指示剂如四氮唑盐类等，已广泛用于细菌快速培养和鉴定，以及快速细菌药物敏感性试验等方面。

2. 按培养基的用途分类

（1）基础培养基　只含有细菌生长所需的基本营养成分，如普通肉汤、普通琼脂平板等。

（2）营养培养基　在基础培养基的基础上再加入葡萄糖、血液、血清等，供营养要求较高的细菌生长繁殖需要，如血液琼脂培养基、血清肉汤培养基等。

（3）鉴别培养基　利用细菌分解蛋白质和糖的能力以及其代谢产物的不同，在培养基中加入某些指示剂和底物，通过判断指示物的变化了解各种细菌的生化反应，从而鉴别和鉴定细菌。

（4）选择培养基　是在培养基中加入某种化学物质，使之抑制某些细菌生长，而利于另一些细菌的生长，从而使后者从含有杂菌的标本中分离出。如麦康凯琼脂培养基（MaC）、SS 培养基、中国蓝琼脂培养基等。

（5）特殊培养基　如厌氧培养基和细菌 L 型培养基等。

3. 按培养基的性状分类

（1）液体培养基　肉汤培养基属常用的液体培养基，其成分为：在肉浸液中加入 1% 蛋白胨和 0.5% 氯化钠，调节适当的 pH（一般为 7.4），灭菌后即成。常用于增菌培养，也用于接种纯种细菌观察细菌生长表现。

（2）固体培养基　在液体培养基中加入 1.5% ~2.0% 的琼脂，凝固成固体培养基，一般制成平板，用于微生物的分离纯化、鉴定及药敏试验等。固体培养基在试管中可制成斜面用于菌种的短期保存。

（3）半固体培养基　在液体培养基中加入 0.3% ~0.5% 琼脂，即成半固体培养基。多用于观察细菌的动力、保存菌种等，可根据细菌的营养要求加入特殊营养成分。

上述三种不同物理性状培养基区分主要取决于培养基有无凝固剂或凝固剂量的多少。

4. 常用培养基

（1）营养琼脂　营养琼脂培养基中含有氮源、碳源和微量无机盐，适宜细菌生长繁殖。主要供细菌培养、菌株纯化及传种使用。

（2）血琼脂培养基　羊血或兔血等是细菌生长繁殖的良好营养物质。在 45 ~50℃ 的基础培养基中加入血液可以完好保存血液中某些不耐热的生长因子，同时血细胞不被破坏。

若将氯化钠浓度提高到0.85%，可使血平皿在35℃中培养18~24小时后色泽仍然鲜艳。血琼脂培养基主要是供一般病原菌的分离培养、溶血性鉴定及保存菌种用。

（3）巧克力琼脂培养基　流感嗜血杆菌生长依赖血液中的X、V因子，当培养基加热至80~90℃时，可使血液中的红细胞破裂释放出X、V因子，以利于嗜血杆菌的生长培养。巧克力培养基主要用于嗜血杆菌的分离培养，亦可用于奈瑟菌的增殖培养。

另有M-H培养基，主要用于普通细菌的抗菌药物敏感性试验（详见第九章抗微生物药物敏感性检测技术）。

虽然培养基的种类较多，但制备过程和步骤基本一致，大致的配制程序为：称量、调整培养基的pH值、过滤、分装、灭菌、质量检查和保存。

（二）无菌技术

无菌技术是防止微生物进入物品和机体，同时防止被检物中可能存在的病原微生物污染周围环境及工作人员的规范化操作技术。

为避免在接种过程中污染和环境中的细菌污染培养物，一般细菌的接种应在特定的接种环境中进行。接种环境主要包括生物安全柜、无菌室和接种罩。目前绝大部分实验室都采用生物安全柜进行标本的接种。

生物安全柜是通过高效过滤膜（HEPA）过滤的垂直单向气流，向工作台面提供100级的洁净层流，对操作样品进行保护；同时外排风机提供适当的排风量回收工作台面的全部空气，并在工作窗前端产生负压，保护操作人员的安全，气流以设定速度从正面操作面进入生物安全柜，进入安全柜的气体70%通过送气过滤器过滤后在生物安全柜内循环，30%通过排气过滤器过滤后排出生物安全柜。

国家卫生健康委员会（原卫计委）制定的《人间传染的病原微生物名录》明确规定了各种病原体操作的防护要求，其中所列细菌、放线菌、衣原体、支原体、立克次体、螺旋体样本的病原菌分离纯化、药物敏感性试验、生化鉴定、免疫学实验、PCR核酸提取、涂片、显微观察等初步检测活动均可在BSL2实验室进行。各种材料的操作，在相应级别的生物安全水平实验室进行。检验过程中发现高致病性病原体时，应按《人间传染的病原微生物名录》以及相关法规要求处理，或送至相应级别的生物安全实验室。

细菌广泛地分布于自然界、人或动物的皮肤、黏膜、排泄物和室内外的空气以及尘埃中，这些微生物随时可能污染实验室的环境、实验材料和实验物品等，影响实验结果的分析和鉴定，甚至导致错误的判断。微生物学检验的标本主要来自患者，有些标本具有传染性，如果没有严格的无菌观念，不严格执行微生物学实验室的操作规则，有可能导致实验室感染或医院感染。因此，微生物学工作者必须具有严格的无菌观念和熟练的掌握无菌操作技术，在进行微生物学检验工作的过程中，无论标本的采集或细菌培养等，均需严格执行无菌操作技术，防止杂菌污染和病原菌的扩散，以保证微生物学检验的质量。

（三）接种技术

接种技术贯穿分离培养全过程，目的是获得单个菌落或纯培养。接种技术需注意无菌操作，标识清楚。近年出现的自动化接种系统在接种技术的标准化、规范化，无菌技术以及提高工作效率等方面取得了很大进步。

1. 接种工具　接种环和接种针是细菌学实验必需的工具；为了达到无菌技术要求而建立的细菌接种场所需有接种罩、无菌工作台、无菌室、生物安全柜等。

2. 细菌的分离接种法

（1）平板划线分离接种法　使标本中混杂的多种细菌在培养基表面分散生长，形成各自菌落，便于观察菌落特征与挑取单个菌落进行纯培养。根据划线的方式可分为分区划线法、连续划线法、棋盘格划线法等。

（2）斜面接种法　主要用于已获得的单个菌落的移种、纯种培养细菌和保存菌种以及用于某些生化鉴定试验。由于目的不同，接种方法略有差异。用于纯培养及保存菌种的斜面接种法是将接种环（针）灭菌，挑取单个菌落从培养基底向上划一条直线，再从底部开始向上划曲线接种，尽可能密而均匀；或者直接自下而上划曲线接种，生化鉴定培养基斜面接种是用接种针，挑取带鉴定细菌的菌落，一般应取菌落的顶端，先用接种针插入斜面正中垂直刺入底部，抽出后在斜面上由下至上划曲线接种即可。

（3）液体接种法　用于各种液体培养基如肉汤、蛋白胨水、糖发酵管等的接种。用接种环挑取单个菌落，倾斜液体培养基，在液面与管壁交界处研磨接种物（以试管直立后液体淹没接种物为准）。此接种法应避免接种环与液体过多接触，更不应在液体中混匀、搅拌，以免形成气溶胶，造成实验室污染。

（4）穿刺接种法　多用于半固体培养基或双糖铁、明胶等具有高层的培养基接种。半固体培养基的穿刺接种可用于观察细菌的动力，接种时用接种针挑取菌落，由培养基中央垂直刺入至距管底约0.5cm处，再沿穿刺线退出接种针；双糖铁等有底层及斜面之分的培养基，穿刺底层部分，退出接种针后再以连续“Z”字形（似“蛇形”）自斜面底端向上划线。

（5）倾注平板接种法　本法用于兼性厌氧菌或厌氧菌的稀释定量培养和饮水、饮料、牛乳和尿液等标本的活细菌计数。取纯培养的稀释液或原标本1ml至无菌培养皿内，再将已融化并冷却到45～50℃左右的琼脂15～20ml倾注入该无菌培养皿内，混匀，待凝固后置37℃培养，长出菌落后进行菌落计数，以求出每毫升标本中所含菌数。

计数时应选取菌落数在30～300之间的平板，若有两个稀释度均在30～300之间时，按国家标准方法要求应以二者比值决定，比值≤2取平均数，比值>2则取较小数字（有的规定不考虑其比值大小，均以平均数报告）。若所有稀释度均不在计数区间，如均大于300，则取最高稀释度的平均菌落数乘以稀释倍数报告之。如均小于30，则以最低稀释度的平均菌落数乘稀释倍数报告之。如菌落数有的大于300，有的又小于30，但均不在30～300之间，则应以最接近300或30的平均菌落数乘以稀释倍数报告之。如所有稀释度均无菌落生长，则应按小于1乘以最低稀释倍数报告之。有的规定对上述几种情况计算出的菌落数按估算值报告。

（6）涂布接种法　本法用于纸片药物敏感试验和生物制品菌苗的生产。将一定量或适量的菌液加入到琼脂培养基表面，然后用灭菌的L型玻璃棒或棉拭子于不同的角度反复涂布，被接种液均匀分布于琼脂表面，然后贴上药敏纸片，或直接培养，本法经培养后细菌形成菌苔。

（四）细菌培养

1. 普通培养　是指需氧菌或兼性厌氧菌等在普通大气条件下的培养方法，又称需氧培养法，将已接种好的平板、斜面、液体培养基置于35℃孵箱中，在普通大气条件下培养18～24小时，一般需氧菌或兼性厌氧菌即可在培养基中生长，但标本中菌量很少或难于生长的细菌（如结核分枝杆菌）需培养3～7天甚至1个月才能生长。若用明胶培养基培养细菌，其目的在于观察细菌能否液化明胶，则应在22℃培养。

2. 二氧化碳培养　某些细菌如脑膜炎奈瑟菌、布鲁菌属等在初次分离时需在5%～10%二氧化碳环境中才能良好生长，二氧化碳培养方法有二氧化碳培养箱、烛缸法和化学法。

3. 厌氧培养法　常用方法有厌氧罐法、气袋法和厌氧手套箱与需氧菌共生厌氧法等。前两种方法比较简便，不需特殊设备，适用于临床使用，如血培养厌氧瓶报阳后一般采用气袋法进行进一步的厌氧菌培养。后一种方法设备昂贵而复杂，但效果最佳。大多数厌氧菌的初代培养生长较慢，故厌氧培养在37℃至少应培养48小时，如疑为放线菌则应延长72～96小时。

4. 微需氧培养　微需氧菌在大气中及绝对无氧环境中均不能生长，在含有5%～6%氧气、5%～10%二氧化碳和85%氮气左右的气体环境中才可生长，将标本接种到培养基上，置于上述气体环境中，37℃进行培养即微需氧培养法。

（五）细菌生长现象的观察

1. 分离培养基上菌落的生长现象

（1）菌落特征观察　包括大小、形状、突起、边缘、颜色、表面、透明度、黏度、溶血现象和色素等，以助细菌的鉴别。描写菌落大小直径以毫米（mm）计算；形状用点滴状、圆形、丝状、不规则、根状等；菌落表面用扁平、隆起、凸起、枕状、脐状等；颜色以白色、黄色、黑色、淡黄色等；透明度以不透明、半透明、透明等；黏度用奶油状、黏液状等描述。

根据细菌菌落表面特征不同，可将菌落分为三型：光滑型（S型）菌落、粗糙型（R型）菌落与黏液型（M型）菌落。

（2）血琼脂上的溶血　α溶血，又称草绿色溶血，红细胞不完全溶血，菌落周围血培养基变为绿色环状。β溶血，又称完全溶血，由于红细胞的溶解，菌落周围形成一个完全清晰透明的环。γ溶血，即不溶血，红细胞没有溶血，菌落周围的培养基没有变化。双环溶血，在菌落周围完全溶解的透明环外有一个部分溶血的第二圆环。

（3）气味　通过某些细菌在平皿培养基上代谢活动会产生特殊的气味，有助于细菌的鉴定。如铜绿假单胞菌（生姜气味）、变形杆菌（巧克力烧焦气味）、厌氧梭菌（腐败的恶臭味）、放线菌（泥土味）等。

（4）色素　①脂溶性色素：使菌落本身出现颜色改变，如金黄色葡萄球菌的金黄色色素。②水溶性色素：使菌落周围的培养基出现颜色变化，如铜绿假单胞菌的绿色色素。

2. 细菌在液体培养基中的生长现象　有三种生长现象，即大多数细菌的浑浊生长；少数链状排列的细菌如链球菌、炭疽芽孢杆菌的沉淀生长；专性需氧菌如枯草芽孢杆菌、结核分枝杆菌和铜绿假单胞菌的菌膜生长（表面生长）。

3. 细菌在半固体培养基中的生长现象　半固体培养基用于观察细菌的动力，有鞭毛的细菌除了在穿刺接种的穿刺线上生长外，在穿刺线的两侧均可见羽毛状或云雾状浑浊生长，为动力阳性。无鞭毛的细菌只沿穿刺线呈明显的线状生长，为动力试验阴性。将接种细菌的半固体管放在自然光或白炽光下观察即可。

三、临床意义与评价

正常机体标本的细菌分离培养应为阴性或无致病菌生长。细菌分离培养、鉴定是细菌感染性疾病诊断的“金标准”，并提供纯培养物作体外药物敏感性试验，指导抗菌治疗和预测治疗效果。

细菌分离培养结果受到细菌种类、培养条件、标本来源等多种因素的影响，需结合临床综合评价，如：①血液标本、脑脊液标本细菌分离、培养与鉴定是确诊血流感染、中枢神经系统细菌感染的最可靠检验项目；②痰标本分离、培养与鉴定出病原体或条件性致病菌及菌量是诊断下呼吸道感染主要实验诊断的依据；③用选择培养基分离含脓、血或黏液的粪便致病菌并进行鉴定，有助于胃肠道感染病诊；④尿液分离出一定数量病原菌是诊断泌尿系统感染的重要依据。

由于细菌无处不在，因此从制备培养基时开始，整个培养过程必须严格无菌操作，避免外界细菌污染标本导致错误结果；而培养的致病菌一旦污染环境，就会引起交叉感染。

第三节　细菌鉴定

扫码“学一学”

细菌鉴定（bacteria identification）是指通过一系列的方法，将临床标本中分离的未知的细菌归属到一定的种属，并赋予细菌名称的过程。其目的是对细菌感染性疾病的病原学作出正确的诊断，及时发现细菌感染性疾病的暴发流行、高致病性细菌和新现细菌引起的感染，也可以对重复感染和慢性感染的病因进行研究，有利于流行病学监测和国际间学术交流。随着科学技术的进步，细菌鉴定技术也不断发展，从最初的观察细菌形态的显微镜技术，发展到检测细菌代谢产物的生化反应技术、检测细菌抗原的免疫血清学技术、检测细菌遗传物质的分子生物学技术以及色谱技术和质谱技术等。21 世纪初，最引人关注的细菌鉴定技术为 16S rRNA 测序鉴定技术和基质辅助激光解吸电离飞行时间质谱鉴定技术。

一、原理

传统表型鉴定、细菌表型数值鉴定、细菌细胞构成物质的分析鉴定与基因鉴定的原理如下所述。

（一）传统表型鉴定法

通过平板上分离获得单个菌落，然后进行菌落特点特征观察、染色后镜下细菌形态观察、生理生化特征观察、血清凝集试验和抗生素的抗菌谱等表型特征，根据细菌双歧索引表或表格法来将细菌鉴定至种水平，这种传统的鉴定方法被认为是菌种鉴定的参考方法。

（二）细菌表型数值鉴定

随着生化反应管的微型化与生化反应管结果计算机化，形成了细菌表型数值鉴定的鉴定系统，通过编码技术将生化反应的符号模式转换成数学模式，同时将标准菌株的生化反应也转换为数学模式，给每种细菌的反应模式赋以一组数码，编成数码检索本。通过对未知菌生化反应结果转录成数字（编码），查阅数据库或数码检索本，将数字编码转换成细菌名。

细菌生化反应的依据是各种细菌具有独特的酶系统，对底物的分解能力不同而产生不同代谢产物，在培养基中加入不同的底物和指示剂，可检测细菌分解底物的能力。根据被鉴定细菌的代谢特点，设计一系列生化反应，由仪器自动定时扫描读取阳性和阴性反应结果，并与仪器中储存的数据库比较，进行细菌鉴定又称细菌自动鉴定系统。

不同的鉴定系统分析的代谢底物不同，检测的具体原理不同，故需要建立不同的反应鉴定系统。现有的鉴定系统有肠杆菌科细菌、非发酵菌、革兰阳性球菌、革兰阴性球菌、厌氧菌、酵母菌等。这些鉴定系统通常包括碳水化合物的发酵试验、糖类同化试验或发酵抑制试验、酶试验及其他传统生化反应等细菌表型特征。许多编码鉴定系统几乎都是采用反应液中底物被利用后 pH 值的改变，色原性或荧光原性底物的酶解来测定酶反应，采用四唑啉的指示剂来指示对各种碳源的利用结果，或识别是否生长等方法。

通过编码技术的鉴定，有时还不足以区分菌株，需要额外做一些补充试验。如硝酸盐还原成亚硝酸盐（$NO_3^- \rightarrow NO_2^-$）、硝酸盐还原成氮气（$NO_3^- \rightarrow N_2$）、动力、MaC 生长试验、O/F 试验等。鉴定结果的精密度取决于实验者根据鉴定系统制造商提供的培养物的制备方法、培养物的浓度、孵育条件和结果的判定而进行的操作。

（三）细菌细胞构成物质的分析鉴定

细菌细胞的构成成分中有许多成分比较固定，如脂肪酸、单糖、酶等。可以用不同的技术对上述成分进行分析，得到细菌的鉴定结果。

脂肪酸主要存在于细菌胞膜等生物膜脂质双层以及游离的糖脂、磷脂、脂蛋白等大分子中，是一种含量较高、且稳定的化学组分。根据细菌种类及生长环境的不同，菌体中所含有的脂肪酸成分、种类和含量也不同，测定的结果通过与标准菌株对比可对未知菌株进行鉴定。将细菌的脂肪酸提取后加以甲酯化，用气相色谱仪分析。另外，厌氧菌在 PYG 培养基上不同菌种产生的有机酸也具有种的特征，已用于厌氧菌的鉴定。

细菌体内的单糖成分是细菌的基本结构单元之一，对细菌全细胞单糖提取物进行气相色谱分析可获得实用的分类信息，可以将未知菌进行鉴定。

（四）基因鉴定

16S rRNA 是细菌的标志，存在于所有原核生物细胞，其序列中含高度保守区及可变区，一些区域保留了 rRNA 基因结构和功能的同源性，可变区基因的变异性具有种、属，甚至株的结构特征，这些特征可作为鉴定的分子标记。同一种细菌 16S rRNA 序列具有稳定的基因型特征，对 16S rRNA 基因测序可以在属或种水平鉴定微生物。该方法尤其适合于不能鉴定或不易培养的病原菌，以及未知的新菌种。

目前，常见细菌 16S rRNA 基因几乎全部测序完成，16S rRNA 编码基因的特点，使之成为较理想的基因分类靶序列，逐渐成为临床细菌鉴定、分类的“金标准”。

二、鉴定方法

（一）形态观察

显微镜下观察细菌形状、大小、排列、染色特性。最好选择 24 小时内生长的培养物进行染色（详见本章第一节细菌形态学检查）。

（二）生长特性

细菌在分离培养基中的生长速度、需氧性或厌氧性，选择性培养基或鉴别培养基上的生长状况，以及菌落形态，可作为快速鉴定或进一步鉴定的线索（详见本章第二节细菌分离与培养）。

（三）生化反应

通过观察细菌在特定培养基中生长以及所产生的特殊代谢产物进行鉴定。商品化的半自动、自动鉴定系统或套组试剂具有规范、快速、简单、方便的优点。

临床常用的细菌生化反应如下。

1. 糖（醇）发酵试验 在固体或液体培养基中加入糖类和指示剂，某些细菌能分解某些糖产酸和产气，使指示剂的颜色发生改变，并产生气泡；有的细菌分解某些糖类只产酸不产气，仅可见指示剂颜色改变；还有的细菌因缺乏某些分解酶，不能分解某些糖类，指示剂颜色不发生改变。根据葡萄糖发酵试验可以对细菌进行初步分类，能通过无氧酵解利用葡萄糖的称为发酵型细菌；而必须通过有氧氧化分解葡萄糖的细菌称为氧化型细菌，不分解葡萄糖的细菌为产碱型细菌，后两者又统称为非发酵菌。

2. V－P 试验 多数细菌能分解葡萄糖产生丙酮酸，丙酮酸的分解产物因细菌而异。某些细菌可使两分子丙酮酸脱羧后，缩合成一分子乙酰甲基甲醇，在碱性环境中（如在培养基中加入 40% KOH 时），乙酰甲基甲醇可被空气中的氧气氧化成二乙酰，后者又与蛋白胨培养基中精氨酸所含的胍基作用，生成一种红色化合物，为 V－P 试验阳性。

3. 甲基红（MR）试验 很多细菌分解葡萄糖后生成丙酮酸，丙酮酸再被分解成甲酸、乙酸、乳酸等。因产生酸类物质较多，培养基最后的 pH 值降至 4.5 或更低，使甲基红试剂呈现红色，为甲基红试验阳性；但有些细菌能使两分子丙酮酸变成一分子中性的乙酰甲基甲醇，产生酸类物质较少，培养物最后的 pH 值在 5.4 以上，使甲基红指示剂呈黄色，为甲基红试验阴性。

4. 枸橼酸盐利用试验 在培养基中加入枸橼酸钠作为碳的唯一来源，加入磷酸二氢铵作为氮的唯一来源，并加入溴麝香草酚蓝作为指示剂。可利用枸橼酸盐作为碳的唯一来源的细菌，能在培养基上生长繁殖，并使枸橼酸钠转变为碳酸盐，培养基由原来的酸性变成碱性，使含溴麝香草酚蓝指示剂的培养基由绿色变为深蓝色，为枸橼酸盐利用试验阳性。

5. 丙二酸盐利用试验 在培养基中加入丙二酸盐作为碳的唯一来源，加入硫酸铵作为氮的唯一来源，并加入溴麝香草酚蓝作为指示剂。如果细菌能利用丙二酸盐作为碳的唯一来源，在培养基上能够生长繁殖，使培养基变为碱性，溴麝香草酚蓝指示剂呈深蓝色，为丙二酸盐利用试验阳性。

6. 硝酸盐还原试验 有些细菌能将硝酸盐还原为亚硝酸盐，与试剂中醋酸作用生成亚硝酸，亚硝酸又与试剂中的对氨基苯磺酸作用生成重氮苯磺酸，后者再与试剂中的 α－萘胺结合成为红色的 α－萘胺偶氮苯磺酸，呈红色为硝酸盐还原试验阳性。若不呈红色，加入少许锌粉，如变为红色为阴性，表示硝酸盐未被细菌还原，如仍不变为红色，为阳性，表示培养基中的硝酸盐已被细菌还原为亚硝酸盐进而分解为氨和氮。

7. 吲哚（靛基质）试验 有些细菌含有色氨酸酶，能分解培养基中的色氨酸而生成吲哚，后者与吲哚试剂（对二甲基氨基苯甲醛）作用后形成红色的玫瑰吲哚，此为吲哚试验阳性。

8. 硫化氢生成试验 在培养基中加入醋酸铅、硫酸亚铁、氯化亚铁或枸橼酸铁等成分，有些细菌能分解蛋白质中含硫的氨基酸（胱氨酸和半胱氨酸等）而产生硫化氢、氨和脂肪酸。硫化氢遇重金属盐类（如铅盐、铁盐等）则形成黑色的硫化铅或硫化亚铁沉淀物，为硫化氢试验阳性。

9. 尿素分解试验　某些细菌产生脲酶，能分解培养基中的尿素而生成氨，使培养基变碱性，使酚红指示剂呈红色，为尿素试验阳性。

10. 明胶液化试验　某些细菌能产生胶原酶，使明胶分解为氨基酸，失去凝固能力，使半固体的明胶培养基变为流动液体状态，为明胶液化试验阳性。

11. 氧化酶试验　氧化酶（细胞色素氧化酶）是细胞色素呼吸酶系统的最终呼吸酶。具有氧化酶的细菌，首先使细胞色素 C 氧化，再由氧化型细胞色素 C 使对苯二胺氧化，生成有色的醌类化合物，产生红色反应。

12. 触酶试验　某些细菌（葡萄球菌与微球菌）能催化过氧化氢生成水与新生态氧，继而形成分子氧，出现气泡，为触酶试验阳性。某些细菌（链球菌及肺炎链球菌）不能催化过氧化氢生成新生态氧，为触酶试验阴性。

13. 苯丙氨酸脱氨酶试验　某些细菌具有苯丙氨酸脱氨酶，可使苯丙氨酸脱氨生成苯丙酮酸，加入氯化铁试剂后形成绿色化合物，为苯丙氨酸脱氨酶试验阳性。

14. 氨基酸脱羧酶试验　某些细菌具有氨基酸脱羧酶，能分解氨基酸使其脱羧生成胺和二氧化碳，使培养基变碱指示剂变色，为阳性。

15. 精氨酸双水解试验　常用于肠杆菌科及假单胞菌属鉴定。精氨酸经两次水解后，生成鸟氨酸、氨及二氧化碳。鸟氨酸又在脱羧酶的作用下生成腐氨。氨及腐氨均为碱性物质，故可使培养基变碱，使指示剂变色，为阳性。

16. 血浆凝固酶试验　某些细菌（如金黄色葡萄球菌）能产生血浆凝固酶，使人、动物新鲜血浆中的纤维蛋白原变成纤维蛋白，而使血浆发生凝固，为血浆凝固酶试验阳性。

17. 耐热核酸酶试验　用于检测细菌能否产生耐热核酸酶的特性。某些致病菌（如金黄色葡萄球菌）可以产生耐热的核酸酶（通常 100℃ 15 分钟不被破坏），故可利用检测细菌的耐热核酸酶进行辅助诊断。

18. 七叶苷水解试验　某些细菌可将七叶苷分解成葡萄糖和七叶素，七叶素与培养基中枸橼酸铁的二价铁离子反应，生成黑色的化合物，使培养基呈黑色。

19. 淀粉水解试验　某些细菌能产生淀粉酶将淀粉水解成糖类，在培养基上滴加碘液时，可在菌落周围出现透明区，为阳性。

20. 葡萄糖酸盐氧化试验　某些细菌可氧化葡萄糖酸钾，生成 α－酮基葡萄糖酸。α－酮基葡萄糖酸是一种还原性物质，可与班氏试剂起反应，出现棕色或砖红色的氧化亚铜沉淀。

21. DNA 酶试验　某些细菌产生 DNA 酶，可使长链 DNA 水解成寡核苷酸链。因为长链 DNA 可被酸沉淀，寡核苷酸则溶于酸，所以当在 DNA 琼脂平板上加入酸后，在细菌菌落周围出现透明环，为 DNA 酶阳性。

22. CAMP 试验　B 群链球菌（无乳链球菌）能产生 CAMP 因子，此种物质可促进葡萄球菌的 β 溶血素溶解红细胞的活性，使培养基划线处出现矢形（半月形）的加强透明溶血区。

23. 胆汁溶菌试验　胆汁或胆盐具有表面活性，可快速激活自溶酶，加速了肺炎链球菌本身自溶过程，促使肺炎链球菌在短时间内发生自溶，为胆汁溶菌试验阳性。

24. 氰化钾抑制试验　在培养基中加入一定浓度的氰化钾，某些细菌可被氰化钾抑制而不能生长，为氰化钾抑制试验阳性；生长不受其影响的细菌为氰化钾抑制试验阴性。

25. Optochin 敏感试验　Optochin 可干扰肺炎链球菌叶酸生物合成，抑制该菌生长，在

Optochin 纸片周围出现抑菌圈，为阳性；几乎所有的肺炎链球菌都对 Optochin 敏感，而其他链球菌对 Optochin 耐药，为阴性。

26. 新生霉素敏感试验 金黄色葡萄球菌和表皮葡萄球菌可被低浓度新生霉素所抑制，在纸片周围出现抑菌圈，为阳性；而腐生葡萄球菌则表现为耐药，为阴性。

27. 杆菌肽敏感试验 A 群链球菌对杆菌肽几乎是 100% 敏感，而其他群链球菌对杆菌肽通常耐药，故此实验可对 A 群链球菌与非 A 群链球菌进行鉴别。

28. O/129 抑菌试验 O/129（2,4 二氨基 -6,7 - 二异丙基蝶啶）能抑制弧菌属、发光杆菌属和邻单胞菌属细菌生长，在纸片周围出现抑菌圈，为阳性；而气单胞菌属和假单胞菌属细菌则耐药，为阴性。

尚有若干生化鉴定试验在第三篇微生物鉴定的相应章节介绍。

（四）自动细菌鉴定系统

自动细菌鉴定系统是由孵育箱、扫描仪和计算机等部件组成的仪器，能够自动完成对鉴定板的孵育、定时扫描、数据读取和结果判断等程序，并将待测细菌鉴定到种的分析系统。

根据其组成和功能可分为半自动和全自动细菌鉴定分析系统两类。半自动仪器一般由计算机和读数器两部分组成，鉴定反应板在机外孵育后，一次性上机读取结果，由计算机进行分析和处理，并报告细菌鉴定结果；全自动仪器与半自动仪器的主要区别是增加了机内孵育、动态扫描观察，有的仪器还配有自动接种器。

鉴定系统包括鉴定卡、接种器、培养和动态监测系统、数据处理和分析系统等，其原理及功能简述如下。

1. 鉴定卡（板） 置有一组生化试验的板条。一般根据鉴定细菌的种类进行分类命名，如革兰阳性菌鉴定卡、革兰阴性菌鉴定卡、弧菌鉴定卡、厌氧菌鉴定卡、酵母菌鉴定卡、需氧芽孢杆菌鉴定卡、奈瑟菌鉴定卡等。使用者首选根据细菌的形态、革兰染色性、氧化酶、葡萄糖发酵等基本试验将细菌初步分类，再正确选择相应的鉴定卡。

2. 菌液接种器 可分为真空接种器和活塞接种器，以真空接种器较为常用。使用者将被鉴定的细菌按要求配置成菌悬液，并与鉴定卡连接，放入仪器的真空接种室中，即可由仪器完成接种过程。

3. 培养和动态监测系统 将接种细菌的鉴定卡（板）放入孵箱/读数器中进行培养和动态监测。一般在鉴定卡（板）上设置有生长对照孔和终点阈值，系统每隔一定时间对卡片上的每一反应孔进行读数，并与生长对照孔比较。当生长对照孔到达终点阈值时，可获得细菌最终生化反应结果。动态监测可以保证利用细菌最佳生长时间段的生化反应特征作为鉴定依据，比传统的统一放 24 小时观察结果更加准确、报告更加快捷。

4. 数据处理和分析系统 是整个系统的中枢，始终保持与孵箱/读数器、打印机的联络，控制孵箱温度，自动定时读数，自动将读数器的电信号转换成数码，并与已储存的数据库相比较，作出菌种鉴定；通过计算鉴定百分率（ID）和典型性参数（T），给出鉴定结果可信度的评价。

（五）血清学鉴定

血清学鉴定是采用含有已知特异性抗体的免疫血清（诊断血清）与纯培养细菌抗原反应，以确定病原菌的种或型。经血清学试验才能报告的细菌包括沙门菌、志贺菌、霍乱弧菌、肠炎弧菌、大肠埃希菌 O157: H7、嗜肺军团菌。

临床常用下列方法。

1. 凝集试验

（1）玻片法凝集试验　用于细菌菌种鉴定和分型。取已知型别的抗血清 1 滴滴在玻片的一端，用接种环取细菌混匀成悬液，另取生理盐水 1 滴滴在载玻片另一端，用接种环取细菌混匀成悬液，轻轻摇晃玻片，如果加入抗血清出现凝集颗粒，而对照侧仍然均匀浑浊，则凝集阳性。

（2）胶乳凝集法　在胶乳颗粒上包被已知的抗血清，与未知细菌抗原结合产生凝集，以鉴定细菌，如肺炎链球菌的快速胶乳凝集试验、链球菌胶乳凝集分型试验等。

（3）协同凝集试验　金黄色葡萄球菌 A 蛋白能与 IgG 抗体的 Fc 端结合，将已知的抗体与金黄色葡萄球菌连接与相应的抗原反应时会产生金黄色葡萄球菌的凝集现象。

2. 荚膜肿胀试验　有荚膜的细菌如肺炎链球菌等，当与相应的抗血清反应时荚膜将明显增宽，在显微镜下可见在细菌周围有边界清晰的厚薄不等的环状物，而对照侧无，此试验结果则为荚膜肿胀试验阳性。

3. 免疫荧光技术

（1）直接法　将已知抗血清与荧光素结合，制成荧光抗体，将待检标本涂布于玻片上，用甲醇或丙酮固定，然后加荧光抗体，37℃孵育 30 分钟后充分洗涤，除去未结合的荧光抗体，在荧光显微镜下观察以检测未知细菌抗原。

（2）间接法　将已知抗体与未知细菌抗原反应，再加入荧光抗 IgG 抗体，与待测抗原结合的已知抗体结合从而产生荧光，在荧光显微镜下观察。

（3）其他方法　酶联免疫吸附试验、放射免疫、发光免疫测定等技术在测定细菌抗原中已广泛应用。需要注意的是，应先经生化反应获得鉴定结果后，再进行血清学试验。应挑选血琼脂平板、巧克力琼脂平板等营养培养基而非选择性培养基上的菌落，否则将出现错误结果。

（六）分子生物学鉴定技术

与传统的表现型方法检测相比，基因型鉴定更具特异性。常用的技术有核酸杂交、核酸扩增技术和生物芯片技术。21 世纪初，16S rRNA 基因测序鉴定技术成为最引人关注的细菌鉴定技术。

16S rRNA 基因测序鉴定技术细菌是通过设计一对引物，以 16S rRNA 基因为靶分子在适当条件下进行 PCR 扩增，对得到扩增后的 16S rRNA 基因片段进行测序，将序列与基因库中的片段比对，便得知未知菌与基因库中其他菌的相似性，从而完成对细菌的鉴定；细菌 16S rRNA 基因序列由互相交错排列的保守区和可变区组成，该基因有高度的保守性，反映了生物物种间的亲缘关系，其特征性核苷酸序列则是不同分类级别生物（如科、属、种）鉴定的分子基础；以 16S rRNA 基因测序为基础的细菌鉴定和分型方法是目前认为最客观、准确且具有较好重复性的方法。

（七）质谱技术

21 世纪初，基质辅助激光解吸电离飞行时间质谱鉴定技术和 16S rRNA 基因测序鉴定技术一样成为最引人关注的细菌鉴定技术。质谱技术是利用特定离子源将待测样品中各组分发生电离，形成高速运动的离子，离子进入质量分析器后，在电场或磁场作用下，根据质荷比不同而进行分离，用检测器记录各离子流的相对强度，形成质谱图用于分析。常用的质谱仪有基质辅助激光解吸离子化－飞行时间质谱（MALDI－TOF－MS）、电喷雾－飞行时间质谱（ESI－TOF－MS）等。

基质辅助激光解吸电离飞行时间质谱鉴定技术是通过建立各种细菌具有种属特征的化学物质，如脂肪酸、蛋白质、核酸、糖类等特征指纹图谱库，将临床分离的单个细菌菌落经简单的前处理后，直接上机检测，所获得的质谱图可立即与数据库进行比较，得出鉴定结果。

三、临床意义与评价

鉴定是分类学的一个组成部分，是将未知细菌按分类原则放入系统中某一适当位置和已知细菌比较其相似性，用对比分析方法确定细菌的分类地位。

临床细菌的鉴定，首先通过观察菌落的特征和革兰染色作形态学观察进行初步鉴定。然后通过生化试验和血清学反应等来鉴定到细菌的属或种，生化试验是建立在菌落特征和形态染色反应基础上的。某些未知菌的鉴定还要依赖血清学鉴定或细菌噬菌体鉴定。

细菌形态学检查是细菌检验的重要方法之一，它是细菌分类和鉴定的基础，可根据其形态、结构和染色反应性等，为进一步鉴定提供参考依据。

生化鉴定是继形态学鉴定之后，又一重要鉴别依据。细菌的生化反应在种、型鉴别有重要要价值，当鉴定结果可疑或不确定时，应补充试验，并结合细菌形态、生长特性、菌落特征、血清学，甚至分子生物学技术综合判断。实验室在进行试验时应注意：①培养基在有效期内使用，冷藏培养基达室温（20～25℃）后再接种；②培养温度35℃，保持湿度；③培养基按要求松盖、盖紧、封植物油或液体石蜡；④鉴定生化试验制备需注意其成分的配置，如鉴定肠杆菌科的糖分解培养基配方不同于非发酵菌，两者不可混淆。

与细菌生化鉴定方法比较，血清学鉴定具有简单易行、特异性强和反应快速的特点，主要用于：①特殊病原菌快速鉴定：对某些致病性强、所致疾病凶险、需要快速诊断、及时治疗的致病菌，可采用胶乳凝集、免疫荧光等方法直接检测抗原，进行细菌鉴定和快速诊断，如脑膜炎奈瑟菌、布鲁菌、霍乱弧菌、鼠疫耶尔森菌、炭疽芽孢杆菌等抗原检测；②细菌血清学分型鉴定：某些细菌的不同血清型（或群）流行趋势和致病性不同，通过生化反应难以鉴定，必须通过血清学分型鉴定，如链球菌按C抗原不同可分类A、B、C、D、E、F、G等。

自动细菌鉴定分析系统集计算机、信息及自动化分析为一体，采用商品化和标准化的配套鉴定板，可快速、准确地对临床近千种常见分离菌进行鉴定，目前已在临床实验室广泛使用，主要有以下优点：①自动加样、联机孵育、定时扫描、读数、分析、打印报告，节省人力，减少人为误差；②鉴定范围广，显著提高临床微生物鉴定技术水平；③动态扫描观察、快速荧光测试技术的应用显著缩短报告时间；④鉴定板一次性使用，减少了清洁工作量，保证实验室生物安全；⑤数据处理软件功能强大，可根据用户需要，自动完成鉴定样本的统计工作，包括：各类细菌发生率、每月细菌培养阳性率、每月工作量报告等；⑥软件和测试卡（板）可不断升级更新，检测功能和数据统计功能不断增强。自动细菌鉴定分析系统品牌较多，检测原理各异，性能、价格不一，临床实验室在购买和使用自动细菌分析系统前应对仪器性能进行综合评价。

目前，常见细菌16S rRNA基因几乎全部测序完成，16S rRNA编码基因的特点，使之成为较理想的基因分类靶序列，逐渐成为临床细菌鉴定、分类的“金标准”。16S rRNA 是细菌的标志，存在于所有原核生物细胞，其序列中含高度保守区及可变区，一些区域保留了 rRNA 基因结构和功能的同源性，可变区基因的变异性具有种、属，甚至株的结构特征，这些特征可作为鉴定的分子标记。同一种细菌 16S rRNA 序列具有稳定的基因型特征，对 16S rRNA 基因测序可以在属或种水平鉴定微生物。该方法尤其适合于鉴定不能或不易培养的病原菌，以及未知的新菌种。

质谱技术整个鉴定过程无须做革兰染色、氧化酶等试验，仅需几分钟，操作简单、快速，高通量，有令人瞩目的应用前景，被称之为细菌鉴定的革命。质谱仪价格昂贵，且微生物质谱图复杂，需要专门的分析软件。目前，已有专用微生物鉴定质谱仪，该仪器具有操作简单，图谱易于分析、谱图数据库完善等特点，使鉴定结果准确、快捷。

第四节　细菌非培养快速检验

扫码“学一学”

细菌非培养快速检验（bacteria fast test with culture－independent）是指除细菌的直接分离培养和鉴定外的细菌感染性疾病的病原学检测方法，如免疫学检测、分子生物学检测、细菌毒素检测和质谱分析等。

一、原理

抗原检测是使用已知抗体检测临床检验标本中是否存在相应的细菌抗原，对细菌感染性疾病进行快速诊断。

细菌感染人体后，可刺激机体免疫系统产生免疫应答，产生特异性抗体。抗体的种类和效价在不同感染时期有所不同，早期以 IgM 抗体为主，后期 IgM 抗体逐渐消退，IgG 抗体效价逐渐增高。因此，用已知细菌或其特异性抗原检测患者血清中有无相应抗体及其抗体的种类和效价的动态变化称为抗体检测，可为某些细菌感染性疾病的辅助诊断提供依据。主要用于细菌感染性疾病的诊断和群体流行病学监测。

细菌核酸检测以核酸杂交、聚合酶链反应、生物芯片和基因测序等技术对标本中细菌的核酸进行检测的方法。

质谱技术检测细菌的具有种属特征的化学物质，如脂肪酸、蛋白质、核酸、糖类等特征质量以及检测细菌产生的毒素。细菌毒素分为内毒素和外毒素，内毒素存在于菌体内，在细菌死亡后菌体破坏而释放出来；外毒素由细菌合成，在生长繁殖过程中分泌到菌体外，两者均是细菌感染的重要致病物质。根据内毒素和外毒素的生物学特征、抗原特征及遗传学特征不同，选择特定的动物实验，观察体温变化以及鲎试验进行内毒素检测。鲎试验原理是微量的内毒素可使鲎血变形细胞中 C 因子激活，活化的 C 因子再激活 B 因子，然后激活凝固酶原，最后促使凝固蛋白原转为凝固蛋白。外毒素大多是蛋白质，具有很强的抗原性，可刺激机体产生相应抗体，在体外可用特异性抗体与被检细菌外毒素（抗原）进行反应，来检测外毒素。

二、检测方法

（一）抗原检测

使用已知抗体检测临床检验标本中是否存在相应的细菌抗原，对细菌感染性疾病进行快速诊断。常用的方法有玻片凝集试验、免疫荧光试验、酶联免疫吸附试验等。

1. 玻片凝集试验 采用胶乳颗粒、碳末、葡萄球菌A蛋白（SPA）、聚苯乙烯粒子等为载体包被已知的抗体，直接检测标本中的细菌抗原，如使用胶乳凝集法检测脑脊液中脑膜炎奈瑟菌抗原、隐球菌抗原，使用SPA协同凝集试验检查尿液中军团菌可溶性抗原等。将几种抗体共同包被在同一载体上，可同时检查多种病原体抗原，如使用聚苯乙烯粒子凝集试验同时检查脑脊液中肺炎链球菌、流感嗜血杆菌和脑膜炎奈瑟菌。

2. 免疫荧光检测 敏感性较玻片凝集法高，可用于多种病原菌抗原的检测，如脑膜炎奈瑟菌、布鲁菌、霍乱弧菌、鼠疫耶尔森菌、炭疽芽孢杆菌等，但检测结果需使用荧光显微镜进行观察，对检验人员的技术水平要求较高。

3. 酶联免疫吸附试验 敏感性较高，可对标本进行批量检测，使用方便，如对标本中的结核分枝杆菌的表面抗原或脂阿拉伯聚糖抗原、致病性大肠埃希菌O_{157}抗原、幽门螺杆菌抗原、空肠弯曲菌抗原等进行检测。

（二）抗体检测

常用的方法有凝集试验（如检测伤寒、副伤寒、斑疹伤寒、钩端螺旋体病、梅毒抗体等）、沉淀试验、补体结合试验、间接免疫荧光技术、放射免疫测定、酶联免疫吸附试验、胶体金标记免疫技术等。

1. 直接凝集试验

（1）肥达试验　伤寒、副伤寒沙门菌感染后，机体产生的抗体可以通过与伤寒、副伤寒沙门菌的O抗原株、H抗原株、甲型副伤寒沙门菌的H抗原株、乙型副伤寒沙门菌的H抗原株、丙型副伤寒沙门菌的H抗原株产生凝集现象。

（2）显微镜凝集试验　将疑为钩端螺旋体感染的患者血清稀释后与标准型别钩端螺旋体菌株进行凝集，用显微镜观察凝集结果的。

2. 胶乳凝集试验 溶血性链球菌感染后，机体产生抗链球菌溶血素O抗体，此抗体与风湿性疾病活动相关，有辅助诊断作用，可用胶乳凝集试验测定，也可用溶血法测定。

3. 其他抗体检测试验 酶联免疫吸附试验、放射免疫、补体结合试验、发光免疫测定等技术测定相应的血清抗体已被广泛应用于细菌感染病的病原学检测。

4. 非特异性凝集素测定

（1）冷凝集试验　原发性非典型性肺炎患者血清中常出现能与O型红细胞发生凝集的冷凝集素，在0℃～5℃时产生凝集，37℃凝集消失。

（2）嗜异性凝集试验　传染性单核细胞增多症患者体内会出现对羊红细胞产生凝集的凝集素，该凝集素可被牛红细胞抗原所吸附，不被豚鼠肾细胞抗原吸附。

（3）梅毒非特异抗体试验　以心磷脂、卵磷脂和胆固醇的混悬液为抗原用来检测抗心磷脂抗体，可用作梅毒临床筛选，并可作定量，用于疗效观察。

（4）外-斐试验　为一种非特异性反应，该试验用与立克次体有共同抗原的变形杆菌OX_{19}、OX_2、OX_k进行凝集反应，检测患者血清中有无抗立克次体抗体，是某些立克次体病的辅助诊断试验。

5. 胶体金标记免疫技术 采用胶体金为载体包被已知的细菌抗原，直接检测患者血清标本中的抗体，如抗结核分枝杆菌IgG抗体、抗幽门螺杆菌IgG抗体等可通过该方法检测。

（三）分子生物学检测

随着分子生物学技术的迅速发展，为微生物学实验室对细菌的快速鉴定，尤其是难分离细菌的快速鉴定，提供了有利条件。常用的分子生物学技术如下。

1. 核酸扩增技术　是分子生物学中最具有重大意义的技术之一。对核酸进行扩增的方法很多，如聚合酶链反应（polymerase chain reaction，PCR）、连接酶链反应、自保留序列扩增及 Q－beta 扩增等，以聚合酶链反应最为广泛应用。

荧光定量 PCR 技术是指在 PCR 反应体系中加入荧光基团，利用荧光信号积累实时监测整个 PCR 进程，最后通过标准曲线对未知模板进行定量分析的方法。该技术不仅克服了 PCR 技术易产生假阳性之不足，而且能准确定量。目前临床上已经有利用荧光定量 PCR 技术进行菌种鉴定的商品化仪器，该系统同时将样品准备、核酸扩增及定量聚于一身，可在 30 分钟内提供鉴定结果。目前主要用于耐甲氧西林、艰难梭菌、结核分枝杆菌等病原菌的检测。PCR 技术在细菌的快速检测、细菌的耐药性检测及感染细菌的流行病学调查中得到日益广泛的应用。

2. 核酸杂交　常用的杂交技术有斑点杂交、Southern 印迹、原位杂交、Northern 印迹等。探针的种类有全染色体 DNA 探针、染色体克隆片段 DNA 探针、质粒 DNA 探针、rRNA 基因探针、寡核苷酸探针等。目前，这项技术已广泛用于致病性大肠埃希菌、沙门菌、志贺菌、空肠弯曲菌、结核分枝杆菌、衣原体等多种致病菌的检测。

3. 生物芯片　是新近发展的一项对基因、蛋白质、细胞及其他生物组分进行大信息量分析的检测技术。常用的有基因芯片（gene chips）和蛋白芯片（protein chips）等。

（1）基因芯片　就是按特定的排列方式固定有大量基因探针/基因片段的硅片、玻片、塑料片。其可以通过原位合成或直接点样的方法制备。一张芯片上集成有成千上万密集排列的分子微阵列，能够在短时间内分析大量的生物分子，使人们快速、准确地获取样品中的生物信息，效率是传统检测手段的成百上千倍。病原性细菌诊断芯片可以在一张芯片上同时对多个标本进行多种病原菌的检测，仅用极少量的样品，在极短时间内提供大量的诊断信息，为临床细菌感染疾病的诊断提供了一个快速、敏感、高通量平台。随着基因芯片特异性的进一步提高，信号检测灵敏度的增加，样品制备和标记操作的简单化，芯片制备及检测仪器的开发和普及，基因芯片将会在实验室得到广泛应用，一定会在生命科学研究领域发挥出其非凡的作用。

（2）蛋白质芯片　就是按特定排列方式，在经过特殊处理的固相材料表面固定了许多蛋白质分子的硅片、玻片、塑料片等材料。这些蛋白质分子可以是抗原、抗体及配体等，可检测相应的抗体、抗原及蛋白质。

（四）质谱技术

见本章第三节细菌鉴定。

（五）毒素测定

1. 内毒素的检测

（1）生物学方法　对注射液和生物制品采用家兔发热法。将家兔分为两组，分别测量其基础体温。用无菌注射器抽取被检测液体注入一组家兔耳静脉，作为实验组，另一组注射等量生理盐水，作为对照组。每隔 30 分钟测量两组家兔的体温，记录体温变化情况。如果实验组动物体温升高，则提示被检测的液体中可能含有内毒素。

（2）鲎试验　由 Levin 和 Bang 发现并建立的检测细菌内毒素的方法。鲎试验有半定量和定量测定两种方法，半定量测定采用凝胶法，定量测定采用浊度法（比浊法）与显色基质法（显色法）。

2. 外毒素的检测　外毒素种类较多，测定方法不同，外毒素的作用部位特定，可以用特定的动物进行生物学测试。此外，外毒素为蛋白质，具有良好的抗原性，有许多免疫学方法可以检测，如酶联免疫吸附试验、金标记免疫层析等。

（1）生物学方法　选用敏感动物，根据可疑毒素的作用特定进行接种。如怀疑金黄色葡萄球菌肠毒素中毒，可以选用幼猫试验；破伤风梭菌的创口分泌物或肉汤培养液，可接种小鼠或豚鼠的皮下，观察肌肉痉挛的现象；由于动物实验有许多不确定因素，往往有假阳性或假阴性存在。有些毒素可以用细胞培养的方式观察可疑毒素对单层细胞的作用，如不耐热肠毒素（LT）可导致中国仓鼠卵巢细胞（CHO）及 Y1－肾上腺细胞的形态变化。

（2）免疫学测定　包括沉淀试验、凝集试验、放射免疫试验（RIA）、酶联免疫吸附试验（ELISA）和免疫荧光检测等。如使用凝集法或酶联免疫法直接自粪便标本中检出艰难梭菌毒素 A 或 B，以区分艰难梭菌的毒株和无毒株，可及时判定患者是否需要治疗。使用乳胶凝集试剂检测大肠埃希菌 Vero 细胞毒素（VT－1 与 VT－2）可快速诊断产志贺毒素大肠埃希菌（STEC）。使用协同凝集试验检出金黄色葡萄球菌产生的多种肠毒素，是诊断金黄色葡萄球菌食物中毒的可靠手段。使用反向被动乳胶凝集法快速检测中毒休克综合征毒素（TSST），可及时诊断葡萄球菌所致的中毒性休克。

（3）分子生物学方法　可采用核酸分子杂交、PCR 扩增、荧光定量－PCR 等方法检测细菌毒素基因，判断其产毒情况。

（4）其他检测方法　化学发光、流式细胞术、高效液相色谱和生物传感器等也可用于细菌毒素的检测，生物传感器利用免疫磁性电化学发光传感器检测葡萄球菌肠毒素、肉毒毒素和霍乱肠毒素等获得成功，可检测出飞克（fg）水平的毒素。

三、临床意义与评价

细菌非培养快速抗原检测常用于培养时间长、不易培养或不能培养的微生物检查以及检测细菌的毒力，是临床细菌学检查的重要手段。该技术简单、快速、实用、结果可肉眼观察，已广泛应用于临床，在使用这些方法对粪便、痰液等存在正常菌群的标本进行检测时，需考虑共同抗原引起的交叉反应，必须有严格对照试验和排除试验，以保证结果的准确性。

免疫学检测抗体时，由于人体受细菌感染后抗体的产生情况复杂多变，且受多种因素的影响，因此，一次抗体检测结果通常不能确定诊断，应同时检测双份血清或 IgM 抗体，血清 IgM 抗体效价明显高于正常水平或患者恢复期 IgG 抗体效价比急性期升高≥4 倍者有临床意义。细菌抗体检测相较细菌培养或抗原检测而言，诊断价值有限，一般适用于流行病学调查和回顾性分析或经抗生素治疗后慢性细菌性感染患者（此时病原体的分离培养常为阴性）的诊断。

随着对临床各种细菌特异性 DNA 的不断识别，检测技术不断发展和完善，以及实际商品化发展，将更进一步促进 PCR 在临床病原菌诊断上的应用，但有易产生假阳性的不足。核酸探针技术是一项特异性强、敏感性高、简便、快速的检测方法，可直接检出临床标本中的病原菌，而不受非致病菌的影响，尤其对那些尚不能分离培养或很难培养的细菌的检测具有特殊的意义。目前，这项技术已广泛用于致病性大肠埃希菌、沙门菌、志贺菌、空肠弯曲菌、结核分枝杆菌、衣原体等多种致病菌的检测。根据毒素基因中的特异碱基序列而制成的探针，可直接检测分离株或标本中某一毒素基因。如 ETEC 的 ST 和 LT、霍乱弧菌的 CT、艰难梭菌的毒素 A 等的检测。

质谱仪由于能够对细菌进行快速、准确、高通量的鉴定等优点已被应用于临床诊断，对毒素检测也是临床细菌检验的重要组成部分。MS 质谱仪暂时不能用于药敏鉴定。

第五节　细菌自动化检验

扫码“学一学”

细菌自动化检验（bacteria test automation）是把生化反应数字化技术进一步计算机化，数据库用电脑管理，结果用电脑分析和鉴定。与手工系统相比，自动化检验提高了阳性检出率，灵敏度高，重复性好，缩短检验周期，节省人力。

一、原理

过去的微生物学诊断需要在平板上分离获得单个菌落是鉴定的前提，然后进行菌落特点特征观察、染色观察形态、生理生化特征观察、血清学试验和药敏试验等来将细菌鉴定至属或种水平。然而如何快速、准确地鉴定微生物，一直是临床微生物工作者的努力目标。20 世纪 70 年代以来，逐步发展了微量快速培养基和微量生化反应系统，实现了从生化模式到数字模式的转化，大大促进了微生物检验的自动化进程。大多鉴定系统采用细菌分解底物后反应液中 pH 值的变化，色原性或荧光原性底物的酶解，测定挥发或不挥发酸，或识别是否生长等方法来分析鉴定细菌。药敏试验的实质是微型化的肉汤稀释试验，应用光电比浊原理来检测细菌的 MIC。

二、自动化培养系统与自动化鉴定系统

（一）自动化培养系统

细菌的自动化培养系统有血培养系统和分枝杆菌培养系统。

1. 自动化血培养系统　是通过计算机自动扫描连续监测微生物生长代谢指标并自动报警有细菌（或真菌）生长的系统。传统的血培养需每天观察培养瓶的变化并进行盲目转种，费时、费力，阳性率不高。20 世纪 70 年代以后，出现了许多半自动化和自动化的血培养检测和分析系统，使检测变成快速简便的自动化操作，缩短了工作时间，提高了阳性检出率。临床广泛使用的第三代血培养系统，即连续监测血培养系统（continuous monitoring blood culture system，CMBCS）。

系统是通过计算机自动扫描，进行连续监测培养基（液）中微生物生长繁殖而发生的变化，即混浊度、pH 值、代谢终产物、二氧化碳等气体浓度、荧光标记底物或代谢产物等的变化，定性检测微生物的存在。当某些生长指数超标时，仪器自动报警提示有细菌或真菌生长。根据所检测物质的不同可分为以下三类：检测培养基导电性和电压、测定培养瓶内压力与采用光电比色原理监测。采用光电比色原理监测是目前国内外应用最广泛的自动血培养系统。微生物在代谢过程中产生终末代谢产物二氧化碳，引起培养基 pH 值及氧化还

原电位改变。利用光电比色检测血培养瓶中某些代谢产物量的改变，可判断有无微生物生长。这类自动血培养系统又可分成以下四类：①通过红外分光光度计连续监测培养瓶内二氧化碳水平的变化；②通过反射光强度增强确定微生物生长；③检测荧光强度确定微生物生长；④采用同源荧光技术监测微生物的生长。

2. 分枝杆菌培养系统 全自动快速分枝杆菌检测系统是检测分枝杆菌生长时所释放的二氧化碳或者所消耗的氧气来判断标本中是否有微生物存在。检测技术主要有放射标记、颜色变化和荧光技术等。如目前常用的全自动快速分枝杆菌培养鉴定仪采用荧光增强原理，在培养管底部包埋对培养管内氧气浓度高度敏感的荧光指示剂。当培养管内有分枝杆菌生长时，氧气被消耗，荧光显示剂在二极管的激发下发出荧光，通过内荧光强度记忆探测器每隔一定时间测定培养管内荧光强度变化，当荧光强度呈现加速度变化时系统将以生长单位的形式报告该标本为阳性。使临床在最短的时间内获得可靠的诊断治疗依据。

（二）自动化细菌鉴定和药敏系统

全自动微生物鉴定系统是基于生物信息编码（数码）鉴定细菌的新方法。数码鉴定是指通过数学的编码技术将细菌的生化反应模式转换成数学模式，给每种细菌的反应模式赋予一组数码，建立数据库或编成检索本。通过对未知菌进行有关生化试验并将生化反应结果转换成数字（编码），查阅检索本或数据库，得到细菌名称。其基本原理是计算并比较数据库内每个细菌条目对系统中每个生化反应出现的频率总和（详见本章第三节细菌鉴定）。

鉴定系统的工作原理因不同的仪器和系统而异。不同的细菌对底物的反应不同是生化反应鉴定细菌的基础，大多鉴定系统采用细菌分解底物后反应液中 pH 值的变化，色原性或荧光原性底物的酶解，测定挥发或不挥发酸，或识别是否生长等方法来分析鉴定细菌。

药敏试验的实质是微型化的肉汤稀释试验。应用光电比浊原理，根据不同的药物对不同的菌最低抑菌浓度不同，每一种药物一般选用系列不同药物浓度，每一药敏试卡可同时做多种药物的 MIC 测定，经数小时孵育后，每隔一定时间自动测定小孔中细菌生长情况，即可得到待测菌在各浓度的生长率，经分析得到 MIC 值。

三、临床意义与评价

传统的血液细菌培养，每天要观察有无细菌生长现象，且经常需要盲目转种防止漏检。所用的培养基由各实验室自行配制，难以标准化和保证质量。在血液增菌培养瓶中添加固体相而成的双相血液增菌培养瓶的出现，省缺了转种的过程，使细菌的生长现象直接以菌落的形式表现，提高了观察的灵敏度，但仍需较长培养时间。自动血培养检测系统的基础是检测细菌生长时气体的变化作为有无微生物存在的指标，大大提高了检测敏感性。传统的分枝杆菌标本分离培养、菌型鉴定、药物敏感试验方法简单、经济，易于推广使用，但是存在着检测周期长、阳性检出率低、不易标准化等缺点。20 世纪 70 年代末，全球第一台专业的全自动分枝杆菌培养鉴定仪研制成功，使快速分离结核分枝杆菌成为现实。目前常用的全自动快速分枝杆菌培养鉴定仪采用荧光增强原理，通过内荧光强度记忆探测器每隔一定时间测定培养管内由于细菌生长时气体的改变引起的荧光强度变化作为有无分枝杆菌生长的指标。

传统的微生物分离、鉴定方法操作繁杂，周期长，准确性差，灵敏度低，对实验室技术人员的专业技术、操作技能、工作经验要求极高。自动细菌鉴定与药敏系统使实验方法标准化，为医学微生物检验工作提供了一个简便、科学的细菌鉴定程序，提高了检验质量和检验效率，灵敏度高，重复性好，缩短检验周期，节省人力。

第六节　菌种保存技术

扫码“学一学”

菌种保存（strain preservation）是指为了较长期地保持细菌原种的特性、防止菌种的衰退和死亡的方法。可用于细菌检验的质量控制、制备诊断抗原及免疫血清和保存新分离出的未能作出鉴定的细菌，对微生物的研究具有现实和深远的重要意义。

一、原理

菌种保存是一项重要的微生物学基础工作，是为了保持菌种的生命活力，并在保存期间和菌种传代过程中不衰退、不变异，永远保持原种所有的各种生物学特性所需采用的技术。低温、干燥和隔绝空气是使微生物代谢能力降低的重要因素。在一定的条件下，使微生物的代谢处于最不活跃或相对静止的状态，以保证在一定的时间内不发生变异而又保持生活能力。

二、保存方法

（一）菌种保存方法

1. 传代培养保存法　有斜面培养、穿刺培养、庖肉培养基培养等（后者作保存厌氧细菌用），培养后于4～6℃冰箱内保存。

2. 液体石蜡覆盖保藏法　是传代培养的变相方法，能够适当延长保藏时间。它是在斜面培养物和穿刺培养物上面覆盖灭菌的液体石蜡，一方面可防止因培养基水分蒸发而引起菌种死亡，另一方面可阻止氧气进入，以减弱代谢作用。

3. 载体保藏法　是将微生物吸附在适当的载体，如土壤、沙子、硅胶、滤纸上，而后进行干燥的保藏法，例如沙土保藏法和滤纸保藏法应用相当广泛。

4. 冷冻保藏法　可分低温冰箱（－20℃，－70℃）和液氮（－196℃）等保藏法，在液氮中，细菌等微生物的代谢处于停滞状态，因此可降低变异率和长期保持原种的性，因此液氮超低温保存法是目前保存菌种的最理想方法。

5. 真空冷冻干燥保藏法　先使微生物在极低温度（－70℃左右）下快速冷冻，然后在减压下利用升华现象除去水分（真空干燥）。

有些方法如滤纸保藏法、液氮保藏法和冷冻干燥保藏法等均需使用保护剂来制备细胞悬液，以防止因冷冻或水分不断升华对细胞的损害。保护性溶质可通过氢和离子键对水和细胞所产生的亲和力来稳定细胞成分的构型。保护剂有牛乳、血清、糖类、甘油、二甲亚砜等。

（二）菌种保管

1. 选择适宜的培养基　应充分了解每种细菌的不同生物性状及其营养要求，选择适宜的培养基。一般原则是使细菌能够良好生长而不易发生变异的前提下，必须选择营养丰富的培养基，一般不用含糖的培养基。液体培养基不适于保存菌种。

2. 4℃保存　培养后最好在细菌尚未旺盛发育之前取出，放冰箱内保存。注意的是，一般细菌多数保存于4℃冰箱中，但真菌、霍乱弧菌、铜绿假单胞菌及粪产碱杆菌需在室温保存。而脑膜炎奈瑟菌、淋病奈瑟菌及新分离的流感嗜血杆菌需保存于37℃孵箱中。

3. 鉴定记录 保存菌种应做鉴定记录。在主要培养基上生长情况、菌落特征、形态及革兰染色或特殊染色反应、生化反应、血清学性状以及个别菌种需要的动物实验结果等。

4. 菌种两套保存 保存的菌种应有两套，一套供保存传代用，一套供实验用。

5. 定期转种 定期转种，每转种三代做一次鉴定。

6. 专人保管和发放 严格保管和发放制度，专人管理。

三、临床意义与评价

为了较长期地保持细菌原种的生物学特性，防止菌种的衰退和死亡，选择合适的方法对菌种进行保存，以用于质控、教学和科研。保存菌种也是保护资源，更好地开发利用这一资源，对微生物的研究具有现实和深远的重要意义。

本章小结

本章介绍了细菌形态学检查、细菌培养与分离、细菌鉴定、细菌非培养快速检验、细菌自动化检验和菌种保存技术。细菌形态学检查是细菌检验的重要方法之一，包括不染色标本直接显微镜检查和染色标本显微镜检查，它是细菌分类和鉴定的基础，可根据其形态、结构和染色反应性等，为进一步鉴定提供参考依据。细菌的生化反应在种、型鉴别有重要价值，当鉴定结果可疑或不确定时，应补充试验，并结合细菌形态、生长特性、菌落特征、血清学，甚至分子生物学技术综合判断。与细菌生化鉴定方法比较，血清学鉴定具有简单易行、特异性强和反应快速的特点，可用于特殊病原菌的快速鉴定和细菌血清学分型鉴定。目前，常见细菌16S rRNA基因几乎全部测序完成，16S rRNA编码基因的特点，使之成为较理想的基因分类靶序列，逐渐成为临床细菌鉴定、分类的"金标准"。自动细菌鉴定药敏分析系统集计算机、信息及自动化分析为一体，采用商品化和标准化的配套鉴定板，可快速、准确地对临床近千种常见分离菌进行鉴定，目前已在临床实验室广泛使用。质谱鉴定技术是通过建立各种细菌具有种属特征的化学物质，如脂肪酸、蛋白质、核酸、糖类等特征指纹图谱库，将临床分离的单个细菌菌落经简单的前处理后，直接上机检测，所获得的质谱图可立即与数据库进行比较，得出鉴定结果。质谱技术整个鉴定过程仅需几分钟，操作简单、快速，高通量，有令人瞩目的应用前景，被称之为细菌鉴定的革命。细菌菌种的保存可保留原种的生物学特性，防止菌种的衰退和死亡，以用于质控、教学和科研。

（王豫萍　胡智成）

扫码"练一练"

第七章　真菌检验基本技术

本章要点

1. **掌握**　真菌形态学检查方法和常用的培养方法。
2. **熟悉**　真菌的形态学鉴定和生化鉴定方法，以及免疫学技术在真菌鉴定中的作用。
3. **了解**　分子生物学技术和质谱技术在真菌鉴定中的地位。

扫码“看一看”

真菌检验是指从送检的各种标本中，通过标本直接显微镜检查、培养鉴定、真菌抗原测定与分子生物学检测技术检出真菌或其结构与组成成分，并对所检测到的真菌进行药物敏感性试验。目前真菌感染的实验检查方法主要包括常规检查法和特殊检查法两类。常规检查法主要包括：①形态学检查（直接镜检与染色镜检）；②培养检查；③组织病理学检查。特殊检查主要包括：①血清学方法；②分子生物学方法。

第一节　真菌形态学检查

扫码“学一学”

真菌形态学检查（fungal morphological examination）是将疑似真菌感染患者标本涂片、染色或不染色，在显微镜下观察真菌细胞形状、孢子与菌丝，是简单、常用真菌检验技术，也是真菌感染病原学检测的主要方法。常用的方法有标本不染色显微镜真菌检查和染色显微镜真菌检查。无菌部位标本发现真菌结构成分可确定感染，非无菌部位存在定植真菌，不能判断是否感染，需要结合真菌培养结果和临床情况综合判断。

一、原理

真菌属真核细胞微生物，除具有真核细胞的特征外，还有特征性真菌结构－营养体和繁殖体。依营养体形态类型分为单细胞真菌（酵母菌）和多细胞真菌；后者是由菌丝和孢子交织组成。酵母菌大小是球菌的5～6倍，呈圆形或卵圆形，以出芽方式繁殖，光学镜下易于观察。也有些酵母菌在一定条件下，出芽后芽管不脱落，形成各种假菌丝，临床常见隐球菌和念珠菌即是单细胞真菌。菌丝是真菌的营养器官，许多菌丝连接在一起所组成的整个营养体称为菌丝体。菌丝体在生长中组成不同性状菌落也是鉴别真菌的重要指征。各种真菌菌丝形态各异，有网状菌丝、球拍状菌丝、梳状菌丝、螺旋状菌丝、鹿角状菌丝等，借菌丝的存在与形态可检出真菌与鉴别某些真菌菌种或群，如烟曲霉复合体、马尔尼菲篮状菌等。

有性和无性的孢子是真菌繁殖形式，不同的真菌都有其特有的孢子，其形状大小、表面纹饰和色泽等各不相同，产生孢子的器官－子实体形态结构也有差别，孢子和子实体是鉴别真菌的重要依据。

不同的临床标本检出真菌菌丝、孢子具有不同的临床意义，通过显微镜下观察真菌培养后生长物形态结构及生长发育的方法可鉴定真菌的种。

二、检查方法

常用的方法有标本不染色显微镜真菌检查和染色显微镜真菌检查。

（一）不染色标本显微镜真菌检查

将标本置玻片上，加封固液（载浮液），加盖玻片并压紧，驱赶出气泡。在较暗的光线下于低倍镜下观察寻找菌丝和孢子，再转成高倍镜观察菌丝和孢子形态，检出菌丝和孢子，确定发生真菌感染。根据标本不同选用下述一种载浮液。

1. 氢氧化钾溶液 适用于角质层较厚、致密难于透明的标本，如指甲、毛发、皮肤鳞屑等。标本置于载玻片上，加1滴10%～20% KOH液，加盖玻片并微微加热，使标本组织溶解透明，在显微镜下可观察到真菌的孢子和菌丝。

2. 生理盐水 将生理盐水作为载浮液，在盖玻片四周用凡士林封闭防止水分蒸发，将涂片37℃孵育，显微镜镜下观察出芽现象。

3. 墨汁 取1滴印度墨汁或优质中国墨汁置于载玻片上与被检标本（如脑脊液）混合，盖上盖玻片于显微镜下观察圆形或卵圆形有芽生孢子酵母细胞与细胞外一层胶质样荚膜。用于临床标本中新生隐球菌的检查。墨汁染色背景为黑色，酵母细胞菌体和荚膜不着色，透亮，极易观察。

4. 水合氯醛－苯酚－乳酸封固液 该液透明力较强，只限于不透明的标本。

（二）标本染色显微镜真菌检查

为了更清楚地观察真菌菌丝和孢子形态，标本需染色后再观察。常用的染色方法有乳酸酚棉蓝染色、钙荧光白染色、墨汁染色、瑞氏－吉姆萨染色、六胺银染色等。观察皮肤癣菌的菌丝和孢子结构，常用乳酸酚棉蓝染色；对骨髓和外周血中的荚膜组织胞浆菌，须用瑞氏染色或吉姆萨染色后镜检；检测患者脑脊液标本中的新型隐球菌，须做墨汁染色后检查。

三、临床意义与评价

真菌镜下检查阳性对浅部真菌病、隐球菌病、皮肤黏膜念珠菌病等有诊断意义：①无菌采集皮屑、甲屑、毛发，查见菌丝和孢子，可确定真菌感染；②阴道分泌物查见卵圆形革兰阳性孢子或与出芽细胞相连的成链状及分枝状假菌丝，可疑似真菌性阴道炎；③脑脊液查见墨汁染色黑色背景中的透亮菌体（时见出芽）和宽厚荚膜，可报告找到新生隐球菌；④溃疡渗出液、脓液、痂皮、组织块、脓疡或囊肿穿刺液，涂片革兰染色或PAS染色后，检出位于巨噬细胞或中性粒细胞内阳性卵圆形或梭形孢子，可疑似申克孢子丝菌感染，需作进一步鉴定；⑤深部感染痰、血、骨髓标本，常用革兰染色法、瑞氏（Wright）或吉姆萨（Giemsa）染色法、糖原染色（PAS）、嗜银染色法（GMS法）、黏蛋白－卡红（MCS）法、荧光染色法，若查见菌丝和孢子，疑为真菌感染，需作进一步相关项目检查；在酸中毒的糖尿病患者暴发急性感染时，如检出宽或波形不分隔的菌丝则应考虑毛霉菌病。

直接镜检敏感性随标本类型、数量、采集时间和质量等而有所不同，低于真菌培养法。阴性结果不能排除真菌感染，但应注意有假阳性出现，如溶解的淋巴细胞在脑脊液印度墨汁湿片中易误认为新生隐球菌，脂肪微滴也可与出芽酵母细胞混淆。

对直接镜检可疑结果应作复查或用其他检验方法进一步做鉴定。做形态学检查时应鉴别真菌与其他混杂物，真菌孢子、菌丝、菌体都具有一定的形态结构，其他混杂物无形态结构。需区分皮肤上的致病菌和腐生菌，腐生菌判定依据是菌丝特别粗、不附着在皮肤上而呈游离的，孢子为棕褐色、有大分生孢子。应区别菌丝是位于标本内或标本外，勿将显微镜镜头上霉菌菌丝和玻片或盖玻片上霉菌菌丝误认为标本内菌丝。

第二节　真菌分离与培养

扫码“学一学”

将临床检验标本划线分离接种或插种于真菌培养基上，并置于合适生长环境进行孵育获得真菌纯种的过程称为真菌分离与培养（fungal culture and isolation）。其目的是为了检出真菌，并进一步鉴定菌种和做药敏试验，为临床真菌感染诊断和治疗提供依据。

一、原理

真菌是真核细胞型微生物，有专司营养的营养体和由营养体转变而成繁殖体。能在人工培养基上生长。大多数真菌需氧生长，一部分酵母菌兼性厌氧生长，它们能发酵葡萄糖产生 ATP 能量。大多真菌培养的最适 pH 为 4.0 ~ 6.0 ，最适温度为 28℃ ±1℃，某些双相型真菌需要同时放置 35℃ ±1℃培养。

真菌繁殖既可以有性繁殖也可以经无性的孢子进行繁殖。真菌在适宜的条件下，经过一定时期的营养生长进行无性繁殖，产生无性孢子。无性繁殖方式可以独立地多次重复循环，产孢量大。产生各种形态的孢子与无性子实体是真菌分类和鉴定的最主要依据。

在一定基质上，接种某种真菌的一个孢子或一段菌丝，经过孵育后，其向四周蔓延生长出丝状的群体称为真菌菌落。真菌菌落的形态观察是指在固定的条件下，肉眼观察菌落所表现的形状、大小、色泽和结构等。真菌菌落可分为酵母型、酵母样型和丝状菌落。镜下观察菌落的菌丝与孢子的特征也是真菌分类和鉴定的最主要依据。不同种的真菌菌落所表现特征差别显著，为真菌分类工作提供了重要的依据。

二、分离与培养技术

（一）培养基

常用的真菌培养基的营养物质往往只提供真菌生长需要最低营养成分，以利于限制细菌生长而促进真菌生长繁殖，提高真菌分离率。至今仍无一种适合所有真菌生长的培养基，培养基的选择是临床真菌检验的重要任务。常用培养基有下述几种。

1. 沙氏葡萄糖琼脂（sabouraud extrose agar，SDA）　含蛋白胨与葡萄糖、pH 为 5.6 培养基。埃蒙斯（Emmons）改良沙氏葡萄糖琼脂将原来的配方通过减少葡萄糖浓度为 2% ，调节 pH 接近 6.9 ~ 7.0，并添加各种抗生素组合包括放线菌酮、氯霉素、庆大霉素、环丙沙星、青霉素和/或链霉素，达到抑制某些真菌、革兰阳性菌和革兰阴性菌以制备各种选择培养基。如培养基中加庆大霉素 40 ~ 50μg/ml、氯霉素 50μg/ml 可抑制大多数污染细菌；为抑制污染真菌可加入放线菌酮 500μg/ml，但培养新生隐球菌和曲霉菌时不适宜加入放线菌酮。该培养基也可被制备成液体培养基。

2. 沙氏脑心浸液培养（sabouraud－brain heart infusion，SABHI） 是一种通用于所有真菌的分离培养基，由沙氏培养基与脑心浸液组合，可以适合对大多数真菌包括双相性真菌酵母阶段的生长。加入羊血可供苛养真菌如荚膜组织胞浆菌生长。通过加入氯霉素、放线菌酮、青霉素和（或）链霉素可制备成选择培养基。

3. 马铃薯葡萄糖琼脂（potate dextrose agar，PDA） 促进分生孢子生长的培养基，也可用于促进皮肤癣菌色素形成。不同菌种皮肤癣菌在此培养基上产不同色素，如红色毛癣菌产红色、犬小孢子菌产黄色等。常用于玻片小培养技术，可以镜下观察真菌形态学特征。培养基中马铃薯与葡萄糖提供真菌良好生长所需的营养物质，加入的酒石酸降低了 pH 值从而抑制细菌生长。在该培养基中添加放线菌酮和氯霉素可制备成选择性培养基。

4. 皮肤癣菌试验培养基（dermatophyte test medium，DTM） 用于皮肤癣菌筛选。皮（甲）屑与毛发标本接种该培养基，随着皮肤癣菌生长，1 周内培养基由黄色转变为红色。培养基中大豆蛋白胨提供营养，放线菌酮抑制腐生霉菌，氯霉素抑制革兰阳性菌和庆大霉素抑制革兰阴性菌。镜下很容易识别皮肤癣菌的形态特征。

5. 溴甲酚紫乳固体葡萄糖琼脂（bromcresol purple－milk solids－glucose agar，BCP－MSG） 基于皮肤癣菌在 BCP－MSG 上的生长产生碱性物质，通过指示剂的反应鉴别皮肤癣菌。

6. 玉米粉葡萄糖（或吐温）琼脂（cornmeal agar with 1% dextrose（or with Tween）agar，CMA） 能促进红色毛癣菌产生深红色色素；玉米浸出液提供酵母生长基本营养物质，用吐温 80 取代葡萄糖可促进白念珠菌厚壁孢子及假菌丝形成，若用玻片小培养、置于微需氧环境可促进厚壁孢子形成。

7. 尿素琼脂（Christensen's urea agar） 培养基中尿素与酚红为检测产生脲酶的生化反应底物与指示剂。用于鉴别隐球菌、毛孢子菌属与红酵母菌属。

8. 察氏琼脂（Czapek dox agar，CZA） 曲霉属常用的鉴别培养基。培养基含蔗糖与硝酸钠等，蔗糖为唯一碳源，硝酸钠则为唯一氮源。可以利用硝酸钠作为氮源的细菌或真菌，都可以生长在这种培养基上。肉眼及低倍镜观察察氏琼脂上生长的曲霉菌落，记录菌落形状、大小、颜色和纹饰等；颜色的描述往往要藉助于色谱。

9. 念珠菌显色培养基（CHROM agar *Candida*） 是临床检验酵母菌重要选择鉴别培养基。蛋白胨和葡萄糖提供营养；氯霉素抑制细菌生长。加入氟康唑可选择出耐氟康唑酵母菌，如克柔念珠菌。经过 37℃ 24～48 小时的培养，根据菌落颜色可以初步提示不同种的念珠菌。

（二）接种与培养方法

1. 常规培养 即试管培养法或大培养法。

（1）试管培养法 在大管径试管中装入真菌培养基，制成斜面。挑取少量标本，接种于试管的斜面中下部，将标本浅埋入培养基，用胶塞封口。放置恒温 28℃ ±1℃培养，某些双相型真菌需要同时放置 35℃ ±1℃培养。试管培养法使用方便、不易污染，但展示面积不够，不能完全显示菌落的全部形态。

（2）大培养法 用培养皿或大型培养瓶装入培养基，接种标本。培养后菌落较大，易于观察。该法容易污染，不适合培养球孢子菌、组织胞浆菌等传染性强的真菌。

2. 真菌小培养　小培养法是观察真菌结构及生长发育的最佳方法，它避免了挑取菌落制备涂片时破坏了真菌原有结构（孢子和菌丝的形态特征、位置、大小和排列），尤其是产孢结构，影响菌鉴定种的正确性。根据高倍镜观察孢子和菌丝的形态特征、位置、大小和排列，尤其是产孢结构以正确鉴定菌种。

小培养法有很多种，常用方法有下述几种。

（1）小型盖片直接培养法　按常规方法接种标本在试管或平皿中。取无菌 11mm × 11mm 大小的盖玻片，加薄层培养基。将此盖玻片有培养基的面朝向接种处插入琼脂，在适当环境培养后，肉眼可见有菌生长时取出盖玻片，有菌面朝下直接覆盖在加有封固液的载玻片上，显微镜下观察。

（2）琼脂方块培养法　在无菌平皿中放入无菌的 U 形或 V 形玻璃棒（或其他支持物），加适量无菌水或含水棉球。取 1 片无菌载玻片放于玻棒上，从平板培养基上取 4 ~ 5mm 厚、5mm × 5mm 大小的琼脂块置于载玻片上。在琼脂块的四周接种标本，然后加盖无菌盖玻片。在适宜环境中培养，肉眼发现有菌生长，提起盖玻片，移去琼脂块，分别将盖玻片和载玻片制片，显微镜观察。

（3）玻片法　在灭菌的玻片上滴加少许培养基，凝固后接种标本，加灭菌的盖玻片。放入适合的培养皿，于合适的温度培养箱中培养。为保持湿度，培养皿中放置数个盐水棉球。肉眼观察到有菌生长，即可取出在显微镜下观察。

（三）培养结果观察

观察培养物宜在培养基上孵育多长时间常与真菌种类有关，酵母型真菌于孵育 2 ~ 5 天多被检出；皮肤癣菌是 1 周内检测；暗色真菌和双相性真菌可能需要 2 ~ 4 周。4 周后无真菌生长可报阴性。实验室多在孵育第一周每天观察 1 次，第二周共观察 3 次，第三周共观察 2 次，第四周结束时观察 1 次。观察真菌生长的培养物宜在生物安全柜内进行。

1. 菌落肉眼观察（macroscopic characteristics）　主要包括以下几方面。

（1）生长速度　菌落在 7 ~ 10 天内出现者，为快速生长；3 周只有少许，生长为慢速。菌落生长的快慢与菌种、培养条件有关。

（2）菌落大小　以毫米（mm）或厘米（cm）记录菌落直径。菌落大小与菌种、生长速度、培养时间长短有关。

（3）表面形态　菌落表面可为平滑、凸起或凹陷、皱褶等，有的菌落表面可出现沟纹，如脑回状、放射状或同心圆状。

（4）菌落性质　可分为酵母型、酵母样型和丝状菌落。酵母型菌落外观光滑、质地柔软、呈乳酪样，与细菌菌落相似，如隐球菌。酵母样型菌落与酵母型菌落相似，但形成假菌丝，伸入培养基中，如念珠菌。丝状菌落是多细胞真菌的菌落形态，呈棉絮状、绒毛状或粉末状，根据菌种的不同，菌落性质多变，是鉴定的重要依据（图 3 – 14）。

（5）菌落颜色　菌落随菌种不同表现出不同的颜色。丝状菌落的表面和底层颜色也可不同，表面和底层均需观察。

（6）菌落边缘　有些菌种整齐如刀切，有些呈羽毛状，随菌种不同而异。

（7）菌落底部　有些菌落会陷入琼脂中，有时甚至致培养基开裂。

2. 菌落镜下观察（microscopic characteristics）　高倍镜观察孢子和菌丝的形态特征、

位置、大小和排列（图3－8）。小培养法是观察真菌结构及生长发育的最佳方法，它避免了挑取菌落制备涂片时破坏了真菌原有结构（孢子和菌丝的形态特征、位置、大小和排列），尤其是产孢结构，影响菌种鉴定正确性。

三、临床意义与评价

真菌培养的目的是为了提高对致病真菌检出的阳性率，同时确定致病菌种类。一旦培养发现肯定致病性真菌时，诊断即可确立。但如果培养出条件致病菌如白念珠菌或烟曲霉菌时，应结合临床情况进行判断。从无菌部位如血液或脑脊液中培养出条件致病真菌，常提示肯定的感染（血液中培养到曲霉菌需慎重，应结合临床及患者免疫状况排除污染），但对来自于脓、痰或尿的标本则应谨慎解释结果，单靠一次培养阳性往往不能确诊，还需结合直接镜检的结果。因此，应强调直接镜检与培养检查相结合的重要性。

鉴于目前条件致病性真菌感染不断增加的状况，有时难于排除少见真菌引起感染的可能性。因此，在没有确定证据排除为污染真菌之前，任何培养出的真菌都不应被视为污染真菌。此时，实验室检验人员应与临床医师密切沟通，了解患者的情况，从而对培养出的真菌作出正确的判断。这亦提示实验室与临床之间的相互联系是非常重要的。

另需注意培养基的选择，应根据真菌的种类与标本的类型。若标本取自于机体正常无菌部位则可接种到不含抑菌物质的培养基；反之，取自于机体有正常菌群部位的标本应接种于含抑制细菌物质（如氯霉素、庆大霉素、线菌酮等）的培养基。氯霉素或庆大霉素能抑制大多数污染细菌，而放线菌酮亦可抑制腐生性霉菌，还可抑制曲霉菌、镰刀菌、暗色真菌和某些酵母菌等条件性真菌。

扫码“学一学”

第三节　真菌鉴定

真菌鉴定（funga identification）是对真菌进行分离培养后的纯培养物根据菌落的特征、镜下形态和结构确定菌种的过程。必要时可通过生化反应、鉴别试验、分子生物学、动物接种等方法明确菌种。真菌鉴定的意义有：①对培养的真菌进行正确的分类；②进行真菌药物敏感性检测；③开展流行病学调查。

一、原理

在传统的真菌鉴定中，一直都是以真菌形态学、细胞学、生理学和生态学的特征为依据，根据生物学特征对真菌进行鉴定，方法简单易行。但随着人们对真菌认识的深入，形态学方法的不足之处也越来越明显。从应用和方法学的角度看，真菌的形态和解剖结构复杂多变，且要获得其有性或无性生殖器官需时较长；况且某些真菌（如半知菌亚门的真菌）则不易、甚至不能形成有性生殖形态，给鉴定带来了困难。

随着分子生物学技术的迅速发展，利用核酸和蛋白质大分子生物学特征鉴定真菌的技术日趋广泛。目前核酸技术中序列分析最常选用的目的片段是核糖体DNA（ribosome DNA，rDNA）复合体内转录间隔（internal transcribed space，ITS）。ITS1位于18S rDNA和5.8S rDNA之间，ITS2位于5.8S rDNA和28S rDNA之间。其中18S rDNA和28S rDNA相对保守，多用于设计真菌通用引物；而ITS具有进化速度快的特点，在种内不同菌株间序列高度保守，而在菌种间存在较大变化，故ITS1和ITS2区域多用于设计种特异性引物。

通过每种真菌结构成分物质的生物质谱得到基于每种真菌唯一的肽模式或指纹图谱来鉴别真菌是应用质谱鉴定真菌的原理。由于蛋白质在真菌体内的含量较高，生物质谱可常用于真菌属、种、株的鉴定；而串联质谱还可针对糖类或脂类的脂肪酸组成进行鉴定；此外，通过对生物样本进行处理后，串联质谱也可从单真菌水平发现和确定病原菌及孢子；对特殊脂质成分的分析则可了解样本中真菌的活力和潜在感染。

二、鉴定方法

对常见致病真菌要掌握的鉴定原则是首先区分酵母菌和霉菌。如果初代培养基上培养出酵母样菌落，在鉴定前应进行分离纯化。在去除细菌和其他真菌污染、区分混合感染后，对纯菌落进行鉴定。霉菌的鉴定较为复杂，传统鉴定方法主要依据分生孢子的个体发生过程结合其他特征来进行鉴定。初代培养后根据形态学特征一般可鉴定到属的水平，再依据不同真菌的鉴定要求，采用标准培养基和培养条件进一步完成菌种鉴定。

（一）形态学鉴定

用表型特征对真菌进行分类鉴定，仍然是目前临床实验室普遍应用的方法。对致病真菌的鉴定，需要选择合适的培养基进行培养后，再借助光学显微镜，或加上荧光显微镜、电子显微镜和细胞化学等各种染色法观察形态特点。

1. 菌落形态观察　区别不同的菌落特征是致病真菌的形态学鉴定的第一步。对丝状型（霉菌）菌落通常采用形态学鉴定为主，而酵母型菌落（酵母菌）常需采用形态和生理生化相结合的手段。观察真菌菌落时应注意菌落大小、形态、色素、颜色和质地等（详见本章第二节真菌分离与培养）。

（1）酵母菌鉴定　酵母菌在琼脂培养基（如酵母浸膏琼脂）中25℃培养2～5天后出现圆丘状、边缘完整的特征性菌落，菌落呈奶油状、具有光泽（或轻度光泽或无光泽）、表面光滑、湿润，菌落颜色通常为白色、奶油色、粉红色或橙红色（图3－4）。继续培养，有些菌落变皱、发干、易碎，类似于细菌菌落，平板琼脂中酵母菌菌落表面呈现星状排列。用显微镜观察未经染色或用革兰染色或亚甲蓝染色的菌体涂片，通常会发现单细胞的球形、椭圆形、卵圆形或圆柱形微生物。这些菌以二分裂或芽殖的形式进行无性繁殖。在用载玻片培养时可见假菌丝体或菌丝体。

（2）霉菌鉴定　霉菌培养时常因不同的培养基而在生理和形态方面表现出极大的差异，故描述菌种时应注明鉴定培养基。鉴定时先肉眼观察平板上生长的单个菌落，注意平板正面及反面的颜色、质地等。然后再用显微镜由低倍镜、高倍镜至油镜观察。

2. 显微镜检查　为在镜下清晰观察真菌结构，必须用分离针挑出一部分菌落进行观察，小培养、覆盖培养、透明胶带法等均是常用的方法（详见本章第二节真菌分离与培养）。用透明胶带粘取菌落表面置于镜下观察的透明胶带法，是一种不破坏分生孢子结构的快捷方法（图7－1）。常用乳酸酚苯胺蓝（LPCB，棉蓝）对挑取的部分菌落进行染色，操作必须在生物安全柜中进行。显微镜观察时注意菌丝形态，分生孢子梗形态、着生位置、单生或丛生或束状，分生孢子类型，子实体的有无及形态等。

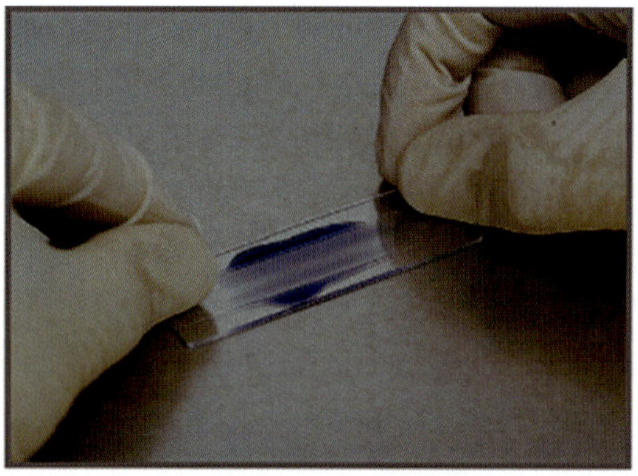

图 7-1 透明胶带法粘取真菌菌落表面

（引自 Betty A. Forbes, Daniel F. Sahm, Alice S. Weissfeld Bailey & Scott's Diagnostic Microbiology [M]. 12th ed. Mosby, 2007.）

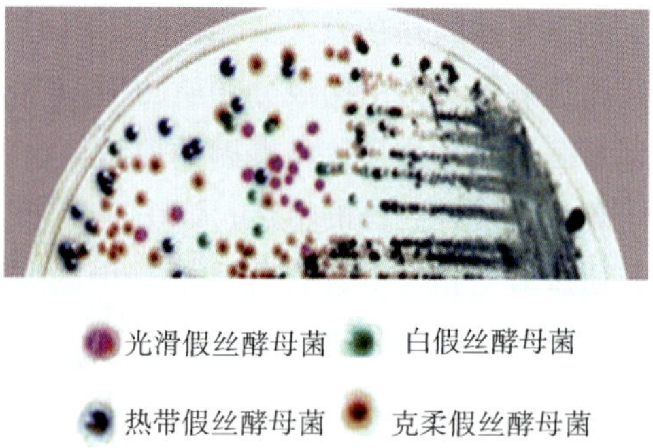

图 7-2 念珠菌显色培养基的不同菌种的显色

（二）生化鉴定

某些真菌除根据菌落的形态及显微镜下形态鉴定外，有时尚需配合生化反应，其多用于酵母菌的鉴定。对碳水化合物的利用能力是酵母菌鉴定的主要手段（表 23-3、表 23-4）。生化鉴定有标准鉴定、显色鉴定、手工生化鉴定和自动生化鉴定系统。目前已有商品化的检测系统，也可用于丝状真菌的辅助鉴定。

1. 标准鉴定与自动生化鉴定 前者是按传统双歧表流程鉴定（包括糖同化试验、糖发酵试验、酚氧化酶试验、脲酶试验、硝酸钾同化试验、脂肪酸需求试验）；生化鉴定系统根据不同菌种糖发酵和糖同化作用及脲酶、硝酸钾利用、酚氧化酶试验等而设计的。

糖（葡萄糖、麦芽糖、蔗糖、乳糖、半乳糖、海藻糖）发酵指对某种糖发酵产生二氧化碳和乙醇，有气体产生的指示发酵，培养基的 pH 值可能不会改变；糖（蜜二糖、纤维二糖、肌糖、木糖、棉籽糖、半乳糖醇）同化指在有氧环境中对作为唯一碳源的特定一种糖的碳水化合物的利用能力。

2. 念珠菌显色鉴定 对于酵母样真菌首选念珠菌显色培养基：提供酵母菌生长的营养物质、抑制细菌生长的抗菌物质和用于检测标本中特定真菌的特异性酶的产色底物。一般分离念珠菌属菌株先用显色培养基根据菌落颜色鉴定白念珠菌、热带念珠菌、光滑念珠菌和克柔念珠菌（图7-2）。不能用显色培养基鉴定的菌株用 SDA 分离纯化，再用编码生化鉴定系统进一步鉴定。

（三）分子生物学鉴定

应用分子生物学技术从遗传和进化角度阐明真菌菌种之间和种间内在关系，已普遍应用于真菌现代鉴定之中。常用的分子生物学鉴定方法包括：真菌 DNA 碱基组成（G+C mol%）、限制性片段长度多态性（RFLP）、随机扩增多态性 DNA（RAPD）、Southern 印迹、脉冲场凝胶电泳（PFGE）、rDNA 序列测定等。

1. 多聚酶链式反应（PCR） 根据真菌的保守序列设计通用引物，用常规 PCR 方法进行扩增。应用属种的特异性引物 PCR 扩增可鉴定感染真菌的种。

2. 聚合酶链反应-限制性片断多态性分析（PCR-RFLP） 又称限制性内切酶分析

（REA），选择合适内切酶，对所有真菌均能显示任何分类水平上的多态性和特异性。由于单种限制性内切酶不能区分所有真菌，需要几种内切酶的联合使用，耗时费力。

3. 随机引物扩增 DNA 多态性（RAPD）技术 适于未知靶 DNA 序列的情况下进行，特别适用于分子生物学特征不明确或不了解基因组 DNA 序列的真菌，因此被广泛用于酵母菌和丝状真菌的鉴定和流行病学研究。

4. DNA 序列分析 已成为致病真菌鉴定的重要手段。目前应用最多的为真菌核糖体 DNA 序列 D_1/D_2 区和 ITS 区，几丁质合成酶、细胞色素 P450 L1A1 基因、细胞色素氧化酶 C 和细胞色素 B 等基因序列。

5. 单链构象多态性（SSCP）分析 由于使用了基因位点特异的引物，故检测到的等位基因除可用于鉴定，还可通过测序了解各多态性的分子基础。此外，SSCP 法还可用于真菌的基因分型等。

6. 基因探针技术 基因探针的特异性使实验结果很少受到非特异性因素的影响，更适用于临床真菌检验和鉴定。

7. 基因芯片技术 将不同属种真菌的特异性 DNA 标记后制成 DNA 芯片，将致病真菌 DNA 与 DNA 芯片杂交就可得到属种特异性图谱，通过这种图谱的比较和分析，就可得出致病菌的 DNA 信息，进而可对其进行鉴定。

（四）质谱鉴定技术

质谱技术有多种，基于蛋白质组学的基质辅助激光解吸电离飞行时间质谱技术（MALDI－TOF MS）近年来得到了极大的发展，是鉴定真菌菌种的灵敏度高、准确度高及分辨率高等特点新一代技术，已应用于酵母菌与丝状真菌的鉴定。

该技术操作流程包括以下步骤，即选择未知真菌、取真菌点 MALDI 靶、产生 MALDI－TOF 特征峰、BioTyper 数据解析、获得鉴定物种。在用 MALDI－TOF 质谱测定时，质谱图用MALDI－TOF质谱仪以线性正性模式用最大频率（20～200Hz，依赖于仪器）采集。对于 MALDI－TOF－MS 采集的质谱图，需要相对应的软件进行分析，才能解读谱图所蕴含的生物学信息，从而进行真菌的鉴定和分类。

质谱鉴定技术可完成以下三方面的工作：①对于一系列已知真菌，可获得 MALDI－TOF－MS 数据库，即建立已知真菌的标准蛋白质组指纹质谱数据库。②对于未知真菌，则制备未鉴定真菌样品，利用 MALDI－TOF－MS 获得质谱数据，再采用提供的软件包，将获得的质谱数据与已知真菌的标准蛋白质组指纹质谱数据库进行比较，以鉴定具有相同或相似质谱数据的已知真菌，再建立未知真菌的标准蛋白质组指纹质谱数据库。③采用提供的软件包工具，可以利用已建立的已知和未知真菌标准蛋白质组指纹质谱数据库用于临床未知样品的鉴定。

（五）其他培养鉴定法

1. 厚壁孢子（chlamydospores）形成试验 玉米粉吐温琼脂可促进白念珠菌厚壁孢子及假菌丝形成。湿片镜检示有酵母细胞时，可同时制备玉米粉吐温琼脂玻片小培养、置于微需氧环境孵育，白念珠菌与都柏林念珠菌形成厚壁孢子；应注意假菌丝的大小和形状以及沿着假菌丝芽生孢子（图 7－3）。

2. 芽管形成试验（germ tube test） 芽管形成试验是鉴定白念珠菌快速试验，不是所有的白念珠菌分离株芽管形成试验均为阳性。用细菌接种环挑取生长在沙氏葡萄糖琼脂或血琼脂培养基30℃孵育24~48小时念珠菌培养物，置于含胎牛血清基质中，37℃孵育不超过3小时，宜在孵育2~3小时，显微镜观察是否有芽管形成。注意不要把热带念珠菌的带有收缩缢痕的孢子误认是芽管（图7-4）。白念珠菌与都柏林念珠菌都能形成芽管。

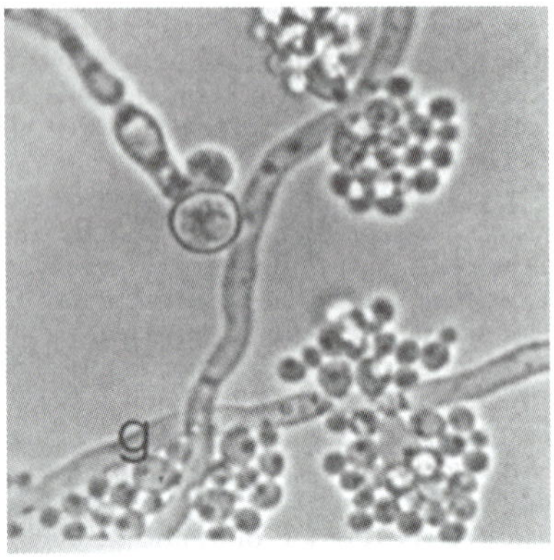

图7-3　白念珠菌厚壁孢子及假菌丝形成（玉米粉吐温琼脂，孵育24~48小时）

（引自 Versalovic J，Carroll KC，Jorgensen JH，et al. Manual of clinical microbiology［M］. 10th ed. Washington DC：American Society for Microbiology，2011.）

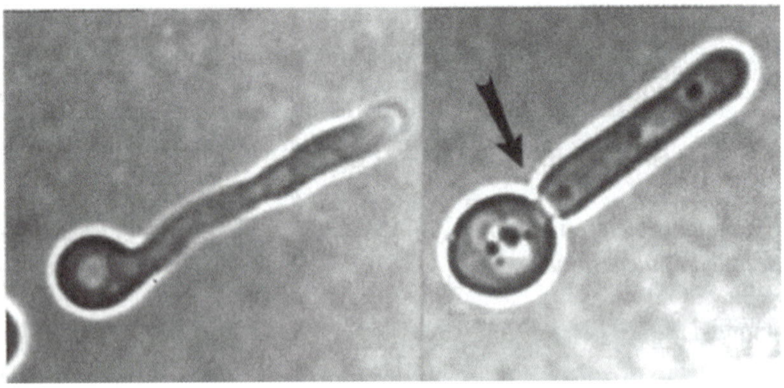

A　　　　B

图7-4　芽管与带有收缩缢痕的孢子

A. 白念珠菌芽管形成；B. 热带念珠菌的带有收缩缢痕的孢子

（引自 Versalovic J，Carroll KC，Jorgensen JH，et al. Manual of clinical microbiology［M］. 10th ed. Washington DC：American Society for Microbiology，2011.）

3. 酚氧化酶试验（phenol oxidaset test）　新型隐球菌与格特隐球菌在咖啡酸琼脂（containing caffeic acid，CAA）与“鸟食”琼脂（"birdseed"agar）25℃后孵育2~5天菌落呈深褐色，是检测隐球菌胞内产生特异性酚氧化酶的方法。该方法特异度高，适用于新型隐球菌多个变种、多个血清型、脲酶阴性菌株及无荚膜变异株。

4. 脲酶试验（urease test）　产生脲酶酵母菌在尿素琼脂培养基中孵育24~72小时，水解尿素产生氨导致pH值升高，酚红指示剂颜色从黄色变化到粉红色、红色。本试验是检测酵母菌产生脲酶能力的试验，可快速鉴别对脲酶试验阳性的担子菌门无性型酵母菌（隐球菌属、马拉色菌属和毛孢子菌属）及脲酶试验阴性子囊菌门酵母菌［念珠菌属、酿酒酵母（*S. cerevisiae*）、芽生裂殖酵母属（*Blastoschizomyces*）、毕氏酵母属（*Pichia*）］。

5. 硝酸盐测试（nitrate tests）　类似于碳同化试验。测定酵母菌对硝酸盐作为唯一氮源时的利用能力。常用于隐球菌属、红酵母属、毕赤酵母属、毛孢子菌属、念珠菌属的鉴别。

6. 酵母菌胞外酶快速鉴定（rapid specific exoenzymes identification of yeast） 利用检测特定的可以分2个或3个可能的相似物种。如依赖于检测两种酶脯氨酸氨基肽酶和β-半乳糖苷，而不是单一的酶，其结果可正确鉴别芽管形成试验阳性的白念珠菌与都柏林念珠菌。白念珠菌具*N*-乙酰-β-D半乳糖苷酶和脯氨酸氨肽酶，如用适当底物检测，此两酶同时阳性，即可确定。都柏林念珠菌只具*N*-乙酰-β-D半乳糖苷酶。克柔念珠菌具酸性磷酸酶，热带念珠菌具吡咯磷酸酶，光滑、近平滑念珠菌具β-D半乳糖苷酶，新型隐球菌具酚氧酶，均可用适当呈色底物快速完成鉴定。

7. 特殊培养基诱导产孢试验 皮肤癣菌菌种鉴定主要依靠培养的菌落特征、显微镜下孢子和菌丝的形态以及生理生化试验，其中关键在于促进皮肤癣菌产生孢子便于观察。对于难于产孢的菌种需要采用特殊培养基诱导产孢。如：对于怀疑毛癣菌属可以采用燕麦培养基诱导产孢，镜检可见细长、薄壁、棒状大分生孢子葡萄状或梨状小分生孢子，螺旋状、球拍状、鹿角状或结节状菌丝；表皮癣菌属镜检可见卵圆形或粗大的棒状（杵状）薄壁大分生孢子，球拍状菌丝，无小分生孢子。在陈旧培养物中可见厚壁孢子。怀疑小孢子菌属可以采用米饭培养基诱导产孢，镜检可见厚壁纺锤形大分生孢子卵圆形小分生孢子，梳状、结节状和球拍状的菌丝（详见第二十三章真菌）。

8. 双相型真菌菌丝相和酵母相互相转换鉴定试验 双相型真菌在SDA上，25℃培养生长缓慢，呈菌丝相菌落；在BHI上，37℃培养产生酵母样菌落。具有鉴定菌种意义的特征性结构是：菌丝相时的菌丝、菌落中央、背面呈色，显微镜下所见菌丝、分生孢子梗、小分生孢子、大分生孢子形态；酵母样菌落呈色、表面质地，镜检所见短菌丝或芽管等形态。

三、临床意义与评价

1. 真菌形态学鉴定 是传统的真菌鉴定方法，结合生物学特征对真菌进行鉴定，方法简单易行。不同真菌有不同的特征，藉此可对不同真菌进行鉴定。临床常见的念珠菌属与曲霉菌属的鉴定即是通过该方法进行鉴定。

（1）白念珠菌特征　①在SAD培养基培养后形成酵母样菌落；②在含吐温80的培养基上的菌落涂片可见假菌丝，在顶端和侧支可形成厚膜孢子；③血清芽管试验阳性；④在显色培养基上呈蓝绿色；⑤生化特征：能同化葡萄糖、麦芽糖、蔗糖、半乳糖、海藻糖，不利用硝酸盐，脲酶试验阴性。

（2）热带念珠菌特征　①在含吐温80的玉米琼脂培养基上可见有假菌丝但无厚膜孢子；②不能产生典型的芽管；③在显色培养基上呈现蓝灰色；④能同化纤维二糖与白念珠菌区别。

（3）近平滑念珠菌特征　①在含吐温80的玉米琼脂培养基上可见有假菌丝但无厚膜孢子；②芽管形成试验阴性；③在显色培养基上呈现淡粉红色或无色；④与热带念珠菌的区别是不能同化纤维二糖但能同化L-阿拉伯糖。

（4）光滑念珠菌特征　①在含吐温80的玉米琼脂培养基上不形成假菌丝和厚膜孢子；②芽管形成试验阴性；③在显色培养基上呈现淡粉色或无色；④在SAD培养基上生长缓慢，2~3天才形成灰白色小菌落。

（5）克柔念珠菌特征　①在含吐温80的玉米琼脂培养基上可见有假菌丝但无厚膜孢子；②芽管形成试验阴性；③可在43~45℃温度下生长；④只同化葡萄糖，不能同化其他常见糖；⑤可有脲酶分解尿素。

（6）新型隐球菌特征　①在 SAD 培养基（不能含放线酮）上菌落呈奶油色酵母菌落；②SAD 培养基上菌落呈球形或椭圆形；③不分解乳糖，能在 37℃生长与其他隐球菌区别。

2. 曲霉菌的鉴定　主要依赖于在生长过程中的形态学特征，如菌落形态、分生孢子头的颜色可作群的划分；又可用分生孢子的形态和颜色、产孢结构的数目、顶囊的形态、有性孢子的形态作种的鉴定。

（1）烟曲霉菌特征　生长表面呈深绿色、烟绿色，背面为苍白色或淡黄色；显微镜检查分生孢子头呈短柱状；分生孢子梗壁光滑，常带淡绿色；顶囊孢子呈烧瓶状；小梗单层在顶囊的上半部；小分生孢子呈球形、绿色、有小刺；在 48℃生长良好。

（2）黄曲霉菌特征　生长迅速；表面呈羊毛状或棉花状，有放射状沟纹；表面为黄绿色或棕绿色，背面是无色或淡黄色；分生孢子梗壁厚而粗糙；顶囊孢子呈球形或近球形；小梗排列在顶囊整个表面围成圈，呈放射状。

（3）黑曲霉菌特征　生长表面呈羊毛状或绒毛状；表面呈白色到黄色，最后变为黑色，背面是无色或黄色；梗壁厚、光滑、无色或褐色，小梗双层，布满顶囊整个表面；顶囊呈球形或近球形；小分生孢子呈球形、有褐色素沉积在内壁和外壁之间，整个孢子粗糙有刺。

（4）土曲霉菌特征　生长表面呈绒毛状，呈肉桂色或黄褐色，培养基呈污褐色，背面淡黄色到棕色；顶囊为半球状，有双层小梗；分生孢子近球形，壁光滑、棕色，在基础菌丝上单独形成粉孢子，呈苍白色。

利用核酸技术鉴定真菌的技术日趋成熟，与形态学比较其鉴定速度快且灵敏度高，核酸鉴定技术逐渐广泛应用于临床。

基于 MALDI－TOF MS 的蛋白质组学技术的真菌鉴定提供了比传统方法更为优越的选择。此方法进行样品制备和检测迅速且成本低，尤其适合于常规和高通量使用。进一步的应用领域在于分类学关系的分析研究，MALDI－TOF MS 分析可以获得同经典方法相似的系统树，而且其基于各自质谱模式的复杂真菌群落的去冗余特点更提供了新的科学研究能力。

扫码“学一学”

第四节　真菌其他非培养检测技术

虽然经典检查方法是真菌检测的基础，操作虽简便但存在着敏感度低、耗时长等不足。近年来，真菌非培养检查（fungi fast test with culture－independent）在真菌感染诊断，特别是侵袭性真菌病方面发挥了重要作用。这些方法主要包括免疫学技术和分核酸检测技术等。

一、原理

免疫学技术可分为抗体检测和抗原检测两大类。目前用于临床的主要是抗原检测，即检测血液和分泌液中的真菌抗原。组织中菌体可溶性抗原可吸收入血，直接检查血、尿或感染组织液中真菌抗原可成为快速诊断的重要手段。1,3－β－D 葡聚糖（BG）是酵母和丝状真菌细胞壁的多聚糖成分，不存在于原核生物和人体细胞，是具有较高特异性的真菌抗原。因此，可将存在于血液及无菌体液中的 BG 视为侵袭性真菌感染（IFI）的标志。半乳甘露聚糖（galactomannans，GM）是曲霉细胞壁的成分，由甘露聚糖和呋喃半乳糖组成，后者具有抗原性，利用 ELISA 方法检测侵袭性曲霉病患者体液免疫中半乳甘露聚糖抗原成分。荚膜多糖是新型隐球菌特有的分泌物，其分子组成与结构区别于其他真菌和细菌，是隐球菌存在的直接证据，在感染初期，荚膜多糖就能在血清、脑脊液、肺泡灌洗液和尿液中被检测到，可作为隐球菌病早期诊断的标志物。

核酸检测技术（nucleic acid testing，NAT）是直接检测病原体核酸的一系列技术的总称。其基本步骤包括核酸提取、扩增和检测。NAT 敏感性高，可检出标本中极微量的真菌核酸。可用于免疫功能低下的患者以及某些无法进行真菌培养（抗真菌药物治疗个体或肝脾型念珠菌病）患者病原检测。核酸检测方法已被应用于临床血培养瓶的真菌检测。在一般情况下，通用引物被用于初始扩增，然后种特异性引物被用于真菌菌种鉴定。

二、检测方法

（一）免疫学检测

1. 1,3－β－D 葡聚糖（1,3－β－D－glucan，BG）检测　又称 G 试验。1,3－β－D 葡聚糖是酵母和丝状真菌细胞壁的多聚糖成分，不存在于原核生物和人体细胞，是具有较高特异性的真菌抗原。因此，可将存在于血液及无菌体液中的 BG 视为侵袭性真菌感染（IFI）的标志。马蹄鳖凝血系统中的凝血酶原 G 因子的 α 亚基特异性识别 BG 后，可激活血清凝固酶原上的 β 亚基，形成凝固酶，凝固酶参与凝血酶原级联反应，是凝固蛋白原转化为凝胶状的凝固蛋白，整个反应通过光谱仪测量其光密度可进行量化（BG 水平可精确到 1pg/ml），根据其引起的浊度变化对真菌 β－葡聚糖浓度进行定量，此叫浊度法；亦可通过加显色底物，根据检测吸光度变化对真菌 BG 浓度进行定量，这叫显色法。

2. 半乳甘露聚糖（galactomannans，GM）试验　GM 是曲霉细胞壁的成分，由甘露聚糖和呋喃半乳糖组成，后者具有抗原性。利用 ELISA 方法检测侵袭性曲霉病患者体液免疫中半乳甘露聚糖抗原成分，现多采用一步夹心法。具体方法是：待测血清（或血浆）中的 GM 与包被在酶标板上的鼠单抗（捕获抗体）及辣根过氧化物酶标记的鼠单抗（检测抗体）形成抗原－抗体－抗体复合物，再加入底物显色，在酶标仪 450nm 处测定吸光度值，测定值和待测抗原的浓度呈正相关，以临界值（cutoff）对待测标本中是否含有 GM 进行定性或定量分析。

3. 隐球菌抗原检测　常用方法有乳胶凝集试验、胶体金免疫层析试验和 ELISA 法。

（1）乳胶凝集试验　该检测利用了包被在乳胶颗粒中的抗隐球菌抗体与含有隐球菌荚膜多糖抗原的样本发生凝集反应来检测脑脊液、血清标本隐球菌荚膜多糖抗原。在无光背景中立即读数并划分等级。① 阴性（－）：无可见团块的均匀颗粒悬浮液。② ＋：乳状背景下细小颗粒。③ ＋＋：轻微团块背景下小，但明显块状。④ ＋＋＋：清晰背景下大的和小的块。⑤ ＋＋＋＋：非常清晰背景下大块状。正常为阴性。隐球菌抗原乳胶凝集试验具有诊断和预测价值。

（2）胶体金免疫层析法　通过一种“三明治”夹心免疫层析试纸条检测脑脊液、血清标本中的隐球菌抗原。当①对照区存在红色条带，同时检测区也存在红色条带表明检测结果为阳性；②对照区存在红色条带，检测区无红色条带表明检测结果为阴性。敏感度和特异性同乳胶凝集试验。

（3）ELISA 法　先将荚膜多糖包被在酶标板上，再加入待测血清（或脑脊液）和辣根过氧化物酶标记的荚膜多糖抗体，此时，待测标本中的荚膜多糖及荚膜多糖标准品与酶标板上的荚膜多糖竞争性结合有限的抗体结合位点，再加入底物显色，在酶标仪 450nm 处测定吸光度值，测定值和待测抗原的浓度呈负相关，可根据荚膜多糖标准品绘制标准曲线并计算待测标本中夹膜多糖的浓度。该法可对夹膜多糖进行定性或定量分析。

4. 烯醇化酶（enolase）检测 念珠菌烯醇化酶（2-磷酸-D-甘油水解酶）催化磷酸甘油酸盐为磷酸烯醇式丙酮酸，属胞内酶，只有在感染的过程中被释放。临床上应用全自动电化学发光免疫分析仪检测血浆中烯醇化酶的含量是一种肺部念珠菌感染早期诊断的方法。

5. 其他检测 血清念珠菌甘露聚糖抗原抗体检测、曲霉特异性 IgG、IgM、IgE 抗体等在临床侵袭性真菌病辅助诊断中有较好的应用价值。一些抗原如组织胞浆菌抗原、马尔尼菲篮状菌抗原、D-阿拉伯糖醇（D-arabinitol）、寡甘露糖苷（α-1,2-oligomannoside；β-1,2-oligomannan）及蛋白质抗原的检测也在临床应用，是一种早期诊断深部真菌感染和准确评价治疗效果的有效方法。

（二）核酸检测

1. 核酸扩增技术 核酸检测方法已被应用于临床血培养瓶的真菌检测。在一般情况下，通用引物被用于初始扩增，然后种特异性引物被用于真菌菌种鉴定。对众多真菌检测和鉴定靶基因的进行了评价。除了检测β-微管蛋白（beta-tubulin）和延伸因子-1α（elongation factor -1alpha）基因外，多拷贝基因（multicopy genes）比单拷贝基因（single-copy genes）更敏感。影响真菌 DNA 检测关键因素是临床标本正确处理、DNA 提取、PCR 设计（引物选择和扩增规范法）和质量控制。

2. 肽核酸原位杂交荧光技术（peptide nucleic acid fluorescent in situ hybridization，PNA FISH） 肽核酸（peptide nucleic acids，PNA）一类以多肽骨架取代糖磷酸主链的 DNA 类似物，可以通过 Watson-Crick 碱基配对的形式识别并结合 DNA 或 RNA 序列，形成稳定的双螺旋结构。由于 PNA 不带负电荷，与 DNA 和 RNA 之间不存在静电斥力，因而结合的稳定性和特异性都大为提高；几乎不受杂交体系盐浓度影响，与 DNA 或 RNA 分子的杂交能力远优于 DNA/DNA 或 DNA/RNA，表现在很高的杂交稳定性、优良的特异序列识别能力、不被核酸酶和蛋白酶水解，使 PNA 与互补的 DNA 之间能发生快速动力学反应而形成高度热稳定的双分子复合物。PNA 可以广泛用于真菌核酸分子原位杂交。已有试剂盒直接从阳性酵母血培养检测白念珠菌、光滑念珠菌或热带念珠菌。

其他核酸检测方法详见本章第三节中的分子生物学鉴定。

（三）动物接种

动物接种可以有效的分离病原性真菌，确定真菌的致病性。常用小白鼠接种新型隐球菌、孢子丝菌、皮炎芽生菌、组织胞浆菌较敏感。豚鼠睾丸内接种巴西芽生菌、球孢子菌。白念珠菌、皮肤丝状菌对家兔比较敏感。

（四）病理组织检查

病理组织检查是诊断深部真菌病的重要方法。真菌引起的病理变化是非特异性的，但用真菌染色后在组织内发现孢子或菌丝则具有诊断意义。

三、临床意义与评价

常用真菌抗原检测有 G 试验、GM 试验和隐球菌抗原检测（乳胶凝集试验、胶体金免疫

层析法和 ELISA 法），具有取材简便、快速诊断优势；但 G 试验和 GM 试验的敏感度和特异度有一定的局限，符合标准的阳性检测结果仅能提示临床感染，不能作为确诊指标，排除感染的意义大于诊断意义。评价结果时应注意患者是否存在导致阳性的因素。还需要结合涂片和培养检查结果以及患者临床症状和体征。隐球菌抗原检测敏感度和特异度均较好，可以作为确诊的依据。

1. G 试验　①目前 G 试验没有行业标准，只有企业标准，不同厂家设计生产的检测系统的性能不同，故检测结果不具可比性。②G 试验显色法检测在特异性和灵敏度上较浊度法大为提高，且适用于血清标本的检测。③G 试验用于念珠菌、曲霉菌、毛孢子菌属、镰刀菌属、枝顶菌属、肺孢子菌、组织胞浆菌等所致侵袭性感染的诊断，不能检测隐球菌和毛霉菌，该试验的局限性是不能确定菌种。④G 试验强调连续检测，不能单靠一次检测结果就判定有无感染。这是因为在感染的早期，真菌刚刚进入人体，数量较少，检测不出来；或者由于患者机体免疫功能的变化，BG 的产生速度和量有变化；由于存在某些干扰因素造成假阳性或假阴性结果。⑤临床上有很多情况造成假阳性的结果。如：输注白蛋白或球蛋白、血液透析（纤维素滤膜）、输注抗肿瘤多糖类药物、使用抗菌药物和抗真菌药物、细菌脓毒血症、标本接触纱布等。

2. GM 试验　①国内外的荟萃分析结果表明，其诊断的灵敏度和特异性均可达 90% 左右，我国已把血清中 GM 试验阳性作为诊断曲霉病的依据。②GM 在感染后 24 小时即可检测到，可作为曲霉菌感染早期诊断的筛查指标。③患者血清中 GM 含量与感染程度有关，动态检测血清 GM 水平的变化可作为病情转归和疗效评价的指标。④中性粒细胞缺乏、造血干细胞移植等血液病患者推荐血清 GM 试验，而非粒细胞缺乏患者推荐采集 BALF，具有更高的敏感性。⑤临床上亦有很多情况造成假阳性的结果，假阳性率为 10% ~15%，一般在以乳制品为主食的婴幼儿、异体骨髓移植患者、菌血症患者、自身抗体阳性及使用半合成青霉素的患者中较易出现。

3. 隐球菌抗原检测　①荚膜多糖抗原检测快速、简便，脑脊液和血清样本抗原检测的敏感性可达到 97% 和 87%，能实现早期快速诊断，我国已把血清/脑脊液中荚膜多糖阳性作为诊断隐球菌病的标准之一。②抗原的效价与疾病的程度密切相关，定量检测荚膜多糖浓度有助于判断感染的严重程度或疾病的活动程度。③荚膜多糖含量的动态监测可作为病情转归、预后和疗效评价的指标。④由于方法学不同，荚膜多糖的各种检测技术灵敏度不同，依次为 ELISA 法 > 胶体金免疫层析法 > 乳胶凝集法。

4. 抗体检测　对免疫功能完善机体的真菌感染诊断，抗体检测通常是具有初筛意义。但在免疫功能低下的患者抗体检测往往无价值。由于其敏感性与特异度均不高，尤其是与有正常定植的真菌如念珠菌，抗体检测就更难确定其临床意义了。目前，尚有一些皮肤试验，将提取的真菌抗原，进行皮内注射或斑贴试验，观察注射或试验部位有无红肿硬结出现的超敏反应。

5. 核酸检测　标准化核酸的检测系统是至关重要的。特异性扩增失败往往是由 DNA 浓度低于检出限；或病灶感染中真菌 DNA 量与福尔马林固定组织破坏真菌 DNA 等因素所致。假阳性结果往往由于 PCR 技术灵敏度高和操作步骤较多，可因为操作者未遵循严格的操作和清洁流程，核酸提取过程中标本间的“交叉污染”和扩增产物“污染”。导致 PCR 假阴性结果往往是：①标本或核酸纯化过程中出现的扩增反应抑制物，比如核酸提取中可能用到的三氯甲烷、苯酚、乙醇、二甲苯苯胺以及乳胶手套上带有的滑石粉。②临床标本中存

在的血红蛋白、乳铁蛋白、免疫球蛋白、尿素等，可通过抑制 Taq DNA 聚合酶活性或阻止聚合酶与靶 DNA 结合，而抑制 PCR 扩增。③又如肝素抗凝剂可抑制 Taq DNA 聚合酶，因此不宜使用肝素抗凝 PCR 检测的全血标本。

本章小结

本章分四节介绍了真菌检验基本技术，分别是真菌形态学检查、真菌分离技术、真菌鉴定和真菌其他非培养检测技术，且从原理、检测方法、临床意义与评价三个方面阐述了这四个真菌检验的基本技术。真菌形态学检查方法和常用的培养方法是真菌检验的基本方法；真菌形态学检查、生化反应和血清学检查是真菌鉴定的主要手段；分子生物学技术和质谱技术在真菌鉴定中有非常重要的地位。真菌形态学检查有不染色标本显微镜真菌检查和标本染色显微镜真菌检查。常用的培养方法是真菌小培养，它是观察真菌结构及生长发育的最佳方法。真菌培养生长后肉眼观察生长菌落的特性是真菌的形态学鉴定重要环节。免疫学和核酸检测技术在侵袭性真菌病的真菌检测方面发挥了重要作用。

扫码“练一练”

（张扣兴　吴文娟）

第八章　病毒检验基本技术

本章要点

1. **掌握**　病毒形态学检查的原理、操作方法及适用范围；病毒培养所涉及的三种不同方法及适用范围；病毒鉴定技术种类、原理、优缺点及适用范围。
2. **熟悉**　病毒非培养检验技术的种类、原理及适用范围。
3. **了解**　常用细胞系适合分离的病毒。

随着临床病毒学研究的深入，发现多数感染性疾病是由病毒引起的，已证实对人有致病性的病毒达500余种，给人类健康带来极大危害，故能在病毒感染早期作出病原学诊断已成为临床实验室的任务和责任。病毒检测技术近十年来进展迅速，已由传统的病毒分离、显微镜检查和经典血清学诊断，发展到现代免疫学检测技术、核酸杂交、PCR和基因芯片等更加敏感、特异和简便的检测方法。病毒检测的程序见图8－1。由此本章主要介绍病毒形态学检查技术、病毒培养与鉴定技术、病毒非培养检验技术的原理、检测方法与临床意义及评价。

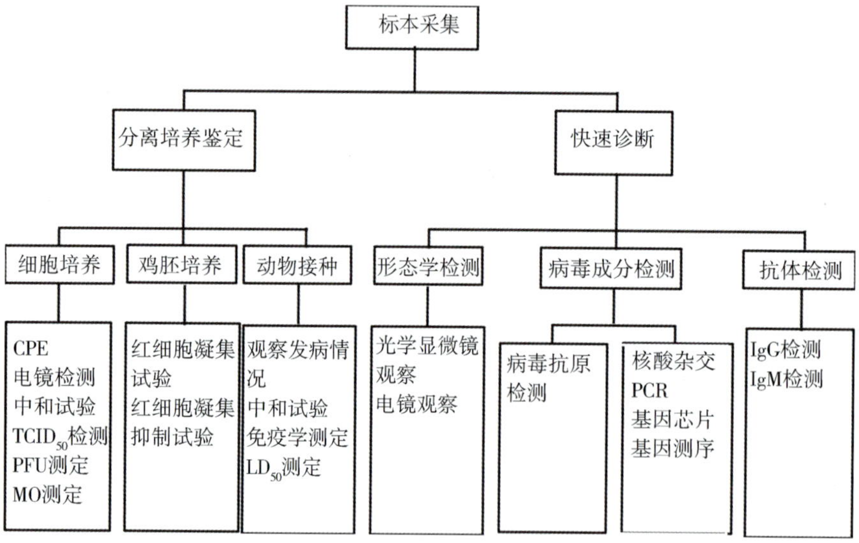

图8－1　病毒感染检测程序

注：CPE：致细胞病变效应；LD_{50}：半数致死量；MOI：感染复数；

PFU：空斑形成单位；$TCID_{50}$：50%组织细胞感染量

扫码“学一学”

第一节　病毒形态学检查

病毒形态学检查（viral morphological examination）是用光学显微镜或电镜观察病毒感染

的细胞及组织发生的特征性改变或直接观察病毒颗粒。某些病毒病通过形态学检查可得到初步诊断，而大多需要进一步鉴定才能确诊。

一、原理

直接检查标本中有无病毒或病毒成分（蛋白质或核酸）的存在是病毒检验的重要技术之一。借助电子显微镜直接检查病毒颗粒或将临床标本染色后显微镜检查受病毒感染后宿主细胞或组织呈现特征性的细胞学改变（组织病理学和细胞病理学检查），都能提示有病毒感染存在。

病毒的直径在20～300nm，绝大多数致病性病毒均在150nm以下，超过光学显微镜的分辨能力范围，只有应用电子显微镜才能观察到病毒形态。含有高浓度病毒颗粒的标本，经重金属离子（如乙酸铀和磷钨酸等）染色后可将病毒包绕，当电子光束照射时能通过低密度的病毒颗粒体而不能通过包裹在病毒颗粒表面的重金属，形成可在电镜下观察到的明亮、清晰的病毒颗粒结构。先将标本与特异性抗体混合，使病毒颗粒凝聚的免疫电镜技术，在电镜下可清晰地辨认特异性抗体及其结合的病毒，提高了病毒的检出率和特异性。

二、检测方法

（一）光学显微镜技术

光学显微镜仅用于大病毒颗粒（痘类病毒）和病毒包涵体的检查；某些病毒在敏感细胞内增殖后，可使细胞质或细胞核出现染色异常的斑块，即嗜酸性或嗜碱性包涵体，经染色后可在光学显微镜下观察到，根据包涵体在细胞的部位、数量、形状等特点，作为可疑病毒性感染的辅助诊断。例如从病犬大脑海马发现细胞质中嗜酸性包涵体（内基小体，Negri body），即可确诊为狂犬病；在麻疹病毒感染细胞的核内及胞浆内可找到一个或多个鲜红色的圆形、椭圆形或不规则形态的包涵体，被称为麻疹病毒包涵体。而皮肤病灶的直接涂片用于单纯疱疹病毒、水痘－带状疱疹病毒和痘病毒检查（表8－1）。

表8－1　病毒诱导的细胞形态的改变

病毒	病毒诱导的变化
单纯疱疹病毒*	细胞增大或退化，染色质边集，细胞质呈“毛玻璃”样，核内出现包涵体
水痘－带状疱疹病毒	细胞增大或退化，细胞核内出现嗜酸性包涵体，出现多核巨细胞
巨细胞病毒	细胞及核巨大化，核内出现嗜碱性包涵体，核被清晰亮圈环绕，形似猫头鹰眼睛
腺病毒	细胞内出现双染性或嗜碱性包涵体
细小病毒	骨髓或胎儿肝中前体红细胞的核内出现包涵体
麻疹病毒	细胞巨大化，出现多核合胞体，细胞质和核内出现包涵体
呼吸道合胞病毒	细胞质出现罕见的、粉红色包涵体
狂犬病病毒	细胞质出现嗜酸性的包涵体（内基小体）
人类乳头瘤病毒	被称为凹空细胞（koilocytosis）核周空泡和核增大
传染性软疣病毒	出现充满细胞质的嗜酸性包涵体
JC病毒	出现增大的、双染性少突神经胶质核

注：*本章病毒种名采用的是常用名，而非正式命名，常用名与正式命名的对应关系详见第三篇微生物检验的第二十四章至第二十七章

（二）电镜技术

病毒电镜检查的技术有多种，如透射电镜技术（transmission electron microscopy）、免疫电镜技术（immune electron microscopy）、扫描电镜技术（scanning electron microscopy）、冷冻蚀刻免疫电镜技术和核酸原位杂交电镜技术等，电镜检查可直接观察病毒的形态、大小、所处部位和数量，作动态检查还可观察到其复制过程和判断其复制率。

做负染电镜检查时病毒的形态结构清晰可见，核心呈明亮的不着色结构；核壳包在核心之外，由蛋白质组成，表面有许多子粒，在超薄切片上呈深色的环状，在负染标本上呈清晰、性状统一的晶状格。其大小、数量和形态是鉴别病毒的重要标志；包膜于病毒颗粒的最外层，由蛋白质组成，表面呈波浪状，凹凸不平，有些病毒可无包膜。病毒浓度达到$10^5 \sim 10^7$时的检查标本直接用磷钨酸盐负染易得到阳性结果。如从皮损和疱疹液中检查痘病毒和疱疹病毒，从可疑甲型肝炎患者粪便中检查甲型肝炎病毒，但不能对病毒进行鉴定。电镜检查不但可发现新的病毒，还可用于临床病毒感染性疾病的病原学诊断。

当标本含病毒浓度较低或标本中杂质较多时（如粪便标本），可用免疫电镜技术观察，即先将标本与特异性抗体混合，使病毒颗粒凝聚，在电镜下可清晰地辨认特异性抗体及其结合的病毒，提高了病毒的检出率和特异性。用此法可从轮状病毒感染者的粪便标本、HBV 或 HIV 感染者的血清标本及疱疹病毒感染者的疱疹液中快速检出典型的病毒颗粒，有助于病毒感染的早期诊断。

三、临床意义与评价

观察感染病毒特征性形态有助于病毒感染的诊断。光镜检查技术虽操作简单，但缺乏特异性，在临床病毒学实验室很少作为常规方法。电镜技术由于敏感性低、仪器昂贵和结果判读复杂等因素也很少在常规临床实验室使用，而更多应用于新发、突发病毒暴发疫情监测及病毒结构的研究。

第二节　病毒培养与鉴定技术

扫码“学一学”

病毒培养与鉴定技术（viral culture and identification）是指用含有病毒的标本接种活细胞或组织，病毒大量增殖获得纯种病毒后，应用传统或现代的技术方法对获得病毒的生物学特性进行鉴定分析，区分病毒的种和型。病毒培养与鉴定是病毒病原学诊断的金标准，也是进行病毒药物敏感性试验的基础。

一、原理

由于病毒具有严格的细胞内寄生性，故根据病毒的种类选用相应的组织细胞、鸡胚或敏感动物可以对标本中的病毒进行分离与鉴定。一般在下述情况进行病毒的分离与鉴定：①出现未知的病毒性病原；②其他检测方法比病毒培养耗费更大；③活动性感染的确诊；④抗病毒药物敏感性试验；⑤评估抗病毒治疗疗效；⑥病毒血清型分型；⑦疫苗的研发等。

病毒为细胞内寄生的非细胞性微生物，在细胞中增殖时可导致宿主细胞结构和功能改变：如细胞质内或细胞核内包涵体；大多数病毒在敏感细胞内增殖后会引起细胞出现特有的细胞病变；含有血凝素的病毒感染敏感细胞后，细胞具有吸附个别种类脊椎动物（如鸡、豚鼠和猴等）红细胞的能力（红细胞吸附）。

红细胞凝集试验、中和试验、空斑形成试验、补体结合试验、血凝抑制试验与分子生物学鉴定技术等均是病毒鉴定的方法，其原理在本节检测方法中并述。

二、检测方法

病毒分离鉴定涉及的检测方法主要有标本的采集、运送、处理和保持，标本的组织细胞、鸡胚或敏感动物接种，接种培养阳性产物进行病毒检测等。这些检测方法的使用流程见图8－2。

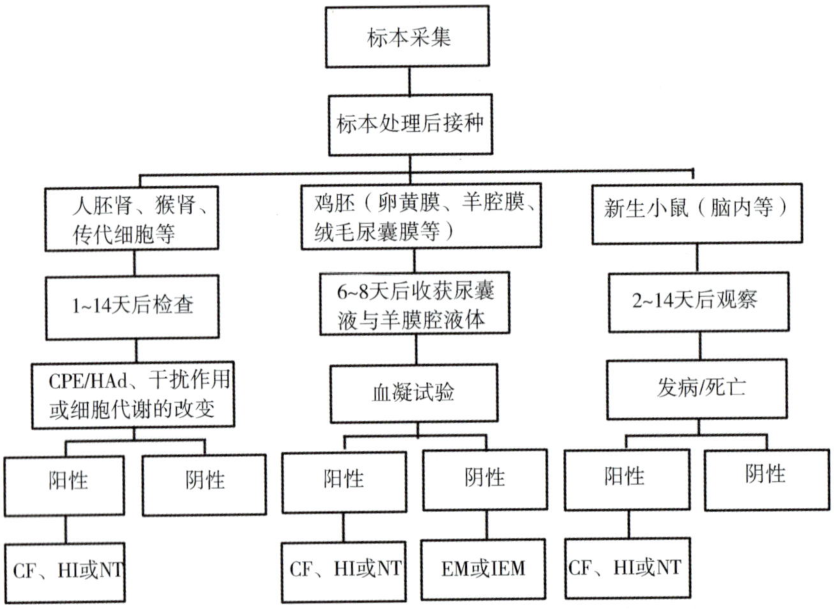

图8－2　病毒培养与鉴定的一般程序

注：HAd 红细胞吸附试验；HI 血凝抑制反应；NT 中和试验；
EM 电镜检查；IEM 免疫电镜检查；CF 补体结合试验；CPE 致细胞病变效应

（一）病毒培养

病毒培养方法有细胞培养、鸡胚培养和动物接种，其中细胞培养又包括传统细胞培养、离心增强快速细胞培养和遗传改造细胞培养等。

1. 传统细胞培养　病毒在合适细胞系与适宜生长条件下能够在细胞中复制增殖，是病毒分离培养中最常用的方法。根据细胞来源、染色体特性及传代次数等细胞可分为：①原代细胞（primary cell），是来源于组织并首次体外培养的细胞，原代细胞对病毒敏感性高，但来源困难，不易保存，且一般只能传代1～2次，如猴肾细胞、鸡胚细胞。②二倍体细胞系（diploid cell strain），指体外传代20～50次后仍能保持二倍染色体数量的细胞，二倍体细胞随着传代次数增加会出现老化和衰亡，如人胚肺成纤维细胞。③连续细胞系（continuous cell line），指由肿瘤细胞或二倍体细胞突变异化而来能在体外无限分裂的传代细胞，连续细胞系对病毒敏感性稳定，易于获取和保存，广泛用于病毒分离，如HeLa 细胞和Hep－2细胞等。根据培养细胞的生长方式，又可将细胞培养分为单层细胞培养（monolayer cell culture）和悬浮细胞培养（suspended cell culture）。常见的培养细胞及适合分离的病毒见表8－2。

病毒细胞培养的一般操作方法如下：①选用病毒敏感的细胞系，用细胞培养瓶将细胞培养至密度为75%～90%。②用无菌的移液管吸取适量临床标本置于细胞培养瓶中，温和摇动数次，放于37℃ 5%二氧化碳培养箱中吸附1～2小时。③吸出接种物，用无菌移液管吸取无血清细胞培养液清洗细胞2次，然后向细胞培养瓶中加入病毒生长液，放置于33～37℃培养箱培养，每日观察细胞病变情况。④当75%～100%细胞出现病变时收获病毒液时，先温和摇动细胞瓶数次，然后用无菌移液管吸取病毒液置于无菌离心管中，在－70℃冰箱中冻融1～2次，再低速（1000×g）离心5分钟，弃沉淀收集上层病毒液。⑤收获的病毒液进行后续相关病毒鉴定试验。

表8－2　常用的细胞及适合分离的病毒

细胞种类	适合分离的病毒
原代细胞	
非洲绿猴肾脏细胞	HSV、VZV、腮腺炎病毒、风疹病毒
人外周血单核细胞	HIV－1、HIV－2、HTLV－1、HTLV－2、HHV－6
人胚肾细胞	HSV、VZV、腺病毒、腮腺炎病毒
兔肾细胞	HSV
恒河猴或短尾猴肾细胞	肠道病毒、流感病毒、副流感病毒、RSV、麻疹病毒、腮腺炎病毒
二倍体细胞	
人包皮成纤维细胞	HSV、CMV
人胚肺成纤维细胞	HSV、CMV、VZV、鼻病毒
人胚肺WI－38、MRC－5	HSV、CMV、VZV、鼻病毒、腺病毒、肠道病毒
传代细胞系	
人肾细胞293	腺病毒5、40、41型
人肺细胞A549	腺病毒（不包括40和41型）、HSV
人宫颈癌细胞HeLa	痘病毒、RSV、鼻病毒、肠道病毒
人喉上皮癌细胞Hep－2	腺病毒、RSV、麻疹病毒
犬肾细胞MDCK	流感病毒、副流感病毒
貂肺细胞Mink lung	HSV
人横纹肌肉瘤细胞RD	肠道病毒A群
兔肾细胞RK13	风疹病毒、痘病毒
绿猴肾细胞BGMK、Vero、CV－1	HSV、VZV、RSV、肠道病毒、麻疹病毒、痘病毒、风疹病毒、副流感病毒

2. 离心增强快速细胞培养（centrifugation－enhanced rapid cell culture）　又称飞片离心培养（shell vial centrifugation culture）是在传统细胞培养基础上衍生出来的一种病毒快速分离培养方法，其原理是在飞片培养管（shell vial culture tube）中加入玻片（coverslip）（图8－3），玻片上覆有单层敏感性细胞，将标本加入飞片培养管并离心，此离心步骤极大地增强了标本中病毒与玻片上细胞的吸附侵入，故能显著缩短病毒培养时间。离心增强快速细胞培养主要用于巨细胞病毒、肠道病毒、单纯疱疹病毒、水痘－带状疱疹病毒、腮腺炎病毒及呼吸道病毒如甲型流感病毒、乙型流感病毒、呼吸道合胞病毒、人副流感病毒、偏肺病毒和腺病毒的快速检测。离心增强快速细胞培养的敏感率高于传

统细胞培养，且检测病毒所需时间短（能在 16～72 小时内检出病毒），已有提供覆有不同种单层细胞的商品化飞片培养管全套材料，适合临床应用。

离心增强快速细胞培养的操作方法为：①在飞片培养管内置放一玻片，培养管内细胞生长时会在玻片上覆有单层细胞，也可购买在玻片上已经覆有细胞的商品化飞片培养管②将标本接种于飞片培养管内，随后将飞片培养管低速（700×g）离心 40 分钟，再加入适量病毒生长液，置于 35～37℃ 5% CO_2孵箱培养。③16～72 小时后取出玻片，以使用荧光标记的病毒单克隆抗体染色或酶染色法对玻片上的病毒进行检测（图 8－3）。图 8－4 是使用离心增强快速细胞培养法培养后使用巨细胞病毒早期抗原的特异性抗体，采用间接荧光法检测到血标本中巨细胞病毒。

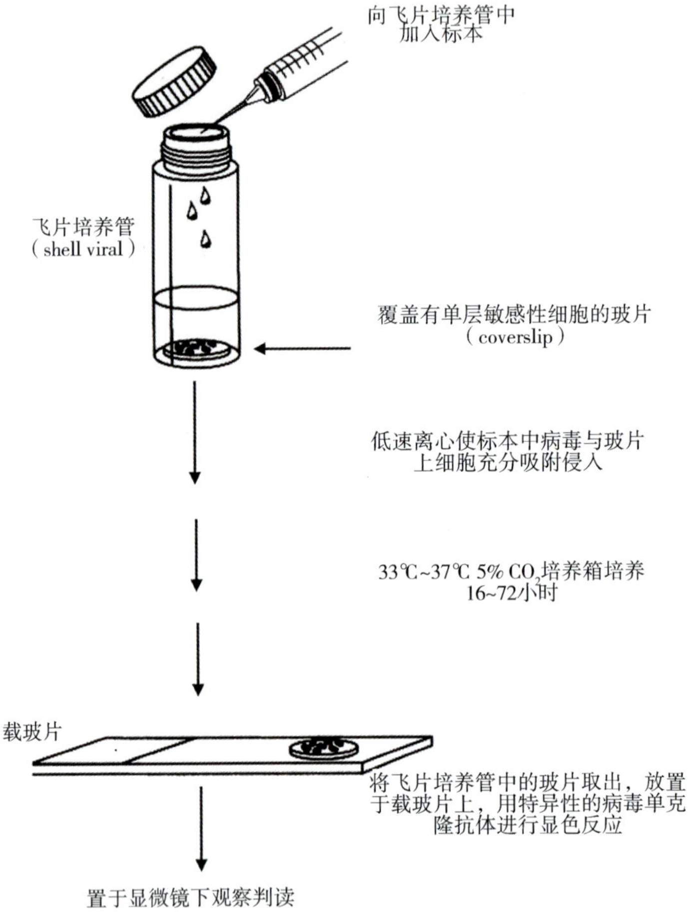

图 8－3　离心增强快速细胞培养法的操作步骤（刘为勇绘）

3. 遗传改造细胞培养　是用遗传工程改造的细胞系对特定病毒进行培养。遗传改造细胞培养始于 HSV 的检测，其原理是将 HSV UL97 基因的启动子与大肠埃希菌半乳糖苷酶 lacZ 基因相连，稳定转染幼仓鼠肾细胞系（如 BHK－21），当 HSV 感染细胞时，HSV 的 VP16 蛋白和 ICP0 蛋白能特异性地与 UL97 启动子结合而诱导半乳糖苷酶的表达，加入此酶的底物 X－Gal 后，可在细胞中形成蓝色产物，从而指示细胞中 HSV 的存在。该系统已经商品化，即酶联病毒诱导系统（enzyme－linked virus－inducible system，ELVIS），该系统的优点包括：①耗时短，16～24 小时即可得到结果；②蓝色指示信号可见，在普通显微镜下观察即可；③可自动化。缺点是适用的病毒种类较少。

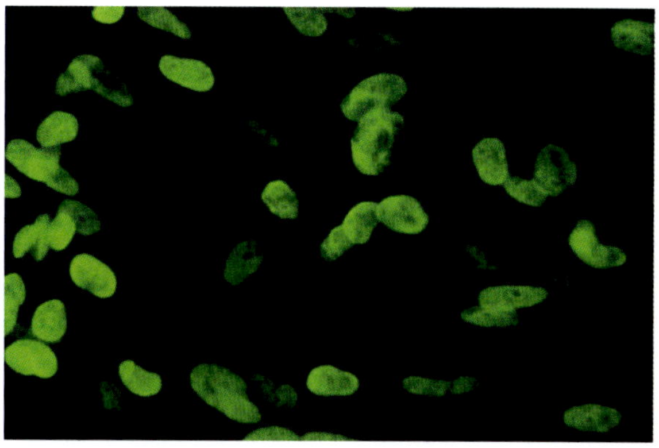

图 8-4　离心增强快速细胞培养法分离得到巨细胞病毒的间接荧光试验显色结果

（引自 Sia IG, Patel R. New Strategies for Prevention and Therapy of Cytomegalovirus Infection and Disease in Solid-Organ Transplant Recipients. Clin Microbiol Rev, 2000, 1: 83~121.）

4. 鸡胚培养　鸡胚对多种病毒如痘类病毒、疱疹病毒和黏液病毒等敏感，按病毒种类的不同接种于鸡胚不同部位。鸡胚培养是较早采用病毒分离培养技术，目前除用于分离流感病毒外，其他病毒的分离基本被细胞培养所取代。流感病毒易在鸡胚羊膜与绒毛尿囊膜上皮细胞内增殖，接种标本于孵化 9~12 天鸡胚羊膜腔与尿囊腔内，35℃温箱孵育 2~3 天后，增殖的流感病毒被释放在羊水与尿囊液中。流感病毒鸡胚培养的操作方法简述如下：①用照卵灯检测鸡胚，标记出鸡胚的气室与尿囊的界限、胚胎的位置；②用 70%~75% 乙醇消毒鸡胚卵壳表面，在气室端钻孔；③用注射器吸取处理过的临床标本，分别注入羊膜腔与尿囊腔，用蜡或者消毒过的医用胶布封口；④35℃孵育 2~3 天后收获鸡胚尿囊液和羊水，做病毒鉴定试验。

5. 动物接种　是按病毒亲嗜性不同选择敏感动物及接种部位，是最早采用的病毒分离技术。由于动物对很多人类病毒不敏感或感染后症状不明显，目前除用于狂犬病病毒和乙型脑炎病毒的分离外，已很少用于其他病毒的分离。以狂犬病病毒分离为例说明动物接种分离的一般程序：①标本液经 0.22μm 微孔滤膜过滤后备用；②取滤液接种 2~4 日龄昆明乳鼠颅内，每个标本接种一窝乳鼠（6~9 只），每只标本接种量为 15~30μl；③注射过的乳鼠放置在具有高效滤过装置的负压隔离器中，每日观察记录小鼠的存活情况或发病症状，注射 5 天以后死亡的小鼠必须留存；④用免疫荧光试验检验、酶联免疫吸附试验或核酸检测法检测其脑组织是否为狂犬病病毒阳性；⑤如果没有乳鼠死亡情况，则于标本接种后第 21 天全部处死，以免疫荧光试验检验、酶联免疫吸附试验或核酸检测法检查鼠脑携带狂犬病病毒的情况。

（二）病毒鉴定

将含有病毒的标本经培养分离后，需根据病毒的不同特性选择相应的鉴定方法。

1. 形态学鉴定　可通过光学显微镜观察病毒增殖形成的细胞质内或细胞核内包涵体，也可通过电镜和免疫电镜对病毒颗粒形态进行直接观察鉴定。

2. 培养细胞中病毒增殖指标鉴定

（1）细胞病变效应（cytopathic effect, CPE）　大多数病毒在敏感细胞内增殖后会引起细胞出现特有的细胞病变，称为 CPE，在显微镜下表现为细胞圆缩、溶解、融合、脱落，以及细胞内颗粒增多、形成包涵体等。不同病毒的 CPE 特征不同，如腺病毒和肠道病毒等引起细胞圆缩、团聚或呈葡萄串状（图8-5）；副黏病毒、巨细胞病毒和呼吸道合胞病毒等可引起细胞融合，形成多核巨细胞；单纯疱疹病毒、狂犬病病毒和麻疹病毒等可使细胞出现胞质或核内包涵体。但有包膜病毒（如流感病毒）以出芽方式释放子代病毒，可不出现CPE，此类病毒可用其他方法进行鉴定。

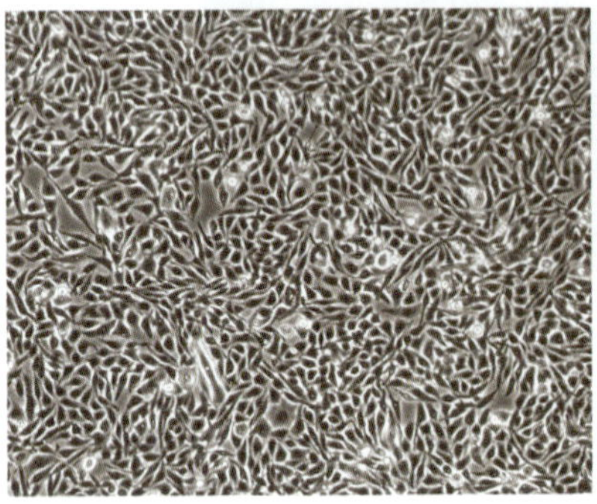

A

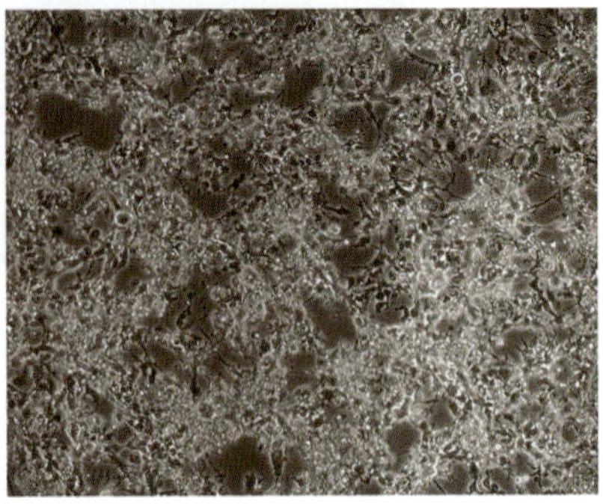

B

图8-5 EV71病毒感染所致CPE（40×倍放大，图片由刘为勇提供）

A. 未感染的RD细胞；B. 感染EV71病毒的RD细胞（细胞圆缩、聚集及出现空斑）

（2）红细胞吸附（hemadsorption，HAd） 含有血凝素（haemagglutinin，HA）的病毒感染敏感细胞后，血凝素会出现于感染细胞膜表面，这种细胞具有吸附个别种类脊椎动物（如鸡、豚鼠和猴等）红细胞的能力，此现象称为红细胞吸附。这是鉴定正黏病毒和部分副黏病毒增殖的间接指标。如流感病毒感染细胞后不会出现明显CPE，但会出现HAd现象。

（3）干扰作用（interference） 某些病毒感染细胞后不出现CPE，但可干扰在其后感染同一细胞的另一种病毒的正常增殖，从而阻抑后者产生特有的CPE，此现象称为干扰作用。此方法可用于风疹病毒的间接鉴定。风疹病毒在感染猴肾细胞后不产生CPE，但可抑制随后接种的埃可病毒11型出现CPE。

（4）细胞代谢的改变 病毒感染细胞的结果可使培养液的pH值改变，说明细胞的代谢在病毒感染后发生了变化。这种培养环境的生化改变也可作为判断病毒增殖的指标。

3. 病毒感染性测定和病毒数量测定

（1）血凝试验（hemagglutination test） 又称红细胞凝集试验。含有血凝素的病毒接种鸡胚或感染细胞后，收集鸡胚组织液或细胞培养液，再向其中加入动物红细胞后可出现红细胞凝集。将含有病毒的组织液或培养液做梯度稀释后，以出现血凝反应的最高稀释度作为血凝效价，可对病毒数量进行半定量测定。血凝试验的操作步骤如下：①将圆底96孔板横向放置（垂直方向称列、平行方向称行），标记好待检病毒的实验室编号及加样顺序；②孔内加入PBS后再加入待检病毒液，使每行各孔病毒液浓度呈倍比稀释，每行最后一孔不加病毒液而加入豚鼠红细胞悬液作为红细胞对照；③然后每孔加入1%红细胞（鸡红细胞或豚鼠红细胞）悬液，轻弹板子使红细胞与病毒充分混合；④室温孵育30~60分钟，观察红细胞凝集现象并记录结果，以出现完全凝集的病毒液最高稀释度为红细胞凝集终点，其稀释度的倒数即为病毒的血凝效价。

（2）中和试验（neutralization test，NT） 病毒在体内或细胞培养中被特异性抗体中和而失去感染性的一种试验，这是比较可靠的病毒诊断方法。用不同浓度的中和抗体进行中和试验，可根据抗体效价对病毒数量进行半定量测定，反过来用已知滴度的病毒也可以判定中和抗体效价。中和试验的主要操作步骤以流感病毒抗体的检测为例简述如下：①制备流感病毒并检测病毒滴度；②将已知滴度的流感病毒以相同量分别加入到96孔板中；③将待测的血清中和抗体做倍比稀释，分别加入到96孔板中，轻弹板子使血清与病毒充分混合，于37℃作用1小时，阴性对照为未感染流感病毒者血清，阳性对照为确认已感染流感病毒患者血清；④将血清与病毒混合液加入到MDCK细胞中，放于37℃ 5%二氧化碳培养箱中吸附1～2小时；⑤吸出血清与病毒混合液，用无菌移液管吸取无血清细胞培养液清洗细胞2次，然后向细胞培养瓶中加入病毒生长液，放置于37℃培养箱培养，每日观察细胞病变情况；⑥当阳性、阴性、正常细胞等对照组全部正常时，才能进行判定，被检血清孔出现100%细胞病变效应判为阴性，50%以上细胞出现保护者为阳性；⑦固定病毒稀释血清中和试验的结果计算，是计算出能保护50%细胞不产生细胞病变的血清稀释度，该稀释度即为该份血清的中和抗体效价。

（3）空斑形成试验（plaque formation）　将适当稀释浓度的病毒液定量接种于敏感的单层细胞中，经一定时间培养后，有感染性的病毒经适当浓度接种敏感的单层细胞并培养后，由于散在的单个病毒的增殖使局部单层细胞脱落，形成肉眼可见的空斑，一个空斑即一个空斑形成单位（plaque forming unit，PFU），计数培养细胞中空斑数可推算出标本中活病毒的数量，通常以PFU/ml标识。该计数常用于病毒浓度的精确定量。空斑形成试验一般操作步骤如下：①选长满单层细胞的6孔板，倒掉培养基；②将待测的病毒悬液按倍比进行稀释，按0.2ml/孔量接种稀释的病毒悬液，空白对照组加培养液0.2ml/孔；③放于37℃ 5%二氧化碳培养箱中吸附1～2小时，且每隔15分钟摇动一次；④吸出接种病毒液，铺上45℃含0.5%琼脂糖的病毒维持液覆盖细胞层，按2ml/孔加入，置室温30分钟以上；⑤琼脂凝固后将6孔板倒置放于37℃ 5%二氧化碳培养箱中培养2～7天；⑥向每孔中加入2ml甲醛固定20分钟，然后甩下琼脂糖覆盖层，用水将孔内残渣轻轻冲洗干净，再用1%结晶紫覆盖底层，使6孔板中的细胞着色10分钟，用水轻轻冲洗，即可观察细胞空斑数并计算病毒含量，计算公式为PFU/ml＝（稀释倍数×空斑数）/接种病毒液体积。

（4）50%组织细胞感染量（50% tissue culture infectious dose，$TCID_{50}$）测定　将待测病毒液进行倍比稀释后，分别接种单层细胞，经培养后观察CPE等指标，以能感染50%细胞的最高稀释度的病毒量为终点，经统计学方法计算$TCID_{50}$，可获得比较准确的病毒感染性滴度。$TCID_{50}$测定的一般步骤为：①选长满单层细胞的96孔板，倒掉培养基；②将待测的病毒液按倍比进行稀释，将稀释好的病毒接种到96孔板中，每一稀释度接种一纵排，共8孔，每孔接种0.1ml，空白对照组加培养液0.1ml/孔；③放于37℃ 5%二氧化碳培养箱中吸附1～2小时；④吸出接种病毒液，按0.1ml/孔加入病毒维持液，放于37℃ 5%二氧化碳培养箱中培养2～7天；⑤逐日观察并记录结果，按Reed－Muench两氏法或Karber法计算$TCID_{50}$；Reed－Muench两氏法的计算方法举例说明如表8－3，距离比例＝（高于50%病变率的百分数－50）/（高于50%病变率的百分数－低于50%病变率的百分数）＝（91.6－50）/（91.6－40）＝0.8，$lgTCID_{50}$＝距离比例×稀释度对数之间的差＋高于50%病变率的稀释度的对数＝0.8×（－1）＋（－3）＝－3.8，$TCID_{50}=10^{-3.8}/0.1ml$，含义是将该病毒稀释$10^{3.8}$倍后取0.1ml可使50%的细胞发生病变；Karber法的计算方法举例说明如表8－4，$lgTCID_{50}$＝最高稀释度的对数－稀释度对数之间的差×（阳性孔比率总和－0.5）＝1－1×（3.375－0.5）＝－3.875，$TCID_{50}=10^{-3.875}/0.1ml$，含义是将该病毒稀释$10^{3.875}$倍后取0.1ml可使50%的细胞发生病变。

表 8-3　Reed-Muench 两氏法计算 $TCID_{50}$ 的举例说明

病毒液稀释度	出现 CPE 孔数	无 CPE 孔数	累计出现 CPE 孔数	累计无 CPE 孔数	出现 CPE 孔所占的百分比（%）
10^{-1}	8	0	27	0	100（27/27）
10^{-2}	8	0	19	0	100（19/19）
10^{-3}	7	1	11	1	91.6（11/12）
10^{-4}	3	5	4	6	40（4/10）
10^{-5}	1	7	1	13	0.7（1/14）
10^{-6}	0	8	0	21	0（0/21）

注：CPE 致细胞病变效应

表 8-4　Karber 法计算 $TCID_{50}$ 的举例说明

病毒液稀释度	出现 CPE 的孔数	出现 CPE 孔所占的百分比（%）
10^{-1}	8	100（8/8）
10^{-2}	8	100（8/8）
10^{-3}	7	87.5（7/8）
10^{-4}	3	37.5（3/8）
10^{-5}	1	12.5（1/8）
10^{-6}	0	0（0/8）

注：CPE 致细胞病变效应

（5）感染复数（multiplicity of infection，MOI）测定　MOI 是病毒数量与感染细胞数的比值，此概念源自于感染细菌的噬菌体的定量，指感染单一细菌细胞的噬菌体平均数。如 1ml 浓度为 10^4PFU/ml 的病毒感染 10^4 个细胞时，$MOI = 10^4/10^4 = 1$；若病毒感染增殖数天后浓度变为 10^5PFU/ml，此时 $MOI = 10^5/10^4 = 10$，说明病毒增殖了 10 倍。MOI 测定是病毒感染性定量的常用方法。

4. 血清学鉴定

（1）补体结合试验（complement fixation test，CFT）　是用免疫溶血机制做指示系统，来检测另一待检系统中抗体的试验。补体无特异性，可以与任何抗原抗体复合物结合而被激活，但是不能被单独的抗原或抗体所激活。参与补体结合反应的 5 种成分可以分为 3 个系统：一个是待检系统，包括已知抗原、待检血清；第二个是指示系统，包括绵羊红细胞（sheep red blood cells，SRBC）和溶血素（抗绵羊红细胞的抗体）；第三个是补体系统，含有外源性的补体，通常是豚鼠血清。将指示系统中的绵羊红细胞和溶血素混合后，溶血素能与绵羊红细胞表面的抗原结合形成抗原-抗体复合物，再加入补体系统中的补体，补体可结合到此抗原-抗体复合物上并在绵羊红细胞膜上形成膜攻复合物，导致红细胞膜破裂出现溶血（图 8-6）。在补体结合试验中，待检系统与指示系统会争夺补体系统，试验要按一定操作顺序进行：①将患者待检血清与某已知病毒抗原结合，该已知病毒为此患者的疑似感染病原，再向其中加入限量补体，如果患者血清中含有该病毒抗原的抗体，则会形成抗原-抗体复合物，此抗原-抗体复合物会结合所有补体；②向上述反应体系中加入指示系统中的绵羊红细胞和溶血素，由于反应液中已没有游离的补体而不会出血溶血，此结果判定为补体结合试验阳性（图 8-6A）。如果患者血清中不存针对此已知病毒抗原的抗体，则在反应液中会有游离的补体存在，当加入指示系统中的绵羊红细胞和溶血素时会出现溶血，此结果判定为补体结合试验阴性（图 8-6B）。补体结合试验中将待检系统的待测抗体做倍比稀释可作定量检测，试验中以50%不溶血为判断终点。补体结合试验目前主要用于呼吸道病毒和虫媒病毒感染的检测和定量分析。

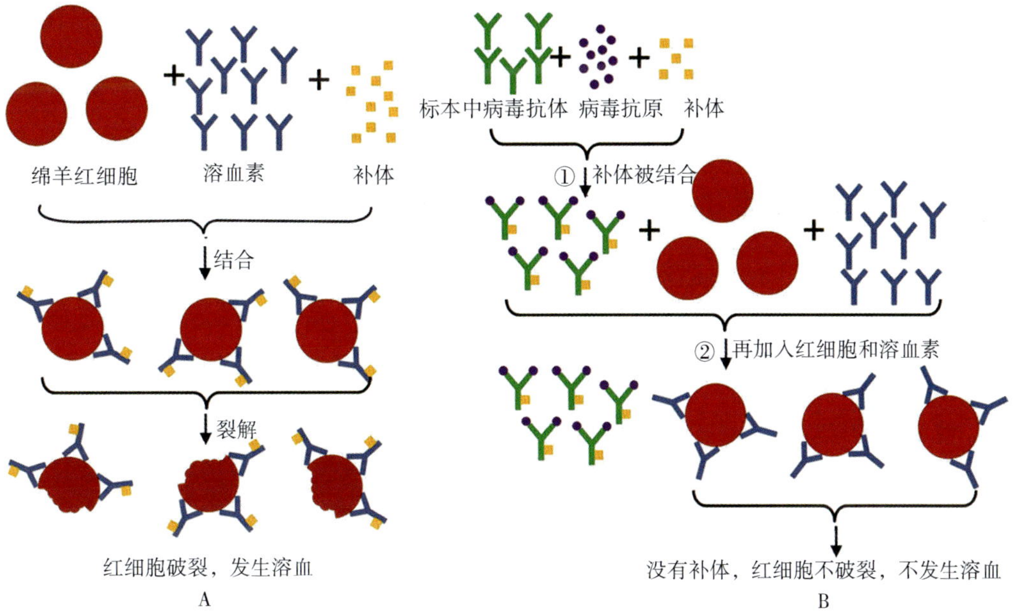

图8－6　补体结合试验原理图（刘为勇绘）

A. 补体裂解红细胞原理图；B. 病毒抗原－抗体结合补体抑制红细胞裂解原理图

（2）血凝抑制试验（hemagglutination inhibition test，HI）　当含有血凝素的病毒与其血凝素特异性抗体作用后，可抑制组织病毒的血凝素与红细胞结合，称为血凝抑制试验。本方法主要用于病毒血清学鉴定、流行病学调查和病毒型别的鉴定等。血凝抑制试验的操作步骤如下：①将圆底96孔板横向放置（垂直方向称列、平行方向称行），标记好待检病毒的实验室编号、病毒参比抗血清及待鉴定的病毒液；②向孔内加入PBS后再加入处理好病毒参比抗血清，使每列各孔病毒参比抗血清浓度呈倍比稀释，留取不加病毒参比抗血清的PBS阴性对照孔；③各孔加入4个凝集单位的待检病毒液，PBS阴性对照孔不加待检病毒液（抗原），混匀，至室温孵育15～30分钟；④然后每孔加入1%红细胞悬液至室温孵育30～60分钟，观察红细胞凝集抑制试验结果；⑤取另一块96孔板，同样做参比抗原与参比血清对照。红细胞凝集抑制效价是指抑制红细胞凝集出现时血清的最高稀释度的倒数，当待检病毒红细胞凝集抑制效价≥20才可以算为阳性；待检病毒与参比血清有交叉抑制，但对一种参比血清抑制效价大于另一种参比血清4倍以上时，可以判定为此种病毒。

（3）凝胶免疫扩散试验（gel immnuodiffusion test）　本试验是在半固体（琼脂糖、明胶或果胶等）中测定抗原抗体的沉淀反应。方法简便、特异性和敏感性均较高，而且又衍生出对流免疫电泳和火箭电泳等更为敏感的检测技术。此方法用于乙型肝炎病毒和乙型脑炎病毒等感染的检测。凝胶免疫扩散试验的一般步骤为：①制备含1%琼脂糖和8% NaCl的0.1M磷酸缓冲盐（pH 7.2）的琼脂板，在琼脂板上按7孔一组的梅花圆形打孔，孔径为4mm，孔距为3mm；②将已知病毒抗原加入到中心孔，在周边孔加入待检患者血清，阳性对照为向周边孔中加入阳性血清，加样完毕后室温静置10分钟，将平板倒置放入湿盒，放于37℃ 5%二氧化碳培养箱中培养3天左右，分别在24小时、48小时、72小时观察并记录结果；③当阳性血清孔与抗原孔之间出现一条清晰的白色沉淀线时，则阳性对照组正常可进行判读；④当被检孔与抗原孔之间出现清晰致密的沉淀线，并与阳性血清的沉淀线末端相吻合，则被检血清标本判为阳性；当被检孔与抗原孔之间不出现沉淀线且阳性血清沉淀线直向被检孔，则被检血清标本判为阴性。

5. 分子生物学鉴定技术 指应用分子生物学技术对培养分离的病毒进行核酸检测，其方法主要包括核酸杂交、核酸扩增、基因芯片和测序技术等（见本章第三节）。

三、临床意义与评价

病毒的培养与鉴定是病原学诊断的金标准。病毒的培养方法中，细胞培养在临床中应用较广泛，从理论上讲，只要有合适的细胞，几乎所有病毒都可通过细胞培养分离来检测。

（一）病毒培养

1. 传统细胞培养法 具有结果可靠、敏感性高等优点，特别适用于新病毒或变异株的检测，也是抗病毒药物体外敏感性试验的基础；但传统细胞培养法对技术要求较高、检测周期相对较长，且多种病毒缺乏敏感细胞株或敏感细胞株不易获取，因此限制了其向临床实验室的推广。

2. 病毒的离心增强快速细胞培养 该技术是在传统细胞培养基础上改良的一种病毒快速分离培养方法，能将检测时间缩短到16～72小时内，且已有提供覆有不同种单层细胞的商品化飞片培养管全套材料，适合临床应用；其缺点是病毒经过鉴定后不能存活，故不能保存病毒毒株和用来进行抗病毒药物的敏感性试验，因此一些实验室将标本同时接种飞片培养管和用于病毒分离的细胞，克服两种细胞培养鉴定的缺点。

3. 遗传改造细胞培养方法 该方法将病毒检测时间缩至更短，16～24小时即可得到结果，缺点是细胞的遗传改造方法较复杂且每种经改造的细胞适用的病毒种类少。

4. 鸡胚培养 是较早采用病毒分离培养技术，目前除用于分离流感病毒外，其他病毒的分离基本被细胞培养所取代。

5. 动物接种 是最早采用的病毒分离技术，由于病毒具有严格的宿主专一性，动物对很多人类病毒不敏感或感染后症状不明显，目前临床上除用于狂犬病病毒和乙型脑炎病毒的分离外，已很少用于其他病毒的分离。

（二）病毒鉴定

病毒增殖的指标主要有CPE、红细胞吸附、干扰作用和细胞代谢的改变等。利用这些指标，可对病毒培养物进行快速鉴定。

1. 形态学鉴定 简单易行的方法，适用于疱疹病毒科病毒、腺病毒、细小病毒科病毒、腺病毒、麻疹病毒、狂犬病病毒、呼吸道合胞病毒和传染性软疣病毒等的检测，病毒诱导的细胞形态学改变主要有细胞内出现包涵体，细胞变大或细胞核变大和有多核合胞体形成等。

2. 病毒感染性测定

（1）血凝试验 适用于正黏病毒科和部分副黏病毒科病毒增殖的鉴定，特别适用于流感病毒的鉴定。

（2）中和试验 不仅能用于病毒检测，还可用于病毒型别鉴定，缺点是操作较复杂，出结果时间较长，目前中和试验在临床上应用于肠道病毒抗体检测，也是西尼罗病毒及其他节肢动物传播的黄病毒感染检测中特异性最好的方法。

（3）补体结合试验　多年以来在临床病毒学中都是应用最广的方法之一，这种方法可检测几乎所有病毒抗体，且对病毒感染过程中抗体水平的显著增加进行评价时具有特别的优势。其缺点是技术要求较高，对试剂的标准化和滴度有严格要求，且花费时间较长，敏感性也不如其他方法，不适于做免疫筛查，如果血清中成分对补体有非特异性结合而导致血清具有抗补体活性则会产生假阳性结果，由于以上原因，补体结合试验目前在临床上仅作为没有其他方法可用的情况下才被使用。

（4）血凝抑制试验　在临床上应用于含血凝素病毒的检测，主要有流感病毒、副流感病毒、麻疹病毒、腮腺炎病毒、风疹病毒，有时还包括一些虫媒病毒、腺病毒和多瘤病毒。不同病毒对血凝抑制的特异性表现不同，流感病毒和副流感病毒特异性高，虫媒病毒则较低。目前检测血凝抑制抗体已成为季节性流感疫苗免疫原性评价的标准做法，也常用于个体感染的回顾性诊断以及参比实验室对分离到的病毒进行分型和抗原性分析。

（5）凝胶免疫扩散试验　方法简便、特异性和敏感性均较高，在临床上用于乙型肝炎病毒和乙型脑炎病毒等感染的检测。

第三节　病毒非培养检验技术

扫码“学一学”

扫码“看一看”

病毒非培养检验技术是指不通过病毒的培养鉴定过程，直接检测标本中的病毒成分（抗原和核酸）以及 IgM 型和 IgG 型等病毒特异性抗体。病毒非培养检验技术一般是快速诊断技术，是临床实验室对病毒感染进行早期快速诊断的首选方法。

一、原理

病毒感染机体后，病毒颗粒或病毒抗原会存在于血液、体液、分泌液、排泄物和组织细胞中；病毒颗粒或病毒抗原又可刺激机体的免疫系统，使机体进行免疫应答，产生病毒特异性抗体。临床上，可通过检测标本中上述病毒抗原或特异性抗体，来确定患者是否存在该病毒感染，以明确诊断。同时，有些病毒抗原或抗体量的变化，与患者疾病治疗方案的选择及疗效判断有关。采用免疫学及分子生物学等技术，能快速准确地对患者标本中的病毒病原进行直接检测。

二、检测方法

检测方法根据原理可分为免疫学技术和分子生物学检验技术。

（一）免疫学技术

本章第二节中介绍的中和试验、血凝抑制试验、补体结合试验和凝胶免疫扩散试验等传统免疫学方法也可用于病毒抗原或特异性抗体的直接检测，本节主要介绍现代广泛应用的免疫学测定方法，根据这些方法所采用的指示系统的差异，可分为：①酶免疫试验（enzyme immunoassay，EIA），其指示系统是可与底物反应的酶；②免疫荧光试验（immunofluorescence assay，IFA），其指示系统是荧光染料；③放射免疫试验（radioimmunoassay，RIA），其指示系统是放射性同位素。此外还有乳胶凝集试验（latex agglutination，LA）、免疫印迹试验（immunoblot assay，IBA）和免疫层析试验（immunochromatography assay）等。

1. 酶免疫试验（enzyme immunoassay，EIA） 是用酶标记的抗原或抗体检测病毒抗原或特异性抗体，标记的酶可催化相关底物产生可被仪器测量到的可溶性产物。当酶标记抗原或抗体是结合在塑料等固相表面时，又将次固相 EIA 称为酶联免疫吸附试验（enzyme－linked immunosorbent assay，ELISA）。EIA 中最常用的酶是碱性磷酸酶（alkaline phosphatase，AP）、辣根过氧化物酶（horseradish peroxidase，HRP）和葡萄糖氧化酶（glucose oxidase，GOx）。另外，β－半乳糖苷酶（β－galactosidase）、脲酶（urease）、碳酸酐酶（carbonic anhydrase）等也有使用，但主要用于免疫组化或其他终点测定等。

（1）EIA 检测病毒抗原 通常有三种方法：直接法又称为双抗体夹心法（double－antibody sandwich assay）、间接法又称为双抗体夹心抗抗体法（indirect double－antibody sandwich assay）和抗原竞争法（antigen competitive EIA）。

1）双抗体夹心法 利用待检病毒抗原上的两个抗原决定簇分别与包被在固相载体表面的特异性捕捉抗体和特异性酶标记检测抗体结合，形成捕捉抗体－抗原－酶标抗体“夹心”状复合物，再加入与酶相对应的底物后，能催化底物发光显色而被酶标仪所检出（图 8－7A）。

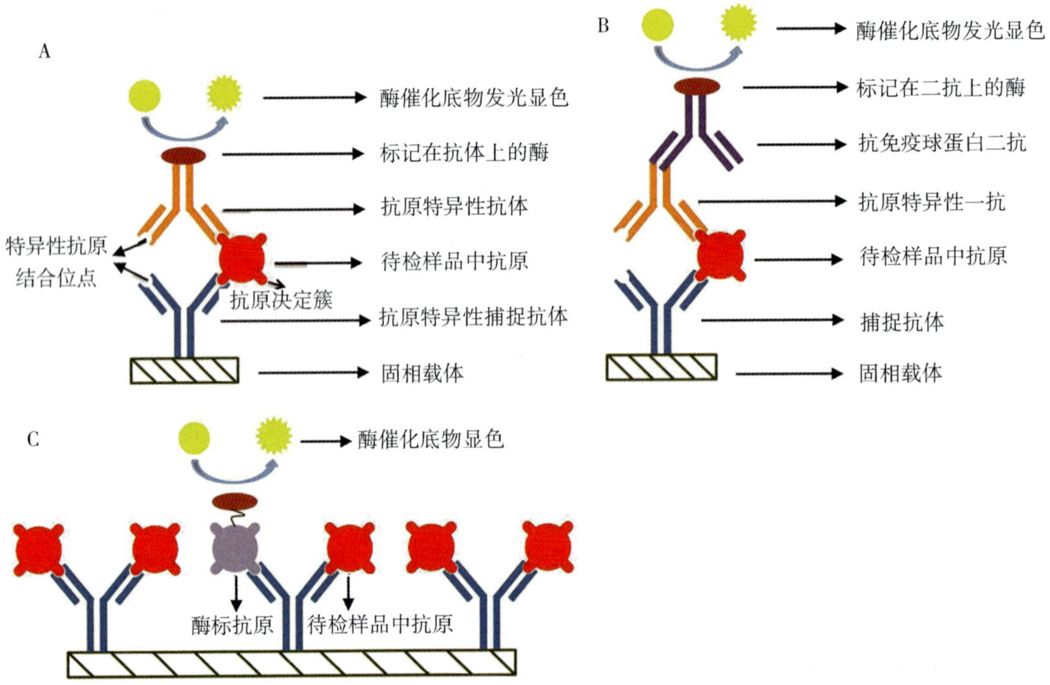

图 8－7 EIA 检测病毒抗原的三种方法（刘为勇绘）

2）双抗体夹心抗抗体法 原理与双抗体夹心法相同，都是用捕捉抗体结合标本中病毒抗原，用酶标记抗体进行显色反应，但双抗体夹心抗抗体法中酶不是标记在病毒特异性一抗上，而是标记在抗免疫球蛋白二抗上，其他的步骤同双抗体夹心法（图 8－7B）。双抗体夹心抗抗体法放大了结合反应，比双抗体夹心法灵敏度更高，同时酶标记的二抗具有普适性且未标记的一抗更容易从商业公司购买获得，因此双抗体夹心抗抗体法的应用更为广泛。但由于二抗的某些非特异性交叉反应以及高灵敏度所造成的高背景信号，双抗体夹心抗抗体法比双抗体夹心法更容易出现假阳性等问题。

3）抗原竞争法 是在小分子抗原或半抗原缺乏夹心法所需的两个以上抗原决定簇时，

或需要对抗原进行定量时所采用的方法。其原理是标本中抗原和限量的酶标记抗原标准品（与标本中抗原相同）竞争地与固相载体上抗原特异性抗体结合，标本中抗原愈多，则结合到固相抗体上的酶标记标抗原愈少，加入底物后显色也愈浅，反之则愈深，同时设空白对照组和仅含已知浓度的酶标记抗原的阳性对照组，通过检测实验组与对照组读值的差异可对标本中抗原进行定性或定量分析（图 8 – 7C）。抗原竞争法比非抗原竞争法特灵敏度低，但特异性高。抗原竞争法多用于小分子激素和药物等检测，临床上已很少用于病毒抗原检测。

（2）EIA 检测病毒抗体　通常有四种方法：双抗原夹心法（double – antigen sandwich assay）、抗原 – 抗体夹心法（antigen – antibody sandwich assay）、抗体竞争法（antibody competitive EIA）和 IgM 捕获法（IgM capture assay）。

1）双抗原夹心法　原理与双抗体夹心法类似，不同的是双抗原夹心法是采用包被在载体表面的病毒抗原对标本中病毒抗体进行捕捉结合，再用酶标记病毒抗原进行检测，形成的是捕捉抗原 – 抗体 – 酶标抗原复合物。

2）抗原 – 抗体夹心法　与双抗原夹心法相似，不同之处在于抗原 – 抗体夹心法是采用酶标记的抗免疫球蛋白抗体作为检测抗体。

3）抗体竞争法　原理与抗原竞争法类似，不同的是抗体竞争法中包被在载体表面的是病毒抗原，标本中病毒抗体是和酶标记的病毒抗体标准品竞争性与包被的病毒抗原结合。抗体竞争法在临床上常用于 HBV anti – HBc 和 anti – HBe 抗体，以及甲型肝炎病毒抗体等的检测。

4）抗病毒 IgM　抗病毒 IgM 是病毒感染早期的重要检测指标，但在双抗原夹心法和抗原 – 抗体夹心法中，标本中可能含有的类风湿因子（rheumatoid factor，RF）以及高水平的病毒特异性 IgG 可竞争性抑制病毒特异性 IgM 与病毒抗原的结合，产生假阳性结果。IgM 捕获法是为克服上述内源性干扰而发明的方法，其原理是用抗 IgM 多克隆抗体包被固相，加入待检标本后其中所含的所有 IgM 均被结合到抗 IgM 多克隆抗体上，而标本中可能含有的类风湿因子和 IgG 则由于无法结合而被清除，从而消除了风湿因子和 IgG 的干扰，再向其中加入酶标记抗原和相应底物进行催化显色反应（图 8 – 8）。IgM 捕获法在临床上常用于腮腺炎病毒 IgM、麻疹病毒 IgM、风疹病毒 IgM 和虫媒病毒 IgM 等的检测。

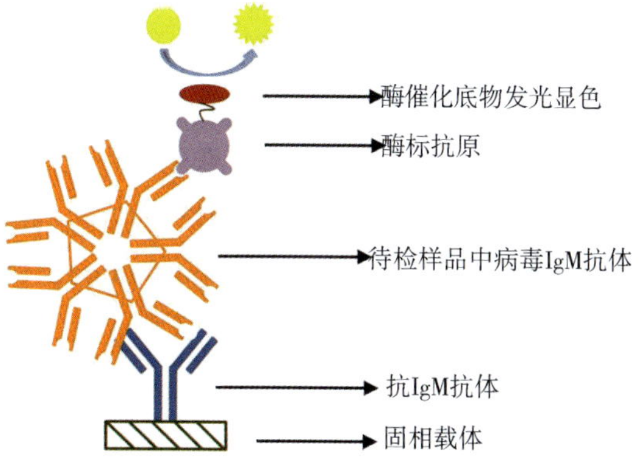

图 8 – 8　IgM 捕获法（刘为勇绘）

2. 免疫荧光试验（immunofluorescence assay，IFA）　是将标本中细胞涂布固定到载玻片上后，用荧光素标记的病毒特异性抗体以直接法检测病毒抗原（图 8 – 9A），或先与未标记的病毒特异性抗体结合，再用荧光素标记的抗免疫球蛋白二抗以间接法检测病毒抗原（图 8 – 9B），最后均在荧光显微镜或荧光阅读仪下观察结果。IFA 是在 EIA 基础上发展起来的检测技术，其优点是方法简便、特异性高，非特异性荧光染色少，缺点是敏感性偏低。常用于标记的荧光素有异硫氰酸荧光素（fluoresceinisothiocyanate，FITC）、四乙基罗丹明（rhodamine，RIB200）和四甲基异硫氰酸罗丹明（tetramethylrhodamineisothiocyanate，

TRITC)。

免疫荧光试验主要用于单纯疱疹病毒、巨细胞病毒、水痘－带状疱疹病毒、EB病毒、狂犬病病毒、腮腺炎病毒及呼吸道病毒如甲型流感病毒、乙型流感病毒、呼吸道合胞病毒、人副流感病毒、偏肺病毒、腺病毒和人冠状病毒等的检测。用发射光波段不同的荧光染料分别标记不同抗体，可在一个标本中检测到多种病毒抗原。将一个标本均分为多份，使用一组含不同病毒特异性抗体和同一种荧光素标记的抗免疫球蛋白二抗，以间接荧光法可检测多种病毒抗原，这一方法已用于鼻咽标本中多种呼吸道病毒的同时检测。

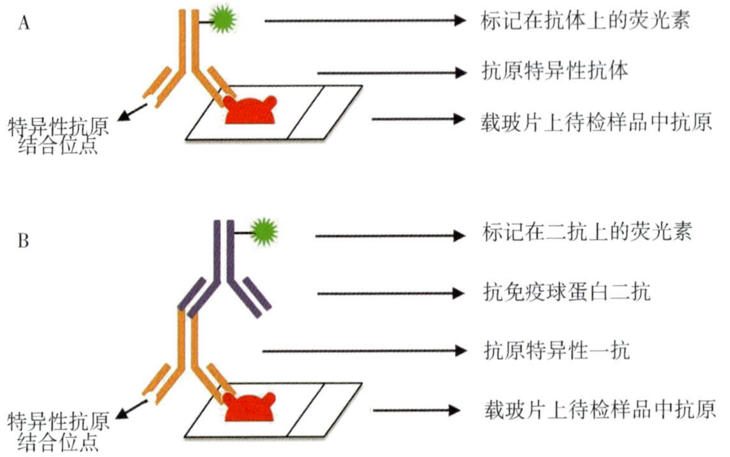

图8－9　IFA检测病毒抗原的两种方法（刘为勇绘）

3. 放射免疫试验（radioimmunoassay，RIA）　是利用放射性同位素标记特异性抗原或抗体，对标本中抗体或抗原进行检测。RIA是首次将高灵敏度的指示系统与高度特异性的抗原－抗体反应系统结合在一起的检测技术，具有灵敏度高、特异性强、重复性好、成本低等优点。RIA为免疫检测技术的发展奠定了基础，其他免疫学检测技术如EIA和IFA等就是在RIA的基础上改良而成，发明RIA的美国科学家Yalow和Berson因此突出贡献获得1977年诺贝尔生物医学奖。常用于标记的同位素有^{125}I和^{3}H。传统的RIA由于同位素的辐射危害已被其他高灵敏度的方法所取代，最新的RIA朝着自动化方向发展。

4. 乳胶凝集试验（latex agglutination，LA）　是利用待检标本中抗原或特异性抗体与包被在乳胶颗粒表面的特异性抗体或抗原结合后能使乳胶颗粒发生肉眼可见凝集这一原理所发明的检测方法。该方法简单快速、成本低、不需特殊仪器设备，且耗时短，仅需几分钟即可出结果，适用于小型临床实验室（如门诊检验科）对病毒感染的快速诊断，但在检测病毒抗体时不能区分IgG和IgM，且判断结果有一定主观性，当待检抗体浓度很高时可出现前带现象而使结果出现假阴性。乳胶凝集试验在临床主要用于轮状病毒抗原、肠道腺病毒抗原、风疹病毒抗体、水痘－带状疱疹病毒抗体和EB病毒抗体等的检测。

5. 免疫印迹试验（immunoblot assay，IBA）　是利用固定在硝酸纤维素膜或聚偏二氟乙烯膜上的病毒抗原或抗体，检测标本中相应病毒抗体或病毒抗原的试验。通常将病毒抗原经聚丙烯酰胺凝胶电泳分离后，再用电转的方法将病毒抗原转移到硝酸纤维素膜或聚偏二氟乙烯膜上。免疫印迹试验主要用于初筛试验中得到的阳性标本的进一步确证或补充试验，目前临床常用于HIV－1、HTLV－1和HCV等阳性结果的确认。另外，免疫印迹试验也用于单纯疱疹病毒与抗HIV－1抗体的分型。

6. 免疫层析试验（immunochromatography assay）　是将抗原抗体特异性结合技术、蛋白质层析技术和标记显色技术结合在一起的以微孔滤膜为载体的快速的固相膜免疫分析方法。本方法的原理是在试纸条的点样区加入液体状标本，标本中的抗原或抗体会在毛细作用下向结合区流动，标本中待检测的抗原或抗体会被结合区中吸附的特异性标记抗体或标记抗原结合，此抗原－抗体复合物会在毛细作用下继续向前流动达到检测区，检测区固定有特异性的抗体，可以与流动过来的抗原－抗体复合物结合而将其固定在此区，当固定的抗原－抗体复合物达到一定数量时标记抗体上的标记物可被肉眼观察或仪器检测到（图8－10）。最常见的标记物为胶体金，此外还有荧光染料和量子点等。本项技术的优点是操作简单、耗时短（10～30分钟即可出结果）、成本低且不需任何仪器设备（标记物是胶体金），因此近年来发展非常迅速，临床上已用于HIV－1、流感病毒、呼吸道合胞病毒和登革热病毒抗体的快速检测。

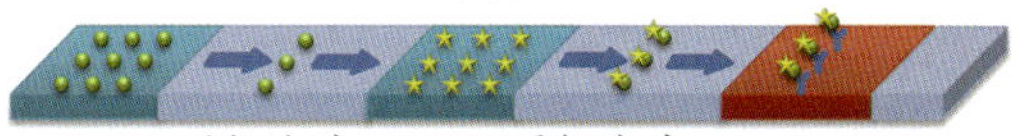

图8－10　免疫层析原理图（刘为勇绘）

（二）分子生物学检验技术

目前分子生物学检测病毒方法主要有核酸杂交（nucleic acid hybridization）、聚合酶链反应（polymerase chain reaction，PCR）、基于转录的扩增（transcription－based amplification）、基因芯片技术和基因测序技术等。

1. 核酸杂交（nucleic acid hybridization）　应用同位素或非同位素标记的病毒特异性核苷酸单链作为探针，在一定条件下按碱基互补原则与标本中靶序列结合，通过对标记物的检测确定标本中有无相应的病毒核酸。

（1）探针分类

1）基因组DNA探针（genomic DNA probe）　是从病毒基因组中筛选和纯化的一个特定基因的克隆片段，多为某一基因的全部或部分序列，这类探针多克隆在质粒中，可以无限扩增，获取容易且不易降解。

2）cDNA探针（cDNA probe）　是由病毒RNA逆转录后获得的互补性DNA（complementary DNA）分子，此类探针与基因组DNA探针相比不含基因的内含子序列，尤其适用于病毒转录水平的检测。

3）RNA探针（RNA probe）　是采用基因克隆或体外转录的方法获得的探针，部分基因组是RNA的病毒，提取分离其基因组RNA后经适当标记也可制成RNA探针，RNA探针杂交效率高，非特异性杂交较少，杂交后形成的杂交体稳定，缺点是RNA探针容易降解不易长期保存。

4）寡核苷酸探针（oligonucleotide probe）　是采用DNA合成仪人工合成的与已知基因DNA互补的、长度为20～50个碱基的DNA片段。

（2）标记物　与核酸探针结合的标记物分为同位素标记物和非同位素标记物，同位素标记物有^{32}P、^{3}H和^{35}S，非同位素标记物有地高辛、生物素、荧光素和酶等，根据标记物性质的不同，可采用放射自显影、酶促显色反应、荧光法和化学发光法等进行检测。

（3）核酸杂交方法　常用于病毒检测的核酸杂家技术有斑点杂交（dot blot hybridization）、原位杂交（*in situ* hybridization）、DNA 印迹（Southern blot）和 RNA 印迹（Northern blot）。

1）斑点杂交　是将待检标本点到膜上，再加入探针杂交结合后检测信号呈现斑点样的杂交方法。斑点杂交在临床上用于 EB 病毒、肠道病毒、虫媒病毒、B19 细小病毒、单纯疱疹病毒、巨细胞病毒和水痘－带状疱疹病毒等的检测。

2）原位杂交　是以已标记的病毒特异性核苷酸分子作为探针，与细胞或组织切片中病毒核酸进行杂交并对其进行检测的方法，原位杂交方法在临床上常用于组织标本中 EB 病毒、丙型肝炎病毒、单纯疱疹病毒、巨细胞病毒、人疱疹病毒 6 型、腺病毒、多瘤病毒和 B19 细小病毒等的检测。

3）DNA 印迹　是将琼脂糖凝胶电泳分离的 DNA 转移到膜上，用标记的病毒特异性核苷酸探针对 DNA 进行检测的方法，DNA 印迹在临床上主要用于 HTLV－1、呼吸道合胞病毒、肠道病毒、丙型肝炎病毒、虫媒病毒、单纯疱疹病毒、EB 病毒、腺病毒、多瘤病毒和 B19 细小病毒的检测。

4）RNA 印迹　原理与操作过程与 DNA 印迹类似，不同之处在于 RNA 印迹是检测标本中 RNA，且在操作过程中不需对 RNA 进行碱变性处理。

2. 聚合酶链反应（polymerase chain reaction，PCR）　是选择病毒保守区的特异性片段作为扩增的靶序列，用设计的特异性引物序列在聚合酶的作用下扩增病毒特异性序列，对标本中病毒核酸进行检测的方法。也可选择病毒变异区的片段作为靶序列，结合限制性片段长度多态性（restrictionfragment length polymorphism，RFLP）分析或测序等技术对病毒进行检测、分型和突变位点分析等（图 8－11）。PCR 技术在病毒检测领域衍生出了一系列新技术和方法，根据不同的检测目的可选用相应的方法。如实时荧光定量 PCR（real－time PCR）可对病毒进行定性和定量分析，原位 PCR（*in situ* PCR）可定位检测细胞或组织中的病毒感染，槽式 PCR（nested PCR）可提高 PCR 的敏感性和特异性。PCR 技术在病毒诊断上应用越来越广泛，常见病毒均有相应的 PCR 检测方法。

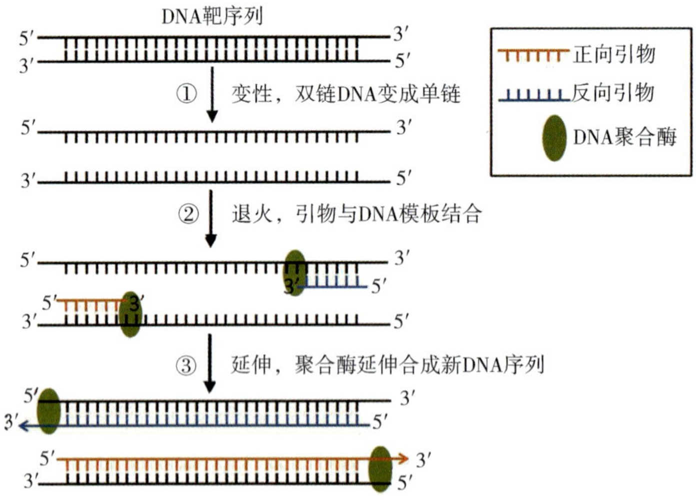

图 8－11　PCR 循环原理图（刘为勇绘）

3. 基于转录的扩增（transcription－based amplification）　是一种将 RNA 靶序列扩增产生大量 cDNA 的技术，其特点是整个扩增过程在同一温度、同一缓冲液中进行。此技术涉及逆转录酶（reverse transcriptase）、RNA 酶 H（RNase H）和 T7 RNA 聚合酶（T7 RNA polymerase）其操作程序见图 8－12。基于转录的扩增的优点是扩增时间短，不需要温度循环仪（如 PCR 仪），且在等温条件下，快速降解的 RNA 可极大地减少扩增过程中污染的危险性，缺点是不能用于 DNA 病毒的检测以及多种酶混合体系的不稳定性。基于转录的扩增技术主要具体包括基于核酸序列的扩增（nucleic acid sequence－based amplification，NASBA）和转录介导扩增（transcription－mediated amplification，TMA）。

在临床上 TMA 已被用于 HCV 和 HIV－1 的检测，NASBA 被用于肠道病毒和呼吸道病毒的检测以及 HIV－1 的检测与定量分析。

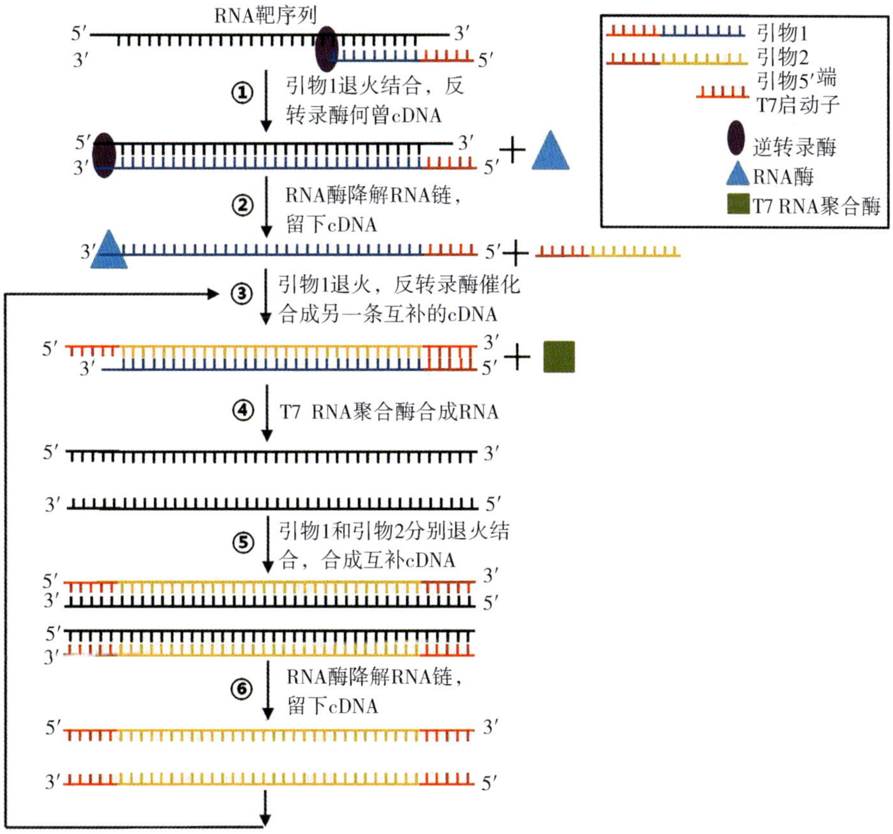

图 8－12　基于转录的扩增的原理图（刘为勇绘）

4. 基因芯片技术　其原理是利用病毒基因测序获得的生物信息，将已知的成千上万病毒特异的基因探针高密度有序排布于微型硅片等载体上，产生二维 DNA 探针阵列，与待检标本中的病毒核酸序列相互作用和并行反应，在激光的顺序激发下，产生的荧光光谱信号被接受器收集，经计算机分析和处理数据得出结果。基因芯片技术优点是一次可完成高通量标本病毒核酸的检测，也可包括病毒所有已知的耐药相关基因的检测和分析，缺点是制作复杂且费用高。

第一个用于临床的基因芯片是检测 HIV－1 基因组中与耐药相关的突变，主要根据 HIV－1 gag 基因末端 18bp、pol 基因全长 297bp 和逆转录酶基因前端 123bp 设计探针，芯片表面有 18495 个探针位点，只需要很少量的血清或者血浆标本即可完成检测，可诊断患者是否感染 HIV－1 以及 HIV－1 是否携带可导致耐药的突变基因。

5. 基因测序　包括病毒全基因测序和特征性基因片段的测序。目前对已发现的致病性病毒的全基因组测序已基本完成，故可将所检测的病毒进行特征性基因序列测定并与这些病毒基因组序列数据库进行比对，以达到诊断病毒感染的目的。基因测序技术除用于病毒感染诊断外，还用于病毒耐药相关位点突变分析和病毒型别鉴定等。

三、临床意义与评价

病毒非培炎检验技术中免疫学技术的实质是检测病毒抗原或特异性抗体。

1. 病毒抗原检测 检测病毒抗原的方法有酶免疫试验、免疫荧光试验和放射免疫试验和免疫印迹试验等。酶免疫试验适用于标本中有病毒抗原的检测，其方法种类较多，其中以双抗体夹心法应用最为广泛，在临床上常用于 HBV HBsAg 和 HBeAg 抗原、HIV－1 p24 抗原、腺病毒抗原和 B19 病毒抗原等的检测。免疫荧光试验适用于标本中细胞内含有病毒颗粒或病毒抗原的检测，临床上主要用于 HSV、CMV、VZV、EB 病毒、狂犬病病毒、腮腺炎病毒及呼吸道病毒如甲型流感病毒、乙型流感病毒、呼吸道合胞病毒、人副流感病毒、偏肺病毒、腺病毒和人冠状病毒等的检测。放射免疫试验是临床上最早用于病毒抗原检测的方法，EIA 和 IFA 等是在 RIA 的基础上改良而成，放射免疫试验由于辐射危害已很少在临床上使用。免疫印迹试验主要用于初筛试验中得到的阳性标本的进一步确证，目前临床常用于HIV－1、HTLV－1 和 HCV 等阳性结果的确认。

2. 病毒抗体检测 检测病毒抗体的方法有酶免疫试验、放射免疫试验、乳胶凝集试验和免疫层析试验等。酶免疫试验中主要以双抗原夹心法检测病毒抗体，双抗原夹心法在临床上常用于 HIV－1 病毒 IgM 和 IgG（包括 anti－p24、anti－p32、anti－gp41、anti－gp120 及 anti－gp160）、HIV－2 病毒 IgM 和 IgG（包括 anti－gp36、anti－O）、戊型肝炎病毒 IgM（包括 anti－ORF2）、麻疹病毒 IgM 以及风疹病毒 IgM 和 IgG 等的检测；抗体竞争法在临床检测中也有部分应用，包括 HBV anti－HBc 和 anti－HBe 抗体，以及甲型肝炎病毒抗体等的检测；IgM 捕获法是为了消除了标本中 RF 和 IgG 干扰而设计的方法，在临床上常用于腮腺炎病毒 IgM、麻疹病毒 IgM、风疹病毒 IgM 和虫媒病毒 IgM 等的检测。乳胶凝集试验和免疫层析试验由于其操作简单、耗时短、成本低且不需特殊仪器设备等特点，是近年来发展非常迅速的检测方法，临床上已用于轮状病毒抗原、肠道腺病毒抗原、风疹病毒抗体、水痘－带状疱疹病毒抗体和 EB 病毒抗体、HIV－1 抗体、流感病毒抗体、呼吸道合胞病毒抗体和登革热病毒抗体的快速检测。

3. 分子生物学检测 分子生物学检测技术在病毒临床实验诊断中的应用越来越普及，在病毒感染的诊断、病毒含量的测定、抗病毒疗效的监测和病毒型别的鉴定等方面已成为临床诊疗工作中重要的工具和手段，尤其适用于部分不能培养的病毒、生长缓慢的病毒或因含量太低而不易被免疫学方法检出的病毒。另外由于核酸杂交或扩增所产生的产物通常不具有感染性，因此比培养法和部分免疫学方法大大降低了实验室内感染的危害性。病毒的分子生物学检验技术与免疫学技术相比，敏感性和特异性更高，主要有核酸杂交、PCR、基于转录的扩增、基因芯片技术和基因测序技术等。PCR 技术是病毒的分子生物学检验技术中应用最为广泛的方法，几乎涵盖了所有已知致病病毒的检测，还可用于病毒定量、病毒基因分型、病毒突变位点分析和病毒耐药性分析等。核酸杂交技术用于检测没有成熟可靠的培养方法的临床标本时具有突出优势，如 HPV、HBV 和 EB 病毒的检测，但由于其敏感性与 PCR 相比较低，在临床上应用已逐渐被 PCR 所取代。基于转录的扩增的最重要优点在于反应是在等温条件下进行，不需要温度循环仪，因此特别适用于硬件条件差的基层临床实验室，但多种酶混合体系的不稳定性是制约其应用范围的主要因素。基因芯片技术最大特点是高通量，理论上可一次完成所有已知致病病毒的检测，缺点是制作复杂且费用高昂。基因测序技术是将 PCR 产物进行测序以确证病毒感染及鉴定病毒基因型、分析病毒突变位点以及病毒耐药性等，随着测序费用的降低，基因测序技术已成为病毒感染的重要确证方法。

病毒非培养检验技术一般快速、简便、敏感性和特异性高，在临床检测中应用最为广泛，不仅能满足病毒性疾病快速诊断的需要，还有助于疾病预后的判断、抗病毒疗效的监测等。探索和发明新的病毒非培养检验技术是病毒性疾病诊断的发展趋势。

本章小结

本章介绍了病毒检验基本技术的原理、所涉及的检测方法以及临床意义与评价。主要包括病毒形态学检查技术、病毒培养与鉴定技术与病毒非培养检验技术。病毒形态学检查技术中光学显微镜仅用于大病毒颗粒（痘类病毒）和病毒包涵体的检查；电镜检查可直接观察病毒的形态、大小、所处部位和数量。病毒培养与鉴定是病毒检验的金标准，也是进行病毒药物敏感性试验的基础。病毒培养方法有细胞培养（传统细胞培养、离心增强快速细胞培养和遗传改造细胞培养）、鸡胚培养和动物接种。病毒鉴定包括形态学鉴定、培养细胞中病毒增殖指标鉴定、病毒感染性测定和病毒数量测定与血清学鉴定。病毒非培养检验技术是指不通过病毒的培养鉴定过程，直接检测标本中的病毒抗原、核酸）以及 IgM 型和 IgG 型等病毒特异性抗体，病毒非培养检验技术一般是快速诊断技术，是临床实验室对病毒感染进行早期快速诊断的首选方法。

（刘为勇）

扫码“练一练”

第九章　抗微生物药物敏感性检测技术

本章要点

1. **掌握**　抗菌药物体外敏感性试验的目的、原理、药物的选择、检测方法和临床意义；细菌耐药表型检测方法、结果判读、特殊耐药菌检测方法及意义。
2. **熟悉**　细菌耐药表型检测各种方法所适应的菌种。
3. **了解**　与细菌耐药有关的基因及其常见的检测方法。

抗菌药物（antimicrobial agents）是指具有杀菌或抑菌活性的抗生素和化学合成药物。前者是细菌、真菌、放线菌等的代谢产物，在高度稀释下对其特定微生物具有杀灭或抑制作用；后者是指经化学改造的半合成抗生素及化学合成药物，它们不仅抗菌谱广、抗菌活性强，而且对某些降解酶稳定，在抗感染治疗中发挥重要作用。掌握和理解临床常用抗菌药物的种类和作用机制、抗菌药物敏感性试验、细菌耐药性与产生机制、细菌耐药性检测方法和抗菌药物治疗效果观察等内容显得尤为重要。

扫码“学一学”

扫码“看一看”

第一节　临床常用抗菌药物

临床常用的抗菌药物包括抗细菌药物、抗分枝杆菌药物、抗厌氧菌药物、抗真菌药物和抗病毒药物。

一、抗细菌药物

（一）抗细菌药物杀菌机制

临床应用的抗菌药物包括抗生素（antibiotic）和化学合成抗菌药物。抗生素是某些微生物在代谢过程中产生的一类抗菌物质，极微量即能选择性地抑制或杀死某些病原微生物。抗生素大多由放线菌和丝状真菌产生。在抗生素母核中加入不同侧链或通过母核结构改造而获得的为半合成抗生素，完全化学合成的为化学合成抗菌药物。抗菌药物的作用机制见图9－1。

（二）抗菌药物种类

1. 阻碍细胞壁的形成类　肽聚糖是细菌细胞壁的主要组分，许多抗菌药物能干扰肽聚糖的合成，使细菌不能合成完整的细胞壁，可导致细菌死亡。其中糖肽类抗生素，如万古霉素（vancomycin）和替考拉宁（teicoplanin），可与UDP－胞壁酰五肽末端的D－Ala－D－Ala结合，形成复合物，可抑制肽聚糖链延伸或肽链交联；β－内酰胺类抗生素能与细菌竞争性抑制参与肽聚糖合成所需的转肽酶和羧肽酶等，抑制四肽侧链上D－Ala与五肽交联桥之间的联结或侧链直接相连。被β－内酰胺类抗生素抑制的酶具有与青霉素结合的能力，故称之为青霉素结合蛋白。

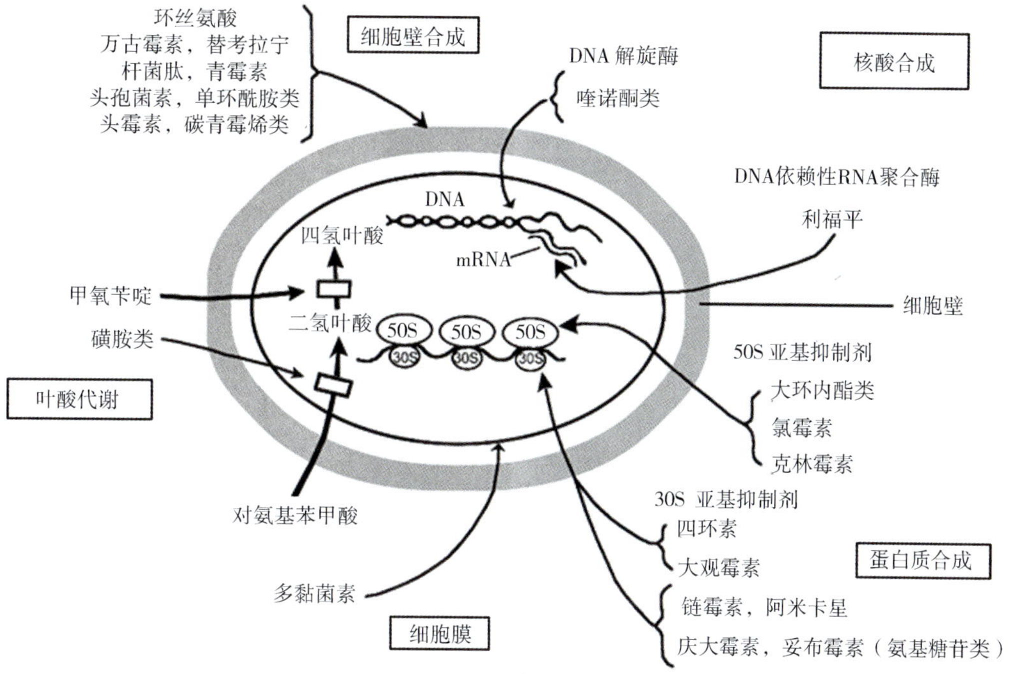

图 9－1　抗菌药物作用靶位

β－内酰胺类抗生素含有一个β－内酰胺环，主要种类有：①青霉素类，如青霉素 G（penicillin G）、甲氧西林（methicillin）、氨苄西林（ampicillin）、阿莫西林（amoxicillin）、哌拉西林（piperacillin）等。②头孢菌素类，包括第一代如头孢拉定（cefradine）、第二代如头孢克洛（cefaclor）、第三代如头孢他啶（ceftazidime）、头孢曲松（ceftriaxone）和第四代如头孢匹罗（cefpirome）头孢菌素。③单环β－内酰胺类，如氨曲南（aztreonam）。④碳青霉烯类，如亚胺培南（imipenem）、美罗培南（meropenem）。⑤头霉素，如头孢西丁（cefoxitin）、头孢美唑（cefmetazol）。⑥β－内酰胺类/β－内酰胺酶抑制剂，包括氨苄西林/舒巴坦（ampicillin/ sulbactam）、阿莫西林/克拉维酸（amoxicillin/clavulanate）、替卡西林/克拉维酸（ticarcillin/clavulanate）、哌拉西林/他唑巴坦（piperacillin/tazobactam）、头孢哌酮/舒巴坦（cefoperazone/sulbactam）等。

此外，磷霉素（fosfomycin）也是一种通过阻碍细胞壁的形成而起到杀菌作用的药物，为广谱杀菌剂，对耐甲氧西林金黄色葡萄球菌（methicillin resistant *Staphylococcus aureus*，MRSA）有抗菌作用。

2. 抑制蛋白质的合成类　细菌核糖体由 50S 和 30S 亚基组成，许多抗菌药物能干扰细菌核糖体的功能，抑制蛋白质合成，使细菌丧失生长繁殖的物质基础，导致细菌死亡。主要种类有：①氨基糖苷类，如链霉素（streptomycin）、庆大霉素（gentamicin）、妥布霉素（tobramycin）、阿米卡星（amikacin）、地贝卡星（dibekacin）等，其杀菌机制主要是与核糖体 30S 亚基不可逆地结合，将已接上的甲酰蛋氨酰－tRNA 解离，抑制蛋白质合成起始过程；亦可阻止核糖体与释放因子结合，阻断蛋白质的释放。②四环素类，如四环素（tetracycline）、多西环素（doxycycline）、替加环素（tigecycline），可特异性地与核糖体 30S 亚基 A 位结合，影响蛋白质合成初始阶段和释放。③大环内酯类，如红霉素（erythromycin）、螺旋霉素（spiramycin）、克拉霉素（clarithromycin）、阿齐霉素（azithromycin），可与核糖体

50S 亚基结合，阻断转肽作用和 mRNA 位移，故而抑制蛋白质合成。④林可霉素（lincomycin）和克林霉素（clindamycin），抗菌机制与大环内酯类相似。⑤氯霉素（chloramphenicol），可与核糖体 50S 亚基结合，使肽链延伸受阻。⑥噁唑烷酮类，抑制 mRNA 与核糖体连接，从而抑制细菌蛋白质的合成，主要包括利奈唑胺（linezolid）。⑦链阳菌素类，奎奴普丁/达福普丁（synercid quinupristin/dalfopristin），达福普丁阻止蛋白质早期合成，奎奴普丁阻止蛋白质后期合成。

3. 抑制核酸的合成类 主要药物有：①喹诺酮类，如诺氟沙星（norfloxacin）、环丙沙星（ciprofloxacin）、氧氟沙星（ofloxacin）、吉米沙星（gemifloxacin）等，通过与 DNA 解旋酶 - DNA 复合体相结合，抑制 DNA 的断裂 - 重接循环，干扰 DNA 双螺旋形成，阻碍遗传信息的复制，发挥杀菌作用。②利福霉素类，如利福平（rifampicin）、利福布丁（rifabutin）等，可与细菌的 DNA 依赖性 RNA 多聚酶 β 亚单位结合，抑制 mRNA 的合成。③磺胺类药物，如磺胺甲噁唑（sulfamethoxazole，SMZ），通过阻断核苷酸前体物质四氢叶酸的合成，抑制核酸的合成。④硝基咪唑类，如甲硝唑（metronidazole），产生中介化合物，引起 DNA 链断裂，干扰 DNA 复制。

4. 影响细胞膜的功能类 细菌细胞膜具有选择性屏障作用，并具有多种酶系统，参与生化代谢过程。多黏菌素（ploymycin）作用于革兰阴性杆菌的磷脂，使细胞膜受损，细胞浆内容物漏出，引起细菌死亡。

二、抗分枝杆菌药物

抗分枝杆菌药物分为以下三类。①抗生素：链霉素是主要的抗结核病药，通过与结核分枝杆菌的核糖体结合，抑制蛋白质合成，从而达到抗结核作用。利福霉素通过抑制 DNA 依赖的 RNA 聚合酶而发挥抗结核杆菌作用，其中利福平已成为常用的抗结核病药，还可用于抗一些其他感染。②合成药物：有异烟肼、乙胺丁醇、对氨基水杨酸、吡嗪酰胺、乙硫异烟胺及其类似物（如丙硫异烟胺）等。其中乙胺丁醇和对氨基水杨酸分别通过抑制核糖体核酸的合成和竞争性抑制叶酸活性，干扰核酸代谢起到抗结核杆菌作用；异烟肼、吡嗪酰胺和乙硫异烟胺作用机制尚不明确。③其他抗菌药物，如大环内酯类等。

三、抗厌氧菌药物

硝基咪唑类包括甲硝唑（metronidazole）、替硝唑（tinidazole）、奥硝唑（ornidazole）。硝基咪唑类是一类化学合成药物，具有广谱杀原虫作用，是治疗多种寄生虫病效果较好的药物；对厌氧菌敏感，也广泛用于厌氧细菌感染；还可用于治疗酒糟鼻、疥疮、银屑病及破伤风等疾病的治疗。奥硝唑的抗菌及抗虫作用机制与替硝唑相同，但其疗效不及替硝唑。适用于治疗滴虫病、各种阿米巴病及贾第鞭毛虫病等。也用于治疗口腔、呼吸系统、鼻咽部、消化系统及盆腔等各部位厌氧细菌感染。

四、抗真菌药物

（一）多烯类药物

两性霉素 B（amphotericin B）及两性霉素 B 脂质体（liposomal amphotericin B）作用于

真菌细胞膜麦角固醇，使胞膜双层脂膜形成微孔状态，氧化反应及膜离子运动失常，胞内容物（主要是 K^+、Na^+）外漏导致真菌溶解而死亡。真菌细胞膜通透性增加，有利于药物进入细胞内，与 5 - 氟胞嘧啶联合可表现为协同作用，但与咪康唑、酮康唑等合用，其效果并不超过单独用药。两性霉素 B 对新生隐球菌、曲霉菌、皮炎芽生菌、念珠菌及组织胞浆菌等多种致病真菌有较强的抗菌活性，白念珠菌对本品可产生耐药性。脂质体两性霉素 B 是由两性霉素 B 与胆固醇酰硫酸盐按 1∶1 的分子比形成的双层环形复合结构，这种结构改变了两性霉素 B 药理学和毒理学性质，因而，脂质体两性霉素 B 降低了普通两性霉素 B 的毒性，增强了抗真菌效果，但抗菌谱与两性霉素 B 相同。主要用于治疗严重深部真感染，包括新生隐球菌病、曲霉菌病、皮炎芽生菌病、念珠菌病及组织胞浆菌病等。

（二）唑类药物

唑类药物作用于细胞色素 P450 固醇合成酶，从而干扰胞膜脂质合成。包括咪唑类药物和三唑类药物。

1. 唑类药物　酮康唑（ketoconazole）对皮肤癣菌、马拉色菌、念珠菌、隐球菌、皮炎芽生菌、粗球孢子菌、副球孢子菌、组织胞浆菌、曲霉菌等均有抑菌效果。酮康唑可供口服和外用。外用不吸收，但口服吸收良好。吸收需要胃酸，因此与食物同服或用餐后立即服用效果较好。脑脊液中药物浓度低。酮康唑经肝脏代谢。

2. 三唑类药物　临床常用的有氟康唑（fluconazole）和伊曲康唑（itraconazole），均为广谱抗真菌药物。氟康唑对新生隐球菌、白念珠菌、荚膜组织胞浆菌、皮炎芽生菌及球孢子菌等均有抗菌活性，但克柔念珠菌、光滑念珠菌对其耐药。主要用于治疗隐球菌及念珠菌等所致的严重深部真菌病。也可用于治疗念珠菌性咽炎、食管炎、全身性念珠菌感染。用 0.2% 氟康唑治疗念珠菌性角膜炎有效。伊曲康唑对皮肤癣菌、念珠菌、隐球菌、糠秕孢子菌、曲霉菌等有较强抗菌活性，对孢子丝菌、隐球菌、球孢子菌及暗色真菌等有高效。对深部真菌和表浅真菌均有抗菌作用。

（三）丙烯胺类药物

临床常用的有萘替芬（naftifine）和特比萘芬（terbinafine），后者是前者的衍生物，均是广谱杀真菌药物。可抗皮肤癣菌、真菌及某些酵母菌，对皮肤癣菌、暗色真菌及双相真菌尤为敏感。萘替芬限于局部外用，主要治疗浅表真菌。特比萘芬可供口服及外用，不论体内或是体外对皮肤癣菌及其感染均有明显活性，且起效快，较其他抗真菌药物具明显优越性。

（四）其他抗真菌药物

1. 5 - 氟胞嘧啶（5 - flucytosine，5 - FC）　为窄谱抗真菌药物，是一种抑菌剂，高浓度时具有杀菌作用。对新生隐球菌、念珠菌属及球拟酵母样菌有高度抗菌活性。5 - FC进入真菌细胞膜内，可与两性霉素 B 起协同作用。主要用于治疗新生隐球菌及念珠菌等真菌引起的全身性感染或脑膜炎、肺部感染、尿路感染等。5 - FC 单用易发生耐药性。

2. 戊烷脒（pentamidine）　可用于治疗耶氏肺孢子菌病、黑热病及非洲锥虫病。

五、抗病毒药物

抗病毒药物（antiviral drugs）的研究始于抗菌药物发展的早期，但因病毒培养和检测的困难，研究进展较为缓慢。抗病毒药物主要通过阻止病毒吸附细胞、抑制病毒基因的释放、抑制病毒基因核酸复制、抑制病毒基因的转录和翻译等作用机制发挥抗病毒作用。

广谱抗疱疹病毒药物西多福韦（cidofovir）等可作用于病毒的 DNA 聚合酶，竞争性抑制和终止病毒 DNA 的合成。抗疱疹病毒的药物首选阿昔洛韦（acyclovir）。

临床用于治疗慢性乙肝的药物拉米夫定（lamivudine，LAM）、阿德福韦酯（adefovir dipivoxil）和恩替卡韦（entecavir，ETV）分别为核苷和核苷酸衍生物，作用靶点为 HBV 的 DNA 聚合酶/逆转录酶。全球批准可用于 HBV 治疗的药物还有干扰素（interferon），包括普通干扰素、聚乙二醇干扰素等。

抑制 HIV 病毒的药物包括 HIV 逆转录酶抑制剂（分为核苷类、非核苷类）、HIV 蛋白酶抑制剂和融合蛋白抑制剂。核苷类逆转录酶抑制剂包括齐多夫定（zidovudine）、地丹诺辛（didanosine）、扎西他滨（zalcitabine）、司他夫定（stavudine）、拉米夫定、阿巴卡韦（abacavir）等。非核苷类逆转录酶抑制剂与逆转录酶催化活性位点结合，造成酶蛋白构象变化，使酶失活，包括奈韦拉平（nevirapine）、地拉韦啶（delavirdine）及依非韦伦（efavirenz）。HIV 蛋白酶抑制剂作为底物竞争性抑制剂或互补蛋白酶活性位点的抑制剂在联合用药中发挥作用。融合蛋白抑制剂是一种新型抑制 HIV 的药物，能阻断病毒颗粒进入细胞，T－20 是第一个批准临床使用的该类抗 HIV 药物。

第二节　抗菌药物体外敏感性试验

扫码“学一学”

抗菌药物敏感性试验（antimicrobial susceptibility test，AST）是测定抗菌药物或其他抗微生物制剂在体外抑制病原微生物细菌生长的能力，是临床微生物实验室最重要的任务之一。

一、药敏试验的抗菌药物选择

药敏试验的抗菌药物选择应遵循相关指南，并结合本医院、本地区的常用抗菌药物和常见病原菌的耐药状况进行选择。在我国主要遵循美国临床实验室标准化研究所（clinical and laboratory standards institute，CLSI）制定的抗菌药物选择原则，表 9－1 至表 9－4 为 CLSI 2014 版对各种临床常见的非苛养菌、苛养菌及厌氧菌进行常规药敏试验和报告时的选药标准。A 组药物为首选试验并常规报告抗菌药物；B 组药物为首选试验选择性报告药物；C 组药物为替代或补充试验，选择性报告抗菌药物；U 组药物为补充试验只用于泌尿系统感染的抗菌药物。如全面进行监测医院感染分离菌株的耐药性时，A、B、C、U 组药物均可选用。

（一）非苛养菌药敏试验抗菌药物的选用

非苛养菌药敏试验选用抗菌药物见表 9－1 和表 9－2。

表 9－1　临床微生物实验室非苛养菌常规药敏试验的抗菌药物选择

	肠杆菌科	铜绿假单胞菌	葡萄球菌属	肠球菌属
A 组初步试验和常规报告的抗生素	氨苄西林	头孢他啶	阿奇霉素或 克拉霉素或 红霉素	氨苄西林 青霉素
	头孢唑啉	庆大霉素 妥布霉素		
	庆大霉素 妥布霉素	哌拉西林/他唑巴坦	克林霉素	
			苯唑西林*[a,c] 头孢西啶[a] （替代检测苯唑西林）	
			青霉素	
			甲氧苄啶/磺胺甲噁唑	
B 组首选试验有选择报告的抗生素	阿米卡星	阿米卡星	头孢洛林	达托霉素*
	阿莫西林/克拉维酸 氨苄西林/舒巴坦	氨曲南	达托霉素*	利奈唑胺 特地唑胺
	头孢他啶/阿维巴坦	头孢吡肟	利奈唑胺	
	Ceftolozane/他唑巴坦	头孢他啶/阿维巴坦	特地唑胺	万古霉素
	美罗培南/vaborbactam	Ceftolozane/他唑巴坦		
	哌拉西林/他唑巴坦			
	头孢呋辛	环丙沙星	多西环素 米诺环素 四环素	
		左旋氧氟沙星		
	头孢吡肟	多尼培南 亚胺培南 美罗培南	万古霉素*	
	头孢替坦 头孢西丁			
	头孢噻肟或 头孢曲松			
	环丙沙星 左旋氧氟沙星		利福平	
	多尼培南 厄他培南 亚胺培南 美罗培南			
	甲氧苄唑/磺胺甲噁唑			
C 组补充试验有选择报告的抗生素	氨曲南 头孢他啶		氯霉素	庆大霉素 （只用于高水平耐药试验）
			环丙沙星 或左氧氟沙星 莫西沙星	链霉素 （只用于高水平耐药试验）
	头孢洛林			达巴万星*
	氯霉素			奥利万星*
	四环素[a]		庆大霉素	特拉万星*
			达巴万星*	
			奥利万星*	
			特拉万星*	

续表

	肠杆菌科	铜绿假单胞菌	葡萄球菌属	肠球菌属
U组补充试验有选择报告的抗生素	头孢唑林[b]		呋喃妥因	环丙沙星
	（无并发症尿道感染的替代试验）		磺胺异噁唑	左氧氟沙星
	磷霉素		甲氧苄啶	磷霉素
	呋喃妥因			呋喃妥因
	磺胺异噁唑			四环素
	甲氧苄啶			

注：* 仅采用 MIC 法，纸片扩散不可靠；a 用头孢西丁代替苯唑西林；b 使用头孢唑林作为口服头孢菌素的替代药物，并且当用于治疗无并发症的尿路感染时报告头孢唑林；c MIC 检测仅用于金黄色葡萄球菌、路邓葡萄球菌和其他葡萄球菌属（表皮葡萄球菌、伪中间葡萄球菌和施氏葡萄球菌除外）；d 对于 CSF 分离株，应以头孢噻肟或头孢曲松代替头孢唑林做试验和报告。此表引用自 CLSI2019 年版。

表 9-2　临床微生物实验室其他非苛养菌常规药敏试验的抗菌药物选择

	不动杆菌	洋葱伯克霍尔德菌	嗜麦芽窄食单胞菌	其他非肠杆菌科细菌
A组初步试验和常规报告的抗生素	氨苄西林/舒巴坦	左氧氟沙星*	甲氧苄啶/磺胺异噁唑	头孢他啶
	头孢西丁	美罗培南		庆大霉素 妥布霉素
	环丙沙星 左氧氟沙星	甲氧苄啶/磺胺异噁唑		
	多利培南 亚胺培南 美罗培南			
	庆大霉素 妥布霉素			
B组首选试验有选择报告的抗生素	阿米卡星	头孢他啶	头孢他啶*	阿米卡星
	哌拉西林/他唑巴坦	米诺环素	左氧氟沙星	氨曲南
	头孢吡肟		米诺环素	头孢吡肟
	头孢噻肟 头孢曲松			环丙沙星 左氧氟沙星
	多西环素			亚胺培南 美罗培南
	米诺环素			哌拉西林/他唑巴坦
	甲氧苄啶/磺胺异噁唑			甲氧苄啶/磺胺异噁唑
C组补充试验有选择报告的抗生素		氯霉素*,a	氯霉素*,a	头孢噻肟
				头孢曲松
				氯霉素[a]
U组补充试验有选择报告的抗生素	四环素			磺胺异噁唑
				四环素

注：* 仅采用 MIC 法，纸片扩散不可靠；a 对分离自尿道的菌株不作常规报告。此表引用自 CLSI2019 年版。

（二）苛养菌药敏试验抗菌药物的选用

苛养菌药敏试验选用抗菌药物见表 9－3。

表 9－3　临床微生物实验室苛养菌常规药敏试验的抗菌药物选择

	流感嗜血杆菌属和副流感嗜血杆菌属	淋病奈瑟菌	肺炎链球菌	链球菌属 －β 溶血群	草绿色链球菌群
A 组初步试验和常规报告的抗生素	氨苄西林	阿奇霉素[*,+] 头孢曲松[+] 头孢克肟[+]	红霉素[a]	克林霉素[a]	氨苄西林[*,+] 青霉素[*,+]
		环丙沙星[+]	青霉素 （苯唑西林纸片）	红霉素[a]	
		四环素[b,+]	甲氧苄啶/磺胺甲噁唑	青霉素或氨苄西林	
B 组首选试验有选择报告的抗生素	氨苄西林/舒巴坦		头孢吡肟[*] 头孢噻肟[*] 头孢曲松[*]	头孢吡肟或 头孢噻肟或 头孢曲松	头孢吡肟 头孢噻肟 头孢曲松
	头孢噻肟或头孢他啶或头孢曲松		克林霉素[a] 多西环素	万古霉素	万古霉素
	环丙沙星或左氧氟沙星或莫西沙星		左氧氟沙星 摩西沙星 美罗培南[*]		
	美罗培南		四环素[b] 万古霉素		
C 组补充试验有选择报告的抗生素	阿奇霉素 克拉霉素		阿莫西林[*] 阿莫西林/克拉维酸[*]	头孢洛林	Ceftolozane/他唑巴坦
	氨曲南		头孢呋辛[*]	氯霉素[a]	氯霉素[a]
	阿莫西林/克拉维酸		头孢洛林	达托霉素[*]	克林霉素[a]
	头孢克洛 头孢丙烯		氯霉素[a]	左氧氟沙星	红霉素[a]
	头孢地尼或 头孢克肟或 头孢泊肟		厄他培南[*] 亚胺培南[*]	利奈唑胺 特地唑胺	利奈唑胺 特地唑胺
	头孢洛林		利奈唑胺	达巴万星[*] 奥利万星[*] 特拉万星[*]	达巴万星[*] 奥利万星[*] 特拉万星[*]
	头孢呋辛		利福平		
	氯霉素[a]				
	厄他培南或 亚胺培南				
	利福平				
	四环素[b]				
	甲氧苄啶/ 磺胺甲噁唑				

注：＊仅采用 MIC 法，纸片扩散不可靠；a 对分离自尿道的菌株不作常规报告；b 对四环素敏感的菌株也对多西环素和米诺环素敏感；＋不需要常规试验。此表引用自 CLSI 2019 年版。

（三）厌氧菌药敏试验抗菌药物的选用

厌氧菌药敏试验选用抗菌药物见表9－4。

表9－4　临床微生物实验室厌氧菌常规药敏试验的抗菌药物选择

分组	脆弱拟杆菌群和其他革兰阴性厌氧菌	革兰阳性厌氧菌[a]
A组初步试验和常规报告的抗生素	阿莫西林/克拉维酸 氨苄西林/舒巴坦 哌拉西林/他唑巴坦	氨苄西林[b] 青霉素[b]
		阿莫西林/克拉维酸 氨苄西林/舒巴坦 哌拉西林/他唑巴坦
	克林霉素	克林霉素
	多尼培南 厄他培南 亚胺培南 美罗培南	多尼培南 厄他培南 亚胺培南 美罗培南
	甲硝唑	甲硝唑
C组补充试验有选择报告的抗生素	青霉素[b] 氨苄西林[b]	头孢替坦 头孢西丁
	头孢替坦 头孢西丁	
	头孢唑肟 头孢曲松	头孢唑肟 头孢曲松
	氯霉素	
	莫西沙星	莫西沙星
		四环素

注：a许多非芽孢性革兰阳性杆菌对甲硝唑耐药；b如果β－内酰胺酶阳性，则报告对青霉素和氨苄西林耐药，需注意β－内酰胺酶阴性株也有可能有其他耐药机制导致青霉素和氨苄西林耐药。此表引用自CLSI2019年版。

二、非苛养需氧菌和兼性厌氧菌的体外抗菌药物敏感试验

常用的体外抗菌药物敏感试验主要有纸片扩散法（disc diffusion test）、稀释法（dilution test）、E－试验法（Epsilometer test）、联合药物敏感试验和杀菌试验及自动化仪器法，其中稀释法又分为琼脂稀释法和肉汤稀释法。稀释法所测得的某抗菌药物能抑制待测菌肉眼可见生长的最低药物浓度称为最低抑菌浓度（minimum inhibitory concentration，MIC）。

（一）原理

1. 纸片扩散法　将含有定量抗菌药物的纸片贴在已接种测试菌的琼脂平板上，纸片中所含的药物吸收琼脂中的水分溶解后不断地向纸片周围扩散，形成递减的浓度梯度。在纸片周围抑菌浓度范围内测定菌的生长被抑制，从而形成无菌生长的透明圈即抑菌圈。抑菌圈的大小反映测试菌对测定药物的敏感性，并与该药对测试菌的MIC成负相关。

2. 肉汤稀释法　用MH肉汤将抗菌药物作不同浓度的稀释后，再接种待测菌，定量测定抗菌药物抑制或杀灭待测细菌的MIC或最低杀菌浓度（minimal bactericidal concentration，MBC）。

3. 琼脂稀释法　是将不同浓度抗菌药物分别混匀于琼脂培养基中，配制出含各种浓度药物的平板，使用微量多头接种仪接种细菌，孵育后观察细菌在含不同浓度药物的平板上的生长情况，以抑制细菌生长的平板所含的药物浓度为测得MIC。

4. E－试验　是一种结合稀释法和扩散法的原理和特点测定微生物对抗菌药物的敏感度的定量技术。E 试条是一种宽 5mm、长 50mm 的商品化塑料试条，一面固定有干化、稳定的、浓度呈连续指数增长分布的抗菌药物，另一面有药物的浓度刻度读数（μg/ml）。

5. 联合药敏试验　棋盘稀释法是目前临床实验室常用的联合抑菌定量方法，首先利用肉汤稀释法原理，分别测定拟联合的抗菌药物对检测菌的 MIC。两种药物分别在方阵的纵列和横列进行稀释，这样在每管（孔）中可得到不同浓度组合的两种药物混合液。计算部分抑菌浓度（fractional inhibitory concentration，FIC）指数，FIC 指数＝ A 药联合时 MIC/ A 药单测时 MIC＋ B 药联合时 MIC/ B 药单测时 MIC。

6. 最低杀菌浓度测定　MBC 是指能杀灭 99.9% 以上测试菌量的最低药物浓度。

（二）检测方法

1. 纸片扩散法

（1）抗菌药物纸片　根据 CLSI 指南选择专用药敏纸片。

（2）培养基　CLSI 推荐水解酪蛋白（Mueller－Hinton，MH）琼脂为生长较快的需氧和兼性厌氧菌药敏试验的标准培养基，对营养要求较高的细菌如链球菌属、肠球菌属、流感嗜血杆菌和脑膜炎奈瑟菌等需加入相应的营养添加剂。

（3）细菌接种　接种物的准备可采用液体生长法或直接菌落悬液法，用 0.5 麦氏比浊管校正菌液浓度，于 15 分钟内接种完毕。

（4）贴抗菌药物纸片　用无菌镊子或专用纸片分配器 15 分钟内将含药纸片紧贴在琼脂表面。

（5）孵育　置 35℃孵育 16～18 小时后读取结果，苛养菌应孵育在含二氧化碳的环境中，葡萄球菌和肠球菌检测对苯唑西林和万古霉素的耐药性须孵育 24 小时。

（6）结果判读　用游标卡尺或直尺量取抑菌圈直径，抑菌环的边缘以肉眼见不到细菌明显生长为限。按抑菌环直径判断细菌的敏感性，应依据 CLSI 2014 版所提供的解释标准给出药敏结果。

（7）实验影响因素

1）培养基的质量对结果的准确性有直接影响，所以必须参照 CLSI 标准，对每批 MH 琼脂用标准质控菌进行检测，达标后方能使用。

2）接种菌量正确与否是影响结果的重要因素之一，加大菌量使抑菌圈减小，相反可使抑菌圈扩大，因此要正确配制、使用和保存麦氏比浊标准管。

（8）质量控制　采用标准菌株是进行药敏试验质量控制的主要措施。常用的临床药敏质控标准菌株有：金黄色葡萄球菌 ATCC 25923，大肠埃希菌 ATCC 25922，铜绿假单胞菌 ATCC 27853 等。每次药敏试验应将标准菌株和待测菌在同一条件下做药敏试验。标准菌株的抑菌圈应在 CLSI 允许的预期范围内。如超出该范围则应检查原因，及时纠正。临床微生物实验室不仅应常规进行室内质控，而且应该参加地区、全国或全球的室间质控。

2. 肉汤稀释法　有常量稀释法（macrodilution）和微量稀释法（microdilution），前者使用无菌试管，每一抗菌药物浓度的量通常为 2ml；后者使用微量稀释孔，每孔有 0.1ml 肉汤。仪器配套商业化药敏板都是采用微量稀释法。

（1）培养基　对于需氧菌、兼性厌氧菌推荐使用 MH 肉汤；而对于流感嗜血杆菌、链球菌则需在该培养液中补充营养成分。

（2）药物稀释

1）抗菌药物原液的配制　各种抗菌药物的溶剂和稀释剂要根据药物性能选择蒸馏水、不同 pH 值的磷酸盐缓冲液等。配制时需用的粉剂量或溶剂量用以下公式计算：

重量（mg）= 溶剂（ml）× 浓度（μg/ml）/ 药物效价（μg/mg）

体积（ml）= 重量（mg）× 药物效价（μg/mg）/ 浓度（μg/ml）

2）稀释抗菌药物的配制　以药物原液为基础进行 2 倍系列稀释。

（3）细菌接种　用生理盐水将待测菌配制成 0.5 麦氏比浊标准，再用 MH 肉汤进行 1∶10稀释，使之含菌量为 10^7CFU/ml。加样使每管或每孔的最终菌液浓度为 5×10^5CFU/ml，置适宜的环境中进行孵育。

（4）结果判断　以试管内或小孔内完全抑制细菌生长的最低药物浓度为该抗菌药物对待测菌的 MIC。微量稀释法时，常采用比浊仪判断是否有细菌生长。按 MIC 判断细菌的敏感性，应依据 CLSI 2014 版所提供的解释标准给出药敏结果。

（5）质量控制　每次药敏试验应根据测试菌种类选用不同的标准菌株与待测菌在同一条件下测定。标准菌株的 MIC 值应在 CLSI 允许的预期范围内。如超出该范围则应检查原因，及时纠正。

3. 琼脂稀释法

（1）制备含药琼脂　药物稀释的方法同肉汤稀释法，将药物溶液与融化后已在 50℃水浴中平衡半小时以上的 MH 琼脂按 1∶9 的比例充分混匀并制备平板。

（2）细菌接种　首先将 0.5 麦氏比浊单位浓度的菌液稀释 10 倍，吸取 1～2μl 菌液接种在含药平板上，置适宜的环境中进行孵育。

（3）结果判断　菌落生长被完全抑制的最低药物浓度为该药对待测菌的 MIC（μg/ml），单一菌落生长可忽略不计。

（4）质量控制　基本和肉汤稀释法相同，每个琼脂平板应同时接种标准菌株。

4. E－试验

（1）培养基　测定快速生长的需氧和兼性厌氧菌可用 MH 琼脂或瑞典 PDM 抗生素药敏培养基，对于生长要求高的苛养菌，应根据其需要添加有关营养补充物。

（2）方法　菌液准备、平板接种等同纸片扩散法，将 E 试条放在接种菌液的琼脂平板上，适宜条件孵育后，围绕试条可形成明显可见的椭圆形抑菌圈，圈的边缘与试条的横向相交点处的浓度刻度即为测定抗菌药物对测试菌的 MIC。

（3）结果判断　E－试验测定的 MIC 值与稀释法 MIC 参考值高度相关，并直接对应，CLSI 关于 MIC 折点值同样适用于 E－试验，但在判断结果时应参照 E 试条说明书对某些特殊情况予以修正。

（4）质量控制　基本同纸片琼脂扩散法，需要同一条件下加入标准菌株，要按说明书正确使用 E 试条，以及熟练掌握 E－试验判断 MIC 终点的正确方法。

5. 联合药物敏感试验　测试的方法包括培养基、药物稀释、细菌悬液接种等与 MIC 测定法相同。抗菌药物联合用药可以出现 4 种结果：①拮抗作用，两种药物联合作用显著低于单独抗菌活性（图 9－2）。②无关作用，两种药物联合作用的活性等于其单独活性（图 9－3）。③累加作用，两种药物联合作用时的活性等于两种单独抗菌活性之和（图 9－4）。④协同作用，两种药物联合作用显著大于其单独作用的总和（图 9－5）。判断标准：FIC 指数 <0.5 为协同作用；0.5～1 为累加作用；1～2 为无关作用；大于 2 为拮抗作用。

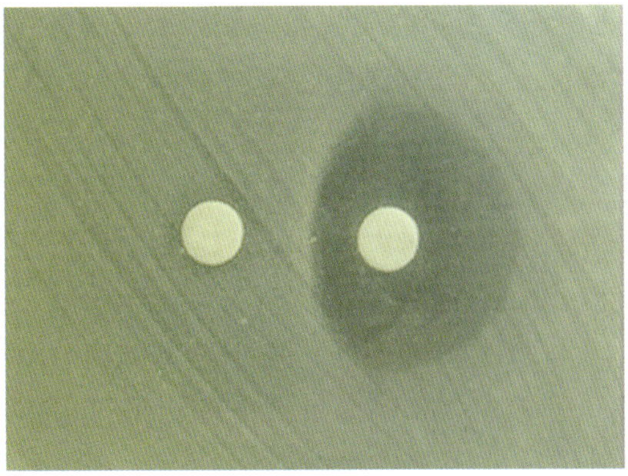

图 9－2 拮抗作用

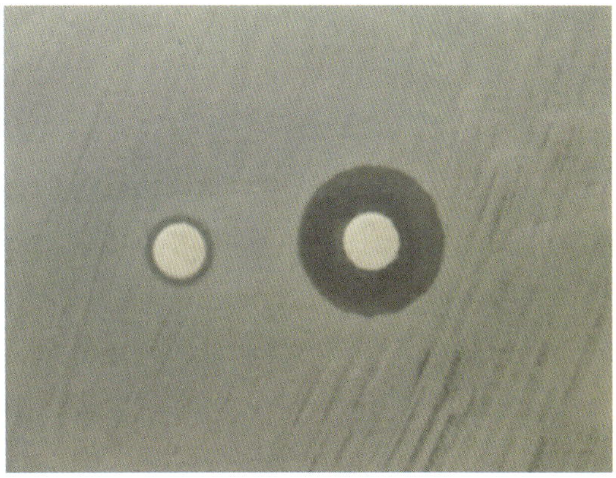

图 9－3 无关作用

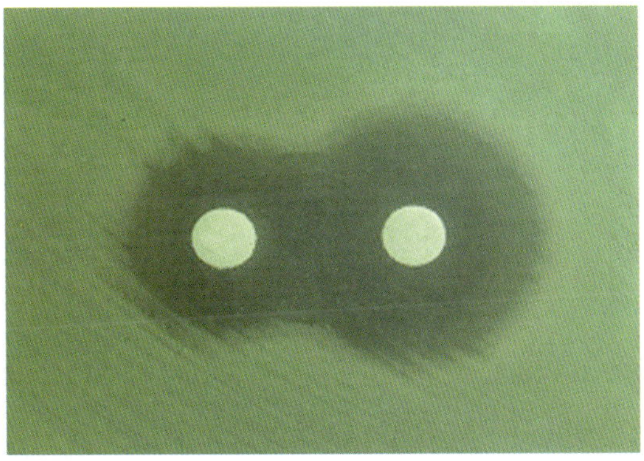

图 9－4 累加作用

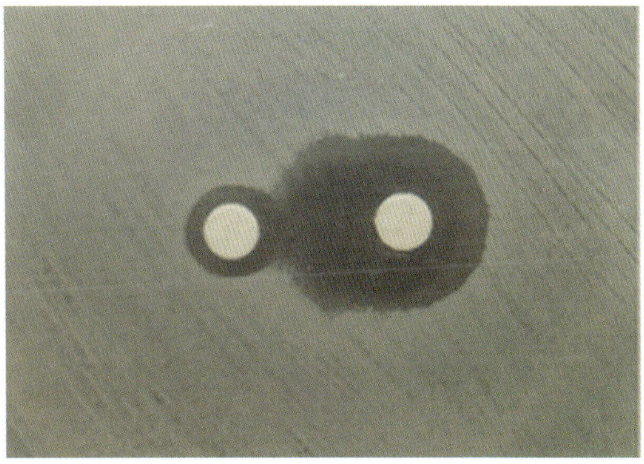

图 9－5 协同作用

6. 最低杀菌浓度测定 测试的方法包括培养基、药物稀释、细菌悬液接种等与 MIC 测定法相同。不同之处如下。

（1）含菌量 用 MH 肉汤以 1∶10 稀释，使其含菌量为 10^3 CFU/ml，取 0.1ml 接种在 2 个血平板上，L 型玻棒均匀涂布，35℃孵育过夜，计算菌落数，算出最初接种的菌落数。

（2）计算菌落数 将无肉眼可见菌生长的 MIC 各管混匀 15 秒后再孵育 4 小时，再次混匀后从无肉眼可见菌生长管取出 0.1ml，L 型玻棒涂布于琼脂平板，35℃孵育过夜，次日计算菌落数。

（3）MBC 当 MIC 无肉眼可见菌生长管中的菌落数≤最初接种菌落数的 0.1%，该管的最低药物浓度即为 MBC。

（三）临床意义与评价

1. 临床意义 抗菌药物敏感试验的意义在于：①预测抗菌药物治疗的效果；②临床治疗反应差而考虑更换抗菌药物时，应测试细菌对拟选药物的敏感性；③进行所在医院、地区的常见病原菌耐药状况监测并将结果定期通报临床；④评价新抗菌药物的抗菌谱及抗菌活性等药效学指标；⑤掌握耐药菌感染的流行病学特征，以便控制和预防耐药菌的流行和扩散。

2. 结果解释 抗菌药物敏感试验结果常分为以下三级：①敏感（susceptible），表示测试菌可被测定药物常规剂量给药后所达到的血药浓度所抑制或杀灭。②中介（intermediate），指测试菌对常规剂量用药后体液或组织中的药物浓度的反应性低于敏感株，但在测定药物浓集部位的体液（如尿液）或高于正常给药量（如 β-内酰胺类）临床上使用有效。③耐药（resistant），指测试菌不能被在体内感染部位能达到的抗菌药物浓度所抑制。

3. 评价

（1）纸片扩散法试验　是应用标准的方法学原理。根据抑菌环直径大小与最低抑菌浓度的相关性，得到相对可靠的耐药结果。纸片扩散法在抗菌药物的选择上具有灵活性，且花费低廉，被世界卫生组织（WHO）推荐为定性药敏试验的基本方法，得到广泛应用。

（2）琼脂稀释法　是验证新药体外抗菌活性时常用的参照标准。其优点：①比肉汤稀释法重复性好；②每个平板同时测定多株细菌；③可观察被检菌落生长良好与否；④能发现被污染的菌落；⑤可引用机械化手段，提高效率。

三、苛养菌体外抗菌药物敏感试验

对苛养菌（如肺炎链球菌及链球菌属、流感嗜血杆菌、奈瑟菌属等细菌）进行药敏试验时需要更为复杂的生长条件，下面简单介绍几种苛养菌的药敏试验。

（一）原理

参照本章第二节非苛养需氧菌和兼性厌氧菌的体外抗菌药物敏感试验。

（二）检测方法

1. 流感嗜血杆菌　使用嗜血杆菌属试验培养基（haemophilus test medium，HTM）。选取巧克力平板上 20～24 小时培养物，用 M-H 肉汤或 0.9% NaCl 溶液直接调制成 0.5 号麦氏浊度的菌悬液。操作方法参照本章第二节非苛养需氧菌和兼性厌氧菌的体外抗菌药物敏感试验。血液、脑脊液分离株常规仅需检测氨苄西林、一种三代头孢菌素、氯霉素和美洛培南。结果判定应依据 CLSI 2014 版所提供的解释标准给出药敏结果。质控菌株为流感嗜血杆菌 ATCC49247/ ATCC 49766，大肠埃希菌 ATCC 35218。

2. 淋病奈瑟菌　使用含 1% 生长添加剂的 GC 琼脂。选取巧克力琼脂平板 5% CO_2 环境孵育过夜 20～24 小时培养物，用 M-H 肉汤或 0.9% NaCl 溶液直接调制成 0.5 号麦氏浊度的菌悬液。操作方法参照本章第二节非苛养需氧菌和兼性厌氧菌的体外抗菌药物敏感试验。β-内酰胺酶阳性预示青霉素、氨苄西林和阿莫西林耐药。结果判定应依据 CLSI 2014 版所提供的解释标准给出药敏结果。质控菌株为淋病奈瑟菌 ATCC 49226。

3. 脑膜炎奈瑟菌　纸片扩散法培养基为 MHA+5% 绵羊血；微量肉汤稀释法培养基为含阳离子调节的 M-H 肉汤（CAMHB）+2.5%～5% 冻溶马血（lysed horse blood，LHB）；琼脂稀释法培养基为 MHA+5% 脱纤维绵羊血。选取巧克力平板上 20～24 小时培养物，用 M-H 肉汤或 0.9% NaCl 溶液直接调制成最终浓度为 0.5 号麦氏浊度的菌悬液。操作方法参照本章第二节非苛养需氧菌和兼性厌氧菌的体外抗菌药物敏感试验。结果判定应依据 CLSI 2014 版所提供的解释标准给出药敏结果。质控菌株为肺炎链球菌 ATCC 49619。

4. 肺炎链球菌　纸片琼脂扩散法用加有 5% 脱纤维血 MHA 平板；肉汤稀释法使用离子校正的马冻溶血培养基。取绵羊血平板上 18～20 小时培养物，用 M-H 肉汤或 0.9% NaCl 溶液直接调制成相当于 0.5 号麦氏浊度菌悬液。操作方法参照本章第二节非苛养需氧菌和兼性厌氧菌的体外抗菌药物敏感试验。结果判定应依据 CLSI 2014 所提供的解释标准给出药敏结果。诱导型克林霉素耐药的肺炎链球菌筛选试验：对红霉素耐药和克林霉素敏感或中介的 β-溶血性链球菌克林霉素诱导耐药可用纸片相邻试验（也称为“D”抑菌圈试验）或微量肉汤稀释法来检测。质控菌株为肺炎链球菌 ATCC 49619。

5. 非肺炎链球菌链球菌属　培养基同肺炎链球菌。选取绵羊血平板上 18 ~ 20 小时培养物，用 M - H 肉汤或 0.9% NaCl 溶液直接调制成相当于 0.5 号麦氏浊度的菌悬液。操作方法参照本章第二节非苛养需氧菌和兼性厌氧菌的体外抗菌药物敏感试验。结果判定应依据 CLSI 2014 版所提供的解释标准给出药敏结果。质控菌株为肺炎链球菌 ATCC 49619。

（三）临床意义与评价

1. 临床意义

（1）流感嗜血杆菌　某些情况下，下列药物的药敏试验对一些非致命性疾病的治疗或许有帮助，如磺胺、利福平和某些特定的头孢菌素（如头孢克罗、头孢孟多或头孢呋辛）。

（2）淋病奈瑟菌　用体外试验呈现产生“中介”的头孢美唑、头孢他啶、头孢西丁和大观霉素治疗淋病奈瑟菌感染的临床疗效是未知的。

（3）脑膜炎奈瑟菌　目前脑膜炎奈瑟菌对青霉素、利福平和氯霉素仍很敏感，因此不必常规进行药物敏感试验。对细菌性脑膜炎经验治疗失败的所有细菌，应该进行 β - 内酰胺酶筛选试验和 MIC 试验。

（4）肺炎链球菌　从脑脊液、血液和其他深部组织及从临床治疗失败的患者身上分离到的肺炎链球菌菌株，应常规检测其对青霉素、头孢噻肟（或头孢曲松）、美罗培南及万古霉素的 MIC 值。

（5）非肺炎链球菌链球菌属　草绿色链球菌组有对青霉素或氨苄西林中介或耐药的菌株，因此从正常无菌部位（如脑脊液、血液、骨髓）分离到的草绿色链球菌需用 MIC 法检测其对青霉素的敏感性（纸片法检测结果不可靠）。

2. 评价

（1）流感嗜血杆菌　大部分耐氨苄西林和阿莫西林的流感嗜血杆菌都产生 TEM 型 β - 内酰胺酶。不产 β - 内酰胺酶，但细菌又耐氨苄西林时，标本应送参考实验室确证。

（2）淋病奈瑟菌　纸片扩散法测试淋病奈瑟菌，某种抗菌药物试验结果是“中介”，提示或是技术问题，需要重复试验，或者是在处理具有上述抑菌圈的菌株时缺乏临床经验。

（3）脑膜炎奈瑟菌　用纸片扩散法做氨苄西林、青霉素和利福平的药敏试验不可靠，需测其 MIC；复方磺胺甲噁唑是检测磺胺类耐药的首选纸片，测试复方磺胺甲噁唑可预报复方磺胺甲噁唑和磺胺类药物的敏感性。

（4）肺炎链球菌

1）对苯唑西林的抑菌圈 ≥20mm 为青霉素敏感，并可认为对氨苄西林、阿莫西林、阿莫西林/克拉维酸、氨苄西林/舒巴坦、头孢克罗、头孢迪尼，以及多种三代、四代头孢菌素和亚安培南、美洛培南等也敏感。

2）但不能仅凭对苯唑西林的抑菌圈 ≤19mm 就报告对青霉素中介或耐药，因某些对青霉素敏感的菌株也可出现这一结果，此时应该用 MIC 法检测该菌株对青霉素、美罗培南、头孢噻肟（或头孢曲松）的 MIC 值。

3）目前还没有发现对万古霉素抑菌圈 < 17mm 的肺炎链球菌，如有发现，应送参考实验室确认。

（5）非肺炎链球菌链球菌属　β 溶血性链球菌，目前尚未发现对青霉素的 MIC > 0.12μg/ml 或氨苄西林的 MIC > 0.25μg/ml 的 β 溶血性链球菌菌株，也未发现对青霉素及其他 FDA 批准的β－内酰胺类抗生素耐药 A、B 群链球菌。因此，不必常规检测用于治疗 A、B 群链球菌感染的青霉素及其他 FDA 批准的β－内酰胺类抗生素的敏感性。

四、厌氧菌的体外药敏试验

临床实验室一般不做厌氧菌体外药敏试验，CLSI 厌氧菌敏感性试验工作组推荐以下四种情况必须进行厌氧菌的敏感性试验：①为了确定新抗生素对厌氧菌的抗菌模式；②定期监测当地医院的厌氧菌的药敏模式；③定期监测不同地区的厌氧菌的药敏模式和耐药趋势；④提供特异的药敏试验结果，指导医生治疗特定的厌氧菌感染。

（一）原理

厌氧菌体外药敏试验有琼脂稀释法、肉汤稀释法、E－试验和β－内酰胺酶检测试验，其基本原理和方法与需氧菌相同，只是培养基、操作环境和培养条件等应根据厌氧菌的特定需要变动。但标准的琼脂扩散试验不适合进行厌氧菌药敏试验，其判读标准也不能用于厌氧菌的结果判读。

（二）检测方法

琼脂稀释法（所有厌氧菌）：培养基为布氏琼脂＋氯化血红素（5μg/ml）＋维生素 K_1（1μg/ml）＋5%溶解脱纤维绵羊血；微量肉汤稀释法（仅用于脆弱拟杆菌群）：培养基为布氏肉汤＋氯化血红素（5μg/ml）＋维生素 K_1（1μg/ml）＋5%溶解马血。选布氏琼脂平板或布氏肉汤上 42～48 小时培养物，调制成相当于 0.5 号麦氏浊度菌悬液，琼脂（10^5 CFU/每个斑点），肉汤（10^6 CFU/ml）。操作方法参照本章第二节非苛养需氧菌和兼性厌氧菌的体外抗菌药物敏感试验。结果判定应依据 CLSI 2014 版所提供的解释标准给出药敏结果。质控菌株为脆弱类杆菌 ATCC 25285、多形拟杆菌 ATCC 27241、艰难梭菌 ATCC 70057，迟缓真杆菌 ATCC 43055。

（三）临床意义与评价

1. 临床意义 检测厌氧菌（如类杆菌属、梭杆菌属和产气荚膜梭菌等）的β－内酰胺酶可以预测细菌对青霉素的敏感性，但不能预测对头孢菌素的敏感性，而且不产β－内酰胺酶的厌氧菌也可能通过其他机制对β－内酰胺类抗生素耐药。

2. 评价 琼脂稀释法是 CLSI 推荐的厌氧菌药敏试验，但该方法存在操作繁琐、工作量大，β－内酰胺类抗生素在琼脂中不稳定，Wilkins－Chalgren 琼脂培养基不能支持所有厌氧菌生长，某些细菌－药物的相关性不好等问题。厌氧菌药敏试验有两种备选方法：肉汤纸片洗脱法和微量肉汤稀释法。肉汤纸片洗脱法虽然操作简单，但是结果判读困难，且假阴性、假阳性较高，已经被 CLSI 放弃。微量肉汤稀释法是最好的厌氧菌药敏试验，但该方法也有一些问题：在现有的培养基中，有 15%～40%的临床菌株不能在肉汤中生长；不良生长会导致假敏感结果；接种量小，不能检测出低度耐药；甲硝唑药敏结果不可靠等。因此还需要进一步研究。

五、结核分枝杆菌的体外药敏试验

结核分枝杆菌的药敏试验有助于筛选有效的抗结核药物，提示药物所需的治疗剂量，供临床医生参考。同时可了解耐药菌株的流行情况，为抗结核药物的合理应用提供实验依据。结核分枝杆菌药敏试验包括直接法和间接法，间接法最常用的方法有绝对浓度法、间接比例法、仪器法等。

（一）原理

1. 绝对浓度法　接种同一浓度的菌液在两支不同浓度的含药中性改良罗-琴培养基上，计数对照培养基和含药培养基上菌落数量，根据含药培养基上菌落数量，确定测试菌株对该药的耐药性。

2. 间接比例法　接种两种不同浓度的菌液在两支同一浓度的含药中性改良罗-琴培养基上，计数对照培养基和含药培养基上细菌生长菌落的数量，计算耐药百分比，确定测试菌株对该药的耐药性。

3. 仪器法　仪器法是在应用液体培养基的基础上结合特殊的检测系统，仪器快速培养系统培养管内培养基底部包埋对氧分子浓度极为敏感的荧光指示剂，灵敏的连续荧光监测技术直接测定伴随分枝杆菌生长所引起的氧浓度变化，从而间接判断管内分枝杆菌生长状况。

（二）检测方法

1. 绝对浓度法

（1）培养基　在罗-琴培养基基础液中加入已稀释的抗结核药液（异烟肼、链霉素、对氨基水杨酸、乙胺丁醇、利福平等），混匀后制备含药培养基。

（2）菌液的制备　磨菌方法：用接种环刮取改良罗-琴培养基表面的菌落，以0.5% Tween-80生理盐水磨菌配成1mg/ml的菌悬液。

（3）操作方法　每份标本除接种含药培养基外，必须接种不含药的培养基作为对照。将菌悬液稀释后分别接种于2管含药培养基和1管对照培养基斜面上。置37℃培养，每周观察1次，至4周报告结果。

（4）结果判定　接种10^{-3}mg时，无药对照培养基上结核分枝杆菌应生长丰富，菌落数应在200个以上，且无融合。生长的菌落数低于50~100个时，应重新作药敏试验。其报告按如下标准：①含有药物的培养基斜面上无菌落生长，报告该药物敏感（S）；②含药培养基斜面上菌落散在生长，菌落数在20个以下者，报告实际生长菌落数；③含药培养基斜面上菌落数生长多于20个，或占培养基斜面1/4者，报告结核分枝杆菌生长程度为（+）；④含药培养基斜面上菌落生长占据培养基斜面1/2者，报告结核分枝杆菌生长程度为（++）；⑤含药培养基斜面上菌落生长占据培养基斜面3/4者，报告结核分枝杆菌生长程度为（+++）；⑥含药培养基斜面上呈菌苔样生长，占满培养基斜面者，报告结核分枝杆菌生长程度为（++++）。

2. 间接比例法

（1）培养基　定量7H10琼脂，加入待测抗结核药物（异烟肼、链霉素、利福平、乙胺丁醇等）原液，使其含一定浓度的药物。

（2）接种细菌　调整细菌浓度至1麦氏单位，再用7H9肉汤分别将菌液稀释成两种浓度（100倍和10000倍），分别接种两套含同样药物的平板。

（3）孵育条件　待菌液干燥后，密封于可透过CO_2的聚乙烯塑料袋中，于35℃、5%~10%的CO_2的环境下孵育。

（4）结果判读　每周观察一次，3周后报告结果。

不含药物的生长对照格菌落数应为50～150个，少于50个应重做；对照格菌落数达标后，再观察含药格的细菌生长情况。含药琼脂格细菌生长情况用+～++++表示（+：50～100；++：100～200；+++：200～500；++++：500以上）。敏感为含药格内无测试菌生长，或药物格内菌落数≤1%对照格菌落数；耐药为含药格菌落数≥1%对照格菌落数。

（5）质量控制　结核分枝杆菌H37RvATCC 27294为一线、二线抗结核药的敏感质控株；结核分枝杆菌H37RvATCC 35820链霉素耐药质控菌株；结核分枝杆菌H37RvATCC 35821对氨基水杨酸耐药质控菌株；结核分枝杆菌H37RvATCC 35822异烟肼耐药质控菌株；结核分枝杆菌H37RvATCC 35826环丝氨酸耐药质控菌株；结核分枝杆菌H37RvATCC 35827卡那霉素耐药质控菌株；结核分枝杆菌H37RvATCC 35828吡嗪酰胺耐药质控菌株；结核分枝杆菌H37RvATCC 35830乙硫异烟胺耐药质控菌株；结核分枝杆菌H37RvATCC 35837乙胺丁醇耐药质控菌株；结核分枝杆菌H37RvATCC 35838利福平耐药质控菌株。

3. 仪器法　按照仪器操作说明书操作。抗菌药物管阴性或者出现阳性的时间>1∶100比例对照管报告为“敏感”；抗菌药物管出现阳性的时间≤1∶100比例对照管报告为“耐药”。平均报告时间为3～5天，与比例法的药敏结果完全相符。

（三）临床意义与评价

1. 临床意义　结核菌生长缓慢，营养要求高，传染性较强，进行体外药敏试验的指征为：①首次从患者体内分离出结核分枝杆菌；②3个月正规抗结核治疗后，痰或其他体液标本培养仍未转阴；③患者痰标本中的抗酸杆菌计数一度减少又大量增加；④播散性结核病和结核性脑膜炎患者；⑤来自已知高耐结核分枝杆菌流行区的患者。

2. 评价　绝对浓度法药敏试验是结核分枝杆菌药敏试验的常用方法；比例法药敏试验是1996年世界卫生组织在我国开展耐药监测以来广泛在结核病实验室用于耐药性检测的方法，为《中国结核病防治规划实施工作指南（2008年版）》推荐方法；仪器法是目前在结核病诊断领域广泛使用的快速培养系统的方法。

六、抗真菌药物敏感性试验

随着系统性真菌感染在免疫力低下患者中的发病率逐渐增加，耐药真菌的逐年增多，以及新的抗真菌药物的研发，临床对开展各种抗真菌药物体外药敏试验的需求也日益增加。临床常用的抗真菌药物有三类：①多烯类：如两性霉素B，主要通过作用于真菌细胞膜上的麦角甾醇产生抗真菌作用。②吡咯类：如酮康唑、氟康唑、伊曲康唑等，主要抑制麦角甾醇的生物合成产生抗真菌作用。③氟化嘧啶类：如5－氟胞嘧啶。克柔念珠菌和光滑球拟酵母菌天然对氟康唑耐药。对两性霉素B的耐药较少见，但现已有耐两性霉素B的克柔念珠菌和白念珠菌的报道。对氟化嘧啶类的耐药较常见，因此通常不单独使用这类药物。

用于检测酵母样真菌体外药物敏感性试验的方法有纸片扩散法、常量肉汤稀释法、微量肉汤稀释法和E－试验。纸片扩散法可用于检测氟化嘧啶和氟康唑的敏感性，由于该方法问题较多，只能用于耐药性的筛选试验，得出的结果需用MIC方法证实，因此不被CLSI推荐。常量肉汤稀释法重复性和可靠性较好，为CLSI参考方法。E－试验的结果与CLSI参考方法的结果相关性较好，操作简单，可直接从平板上区分污染菌落，并可根据菌种的不同更改培养基孵育条件等优点，是一较好的酵母样真菌体外药物敏感性试验方法，但费用高，限制了它的临床使用。下面介绍肉汤稀释法。

（一）原理

参照本章第二节非苛养需氧菌和兼性厌氧菌的体外抗菌药物敏感试验。

（二）检测方法

1. 常量（试管）肉汤稀释法

（1）药物稀释　用1640培养基将待测的抗真菌药物进行系列稀释，稀释后浓度为待测浓度的10倍（原液浓度为16000μg/ml），分别加入试管内，每管0.1ml。

（2）配制接种菌液　从沙氏葡萄糖琼脂培养基上挑取纯培养待测菌落混悬于生理盐水中，并调整浓度至0.5麦氏单位。

（3）接种　取0.9ml待测菌液加入各试管中，同时设生长对照和阴性对照管，混匀后置35℃孵育48小时。

（4）结果判读　肉眼观察各管的生长情况，两性霉素B的MIC为抑制测试菌肉眼可见生长的最低浓度，5-氟胞嘧啶和吡咯类常采用80% MIC判断标准，即抑制80%检测菌生长的最低浓度为其MIC。取无药生长对照管中的测试菌菌液0.2ml加入含0.8ml培养基的试管中，混匀后作为80%检测菌抑制的比浊标准。

（5）质量控制　培养基的质量，抗真菌药物效价和称量的准确性，以及配制保存方法，实验操作的质量等因素直接影响药敏试验结果的准确性和重复性；质量控制的主要措施就是采用标准菌株作为每次测定的质控菌株，其MIC应落在相应预期值范围内。常用质控菌株有近平滑念珠菌ATCC 90018、白念珠菌ATCC 9028和ATCC 90029、光滑球拟酵母菌ATCC 90030、新生隐球菌ATCC 90112和ATCC 90113。

2. 微量肉汤稀释法　培养基、药物稀释、接种菌准备同上述试管法。用无菌55孔U形塑料微量板取代试管作为培养容器。每排1～10孔中加入100μl用液体培养基稀释成一系列不同浓度的待测药物药液。每板第五排最后一孔作为阴性对照，即培养系统的无菌空白对照，第四排最后一孔作为测试菌生长的阳性对照，每次需做双份测定。将10μl测试菌接种于各孔内，使最终接种菌量为1×10^3CFU/ml，接种后将塑料湿盒置于35℃孵育24小时和48小时。结果的阅读和判断同试管法，吡咯类药物也采用80%抑制标准。

（三）临床意义与评价

1. 临床意义　下列情况下需要进行体外药物敏感性试验：严重的全身性感染患者分离到的菌株；从白细胞减少AIDS患者、肿瘤患者和器官移植者体内分离到的菌株；调整毒性较大的药物的剂量，如两性霉素B；需长时间用药的患者，监测其耐药性的发展。

2. 评价　目前，商品化的微量稀释法酵母菌药敏试验试剂盒已经应用于临床，具体操作请见相应说明书。

扫码“学一学”

第三节　细菌耐药性检测

细菌耐药性检测包括细菌耐药表型的检测和耐药基因型的检测。细菌耐药表型可通过抗菌药物体外敏感性试验的结果进行推测，亦可通过检测耐药基因的产物，如耐药酶（超广谱β-内酰胺酶）的存在与否进行检测。

一、细菌耐药表型检测

（一）β－内酰胺酶检测

1. 原理 β－内酰胺酶是多种不同类型以β－内酰胺类抗菌药物为底物的降解酶，通过水解β－内酰胺环造成β－内酰胺类药物失去活性，其水解率是细菌耐药性的主要决定因素。快速β－内酰胺酶检测试验是检测产β－内酰胺酶的肠球菌唯一可靠试验，比 MIC 试验能更早的提供临床相关结果，快速检测该酶有下列方法。

（1）头孢硝噻吩试验 若被测细菌产β－内酰胺酶，头孢硝噻吩（nitrocefin）的β－内酰胺环被β－内酰胺酶打开，基质由黄色变成红色。

（2）青霉素纸片扩散法抑菌圈－边缘试验 对部分葡萄球菌属，可能需要头孢硝噻吩试验之外的附加试验才能检测到。如一些金黄色葡萄球菌和路登葡萄球菌只产生很少的β－内酰胺酶，检测该类菌株是否产β－内酰胺酶时，青霉素纸片扩散法抑菌圈－边缘试验比头孢硝噻吩试验更为敏感。在报告对青霉素敏感前应检测β－内酰胺酶。

（3）苯唑西林或头孢西丁诱导试验 凝固酶阴性葡萄球菌需采用诱导β－内酰胺酶试验。

（4）碘试验 β－内酰胺酶破坏β－内酰胺环，碘与被打开β－内酰胺环结合，使蓝色的淀粉－碘复合物转变成无色。

（5）酸度法 β－内酰胺酶能破坏青霉素中的β－内酰胺环，形成青霉噻唑酸，使 pH 值降低，指示剂溴甲酚紫颜色由紫变黄。

2. 检测方法

（1）头孢硝噻吩试验

1）液体方法 10mg 头孢硝噻吩溶解于 1ml 的二甲基亚砜中，然后用 0.1mol/L PBS（pH 7.0）1:20 稀释，最后浓度为 500μg/ml，溶液呈黄色或淡橙色，保存 4～10℃，可用几个星期。取该溶液 0.05ml 置于微量稀释板凹孔中或小试管中，挑取被试菌落，制成浓厚悬液，与凹孔中基质液混合，室温 10～30 分钟，头孢硝噻吩由黄色变成红色为阳性，若显色不明显，观察可延长 6 小时。

2）纸片法 测试时用 1 滴无菌水将头硝噻吩纸片湿润，将受试菌直接涂于经湿润后的头孢硝噻吩纸片，可观察其颜色反应，产生红色者为产酶阳性。

（2）青霉素纸片扩散法抑菌圈－边缘试验 使用标准的纸片扩散法，M－H 琼脂平板中央贴 10U 青霉素纸片，并放 35℃ ±2℃孵箱培养，一定时间（一般 18～24 小时）后观察结果。若抑菌圈边缘锐利清晰或如“绝壁”样，提示菌株β－内酰胺酶阳性；抑菌圈边缘模糊或如“海滩”样，提示菌株β－内酰胺酶阴性。

（3）诱导β－内酰胺酶试验 用一滴去离子水湿润头孢硝噻吩纸片纸片，然后用镊子将该纸片覆盖在已孵育 16～18 小时后 MH 琼脂平板或血平板上生长的 待测菌落或头孢西丁纸片周围抑菌圈边缘的菌苔上，室温放置 1 小时（应按产品说明书进行）后观察结果。若纸片菌落接触的区域从黄色变成红色，提示β－内酰胺酶阳性，无颜色变化则为阴性。

（4）碘试验 用 pH 6.0 的磷酸盐缓冲液配制青霉素悬液 6000μg/ml，取该液 0.1ml 置于微量稀释板凹孔中，挑选检测菌株数个菌落混悬于其中，静置室温中 1 小时（或 35℃，35 分钟），加淀粉液 2 滴，再加碘液 1 滴，混合，立即观察颜色变化，当加入碘液后，首先立即出现蓝色，如在10分钟内蓝色消失，提示该菌产生β－内酰胺酶。

（5）酸度法　将一小片Whatman滤纸放于空平皿中，让滤纸吸足青霉素溶液（0.05M、pH 8.0磷酸缓冲液＋0.2%溴甲酚紫＋5%无缓冲剂的结晶青霉素），再用接种环把10～20个菌落涂到滤纸上，盖好平皿后，将滤纸片在35℃孵育30分钟，观察结果。若滤纸片由紫色变成黄色为β－内酰胺酶阳性。

3. 临床意义与评价

（1）头孢硝噻吩试验　是检测嗜血杆菌属、淋病奈瑟菌、卡他莫拉菌、葡萄球菌和肠球菌的首选方法，对凝固酶阴性葡萄球菌包括路邓葡萄球菌，建议只使用硝噻吩实验检测，该方法具有快速、灵敏和简便的特点，但价格相对较昂贵。有报道称纸片法用于流感嗜血杆菌和淋病奈瑟菌检测β－内酰胺酶的结果是准确的，但对于某些菌株产生少量而与菌细胞紧密结合的β－内酰胺酶，如腐生葡萄球菌等，用液体法检测更好。

（2）青霉素纸片扩散法　抑菌圈－边缘试验对青霉素纸片抑菌环边缘进行评估实验比硝噻吩实验更敏感，但目前该实验只用于金黄色葡萄球菌的检测。然而，一些实验室先用硝噻吩实验检测，如果阳性报告为产β－内酰胺酶。如果硝噻吩实验为阴性，建议使用青霉素纸片抑菌环进行评估实验进一步检测，保证用青霉素治疗的有效性。

（3）碘试验　可以测试淋病奈瑟菌，但是卡他莫拉菌只能用头孢硝噻吩试验检测。

（二）超广谱β－内酰胺酶检测

1. 原理　超广谱β－内酰胺酶（ESBLs）是指由质粒介导的能水解所有青霉素类、头孢菌素类和单环β－内酰胺类氨曲南的一类酶，主要由克雷伯菌、肠杆菌等细菌产生。ESBLs不能水解头霉素类和碳青霉烯类药物，能被克拉维酸、舒巴坦和他唑巴坦等β－内酰胺酶抑制剂所抑制。根据ESBLs可被克拉维酸抑制特性可检测ESBLs，主要有纸片扩散法、肉汤稀释法和E－试验法等。

2. 检测方法

（1）纸片扩散法

1）初筛试验　头孢泊肟（10μg/片）抑菌圈直径≤17mm、头孢他啶（30μg/片）≤22mm、氨曲南（30μg/片）≤27mm、头孢噻肟（30μg/片）≤27mm、头孢曲松（30μg/片）≤25mm，任意一项药物抑菌环直径达到上述标准，提示菌株可能产ESBLs。奇异变形杆菌ESBLs抑菌环直径为头孢泊肟≤22mm、头孢他啶≤22mm、头孢噻肟≤27mm，符合以上任何一项即可能产ESBLs。

2）确证试验　使用每片含30μg头孢他啶、头孢噻肟纸片和头孢他啶/克拉维酸（30μg/10μg）、头孢噻肟/克拉维酸（30μg/10μg）复合纸片进行试验，只要其中任一复合纸片的抑菌环直径大于或者等于其单独药物纸片抑菌环直径5mm，即可确定待检菌产ESBLs。

（2）肉汤稀释法

1）初筛试验　对于肺炎克雷伯菌、产酸克雷伯菌和大肠埃希菌在任何一种高于或等于下述药物浓度（头孢泊肟4μg/ml、头孢他啶1μg/ml、氨曲南1μg/ml、头孢噻肟1μg/ml、头孢曲松1μg/ml）条件下生长，提示菌株可能产ESBLs。奇异变形杆菌则使用以下标准：头孢泊肟1μg/ml、头孢他啶1μg/ml、头孢噻肟1μg/ml，试验时使用一种以上药物可以提高检测灵敏度。

2）确证试验　同时使用头孢他啶0.25～128μg/ml、头孢他啶/克拉维酸0.25/4～

128/4μg/ml和头孢噻肟 0.25～64μg/ml、头孢噻肟/克拉维酸 0.25/4～64/4μg/ml 进行试验，当两个组合中任何一组与克拉维酸复合药物组比单独药物组的 MIC 降低 3 个或 3 个以上对倍稀释度即为产 ESBLs。

（3）E－试验法　操作步骤同常规 E－试验法，使用头孢他啶、头孢曲松、头孢噻肟或氨曲南（两种以上）等常规试条，凡 MIC ≥2μg/ml 时，即高度怀疑菌株产 ESBLs，应进一步作确证试验来加以确认。

现有两种 E－试验的 ESBLs 确证试条，分别为头孢他啶及头孢他啶加克拉维酸、头孢噻肟及头孢噻肟加克拉维酸。试条两端含有梯度浓度抗生素，其中一端含头孢他啶（或头孢噻肟），另一端含头孢他啶/克拉维酸（或头孢噻肟/克拉维酸）。

当与克拉维酸联合药物组的 MIC 小于或等于单独药物组 MIC 3 个倍比稀释度时（或比值≥8），可确证该菌株产 ESBLs。

3. 临床意义与评价　ESBLs 主要由大肠埃希菌和肺炎克雷伯菌产生，此外也见于肠杆菌属、枸橼酸杆菌属、变形杆菌属、沙雷菌属等其他肠杆菌科细菌、不动杆菌和铜绿假单胞菌。纸片扩散法确证试验若自制复合纸片，应在制备完成后立即使用纸片，否则丢弃，不能保存。E－试验法操作简便，结果准确。此外，检测 ESBLs 的方法还有双纸片协同试验、三维试验、显色培养基法等。

（三）AmpC 酶的检测

1. 原理　AmpC 酶是在革兰阴性菌中发现的由染色体或者质粒介导的水解头孢菌素的Ⅰ型β－内酰胺酶。它的活性不能被抑制剂克拉维酸所抑制，但可以被氯唑西林和硼酸抑制。可通过头孢西丁三维试验，利用 AmpC 酶可以水解头孢西丁的原理检测 AmpC 酶。

2. 检测方法　将标准菌株大肠埃希菌 ATCC 25922 按常规药敏纸片 K－B 法操作均匀涂布于 M－H 平板上，在平板中心贴一片头孢西丁（30μg/片）纸片，在距纸片边缘 1cm 处，用无菌手术刀片切 3cm 长度的小槽，将待测菌株的 6 个菌落接种于槽内（勿溢出槽外），35℃孵育 18～24 小时。若抑菌圈向内凹陷，即 AmpC 酶阳性。

3. 临床意义与评价　头孢西丁三维试验是检测 AmpC 酶的经典方法，除此之外，还有以硼酸化合物为抑制剂检测 AmpC 酶的方法。

（四）碳青霉烯酶检测（金属酶、KPC、NDM－1）

1. 原理　碳青霉烯酶为具有水解碳青霉烯类抗菌药物活性的β－内酰胺酶，主要分布于β－内酰胺酶 A、B、D 类中，其中 B 类为金属碳青霉烯酶，这类酶以金属锌离子为水解活性作用位点，可以被 EDTA 抑制；A、D 类水解时则是以丝氨酸为酶的活性位点，可以被酶的抑制剂克拉维酸和他唑巴坦所抑制。A 类中的 KPC 酶和 B 类中的 NDM 酶代表了具有重要临床意义的碳青霉烯酶。

当待检菌常规纸片扩散法的抑菌环的直径出现在下述范围：厄他培南 19～21mm、美罗培南 16～21mm；还包括常规微量肉汤试验的 MICs 为厄他培南 2μg/ml，亚胺培南 2～4μg/ml，美罗培南 2～4μg/ml，均提示待检菌株可能产碳青霉烯酶，需要进一步进行确证试验。

2. 检测方法

（1）Carba NP　本试验采用比色法。目前主要用于流行病学研究或感染控制，CLSI 尚不推荐作为临床常规方法使用。从血琼脂平板上挑取过夜培养的待测株，乳化。分别用 1μl 接种环接种菌悬液于两个微量离心管 a、b 管中。其中 a 管加入 100μl A 液，b 管加入 100μl

B 液，漩涡振荡混匀。35℃ ±2℃孵育 2 小时，2 小时内出现阳性结果报告为产碳青霉烯酶。当质控在控（试剂对照：a、b 两管应均为红色或橘红色），且 a 管为红色或橘红色，b 管为浅橘色、深黄色或黄色时，为阳性结果。

（2）单独 mCIM 或联合 eCIM 试验　目前不推荐临床常规使用，mCIM 用于检测肠杆菌科菌和铜绿假单胞菌中的碳青霉烯酶，而与 mCIM 联合的 eCIM 试验用以区分肠杆菌科的金属 β - 内酰胺酶和丝氨酸碳青霉烯酶。mCIM 可以单独试验，但 eCIM 必须联合 mCIM 来做。且只有当 mCIM 阳性时，eCIM 才有效。

1）mCIM　1μl 接种环取血平板上过夜培养的肠杆菌科待测菌或 10μl 铜绿假单胞菌，在 2ml TSB 中乳化，涡旋震荡 10 ~ 15 秒。将 10ug 美罗培南纸片加到每个菌悬液管中，确保纸片浸没其中。35℃ ±2℃于大气环境中孵育 4 小时 ±15 分钟。临近孵育完成时，用生理盐水或营养肉汤制备大肠埃希菌 ATCC 25992 的 0.5 麦氏标准菌悬液，按纸片扩散法将其接种于 MHA 培养基上，确保菌悬液的制备和 MHA 平板接种于 15 分钟完成。用 10μl 接种环将美罗培南纸片从肉汤中取出，沥干过多的液体，将其贴于已接种指示菌 MHA 平板上。翻面放置平板，35℃ ±2℃于大气环境中孵育 18 ~24 小时，量取抑菌圈直径。当抑菌圈直径 6 ~ 15mm 或在 16 ~18mm 抑菌圈内有散在菌落的，纸片中的美罗培南被水解，结果为无抑菌圈或对大肠埃希菌 ATCC 25922 有抑制性生长，则为碳青霉烯酶阳性。

2）eCIM　另取一只试管，加入 20μl 0.5M EDTA 于 2ml TSB 中，重复 mCIM 的操作过程，mCIM 和 eCIM 试管平行进行。将 mCIM 和 eCIM 试管中的美罗培南纸片捞出并贴在一个已涂布大肠埃希菌 ATCC 25922 的 MHA 平板上。当 mCIM 阳性时，eCIM 结果与 mCIM 结果比较，美罗培南抑菌圈直径相差≥5mm，但仅对于 eCIM，任何抑菌圈内的针尖状菌落应忽略不计。在有 EDTA 的情况下碳青霉烯酶的活性被抑制，使得纸片上的美罗培南不会被水解，且大肠埃希菌被抑制，并且与 mCIM 抑菌圈直径相比，eCIM 抑菌圈直径增加时，金属 β - 内酰胺酶阳性。

3. 临床意义与评价　Carba NP 对于检测 KPC、NDM、VIM、IMP、SPM 和 SME 型碳青霉烯酶具有较好的敏感性和特异性，但对于其他类型的碳青霉烯酶的检测敏感性和特异性存在差异。检测快速，但其需要自己制备特殊试剂。mCIM 试验检测 KPC、NDM、VIM、IMP、IMI、SPM、SME 和 OXA 型碳青霉烯酶的敏感性和特异性突出。eCIM 试验对于区分金属酶（NDM、VIM 和 IMP）和丝氨酸碳青霉烯酶（KPC、OXA 和 SME）的敏感性和特异性均较好。mCIM 和 eCIM 无需特殊试剂或培养基，但其需要过夜培养。

二、耐药基因检测

细菌的耐药表型通常由耐药基因决定，不具有耐药基因的细菌可通过细菌间的传递而获得具有耐药表型的外源性基因；也可因细菌自身基因的突变赋予细菌耐药性。

（一）原理

细菌携带的耐药基因表达，表现为对相应的抗菌药物耐药，因而可用基因试验方法（PCR 等）检测细菌的耐药基因，从而判断待检菌株是否为耐药株。

临床可检测的耐药基因主要有：葡萄球菌与甲氧西林耐药有关的 *mecA* 基因，肺炎链球菌与青霉素耐药有关的 *pbp* 基因，大肠埃希菌与 β - 内酰胺类耐药有关的 *blaTEM*、*blaSHV*、*blaOXA* 基因，肠球菌与万古霉素耐药有关的 *vanA*、*vanB*、*vanC*、*vanD* 基因，红霉素耐药有关的红霉素甲基化酶 *erm* 基因，泵出基因 *mefA*、*mefE* 和 *msrA* 等，喹诺酮类药物耐药常与 *gyr* 和 *par* 基因突变有关。

（二）检测方法

检测抗菌药物耐药基因的方法主要有以下几种。

1. PCR 扩增 扩增目标 DNA，使用琼脂糖电泳、探针杂交技术或 DNA 序列测定确定扩增片段。

2. PCR－RFLP 分析 即限制性片段长度多态性分析。方法为扩增后的 DNA 用特定的内切酶消化，由于其碱基组成不同，产生不同长度的酶切片段，再经电泳，就可反映出基因组 DNA 碱基序列组成与已知耐药基因序列是否存在差异。

3. PCR－SSCP 分析 即单链构象多态性分析。方法为将 PCR 扩增后 DNA 变性成单链，然后电泳，由于单链氨基酸在聚丙烯酰胺凝胶电泳的迁移率与核苷酸的空间构型密切相关。若单链核苷酸的序列发生突变，甚至是单个碱基的变化，其空间构型都有可能不同，电泳迁移率也不同。

4. PCR－线性探针分析 根据耐药基因片段大小，设计包含常见突变位点的不同寡核苷酸探针（R 探针），同时设计该基因的正常序列探针（S 探针），与待测株 PCR 扩增产物杂交并显影。若扩增产物与 S 探针杂交阴性，与 R 探针杂交阳性，则待检菌株为耐药株，反之为敏感株。

5. 生物芯片技术 是由固定于各种支持介质上的高密度寡核苷酸分子、基因片段或多肽分子的微阵列组成生物芯片。用荧光标记的靶分子与芯片上的探针分子结合后，可通过激光共聚焦荧光扫描或电荷偶联摄像机对荧光信号的强度变化进行检测，从而对杂交结果进行量化分析。

6. 自动 DNA 测序 PCR 扩增待测基因后，将扩增产物直接测序，可准确判断碱基突变的位点。

（三）临床意义与评价

基因试验方法检测耐药基因并不能 100% 检出耐药菌，且方法复杂，因而只有少数耐药基因的检测在临床上有所应用。耐药基因检测主要用于鉴别 MIC 测定结果不定或处于临界点的细菌耐药机制；早于培养和药敏结果出来之前提供临床感染和用药治疗信息；引起医院感染的特定耐药菌的流行病学调查，追踪病原微生物的来源，跟踪其传播途径；评价新的敏感性试验方法，判断药敏临界菌的结果。

基因试验方法应检测耐药基因的开放阅读框或编码区的核苷酸序列，因为其以外的序列含有启动子序列或插入元件，前者可存在于其他耐药菌或敏感菌之中。

三、临床重要耐药菌检测

临床上的耐药菌很多，主要有：①多重耐药菌（multidrug－resistant，MDR），指对三类（如氨基糖苷类、红霉素、β－内酰胺类）或三类以上结构不同、作用机制不同的抗菌药物同时耐药的菌株；②极端耐药菌（extensively drug－resistant，XDR），指除一种或两种种类的抗菌药物之外，对其他种类的抗菌药物均表现为耐药，是细菌耐药的终极阶段；③泛耐药菌（pandrug－resistant，PDR），是对几乎所有种类抗菌素均耐药，比如泛耐药的不动杆菌属细菌，是对氨基糖苷、青霉素、头孢菌素、碳青霉烯类、四环素类、氟喹诺酮、黏菌素、替加环素等均耐药。耐药菌的出现增加了感染性疾病治愈的难度，并迫使人类寻找新的对抗微生物感染的方法。

（一）原理

检测特殊耐药菌的方法有纸片扩散法、稀释法、E－试验法和耐药基因检测等，原理参照本章第二、三节。

（二）检测方法

1. 耐甲氧西林葡萄球菌　检测 *mecA* 基因或 *mecA* 基因所表达的蛋白（PBP2a）是检测葡萄球菌对甲氧西林耐药的最准确的方法。基于苯唑西林或头孢西丁的方法均可用于检测葡萄球菌 *mecA* 介导的耐药性。对 1μg 苯唑西林纸片的抑菌圈直径≤10mm 或 30μg 头孢西丁纸片的抑菌圈直径≤21mm，或其苯唑西林 MIC≥4μg/ml 的金黄色葡萄球菌或路邓葡萄球菌和对 30μg 头孢西丁纸片的抑菌圈直径≤24mm 的其他葡萄球菌（不包括伪中间葡萄球菌和施氏葡萄球菌）被称为耐甲氧西林葡萄球菌（methicillin resistant *Staphylococcus*，MRS）。检测 MRS 有头孢西丁纸片扩散法、苯唑西林琼脂稀释法、乳胶凝集试验检测 PBP2a、*mecA* 基因检测和 MRSA 显色培养基法等。

（1）苯唑西林或头孢西丁纸片扩散法　根据纸片扩散法药敏试验进行操作，以过夜琼脂平板的培养物制备待检菌悬液，调整至 0.5 麦氏管浓度，贴苯唑西林（1μg/片）或头孢西丁（30μg/片），在空气中 33～35℃（试验温度高于 35℃不能检出 MRSA）孵育 16～18 小时，之后量取抑菌圈直径。

（2）头孢西丁微量肉汤稀释法　使用含 4μg/ml 头孢西丁的 CAMHB 培养基，接种 5×10^4/孔待检菌悬液，在空气中 33～35℃（试验温度高于 35℃不能检出 MRSA）孵育 16～20 小时，之后读取 MIC。

（3）苯唑西林琼脂筛选法　将 M－H 琼脂补充 4% NaCl 和苯唑西林（6μg/ml）倾注成平板，调整待检菌悬液为 0.5 号麦氏管浓度。使用 1μl 接种环蘸取菌液，在平板上涂成直径 10～15mm 斑点。替代方法：用棉拭子蘸取菌液涂成类似大小斑点或划满 1/4 区，33～35℃（不可超过 35℃）孵育 24 小时，用透射光检查平板中生长的菌落，只要有 1 个菌落生长就提示耐甲氧西林。

2. 诱导型克林霉素耐药葡萄球菌

（1）D－抑菌圈试验　适用于对红霉素耐药并且对克林霉素敏感或中介的葡萄球菌和 β－溶血性链球菌，方法是纸片琼脂扩散法。对于葡萄球菌，距 15μg 红霉素纸片 15～26mm 处放置 2μg 克林霉素纸片进行检测。对于 β 溶血性链球菌，将 15μg 红霉素纸片和 2μg 克林霉素纸片贴在相邻的位置，纸片边缘相距 12mm。结果显示靠近红霉素纸片一侧的克林霉素抑菌圈出现“截平”现象（称为 D－抑菌圈，图 9－6），即提示可诱导性克林霉素耐药，此菌株报告为“克林霉素耐药”。

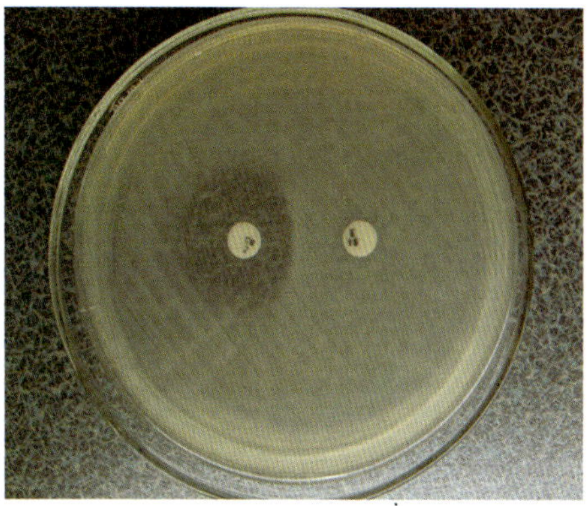

图 9－6　D－抑菌圈试验

（2）微量肉汤稀释法　使用 CAMHB 培养基，在同一孔内加 4μg/ml（β－溶血性链球菌加 1μg/ml）红霉素和 0.5μg/ml 克林霉素，其余遵照标准的肉汤微量稀释法操作。该微量肉汤试验稀释法仅适用于对红霉素耐药（MIC≥8μg/ml）且对克林霉素敏感或中介（MIC≤2μg/ml）的菌株。如果孔内细菌有任何生长，则为诱导克林霉素耐药试验阳性，应报告克林霉素耐药。若无生长，诱导克林霉素耐药阴性。

3. 高水平氨基糖苷类耐药和万古霉素耐药肠球菌 肠球菌对氨基糖苷类的耐药性有中度耐药和高度耐药，高水平氨基糖苷类耐药（high - level aminoglycoside resistance，HLAR）肠球菌对青霉素或糖肽类与氨基糖苷类联合用药呈现耐药。HLAR 检测方法包括纸片扩散法、琼脂稀释法和微量肉汤稀释法。万古霉素常作为治疗肠球菌属感染的最后有效抗菌药物，对 30μg 万古霉素纸片抑菌圈直径≤14mm 或 MIC≥32μg/ml 的肠球菌被称为耐万古霉素肠球菌（vancomycin resistant Enterococcus，VRE）。检测方法有脑心浸液琼脂（BHI）万古霉素琼脂筛选法、E - 试验法和显色培养基法等。

（1）氨基糖苷纸片扩散法　将待检菌悬液调成 0.5 麦氏比浊浓度接种至 M - H 琼脂培养基，贴庆大霉素纸片（120μg/片）或链霉素纸片（300μg/片），在空气中 35℃孵育 16 ~ 18 小时量取抑菌圈直径，6mm 为耐药；7 ~ 9mm 为不确定；抑菌圈直径≥10mm 为敏感。

（2）氨基糖苷微量肉汤稀释法　遵照标准肉汤稀释法，使用含 500μg/ml 庆大霉素或 1000μg/ml 链霉素的脑心浸出液琼脂（BHI 肉汤），接种待检菌悬液，在空气中 35℃ ±2℃孵育 24 小时，如果孔内细菌有任何生长，则为耐药。链霉素试验若孵育 24 小时结果阴性，再孵育 24 小时观察结果。

（3）氨基糖苷琼脂稀释法　将 10μl 的 0.5 麦氏浊度菌悬液点种在含 500μg/ml 庆大霉素或 2000μg/ml 链霉素的脑心浸液琼脂（BHI 琼脂）平板表面，在空气中 35℃ ±2℃孵育 24 小时观察结果，>1 个菌落为耐药。链霉素试验若孵育 24 小时结果阴性，再孵育 24 小时观察结果。

（4）万古霉素琼脂筛选试验　将 1 ~ 10μl 的 0.5 麦氏浊度菌悬液点种在含 6μg/ml 万古霉素的 BHI 琼脂平板表面，或用棉拭子浸入菌悬液中蘸取菌液，在液面上方挤去多余菌液，于试验平板上涂成直径 10 ~ 15mm 斑点或在部分区域划线接种，在空气中 35℃ ±2℃孵育 24 小时观察结果，>1 个菌落推测万古霉素耐药。

4. 耐青霉素肺炎链球菌 1μg 苯唑西林纸片抑菌圈直径≥20mm 的肺炎链球菌对青霉素敏感（MIC≤0.06μg/ml）。抑菌圈直径≤19mm 可发生在青霉素耐药、中介或某些敏感菌株中，当肺炎链球菌对 1μg 苯唑西林纸片的抑菌圈直径≤19mm 时，应测定青霉素 MIC，以确定其是否为青霉素不敏感株以及鉴别其为青霉素中介耐药肺炎链球菌或耐青霉素肺炎链球菌（penicillin resistant Streptococcus pneumonia，PRSP）。

5. 产超广谱 *β* - 内酰胺酶肠杆菌科细菌 根据 ESBLs 可被克拉维酸抑制特性而设计了多种检测 ESBLs 的方法。可采用纸片扩散法、微量肉汤稀释法进行初筛和确证试验检测 ESBLs，也可使用专用的 ESBLs 的 E 试条进行 ESBL 的表型确证试验。除此之外，双纸片协同试验、三维试验和显色培养法等也可检测 ESBLs。

6. 产碳青霉烯酶肠杆菌科细菌 是指对碳青霉烯类抗菌药物（亚胺培南、美罗培南、厄他培南或多利培南）耐药或产碳青霉烯酶的肠杆菌科细菌。碳青霉烯酶是介导耐药的最常见机制，依据酶活性中心位点是否为金属离子可分为金属酶（B 组）和丝氨酸酶（A 组和 D 组），主要包括 KPC、NDM、IMP 和 OXA 酶等。可用药敏表型筛选试验、碳青霉烯酶的表型和基因型确证试验准确检出 CRE 及确定其碳青霉烯酶类型。此外，MALDI - TOF 质谱技术、生物发光技术、芯片、PCR 检测碳青霉烯酶基因等也应用到 CRAB 的检测。耐药检测对优化患者治疗和及时实施感染控制措施至关重要。

（三）临床意义与评价

1. 耐甲氧西林葡萄球菌检测　对于 MRS，不论其体外药敏试验结果如何，所有的β－内酰胺类药物和β－内酰胺/β－内酰胺酶抑制剂均显示临床无效；绝大多数 MRS 为多重耐药，耐药范围包括氨基糖苷类、大环内酯类、四环素类等。

路邓葡萄球菌和其他凝固酶阴性的葡萄球菌不宜采用苯唑西林纸片扩散法。如果金黄色葡萄球菌对苯唑西林测试结果（纸片扩散法）为中介，应检测 *mecA* 或 PBP2a、测定头孢西丁 MIC 或头孢西丁纸片试验、苯唑西林 MIC 测定或苯唑西林盐琼脂筛选。应报告这些试验的结果而不是苯唑西林中介。

2. 诱导型克林霉素耐药葡萄球菌　诱导克林霉素耐药试验阳性，推测待检菌株对克林霉素耐药，应报告分离株“克林霉素耐药”，但在某些患者克林霉素可能仍然有效。

3. 高水平氨基糖苷类耐药和万古霉素耐药肠球菌　氨基糖苷类药物庆大霉素或链霉素试验结果为耐药，表明其与作用于细胞壁合成的药物（如氨苄西林、青霉素和万古霉素）联合无协同作用；敏感则表明其与作用于细胞壁合成、而且也是敏感的药物（如氨苄西林、青霉素和万古霉素）联合出现协同作用；氨基糖苷纸片扩散法结果为不确定时需采用琼脂稀释法或微量肉汤稀释法重复测试进行确证。

测万古霉素 MIC 和动力试验及色素产生将有助于区别万古霉素获得性耐药（*vanA* 和 *vanB*）与固有、中介水平耐药（*vanC*）。临床 VRE 感染的治疗相当棘手，对青霉素敏感的 VRE 可用青霉素和庆大霉素联合治疗，若对青霉素耐药而不是高水平耐氨基糖苷类可用壁霉素＋庆大霉素。

4. 耐青霉素肺炎链球菌　临床治疗显示，氨苄西林、氨苄西林/舒巴坦、头孢克肟、头孢唑肟对 PRSP 的疗效很差，但应检测对头孢曲松、头孢噻肟和美罗培南等的 MIC 以判断是否对这些抗生素敏感。脑脊液中分离的肺炎链球菌应常规采用可靠的 MIC 法测试、报告其对青霉素和头孢噻肟或头孢曲松或美罗培南的敏感性，并采用 MIC 法或纸片法测试其对万古霉素的敏感性。

5. 产超广谱β－内酰胺酶的肠杆菌科细菌　产 ESBL 克雷伯菌和大肠埃希菌不论其体外药物敏感试验结果如何，对青霉素、头孢菌素和氨曲南治疗无效。

6. 产碳青霉烯酶肠杆菌科细菌　对于仍在使用 M100－S20 文件（2010 年 1 月）中的肠杆菌科碳青霉烯酶类 MIC 折点的实验室需要做 Carba NP 试验、mCIM、eCIM。但在实施 CLSI 2019 推荐的新折点后，除用于流行病学或感染控制的目的外，临床不常规推荐上述试验。

本章小结

本章主要介绍抗菌药物分类、抗菌药物敏感性试验及细菌耐药性检测。目前临床上所使用的抗菌药物主要通过破坏细菌细胞壁的完整、抑制细菌蛋白质的合成、干扰细菌核酸代谢、攻击细菌细胞膜结构等途径，对细菌产生抑制和杀灭作用。常见的抗菌药物包括：作用于细胞膜的β－内酰胺类；作用于细胞壁的糖肽类、磷霉素类；阻碍蛋白质合成的氨基糖苷类、大环内酯类、四环素类、林可霉素类、噁唑烷酮类、链阳菌素类、酰胺醇类；干扰核酸代谢的氟喹诺酮类、利福霉素类、磺胺类等。

抗菌药物敏感性试验是测定抗菌药物或其他抗微生物制剂在体外抑制细菌生长的能力。药敏试验的抗菌药物应遵循相关指南，并结合本医院、本地区的常用抗菌药物和常见病原菌的耐药状况进行选择。在我国主要遵循美国临床实验室标准化研究所制定的抗菌药物选择原则，对各种临床常见的非苛养菌、苛养菌及厌氧菌进行常规药敏试验和报告时的选药标准。常用的体外抗菌药物敏感试验主要有纸片扩散法、稀释法、E－试验法、联合药物敏感试验和杀菌试验及自动化仪器法。

扫码“练一练”

细菌耐药性检测包括细菌耐药表型的检测和耐药基因型的检测，细菌耐药表型可通过抗菌药物体外敏感性试验的结果进行推测，亦可通过检测耐药基因的产物，如耐药酶（超广谱β－内酰胺酶）的存在与否进行检测。细菌携带的耐药基因表达，表现为对相应的抗菌药物耐药，因而可用基因试验方法（PCR等）检测细菌的耐药基因，从而判断待检菌株是否为耐药株。

（刘文恩）

第三篇

微生物检验

本篇主要介绍细菌、真菌与病毒的鉴定。微生物的鉴定即是通过一系列的方法，将临床标本中分离的未知病原体归属到一定的种属，并赋予病原体名称的过程。随着科学技术的进步，微生物鉴定技术从最初的微生物形态检查技术，发展到生化反应技术、免疫学技术、分子生物学技术以及色谱和质谱技术。

目前临床实验室对细菌与真菌的鉴定主要采用以生理生化特征为依据的传统（常规）鉴定方法，近年来发展起来的一种新型的软电离生物质谱分析技术－基质辅助激光解吸电离飞行时间质谱鉴定技术（MALDI－TOF－MS）已广泛应用于临床，在后述的微生物的鉴定中不一一赘述。本篇第十一章至第二十三章以细菌、真菌的属为单元，从分类和命名、生物学特性、鉴别与鉴定、抗菌药物敏感性与临床意义五个方面加以阐述。第二十四章至第二十七章以病毒科为单元，也从类似的五个方面加以叙述。病毒分离培养后纯培养物的鉴定在临床实验室没有常规开展，往往采用免疫学技术与核酸检测，故将标题“鉴别与鉴定”改写成“病毒检验”。

第十章　微生物分类与命名

本章要点

1. **掌握**　细菌、病毒与真菌分类方法及命名。
2. **熟悉**　细菌、病毒与真菌分类系统。

微生物的分类、命名与鉴定是在全面了解微生物的生物学特征的基础上，研究它们的起源、演化以及与其他类群之间的亲缘关系，进而提出能反映自然发展的分类系统。分类学是研究生物的基础，包括分类（classification）、命名（nomenclature）和鉴定（identification）三个方面。临床微生物学检验即是以分类学为原则，对临床检验标本中的可能存在的微生物给出确切的生物学名称。在本篇的开始首先引入微生物分类学是必要之举。

扫码“学一学”

扫码“看一看”

第一节　细菌分类与命名

细菌分类学（taxonomy）是指对细菌进行分类、命名与鉴定的一门学科。它的任务是在全面了解细菌的生物学特征的基础上，研究它们的种类，探索其起源、演化以及与其他类群之间的亲缘关系，进而提出能反映自然发展的分类系统，并将细菌加以分类。它包括三个方面：分类、命名和鉴定。

细菌分类是根据每种细菌各自的特征，并按照它们的亲缘关系分类，以不同等级编排成系统。分类方法大体有两种：①以细菌的形态和生理、生化等特性为依据的表型特征分类法，包括传统分类法（classical classification）和数值分类法（numerical classification）；②用化学分析和核酸分析，以细菌大分子物质（核酸、蛋白质）结构的同源程度进行分类的方法，称种系分类（phylogenetic classification）或自然分类（natural classfication）。在分类实践中，将表型与系统进化学分类的优点相结合的分类方法也称为多相分类学（polyphasic taxonomy）。多相分类学是由 Colwell 于 1970 年代提出的，其含义是将所有可以获得的表型、基因型和系统发育信息整合在一起，建立普遍适用于所有细菌的分类方案。目前与此目的相适应的分类方法包括基因分类、表型分类及化学分类等方法。

细菌命名是在分类基础上，给予每种细菌一个科学名称，使之在生产实践、临床实践和科学研究工作中相互交流成为可能。按照细菌命名的法规，能保证所有的科研工作者以同样方式给予细菌命名。

细菌鉴定是将未知细菌按分类原则放入系统中某一适当位置和已知细菌比较其相似性，用对比分析方法确定细菌的分类地位。若与已知细菌相同即采用已知菌的名称，不同者则按命名原则确定一个新名称。

一、细菌分类方法

（一）细菌分类等级

细菌的分类等级和其他生物相同，依次为界（kingdom）、门（phylum）、纲（class）、目（order）、科（family）、属（genus）、种（species）。细菌属于原核生物界（procaryotae），原核生物界分为古菌域与细菌域。

分类等级拉丁字尾比较固定，表示方法如下：目 - ales、亚目 - ineae、科 - aceae、亚科 - oideaae、族 - eae、亚族 - inae。

种是细菌分类的基本单位，将来源于同一个祖先群的一群菌株，且具有一定程度的表型一致性与有意义的 DNA - DNA 杂交关联度及高度 16S rRNA 基因序列相似性归成一个菌种；性状相近、关系密切的若干菌种组成一个菌属，相近的属归为一科，依次类推。在两个等级之间，可添加次要的分类单位，如亚门、亚纲、亚属和亚种等。群和组不是正式分类等级，是泛指具有某种共同特性的某个集体，任何等级都可借用。

同一菌种的各个细菌若在某些方面仍有一定的差异，可再分成亚种（subspecies），亚种以下的分类等级为型（type），以区别某些特殊的特征。例如，根据抗原结构不同而分的血清型（serotype），对噬菌体敏感性不同的噬菌体型（phagetype），对细菌素敏感性不同的细菌素型（bacteriocin - type），生化反应和某些生物学性状不同的生物型（biotype）。

由不同来源分离的同一种、同一亚种或同一型的细菌，称为株（strain）。株的建立是从一次单独分离物的单个原始菌落传代的纯培养物，例如从 10 个肺结核患者的痰液中分离出的 10 株结核分枝杆菌。具有某种细菌典型特征的菌株称为模式菌（typical strain）或标准菌株（standard strain），是该种菌株的参比菌株。在细菌的分类、鉴定和命名时以模式菌为依据，也可作为质量控制的标准。

细菌的分类是在对细菌的大量分类标记进行鉴定和综合分析的基础上进行的。用作细菌的分类标记有形态学、生理生化学、免疫化学和遗传学等方面的性状。近年来，应用各种现代化技术和设备研究细胞的化学结构和化学组成，分析它们的来源关系，为发展细菌分类学开拓了前景。

（二）细菌表型特征分类法

细菌的形态、染色以及细菌的特殊结构是最早应用和最基本的分类依据，众多的理化特征，如细菌生长条件、营养要求、需氧或厌氧、抵抗力、菌体成分、能否利用某些糖类和有机酸、蛋白质、氨基酸、代谢途径、代谢产物、毒素、致病力等，也一直作为分类依据。目前，以生理生化学作为细菌分类方法有两种，即传统分类法和数值分类法。

1. 传统分类法　主要根据细菌的形态和生理生化特征等为依据进行分类，选择一些较为稳定的生物学性状，如细菌的形态结构、染色性、培养特性、生化反应、抗原性作为分类依据，然后按主次顺序逐级区分。这种方法使用方便，分类亦较为明确，但往往带有一定程度的盲目性，且易受细菌表型变异的影响。

2. 数值分类法　20 世纪 60 年代随计算机的应用而发展的细菌分类方法。它对细菌的各种生物学性状按“等重要原则”进行分类，一般需选用 50 项以上的生理、生化指标逐一进行比较，通过计算机分析各细菌间的相似度，划分细菌的属和种，并确定它们的亲缘关系。

细菌鉴定的自动化是近些年来细菌鉴定的发展方向，多种商品化的半自动及全自动鉴定系统已广泛地应用于细菌分类及临床鉴定，并已部分取代了传统的表型分析方法。自动化鉴定系统中多使用含有脱水的干化试剂微量板条，这些板条使鉴定过程实现了快速、方便和标准化。

（三）细菌遗传学分类法

遗传学分类是以细菌的核酸、蛋白质等组成的同源程度分类，该分类法具有下述的优点：①对细菌的“种”有一个较为一致的概念；②使分类不会出现经常性或根本性的变化；③可制定可靠的细菌鉴定方案；④有利于了解细菌的进化和原始亲缘关系。目前较稳定的细菌基因型分类法包括DNA碱基组成G+C摩尔百分比［（G+C）mol%］分析、核酸同源值测定、核蛋白体RNA（rRNA）碱基序列测定和16S rRNA编码基因（16S rDNA）序列分析。

1. DNA碱基组成（G+C）mol%分析 DNA分子两条链上四种碱基的总分子量为100，测定其中G+G或A+T摩尔百分比，能反映出细菌间DNA分子同源程度，习惯上以G+C作为细菌分类标记。不同菌属间的（G+C）mol%范围很大，在24%～76%之间，但同一种细菌（G+C）mol%相当稳定，含量差异不大于3%，同一菌属不同菌种（G+C）mol%含量差异不大于10%。目前测定多用加热变性法，紫外吸收度的增加与解链程度成正比，加热变性的DNA由于双链分开，使A_{260}紫外吸收度增加；用T_m表示DNA分子中50%解链时的温度，T_m随（G+C）mol%的含量线性增加；在通常条件下，（G+C）mol%为40%的DNA其T_m约为87℃，（G+C）mol%含量每增加1%，T_m约增加0.4℃，因而通过T_m可测出（G+C）mol%含量。

2. 核酸同源值测定 同一种细菌的（G+C）mol%相同，但（G+C）mol%相同的却不一定是同一细菌，因为（G+C）mol%并不能反映其碱基的序列。较为精确的方法是利用分子杂交技术测定DNA分子的相似度。其基本步骤均是先提取菌株的DNA，加热变性解链，然后将两种变性的DNA（其中一种为标记DNA或rRNA）混合液在一定的温度下复性，重新得到杂交的双螺旋DNA分子，鉴定其双螺旋结合率。结合率的大小反映了DNA碱基序列的相似程度和菌种之间的亲缘关系的亲疏。DNA/DNA杂交技术操作受盐、甲酰胺浓度与温度等反应条件影响，应当选择最优反应条件作为DNA-DNA杂交实验标准。

3. 核蛋白体RNA碱基序列测定 细菌核蛋白体RNA序列比较保守，其进化十分缓慢。分离提取细菌16S rRNA，用T1核酸酶消化，分析寡核苷酸的碱基序列可测出rRNA的相关性，绘制各类群关系和树状谱，从而确定种系的发生关系。在分类学实践中，该方法也经常用于替代DNA-DNA杂交研究的“种”的界定，但对于某些菌属如棒状杆菌属、分枝杆菌属则不能，因为它们包含了许多亲缘关系密切的复合群，群内各菌种间16S rRNA基因序列几乎完全一致。

（四）细菌化学分类法

细菌化学分类法是指收集细菌细胞不同化学组分进行分类方法，包括：①细胞壁成分；②细胞脂肪酸；③MALDI-TOF和其他质谱分析；④傅里叶变换红外光谱分析。

二、细菌命名与分类系统

（一）细菌命名

《国际细菌命名法典》（The International Code of Nomencluture of Bacteria）1990年修订本（1992年ASM出版）是目前公认的命名法典，是在1975年出版的基础上，经历了十余年，三届国际微生物学会议的努力而通过的一部法典，它确认了1980年1月1日后由国际系统细菌学杂志（International Journal of Systematic Bacteriology，IJSB）合法发表的细菌命名。

细菌的科学名称（学名）采用生物双名式（binomen），具备拉丁化文字的形式和明确分类等级的两个特点，即有一个属名和一个种名构成。属名在前，是名词，首字母大写；种名在后，是形容词，不论是否为人名或地名均须小写；两者均用斜体表示。细菌学名的中文译名则种名在前，属名在后。例如 *Mycobecterium tuberculosis*（结核分枝杆菌）。属名也可用第一个字母代表，如 *M. tuberculosis* 等。有时某些常见的细菌也可用习惯通用俗名如 *tuberoulosis*（结核杆菌）、*typhoid bacilus*（伤寒杆菌）等。有时泛指某一属细菌而不特指其中的某个细菌则可在属名之后加上 sp，如 *Mycobacterium sp*，即表示分枝杆菌属（sp 代表菌种 species，复数用 spp）；如果使用 1 个亚种的名称，则在种名后再加亚种名，如 *Klesbsiella penumoniae subspecies pneumoniae*。

命名法典规定，新的细菌名称必须在 IJSB 发表后，经过世界公认的国际细菌命名裁定委员会公布，菌名批准目录刊登后方可正式应用。凡有关细菌研究的学术论文必须使用上述正式命名的细菌学名。

（二）细菌分类系统

国际上普遍采用伯杰（Bergey）分类系统，自 1923 年《伯杰鉴定细菌学手册》（Bergey's Manual of Determinative Bacteriology）第 1 版问世以来每隔四五年修订一次，至 1974 年已出版至第 8 版。1984 年将其易版为《伯杰系统细菌学手册》（Bergey's Manual of Systemic Bacteriology），共分 4 卷。在此版中，对细菌的高级分类作了重新安排，以细菌细胞壁的结构特点，将原核生物界分为 4 个菌门：薄壁菌门（Gracilicutes）、厚壁菌门（Firmicutes）、软壁菌门（Tenericutes）和疵壁菌门（Mendosicutes）。1994 年出版了《伯杰鉴定细菌学手册》第 9 版，该版摘录《伯杰系统细菌学手册》第 1 ~4 卷所有菌属的表型描述，把所有细菌根据类型排列成 1 ~35 群，除群 11 蓝藻菌保留“目”分类单位，其余细菌不设目，除了群 5 保留肠杆菌科、弧菌科和巴斯德菌科科名和群 11 蓝藻菌科外，其他均无科名，但以细菌表型为基础的 4 个主要类型和《伯杰系统细菌学手册》提出的 4 个菌门正好相对应。

目前使用的分类法主要基于 Bergey 系统细菌学手册第二版中提出的分类法。尽管它不是 ICSP 认可的官方文件，但它首先是在各级分类单元中广泛采用细胞化学分析、数值分类方法和核酸技术，尤其是 16S rRNA 序列分析技术，以阐明细菌的亲缘关系，按照细菌的门、纲、目、科、属进行分类，反映了细菌分类从按表型分类体系向自然的分类体系的转变。第 2 版《伯杰系统细菌学手册》共 5 卷，2001 年 5 月出版了第 1 卷，相继于 2004 年 5 月（第 2 卷）、2009 年（第 3 卷）、2010 年（第 4 卷）与 2012 年（第 5 卷）出版齐全。

第 2 版《伯杰系统细菌学手册》细菌域共有 24 个门（Phylum），与医学有关的主要细菌分别在第 2 卷（变形菌门）、第 3 卷（厚壁菌门）与第 5 卷（放线菌门）介绍。第 2 版《伯杰系统细菌学手册》中与医学有关的重要细菌菌属见表 10 - 1。可登陆 http：//www. bergeys. org 查阅最新资料。

临床上也有采用 CDC 系统进行分类。该系统由美国疾病控制和预防中心（center for disease control and prevention，CDC）使用核酸杂交和核酸序列分析结果编排，如肠杆菌科的 CDC 分类法（详见第 12 章），可登陆 http：//www. cdc. gov 查阅最新资料。

表 10-1　第 2 版伯杰系统细菌学手册中与医学有关的重要细菌菌属

科	属	主要致病菌
螺旋体科（*Spirochaetaceae*）	密螺旋体属（*Treponema*）	梅毒螺旋体（*T. pallidum*） 品他病密螺旋体（*T. carateum*）
	疏螺旋体属（*Borrelia*）	伯氏疏螺旋体（*B. burgdorferi*） 回归热疏螺旋体（*B. recurrentis*）
钩端螺旋体科（*Leptospiraceae*）	钩端螺旋体属（*Leptospira*）	问号钩端螺旋体（*L. interrogans*） 博氏钩端螺旋体（*L* biflexa）
布鲁菌科（*Brucellaceae*）	布鲁菌属（*Brucella*）	马耳他布鲁菌（*B. melitensis*） 流产布鲁菌（*B. abortus*） 猪布鲁菌（*B. suis*） 犬布鲁菌（*B. canis*）
立克次体科（*Rickettsiaceae*）	立克次体属（*Rickettsia*）	普氏立克次体（*R. prowazekii*） 伤寒立克次体（*R. typhi*）
	东方体属（*Orientia*）	恙虫病东方体（*O. tsutsugamushi*）
无形体科（*Anaplasmataceae*）	埃里希体属（*Ehrlichia*）	
巴尔通体科（*Bartonellaceae*）	巴尔通体属（*Bartonella*）	汉氏巴尔通体（*B. henselae*）
奈瑟菌科（*Neisseriaceae*）	奈瑟菌属（*Neisseria*）	脑膜炎奈瑟菌（*N. meningitides*） 淋病奈瑟菌（*N. gonorrhoeae*）
产碱菌科（*Alcaligenaceae*）	产碱菌属（*Alcaligenes*）	
	鲍特菌属（*Bordetella*）	百日咳鲍特菌（*B. pertussis*）
螺菌科（*Spirillaceae*）	螺菌属（*Spirillum*）	
柯克斯体科（*Coxiellaceae*）	柯克斯体属 *Coxiella*）	贝纳柯克斯体（*C. burnetii*）
军团菌科（*Legionellaceae*）	军团菌属（*Legionella*）	嗜肺军团菌（*L. pneumophila*）
假单胞菌科（*Pseudomonadaceae*）	假单胞菌属（*Pseudomonas*）	铜绿假单胞菌（*P. aeruginosa*）
莫拉菌科（*Moraxellaceae*）	莫拉菌属（*Moraxella*）	
弗朗西斯菌科（*Francisellaceae*）	弗朗西斯菌属（*Francisella*）	土拉弗朗西斯菌（*F. tularensis*）
肠杆菌科（*Enterobacteriaceae*）	埃希菌属（*Escherichia*）	大肠埃希菌（*E. coli*）
	志贺菌属（*Shigella*）	痢疾志贺菌（*S. dysenteriae*） 福氏志贺菌（*S. flexneri*） 鲍氏志贺菌（*S. boydii*） 宋内志贺菌（*S. sonnei*）
	沙门菌属（*Salmonella*）	肠沙门菌伤寒血清型（*Salmonella enterica* serotype Typhi） 肠沙门菌副伤寒血清型（*Salmonella enterica* serotype Paratyphi） 肠沙门菌鼠伤寒血清型（*Salmonella enterica* serotype Typhimurium） 肠沙门菌猪霍乱血清型（*Salmonella enterica* serotype Choleraesuis） 肠沙门菌肠炎血清型（*Samonella enteric* serotype Enteritidis）
	克雷伯菌属（*Klebsiella*）	肺炎克雷伯菌（*K. peneumoniae*）
	变形菌属（*Proteus*）	
	普罗威登斯菌属（*Providencia*）	
	耶尔森菌属（*Yersinia*）	鼠疫耶尔森菌（*Y. pestis*） 小肠结肠炎耶尔森菌（*Y. enterocolitica*） 假结核耶尔森菌（*Y. pseudotuberculosis*）

续表

科	属	主要致病菌
弧菌科（*Vibrionaceae*）	弧菌属（*Vibrio*）	霍乱弧菌（*Vibrio cholerae*） 副溶血性弧菌（*V. parahemolyticus*）
巴斯德菌科（*Pasteurellaceae*）	巴斯德菌属（*Pasteurella*）	多杀巴斯德菌（*P. multocida*）
	嗜血杆菌属（*Haemophilus*）	流感嗜血杆菌（*H. influenzae*）
弯曲菌科（*Campylobacteraceae*）	弯曲菌属（*Campylobacter*）	空肠弯曲菌（*C. jejuni*）
螺杆菌科（*Helicobacteraceae*）	螺杆菌属（*Helicobacter*）	幽门螺杆菌（*Helicobacter pylori*）
拟杆菌科（*Bacteroidaceae*）	拟杆菌属（*Bacteroides*）	脆弱拟杆菌（*B. fragilis*）
梭杆菌科（Fusobacteriaceae）	梭杆菌属（*Fusobacterium*）	坏死梭杆菌（*F. necrophorum*）
衣原体科（*Chlamydiaceae*）	衣原体属（*Chlamydia*）	沙眼衣原体（*C. trachomatis*） 鹦鹉热衣原体（*C. psittaci*） 肺炎衣原体（*C. pneumoniae*）
氨基酸球菌科（*Acidaminococcaceae*）	韦荣氏球菌属（*Veillonella*）	发酵氨基酸球菌（*Acidaminococcus fermentans*）
	氨基酸球菌属（*Acidaminococcus*）	肠氨基酸球菌（*Acidaminococcus intestini*）
消化链球菌科（*Peptostreptococcaceae*）	消化链球菌属（*Peptostreptococcus*）	
梭菌科（*Clostridiaceae*）	梭菌属（*Clostridium*）	破伤风梭菌（*C. tetani*） 产气荚膜梭菌（*C. perfrimgens*） 肉毒梭菌（*C. botulinum*） 艰难梭菌（*C. difficile*）
肠球菌科（*Enterococcaceae*）	肠球菌属（*Enterococcus*）	
链球菌科（*Streptococcaceae*）	链球菌属（*Streptococcus*）	化脓性链球菌（*S. pyogenes*） 无乳链球菌（*S. agalactiae*） 肺炎链球菌（*S. pneumoniae*）
葡萄球菌科（*Staphylococcaceae*）	葡萄球菌属（*Staphylococcus*）	金黄色葡萄球菌（*S. aureus*）
芽孢杆菌科（*Bacillaceae*）	芽孢杆菌属（*Bacillus*）	炭疽芽孢杆菌（*B. anthracis*） 蜡样芽孢杆菌（*B. cereus*）
李斯特菌科（*Listeriaceae*）	李斯特菌属（*Listeria*）	产单核细胞李斯特菌（*L. monocytogenes*）
丹毒丝菌科（*Erysipelotrichaceae*）	丹毒丝菌属（*Erysipelothrix*）	
支原体科（*Mycoplasmataceae*）	支原体属（*Mycoplasma*）	肺炎支原体（*M. pneumoniae*） 人型支原体（*M. hominis*） 生殖支原体（*M. genitalium*） 穿通支原体（*M. penetraus*）
	脲原体属（*Ureaplasma*）	解脲脲原体（*U. urealyticum*）
放线菌科（*Actinomycetaceae*）	放线菌属（*Actinomyces*）	衣氏放线菌（*A. israelii*） 内氏放线菌（*A. naeslundiis*） 黏放线菌（*A. viscousus*） 龋齿放线菌（*A. odontolyticus*）
棒杆菌科（*Corynebacteriaceae*）	棒状杆菌属（*Corynebacterium*）	白喉棒状杆菌（*C. diphtheriae*）
分枝杆菌科（*Mycobacteriaceae*）	分枝杆菌属（*Mycobacterium*）	结核分枝杆菌（*M. tuberculosis*） 麻风分枝杆菌（*M. laprae*） 鸟－胞内分枝杆菌（*M. avium－intracellulare*）
诺卡菌科（*Nocardiaceae*）	诺卡菌属（*Nocardia*）	星形诺卡菌（*N. asteroids*） 豚鼠耳炎诺卡菌（*N. caviae*） 巴西诺卡菌（*N. brasiliensis*）

扫码“学一学”

第二节 病毒分类与命名

目前临床上发现有500多种病毒可对人类致病，国际病毒学分类学委员会（international committee on taxonomy of viruses，ICTV）于1971年提出根据病毒基本性质进行分类的原则，随着近数十年各种新技术的发展和应用，病毒分类方法也不断完善。

一、病毒学分类方法

病毒表型特征分类法主要根据：①病毒体形态学特征，病毒颗粒的大小和形状、壳粒排列的对称性、有无包膜或刺突等。②病毒理化性质，病毒颗粒的分子质量、浮力密度、沉降系数、对pH和热的稳定性、对乙醚及去污剂的敏感性等。③病毒蛋白质特征，衣壳蛋白大小和数量、结构蛋白和非结构蛋白的氨基酸序列及功能活性。④病毒的抗原性，血清学反应特点、与相关病毒的交叉反应程度。⑤病毒的寄生性，如天然宿主范围、对细胞种类的特异性、病毒生长特性。⑥病毒的致病性，是否引起疾病、传播模式、组织嗜性和病理学等特征。

病毒遗传学分类法主要包括：①病毒基因组的特征。核酸类型（DNA或RNA），碱基序列，核酸链是单链或双链、线状或环状，有意义链是正单链、副单链或双链，是否分节段及节段的数量和大小等。②病毒基因组的结构及功能。结构基因及非结构基因的数目、位置及排列方式，开放阅读框及调控区，转录方式，翻译特征及翻译后加工特征，在宿主细胞内病毒体蛋白质分布特征，病毒体装配、成熟及释放方式等。

二、病毒命名与分类系统

国际病毒学分类学委员会当前认可以5个层级制定全球通用病毒分类，即目（order）、科（family）、亚科（subfamily）、属（genus）、种（species）。2013年国际病毒学分类学委员会公布报告：将病毒分为7个目、103个科，少数科进一步被分为亚科共22个亚科、455个属与2827个种。国际病毒分类系统是一个迅速发展和正在完善的系统，ICTV每次报告都出现较大变化，为了使用的病毒分类资料不落后于ICTV的报告，建议登录http//www.ictvonline.org/index.asp? bhcp=1查询，尽管在网页上看不到全文，但可及时浏览更新的内容。临床常见可以感染人类及动物的病毒种类见表10-2。表中内容摘自于ICTV网站2013年发布资料。至ICTV 2019年最新报告病毒分类的变化详见第24、25、26、27章。

病毒分为个目、科、亚科、属和种 。病毒目是一群具有某些共同特征的科，目名的词尾为“virales”。病毒科是一群具有某些共同特征的属，科名的词尾为viridae，“科”下面可以设立或不设立亚科，亚科名的词尾为virinae。病毒属是一群具有某些共同特征的种，属名的词尾为virus，在设立一个新的病毒属时必须有一个同时被承认的代表种（type species）。病毒种指构成一个复制谱系（replicating lineage）、占据一个特定小生境（ecological niche）与具有多个分类特征的病毒。病毒种的命名由几个有实际意义的词组成，但不是单独以宿主名加virus构成，当ICTV尚未肯定一个新的病毒种的分类地位时，新的病毒种可以作为暂定种列在适宜的属和科中；在不考虑病毒属和科的情况下，病毒种名与病毒株一起，均应有明确的含义；如果数字和字母已经用于某一特定病毒种的命名，其数字、字母或其组合可作为病毒种的形容词，现在已知的细菌病毒种名就是由数字和字母组成。

在病毒分类系统中所采用的病毒目、科、亚科和属均用斜体字书写或打印，目、科、亚科和属名的第一个字母要大写。在 1998 年 3 月 ICTV 在第 27 次常务会上对病毒种名的书写规则又重新作了修订，提出了所有的病毒种名用斜体，第一个词的首字母要大写，其他词除专有名词外首字母一般不大写，但在一些特殊情况下，当种的名称与常用的指一个具体病毒实体名称重合时，则种名不用斜体，首字母也不用大写，如 *Poxviridae*，（科）*Orthopoxvirus*（属）的 *Variola virus*（种），若写为 variola virus 则表示天花（small-pox）。另外，还规定暂定种（tentative species）不用斜体，第一个字母采用大写。

表 10－2 临床常见可以感染人类及动物的病毒种类（2013 年）

- 双链 DNA 病毒
  - 痘病毒科（*Poxviridae*）
    - 脊椎动物痘病毒亚科（*Poxvirinae*）*Chordopoxvirinae*
      - 正痘病毒属（*Orthopoxvirus*）；代表种 *Vaccinia virus*
      - 副痘病毒属（*Parapoxvirus*）；代表种 *Orf virus*
      - 软疣痘病毒属（*Molluscipoxvirus*）；代表种 *Molluscum contagiosum virus*
    - 昆虫痘病毒亚科（*Entomopoxvirinae*）
  - 疱疹病毒科（*Herpesviridae*）
    - α 疱疹病毒亚科（*α Herpesvirinae*）
      - 单纯疱疹病毒属（*Herpes simplex virus*）；代表种 *Human herpesvirus* 1
      - 水痘病毒属（*Varicellovirus*）；代表种 *Human herpesvirus* 3
    - β 疱疹病毒亚科（*β Herpesvirinae*）
      - 巨细胞病毒属（*Cytomegalovirus*）；代表种 *Human herpesvirus* 5
      - 玫瑰疹病毒属（*Roseolovirus*）；代表种 *Human herpesvirus 6A*
    - γ 疱疹病毒亚科（*γ Herpesvirinae*）
      - 淋巴潜隐病毒属（*Lymphocryptovirus*）；代表种 *Human herpesvirus* 4
      - 细长病毒属（*Rhadinovirus*）；代表种 *Saimiriine herpesvirus* 2
  - 腺病毒科（*Adenoviridae*）
    - 哺乳动物腺病毒属（*Mastadenovirus*）；代表种 *Human mastadenovirus C*
    - 禽腺病毒属（*Aviadenovirus*）
  - 乳头瘤病毒科（*Papillomaviridae*）
    - 人乳头瘤病毒属（*Human Papilloma virus*）1～83 型
  - 多瘤病毒科（*Polyomaviridae*）
    - 多瘤病毒属（*Polyomavirus*）；代表种 *Simian virus* 40
- 单链 DNA 病毒
  - 细小病毒科（*Parvoviridae*）
    - 细小病毒亚科（*Parvovirinae*）
      - 细小病毒属（*Parvovirus*）；代表种 *Aleutian mink disease virus*
      - 红病毒属（*Erythrovirus*）；代表种 *Primate erythroparvovirus* 1
      - 依赖细小病毒属（*Dependovirus*）；代表种 *Adeno－associated dependoparvovirus A*
    - 浓核症病毒亚科（*Densovirinae*）
      - *Hepandensovirus*；代表种 *Decapod hepandensovirus* 1
      - 指环病毒属（*Anellovirus*）

续表

单链 DNA 病毒

细环病毒科（*Circoviridae*）

细环病毒属（*Circovirus*）；代表种 *Porcine circovirus* – 1

单负链 RNA 病毒

副黏病毒科（*Paramyxoviridae*）

副黏病毒亚科（*Paramyxovirinae*）

禽副黏病毒属（*Avulavirus*）；代表种 *Newcastle disease virus*

麻疹病毒属（*Rubulavirus*）；代表种 *Mumps virus*

麻疹病毒属（*Morbillivirus*）；代表种 *Measles virus*

肺病毒亚科（*Pneumovirinae*）

肺病毒属（*pneumovirus*）；代表种 *Avian metapneumovirus*

偏肺病毒属（*Metapneumovirus*）；代表种 *Human respiratory syncytial virus*

弹状病毒科（*Rhabdoviridae*）

狂犬病毒属（*Lyssavirus*）；代表种 *Rabies virus*

丝状病毒科（*Filoviridae*）

埃博拉病毒属（*Ebolavirus*）；代表种 *Zaire ebolavirus*

马尔堡病毒属（*Marburgvirus*）；代表种 *Marburg marburgvirus*

奎瓦病毒属（*Cuevavirus*）；代表种 *Lloviu cuevavirus*

正黏病毒科（*Orthomyxoviridae*）

甲型流感病毒属（*Influenzavirus A*）只有 1 种；代表种 *Influenza A virus*

乙型流感病毒属（*Influenzavirus B*）只有 1 种；代表种 *Influenza B virus*

丙型流感病毒属（*Influenzavirus C*）只有 1 种；代表种 *Influenza C virus*

布尼亚病毒科（*Bunyaviridae*）

汉坦病毒属（*Hantavirus*）；代表种 *Hantaan virus*

内罗病毒属（*Nairovirus*）；代表种 *Dugbe virus*

白蛉热病毒属（*Phlebovirus*）；代表种 *Rift Valley fever virus*

正布尼亚病毒属（*Orthobunyavirus*）；代表种 *Bunyamwera virus*

番茄斑萎病毒属（*Tospovirus*）；代表种 *Tomato spotted wilt virus*

沙粒病毒科（*Arenaviridae*）

沙粒病毒属（*Arenavirus*）；代表种 *Lymphocytic choriomeningitis virus*

博尔纳病毒科（*Bornaviridae*）

博尔纳病毒属（*Bornavirus*）；代表种 *Bornaviridae*

单正链 RNA 病毒

冠状病毒科（*Coronaviridae*）

冠状病毒亚科（*Coronavirinae*）

α 冠状病毒属（*Alphacoronavirus*）；代表种 *Alphacoronavirus* 1

β 冠状病毒属（*Betacoronavirus*）；代表种 *Murine coronavirus*

γ 冠状病毒属（*Gammacoronavirus*）；代表种 *Avian coronavirus*

δ 冠状病毒属（*Deltacoronavirus*）；代表种 *Bulbul coronavirus HKU*11

环曲病毒亚科（*Torovirinae*）

环曲病毒属（*Torovirus*）；代表种 *Equine torovirus*

小 RNA 病毒科（*Picornaviridae*）

肠道病毒属（*Enterovirus*）；代表种 *Enterovirus C*

续表

	嗜肝 RNA 病毒属（*Hepatovirus*）；代表种 *Hepatitis A virus*
	心病毒属（*Cardiovirus*）；代表种 *Encephalomyocarditis virus*
	鹅口疮病毒属（*Aphthovirus*）；代表种 *Foot - and - mouth disease virus*
	副埃可病毒属（*Parechovirus*）；代表种 *Parechovirus A*
杯状病毒科（*Caliciviridae*）	
	杯状病毒属（*Vesivirus*）；代表种 *Vesicular exanthema of swine virus*
	诺如病毒属（*Norovirus*）；代表种诺瓦克病毒（*Norwalk virus*）
	沙波病毒属（*Sapovirus*）；代表种沙波病毒（*Sapporo virus*，又名札幌病毒）
肝炎病毒科（*Hepeviridae*）	
	肝炎病毒属（*Hepevirus*）；代表种 *Hepatitis E virus*
星状病毒科（*Astroviridae*）	
	禽星状病毒属（*Astrovirus*）；代表种 *Avastrovirus* 1
	哺乳类星状病毒属（*Mamastrovirus*）；代表种 *Mamastrovirus* 1（原人类星状病毒 *Human astrovirus*）
披膜病毒科（*Togaviridae*）	
	风疹病毒属（*Rubellavirus*）；代表种 *Rubella virus*
	甲病毒属（*Alphavirus*）；代表种 *Sindbis virus*
黄病毒科（*Flaviviridae*）	
	黄病毒属（*Flavivirus*）；代表种 *Yellow fever virus*
	丙型肝炎病毒属（*Hepacivirus*）；代表种 *Hepatitis C virus*
	瘟病毒属（*Pestivirus*）；代表种 *Bovine viral diarrhea virus* 1
	Pegivirus 病毒属；代表种 *Pegivirus A*
动脉炎病毒科（*Arteriviridae*）	
	动脉炎病毒属（*Arterivirus*）；代表种 *Equine arteritis virus*
双链 RNA 病毒	
呼肠孤病毒科（Reoviridae）	
	光滑呼肠孤病毒亚科（*Sedoreovirinae*）
	轮状病毒属（*Rotavirus*）；代表种 *Rotavirus A*
	环状病毒属（*Orbivirus*）；代表种 *Bluetongue virus*
	刺突呼肠孤病毒亚科（*Spinareovirinae*）
	正呼肠孤病毒属（*Orthoreovirus*）；代表种 *Mammalian orthoreovirus*
	科州蜱传热病毒属（*Cotivirus*）；代表种 *Colorado tick fever virus*
双链 RNA 病毒科（*Birnaviridae*）	
	水生双链 RNA 病毒属（*Aquabirnavirus*）；代表种 *Infectious pancreatic necrosis virus*
	禽双链 RNA 病毒属（*Avibirnavirus*）；代表种 *Infectious bursal disease virus*
反转录病毒	
嗜肝 DNA 病毒科（*Hepadnaviridae*）	
	正嗜肝病毒属（*Hepadnavirus*）；代表种 *Hepatitis B virus*
	禽嗜肝病毒属（*Avihepadnavirus*）；代表种 *Duck hepatitis B virus*
逆转录病毒科（*Retroviridae*）	
	α 逆转录病毒属（*Alpharetrovirus*）；代表种 *Avian leukosis virus*
	β 逆转录病毒属（*Betaretrovirus*）；代表种 *Mouse mammary tumor virus*

续表

γ逆转录病毒属（*Gammaretrovirus*）；代表种 *Murine leukemia virus*
δ逆转录病毒属（*Deltaretrovirus*）；代表种 *Bovine leukemia virus*
ε逆转录病毒属（*Epsilonretrovirus*）；代表种 *Walleye dermal sarcoma virus*
慢病毒属（*Lentivirus*）；代表种 *Human immunodeficiency virus* 1
泡沫逆转录病毒亚科（*Spumaretrovirinae*）
泡沫逆转录病毒属（*Spumavirus*）；代表种 *Simian foamy virus*
非寻常病毒
卫星病毒（*Satellite virus*）
类病毒（*Viroid*）
朊粒（*Prion*）

扫码“学一学”

第三节　真菌分类与命名

真菌是真核生物中最多样化的类群之一，长期以来，真菌分类主要依据形态特征。由于真菌存在表型可塑性、遗传可变性与有性型与无性型关联不清等现象，导致不同时期对真菌分类认识不一。DNA 分子技术为真菌系统进化研究提供了许多新的方法，使真菌遗传学分类对真菌分子系统学的发展产生显著影响。

一、真菌分类方法

真菌表型特征分类法主要包括：①形态特征：肉眼可见的菌落和子实体的形态，光学显微镜下的菌丝和孢子的显微特征，电镜下的菌丝隔膜、孢子表面等超微特征。②营养和生理学特征：对不同糖类化合物的发酵特征，对不同碳氮源化合物的利用特征，最高生长温度，对外源维生素的依赖性等。③化学分类特征：次生和初次生代谢产物，辅酶 Q 的结构，脂肪酸的结构等。④细胞壁化学组成。

真菌遗传学分类法主要包括：① DNA 碱基组成 G + Cmol% 分析，核酸同源值测定，目前酵母菌 DNA 相似率在 80% 以上的菌株可以确认为属于同一种，65% ~80% 之间为同一种内分化较远的菌株，20% 以下的为不同种。②核糖体 RNA（rRNA）基因（rDNA）序列分析正被广泛地应用于真菌的系统学分类中，小亚基（18S）rRNA 基因常用于种及以上分类，转录间隔区（internal transcribed spacer，ITS）和大亚基（25 ~28S）rRNA 基因的 5′端区间，常用于种间区分。

二、真菌命名与分类系统

真菌的命名遵循国际植物命名法规（international code of botanical nomenclature，ICBN）的规定。目前使用的最新版的法规是 2011 年出版《墨尔本法规》（Melbourne Code），它是于墨尔本举办第 18 届的国际植物学会议修正了《维也纳法规》（第 14 版，2005 年出版）后出版。在第 18 届国际植物学大会上，为有效反映该法规所涵盖的分类群，已将《国际植物命名法规》更名为《国际藻类、真菌、植物命名法规》（international code of nomenclature for algae，fungi，and plants）。由于真核生物的分类传统上以有性生殖方式及其形态结构为决定性依据，但很多真菌的有性阶段难以被观察到，只以无性阶段形态特征进行分类。为了实际需要，《国际植物命名法规》中真菌分类允许子囊菌和担子菌的无性阶段拥有独立的名称，因此真菌成为所有生物中唯一一类一个种可以拥有多个合法种名的生物。真菌的命名复杂化，给相关基础和应用研究领域带来很大不便。2013 年 1 月 1 日起，已不需提供同一菌种有性型与无性 型形态的不同菌种名称。真菌的生物学分类尚未统一，大多数学者认为应将真菌单独列为真菌界。真菌分类等级依次为门（phylum，后缀 - mycota）、亚门（subphylum，后缀 - mycotina）、纲（calss， - mycetes）、目（order， - ales）、科（family， - aceae）、属（genera）和种（species）。目前真菌界依次分为 7 门、36 纲、140 目、560 科、8283 属和 97861 种。

真菌界 7 门分别为子囊菌门（Ascomycota）、担子菌门（Basidiomycota）、壶菌门（Chytridiomycota）、芽枝霉门（Blastocladiomycota）、新丽鞭毛菌门（Neocallimastigomycota）、球囊菌门（Glomeromycota）和微孢子虫门（Microsporidia）。接合菌门在生物系统发生学中为复系群（polyphyletic group），故现在不再单独使用该门名称，而是将其归于球囊菌门和有待于进一步分类的 4 个亚门：毛霉亚门（Mucoromycotina）、虫霉亚门（Entomophthoromycotina）、捕虫霉亚门（Zoopagomycotina）和梳霉亚门（Kickxellomycotina）。

三、临床常见真菌

按真菌分类等级分类，临床常见真菌包括毛霉亚门、虫霉亚门、担子菌门和子囊菌门，见表 10 - 3。按真菌感染部位分类，临床常见真菌分为浅部感染性真菌和深部感染性真菌，见表 10 - 4。

表 10 - 3 按分类等级分类的临床常见真菌

毛霉亚门			
		毛霉目	
			横霉属（*Rhizopus*）
			横梗霉属（*Lichthemia*，旧称犁头霉 *Absidia*）
			毛霉属（*Mucor*）
			根毛霉属（*Rhizomucor*）
虫霉亚门			
		虫霉目	
			蛙粪霉属（*Basidiobolus*）
			耳霉属（*Conidiobolus*）
担子菌门			
		线黑粉菌目	
			线黑粉菌属与丝黑粉菌属［隐球菌属（*Cryptococcu*）、马拉色菌属（*Malassezia*）与毛孢子菌属（*Trichosporon*）有性型］
		伞菌目	
			裂褶菌属
子囊菌门			
	肺孢子菌纲（Pneumocystidomycetes）		
		肺孢子菌目	
			肺孢子菌属（*Pneumocystis*）
	酵母菌纲（Saccharomycetes）		

续表

- 酵母目
  - 毕赤酵母属（Pichia），其无性型属于念珠菌属（*Candida*）
- 散囊菌纲（Eurotiomycetes）（Onygenales）
  - 爪甲团囊菌目
    - 节皮菌属（小孢子菌属和癣菌属的有性型）
    - 阿耶罗菌属（芽生菌和组织胞浆菌的有性型）
- 散囊菌纲的暗色真菌
  - 次盾炱目（Chaetothyriales）
    - 枝孢瓶霉属（*Cladophialophora*）
    - 着色霉属（*Fonsecaea*）
    - 瓶霉属（*Phialophora*）
  - 散囊菌目
    - 曲霉属（*Aspergillus*）有性型
    - 广义青霉属［（狭义青霉属（*EuPenicillium*）与篮状菌（*Talaromyces*）］有性型（现不用有性型命名分类）
- 粪壳菌纲（Sordariomycetes）
  - 粪壳菌目
    - 足菌肿马杜拉菌属［足菌肿马杜拉菌（*Maurella domycetamatis*）、假足菌肿马杜拉菌（*. M pseudomycetamatis*）
    - 热带马杜拉菌（*M. tropicana*）等］
    - 单胞瓶霉属（*Phialemonium*）
  - 肉座菌目
    - 赤霉菌属、丛赤壳菌属［镰刀菌属（*Fasulium*）的有性型］
  - 小囊菌目
    - 假霉样真菌属（赛多孢属的有性型）
  - 长喙壳菌目（Ophiostomatale）
    - 孢子丝菌属（*Sporothrix*）

表 10-4 按真菌感染部位分类的临床常见真菌

- 浅部感染性真菌
  - 毛癣菌属（*Trychophyton*）
    - 红色毛癣菌（*T. rubrum*）
    - 须癣毛癣菌，又称石膏样毛癣菌（*T. mentagrophytes*）
    - 许兰毛癣菌，又称黄色毛癣菌（*T. schoenleinii*）
    - 紫色毛癣菌（*T. violaceum*）
    - 断发毛癣菌（*T. tonsurans*）
  - 表皮癣菌属（*Epidermophyton*）
    - 絮状表皮癣菌（*E. floccosum*）
  - 小孢子菌属（*Microsporum*）
    - 犬小孢子菌（*M. canis*）
    - 铁锈色小孢子菌（*M. ferrugineum*）
    - 石膏样小孢子菌（*M. gypseum*）
  - 糠秕马拉色菌（*Malassezia furfur*）

续表

卡氏分枝孢子菌（*Cladosporium carrionii*）
申克孢子丝菌（*Sporotrichum schenckii*）
深部感染性真菌
念珠菌属（*Candida*）
白念珠菌（*C. albicans*）
热带念珠菌（*C. tropicalis*）
克柔念珠菌（*C. krusei*）
星形念珠菌（*C. stellatoidea*）
乳酒念珠菌（*C. kefyr*）
近平滑念珠菌（*C. parapsilosis*）
季也蒙念珠菌（*C. guilliermondi*）
维斯念珠菌（*C. viswanathii*）
葡萄牙念珠菌（*C. lusitaniae*）
光滑念珠菌（*C. glabrata*）
都柏林念珠菌（*C. dublinniensis*）
隐球菌属（*Cryptococcus*）
新型隐球菌（*C. neoformans*）
曲霉属（*Aspergillus*）
烟曲霉（*A. fumigatus*）
黄曲霉（*A. flavus*）
黑曲霉（*A. niger*）
土曲霉（*A. terreus*）
构巢曲霉（*A. nidulans*）
杂色曲霉（*A. versicolor*）
灰绿曲霉（*A. glaucus*）
棒曲霉（*A. clavatus*）
组织胞浆菌属（*Histoplasma*）
荚膜组织胞浆菌（*H. capsulatum*）
杜波组织胞浆菌（*H. capsulatum va*）
肺孢子菌属（*Pneumocystis*）
根霉属（*Rhizopus*）
少根根霉（*R. arrizus*）
米根霉（*R. oryzae*）
犁头霉属（*Absidia*）
毛霉属（*Mucor*）
根毛霉属（*Rhizomucor*）
马尔尼菲篮状菌（*Talaromyces marneffei*）
镰刀霉属（*Fusarium*）
茄病镰刀霉（*F. sloani*）
串珠镰刀霉（*F. moniliforme*）
尖孢镰刀霉（*F. oxysporum*）
双孢镰刀霉（*F. dimerum*）
多育镰刀霉（*F. proliferatum*）

本章小结

微生物的分类学是对其进行分类命名与鉴定的一门学科。分类是根据每种微生物各自的特征，并按照它们的亲缘关系分类，以不同等级编排成系统。命名是在分类基础上，给予每种微生物一个科学名称，使之在生产实践、临床实践和科学研究工作中的相互交流成为可能。鉴定是将未知微生物按分类原则放入系统中某一适当位置和已知微生物比较其相似性，用对比分析方法确定其的分类地位。

细菌与真菌分类等级依次为界、门、纲、目、科、属、种，种为最基本的分类单位。病毒则先分为 DNA 病毒（双链或单链 DNA 病毒）、RNA 病毒（单副链、单正链或双链 RNA 病毒）和逆转录病毒（DNA 或 RNA 反转录病毒）三大类，再将病毒分目、科（亚科）、属和种。

本章介绍临床常见可以感染人类及动物的细菌、真菌与病毒的种类。

（洪秀华　宋　珍）

扫码“练一练”

第十一章　球　菌

本章要点

1. **掌握**　葡萄球菌属、链球菌属、肠球菌属和奈瑟菌属的分类和命名、生物学特性、鉴定及鉴别要点和方法。

2. **熟悉**　葡萄球菌属、链球菌属、肠球菌属和奈瑟菌属抗菌药物敏感性。

3. **了解**　葡萄球菌属、链球菌属、肠球菌属和奈瑟菌属临床意义；卡他莫拉菌生物学特性、鉴定及鉴别要点。

本章介绍的球菌是一群专性需氧、兼性厌氧或微需氧的球菌。该群种类繁多，涉及革兰阳性的葡萄球菌属、链球菌属、肠球菌属，以及革兰阴性的奈瑟菌属和卡他莫拉菌等。一般临床实验室对球菌的初步分群主要依据：琼脂平板上菌落的生长特征、显微镜下菌体形态及革兰染色结果，再结合触酶试验、氧化酶试验等生化试验，以及对一些抗菌药物的敏感性试验等加以区分。革兰阳性球菌相关菌属的鉴别见表 11－1。

第一节　葡萄球菌属

扫码“学一学”

葡萄球菌属（*Staphylococcus*）是一群革兰染色阳性球菌，因常常堆聚成葡萄串状而得名。多数葡萄球菌为非致病菌，少数可致病。有些菌种为人类皮肤和黏膜上的正常菌群，不产生芽孢，荚膜不明显，无鞭毛。

一、分类和命名

葡萄球菌属隶属葡萄球菌科（*Staphylococcaceae*），临床常见的有金黄色葡萄球菌（*S. aureus*）、孔氏葡萄球菌（*S. cohnii*）、海豚葡萄球菌（*S. delphini*）、表皮葡萄球菌（*S. epidermidis*）、溶血葡萄球菌（*S. haemolyticus*）、人葡萄球菌（*S. hominis*）、猪葡萄球菌（*S. hyicus*）、中间葡萄球菌（*S. intermedius*）、路邓葡萄球菌（*S. lugdunensis*）、腐生葡萄球菌（*S. saprophyticus*）、施氏葡萄球菌（*S. schleiferi*）、模仿葡萄球菌（*S. simulans*）、沃氏葡萄球菌（*S. warneri*）、木糖葡萄球菌（*S. xylosus*）和水獭葡萄球菌（*S. lutrae*）等。

葡萄球菌属 DNA G＋C 含量为（30～39）mol%。代表菌种为金黄色葡萄球菌。

二、生物学特性

葡萄球菌属细菌是革兰阳性球菌（0.5～1.5μm），呈单、双、短链（3～4 个细胞）或无规则葡萄串状排列（图 11－1）。无动力、无芽孢、无鞭毛、无荚膜或形成有限的荚膜。

除解糖葡萄球菌和金黄色葡萄球菌厌氧亚种外（该两种菌厌氧生长，触酶阴性），多数菌种为兼性厌氧菌，最适生长温度为 35～40℃，最适 pH 在 7.0～7.5，营养要求不高，可在血琼脂、营养琼脂、脑心浸液琼脂等培养基上生长。大多数葡萄球菌在无选择性培养基上培养 24 小时菌落直径为 1~3mm（图 11-2）。但金黄色葡萄球菌厌氧亚种、解糖葡萄球菌、耳葡萄球菌、马葡萄球菌和慢葡萄球菌生长较慢，有些常需要培养 24~36 小时才能见到菌落。某些菌种需要二氧化碳、血红素、维生素 K 等物质。葡萄球菌普遍具有耐盐性，在 6.5% NaCl 琼脂上生长良好。

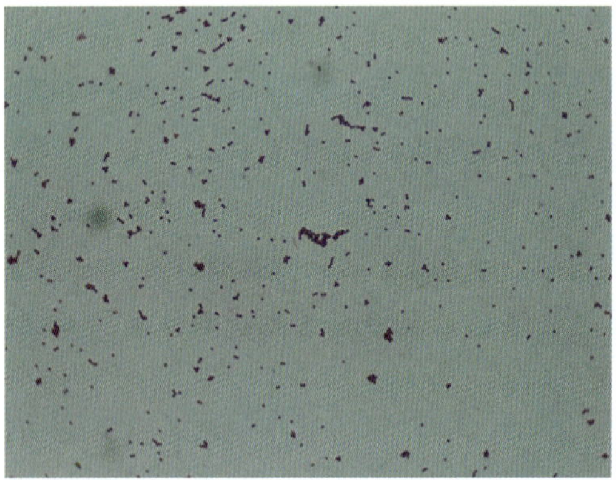

图 11-1　葡萄球菌形态（革兰染色）

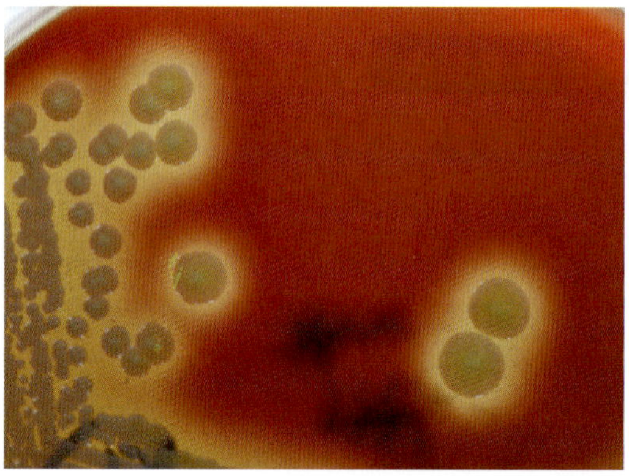

图 11-2　金黄色葡萄球菌菌落（血平板）

葡萄球菌在血琼脂平板上菌落呈中等大小、光滑、中央凸起、边缘整齐。金黄色葡萄球菌和某些葡萄球菌可产生溶血素，在羊血或兔血琼脂上经 24 小时孵育可见明显的 β 溶血环。许多葡萄球菌在常规培养时，可产生肉眼可见的脂溶性色素，使菌落呈黄色、橙黄色或白色，色素不扩散至培养基。典型的金黄色葡萄球菌菌落较大（6~8mm），光滑、完整微隆起、半透明、β 溶血。极少数产荚膜菌株的菌落较小，凸起、折光和湿润。金黄色葡萄球菌的小菌落变异株（small colony variant strain，SCVS）在常规培养基上生长缓慢，菌落细小，菌落色素较浅，易与 β-溶血性链球菌相混淆。表皮葡萄球菌菌落为 2.5~6.0mm，通常不产生色素，某些菌株能产生黏液而常黏附在琼脂表面。溶血葡萄球菌菌落为 5~9mm，光滑、不透明，无色素、奶油色或橙色。腐生葡萄球菌菌落为 5~8mm，完整，有光泽，不透明、光滑，菌落较凸起，约一半菌株产奶黄色或黄橙色色素。

大多数葡萄球菌属细菌触酶阳性（除解糖葡萄球菌和金黄色葡萄球菌厌氧亚种外），氧化酶阴性（松鼠葡萄球菌、小牛葡萄球菌、缓慢葡萄球菌、弗氏葡萄球菌和解酪葡萄球菌氧化酶阳性），还原硝酸盐，能被溶葡萄球菌素溶解，利用多种碳水化合物、产酸，有些菌种产生胞外酶如葡萄球菌凝固酶。

葡萄球菌的基因组由 2.8~2.9Mbp 的碱基组成单 DNA 环，大约有 75% 为高度保守的核心基因组。

金黄色葡萄球菌毒力最强，可产生血浆凝固酶、耐热核酸酶、葡萄球菌溶素、杀白细胞素、表皮剥脱毒素、毒性休克综合征毒素-1 及肠毒素等多种侵袭性酶及毒素。

三、鉴别与鉴定

1. 属间鉴别　葡萄球菌属与其他革兰阳性球菌属间的鉴别见表 11-1。

表 11－1　葡萄球菌属与其他革兰阳性球菌属的鉴别

属名	菌落颜色	四联排列	触酶	严格需氧	氧化酶(改良法)	葡萄糖厌氧产酸	紧黏琼脂	动力	6.5% NaCl	耐药			
										溶葡素 200 μg/片	红霉素 0.4 μg/ml	杆菌肽 0.04 U/片	呋喃唑酮 100 μg/片
葡萄球菌属	白/黄	V	+	−	−	V	−	−	+	S	R	R	S
微球菌属	黄/乳白	+	+	+	+	−	−	−	+	R	S	S	R
肠球菌属	白/黄	−	−	−	−	+	−	V	+	R	R	R	S
链球菌属	无色/灰白	−	−	−	−	+	−	−	V	R	S	V	S

注：+表示90%以上菌株阳性，±表示90%以上菌株弱阳性，−表示90%以上菌株阴性，( ) 表示迟缓反应，V表示11%～89%菌株阳性，ND表示未确定，S表示敏感，R表示耐药

2. 属内鉴别　葡萄球菌属内菌种较多，根据菌种是否产生血浆凝固酶，通常将其分为凝固酶阳性和凝固酶阴性葡萄球菌（coagulase negative *Staphylococcus*，CoNS）。然后可使用表11－2和表11－3所列试验分别对凝固酶阳性和凝固酶阴性葡萄球菌进行进一步的鉴别。

表 11－2　凝固酶或凝集因子阳性葡萄球菌的鉴别

菌种	凝固酶	凝集因子	菌落大小	色素	厌氧生长	需氧生长	溶血	触酶	氧化酶	耐热DNA酶	碱性磷酸酶	PYR	鸟氨酸脱羧酶	脲酶	精氨酸利用	V－P	七叶苷	新生霉素耐药	多黏菌素耐药
金黄色葡萄球菌金黄亚种	+	+	+	+	+	+	+	+	−	+	+	−	−	V	+	+	−	−	+
金黄色葡萄球菌厌氧亚种	+	−	−	−	(+)	(±)	+	−	−	+	+	ND	ND	ND	ND	−	−	−	ND
猪葡萄球菌	V	−	+	−	+	+	−	+	−	+	+	−	−	V	+	−	−	−	+
路邓葡萄球菌	−	(+)	V	V	+	+	(+)	+	−	−	−	+	+	V	−	+	−	−	V
中间葡萄球菌	+	V	+	−	(+)	+	V	+	−	+	+	+	−	+	V	−	−	−	−
施氏葡萄球菌凝集亚种	+	−	V	−	+	+	(+)	+	−	+	+	ND	ND	+	+	+	ND	−	ND
海豚葡萄球菌	+	−	+	−	−	+	V	+	−	−	+	ND	ND	+	+	−	ND	−	ND
水獭葡萄球菌	+	−	−	−	−	+	+	+	−	(±)	+	ND	ND	+	−	−	ND	−	ND

注：+表示培养18～24小时形成中度到浓厚生长，±表示试管上部较浓厚生长、下部有微弱生长，−表示48小时无可见生长或只有些弱的散在生长或72～96小时试管下部有小菌落，V表示反应不定，( ) 表示迟缓反应，ND表示未测定

表 11－3　临床上重要的凝固酶和凝集因子阴性葡萄球菌的鉴别

菌种	菌落大小	色素	溶血	氧化酶	碱性磷酸酶	PYR	鸟氨酸脱羧酶	脲酶	精氨酸利用	硝酸盐还原	V－P	新生霉素耐药	多黏菌素耐药	D－覃糖	D－木糖	蔗糖	α－乳糖	麦芽糖	甘露醇	甘露糖
表皮葡萄球菌	−	−	V	−	+[a]	−	(V)	+	V	+	+	−	+	−	−	+	V	+	−	(+)
溶血葡萄球菌	+	V	(+)	−	−	+	−	−	+	+	+	−	−	+	−	+	V	+	V	−
腐生葡萄球菌腐生亚种	+	V	−	−	−	+	−	+	−	−	+	+	−	+	−	+	V	+	V	−
腐生葡萄球菌牛亚种	−	+	−	−	−	−	−	+	−	+	D	+	ND	+	−	+	−	+	+	−

续表

菌种	菌落大小	色素	溶血	氧化酶	碱性磷酸酶	PYR	鸟氨酸脱羧酶	脲酶	精氨酸利用	硝酸盐还原	V-P	新生霉素耐药	多黏菌素耐药	D-覃糖	D-木糖	蔗糖	α-乳糖	麦芽糖	甘露醇	甘露糖
沃氏葡萄球菌	V	V	(V)	-	-	-	-	+	V	V	+	-	-	+	-	+	V	(+)	V	-
人葡萄球菌人亚种	-	V	-	-	-	-	-	+	V	V	V	-	-	V	-	(+)	V	+	-	-
人葡萄球菌新生霉素败血亚种	-	-	-	-	-	+	-	+	-	V	V	+	ND	-	-	(+)	V	+	-	-
模仿葡萄球菌	+	-	(V)	-	(V)	+	-	+	+	+	V	-	V	+	-	+	+	(±)	V	-
头状葡萄球菌头亚种	-	-	(V)	-	-	-	-	-	V	V	V	-	-	-	-	(+)	(+)	-	+	+
头状葡萄球菌解脲亚种	-	(V)	(V)	-	-	(V)	-	+	+	+	V	-	ND	-	-	+	+	+	+	+
孔氏葡萄球菌孔氏亚种	V	-	(V)	-	-	-	-	-	-	-	V	+	-	+	-	-	-	(V)	V	(V)
孔氏葡萄球菌解脲亚种	+	V	(V)	-	+	V	-	+	-	-	V	+	-	+	-	-	+	(+)	+	+
木糖葡萄球菌	+	V	-	-	V	V	-	+	-	V	V	+	-	+	+	+	V	+	+	+
山羊葡萄球菌	V	-	(V)	-	(+)	V	-	+	+	+	+	-	-	(+)	-	-	+	(V)	V	+

注：[a]有6%～15%的菌株阴性；+表示阳性；-表示阴性；V表示反应不定；ND表示不确定；（）表示迟缓反应

3. 鉴定试验

（1）触酶试验　将菌落置于洁净的试管内或玻片上，然后加3%过氧化氢数滴；或直接滴加3%过氧化氢于不含血液的细菌培养物中，立即观察结果。有大量气泡产生者为阳性。不产生气泡者为阴性。

（2）血浆凝固酶试验　是鉴定致病性葡萄球菌的重要指标，有玻片法和试管法，试管法凝固酶试验检测葡萄球菌细胞外的游离凝集因子，能使纤维蛋白原转变成纤维蛋白；玻片法为检测凝集因子即葡萄球菌细胞表面结合的凝固酶。以EDTA抗凝兔血浆为最好。玻片法即刻血浆凝固为阳性；试管法以37℃水浴3～4小时后凝固为阳性，24小时不凝固为阴性。

（3）碱性磷酸酶试验　将被检菌点种在含有硝基酚磷酸盐的pH为5.6～6.8的M-H琼脂上，35℃过夜培养，菌落周围出现黄色为阳性。

（4）吡咯烷酮芳基酰胺酶试验　将被检菌24小时斜面培养物接种于含吡咯烷酮β-萘基酰胺（PYR）肉汤中，35℃孵育2小时，加入*N*，*N*-二甲氧基肉桂醛试剂后2分钟内产生桃红色为阳性。

临床上常用商品化鉴定系统进行鉴定。

4. 肠毒素测定　经典方法是幼猫腹腔注射食物中毒患者的高盐肉汤培养物，4小时内动物发生呕吐、腹泻、体温升高或死亡者，提示有肠毒素存在的可能。现常用ELISA法检测肠毒素或分子生物学方法检测肠毒素基因。

四、抗菌药物敏感性

目前，某些地区超过50%的临床金黄色葡萄球菌分离株为甲氧西林耐药的金黄色葡萄球菌（MRSA），超过90%的CoNS临床分离株产生β-内酰胺酶而对青霉素耐药，有60%～80%的CoNS对甲氧西林和其他药物耐药。葡萄球菌对苯唑西林耐药则对所有目前使用的β－内酰胺类抗生素均耐药。

治疗MRSA感染可选用万古霉素、利奈唑胺、达托霉素及替加环素等新药。治疗青霉素敏感金黄色葡萄球菌时，青霉素G效果最好；治疗青霉素耐药，苯唑西林敏感的葡萄球菌感染应当使用青霉素酶稳定的耐酶青霉素、β－内酰胺类/β－内酰胺酶抑制剂复合药及头孢菌素。治疗对青霉素过敏或慢性肾衰的MSSA感染患者，可选用克林霉素或万古霉素。万古霉素对葡萄球菌的杀菌效果较差，不推荐使用万古霉素治疗严重的MSSA感染。

五、临床意义

许多定植在皮肤和黏膜上的葡萄球菌种是经典的条件致病菌。可通过皮肤上皮屏障的创伤或医疗穿刺措施致病。因此对分离自皮肤黏膜的葡萄球菌总是需要评价确定其临床意义是污染菌、定植菌还是致病菌。

从临床标本中分离到金黄色葡萄球菌，一般应考虑是致病菌。对厌氧条件下生长的可疑金黄色葡萄球菌，或在常规培养基上生长缓慢，菌落细小的变异株（SCVS），应仔细观察血琼脂平板菌落形态、β溶血环、革兰染色菌体形态、排列、触酶、凝固酶试验，或采用商业鉴定系统，鉴定到种级水平。

金黄色葡萄球菌是临床上最重要的致病菌，能导致人体的多种疾病。金黄色葡萄球菌拥有作用广泛，毒力强大的众多毒力因子，如黏附素、酶和毒素等，并有各种不同的途径来逃避宿主的免疫反应。

由金黄色葡萄球菌引起的疾病大致可分为毒素介导的疾病和化脓性感染。毒素介导的疾病包括食物中毒、毒性休克综合征及葡萄球菌性烫伤样皮肤综合征等。化脓性感染包括皮肤和软组织感染，范围从浅部（脓疱病，毛囊炎，疖、痈，汗腺炎，脓皮病，伤口感染）到深部的实体组织（脓肿、乳腺炎、蜂窝织炎），以及致命性的坏死性筋膜炎和肌炎等。也可能造成菌血症、脓胸、骨髓炎、关节炎、心内膜炎、肺炎、鼻窦炎及中耳炎等涉及身体的任何部位和器官系统的感染。

金黄色葡萄球菌是最常见的引起医院获得性肺炎和皮肤软组织感染的病原菌。

CoNS是人类正常菌群主要菌种，尤其是表皮葡萄球菌与心内膜炎、免疫力低下住院患者、外科创伤、静脉导管感染等医院感染相关。为确定分离菌是否为致病菌，报告结果时应注意：①纯培养分离菌株来自无菌体液或感染部位；②同一菌株反复、多次分离到，或占优势生长。腐生葡萄球菌是泌尿道感染的常见致病菌，但因尿中细菌繁殖相对缓慢，即使脓尿患者尿培养菌落计数$10^2 \sim 10^4$ CFU/ml，也不能排除其临床意义。

溶血葡萄球菌、路邓葡萄球菌等凝固酶阴性葡萄球菌易引起先天性心脏瓣膜病患者心内膜炎，也有引起败血症、腹膜炎、泌尿道感染、创伤、骨、关节感染的报告。

扫码“学一学”

第二节 链球菌属

链球菌属（*Streptococcus*）细菌是一类球形的革兰阳性细菌。细菌细胞通常总是沿一个轴分裂，排列成对或成链状。链球菌属包含了很多个种，其中多数是人和动物表皮、呼吸道等处的共生菌，也有对人类有益的菌种如嗜热链球菌等，也有相当数量的致病菌种。营养要求复杂而多样化。

一、分类和命名

链球菌属隶属链球菌科（*Streptococcaceae*）。链球菌属 DNA G + C 含量为（34 ~ 46）mol%。代表菌种为化脓链球菌。

链球菌的分类至今尚未统一，各菌种间的溶血能力、菌落形态及抗原型别等表型特征与16S rRNA 基因的碱基序列之间的相关性不高。

（一）按链球菌属的溶血能力分类

分为甲型（α）溶血性链球菌、乙型（β）溶血性链球菌、丙型（γ）链球菌三类。

（二）根据16S rRNA 基因的碱基序列和表型特征分类

分为化脓链球菌群和非化脓链球菌群。

1. 化脓链球菌群（group of pyogenic streptococci） 亦称为β溶血性链球菌，包括对人致病的化脓链球菌（*Streptococcus pyogenes*）、无乳链球菌（*S. agalactiae*）、停乳链球菌似马亚种（*S. dysgalactiae* subsp. *Equisimilis*）及对其他动物致病的一些菌种。但停乳链球菌停乳亚种为非β-溶血性链球菌，而一些产生β溶血、形成小菌落的如咽峡炎链球菌群中的某些菌种未被列入该群。

β-溶血性链球菌可根据其细胞壁中特异性的 Lancefield 抗原的不同，分为 A ~ H、K ~ T 共18个血清群；又根据其表面蛋白质 M、K、T、S 抗原的不同，将各群细菌分为若干个血清型。A 群抗原存在于化脓链球菌、停乳链球菌似马亚种和部分咽峡炎链球菌中，B 群抗原仅存在于无乳链球菌，其他型别的抗原与各种之间的关系较为复杂。

2. 非化脓性链球菌群（group of nonpyogenic streptococci） 以往亦称为草绿色链球菌群。包括大多数α溶血性链球菌、无溶血性链球菌以及一些小菌落的β溶血性链球菌。根据16S rRNA 基因的碱基序列的相关性，非化脓性链球菌群可分为5个群。

（1）缓症链球菌群（*S. mitis* group） 包括肺炎链球菌（*S. pneumoniae*）、缓症链球菌（*S. mitis*）、血液链球菌（*S. sanguis*）、戈登链球菌（*S. gordornii*）、口腔链球菌（*S. ortis*）等14个种。

（2）咽峡炎链球菌群（*S. anginosus* group） 以往称为米勒链球菌群，包括咽峡炎链球菌（*S. anginosus*）、星群链球菌（*S. constellatus*）和中间链球菌（*S. intermedius*）。

（3）变异链球菌群（*S. mutans* group） 包括变异链球菌（*S. mutans*）和表兄链球菌（*S. sobrinus*）。

（4）唾液链球菌群（*S. salivarius* group） 包括唾液链球菌（*S. salivarius*）、前庭链球菌（*S. vestibularis*）和嗜热链球菌（*S. thermophilus*）。

（5）牛链球菌群（*S. bovis* group） 又分为4个 DNA 组：DNA Ⅰ（马肠链球菌）组包括马肠链球菌（*S. equines*）和牛链球菌（*S. bovis*），DNA Ⅱ（解没食子酸链球菌）组，DNA Ⅲ（婴儿链球菌）组和 DNA Ⅳ（不解乳糖链球菌）组。

二、生物学特性

链球菌革兰染色阳性，呈球形或椭圆形，直径 <2μm，链状排列，链的长短与细菌的种类和生长环境有关，在液体培养基中形成的链较固体培养基上的链长（图11-3）。无芽孢、无鞭毛、多数菌株在培养早期（2 ~ 4 小时）形成透明质酸的荚膜。

链球菌营养要求较高，培养基中需加入血液或血清、葡萄糖、氨基酸、维生素等物质。

多数菌株兼性厌氧，最适生长温度35℃，最适 pH 为7.4～7.6。在液体培养基中为絮状或颗粒状沉淀生长，易形成长链；在血平板上经培养18～24小时后可形成圆形、凸起、灰白色、表面光滑、边缘整齐的细小菌落。菌落周围可出现不同类型的溶血环：①甲型（α 或草绿色）溶血，菌落周围有1～2mm 宽的草绿色溶血环。②乙型（β 或透明）溶血，菌落周围有2～4mm 宽的透明溶血环。③丙型（γ）不溶血，菌落周围无溶血环。

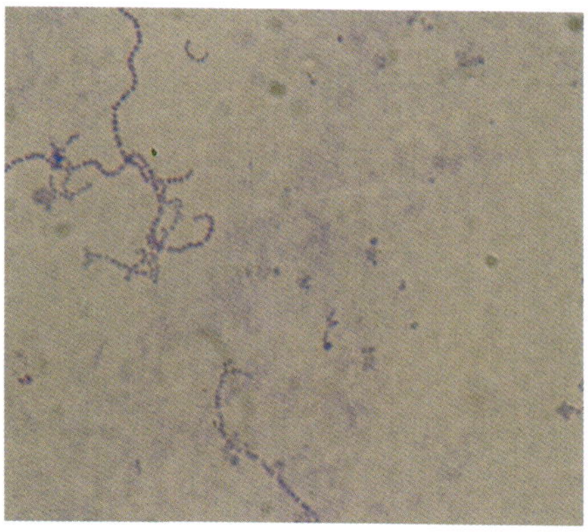

图 11－3 化脓性链球菌形态（革兰染色）

链球菌的氧化酶试验阴性、触酶阴性；生化反应活泼，发酵多种糖类产酸；PYR 试验除化脓链球菌和肺炎链球菌的某些菌种的结果为阳性外，其余链球菌均为阴性。

链球菌可产生透明质酸酶、链激酶、链道酶、链球菌溶素 O 和 S、M 蛋白、脂磷壁酸红疹毒素等多种外毒素和胞外酶。

链球菌主要有多糖抗原、蛋白质抗原和核蛋白抗原三种，多糖抗原又称 C 抗原，有群特异性，位于细胞壁上，根据 C 抗原的不同，将链球菌分为 A、B、C、D 等群，对人致病的90%属 A 群；蛋白质抗原又称表面抗原，位于 C 抗原外层，具有型特异性，有 M、T、R、S 等4 种，如 A 群链球菌根据 M 抗原不同可分成约100 个型，B 群分4 个型，C 群分13 个型；M 抗原与致病性有关；核蛋白抗原又称 P 抗原，无特异性。

肺炎链球菌为革兰阳性、球菌，直径0.5～1.25μm，菌体呈矛头状、成双排列，宽端相对，尖端向外，在脓液、痰液及肺组织病变中亦可呈单个或短链状，无鞭毛、无芽孢，在机体内或含血清的培养基中可形成荚膜（图 11－4）。

肺炎链球在血平板上形成灰白色、圆形、扁平的细小菌落，若培养时间过长，可因产生自溶酶而形成脐状凹陷（图 11－5），菌落周围有草绿色溶血环，在液体培养基中呈混浊生长，但培养时间过长，因产生自溶酶而使培养液变澄清，管底沉淀。

肺炎链球菌根据荚膜多糖抗原的不同，分为85 个血清型，致病的有20 多个型，有荚膜的肺炎链球菌经人工培养后可发生菌落由光滑型向粗糙型（S－R）的变异，同时随着荚膜的消失，毒力亦随之减弱。

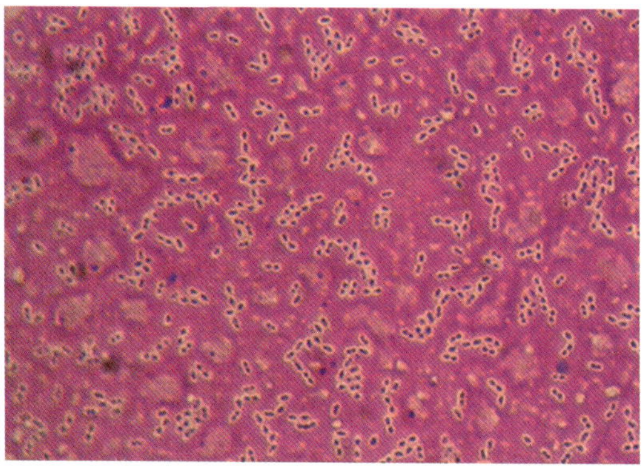

图 11－4 肺炎链球菌形态（革兰染色）

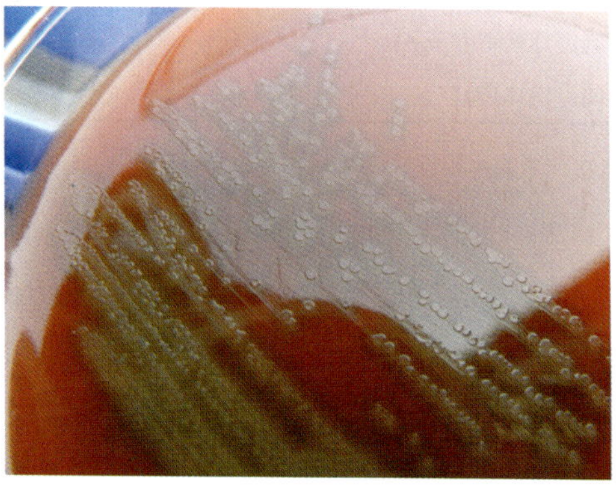

图 11－5 肺炎链球菌脐状凹陷菌落（血平板）

三、鉴别与鉴定

1. 属间鉴别 临床标本中分离到的兼性厌氧、触酶阴性的革兰阳性球菌，除了链球菌外还有肠球菌属、乳球菌属、无色藻菌属、片球菌属、孪生球菌属和气球菌属等6个菌属。链球菌属与这些属间的鉴别见表11－4。

表11－4 触酶阴性的革兰阳性球菌菌属鉴别

菌属名称	排列	万古霉素	PYR	LAP	生长试验			溶血
					10℃	45℃	6.5%NaCl	
链球菌属	链状	S	+/－	+	－	V	V	αβγ
肠球菌属	链状	S/R	+	+	+	+	+	αγ
乳球菌属	链状	S	+	+	+	V	V	αγ
无色藻菌属	链状	R	－	－	+	+	V	αγ
片球菌属	成团或四联	R	－	+	－	－	+	α
孪生球菌属	四联/链状	S	+	V	－	V	－	αγ
气球菌属	成团或四联	S	+	－	－	－	+	γ

注：＋表示阳性；－表示阴性；＋/－表示大部分阳性，少部分阴性；V表示反应不定；S表示敏感；R表示耐药

2. 属内鉴别 首先根据血平板上的溶血情况，分为β溶血性链球菌和非β溶血性链球菌，再进行鉴定。

（1）β溶血性链球菌的鉴定 见表11－5，可用杆菌肽、CAMP、PYR、V－P及β－D－葡萄糖苷酶（BUGR）等试验推测性进行分群鉴定。也可直接用链球菌分型血清直接进行抗原型别鉴定。

表11－5 β溶血性链球菌的鉴定

菌种	抗原群	菌落大小	杆菌肽	PYR	V－P	CAMP	BGUR
化脓链球菌	A	大	S	+	－	－	NA
咽峡炎链球菌群	A	小	不敏感	－	+	－	NA
无乳链球菌	B	大	不敏感	－	NA	+	NA
停乳链球菌似马亚种	C、G	大	不敏感	－	－	－	+
咽峡炎链球菌群	C、G、F	小	不敏感	－	+	－	－

注：＋表示阳性；－表示阴性；S表示敏感

（2）非β溶血性链球菌的鉴定 包括在血平板上形成α溶血或不溶血的链球菌，包括肺炎链球菌、缓症链球菌群、咽峡炎链球菌群、变异链球菌群、唾液链球菌群和牛链球菌群。

1）肺炎链球菌 在血平板上呈现α溶血的细小菌落，灰白色，表面光滑，边缘整齐，半透明。培养24小时后，菌落中心由于自溶产生凹陷成脐窝状，继续培养则整个菌落产生溶解。菌体形态为矛头状，成对排列。肺炎链球菌绝大多数菌株对奥普脱欣（乙基氢化羟基奎宁，optochin）敏感，胆汁溶菌试验阳性，可与其他产生α溶血的菌株相鉴别。

2）草绿色链球菌群 所有该群细菌LAP阳性、PYR阴性、6.5% NaCl肉汤中不生长，

10℃及45℃均不生长。血平板上呈现α溶血、不溶血或β溶血的小菌落。包括缓症链球菌群、咽峡炎链球菌群、变异链球菌群、唾液链球菌群和牛链球菌群。菌群之间的鉴别见表11－6。

表11－6　草绿色链球菌群的鉴定

链球菌群	精氨酸	七叶苷	甘露醇	山梨醇	V－P
缓症链球菌群	V	V	－	V	－
咽峡炎链球菌群	＋	＋	－	－	＋
变异链球菌群	－	＋	＋	＋	＋
唾液链球菌群	－	V	－	－	＋
牛链球菌群	－	V	V	－	＋

注：＋表示阳性；－表示阴性；V表示反应不定

3. 鉴定试验

（1）PYR试验　化脓性链球菌产生吡咯烷酮芳基酰胺酶可水解吡咯烷酮β－萘基酰胺，加入试剂后产生桃红色。

（2）杆菌肽敏感试验　将0.04U杆菌肽（bacitracin）药敏纸片贴在涂布有待测菌的血平板上，35℃孵育过夜后，观察抑菌环以判断是否为敏感，化脓性链球菌为阳性，有别于其他PYR阳性的β溶血性细菌（猪链球菌、海豚链球菌）和A群小菌落β溶血性链球菌（咽峡炎链球菌群）。此法可作为筛选试验。

（3）CAMP试验　无乳链球菌能产生CAMP因子，它可促进金黄色葡萄球菌溶血能力，使其产生显著的协同溶血作用。试验时先将金黄色葡萄球菌（ATCC 25923）沿直径划线接种，再沿该线垂直方向接种无乳链球菌，两线不得相接，间隔为3～4mm，35℃孵育过夜，两种划线交界处出现箭头状溶血（图11－6），即为阳性反应，本法可作为无乳链球菌的初步鉴定试验。

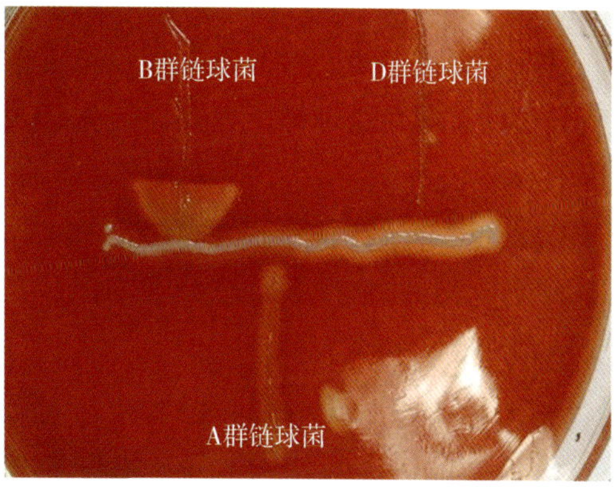

图11－6　CAMP试验

（4）荚膜肿胀试验　将菌液中加入等量型特异诊断血清，染色后镜检。肺炎链球菌遇到同型免疫血清后，则荚膜显著增大，菌体无变化。

（5）胆汁溶菌试验　胆汁或胆盐可溶解肺炎链球菌。平板法以“菌落消失”判为阳性；试管法以加胆盐的培养物变透明，而对照管仍“混浊”判为阳性。不出现阳性反应则为阴性反应。

四、抗菌药物敏感性

治疗β溶血性链球菌的首选药物是青霉素和氨苄西林，大环内酯类药物和万古霉素为替代药物，目前极少见β溶血性链球菌对青霉素不敏感菌株。为防止新生儿感染，对妊娠晚期携带有无乳链球菌的孕妇，用青霉素和氨苄西林进行预防用药，青霉素过敏者可用大环内酯类药物或克林霉素，由于无乳链球菌存在着对大环内酯类药物或克林霉素耐药的菌株，因此需要测定敏感性。

可用于治疗肺炎链球菌的药物有青霉素、超广谱头孢菌素、大环内酯类、氟喹诺酮类及万古霉素。耐青霉素的肺炎链球菌（penicillin resistant *S. pneumoniae*，PRSP）和草绿色链球菌的菌株逐近增多，对大环内酯类类和克林霉素的耐药率较高。若来源于血和脑脊液，则应检测该菌株对头孢曲松、头孢噻肟和美洛培南的 MIC 以判断敏感、中介或耐药。

五、临床意义

化脓链球菌群细菌是重要的人类致病菌，常借直接接触，飞沫吸入或通过皮肤、黏膜、伤口入侵，也可由被污染食品经口传入，引起包括淋巴管炎、淋巴结炎、蜂窝织炎、扁桃体炎、咽炎、鼻窦炎、猩红热、风湿热和急性肾小球肾炎等多种化脓性感染疾病。及时从临床标本中分离鉴定是及早进行恰当的抗感染治疗、减少播散的关键。

无乳链球菌（B 群）正常寄居于妇女阴道和人体肠道，带菌率可达 30% 左右，此菌可引起新生儿早期暴发性败血症和晚期发病的化脓性脑膜炎，病死率约 15%。成人 B 群链球菌感染包括菌血症、心内膜炎、皮肤和软组织感染及骨髓炎。

肺炎链球菌可引发大叶性肺炎或支气管炎，还可以引起中耳炎、乳突炎、鼻窦炎和败血症。细菌培养是病原学诊断肺炎链球菌肺炎、败血症及脑炎的主要手段，临床检验工作中需要清楚地鉴别肺炎链球菌与其他草绿色链球菌，并常规报告。所有肺炎链球菌分离株需进行药敏试验。报告时需区分并正确使用脑脊液或非脑脊液分离株折点，判断菌株的耐药性。

目前，正确鉴定及区分致病还是正常菌群草绿色链球菌仍十分困难，仅来自严重感染患者分离的草绿色链球菌，尤其是心内膜炎、脓肿和中性粒细胞减少患者，需要鉴定到群或种的水平。

草绿色链球菌亦称甲型溶血性链球菌是人体口腔、消化道、女性生殖道的正常菌群，常不致病，偶可引起亚急性细菌性心内膜炎。丙型链球菌为口腔、鼻咽部及肠道的正常菌群，通常为非致病菌。

第三节　肠球菌属

扫码“学一学”

扫码“看一看”

肠球菌属（*Enterococcus*）是 1984 年新命名的菌属。肠球菌属是人类肠道中的正常菌群，可引起尿路感染、腹腔和盆腔的创伤感染。是重要的医院感染病原菌。

一、分类和命名

肠球菌属隶属于肠球菌科（*Enterococcaceae*），有 40 多个种，分成 5 群，临床分离的肠球菌多属于Ⅱ群，如粪肠球菌（*E. faecalis*）、屎肠球菌（*E. faecium*），各群的组成菌种如下。

Ⅰ群：鸟肠球菌（*E. avium*）、棉子糖肠球菌（*E. raffinosus*）、浅黄肠球菌（*E. gilvus*）、苍白肠球菌（*E. Pallens*）、解糖肠球菌（*E. saccharolyticus*）、病臭肠球菌（*E. maladoratus*）等。

Ⅱ群：屎肠球菌（*E. faecium*）、铅黄肠球菌（*E. casseliflavus*）、醇鸡肠球菌（*E. gallinarum*）、蒙氏肠球菌（*E. mundtii*）、粪肠球菌（*E. faecalis*）、血过氧化氢肠球菌（*E. hae-*

moperoxidus)、乳球菌（*Lactococcus* sp.）等。

Ⅲ群：殊异肠球菌（*E. dispar*）、小肠肠球菌（*E. hirae*）、耐久肠球菌（*E. durans*）、鼠肠球菌（*E. ratti*）、绒毛肠球菌（*E. villorum*）等。

Ⅳ群：盲肠肠球菌（*E. cecorum*）、硫磺色肠球菌（*E. sulfureus*）、驴肠球菌（*E. asini*）、大便肠球菌（*E. caccae*）等。

Ⅴ群：犬肠球菌（*E. canis*）、鸽肠球菌（*E. columbae*）、莫拉维亚肠球菌（*E-. moraviensis*）、流漫游球菌（*Vagococcus fluvialis*）等。

肠球菌属的 DNA G+C 含量为（32~44）mol%。代表菌种为粪肠球菌。

二、生物学特性

本菌为革兰阳性球菌，大小为（0.6~2.0）μm×（0.6~2.5）μm，单个、成对或短链状排列，琼脂平板上生长的细菌呈球杆状，液体培养基中呈卵圆形、链状排列。无芽孢，无荚膜，个别菌种有稀疏鞭毛。兼性厌氧，最适生长温度35℃，大多数菌株在10℃和45℃均能生长。含 Lancefield D 群抗原。

肠球菌在血平板上形成圆形凸起、表面光滑、灰白色的菌落，α溶血或不溶血，粪肠球菌的某些株在马血、兔血平板上出现β溶血，含杂菌标本接种选择性培养基如叠氮胆汁七叶苷琼脂，肠球菌形成黑色菌落。可在肠道选择培养基上生长，但菌落较小。

肠球菌触酶阴性。当粪肠球菌培养于含血的培养基中，可合成细胞色素或触酶或两者皆有，导致触酶试验弱阳性。所有菌株在含6.5% NaCl 肉汤中能生长，在40%胆汁培养基中能分解七叶苷。能发酵多种糖类产酸不产气，PYR 及 LAP 试验阳性。

三、鉴别与鉴定

1. 属间鉴别 触酶阴性革兰阳性球菌中乳球菌属、无色藻菌属、片球菌属等均能在6.5% NaCl 肉汤中生长，胆汁七叶苷阳性，部分菌株含有 D 抗原，容易混淆。肠球菌与其他触酶阴性的革兰阳性球菌的鉴别见表 11-4。

2. 属内鉴别 可用甘露醇、山梨醇和精氨酸试验区分5个群（表11-7）。Ⅱ群是临床上最常分离到的肠球菌菌株，群内的主要鉴别试验是亚碲酸钾、甲基-α-D-吡喃葡萄糖苷（MGP）和色素，群内的鉴别特征见表 11-8。

表 11-7 肠球菌属内的分群试验

群别	甘露醇	山梨醇	精氨酸
Ⅰ群	+	+	-
Ⅱ群	+	-	+
Ⅲ群	-	-	+
Ⅳ群	-	-	-
Ⅴ群	+	-	-

注：+表示阳性，-表示阴性

表 11－8　Ⅱ群肠球菌的表型特征

菌种	表型特征														
	甘露醇	山梨醇	精氨酸	阿拉伯糖	山梨醇	棉子糖	亚碲酸钾	动力	色素	蔗糖	丙酮酸盐	MGP	海藻糖	木糖	GAL
屎肠球菌	+	−	+	+	V	V	−	−	−	+	−	−	+	−	V
铅黄肠球菌	+	−	+	+	V	+	−	+	+	+	V	+	+	+	+
醇鸡肠球菌	+	−	+	+	−	+	−	+	−	+	−	+	+	+	+
蒙氏肠球菌	+	−	+	+	V	+	−	−	+	+	−	−	+	+	V
粪肠球菌	+	−	+	−	+	−	+	−	−	+	+	−	+	−	−
血过氧化氢肠球菌	+	−	+	−	−	−	−	−	−	+	−	+	+	−	−
E. Sanguinicola	+	−	+	−	−	−	V	−	−	+	−	−	+	−	−
E. thailandicus	+	−	+	−	−	−	−	−	−	+	−	−	+	−	−
乳球菌	+	−	+	−	−	−	−	−	−	V	−	−	+	−	−

注：＋表示阳性，－表示阴性，V 表示反应不定

四、抗菌药物敏感性

肠球菌对许多抗生素表现为固有耐药。肠球菌对青霉素敏感性较差，对头孢菌素类、林可霉素类、磺胺类天然耐药。由于细胞壁渗透障碍，肠球菌对氨基糖苷类可呈现中度耐药性（MIC 62～500mg/L），此种耐药菌对青霉素或糖肽类与氨基糖苷类合用敏感；此外肠球菌可通过产生质粒介导的氨基糖苷类钝化酶 APH（2′）－AAC（6′）对氨基糖苷类产生高度耐药性（庆大霉素 MIC≥500mg/L、链霉素 MIC≥2000mg/L）。肠球菌对万古霉素的耐药类型有 *vanA*、*vanB*、*vanC*、*vanD*、*vanE*、*vanG*、*vanL* 等 7 种。其中 *vanA*、*vanB*、*vanC* 最常见。

肠球菌的一般感染选用氨苄西林治疗，严重感染如心内膜炎等需要选用氨苄西林、青霉素或万古霉素联合氨基糖苷类药物进行联合治疗。

五、临床意义

肠球菌是人类胃肠道和女性生殖道的正常菌群，对人体有益。如发生菌群移位、胃肠道和女性生殖道损伤则可发生感染，是医院感染的重要病原菌。最常见的是尿路感染，其他如伤口感染、血流感染、胆道感染和腹腔感染等也较常见。临床分离的主要是粪肠球菌和屎肠球菌，其他肠球菌少见。

扫码“学一学”

第四节　奈瑟菌属和卡他莫拉菌

奈瑟菌属（*Neisseria*）是一群革兰染色阴性双球菌，无芽孢，无鞭毛，有菌毛，专性需氧，氧化酶阳性。其中的脑膜炎奈瑟菌和淋病奈瑟菌可引起人类严重的疾病，其他种类通常是人类鼻咽部的不致病的正常菌群。

卡他莫拉菌（*Moraxella catarrhalis*）是革兰阴性的双球菌，主要寄居在人类的鼻咽部，可以引起儿童和老年人的呼吸道感染。

一、分类和命名

奈瑟菌属隶属奈瑟菌科，包括28个种和亚种，分离自人类的奈瑟菌有脑膜炎奈瑟菌（*N. meningitidis*）、淋病奈瑟菌（*N. gonorrhoeae*）、干燥奈瑟菌（*N. sicca*）、乳糖奈瑟菌（*N. lactamica*）、微黄奈瑟菌（*N. subflava*）、变黄奈瑟菌（*N. flavescens*）、黏液奈瑟菌（*N. mucosa*）、灰色奈瑟菌（*N. cinerea*）、长奈瑟菌（*N. elongata*）、多糖奈瑟菌（*N. polysaccharea*）、魏氏奈瑟菌（*N. weaver*）、杆状奈瑟菌（*N. bacilliformis*）。

奈瑟菌属DNA G+C含量为（48~56）mol%，代表菌种为淋病奈瑟菌。

卡他莫拉菌的归属多变，现归于莫拉菌属。DNA G+C含量为（40~43）mol%。

二、生物学特性

奈瑟菌为革兰阴性双球菌，直径0.6~0.8μm，呈肾形或咖啡豆形，凹面相对，人工培养后可呈卵圆形或球形，排列不规则，单个、成双或四个相联等。在患者脑脊液、脓液标本中常位于中性粒细胞内，但在慢性淋病患者多分布于细胞外（图11-7）。无芽孢，无鞭毛，新分离株多有荚膜和菌毛。卡他莫拉菌为革兰阴性双球菌，直径0.5~1.5μm，形态似奈瑟菌，有时革兰染色不易脱色。

奈瑟菌为需氧菌，营养要求高，需在含有血液、血清等培养基中才能生长。最适生长温度35℃，低于30℃容易死亡。最适pH为7.4~7.6，5% CO_2可促进生长。血培养瓶中的聚茴香磺酸钠（SPS）对脑膜炎奈瑟菌和淋病奈瑟菌有毒性作用。

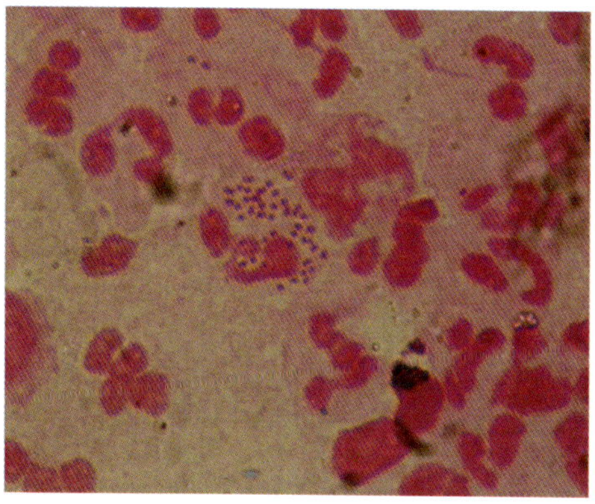
图11-7 淋病奈瑟菌形态

脑膜炎奈瑟菌在巧克力平板上35℃培养18~24小时形成直径1~2mm、圆形凸起、光滑湿润、半透明、边缘整齐的菌落，血平板上不溶血，卵黄双抗培养基上为光滑、湿润、扁平、边缘整齐的较大菌落。

淋病奈瑟菌对营养的要求比脑膜炎奈瑟菌更高，需要半胱氨酸和硫酸盐，只能在巧克力平板和专用选择培养基中生长，初次分离须供给5% CO_2，35℃培养24~48小时，形成圆形、凸起、灰白色，直径0.5~1.0mm的光滑型菌落。根据菌落大小、色泽等可将淋病奈瑟菌的菌落分为T1~T5五种类型，新分离菌株属T1、T2型菌落小，有菌毛，人工传代培养后菌落可增大或呈扁平菌落，即T3、T4和T5型，菌落具有自溶性，不易保存。

卡他莫拉菌能在普通培养基上生长，在血平板或巧克力平板上生长良好，35℃培养24小时形成直径1~3mm、灰白色、光滑、较干燥、不透明的菌落。菌落可特征性地可被接种环在血平板上平推。

奈瑟菌属和卡他莫拉菌的氧化酶和触酶均阳性，淋病奈瑟菌可分解葡萄糖，脑膜炎奈瑟菌可分解葡萄糖和麦芽糖。脑膜炎奈瑟可产生γ-谷氨酰氨基肽酶，淋病奈瑟菌产生脯氨酰亚氨基肽酶，乳糖奈瑟菌产生β-半乳糖苷酶。

根据荚膜多糖抗原的不同，可将脑膜炎奈瑟菌分为A、B、C、D、X、Y、Z、29E、W135、H、I、K和L等13个血清群，我国流行的菌株以A群为主。

根据外膜蛋白抗原的不同，将淋病奈瑟菌分成 A、B、C、D、E、F、G、H、N、R、S、T、U、V、W 和 X 等 16 个血清型。

三、鉴别与鉴定

1. 属间鉴别 奈瑟菌属与卡他莫拉菌、不动杆菌属及金氏杆菌属在形态上相似，可依据氧化酶、触酶及葡萄糖产酸等试验鉴别，见表 11－9。

2. 属内鉴定 通过糖类发酵试验基本上可以区分奈瑟菌属内各种，见表 11－10。

表 11－9　奈瑟菌属与类似菌属的鉴别

菌属	表型特征				
	氧化酶	触酶	葡萄糖产酸	三丁酸甘油酯酶	DNA 酶
奈瑟菌属	+	+	V	－	－
不动杆菌属	－	+	V	－	－
金氏杆菌属	+	－	－	－	－
卡他莫拉菌	+	+	－	+	+

注：＋表示阳性，－表示阴性，V 表示反应不定

表 11－10　与人类相关的奈瑟菌属鉴别表

菌种名	在巧克力平板上的菌落形态	生长试验			氧化分解产酸					硝酸盐还原试验	多糖合成	DNA 酶
		MTM、ML、NYC 培养	血平板或巧克力平板（22℃）	营养琼脂（35℃）	葡萄糖	麦芽糖	乳糖	蔗糖	果糖			
脑膜炎奈瑟菌	灰褐色，半透明，光滑，1～2mm	+	－	V	+	+	－	－	－	－	－	－
淋病奈瑟菌	同脑膜炎奈瑟菌，0.5～1.0mm	+	－	－	+	－	－	－	－	－	－	－
解乳糖奈瑟菌	灰褐或黄色，半透明，光滑，1～2mm	+	V	+	+	+	+	－	－	－	－	－
灰色奈瑟菌	同解乳糖奈瑟菌	+	－	+	－	－	－	－	－	－	－	－
多糖奈瑟菌	同解乳糖奈瑟菌	V	－	+	+	+	－	－	－	－	+	－
微黄奈瑟菌	绿黄色，不透明，光滑或粗糙，1～3mm	V	+	+	+	+	－	V	V	－	V	－
干燥奈瑟菌	白色，不透明，干燥，1～3mm	V	+	+	+	+	－	+	+	－	+	－
黏液奈瑟菌	绿黄色，光滑，1～3mm	－	+	+	+	+	－	+	+	+	+	－
浅黄奈瑟菌	黄色，不透明，光滑，1～2mm	－	+	+	－	－	－	－	－	－	+	－
延长奈瑟菌	灰褐色，半透明，光滑反光，1～2mm	－	+	+	－	－	－	－	－	－	－	－

注：＋表示阳性，－表示阴性，V 表示反应不定

四、抗菌药物敏感性

奈瑟菌药敏试验选择药物为青霉素、头孢菌素及环丙沙星等，治疗首选药物为青霉素。

近年来由于淋病奈瑟菌耐药质粒转移，由其介导的耐青霉素酶的淋病奈瑟菌临床上多见，应根据药敏试验结果指导临床合理用药。

脑膜炎奈瑟菌感染所致的脑膜炎，首选药物为青霉素、头孢曲松、美罗培南、甲氧苄氨嘧啶－磺胺甲噁唑等在脑脊液中有较高药物浓度，而被推荐用于治疗。

引起下呼吸道感染的卡他莫拉菌，既往对青霉素敏感，近年来报告耐药菌株日渐增多，尽管卡他莫拉菌常产生β－内酰胺酶，但临床使用的含β－内酰胺酶抑制剂的β－内酰胺类抗生素、头孢菌素、大环内酯类抗生素、喹诺酮类抗生素和甲氧苄氨嘧啶－磺胺甲噁唑治疗其感染仍然是有效的。

五、临床意义

脑膜炎奈瑟菌寄居于鼻咽部，人群携带率为5%～10%，流行期间可高达20%～90%。感染者以5岁以下儿童为主，6个月至2岁的婴儿发病率最高。主要致病物质是荚膜、菌毛和内毒素，引起流行性脑脊髓膜炎。

人类是淋病奈瑟菌的唯一宿主，通过性接触传播，侵袭泌尿生殖道、口咽部及肛门直肠的黏膜上皮细胞，引起淋病。淋病奈瑟菌的致病物质有外膜蛋白、菌毛、IgAI、蛋白水解酶、内毒素等。男性主要引起尿道炎，可发展为前列腺炎、附睾炎等；女性可致前庭大腺炎、盆腔炎；新生儿通过产道感染可引起淋菌性结膜炎。在免疫力低下的患者可出现播散性淋病。

卡他莫拉菌是最常见的与人类感染有关的莫拉菌，作为内源性的条件致病菌主要引起与呼吸道有关的感染，如中耳炎、鼻窦炎、肺炎和患有慢性阻塞性肺病的老年患者的下呼吸道感染。

本章小结

本章介绍一群专性需氧、兼性厌氧或微需氧的球菌。

葡萄球菌属触酶阳性，呈不规则排列成葡萄串状的革兰阳性球菌，兼性厌氧菌，营养要求不高，耐盐。在血平板上可形成β溶血环。可产生多种毒素和胞外酶。分为凝固酶阳性和凝固酶阴性葡萄球菌。金黄色葡萄球菌是临床上最常见的化脓性病原菌，其他葡萄球菌是临床上常见的医院感染病原菌。

链球菌属触酶阴性，呈链状排列的革兰阳性球菌，营养要求高，在血平板上呈现α、β、γ等不同的溶血情况，分类没有完全统一。可产生多种毒素及胞外酶。根据C抗原而分群，对人致病的90%属A群；根据表型特性结果可推测性进行分群鉴定。也可用链球菌分型血清进行抗原型别鉴定。肺炎链球菌是成对排列的链球菌，在血平板上呈现α溶血，有荚膜，有自溶酶，可产生脐窝状菌落，奥普脱欣敏感，胆汁溶菌试验阳性。链球菌属是临床常见的化脓菌。

肠球菌属是触酶阴性，成链状或散在排列的革兰阳性球菌，营养要求不高，在血平板

扫码“练一练”

上呈现α、β、γ等不同的溶血情况，在含6.5% NaCl肉汤中能生长，在40%胆汁培养基中能分解七叶苷。肠球菌属是人类肠道中的正常菌群，可引起条件致病。是重要的医院感染病原菌。

奈瑟菌属是一群革兰染色阴性双球菌，呈肾形或咖啡豆形。有菌毛，专性需氧，氧化酶、触酶阳性。营养要求高，对温度敏感。脑膜炎奈瑟菌和淋病奈瑟菌可引起人类严重的疾病。

卡他莫拉菌为革兰阴性双球菌，不分解糖类。主要引起与呼吸道有关的感染。

（李向阳）

第十二章　肠杆菌科

本章要点

1. **掌握**　肠杆菌科细菌的共同特性；肠杆菌科与其他革兰阴性细菌的鉴别要点；大肠埃希菌、沙门菌属、志贺菌属、克雷伯菌属、肠杆菌属和变形杆菌属等常见细菌的微生物学鉴定；致肠道感染大肠埃希菌、沙门菌属和志贺菌属的血清学鉴定。

2. **熟悉**　肠杆菌科其他菌属的生物学特性。

3. **了解**　肠杆菌科细菌的致病性和临床意义。

第一节　概　述

扫码“学一学”

扫码“看一看”

一、分类和命名

肠杆菌科（*Enterobacteriaceae*）细菌是一大群生物学性状相类似的革兰阴性杆菌，常寄居于人与动物的肠道中，与宿主共生。肠杆菌科细菌种类繁多，至少包括44个菌属、170余个菌种。与临床感染相关的有：西地西菌属（*Cedecea*）、枸橼酸杆菌属（*Citrobacter*）、爱德华菌属（*Edwardsiella*）、肠杆菌属（*Enterobacter*）、埃希菌属（*Escherichia*）、爱文菌属（*Ewingella*）、欧文菌属（*Erwinia*）、哈夫尼亚菌属（*Hafnia*）、克雷伯菌属（*Klebsiella*）、摩根菌属（*Morganella*）、邻单胞菌属（*Plesiomonas*）、变形杆菌属（*Proteus*）、普罗威登斯菌属（*Providencia*）、沙门菌属（*Salmonella*）、沙雷菌属（*Serratia*）、志贺菌属（*Shigella*）和耶尔森菌属（*Yersinia*）等。其中邻单胞菌属原归属于弧菌科，现根据16S rRNA序列分析，发现其与肠杆菌科细菌亲缘性更密切，现归属于本科，但该属细菌氧化酶阳性。

二、生物学特性

肠杆菌科细菌共同的特性是革兰阴性杆菌，大小为（0.3～1.0）μm×（0.6～6.0）μm，无芽孢有菌毛、多数具有周鞭毛。兼性厌氧，营养要求不高，在普通培养基上生长良好。在肠道选择性培养基（MaC、EMB、SS等）上，因利用乳糖能力不同而生长为不同特征的菌落。生化反应活跃，发酵葡萄糖、氧化酶阴性（邻单胞菌属除外）、触酶阳性（痢疾志贺菌O1群和致病杆菌属除外）、能还原硝酸盐为亚硝酸盐。

肠杆菌科细菌的抗原成分包括菌体抗原（O抗原）、鞭毛抗原（H抗原）、表面抗原和菌毛抗原等。O抗原与H抗原为肠杆菌科血清学分群与分型的依据；表面抗原可阻断O抗原与相应抗体之间的反应，但加热可去除表面抗原，从而消除这种阻断作用。

肠杆菌科细菌抵抗力不强，加热60℃、30分钟即可被杀死；对干燥、化学消毒剂（如含氯消毒剂、酚类和戊二醛等）均敏感；耐受低温及胆盐与某些染料。

三、初步鉴别和分群

1. 肠杆菌科与其他革兰阴性杆菌区别 见表12-1。

表12-1 肠杆菌科与其他革兰阴性细菌鉴别

试验	肠杆菌科	弧菌科	非发酵菌	巴斯德菌属	莫拉菌属
形态	杆状	弧状或杆状	杆状	球杆状	球杆状
鞭毛	周鞭毛或无	单鞭毛	丛毛、周毛、单毛或无	无	无
葡萄糖利用	发酵	发酵	氧化或不利用	发酵	不分解
氧化酶	-[#]	+	+[*]	+	+
硝酸盐还原	+	+	+/-	+	+/-

注：+表示90%菌株阳性；+/-表示多数菌株阳性，少数菌株阴性；#表示邻单胞菌属除外；*表示不动杆菌、嗜麦芽窄食单胞菌除外

2. 根据苯丙氨酸脱氨酶和葡萄糖酸盐试验 可将肠杆菌科中与医学有关的常见13个菌属分为三大类。苯丙氨酸脱氨酶和葡萄糖酸盐试验均为阴性的有6个菌属：埃希菌属、志贺菌属、沙门菌属、枸橼酸菌属、爱德华菌属和耶尔森菌属。苯丙氨酸脱氨酶阴性、葡萄糖酸盐试验阳性的有4个菌属：克雷伯菌属、肠杆菌属、沙雷菌属、哈夫尼亚菌属。苯丙氨酸脱氨酶阳性、葡萄糖酸盐试验阴性的有3个菌属：变形杆菌属、摩根菌属、普罗威登斯菌属。

3. 与医学有关的肠杆菌科菌属生物学特性 见表12-2。

表12-2 肠杆菌科主要菌属生物学特性鉴别

菌属	吲哚	甲基红	V-P	枸橼酸盐	赖氨酸	精氨酸	鸟氨酸	硫化氢	尿素	苯丙氨酸	动力	DNA酶	明胶	酯酶	乳糖	蔗糖	甘露醇	山梨醇	阿拉伯糖	棉子糖	鼠李糖	麦芽糖
埃希菌属	+	+	-	-	+	V	V	-	-	-	+	-	-	-	+	V	+	+	+	V	P	+
志贺菌属	L	+	-	-	-	L	V	-	-	-	-	-	-	-	-	-	+	L	P	V	V	V
沙门菌属	-	+	-	+	+	P	+	+	-	-	+	-	-	-	-	-	+	+	+	-	+	+
枸橼酸杆菌属	V	+	-	+	-	V	V	+	P	-	+	-	-	-	V	V	+	+	+	V	+	+
爱德华菌属	+	+	-	-	+	-	+	+	-	-	+	-	-	-	-	-	-	-	-	-	-	+
耶尔森菌属	V	+	-	-	-	-	V	-	P	-	-	-	-	V	-	+	+	+	+	-	-	P
克雷伯菌属	L	L	+	+	+	-	-	-	+	-	-	-	-	-	+	+	+	+	+	+	+	+
肠杆菌属	-	-	+	+	V	P	+	-	V	-	+	-	-	-	+	+	+	+	+	+	+	+
沙雷菌属	-	L	+	+	+	-	+	-	L	-	+	+	+	+	-	+	+	+	-	-	-	+
哈夫尼亚菌属	-	V	P	-	+	-	+	-	-	-	+	-	-	-	-	+	-	+	-	+	+	+
变形杆菌属	V	+	L	V	-	-	V	+	+	+	+	V	+	P	-	V	-	-	-	-	-	V
普罗维登斯菌属	+	+	-	+	-	-	-	-	V	+	+	-	-	-	-	V	V	-	-	-	V	-
摩根菌属	+	+	-	-	-	-	+	-	+	+	+	-	-	-	-	-	-	-	-	-	-	-
克吕沃菌属	P	+	-	+	+	-	+	-	-	-	+	-	-	-	+	+	+	V	+	+	+	+
西地西菌属	-	+	V	+	-	V	V	-	-	-	+	-	-	-	L	P	+	-	-	-	-	+
爱文菌属	-	P	+	+	-	-	-	-	-	-	V	-	-	-	V	-	+	-	-	-	L	L

注：+表示90%~100%菌株阳性；-表示0~10%菌株阳性；P表示75%~89.9%菌株阳性；V表示25.1%~74.9%菌株阳性；L表示10.1%~25%菌株阳性

4. 肠杆菌科细菌综合鉴定流程　肠杆菌科细菌鉴定按科→属→种次序进行。根据苯丙氨酸脱氨酶及葡萄糖酸盐试验（也可用 V－P 试验）将肠杆菌科常见菌属分为三大群（表 12－3）。再在各群中根据生化反应鉴定到属。

（1）苯丙氨酸阳性、葡萄糖酸盐阴性　包括变形杆菌属、普罗威登斯菌属和摩根菌属，其属间鉴别可用硫化氢、鸟氨酸和枸橼酸盐试验（表 12－4）。

（2）苯丙氨酸阴性、葡萄糖酸盐阳性　包括克雷伯菌属、肠杆菌属、沙雷菌属和哈夫尼亚菌属；各属间的鉴别可用动力、山梨醇、DNA 酶、棉子糖等试验（表 12－5）。

（3）苯丙氨酸与葡萄糖酸盐均阴性　包括埃希菌属、志贺菌属、沙门菌属、枸橼酸杆菌属、爱德华菌属和耶尔森菌属；各属间的鉴别可用硫化氢、动力、枸橼酸盐、吲哚、赖氨酸、脲酶等试验（表 12－6）。

另外肠杆菌科部分菌属菌种对某些抗菌药物固有耐药，也有助于鉴别（表 12－7）。

表 12－3　肠杆菌科初步分类

菌属	苯丙氨酸	葡萄糖酸盐
变形杆菌属	+	－
普罗威登斯菌属	+	－
摩根菌属	+	－
克雷伯菌属	－	+
肠杆菌属	－*	+*
沙雷菌属	－	+
哈夫尼亚菌属	－	+
埃希菌属	－	－
志贺菌属	－	－
沙门菌属	－	－
枸橼酸杆菌属	－	－
爱德华菌属	－	－
耶尔森菌属	－	－

注：*有例外

表 12－4　苯丙氨酸阳性菌属鉴别

试验	变形菌属	普罗威登斯菌属	摩根菌属
硫化氢	+	－	－
鸟氨酸	+/－	－	+
枸橼酸盐	+/－	+	－

注：+表示 90% 以上菌株阳性；－表示 90% 以上菌株阴性；+/－表示多数菌株（90% 以下）阳性，少数菌株阴性

表 12－5　葡萄糖酸盐阳性菌属鉴别

试验	克雷伯菌属	肠杆菌属	沙雷菌属	哈夫尼亚菌属
动力	－	+	+	+
山梨醇	+	+/－	+	－
DNA 酶	－	－	+	－
棉子糖	+	+	+/－	－
枸橼酸盐利用	+[a]	+	+	－
鸟氨酸脱羧酶	－[d]	+[b]	+[c]	+

注：+表示 90% 以上菌株阳性；－表示 90% 以上菌株阴性；+/－表示多数菌株（90% 以下）阳性、少数菌株阴性；[a]鼻硬结、臭鼻克雷伯菌的某些菌株阴性；[b]聚团泛菌阴性；[c]气味沙雷菌生物 2 群、普城沙雷菌、深红沙雷菌阴性；[d]解鸟氨酸兰奥尔菌阳性

表 12－6　苯丙氨酸和葡萄糖酸盐均阴性各菌属鉴别

试验	埃希菌属	志贺菌属	沙门菌属	枸橼酸杆菌属	爱德华菌属	耶尔森菌属
鞭毛	周鞭毛	无	周鞭毛	周鞭毛	周鞭毛	25℃有鞭毛
动力	+/－	－	+	+	+	－*
硫化氢	－	－	+/－	+/－	+	－
吲哚	+	－/+	－	－/+	+	－/+
枸橼酸盐	－	－	+/－	+	－	－
脲酶	－	－	－	－/+	－	+/－
赖氨酸	+/－	－	+/－	－	+	－

注：+表示90%以上菌株阳性；－表示90%以上菌株阴性；+/－表示多数菌株（90%以下）阳性、少数菌株阴性；－/+表示多数菌株（90%以下）阴性、少数菌株阳性；* 25～30℃培养动力阳性

杆菌科部分菌种对某些抗生素表现固有耐药（表 12－7），此特性有助于菌种的鉴定。

表 12－7　部分肠杆菌科细菌的固有耐药性

细菌属、种	大多数菌株耐药的抗菌药物
西地西菌属	多黏菌素、氨苄西林、头孢噻吩
丙二酸盐阴性枸橼酸杆菌	氨苄西林
弗氏枸橼酸杆菌	氨苄西林、阿莫西林－克拉维酸、氨苄西林－舒巴坦、一代和二代头孢菌素、头霉素类
迟缓爱德华杆菌	多黏菌素
肠杆菌属	氨苄西林、阿莫西林－克拉维酸、氨苄西林－舒巴坦、一代和二代头孢菌素、头霉素类
赫尔曼埃希菌	氨苄西林、替卡西林
美洲爱文菌	头孢噻吩
蜂房哈夫尼亚菌	氨苄西林、阿莫西林－克拉维酸、氨苄西林－舒巴坦、一代头孢菌素、头霉素类
肺炎克雷伯菌	氨苄西林
抗坏血酸吕沃菌	氨苄西林
奇异变形杆菌	四环素、替加环素、呋喃妥因、多黏菌素 B、黏菌素
普通变形杆菌	氨苄西林、一代和二代头孢菌素、四环素、替加环素、呋喃妥因、多黏菌素 B、黏菌素
摩根摩根菌	氨苄西林、阿莫西林－克拉维酸、替卡西林、一代和二代头孢菌素、替加环素、呋喃妥因、多黏菌素 B、黏菌素
普罗威登斯菌属	氨苄西林、阿莫西林－克拉维酸、一代头孢菌素、四环素、替加环素、呋喃妥因、多黏菌素 B、黏菌素
黏质沙雷菌	氨苄西林、阿莫西林－克拉维酸、氨苄西林－舒巴坦、一代和二代头孢菌素、头霉素类、呋喃妥因、多黏菌素 B、黏菌素
居泉沙雷菌	氨苄西林、羧苄西林、头孢噻吩

第二节　埃希菌属

扫码“学一学”

一、分类和命名

埃希菌属（*Escherichia*）有 6 个种，大肠埃希菌（*E. coli*）、弗格森埃希菌（*E. fergusonii*）、赫尔曼埃希菌（*E. hermannii*）、伤口埃希菌（*E. vulneris*）、蟑螂埃希菌（*E. blattae*）、艾伯特埃希菌（*E. albertii*）。埃希菌属 DNA G+C 含量为（48～59）mol%，代表菌种为大肠埃希菌。根据 DNA－DNA 杂交评估，本菌属其他菌种与代表菌种的平均 DNA 相关性为

48%～59%。近期的研究提出，根据16S rRNA基因的序列分析和4种蛋白编码基因，将蟑螂埃希菌重新分类归属于*Shimwellia*菌属。

二、生物学特性

埃希菌属为直杆状的革兰阴性杆菌（图12－1）。大小为（1.1～1.5）μm×（2.0～6.0）μm；多数有周鞭毛，能运动，有菌毛，无芽孢。兼性厌氧，营养要求不高。在血平板和普通平板上生长为圆形、湿润、灰白色菌落（图12－2）。

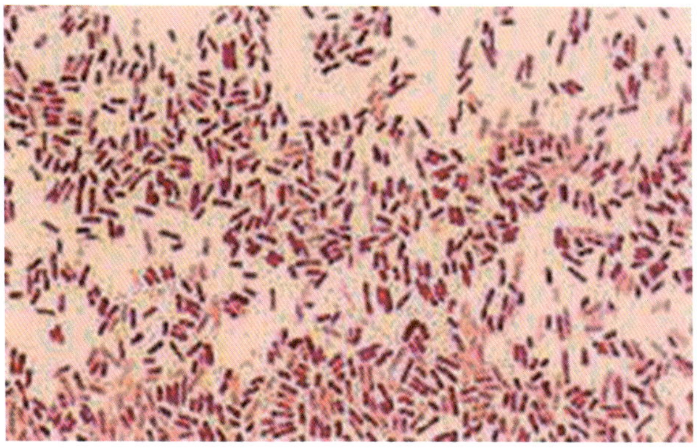

图12－1　大肠埃希菌形态（革兰染色）

（引自Harley－Prescott. Laboratory Exercises in Microbiology［M］. 5th ed. McGraw－Hill，2002.）

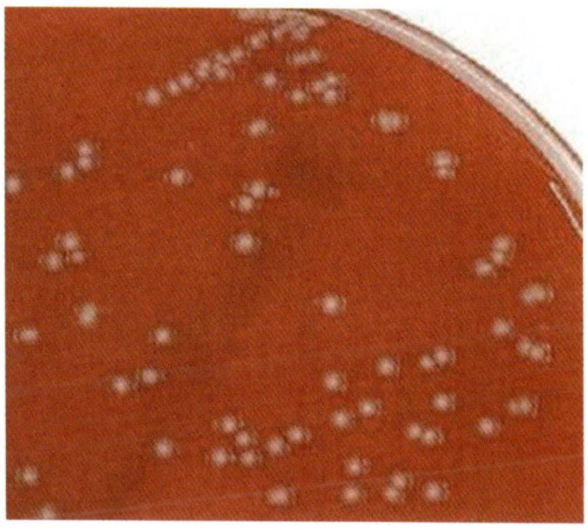

图12－2　大肠埃希菌菌落（血平板）

（引自Luis M. de la Maza，Marie T. Pezzlo，Ellen Jo Baron. Colour atlas of diagnostic microbiology［M］. St Louis：Mosby，1997.）

某些菌株在血平板可形成β溶血，部分菌株菌落可呈黏液型或粗糙型。多数大肠埃希菌在血平板上可形成特殊的臭味。在肠道选择培养基上发酵乳糖产酸，依培养基指示剂不同而形成不同颜色的菌落。MaC培养基上为红色菌落（图12－3）。

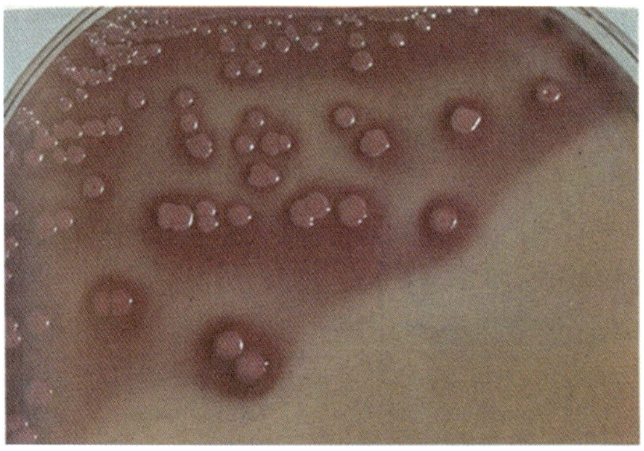

图12－3　大肠埃希菌菌落（MaC）

（引自Elmer W. Koneman，Stephen D. Allen，V. R. Dowell，Jr.，et al. Color atlas and textbook of diagnostic microbiology［M］. Philadelphia・Toronto：J. B. Lippincott，1979.）

大肠埃希菌具有肠杆菌科所有的抗原结构：O抗原、H抗原、K抗原和菌毛F抗原四种。O抗原为细胞壁脂多糖最外层的特异性多糖；H抗原位于鞭毛上，为鞭毛蛋白抗原。O抗原共171种，其中162种与腹泻有关，是分群的基础。K抗原共103种。从患者标本中新分离的大肠埃希菌多有K抗原。根据耐热性等不同，K抗原分为L、A、B三种，其中L、B

不耐热，有 60 种。F 抗原至少有 5 种，与大肠埃希菌的黏附作用有关。大肠埃希菌的血清型别按 O: K: H 的顺序排列，以数字表示，如 O111: K58: H2，O157: H7 等。

三、鉴别和鉴定

1. 属间和属内鉴别 埃希菌属和相关菌属的鉴别见表 12－6。埃希菌属内常见菌种的鉴别见表 12－8。

表 12－8 埃希菌属细菌的生化特性

	艾伯特埃希菌生物 1 群	艾伯特埃希菌生物 2 群	大肠埃希菌	大肠埃希菌（不活泼生物型）	弗格森埃希菌	赫尔曼埃希菌	伤口埃希菌
吲哚	0	100	98	80	98	99	0
动力	0	0	95	5	93	99	100
黄色素	0	0	0	0	0	98	50
赖氨酸	100	0	90	40	95	6	85
鸟氨酸	100	100	65	20	100	100	0
氰化钾生长	0	0	0	1	0	94	15
醋酸盐	20	0	90	40	96	78	30
黏液酸盐	20	0	95	30	0	97	78
葡萄糖产气	100	40	95	5	95	97	97
侧金盏醇	0	0	5	3	98	0	0
阿拉伯糖	100	100	99	85	98	100	100
乳糖	0	0	95	25	0	45	15
甘露醇	100	100	98	93	98	100	100
鼠李糖	0	0	80	65	92	97	93
山梨醇	0	100	94	75	0	0	1
木糖	0	0	95	70	96	100	100

注：数字为 37℃孵育 1～2 天的阳性百分率

2. 鉴定试验 埃希菌属触酶阳性，氧化酶阴性，可还原硝酸盐，发酵葡萄糖产酸产气。大肠埃希菌大多数菌株动力阳性，在克氏双糖铁琼脂（KIA）斜面与底层均产酸、产气，不产硫化氢（图 12－4）。吲哚、甲基红、V－P、枸橼酸盐（IMViC）试验结果是＋＋－－。大肠埃希菌不活泼生物型动力阴性，迟缓发酵或不发酵乳糖，不产气，需要与志贺菌相鉴别。鉴别试验除用血清学鉴别外，也可根据醋酸盐、赖氨酸脱羧酶、木糖和黏液酸盐试验鉴别，志贺菌均阴性。

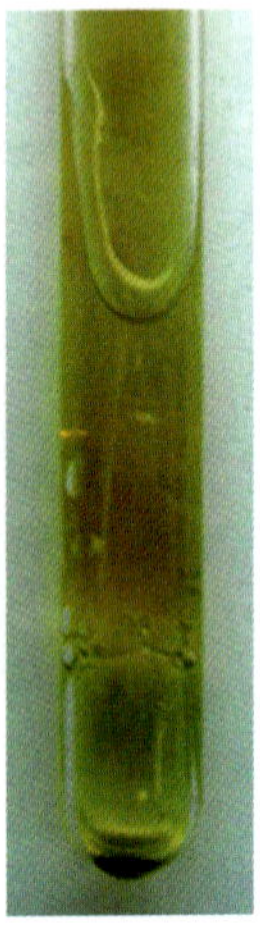

图 12－4 大肠埃希菌 KIA（AA＋－）

（引自 Harley－Prescott. Laboratory Exercises in Microbiology［M］. 5th ed. McGraw－Hill, 2002.）

3. 致肠道感染大肠埃希菌的鉴定 大肠埃希菌某些血清型可引起人类肠道感染，包括肠产毒素性大肠埃希菌（enterotoxigenic *E. coli*，ETEC）、肠致病性大肠埃希菌（enteropathic *E. coli*，EPEC）、侵袭性大肠埃希菌（enteroinvasive *E. coli*，EIEC）、肠出血性大肠埃希菌（enterohemorrhagic *E. coli*，

EHEC）和肠聚集性大肠埃希菌（enteroaggregative *E. coli*，EAEC）。致肠道感染的大肠埃希菌的培养特性与其他大肠埃希菌相似，但具有各自特殊的血清型（表 12－9）、肠毒素或毒力因子。因此，要通过血清型试验、肠毒素检测或细胞黏附等试验来鉴定型别。

表 12－9　常见的致腹泻大肠埃希菌血清型

ETEC	EPEC	EIEC	EHEC（STEC）		EAEC
O6:NM	**O55:NM**	O28:NM	O8:H19	O118:H16	O3:H2
O6:H16	**O55:H6**	O29:NM	O22:H8	O119:NM	O15:H18
O8:H9	O55:H7	O112:NM	**O26:NM**	O119:H4	**O44:H18**
O15:H11	O86:NM	O124:NM	**O26:H11**	O119:H25	O51:H11
O20:NM	O86:H34	O124:H7	O28:H25	**O121:H19**	O77:H18
O25:NM	**O111:NM**	**O124:H30**	**O45:H2**	O123:NM	O86:H2
O25:H42	O111:H2	O136:NM	O55:H7	O123:H11	O111ab:H21
O27:NM	O111:H12	**O143:NM**	O69:H11	O128:NM	O126:H27
O27:H7	O111:H21	O144:NM	O76:H19	O128:H2	O141:H49
O27:H20	**O114:NM**	O152:NM	O84:NM	O128:H45	ONT:H21
O49:NM	**O114:H2**	**O164:NM**	O88:H25	**O145:NM**	ONT:H33
O63:H12	**O119:H6**	O167:NM	O91:NM	O146:H21	
O78:H11	**O125:H21**	**ONT:NM**	O91:H14	O153:H2	
O78:H12	O126:NM		O91:H21	O153:H25	
O128:H7	O126:H27		O103:NM	O156:H25	
O148:H28	**O127:NM**		**O103:H2**	**O157:NM**	
O153:H45	**O127:H6**		O103:H11	**O157:H7**	
O159:NM	O127:H9		O103:H25	O165:NM	
O159:H4	O127:H21		O104:H7	O165:H25	
O159:H20	**O128:H2**		**O104:H21**	O172:NM	
O167:H5	O128:H7		**O111:NM**	O174:H21	
O169:NM	O128:H12		**O111:H2**	O174:H28	
O169:H41	**O142:H6**		**O111:H8**	O177:NM	
	O157:H45		**O113:H21**	O178:H19	
			O118:H2	O179:H8	
			O118:H12		

注：黑体字表示与暴发相关的血清型，NM 表示无动力，NT 表示不能分型

（1）ETEC　可通过生物学方法（兔肠结扎试验、乳鼠灌胃试验、细胞培养等）测定耐热肠毒素（heat stable toxin，ST）和不耐热肠毒素（heat labile toxin，LT）。生物学方法较复杂，在医院微生物室难以进行。现可用 ELISA 法或基因探针来进行检测。

（2）EPEC　菌株鉴定为大肠埃希菌后，用 EPEC 分型血清进行 O:H 分型，亦可用酶联免疫吸附试验（ELISA）或细胞培养法检测。

（3）EIEC　本菌生化特性与志贺菌相似，如动力阴性、不发酵或迟缓发酵乳糖、赖氨酸脱羧酶阴性。与志贺菌主要鉴别试验是醋酸钠、赖氨酸脱羧酶、木糖和黏液酸盐产酸试验，大肠埃希菌三者均为阳性，而志贺菌为阴性。诊断 EIEC 感染可用 EIEC O:H 血清进行分型，ELISA、Hepa－2 或 HeLa 细胞检测以及动物毒力试验等。动物毒力试验是将被检菌液接种于豚鼠眼结膜囊内，可产生典型的角膜结膜炎症状，并在角膜上皮细胞内有大量细菌，称为 Sereny 试验阳性。

（4）EHEC　又称产 Vero 毒素大肠埃希菌（verotoxigenic *E. coli*，VTEC）或产志贺毒素大肠埃希菌（shigatoxin *E. coli*，STEC），可引起出血性结肠炎（hemorrhagic colitis，HC），

其主要血清型为O157: H7。O157: H7血清型多数对山梨醇不发酵或缓慢发酵。在确认为大肠埃希菌后，可用EHEC O: H诊断血清进行分型，亦可用ELISA法检测Vero毒素、PCR或基因探针测定Vero基因。目前，美国CDC已将O157: H7血清型列为实验室常规检测项目。

（5）EaggEC 不产生LT或ST，不具侵袭性。可采用液体培养-凝集试验检测细菌对Hepa-2或HeLa细胞的黏附性或用DNA探针技术检测aggR基因。

四、抗菌药物敏感性

大肠埃希菌通常对碳青霉烯类、含β-内酰胺酶抑制剂复合制剂、头霉素类抗菌药物敏感。其耐药性主要由该菌产生超广谱β-内酰胺酶ESBL所致。ESBL包括TEM、SHV和非TEM、SHV型，由质粒介导产生。我国大肠埃希菌ESBLs发生率较高，主要以CTX-M型ESBLs为主。2010年CLSI对部分头孢菌素类折点进行了修改，常规药敏不需要检测ESBL，对ESBLs阳性菌株也不需要修饰药敏结果，但出于院感监测目的仍需报告是否产ESBLs。致泻性大肠埃希菌耐药性低于肠道外致病性大肠埃希菌。

近年来，出现了碳青霉烯类耐药的肠杆菌科细菌（carbapenem-resistant *Enterobacteriaceae*，CRE），大肠埃希菌中也有CRE报道。

五、临床意义

大肠埃希菌的致病物质包括侵袭力和毒素。侵袭力与K抗原和菌毛密切相关，K抗原有抗吞噬及抵抗宿主抗体和补体的作用；菌毛可先黏附于宿主黏膜细胞表面，继而深层侵犯宿主引起感染。内毒素能引起宿主的发热、休克、弥散性血管内凝血（DIC）等病理生理反应。肠产毒性大肠埃希菌能产生不耐热肠毒素（LT）和耐热肠毒素（ST），二者均可引起肠道细胞中cAMP水平升高，肠液分泌增加而导致腹泻。

大肠埃希菌是临床感染中最常见的革兰阴性杆菌，也是医院感染常见病原菌，可引起人体各部位感染。根据感染部位可分为肠道外感染和肠道感染。

肠道外感染包括尿路感染、菌血症、肺炎、新生儿脑膜炎、胆道感染、术后腹腔感染及烧伤创面感染等。引起尿路感染的大肠埃希菌（UPEC）拥有大小不等的致病岛，其携带的基因与肠道内菌株不同。该菌可与厌氧菌、粪肠球菌混合感染，其脓液常有特殊臭味。

引起肠道感染的大肠埃希菌亦称为致腹泻大肠埃希菌，常见的ETEC、EPEC、EIEC、EHEC和EaggEC等5种类型。

（1）ETEC 是旅游者腹泻和婴幼儿腹泻的常见病因，导致恶心、腹痛、低热和类似轻型霍乱的急性水样腹泻。其致病机制主要是通过产生LT和ST肠毒素导致患者腹泻及中毒症状。此类腹泻在卫生条件差的国家和地区发病率较高。

（2）EPEC 是流行性婴儿腹泻的重要病原菌，在世界范围均有发病，具有高度传染性。可导致婴儿发热、呕吐、严重水泻，粪便中含有黏液但无血液，常引起脱水、酸中毒，病死率高。

（3）EIEC 与志贺菌有共同抗原，其发病机制也与菌痢相似，常侵犯成人或较大儿童，引起类似志贺菌肠炎的症状，如发热、腹痛、水泻或典型菌痢的里急后重症状，并伴脓血黏液便。

（4）EHEC 主要引起出血性结肠炎，主要血清型为O157: H7。多发于5岁及以下婴幼儿，以暴发性流行为主。表现为腹痛、水泻、血便，多无发热。感染者中有2%~7%可发展成为溶血性尿毒综合征（hemolytic - uremic syndrome，HUS），主要表现为溶血性贫血、血小板减少性紫癜和急性肾功能不全。HUS 患者死亡率较高，表现为痉挛性腹痛、血便、便中无白细胞。

（5）EaggEC　又称肠黏附型大肠埃希菌，引起婴儿急性或慢性水样腹泻伴脱水，偶有腹痛、发热与血便，引起的腹泻通常较 EPEC 缓和。

扫码“学一学”

第三节　沙门菌属

一、分类和命名

沙门菌属（*Salmonella*）分为肠道沙门菌（*S. enterica*）和邦戈沙门菌（*S. bongori*）2 个种；其中肠道沙门菌又分为 6 个亚种，邦戈沙门菌以前属于肠沙门菌种亚种 V（表 12 - 10）。沙门菌属共有 2500 多个血清型。引起人类疾病的沙门菌多属于肠沙门菌亚种Ⅰ，亚种Ⅰ包括血清型分群中的 A、B、C1、C2、D 和 E 群，分离自人和温血动物。其余亚种均来自环境和冷血动物，血清型为 F 群。实验室多以菌种的形式代替血清型报告，如伤寒沙门菌、猪霍乱沙门菌、副伤寒沙门菌、肠炎沙门菌、鼠伤寒沙门菌等，格式上看似是菌种的名称，其实都是血清型，标准命名应该用血清型，如肠沙门菌伤寒血清型、肠沙门菌猪霍乱血清型等。

沙门菌属 DNA G + C 含量为（50 ~ 53）mol%，代表菌种为猪霍乱沙门菌。

表 12 - 10　沙门菌属的种、亚种和代表菌

种	亚种	血清型数量（个）	代表菌种（血清型）
肠沙门菌（*S. enterica*）	Ⅰ 肠道亚种（*S. enterica subsp. enterica*）	1504	猪霍乱沙门菌（*S. choleraesuis*）
	Ⅱ 撒拉姆亚种（*S. enterica subsp. Salamae*）	502	萨拉姆沙门菌（*S. salamae*）
	Ⅲa 亚利桑那亚种（*S. enterica subsp. arizonae*）	95	亚利桑那沙门菌（*S. arizonae*）
	Ⅲb 双相亚利桑那亚种（*S. enterica subsp. diarizonae*）	333	亚利桑那沙门菌（*S. diarizonae*）
	Ⅳ 豪顿亚种（*S. enterica subsp. houtenae*）	72	豪顿沙门菌（*S. houtenae*）
	Ⅵ印第卡亚种（*S. enterica subsp. indica*）	13	印第卡沙门菌（*S. indica*）
邦戈沙门菌（*S. bongori*）		22	邦戈沙门菌（*S. bongori*）

二、生物学特性

沙门菌属细菌为革兰阴性杆菌，大小为（0.7 ~ 1.5）μm ×（2.0 ~ 5.0）μm，多具有周鞭毛（鸡沙门菌和雏沙门菌除外），无荚膜，无芽孢。本菌兼性厌氧，营养要求不高，在普通平板和血平板上表现为圆形、湿润菌落。本菌不发酵乳糖，在肠杆菌科选择培养基上为透明、半透明菌落，与志贺菌相似。大多数菌株因产生硫化氢在 SS 琼脂上形成黑色中心的菌落（图 12 - 5）。

沙门菌有 3 种抗原，即菌体 O 抗原、鞭毛 H 抗原和表面抗原，均具有分类鉴定意义。

O 抗原共有 58 种，能耐高热 100℃加热 2 ~ 3 小时不被破坏，是沙门菌分群的依据。每个沙门菌的血清型可具有 1 种或数种 O 抗原；将具有共同 O 抗原成分的血清型归为一个群，每个群以 O 加上阿拉伯数字及括号中大写的 26 个英文字母（A ~ Z）表示，如 O2 群（A）、

O4 群（B）、O50 群（Z）等。能引起人类感染的沙门菌，绝大多数在 A～F 群内。H 抗原为不耐热的蛋白抗原，为沙门菌分型的依据。H 抗原分 2 个相，第一相为特异相，用小写英文字母 a、b、c、d……z 表示，之后用 z 加阿拉伯数字，如 z1、z2、z3 等表示。第 2 相为沙门菌共有的非特异相，用 1、2、3、4 等表示。具有两相 H 抗原的沙门菌称为双相菌，只具一相 H 抗原的为单相菌。

表面抗原有 3 种（Vi、M、5），均为不稳定抗原，加热 60℃、30 分钟或经苯酚处理即可破坏，人工传代也可消失。Vi 抗原常存在于伤寒沙门菌、丙型副伤寒沙门菌、部分都柏林沙门菌中。Vi 抗原能阻断 O 抗原与相应抗体发生凝集，在沙门菌血清学鉴定时需要注意。

根据 O 抗原和 H 抗原的组合，将沙门菌各个血清型编成抗原表。临床常见沙门菌大多为A～F 群。其血清型分组及抗原成分见表 12－11。

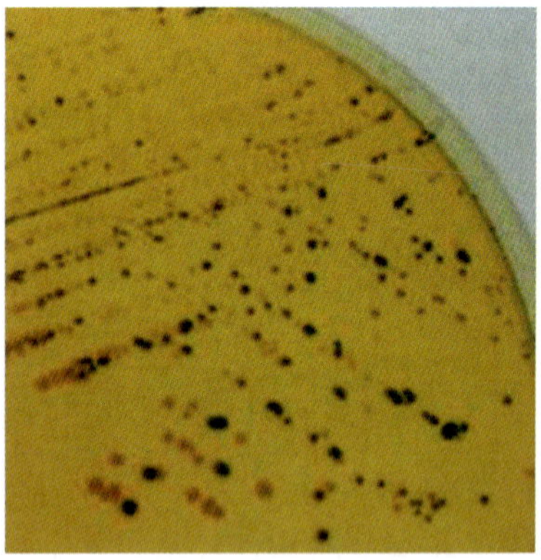

图 12－5　沙门菌菌落（SS）

（引自 Elmer W. Kneman, Stephen D. Allen, V. R. Doweell Jr. , et al. Color atlas and textbook of diagnostic microbiology［M］. Philadelphia · Toronto：J. B. Lippincott, 1979. ）

表 12－11　常见沙门菌的血清型分组及其抗原成分表

分组	菌名		O 抗原	H 抗原	
				第 1 相	第 2 相
A 组	甲型副伤寒沙门菌	*S. paratyphi A*	1, 2, 12	a	[1, 5]
	乙型副伤寒沙门菌	*S. paratyphi B*	1, 4, [5], 12	b	1, 2
	斯坦利沙门菌	*S. stanley*	1, 4, [5], 12	d	1, 2
B 组	德尔卑沙门菌	*S. derby*	1, 4, [5], 12	f, g	—
	鼠伤寒沙门菌	*S. typhimurium*	1, 4, [5] 12	i	1, 2
	海登堡沙门菌	*S. heidelberg*	1, 4, [5], 12	r	1, 2
C1 组	丙型副伤寒沙门菌	*S. paratyphiC*	6, 7, [Vi]	c	1, 5
	猪霍乱沙门菌	*S. choleraesuis*	6, 7	c	1, 5
	布伦登卢普沙门菌	*S. braenderup*	6, 7	e, h	e, n, x15
	汤卜逊沙门菌	*S. thompson*	6, 7	k	1, 5
	波斯坦沙门菌	*S. potsdam*	6, 7	1, v	e, n, z15
C2 组	纽波特沙门菌	*S. newport*	6, 8	e, h	1, 2
	病牛沙门菌	*S. bovismorbificans*	6, 8	r	1, 5
D 组	仙台沙门菌	*S. sendai*	1, 9, 12	a	1, 5
	伤寒沙门菌	*S. typhi*	9, 12, [Vi]	d	—
	肠炎沙门菌	*S. enteritidis*	1, 9, 12	g, m	[1, 7]
	都柏林沙门菌	*S. duvlin*	1, 9, 12, [Vi]	g, p	—
	鸡－雏沙门菌	*S. gallinarum－pullorum*	1, 9, 12	—	—

续表

分组	菌名		O 抗原	H 抗原	
				第 1 相	第 2 相
E1 组	鸭沙门菌	*S. anatum*	3，10	e，h	1，6
	火鸡沙门菌	*S. meleagridis*	3，10	e，h	1，w
	纽因顿沙门菌	*S. newington*	3，15	e，h	1，6
E2 组	山夫顿堡沙门菌	*S. senftenberg*	3，19	g，[s]，t	—
	塔克松尼沙门菌	S. taksont	1，3，19	i	Z6
F 组	阿伯丁沙门菌	*S. aberdeen*	11	i	1，2

三、鉴别与鉴定

1. 属间鉴别 沙门菌属的主要特征是：革兰阴性杆菌，在肠道杆菌选择性培养基上为透明、半透明不发酵乳糖菌落。生化特性除具有肠杆菌科共性（氧化酶阴性、硝酸盐还原阳性、发酵葡萄糖）外，发酵麦芽糖和甘露醇等均产酸产气（伤寒沙门菌产酸不产气）。在克氏双糖（KIA）斜面产碱、底层产酸，产气或不产气，硫化氢大多为阳性（图 12－6）。IMViC 结果为－＋－－ 或－＋－＋，不分解尿素，大多赖氨酸脱羧酶阳性。

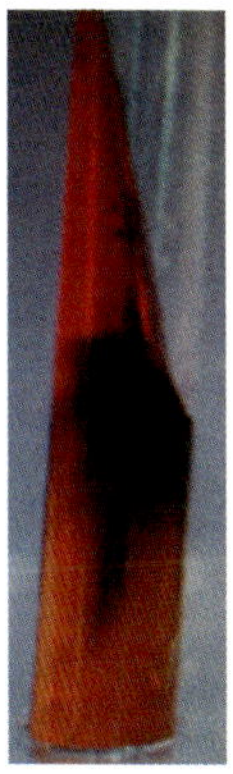

图 12－6 伤寒沙门菌 KIA

（引自 Harley － Prescott. Laboratory Exercises in Microbiology ［M］. 5th ed. McGraw － Hill，2002.）

2. 属内鉴定 临床常见沙门菌种和亚种的鉴定特征见表 12－12。

表 12－12 沙门菌属种和亚种的主要鉴定特征

试验	肠道沙门菌						本哥利沙门菌
	肠亚种	萨拉姆亚种	亚利桑那亚种	双相亚利桑那亚种	豪顿亚种	英迪卡亚种	
β－半乳糖苷酶	－	－[a]	－	－	－	D[b]	＋
明胶水解	－	＋	＋	＋	＋	＋	－
半乳糖醛酸发酵	－	＋	－	＋	＋	＋	＋
KCN 生长	－	－	－	－	＋	－	＋
丙二酸酸利用	－	＋	＋	＋	－	－	－
卫矛醇发酵	＋	＋	－	－	－	D[c]	＋
黏液酸盐发酵	＋	＋	＋	－[d]	－	＋	＋
酒石酸盐	＋	－	－	－	－	－	－
水杨苷发酵	－	－	－	－	＋[e]	－	－
山梨醇发酵	＋	＋	＋	＋	＋	－	＋

注：＋表示 90% 以上菌株阳性（1～2 天）；－表示 90% 以上菌株阴性（7 天）；D 表示不同反应；[a] 表示 15% 菌株阳性；[b] 表示 44% 菌株阳性；[c] 表示 67% 菌株阳性；[d] 表示 30% 菌株阳性；[e] 表示 60% 菌株阳性

沙门菌经生化鉴定后，还需进一步进行血清学分型鉴定。要采用沙门菌 O 多价血清和 O、H、Vi 因子血清与可疑菌进行血清凝集试验。首先用 O 多价血清 A～F 进行试验，因绝大多数沙门菌都属于 A～F 群。如果发生凝集，可初步鉴定菌株为沙门菌 A～F 群，然后用单价 O 因子血清将目的菌确定到群（A、B、C、D、E、F），再用 H 因子血清第一相（特异相）定型，最后用 H 因子血清第二相（非特异相）辅助定型。若细菌生化反应符合沙门菌，而 A～F 多价 O 血清与细菌不产生凝集现象，首先应考虑是否有表面抗原存在。应制作浓菌液 100℃、加热15～30 分钟或进行传代，去除 Vi 抗原后再进 A～F 多价 O 血清凝集试验。若有凝集，应进一步用 O 单价因子血清继续分群；若去除 Vi 后仍不凝集，此时应考虑是否为 A～F 以外菌群，应加做其他血清因子鉴定。

3. 肥达反应（widal test） 用已知伤寒、副伤寒沙门菌 O、H 抗原来检测患者血清中有无相应抗体及抗体效价的凝集试验，可以辅助诊断伤寒和副伤寒。肥达反应结果的判断必须结合临床表现、病史、病程及地区流行病学情况，如下所述：①通常，伤寒沙门菌 O 凝集效价≥1∶80、H 效价≥1∶160，副伤寒 A、B、C 的 H 效价≥1∶80 有诊断意义。②动态观察：单次检测效价增高不能定论，应在病程中逐周复查。效价递增或恢复期比初次效价≥4 倍者才有诊断价值。③O 抗原刺激机体产生 IgM 抗体，出现较早而且在血清中存在时间较短，H 抗原刺激抗体产生 IgG，出现较迟但持续时间较长，一般 O、H 均升高，则伤寒、副伤寒可能性大；O 不高而 H 高可能为预防接种的回忆反应；O 高而 H 不高则可能为感染早期或与伤寒沙门菌 O 抗原有交叉反应的其他沙门菌感染。可于 1 周后复查，如 H 升高则可诊断。

四、抗菌药物敏感性

肠道感染分离到的沙门菌属细菌需要常规药敏试验并报告的药物有氨苄西林、一种氟喹诺酮类和复方磺胺。肠道外沙门菌感染和伤寒，药敏试验需加做氯霉素、一种三代头孢菌素和萘啶酸，如果萘啶酸耐药，则提示临床使用喹诺酮类治疗该菌感染可能无效或延迟反应。近年来，沙门菌已出现对多种抗菌药物的耐药现象，临床微生物室应动态监测沙门菌的耐药性。

五、临床意义

沙门菌属可以从人体、各种动物体内及环境中分离到，是人和动物常见的病原菌。有表面抗原（Vi）的沙门菌具有侵袭力，因为 Vi 抗原能保护被小肠上皮细胞吞噬的细菌免受破坏，细菌可继续生长繁殖。沙门菌死亡时释放内毒素可导致发热、白细胞变化、中毒性休克及其他病理生理反应。某些沙门菌如鼠伤寒沙门菌能产生肠毒素，可引起食物中毒。沙门菌主要通过污染食品及水源经粪口途径传染，表现为 4 种类型。

1. 急性胃肠炎或食物中毒 此类最为常见，可引起轻型或暴发型腹泻，伴有低热、恶心、呕吐症状。

2. 菌血症或败血症 多由猪霍乱或 C 组副伤寒沙门菌引起，无明显胃肠症状。高热、寒战，常伴发胆囊炎、肾盂炎、骨髓炎等局部感染。此时血培养常为阳性。

3. 伤寒与副伤寒 也称肠热症，由伤寒、副伤寒或其他沙门菌引起，其发病机制和临床症状基本相似，但副伤寒的病情较轻、病程较短。细菌随污染的食物和饮水经口感染，穿过小肠上皮进入黏膜下组织，被吞噬细胞吞噬，随吞噬细胞到达肠系膜淋巴结并大量繁殖，经胸导管进入血流（第一次菌血症）。此时患者在临床上出现发热等症状，细菌随血流进入肝、脾、胆囊、肾脏、骨髓中并大量繁殖，再次进入血流（第二次菌血症），并随血液扩散至全身各器官及皮肤，引起患者寒战、高热、肝脾肿大，出现全身中毒症状、皮肤玫瑰疹等。同时也可能有另一部分细菌再次侵入肠壁淋巴组织，使已致敏的组织发生超敏反应，导致局部坏死和溃疡，严重的有出血或肠穿孔等并发症。典型病程为3～4周，若无并发症，自第2～3周后病情开始好转，感染后能获得牢固免疫，极少发生再感染。

4. 病菌携带者 伤寒感染临床治愈后约3%患者胆囊带菌，可持续由粪便排泄达1年或1年以上，为重要传染源。

第四节 志贺菌属

扫码“学一学”

一、分类和命名

志贺菌属（*Shigella*）分为4个血清群或亚群：A群为痢疾志贺菌（*S. dysenteria*），B群为福氏志贺菌（*S. flexneri*），C群为鲍氏志贺菌（*S. boydii*），D群为宋内志贺菌（*S. Sonnei*）。志贺菌有O和K两种抗原，无H抗原；O抗原是分类依据，又分为群特异性抗原和型特异性抗原，根据O抗原可将志贺菌分为4群、40余个血清型（含亚型），见表12－13；K抗原在分类学上无意义。

志贺菌属DNA G+C含量为（49～53）mol%，代表菌种为痢疾志贺菌。

表12－13 志贺菌血清群和型

分群	血清型数量	备注
痢疾志贺菌（A群）（*S. dysenteria*）	15个	1型：志贺志贺菌 2型：斯氏志贺菌
福氏志贺菌（B群）（*S. flexneri*）	8个	1～5型有11个血清亚型
鲍氏志贺菌（C群）（*S. boydii*）	19个	13型：艾伯特大肠埃希菌
宋内志贺菌（D群）（*S. Sonnei*）	1个	有光滑型和粗糙型两种菌落，抗原性不同

二、生物学特性

志贺菌为无芽孢、无荚膜和鞭毛，有菌毛的革兰阴性杆菌。兼性厌氧，营养要求不高，能在普通平板和血平板上生长，菌落中等大小、无色半透明、湿润、表面光滑；因不发酵乳糖在肠道杆菌选择性培养基上形成无色菌落（图12－7）。宋内志贺菌可以迟缓发酵乳糖，菌落可呈淡粉色。

志贺菌不发酵乳糖（除宋内志贺菌个别菌株迟缓发酵乳糖外），发酵葡萄糖产酸不产气（仅福氏6型产少量气体），动力阴性，脲酶阴性，不产生硫化氢；在KIA上生长表现为KA－－（图12－8），IMViC为±＋－－。

三、鉴别与鉴定

1. 属间鉴别

（1）志贺菌与不活泼型大肠埃希菌鉴别 某些志贺菌与大肠埃希菌血清学上有交叉反应，生化特征也相近，可通过赖氨酸脱羧酶、醋酸钠、黏液酸盐和木糖利用试验进行鉴别，志贺菌均为阴性，不活泼型大肠可有阳性反应。

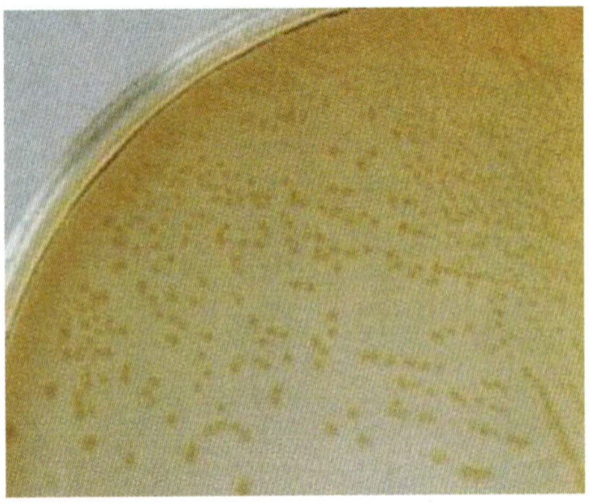

图 12 –7　志贺菌菌落（MaC）

（引自 Elmer W. Koneman，Stephen D. Allen，V. R. Doweell Jr.，et al. Color atlas and textbook of diagnostic microbiology [M]. Philadelphia · Toronto：J. B. Lippincott，1979.）

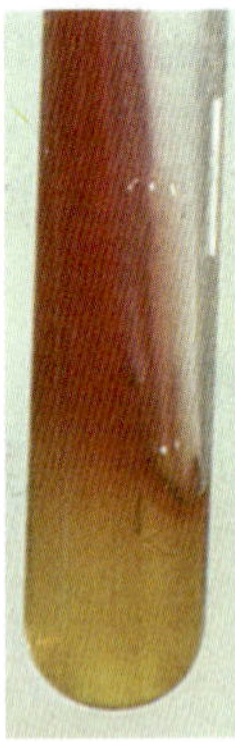

图 12 –8　志贺菌 KIA（KA – –）

（引自 Elmer W. Koneman，Stephen D. Allen，V. R. Doweell Jr.，et al. Color atlas and textbook of diagnostic microbiology [M]. Philadelphia · Toronto：J. B. Lippincott，1979.）

（2）志贺菌属与类志贺邻单胞菌鉴别　可用氧化酶、动力试验区别，志贺菌两试验均阴性，后者均阳性。

（3）志贺菌属与沙门菌鉴别　两种细菌在 KIA 上生长表现极其相似，可用动力、产硫化氢和因子血清相鉴别。志贺菌动力和硫化氢均为阴性，而沙门菌为阳性，且两者血清学凝集试验需采用不同系统的血清。

2. 属内鉴别

（1）生化反应鉴别　志贺菌属各群间生化特征见表 12 –14。

表 12 –14　志贺菌属各群间生化特征

试验项目	A 群	B 群	C 群	D 群
吲哚	d	d	（–）	–
V – P	–	–	–	+
赖氨酸	–	–	–	–
鸟氨酸	–	–	–	+
D – 甘露醇	–	+	+	+
D – 山梨醇	d	d	d	–
L – 阿拉伯糖	d	d	+	+
棉子糖	–	d	–	–
L – 鼠李糖	d	–	–	（+）
ONPG	d	–	–	（+）

注：+ 表示 90% ~100% 菌株阳性，（+）表示 76% ~89% 菌株阳性，– 表示 0 ~10% 菌株阳性，（–）表示 11% ~25% 菌株阳性，d 表示 26% ~75% 菌株阳性

（2）血清学鉴定　首先用志贺菌属 4 种多价血清做玻片凝集试验；如凝集，再进一步做单价血清定型鉴定，即用 A 群（痢疾志贺菌 1 型和 2 型）、B 群（福氏志贺菌 1 ~6 型）、C 群（鲍氏志贺菌 1 ~6 型）、D 群（宋内志贺菌）鉴定到种、型。我国以 B 群最为多见。如发现生化鉴定符合志贺菌而与志贺菌 4 种多价血清不凝集，应首先考虑为 K 抗原的阻断作用。可制作浓菌液，100℃加热 15 ~30 分钟后重复进行凝集试验。

四、抗菌药物敏感性

肠道感染分离到的志贺菌属细菌需要常规药敏试验并报告的药物有氨苄西林、一种氟喹诺酮类和复方磺胺。近年来，志贺菌已出现对多种抗菌药物如磺胺类、四环素、氨苄西林的耐药现象，临床微生物室应动态监测志贺菌的耐药性。治疗志贺菌感染首选氟喹诺酮类或阿奇霉素。

五、临床意义

志贺菌只有侵入肠黏膜后才能致病。该菌具有菌毛，能黏附于肠黏膜上皮细胞并穿入细胞内生长繁殖，引起炎症反应。志贺菌产生的强烈内毒素可作用于肠黏膜，使其通透性增高，促进对内毒素的吸收导致患者发热、神志不清、中毒性休克等一系列中毒症状。内毒素破坏肠黏膜，可出现脓血黏液便。作用于肠壁自主神经使肠功能紊乱，出现腹痛、里急后重等典型症状。

4 种志贺菌均可引起细菌性痢疾，夏秋季多发，疾病的严重性、死亡率及流行情况各不相同，但菌血症少见；其中以痢疾志贺菌 1 型（志贺志贺菌）引起的菌痢最严重，因其产志贺毒素。志贺毒素具有肠毒性、神经毒性和细胞毒性，其中肠毒素活性类似大肠埃希菌、霍乱弧菌肠毒素的作用，所以在疾病早期可以出现水样腹泻。在我国，以福氏和宋内志贺菌引起的菌痢最为多见，特别是福氏志贺菌 2 型。

志贺菌引起的细菌性痢疾包括急性、慢性和中毒性细菌性痢疾 3 种临床类型。典型的急性菌痢临床表现为腹痛、发热、水样便，然后转为脓血黏液便伴里急后重，非典型菌痢症状不典型则容易漏诊。如果急性菌痢治疗不彻底或机体抵抗力低、营养不良时易转为慢性细菌性痢疾，病程在 2 个月；慢性患者可成为带菌者具高度传染性，故不能从事餐饮业及保育工作。中毒性菌痢多见于小儿，发病很急，病程短，转归凶险；常在患儿腹痛、腹泻出现之前就表现出严重的全身中毒症状，死亡率较高。

第五节　克雷伯菌属

扫码“学一学”

一、分类和命名

克雷伯菌属（*Klebsiella*）包括 5 个种，即肺炎克雷伯菌（*K. pneumoniae*）、产酸克雷伯菌（*K. oxytoca*）、肉芽肿克雷伯菌（*K. granulomatis*）、新加坡克雷伯菌（*K. singaporensis*）和异居克雷伯菌（*K. variicola*）。肺炎克雷伯菌有 3 个亚种，分别为肺炎克雷伯菌肺炎亚种（*K. pneumoniae* subsp. *pneumoniae*）、肺炎克雷伯菌臭鼻亚种（*K. pneumoniae* subsp. *ozaenae*）、肺炎克雷伯菌鼻硬结亚种（*K. pneumoniae* subsp. *rhinoscleromatis*）。以往归属克雷伯菌属的解鸟氨酸克雷伯菌（*K. ornithinolytica*）、植生克雷伯菌（*K. planticola*）和土生克雷伯菌（*K. terrigena*），现已划归为柔特勒菌属（*Raoultella*）。

克雷伯菌属 DNA G+C 含量为（53~58）mol%，代表菌种为肺炎克雷伯菌。

二、生物学特性

克雷伯菌属为革兰阴性球杆菌，大小为（0.3~1.0）μm×（0.6~6.0）μm，成对或短链状排列，无鞭毛，无芽孢，有较厚的荚膜，多数菌株有菌毛。兼性厌氧，营养要求不高，在普通培养基和血平板上生长的菌落较大，呈黏液状，相互融合（图 12－9），用接种环挑取菌落时易拉成长丝，此特征有助于鉴别。该菌在肠道鉴别培养基上形成乳糖发酵型的菌落。

克雷伯菌氧化酶阴性，发酵乳糖、葡萄糖产酸产气，动力阴性，吲哚阴性（产酸克雷伯菌和解鸟氨酸克雷伯菌除外），脲酶多为阳性，鸟氨酸脱羧酶阴性。IMViC 结果为（－/＋）－＋＋。

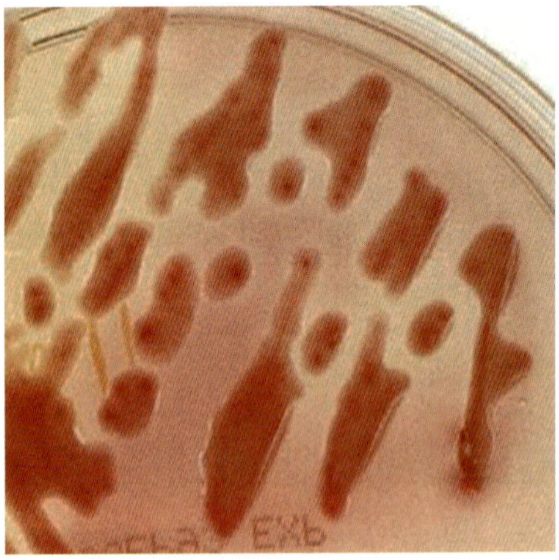

图 12－9　肺炎克雷伯菌菌落

（引自 Luis M. de la Maza，Marie T. Pezzlo，Ellen Jo Baron. Colour atlas of diagnostic microbiology［M］. St Louis：Mosby，1997.）

三、鉴别与鉴定

1. 属间鉴别　克雷伯菌属主要需要与葡萄糖酸盐阳性、苯丙氨酸脱氨酶阴性的菌属鉴别，参见表 12－5。

2. 属内鉴定　属内常见菌种和柔特勒菌属不同种间有些差异，常见菌种的主要鉴定特征见表12－15。

表 12－15　克雷伯菌属和柔特勒菌属常见菌种的主要鉴定特征

菌种	吲哚	ODC	V－P	ONPG	丙二酸盐	生长		脲酶
						10℃	44℃	
肺炎克雷伯菌肺炎亚种	－	－	＋	＋	＋	－	＋	＋
肺炎克雷伯菌鼻硬结亚种	－	－	－	－	＋	ND	ND	－
肺炎克雷伯菌臭鼻亚种	－	－	－	V	－	ND	ND	－
产酸克雷伯菌	＋	－	＋	＋	＋	－	＋	＋
植生柔特勒菌	V	－	＋	＋	＋	＋	－	＋
土生柔特勒菌	－	－	＋	＋	＋	＋	－	－
解鸟氨酸柔特勒菌	＋	＋	V	＋	＋	＋	ND	＋

注：ODC 为鸟氨酸脱羧酶，ND 表示未测定，＋表示 90%～100% 菌株阳性，－表示 0～10% 菌株阳性，V 表示 11%～89% 菌株阳性

四、抗菌药物敏感性

肺炎克雷伯菌和产酸克雷伯菌对羧苄西林和氨苄西林天然耐药，社区感染的克雷伯菌对其他大多数抗生素敏感。医院感染分离株易产生超广谱β－内酰胺酶（ESBL），携带多重耐药的质粒，对大多数常用抗生素耐药，如青霉素类和第 1、2、3 代头孢菌素及单环β－内酰胺类抗生素。产酶株在细菌耐药传播中起重要作用，但其对头霉素类、碳青霉烯类及含酶抑制剂复合制剂敏感。目前，我国肺炎克雷伯菌 ESBL 发生率已达 30% 左右，更为严重的是近年来在肺炎克雷伯菌等肠杆菌科中出现了少数碳青霉烯类耐药菌株，产 KPC（*K. Pneumoniae* carbapenemase）是其主要耐药机制。

五、临床意义

克雷伯菌一般寄居于人类的肠道和鼻咽部，也是肠道正常菌群的构成成分。该菌可感染免疫力低下的人群，目前由其引起的感染日益增多，涉及各个部位，其中以肺炎克雷伯菌的致病性较强且多见，是最重要的医院感染条件致病菌之一。

肺炎克雷伯菌可引起典型的肺部感染，也可引起各种肺外感染，包括脑膜炎、手术切口感染、成人泌尿道感染以及外伤感染和菌血症。臭鼻亚种可致臭鼻症，鼻硬结亚种可使人鼻咽、喉及其他呼吸道器官发生慢性肉芽肿病变和硬结形成，导致组织坏死和萎缩性鼻炎。产酸克雷伯菌和肺炎克雷伯菌致病性相似，可引起呼吸道和泌尿道感染、创伤感染、腹泻及菌血症。肉芽肿克雷伯菌是腹股沟肉芽肿的病原菌，该病属于性传播性疾病，人类是唯一的宿主，以慢性生殖器溃疡为主要特征。

第六节　肠杆菌属

扫码“学一学”

一、分类和命名

肠杆菌属（*Enterobacter*）包括21个菌种和2个生物型，临床常见的有产气肠杆菌（*E. aerogenes*）、阴沟肠杆菌（*E. cloacae*）、格高菲肠杆菌（*E. gergoviae*）、坂崎肠杆菌（*E. sakazakii*）、泰洛肠杆菌（*E. taylorae*）即致癌肠杆菌（*E. cancerogenus*）、河生肠杆菌生物群1（*E. amnigenus biogroup* 1）、科文肠杆菌（*E. cowanii*）、霍氏肠杆菌（*E. hormaechei*）等。

其中阴沟肠杆菌至少包含5个DNA－DNA杂交群，即阴沟肠杆菌阴沟亚种（*E. cloacae* subsp. *cloacae*）、阴沟肠杆菌溶解亚种（*E. cloacae* subsp. *dissolvens*）、中间肠杆菌（*E. intermedius*）、阿氏肠杆菌（*E. asburiae*）、神户肠杆菌（*E. kobei*），称为阴沟肠杆菌复合群。坂崎肠杆菌现已归为克罗诺杆菌属（*Cronobacter*），为方便目前仍保持原名；聚团肠杆菌（*E. agglomerans*）已命名为聚团多源菌（*Pantoea agglomerans*）。通常分离自环境的有河生肠杆菌生物群2（*E. amnigenus biogroup* 2）、超压肠杆菌（*E. nimipressuralis*）和梨树肠杆菌（*E. pyrinus*），阴沟肠杆菌溶解亚种也多来源于环境。

肠杆菌属DNA G＋C含量为（52～60）mol%，代表菌种为阴沟肠杆菌。

二、生物学性状

肠杆菌属为革兰阴性杆菌或球杆菌，菌体大小（0.6～1.0）μm×（1.2～3.0）μm，有周鞭毛，无芽孢和荚膜，有菌膜。兼性厌氧菌，营养要求不高，在血平板上呈圆形、大而湿润、灰白色、不溶血的菌落；在MaC平板上因发酵乳糖形成红色较大的菌落。本菌能耐受胆盐，坂崎肠杆菌可以产生橙黄色色素。

肠杆菌属细菌典型的生化特征是：分解葡萄糖产酸产气，V－P阳性，甲基红阴性，不产硫化氢，动力阳性，鸟氨酸脱羧酶阳性，IMViC为－－＋＋。

三、鉴别与鉴定

1. 属间鉴别　肠杆菌属主要需要与葡萄糖酸盐阳性、苯丙氨酸脱氨酶阴性的菌属鉴别，参见表12－5。

2. 属内鉴别 临床常见肠杆菌的主要鉴定特征见表12－16。

表12－16 临床常见肠杆菌的主要鉴定特征

菌种	精氨酸	赖氨酸	鸟氨酸	黄色素	七叶苷	分解糖产酸	
						蔗糖	山梨醇
产气肠杆菌	－	＋	＋	－	＋	＋	＋
河生肠杆菌生物群1	－	－	V	－	＋	＋	－
河生肠杆菌生物群2	V	－	＋	－	＋	－	＋
阿氏肠杆菌	V	－	＋	－	＋	＋	＋
致癌肠杆菌	＋	－	＋	－	＋	－	－
阴沟肠杆菌阴沟亚种	＋	－	＋	－	V	＋	＋
阴沟肠杆菌溶解亚种	＋	－	＋	－	＋	＋	＋
科文肠杆菌	－	－	－	V	＋	＋	＋
格高菲肠杆菌	－	＋	＋	－	＋	＋	－
霍氏肠杆菌	V	－	＋	－	－	＋	－
坂崎肠杆菌	＋	－	＋	＋	＋	＋	－

注：＋表示90%～100%菌株阳性，－表示0%～10%菌株阳性，V表示11%～89%菌株阳性

四、抗菌药物敏感性

肠杆菌属大多数菌株对氨基糖苷类和氟喹诺酮类敏感。随着抗菌药物的广泛应用，肠杆菌属细菌常产生AmpC酶，尤以阴沟肠杆菌最为突出。AmpC酶为主要由染色体介导的Bush Ⅰ型β－内酰胺酶（亦称诱导酶或C类头孢菌素酶），其产酶基因已开始由染色体向质粒扩散，它是导致革兰阴性菌尤其是阴沟肠杆菌对一至三代头孢菌素、单环β－内酰胺类、头霉素类及含酶抑制剂的复合制剂耐药的重要原因。产AmpC酶细菌的治疗，首选四代头孢（头孢吡肟）和碳青霉烯类抗生素。

五、临床意义

肠杆菌属细菌广泛存在于水、土壤和植物中，是人类肠道菌群的重要组成成员，也是主要的医院感染病原菌。在临床标本中检出率最高的是阴沟肠杆菌、产气肠杆菌和坂崎肠杆菌，可引起人体各脏器感染如泌尿道感染、呼吸道感染、伤口感染及败血症。坂崎肠杆菌能引起新生儿脑膜炎和败血症且死亡率较高，其他肠杆菌属细菌很少引起人体感染。

扫码“学一学”

第七节 沙雷菌属

一、分类和命名

沙雷菌属（*Serratia*）包括14个种：黏质沙雷菌黏质亚种（*S. marcescens* subsp. *marcescens*）、黏质沙雷菌 *sakuensis* 亚种（*S. marcescens* subsp. *sakuensis*）、黏质沙雷菌生物1群（*S. marcescens biogroup*1）、液化沙雷菌（*S. liquefaciens*）、气味沙雷菌1群

(*S. odorifera biogroup* 1)、气味沙雷菌2群(*S. odorifera biogroup* 2)、普城沙雷菌(*S. plymuthica*)、深红沙雷菌(*S. rubidaea*)、无花果沙雷菌(*S. ficaria*)、嗜虫沙雷菌(*S. entomophila*)、居泉沙雷菌(*S. fonticola*)、格里蒙沙雷菌(*S. Grimessii*)、变形斑沙雷菌(*S. proteaMaCulans*)和食醌沙雷菌(*S. quinivorans*)。

沙雷菌属DNA G+C含量为(52~60)mol%,代表菌种是黏质沙雷菌。

二、生物学特性

沙雷菌属细菌为短小的革兰阴性杆菌,细菌大小(0.5~0.8)μm×(0.9~2.0)μm,有周鞭毛能运动。无荚膜,除黏质沙雷菌*sakuensis*亚种外,其他菌种无芽孢。

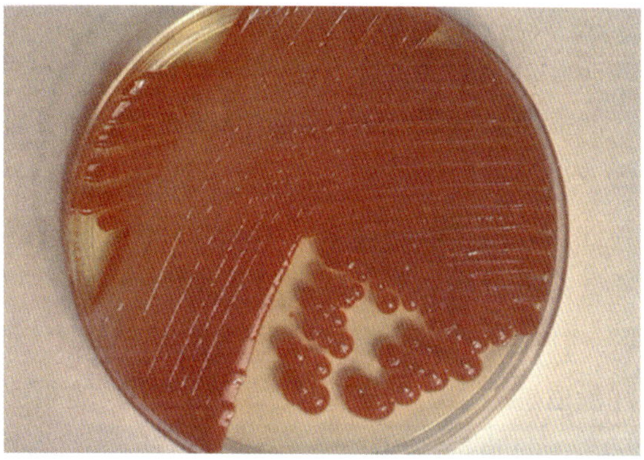

图12-10 黏质沙雷菌菌落(MaC)

(引自Betty A. Forbes, Daniel F. Sahm, Alice S. Weissfeld. Bailey & Scott's Diagnostic Microbiology [M]. 11th ed. St Louis: Mosby, 2002.)

本属细菌兼性厌氧,营养要求不高,在普通平板培养基上菌落不透明、白色、红色或粉红色菌落。该属细菌产生的色素有两种,黏质沙雷菌、普城沙雷菌和深红沙雷菌的大部分菌株产生灵菌红素(图12-10),为非水溶性;黏质沙雷菌的某些菌株产生吡羧酸,为水溶性的粉红色色素,使培养基呈红色,菌落微红或灰白色。在肠道鉴别培养基上因菌种不同,可形成乳糖发酵型和不发酵型的菌落。深红沙雷菌、芳香沙雷菌和居泉沙雷菌等能发酵利用乳糖,黏质沙雷菌不能发酵乳糖。

沙雷菌属的3种水解酶(即酯酶、明胶酶和DNA酶)均阳性,发酵蔗糖、甘露醇、水杨苷和肌醇,产酸产气;不发酵乳糖、卫矛醇,大多不发酵鼠李糖,IMViC为--++,乌氨酸与赖氨酸脱羧酶阳性。

三、鉴别与鉴定

1. 属间鉴别 沙雷菌属主要需要与葡萄糖酸盐阳性、苯丙氨酸脱氨酶阴性的菌属鉴别,参见表12-5。

2. 属内鉴别 临床常见沙雷菌的主要鉴定特征见表12-17。

表12-17 临床常见沙雷菌的主要鉴定特征

菌种	赖氨酸脱羧酶	乌氨酸脱羧酶	红色色素	分解糖产酸			
				阿拉伯糖	鼠李糖	木糖	纤维二糖
液化沙雷菌	+	+	-	+	V	+	-
黏质沙雷菌黏质亚种	+	+	V	-	-	-	-
黏质沙雷菌生物1群	V	+	NA	-	-	-	-
气味沙雷菌1群	+	+	-	+	+	+	+
气味沙雷菌2群	+	-	-	+	+	+	+
深红沙雷菌	V	-	+	+	-	+	-
无花果沙雷菌	-	-	-	+	V	+	V

注:+表示90%~100%菌株阳性,-表示0~10%菌株阳性,V表示11%~89%菌株阳性,NA表示无结果

四、抗菌药物敏感性

由于该菌属细菌对头孢噻吩、多黏菌素耐药，黏质沙雷菌对四环素和氨苄西林耐药，在使用三代头孢菌素等抗生素治疗时，可以诱导沙雷菌产生持续高产的 AmpC 酶，表现为对多种抗生素耐药。持续高产 AmpC 酶可以使用碳青霉烯类和四代头孢菌素进行治疗，其他头孢类抗生素无效。

五、临床意义

沙雷菌属细菌广泛存在于自然界，分布于土壤、水和宿主的肠道中，在宿主机体抵抗力低下或菌群发生移位时会导致医源性感染。由于本菌属具有侵袭性并对多种抗生素产生耐药性，故可导致医院感染暴发流行。医疗装置、静脉液体等都可传播医院内感染，下尿路插管是最重要的泌尿系医源性感染的途径。对于儿童，可以引起胃肠道感染，感染起病隐匿，往往经过一段很长的时间才能被认识从而得到控制。黏质沙雷菌和液化沙雷菌可引起呼吸道感染、泌尿道感染、血流感染，也可引起脑膜炎、心内膜炎及外科术后感染。

扫码“学一学”

第八节　变形杆菌属、普罗威登斯菌属、摩根菌属

变形杆菌属（*Proteus*）、普罗威登斯菌属（*Providencia*）、摩根菌属（*Morganella*）均为肠道正常菌群，也是医院感染的常见条件致病菌。它们共同的生化反应特征为氧化酶阴性，发酵葡萄糖、不发酵乳糖，葡萄糖酸盐阴性、苯丙氨酸脱氨酶阳性，3 个菌属的生化特征鉴别见表12－18。

表 12－18　变形杆菌属、普罗威登斯菌属、摩根菌属的鉴别

	变形杆菌属	普罗威登斯菌属	摩根菌属
迁徙生长	+	−	−
硫化氢	V	−	−[a]
明胶液化	+	−	−
脲酶	+	−[b]	+
枸橼酸盐	d	+	−
鸟氨酸脱羧酶	d	−	+

注：+表示 90% 以上菌株阳性，−表示 90% 以上菌株阴性，d 表示 26%～75% 菌株阳性，V 表示 11%～89% 菌株阳性，a 某些菌株产硫化氢，b 雷极普罗威登斯菌脲酶阳性

一、变形杆菌属

（一）分类和命名

变形杆菌属包括普通变形杆菌（*P. vulgaris*）、奇异变形杆菌（*P. mirabilis*）、产黏变形杆菌（*P. myxofaciens*）、潘氏变形杆菌（*P. penneri*）、豪氏变形杆菌（*P. hauseri*）5 个菌种。

变形杆菌属 DNA G+C 含量为（38～41）mol%，代表菌种是普通变形杆菌。

（二）生物学特性

变形杆菌属为革兰阴性杆菌，呈多形性，有周鞭毛（图 12－11），运动活泼，无芽孢、

无荚膜。本菌属兼性厌氧，生长温度为 10～43℃。在营养琼脂和血平板上，普通变形杆菌和奇异变形杆菌的大多数菌株可呈薄膜爬行生长，称为迁徙生长（图 12－12）。本属细菌在肠道选择鉴别培养基上可形成圆形、扁平、无色透明、乳糖不发酵的菌落，产硫化氢的菌株在 SS 培养基上菌落中心呈黑色，与沙门菌属十分相似。

变性杆菌抗原种类多样，其中以 O 抗原最为重要，在临床微生物学检验中有重要意义。某些特殊菌株（如 X_{19}、X_2、X_K等）的 O 抗原与立克次体有共同抗原成分，可发生交叉反应，故临床上以变形杆菌 X 菌株的 O 抗原与立克次体病患者血清做定量凝集试验，辅助诊断立克次体病，即外－斐试验（Weil－Felix test）。

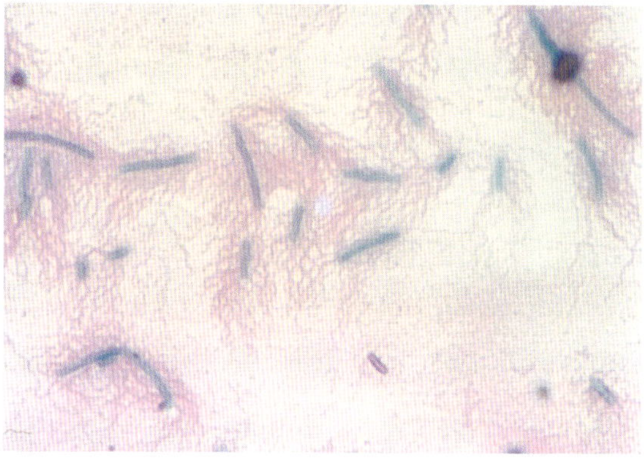

图 12－11　变形杆菌形态（鞭毛染色）

（引自 Harley－Prescott. Laboratory Exercises in Microbiology［M］. 5th ed，2002.）

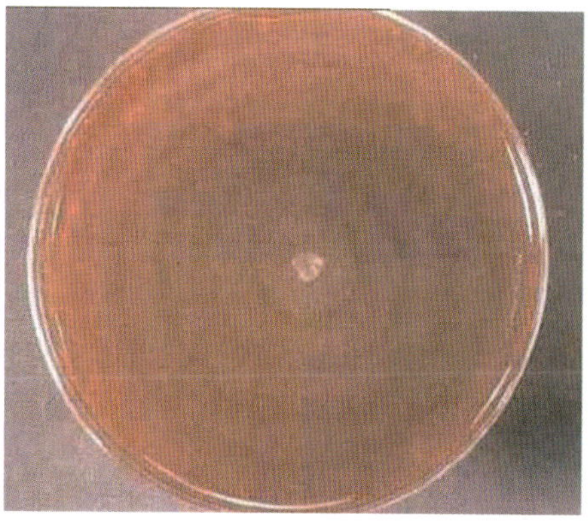

图 12－12　变形杆菌迁徙生长（血平板）

（引自 Harley－Prescott. Laboratory Exercises in Microbiology［M］. 5th ed，2002.）

（三）鉴别和鉴定

1. 属间鉴别　变形杆菌属、普罗威登斯菌属、摩根菌属的鉴别参见表 12－18。

2. 属内鉴定　根据典型的迁徙现象，苯丙氨酸脱氨酶阳性，迅速分解尿素（图 12－13），KIA 为 KA＋＋，IMViC 为（－/＋）＋－－，可鉴定为变形杆菌。临床常见变形杆菌的主要鉴定特征见表 12－19。

表 12－19　临床常见变形杆菌的主要鉴定特征

	吲哚	硫化氢	鸟氨酸脱羧酶	水杨苷	麦芽糖发酵	海藻糖发酵
奇异变形杆菌	－	＋	＋	－	－	＋
潘氏变形杆菌	－	V	－	－	＋	V
普通变形杆菌	＋	V	－	＋	＋	－
豪萨变形杆菌	＋	V	－	－	＋	＋

注：＋表示 90% 以上菌株阳性，－表示 90% 以上菌株阴性，V 表示 11%～89% 菌株阳性

（四）抗菌药物敏感性

变形杆菌对杆菌肽、多黏菌素天然耐药。对磺胺类、四环素、氨苄西林、羧苄西林的敏感率较低，容易产生耐药，对喹诺酮类、二代和三代头孢菌素类、氨基糖苷类敏感率较高。临床应用有效。

（五）临床意义

变形杆菌广泛存在于自然界中，也是人类肠道中的正常菌群，在临床实验室中是相对

常见的分离菌。奇异变形杆菌和普通变形杆菌可引起人体原发性和继发性感染，其脲酶可分解尿素产氨，使尿液 pH 值升高，与泌尿道结石的形成有关。奇异变形杆菌是引起泌尿系感染最常见的病原菌之一，普通变形杆菌能引起菌血症、食物中毒，呼吸道、伤口、褥疮等部位感染。有些变形杆菌菌株尚可引起脑膜炎、腹膜炎等。新生儿变形杆菌脐炎可导致菌血症和脑膜炎，死亡率高。

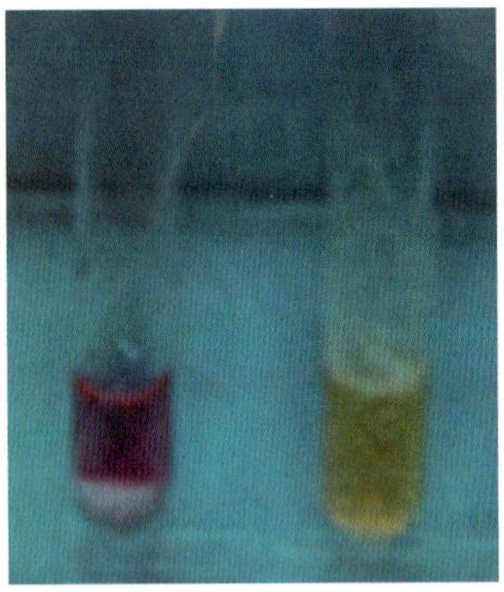

图 12－13　变形杆菌脲酶阳性（红色）

（引自 Harley－Prescott. Laboratory Exercises in Microbiology［M］. 5th ed，2002.）

二、普罗威登斯菌属

（一）分类和命名

普罗威登斯菌属包括产碱普罗威登斯菌（*P. alcalifaciens*）、拉氏普罗威登斯菌（*P. rustigianii*）、斯氏普罗威登斯菌（*P. Stuartii*）、雷氏普罗威登斯菌（*P. rettgeri*）和海氏普罗威登斯菌（*P. heimbachae*）5 个菌种。

普罗威登斯菌属 DNA G＋C 含量为（39～42）mol%，代表菌种是产碱普罗威登斯菌。

（二）生物学特性

普罗威登斯菌属形态染色、培养、生化反应特征与变形杆菌属相似，不同的是脲酶阴性（雷氏除外），不产硫化氢。在非选择性固体琼脂平板上不出现迁徙现象，血平板上形成中等大小、湿润、灰白菌落，在 MaC 上因不发酵乳糖生长成无色透明菌落。

（三）鉴别和鉴定

普罗威登斯菌的主要特征是：菌落无迁徙现象，KIA 表现为 KA＋－或 KA－－，IMViC 为＋＋－＋；除雷氏普罗威登脲酶阳性外，其余均为阴性。临床常见普罗威登斯菌的主要鉴定特征见表 12－20。

表 12－20　临床常见普罗威登斯菌的主要鉴定特征

菌种	枸橼酸盐	脲酶	糖类发酵			
			肌醇	侧金盏花醇	阿拉伯糖	半乳糖
产碱普罗威登斯菌	+	−	−	+	−	−
拉氏普罗威登斯菌	−	−	−	−	−	+
斯氏普罗威登斯菌	+	V	+	−	−	+
雷氏普罗威登斯菌	+	+	+	+	+	+
海氏普罗威登斯菌	−	−	V	+	+	+

注：＋表示 90% 以上菌株阳性，－表示 90% 以上菌株阴性，V 表示 11%～89% 菌株阳性

（四）抗菌药物敏感性

本菌属各菌对药物敏感性有差异，产碱普罗威登斯菌对氨基糖苷类、氟喹诺酮类和头孢菌素类敏感，斯氏普罗威登斯菌耐药性强，对庆大霉素、喹诺酮类和妥布霉素耐药；雷氏普罗威登斯菌对氨基糖苷类敏感，对喹诺酮类耐药。

（五）临床意义

普罗威登斯菌广泛存在于自然界中，是人类肠道中正常菌群的组成部分。本菌属以雷

氏、斯氏、产碱普罗威登斯菌为临床多见，前两者可致泌尿道感染和其他的肠道外感染如烧伤、创伤、尿路感染等，后者可从粪便中分离得到，是否与腹泻相关目前并无定论。雷氏普罗威登斯菌因其有碱化尿液作用，与泌尿系统结石形成有关。

三、摩根菌属

（一）分类和命名

摩根菌属有摩根摩根菌（*M. Morganii*）和耐冷摩根菌（*M. psychrotolerans*）两个种，摩根摩根菌又分为摩根亚种（*M. morganii* subsp. *morganii*）和西伯尼亚种（*M. morganii* subsp. *sibonii*）两个亚种。摩根菌属 DNA G + C 含量为 50mol%，代表菌种是摩根摩根菌。

（二）生物学特性

本属细菌的形态染色和营养需求与变形杆菌相似，但在非选择性固体培养基上生长无迁徙现象。在 BAP 上菌落为扁平状，无明显凸起菌落。在 EMB 及 MaC 上为不发酵乳糖的菌落。

（三）鉴别与鉴定

摩根菌的菌落无迁徙现象，KIA 表现为 KA − − ，IMViC 为 + + − −，脲酶、动力、乌氨酸脱羧酶均阳性；不产硫化氢。摩根摩根菌两个亚种的主要鉴别是海藻糖发酵试验，摩根亚种为阴性，而西伯尼亚种为阳性。

（四）抗菌药物敏感性

摩根菌对青霉素类、头孢唑啉、头孢西丁耐药，对三代头孢菌素、喹诺酮类、妥布霉素和氯霉素敏感。

（五）临床意义

摩根菌广泛存在于自然界中，是人类肠道中的正常菌群。临床上主要分离自尿液标本，多数是源于长期留置的导尿管，而并非一定是真正的病原菌。现有的研究表明，摩根菌可能与呼吸道、伤口感染、败血症及腹泻有关，也是医院感染重要的病原菌之一。

第九节　多源菌属及哈夫尼亚菌属

一、多源菌属

（一）分类和命名

多源菌属（*Pantoea*）是 1989 年建立的一个新菌属，目前包括 8 个种，仅聚团多源菌（*P. agglomerans*）（以前的聚团肠杆菌）可以从人体标本中分离到。

扫码“学一学”

（二）生物学特征

多源菌属为革兰阴性粗短杆菌，有周鞭毛，能运动，无芽孢和荚膜。本菌属菌为兼性厌氧菌，营养要求不高。在血平板上形成黄色、不溶血较大的菌落，在肠道鉴别培养基上形成乳糖发酵型的菌落。

（三）鉴别和鉴定

1. 属间鉴别 多源菌属原归属于肠杆菌属，主要需要与葡萄糖酸盐阳性、苯丙氨酸脱氨酶阴性的菌属鉴别，参见表12－5。

2. 属内鉴定 目前从人体分离出的多源菌属仅聚团多源菌一种，其主要生化特性为：KIA为AA＋－，发酵甘露醇，动力阳性，鸟氨酸脱羧酶、赖氨酸脱羧酶和精氨酸双水解酶均为阴性。与肠杆菌属内其他细菌的鉴别参见表12－16。

（四）抗菌药物敏感性

聚团多源菌对氨苄西林、头孢唑啉天然耐药，对羧苄西林、头孢复新、头孢西丁、氨基糖苷类敏感。

（五）临床意义

多源菌属在自然环境中广泛存在，也是宿主肠道的正常菌群。其中聚团多源菌是人类的条件致病菌，可以引起菌血症、泌尿系感染和创伤感染，菌血症多与输液反应和静脉插管相关。

二、哈夫尼亚菌属

（一）分类和命名

哈夫尼菌亚属（*Hafnia*）包括蜂房哈夫尼亚菌（*H. Alvei*）和未命名的基因种2。本菌属DNA G＋C含量为（48～49）mol%，代表菌种是蜂房哈夫尼亚菌。

（二）生物学特性

本菌属为革兰阴性杆菌，菌体大小1.0μm×（2.0～5.0）μm，有周鞭毛，能运动（30℃），35℃可无动力，无芽孢，无荚膜。兼性厌氧，营养要求不高。最适生长温度是25℃～30℃，在血平板和普通营养琼脂上形成光滑、湿润、边缘整齐、灰白色的菌落；在肠道鉴别培养基上形成乳糖不发酵型的菌落。生化特性为，鸟氨酸与赖氨酸脱羧酶阳性，吲哚、脲酶、DNA酶均为阴性，KIA为AA－－，甲基红试验35℃时阳性，25℃时阴性；V－P试验35℃时阴性，25℃时阳性。

（三）鉴别与鉴定

1. 属间鉴别 哈夫尼亚菌属常易与肠杆菌属和沙雷菌属混淆，某些菌株可以与沙门菌属抗血清和大肠埃希菌O157抗血清发生凝集，应注意区别。具体鉴别见表12－21。

表12－21 哈夫尼亚菌属与相近菌属/菌种的鉴别

试验	哈夫尼亚菌属	肠杆菌属	沙雷菌属	大肠埃希菌	大肠埃希菌O157	沙门菌属
硫化氢	－	－	－	－	－	＋
吲哚	－	－	d	＋	＋	－
ONPG	d	＋	＋	＋	＋	d
β－葡糖醛酸酶	－	－	－	＋	－	d
PYR	－	＋	＋	－	－	－
山梨醇	－	d	d	＋	－	＋

注：＋表示90%以上菌株阳性，－表示90%以上菌株阴性，d表示结果不定

2. 属内鉴定　蜂房哈夫尼亚菌和基因种2的区别在于前者可以在KCN培养基生长，发酵葡萄糖产气，发酵阿拉伯糖、鼠李糖、麦芽糖和木糖，而后者均为阴性。

（四）抗菌药物敏感性

蜂房哈夫尼亚菌对头孢菌素类和氨苄西林耐药，对羧苄西林、多黏菌素、卡那霉素、庆大霉素、链霉素、四环素和萘啶酸敏感。

（五）临床意义

蜂房哈夫尼亚菌存在于土壤、水、人和动物（尤其是鸟类）的粪便中，为条件致病菌，在机体抵抗力下降时，可以导致医院感染。据报道，目前从人的伤口、脓肿、痰液、尿液、血等临床感染症标本中均已经分离到此菌。

扫码“学一学”

第十节　枸橼酸杆菌属及爱德华菌属

一、枸橼酸杆菌属

（一）分类和命名

枸橼酸杆菌属（*Citrobacter*）包括11个种，分别为弗劳地枸橼酸杆菌（*C. freundii*）、布拉克枸橼酸杆菌（*C. braakii*）、法摩枸橼酸杆菌（*C. farmeri*）、科斯枸橼酸杆菌（*C. koseri*）（即以前的差异枸橼酸杆菌）、腐蚀枸橼酸杆菌（*C. rodentium*）、丙二酸盐阴性枸橼酸杆菌（*C. amalonaticus*）、塞拉克枸橼酸杆菌（*C. sedlakii*）、魏克曼枸橼酸杆菌（*C. werkmanii*）、扬格枸橼酸杆菌（*C. youngae*）、吉尔枸橼酸杆菌（*C. gillenii*）和莫利尼枸橼酸杆菌（*C. murliniae*）。本菌属DNA G + C含量为（50 ~ 52）mol%，代表菌种是弗劳地枸橼酸杆菌。

（二）生物学特性

枸橼酸杆菌为革兰阴性杆菌，大小为1.0μm×（2.0 ~ 6.0）μm，有周鞭毛，无芽孢，无荚膜。本菌属为兼性厌氧，营养要求不高，在普通培养基上可形成灰白色、湿润、隆起、边缘整齐的菌落；在肠道鉴别培养基上形成乳糖发酵型的菌落。弗劳地枸橼酸杆菌在SS平板上因产生硫化氢可形成黑色中心的菌落。

本菌属细菌枸橼酸盐阳性，产硫化氢，赖氨酸脱羧酶试验阴性，甲基红阳性，苯丙氨酸阴性；能发酵利用甘露醇、山梨醇、阿拉伯糖、麦芽糖等多种糖醇类物质。

（三）鉴别与鉴定

1. 属间鉴别　枸橼酸杆菌属主要需要与苯丙氨酸脱氨酶和葡萄糖酸盐均阴性的各菌属相鉴别，参见表12-6。

2. 属内鉴定　临床常见枸橼酸杆菌包括弗劳地枸橼酸杆菌、丙二酸盐阴性枸橼酸杆菌、布拉克枸橼酸杆菌、法摩枸橼酸杆菌、科斯枸橼酸杆菌和腐蚀枸橼酸杆菌，主要鉴定特征见表12-22。

表 12－22　临床常见枸橼酸杆菌的主要鉴定特征

菌种	吲哚	硫化氢	鸟氨酸脱羧酶	精氨酸双水解酶	丙二酸盐利用	蔗糖发酵	蜜二糖发酵	侧金盏花醇发酵
弗劳地枸橼酸杆菌	V	V	－	V	－	V	＋	－
丙二酸盐阴性枸橼酸杆菌	＋	V	＋	V	－	－	－	－
布拉克枸橼酸杆菌	V	V	＋	V	－	－	V	－
法摩枸橼酸杆菌	＋	－	＋	V	－	＋	＋	－
科斯枸橼酸杆菌	＋	－	＋	V	＋	V	－	＋
腐蚀枸橼酸杆菌	－	－	＋	－	＋	－	－	－

注：＋表示 90% 以上菌株阳性，－表示 90% 以上菌株阴性，V 表示阳性率为 10% ～90%

（四）抗菌药物敏感性

枸橼酸杆菌属细菌通常对氨基糖苷类、四环素类、呋喃妥因、氟喹诺酮类、多黏菌素和碳青霉烯类敏感。某些菌种可诱导或去阻遏表达 AmpC 酶，或产 ESBLs 导致头孢菌素类耐药。

（五）临床意义

枸橼酸杆菌属细菌存在于人和动物肠道中，为条件致病菌，与腹泻和某些肠道外感染有关。血液、脑脊液、胸水、腹水等无菌标本中均有报道分离出枸橼酸杆菌属细菌。弗劳地枸橼酸杆菌可引起胃肠道感染，能从粪便标本中分离到，也可致菌血症及组织感染；异型枸橼酸杆菌可引起新生儿脑膜炎和败血症；无丙二酸盐枸橼酸杆菌偶可分离自粪便，很少在肠道外分离到。

二、爱德华菌属

（一）分类和命名

爱德华菌属（*Edwardsiella*）有 3 个菌种和 1 个生物群，即迟缓爱德华菌（*E. tarda*）、保科爱德华菌（*E. hoshinae*）、鲶鱼爱德华菌（*E. ictaluri*）和迟缓爱德华菌生物群 1（*E. tarda* biogroup 1）。本菌属 DNA G＋C 含量为（53～59）mol%，代表菌种是迟缓爱德华菌。

（二）生物学特性

爱德华菌属为革兰阴性直杆菌，大小为 1.0μm×（2.0～3.0）μm。除了鲶鱼爱德华菌，其他均有鞭毛能运动。兼性厌氧，在血平板上 37℃培养 24 小时后形成灰色、湿润、光滑、半透明、直径 1～2mm 的菌落，部分菌株溶血。迟缓爱德华菌不分解乳糖，产硫化氢，在肠道选择性培养基上，生长为半透明菌落，SS 平板上菌落中心可呈黑色。

本属细菌赖氨酸脱羧酶、鸟氨酸脱羧酶阳性，苯丙氨酸脱氨酶、葡萄糖酸盐均阴性，不分解明胶和尿素；迟缓爱德华菌分解葡萄糖产酸产气，不分解乳糖，V－P 阴性，吲哚阳性，产硫化氢。

（三）鉴别与鉴定

1. 属间鉴别　爱德华菌属主要需要与苯丙氨酸脱氨酶和葡萄糖酸盐阴性的各菌属相鉴别，如沙门菌属、埃希菌属、志贺菌属和枸橼酸杆菌属，参见表 12－6。

2. 属内鉴定　爱德华菌属内各菌种之间的鉴定参见表 12－23。

表 12-23　爱德华菌属各菌种的主要鉴定特征

菌种	吲哚	硫化氢	动力	丙二酸盐	D-甘露醇发酵	L-阿拉伯糖发酵	蔗糖发酵	海藻糖发酵
迟缓爱德华菌	+	+	+	-	-	-	-	-
迟缓爱德华菌生物群1	+	-	+	-	+	+	+	-
保科爱德华菌	(+)	-	+	+	+	(-)	+	+
鲶鱼爱德华菌	-	-	-	-	-	-	-	-

注：+表示90%以上菌株阳性，-表示90%以上菌株阴性，(+)表示阳性率为75%~90%，(-)表示阳性率为10%~25%

(四) 抗菌药物敏感性

爱德华菌属对多黏菌素天然耐药，但对其他抗生素通常敏感，如青霉素、氨苄西林、羧苄青霉素、氨基糖苷类、喹诺酮类、头孢菌素类、四环素和氯霉素等。

(五) 临床意义

本菌属除迟缓爱德华菌外，其他细菌在临床标本中少见。迟缓爱德华菌多分离自人和动物粪便及其相关生活环境中，属条件致病菌，可引起人体多部位感染，如脑膜炎、腹膜炎、心内膜炎、败血症、菌血症、肝脓肿、尿路感染及创伤等。腹泻患者大便中也可检出本菌，提示其可能与腹泻相关。

第十一节　邻单胞菌属

一、分类和命名

邻单胞菌属(*Plesiomonas*)只有1个菌种，即类志贺邻单胞菌(*P. shigelloides*)。该菌属以前归属于弧菌科，后来根据rRNA序列等特征认为与肠杆菌科细菌有更密切的同源性，故现在归属于肠杆菌科。本菌属DNA G+C含量为51mol%，代表菌种是类志贺邻单胞菌。

扫码"学一学"

二、生物学特性

邻单胞菌属为革兰阴性直杆菌，大小为(0.8~1.0)μm×3.0μm，可成双或短链状排列，有2~5根端极丛鞭毛，运动活泼；无荚膜，无芽孢。生长温度是8~45℃，在0~5%的NaCl中可生长，pH值范围为4.0~8.0。血平板中生长良好，可形成灰色、扁平、光滑、不透明、不溶血的菌落；在肠道鉴别培养基上可形成无色的不发酵乳糖菌落。

本属细菌氧化酶阳性，发酵葡萄糖不产气、吲哚、精氨酸双水解酶、赖氨酸脱羧酶、鸟氨酸脱羧酶、覃糖和肌醇阳性，DNA酶、脲酶、V-P试验、乳糖、蔗糖、阿拉伯糖、甘露醇、七叶苷水解阴性，对O/129敏感。

三、鉴别与鉴定

邻单胞菌属氧化酶阳性且发酵葡萄糖，需要与弧菌属和气单胞菌属相鉴别，参见表12-24。

表 12-24　邻单胞菌与气单胞菌和弧菌的鉴别要点

试验	邻单胞菌属	弧菌属	气单胞菌属
精氨酸双水解酶	+	-	+
赖氨酸脱羧酶	+	+	V
鸟氨酸脱羧酶	+	+	-
发酵葡萄糖产气	-	-	V
发酵蔗糖	-	V	V
发酵肌醇	+	-	-
TCBS 上生长	-	+	-
0% NaCl 生长	+	V	+
O/129 敏感	S	S	R

注：+表示 90% 以上菌株阳性，-表示 90% 以上菌株阴性，V 表示阳性率为 11%～89%，TCBS 为硫代硫酸盐-枸橼酸盐-胆盐-蔗糖，O/129：2，4-二氨基-6，7-二异丙基蝶啶

四、抗菌药物敏感性

本菌对绝大多数传统的抗生素如复方磺胺、头孢菌素、氯霉素、喹诺酮类药物敏感，绝大多数菌株产生 β-内酰胺酶，对青霉素类抗生素如氨苄西林、羧苄西林、哌拉西林等耐药，许多菌株对氨基糖苷类药物（除奈替米星）和四环素耐药。

五、临床意义

本菌属普遍存在于水和土壤中，可寄生于淡水鱼、贝壳类和家禽等，主要引起胃肠炎。感染主要与食入生的海产品有关，夏季流行为主。症状为短期的水样腹泻或病程较长的痢疾样腹泻，感染人群无年龄差别。本菌也可引起肠道外感染，多见于机体抵抗力下降的人群，主要引起败血症和脑膜炎。邻单胞菌脑膜炎常见于助产分娩的婴儿，偶尔也可以在伤口分泌液、胆汁、关节液、淋巴结中分离到，感染率低但死亡率很高。

扫码“学一学”

第十二节　耶尔森菌属

一、分类和命名

耶尔森菌属（*Yersinia*）包括鼠疫耶尔森菌（*Y. pestis*）、小肠结肠炎耶尔森菌（*Y. enterocolitica*）、假结核耶尔森菌（*Y. pseudotuberculosis*）、奥氏耶尔森菌（*Y. aldovae*）、伯氏耶尔森菌（*Y. bercovieri*）、弗氏耶尔森菌（*Y. frederiksenii*）、中间耶尔森菌（*Y. intermedia*）、克氏耶尔森菌（*Y. kristensenii*）、莫氏耶尔森菌（*Y. mollaretti*）、罗氏耶尔森菌（*Y. rohdei*）和鲁氏耶尔森菌（*Y. ruckeri*）等共 11 个菌种，小肠结肠炎耶尔森菌、假结核耶尔森菌各有 2 个生物型；其中前 3 种细菌为人类致病菌，后 8 种为条件致病菌，均在临床标本中有报告分离到。

本菌属 DNA G+C 含量为（46～50）mol%，代表菌种是鼠疫耶尔森菌。

二、鼠疫耶尔森菌

（一）生物学特性

鼠疫耶尔森菌（*Y. pestis*）为革兰阴性球杆菌，两极浓染，有荚膜，无芽孢，无鞭毛（图 12－14）。

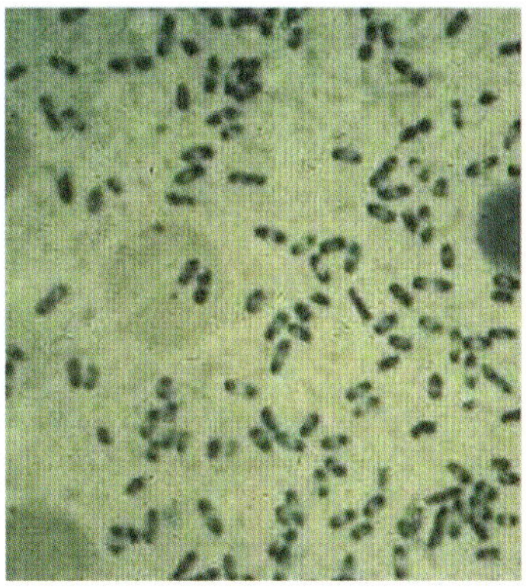

图 12－14 鼠疫耶尔森菌形态（亚甲蓝染色）

（引自 Harley－Prescott. Laboratory Exercises in Microbiology［M］. 5th ed，2002.）

在陈旧培养基物或生长在高盐琼脂上呈多形性，如球状、棒状或哑铃状等。

本菌为兼性厌氧，最适温度为 27～30℃。在普通培养基上可生长，但生长缓慢。在血平板上生长良好，可形成柔软、黏稠的粗糙菌落。在 MaC 上呈不发酵乳糖无色的小菌落，在肉汤培养基中开始混浊生长，24 小时后表现为沉淀生长，48 小时后逐渐形成菌膜，稍加摇动后菌膜呈钟乳石状下垂。

该菌动力阴性，赖氨酸和鸟氨酸脱羧酶、苯丙氨酸脱氨酶、脲酶、硫化氢均为阴性，不液化明胶；在半固体和液体培养基做穿刺培养时，培养物表面呈膜状，细菌沿穿刺线呈纵树状发育；分解葡萄糖产酸不产气，对其他大多数糖类不分解。IMViC 为－－－－。

（二）鉴别与鉴定

1. 鉴别 鼠疫耶尔森菌需要与耶尔森菌属其他细菌进行鉴别，鉴别要点见表 12－25。

表 12－25 耶尔森菌属常见菌种的主要鉴定特征

试验	鼠疫耶尔森菌	小结肠炎耶尔森菌	假结核耶尔森菌	弗氏耶尔森菌	克氏耶尔森菌	鲁氏耶尔森菌	莫氏耶尔森菌	伯氏耶尔森菌
25℃动力	－	＋	＋	＋	＋	＋	＋	＋
鸟氨酸脱羧酶	－	＋	－	＋	＋	＋	＋	＋
脲酶	－	＋	＋	＋	＋	－	＋	＋
25℃ V－P	－	＋	－	＋	－	V	－	－
25℃枸橼酸盐	－	－	－	V	－	＋	－	－
吲哚	－	V	－	＋	V	－	－	－
鼠李糖发酵	－	－	＋	＋	－	－	－	－
蔗糖发酵	－	＋	－	＋	－	－	＋	＋
纤维二糖发酵	－	＋	－	＋	＋	－	＋	＋
山梨糖发酵	－	＋	－	＋	＋	－	＋	－
山梨醇发酵	－	＋	－	＋	＋	－	＋	＋
蜜二糖发酵	V	－	＋	－	－	－	－	－
岩藻糖发酵	ND	V	－	＋	V	ND	－	＋

注：＋表示 90% 以上菌株阳性，－表示 90% 以上菌株阴性，V 表示不定，ND 表示未测定

2. 鉴定 根据初次分离时典型的菌落特征、菌体形态、肉汤中生长特点、生化特征，结合临床和流行病学资料可作出初步诊断。最后鉴定依据噬菌体裂解试验、动物实验及免疫学方法判定。动物实验有助于确定鼠疫耶尔森菌的毒力，多用皮下注射，动物一般于 3～

7 天后死亡。如 7 天后仍不死亡应处死后进行检查。取材培养以肝、脾检出率为高。

一旦疑为本菌，应立即向本地区疾病控制中心等部门报告，并将菌种送检验中心或专业实验室作进一步鉴定。诊断确立后除对患者进行隔离治疗外，对疫区及有关人员须采取有效的预防隔离措施，防止疫情扩散。

（三）抗菌药物敏感性

鼠疫耶尔森菌对四环素、氨基糖苷类、喹诺酮类、氯霉素、磺胺类、超广谱头孢菌素和亚胺培南敏感，对多黏菌素敏感性不确定。肺鼠疫的治疗首选链霉素，为减少副作用可选用多西环素、环丙沙星、左氧氟沙星或者庆大霉素。脑膜炎的治疗选用氯霉素。

（四）临床意义

鼠疫耶尔森菌是烈性传染病鼠疫的病原菌，鼠疫是自然疫源性疾病，是我国甲类传染病。人与（啮齿类）感染动物接触或通过鼠蚤而受到感染，历史上曾发生鼠疫的三次世界性大流行，造成大批患者死亡。

鼠疫耶尔森菌细胞壁的脂多糖成分，可导致机体发热、白细胞升高、中毒性休克等病理生理变化。外毒素（鼠毒素）主要作用于心血管及淋巴管内皮细胞，引起炎症、坏死、出血，导致血液浓缩和致死性休克，还可引起肝、肾、心肌纤维的实质性损害。鼠疫耶尔森菌的封套抗原、毒力抗原、色素形成能力、凝固酶、纤维蛋白因子等与鼠疫耶尔森菌的毒力有关，统称为毒力决定因子。

人对本菌的感受性取决于感染的方式，没有年龄和性别的差异。主要是由于带菌鼠蚤的叮咬，或者人与染疫动物/人接触所致。细菌侵入机体后出现全身中毒症状并在心血管、淋巴系统和实质器官表现出特有的出血性炎症。疾病有 3 种常见的临床类型：①腺鼠疫，局部淋巴结（多为腹股沟淋巴结）的肿胀，继而发生坏死和脓肿。②败血型鼠疫，由细菌侵入血流大量繁殖所致，多继发于腺鼠疫或肺鼠疫之后，也有原发性败血性鼠疫，此型最为严重，可出现高热，体温高达 40℃，皮肤黏膜出现小出血点。若抢救不及时，可在 2～3 天内死亡。③肺鼠疫，原发性肺鼠疫多由呼吸道传染所致，继发性肺鼠疫由腺鼠疫、败血型鼠疫转变而成，患者出现高热咳嗽、痰中带血并含有大量鼠疫耶尔森菌，死亡率极高。

三、小肠结肠炎耶尔森菌

（一）生物学特性

小肠结肠炎耶尔森菌（*Y. enterocolitica*）为革兰阴性球杆菌，无芽孢，无荚膜，22～25℃培养有周鞭毛，呈翻滚螺旋运动，35℃时动力阴性。

本菌为兼性厌氧，4～40℃均能生长，最适温度为 20～28℃，在普通营养琼脂上生长良好。某些型别的菌株在血平板上可出现溶血环。在肠道培养基（如 MaC）和 NYE（新耶尔森菌选择性琼脂）呈无色、半透明、扁平较小的不发酵乳糖的菌落。在耶尔森菌专用选择性培养基（CIN），小肠结肠炎耶尔森菌可形成中心深红色、边缘透明的菌落，似公牛眼（图 12－15）。在液体培养基中呈混浊生长，液体表面可形成白色菌膜或有沉淀生成。

小肠结肠炎耶尔森菌 KIA 为 AA－－或 KA－－，枸橼酸盐阴性，脲酶多为阳性，鸟氨酸脱羧酶阳性，绝大多数菌株不发酵乳糖，可在 4℃进行冷增菌。动力、V－P 反应结果与孵育温度有关（22～25℃阳性，35～37℃阴性）。

小肠结肠炎耶尔森菌抗原成分复杂，有O抗原近60种、K抗原6种、H抗原19种，血清分型主要根据O抗原。引起人类腹泻的主要是O9血清型。

（二）鉴别与鉴定

1. 鉴别　小肠结肠炎耶尔森菌需要与耶尔森菌属其他细菌进行鉴别，鉴别要点见表12-25。

2. 鉴定　根据菌落特征，菌体形态染色特点、嗜冷性及典型生化结果即可初步诊断本菌，最终鉴定依靠全面生化反应和血清分型。

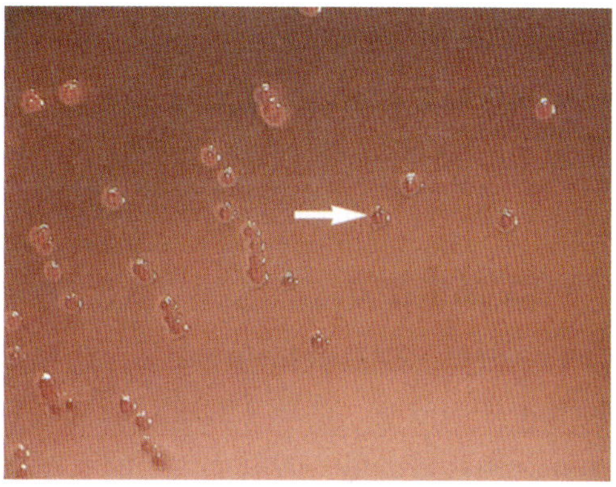

图12-15　小肠结肠炎耶尔森菌

（CIN，Cefsoldin - irgasan - novobiocin）

（引自 Betty A. Forbes，Daniel F. Sahm，Alice S. Weissfeld. Bailey & Scott's Diagnostic Microbiology［M］. 11th ed. St Louis：Mosby，2002.）

（三）抗菌药物敏感性

小肠结肠炎耶尔森菌体外对氨基糖苷类、四环素、氯霉素、复方磺胺和超广谱头孢菌素都敏感。大多数感染了小肠结肠炎耶尔森菌的病例不需要治疗，但是对于罹患有全身系统性疾病特别是免疫缺陷的患者，治疗通常需要复方磺胺和一种氟喹诺酮类。

（四）临床意义

小肠结肠炎耶尔森菌天然寄居在多种动物体内，如猪、鼠、家畜和兔等，通过污染食物和水，经粪-口途径或因接触染疫动物而感染；是肠道致病菌之一，可引起胃肠炎，患者可出现发热、黏液便或水样便，易与菌痢相混淆。腹痛多在回盲部，需要与阑尾炎相鉴别。还可引起胆囊炎、腹膜炎、肠系膜淋巴结炎和菌血症等。

四、假结核耶尔森菌

（一）生物学特性

假结核耶尔森菌（*Y. pseudotuberculosis*）为革兰阴性球杆菌，无芽孢，无荚膜，22～25℃培养有周鞭毛，35℃时动力阴性。本菌为兼性厌氧，4～40℃均能生长，最适温度为20～28℃，在血平板、麦康凯和巧克力平板均可以生长，但是其生长可能会被其他微生物所抑制。在耶尔森菌专用选择性培养基（CIN），假结核耶尔森菌和小肠结肠炎耶尔森菌类似，可形成中心深红色、边缘透明的菌落，似公牛眼。在液体培养基中光滑型假结核耶尔森菌呈混浊生长，粗糙型呈沉淀生长。

假结核耶尔森菌有O抗原22种、H抗原5种。常见的8个血清型由O2～O22中的抗原交叉组成。部分O抗原与鼠疫耶尔森菌和小肠结肠炎耶尔森菌、志贺菌和大肠埃希菌存在交叉性。

（二）鉴别与鉴定

1. 鉴别　假结核耶尔森菌需要与耶尔森菌属其他细菌进行鉴别，鉴别要点见表12-25。

2. 鉴定　根据菌落特征，菌体形态染色特点及典型生化结果即可初步诊断本菌，最终鉴定依靠全面生化反应和血清分型。

（三）抗菌药物敏感性

假结核耶尔森菌对氨苄西林、四环素、氨基糖苷类、氯霉素、头孢菌素敏感。通常假结核耶尔森菌引起的感染是自限性疾病，但是如出现败血症，应使用氨苄西林、链霉素或四环素治疗。

（四）临床意义

假结核耶尔森菌引起的疾病与小肠结肠炎耶尔森菌相似，常可从血液中分离得到。为人兽共患性病原菌。鼠类等野生动物和鸟类是该菌的天然宿主，人类感染较少见，大多数人类病例为肠道感染，有时可引起肠系膜淋巴结炎，症状类似于急性或亚急性阑尾炎。

本章小结

肠杆菌科细菌种类繁多，是一大群生物学性状相似的革兰阴性杆菌，常寄居于人与动物的肠道中，与宿主共生；与临床感染相关的有近20种。

肠杆菌科细菌共同的特性是：兼性厌氧，营养要求不高，在普通培养基上生长良好；无芽孢、有菌毛、多数具有周鞭毛；生化反应活跃，发酵葡萄糖、氧化酶阴性（邻单胞菌属除外）、触酶阳性（痢疾志贺菌O1群和致病杆菌属除外）、能还原硝酸盐为亚硝酸盐。

肠杆菌科抗原成分包括菌体抗原（O抗原）、鞭毛抗原（H抗原）、表面抗原和菌毛抗原等。O抗原与H抗原为肠杆菌科血清学分群与分型的依据；表面抗原可阻断O抗原与相应抗体之间的反应，可通过加热去除表面抗原而消除这种阻断作用。

肠杆菌科细菌抵抗力不强，除部分医院内感染分离出的细菌外，肠杆菌科细菌野生株对常用的抗生素大多敏感，部分菌种对某些抗生素表现固有耐药。

肠杆菌科的毒力因子主要有菌毛、荚膜、外膜蛋白、内毒素及外毒素等。除沙门菌属、志贺菌属、埃希菌属部分菌种、耶尔森菌属等有致病作用外，其余均为条件致病菌。但是，当某种诱因引起宿主免疫功能低下，肠道菌群寄居部位改变、其数量、比例失调时，可导致各种机会感染，感染可遍及人体全身各部位。

肠杆菌科细菌亦可为医院感染的重要病原菌。其中产超广谱β-内酰胺酶（extended spectrum β lactamases，ESBL）的细菌、持续高产头孢菌素酶（AmpC）的细菌和碳青霉烯酶耐药的肠杆菌科细菌（CRE）常引起医院感染暴发流行。

扫码“练一练”

（郭清莲）

第十三章 非发酵革兰阴性杆菌

本章要点

1. **掌握** 常见非发酵革兰阴性杆菌的生物学特性、鉴别与鉴定依据。
2. **熟悉** 常见非发酵革兰阴性杆菌的药物敏感性与临床意义。
3. **了解** 非发酵革兰阴性杆菌的分类与命名。

本章介绍的非发酵革兰阴性杆菌（nonfermentative Gram - negative bacilli）是一群不发酵葡萄糖或仅以氧化形式利用葡萄糖的形态特征相似、需氧或兼性厌氧、无芽孢革兰阴性杆菌，在分类学上分属于不同科、属；多为条件致病菌，主要引起医院内感染，近年来由该类细菌引起感染的病例报告及对抗生素的耐药率日益增多。

非发酵革兰阴性杆菌种类较多，主要包括假单胞菌属（*Pseudomonas*）、不动杆菌属（*Acinetobacter*）、窄食单胞菌属（*Stenotrophomonas*）、产碱杆菌属（*Alcaligenes*）、无色杆菌属（*Achromobacter*）、伯克霍尔德菌属（*Burkholderia*）、金黄杆菌属（*Chryseobacterium*）与莫拉菌属（*Moraxella*）等，其中假单胞菌属、不动杆菌属、窄食单胞菌属、产碱杆菌属与无色杆菌属在临床上较常见。

非发酵菌的鉴定较为复杂，必须先进行初步分群，即先进行属间的鉴定，然后进行种间的鉴定。初步分群的常用实验为氧化发酵试验（O/F 试验）、氧化酶试验、动力观察等。非发酵菌属间的主要鉴别特征见表 13 - 1。

表 13 1 非发酵菌属间主要鉴别特征

菌属	生长		氧化酶	葡萄糖（O/F）	触酶	硝酸盐还原		动力	鞭毛
	血平板	MaC				亚硝酸盐	氮气		
假单胞菌属	灰绿	灰绿	+	O/ -	+	V	V	+	端鞭毛
不动杆菌属	灰白	无/粉	-	O/ -	+	-	-	-	无
窄食单胞菌属	灰白	淡黄	-	O	+	-	-	+	端鞭毛
产碱杆菌属	灰白	无色	+	-	+	V	V	+	周鞭毛
无色杆菌属	灰白	无色	+	-	+	V	V	+	周鞭毛
伯克霍尔德菌属	淡黄	无色	+	O	+	V	V	+/ -	端鞭毛
金黄杆菌属	黄色	无色	+	O/ -	+	V	V	-	无
莫拉菌属	灰白	-/无	+	-	+	V	V	-	无
艾肯菌属	无色	-	+	-	-	+	-	-	无
丛毛单胞菌属	灰白	无色	+	-	-	-	-	+	端鞭毛
希瓦菌属	紫红	粉红	+	O	+	-	-	+	端鞭毛
土壤杆菌属	灰白	无色	+	O	+	+	-	+	周鞭毛

注：+表示 90% 以上阳性，-表示 90% 以上阴性，+/-表示多数为阳性，V 表示反应不定

扫码“学一学”

扫码“看一看”

第一节　假单胞菌属

一、分类和命名

假单胞菌属（*Pseudomonas*）隶属假单胞菌科（*Pseudomonadaceae*），临床常见的有铜绿假单胞菌（*P. aeruginosa*）、恶臭假单胞菌（*P. putica*）、荧光假单胞菌（*P. fluorescens*）、斯氏假单胞菌（*P. stutizeri*）、曼多辛假单胞菌（*P. mendocina*）、产碱假单胞菌（*P. alcaligenes*）与假产碱假单胞菌（*P. pseudoalcaligenes*）等。假单胞菌属 DNA G + C 含量为（58 ~ 69）mol%，代表菌种为铜绿假单胞菌。

二、生物学特性

假单胞菌属细菌是革兰阴性杆菌，菌体直或微弯，多数较细长、散在排列，大小为（0.5 ~ 1）μm ×（1.5 ~ 4）μm（图 13 - 1）；有单鞭毛（铜绿假单胞菌、产碱假单胞菌、斯氏假单胞菌）或丛鞭毛（荧光假单胞菌、恶臭假单胞菌），运动活泼，无荚膜、无芽孢。

本属细菌专性需氧，生长温度范围广，如荧光假单胞菌 4℃可以生长，而铜绿假单胞菌、斯氏假单胞菌 42℃生长，最适生长温度为 35℃（荧光假单胞菌为 25℃），最适 pH 为 7.0。本属细菌营养要求不高，在液体培养基中呈浑浊生长，常在其表面形成菌膜；在普通培养基、麦康凯平板、血平板上生长良好并形成不同特征的菌落；可产生多种水溶性色素，主要为绿脓素和青脓素，青脓素在 360nm 紫外光下可发出黄绿色荧光，又称荧光素，琼脂平板可被染成黄绿色（图 13 - 2A）。

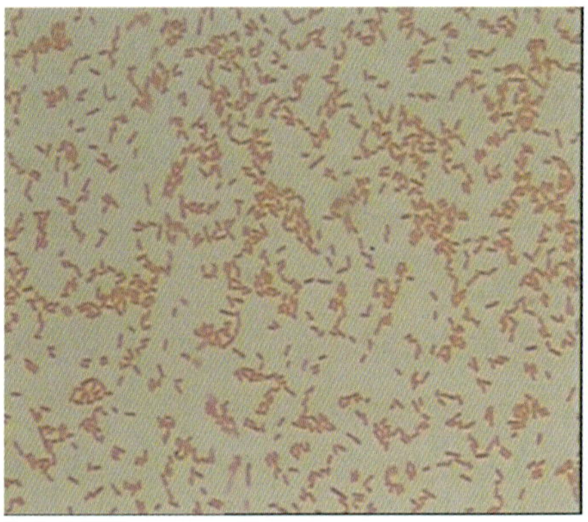

图 13 - 1　铜绿假单胞菌形态与排列（革兰染色）

在血平板上，铜绿假单胞菌的菌落扁平湿润、有金属光泽（图 13 - 2B）、常呈 β 溶血，有生姜样气味；恶臭假单胞菌与产碱假单胞菌的菌落呈光滑、湿润、边缘整齐、灰色、无溶血；荧光假单胞菌的菌落扁平稍隆起、湿润、光滑、边缘整齐、灰白色，挑取菌落呈黏丝状；斯氏假单胞菌的菌落扁平、干燥粗糙（少数菌落光滑湿润）、有皱纹、坚韧而黏附平板，大部分呈 β 溶血、淡黄色或黄棕色。

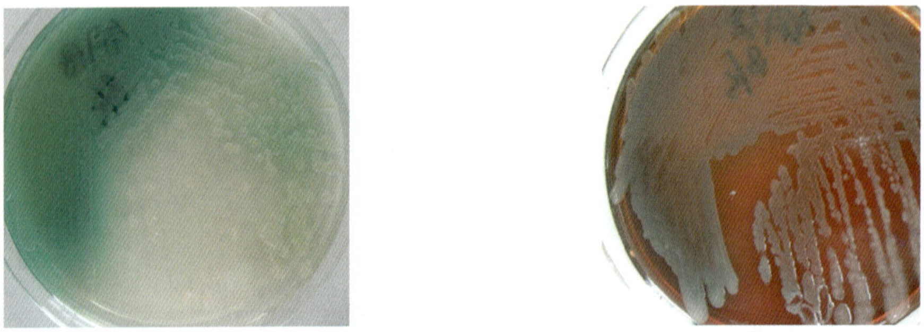

A　　　　　　　　B

图 13 - 2　铜绿假单胞菌菌落

A. 普通琼脂平板；B. 血琼脂平板

本属细菌氧化酶阳性、葡萄糖氧化发酵试验为氧化型或产碱型。铜绿假单胞菌含有O抗原（菌体抗原）以及H抗原（鞭毛抗原）。O抗原包含两种成分，一种是其外膜蛋白，为保护性抗原；另一种是脂多糖，有特异性。O抗原可用以分型。

假单胞菌抵抗力较强，对多种抗生素耐药。

三、鉴别与鉴定

1. 属间鉴别 假单胞菌属与其他非发酵革兰阴性杆菌属间的鉴别见表13-1。本菌属主要生物学特征：革兰阴性杆菌、散在排列、端生单或丛鞭毛（可与非发酵菌其他属相鉴别）、专性需氧、在麦康凯平板与血平板上生长良好、通常产生明显的水溶性色素；主要生化试验：氧化酶阳性、葡萄糖氧化发酵试验为氧化型或产碱型。据以上可初步确定为假单胞菌属。

2. 属内鉴别 要进行属内菌种鉴定需进一步做系列生化试验，具体见表13-2。

表13-2 临床常见假单胞菌属细菌的鉴定特征

菌种	铜绿假单胞菌	恶臭假单胞菌	荧光假单胞菌	斯氏假单胞菌	产碱假单胞菌
生长温度					
4℃生长	-	-	+	-	-
42℃生长	+	-	-	+	V
鞭毛数量	1	>1	>1	1	1
氧化酶	+	+	+	+	+
产酸					
葡萄糖	+	+	+	+	-
乳糖	-	V	V	-	-
木糖	+	+	+	+	-
果糖	+	+	+	+	-
麦芽糖	V	V	V	+	-
甘露醇	+	V	+	+	-
硝酸盐还原	+	-	-	+	+
还原硝酸盐产气	+	-	-	+	-
精氨酸双水解酶	+	+	+	-	+
脲酶	V	V	V	V	-
水解					
乙酰胺	V	-	-	-	-
明胶	V	-	+	-	-

注：+表示90%以上阳性，-表示90%以上阴性，V为反应不定

3. 鉴定试验 铜绿假单胞菌很容易通过如下试验鉴定：氧化酶试验阳性（见第六章细菌检验基本技术）、三糖铁（TSI）培养基或克氏双糖铁（KIA）培养基上的碱性反应没有变化、42℃生长、在Mueller-Hinton或其他不含染料培养基上产生亮蓝到蓝绿、红或褐色扩散性色素。

（1）氧化发酵试验（O/F试验）

1）原理 此试验可区分细菌对葡萄糖的代谢类型。O/F培养基中含有较高浓度葡萄糖与较低浓度蛋白胨，若待检菌通过氧化或发酵利用葡萄糖产酸，使pH值下降，则培养基中指示剂由绿色变成黄色。不分解葡萄糖的细菌称为产碱型；能分解葡萄糖，但必须有氧分子作为最终受氢体的细菌称为氧化型；可以进行无氧降解分解葡萄糖，不必须有分子氧作

为最终受氢体的细菌称为发酵型。此试验主要用于非发酵菌与肠杆菌科细菌的鉴别，前者通常为氧化型或产碱型，而后者为发酵型。

2）方法　无菌操作，打开 O/F 管。用灭菌接种针挑取单个待检菌落，分别穿刺接种于 2 支 O/F 管培养基约 1cm 深，向其中一支滴加灭菌石蜡或其他无菌矿物油覆盖在培养基表面约 1cm 高，作为发酵管；另一支不加作为氧化管。同时接种大肠埃希菌作为阳性对照、铜绿假单胞菌作为阴性对照。将接种后 O/F 培养基放入 37℃培养箱中培养 48 小时，观察结果。

3）结果　培养基产酸变为黄色：阳性；仍为绿色：阴性；由绿色变为蓝色（微生物产碱反应所致）：阴性。两管都阳性：发酵型；仅氧化管阳性：氧化型；两管都阴性：产碱型。铜绿假单胞菌为氧化型。

（2）克氏双糖铁（KIA）试验

1）原理　此试验常用于观察微生物发酵乳糖与葡萄糖的能力。培养基斜面部分暴露于空气中，为有氧环境，而下部与空气隔绝是相对厌氧环境。KIA 培养基中乳糖浓度为葡萄糖的 10 倍，其产酸时通过酚红指示剂测出，酸性时培养基呈黄色，碱性呈红色；培养基中的硫代硫酸钠可被某些细菌还原为硫化氢，与铁盐生成黑色硫化亚铁。若细菌既分解葡萄糖又分解乳糖，则产生大量酸，因此斜面与底层均呈现黄色；若细菌不分解乳糖只分解葡萄糖，则斜面只产生少量酸，且易被细菌氧化降解氨基酸产生的胺类中和呈弱碱性，因此斜面呈现红色、底层变酸呈现黄色；细菌如果既不分解葡萄糖也不分解乳糖，则斜面与底层均不变色。此试验主要用于革兰阴性杆菌，尤其是肠杆菌科细菌的鉴定。

2）方法　挑取单个待检菌落，穿刺至培养基底部 3 ~ 5mm 处，然后在斜面上往复划线接种，37℃培养 18 ~ 24 小时观察结果。

3）结果　碱性（K），酸性（A）。K/K：既不发酵乳糖又不发酵葡萄糖，为不发酵菌，如铜绿假单胞菌；K/A：不发酵乳糖，但发酵葡萄糖，如志贺菌；K/A（黑色）：不发酵乳糖，但发酵葡萄糖，并产生硫化氢，如沙门菌；A/A（气泡）：既发酵乳糖又发酵葡萄糖，且产气，如大肠埃希菌。

从血、尿液及无菌体液中分离到铜绿假单胞菌，特别是反复检出者，结合患者临床感染症状即可确定是感染病原菌；如患者无感染临床症状，即使分离到铜绿假单胞菌，也应作为正常菌群。临床上常用商品化鉴定系统进行鉴定。

四、抗菌药物敏感性

本菌属细菌对有些抗生素天然耐药，临床治疗假单胞菌感染的抗菌药物主要有三类：β - 内酰胺类、氨基糖苷类与喹诺酮类。由于广谱抗生素、免疫抑制剂及激素的广泛使用，铜绿假单胞菌对多种抗生素如庆大霉素、头孢噻甲羧肟、哌拉西林等亦已产生不同程度耐药性。实验证明，治疗铜绿假单胞菌的临床感染，以复合青霉素类、三代或四代头孢菌素、三代或四代喹诺酮类等药物联合用药为好。近年来证实新型铁载体头孢菌素（头孢地尔）具有较高的抗菌活性；含儿茶酚取代基的第四代头孢菌素是开发研究的热点，有被称为“第五代”之势；但由于铜绿假单胞菌的耐药机制异常复杂，导致耐药菌株不断涌现，故新品种的开发应用也已变得日益迫切。

五、临床意义

假单胞菌属在土壤、水和空气中均有存在，分布非常广泛，属条件致病菌。环境、污染的医疗器械、输液或注射是人体感染此菌属的主要来源。本菌属是医院感染的主要病原菌，在人类非发酵菌感染中，假单胞菌属占70%～80%，主要为铜绿假单胞菌、恶臭假单胞菌与荧光假单胞菌等。

铜绿假单胞菌广泛存在于环境中，可以经多途径传播与感染，因此引起人体、特别是由各种原因引致抵抗力低下者（如AIDS患者）的皮肤感染、呼吸道感染（肺部感染占有较大比例）、泌尿道感染、烧伤感染等，亦可导致菌血症、心内膜炎、囊性纤维变性。铜绿假单胞菌可以合成胶原酶，感染眼部后可引起角膜穿孔而失明。

恶臭假单胞菌可作为人类咽部的正常菌群，是人类少见的条件致病菌（为鱼致病菌，常从腐败鱼中检出），可从尿道感染、皮肤感染和骨髓标本中检出，分泌物有腥臭味。恶臭假单胞菌自溶后释放出内毒素而致中毒症状，感染通常病情较重。

荧光假单胞菌可从伤口、痰、胸腔积液、尿或血液标本中分离出。该菌具有嗜冷性，可在血库储存的血制品中繁殖，若人体输入含有此种细菌的库存血液或血制品，可导致败血症、感染性休克或血管内凝血等严重后果。

斯氏假单胞菌在人类的呼吸道、泌尿道均可发现，为条件致病菌，可引起呼吸道感染、中耳炎、尿路感染与败血症等。

产碱假单胞菌广泛存在于多种水源中，是医疗用水污染的主要原因；如污染新生儿温箱湿化用水与氧气湿化用水，极易导致新生儿呼吸道感染甚至败血症等。

第二节　不动杆菌属

扫码“学一学”

一、分类和命名

不动杆菌属（*Acinetobacter*）隶属莫拉菌科（*Moraxellaceae*）。根据DNA杂交技术，不动杆菌至少可分为21个基因种，临床实验室很难通过生化表型把不动杆菌鉴定到基因型的水平。临床常见的有鲍曼不动杆菌（*A. baumanii*）、洛菲不动杆菌（*A. lwoffi*）、醋酸钙不动杆菌（*A. calcoaceticus*）、约氏不动杆菌（*A. johnsonii*）、溶血不动杆菌（*A. haemolytius*）、琼氏不动杆菌（*A. junii*）与抗辐射不动杆菌（*A. radioresistens*）等。

不动杆菌属DNA G+C含量为（38～47）mol%，代表菌种为乙酸钙不动杆菌。

二、生物学特性

本属细菌为革兰阴性杆菌，大小为（0.9～1.6）μm×（1.5～2.5）μm，革兰染色有时不易脱色，多为球杆状、常呈双排列，可单个存在，有时形成丝状和链状（图13－3），黏液型菌株有荚膜，无芽孢，无鞭毛。

本属细菌专性需氧，最适生长温度为35℃；营养要求不高，在普通培养基上生长良好；在麦康凯培养基上生长良好，无色或粉红色菌落，部分菌株呈黏液状（图13－4）；在血平板上形成圆形、光滑、湿润、边缘整齐的灰白色菌落（溶血不动杆菌可产生β溶血）。

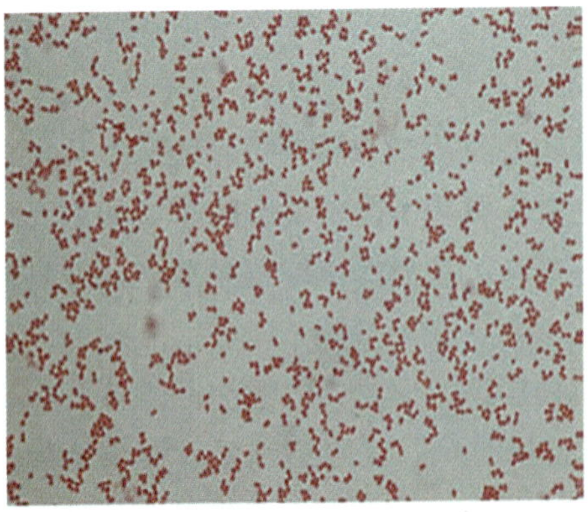

图 13－3　不动杆菌形态与排列（革兰染色）

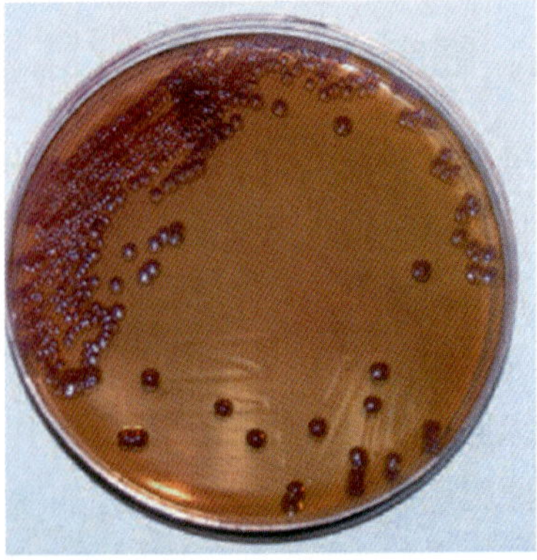

图 13－4　不动杆菌菌落性状（MaC 培养基）

（Connie R. Mahon，Donald C. Lehman，George Manuselis. Textbook of Diagnostic Microbiology. 4th ed. W. B. Saunders Company，2011.）

氧化酶阴性，动力阴性，硝酸盐试验阴性，为该菌的典型“三阴”。鲍曼不动杆菌有 28 个基因型，其中 C、A 型容易造成 ICU 病房的暴发流行；此菌有极强黏附能力，在物体表面可存活 25 天，潮湿环境利于生长，5～8 月份为高发期，耐碱性，有些菌株可通过外排机制对抗消毒剂，对强酸和乙醇较敏感。

三、鉴别与鉴定

1. 属间鉴别　不动杆菌属与其他非发酵革兰阴性杆菌属间的鉴别见表 13－1。本菌属主要生物学特征包括：革兰阴性球杆菌、成双排列（似奈瑟菌）、无鞭毛（无动力）、专性需氧、在麦康凯平板与血平板上生长良好。主要生化试验：氧化酶阴性、触酶阳性、葡萄糖氧化发酵试验为氧化型或产碱型。据以上可初步确定为不动杆菌属。

2. 属内鉴别　要进行属内菌种鉴定需进一步做系列生化试验，具体见表 13－3。

表 13－3　不动杆菌属常见细菌的主要鉴定特征

菌种	鲍曼不动杆菌	洛菲不动杆菌	醋酸钙不动杆菌	约氏不动杆菌	溶血不动杆菌	琼氏不动杆菌
生长						
37℃	+	+	+	－	+	+
41℃	+	－	－	－	－	+
44℃	+	－	－	－	－	－
血平板溶血	－	－	－	－	+	－
产酸						
葡萄糖	+	－	+	－	－/+	－
木糖	+	－	－	－	－/+	－
乳糖	+	+	+	+	－	+
苯丙氨酸脱氨酶	+	－	+	－	－	－
精氨酸双水解	+	+	+	－/+	+	+
丙二酸盐利用	+	－	+	－/+	－	－
戊二酸盐利用	+	－	+	－	－	－
枸橼酸盐利用	+	－	+	+	+	－/+
水解明胶	－	－	－	－	+	－

注：＋表示 90% 以上阳性；－表示 90% 以上阴性；－/＋表示多数为阴性

四、抗菌药物敏感性

本菌属细菌耐药性强，对氨苄西林、头孢菌素、氯霉素和喹诺酮类药物大多耐药，鲍曼不动杆菌、醋酸钙不动杆菌和溶血不动杆菌常见多重耐药。对碳青霉烯类抗生素敏感，但耐药性呈上升趋势。耐药率较低的尚有亚胺培南 - 西司他丁、头孢他啶、头孢哌酮 - 舒巴坦、氨苄西林 - 舒巴坦、哌拉西林 - 他唑巴坦及阿米卡星等。在经验用药阶段，首选头孢哌酮 - 舒巴坦、亚胺培南 - 西司他丁，还可选用氨苄西林 - 舒巴坦、替卡西林 - 克拉维酸、阿米卡星、新一代氟喹诺酮类。对病情较重者，主张 β - 内酰胺类与氨基糖苷类（或氟喹诺酮类或利福平）联合应用。然后，则根据药敏结果调整选用方案。近年来证实头孢地尔具有较高抗菌活性。不同菌株对同种抗生素耐药性不同，因此对分离菌株均应进行药敏试验。

耐碳青霉烯类抗生素的鲍曼不动杆菌成为各医院重点监测对象。特别是泛耐药鲍曼不动杆菌的从 1998 年在台湾首次报道以来，世界各地已有不少报道；我国多地均有报道。

五、临床意义

不动杆菌广泛分布于自然界、医院环境与健康人的皮肤、呼吸道、消化道和泌尿生殖道中，为条件致病菌，尤其是易在各类医用材料上黏附且可以长期存活，是引起医院感染的常见病原菌。感染源可以是患者自身（内源性感染）、不动杆菌带菌者或感染者与带菌医务人员；传播途径有接触传播和空气传播；易感者为早产儿和新生儿、老年患者，使用人工呼吸机、严重烧伤、手术创伤、气管切开或插管、行腹膜透析和静脉导管者。在临床上主要引起呼吸系统感染（最常见）、皮肤和伤口感染、尿路感染、心内膜炎、腹膜炎和脑膜炎等。鲍曼不动杆菌是临床感染中最常见的不动杆菌，在非发酵菌中感染率仅次于铜绿假单胞菌。

第三节　窄食单胞菌属

扫码“学一学”

一、分类和命名

窄食单胞菌属（*Stenotrophomonas*）隶属黄单胞菌科（*Xanthomonadaceae*），临床常见的有嗜麦芽窄食单胞菌（*S. maltophilia*）、微嗜酸窄食单胞菌（*S. acidaminiphila*）、好氧反硝化窄食单胞菌（*S. nitritireducens*）、嗜根窄食单胞菌（*S. rhizophila*）与非洲窄食单胞菌（*S. africana*）等。窄食单胞菌属 DNA G + C 含量为（66 ~ 71）mol%，代表菌种为嗜麦芽窄食单胞菌。

二、生物学特性

嗜麦芽窄食单胞菌为革兰阴性杆菌，大小为（0.4 ~ 0.7）μm ×（0.7 ~ 1.8）μm，菌体直或微弯、单个或成对排列、一端丛鞭毛，无芽孢、无荚膜。

该菌专性需氧，最适生长温度为 35℃，4℃不生长，近半数菌株 42℃生长。营养要求不高，在普通平板上生长良好，在麦康凯平板上形成不发酵乳糖的菌落；SS 平板上生长不良；在血平板上形成灰黄色或淡绿色菌落（图 13－5），周围培养基变为绿色，无溶血，有氨气味。

该菌氧化酶阴性、能氧化分解麦芽糖与葡萄糖，并且分解麦芽糖比分解葡萄糖迅速明显，故将其命名为嗜麦芽窄食单胞菌。

三、鉴别与鉴定

1. 属间鉴别 窄食单胞菌属与其他非发酵革兰阴性杆菌属间的鉴别见表 13－1。本菌属主要生物学特征包括：革兰阴性杆菌、端生丛鞭毛、菌落特征、氧化酶阴性、葡萄糖氧化发酵试验为氧化型。

2. 属内鉴别 嗜麦芽窄食单胞菌的鉴别可通过氧化麦芽糖、不分解甘露醇和乳糖、水解七叶苷与明胶、DNA 酶阳性、脲酶阴性、精氨酸双水解阴性、硫化氢阴性等确定。

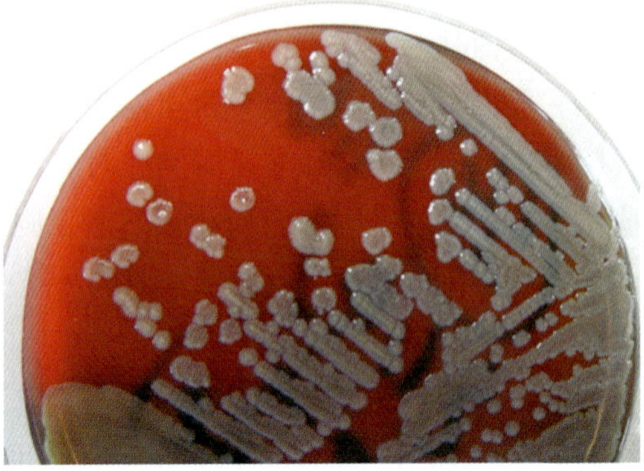

图 13－5 嗜麦芽窄食单胞菌菌落性状（血琼脂平板）

四、抗菌药物敏感性

嗜麦芽窄食单胞菌对碳青霉烯类、喹诺酮类、氨基糖苷类、β－内酰胺类及部分消毒剂呈不同程度的耐药，且存在一定程度的多重耐药性，另外该菌在接触某些敏感药物后很快也会产生耐药性，使得临床可选择的药物十分有限。米诺环素、复方磺胺甲噁唑对嗜麦芽窄食单胞菌有较高的抗菌活性，可作为临床医师治疗此菌感染的首选药物。必须依据药敏试验结果优化选择抗菌药物，以提高嗜麦芽窄食单胞菌感染的治愈率。可采用纸片扩散法、肉汤或琼脂稀释法及 E－试验法检测嗜麦芽窄食单胞菌对抗生素的敏感性。

五、临床意义

嗜麦芽窄食单胞菌广泛分布于自然界、人体呼吸道、泌尿道与消化道等部位，为条件致病菌，易引起医院感染。易感者为免疫功能低下者或患有慢性阻塞性肺疾病、糖尿病、慢性肾功能不全等基础性疾病的患者。在非发酵菌引起的感染中，该菌比率仅次于铜绿假单胞菌与鲍曼不动杆菌，在临床上可引起肺炎（最常见）、菌血症、尿道感染、伤口感染、心内膜炎、脑膜炎、医源性败血症等，感染发病率呈逐年上升趋势。

扫码“学一学”

第四节 产碱杆菌属与无色杆菌属

一、分类和命名

产碱杆菌属（*Alcaligenes*）隶属产碱杆菌科（*Alcaligenaceae*），临床常见的有粪产碱杆菌（*A. faecalis*）、水产碱杆菌（*A. aquatilis*）、广泛产碱杆菌（*A. latus*）、真菌产碱杆菌（*A. eutrophus*）等。原属产碱杆菌属皮氏产碱杆菌（*A. piechaudii*）、木糖氧化产碱杆菌

(*A. xylosoxidans*) 与脱硝产碱杆菌归属于无色杆菌属。无色杆菌属 (*Achromobacter*) 分两类：不分解糖类，包括皮氏无色杆菌 (*A. piechaudii*) 和脱硝无色杆菌 (*A. denitrificans*)；分解糖类，包括木糖氧化无色杆菌 (*A. xylosoxidans*) 和未命名的无色杆菌 B、E、F 群。

产碱杆菌属 DNA G + C 含量为 (56 ~ 60) mol%，代表菌种为粪产碱杆菌。无色杆菌属 DNA G + C含量为 (65 ~ 68) mol%，代表菌种为木糖氧化无色杆菌。

二、生物学特性

革兰阴性短杆菌，大小为 (0.5 ~ 1.0) μm × (0.5 ~ 2.6) μm，常成单、双或链状排列，周鞭毛，有动力，无芽孢，多数菌株无荚膜。

严格需氧代谢；菌落无色素；最适生长温度为 35℃，部分菌株 42℃ 能生长。营养要求不高，在普通培养基、麦康凯和 SS 平板均可生长，形成无色、透明菌落；在血平板上形成大而扁平、边缘不规则的灰白色菌落（图 13 - 6）；在液体培养基中呈均匀混浊生长，表面形成菌膜，管底有黏性沉淀。

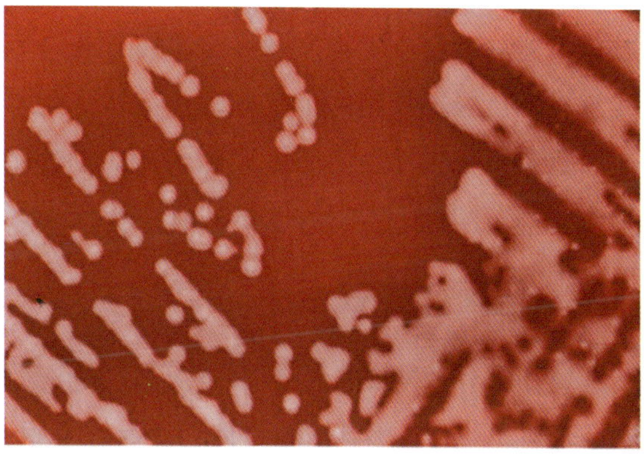

图 13 - 6　木糖氧化无色杆菌菌落性状（血琼脂平板）

（引自 Connie R. Mahon，Donald C. Lehman，George Manuselis. Textbook of Diagnostic Microbiology. 4th ed. W. B. Saunders Company，2011.）

氧化酶阳性，触酶阳性；不水解纤维素、七叶苷、明胶和 DNA；分解部分有机酸盐和胺类产碱。粪产碱杆菌是最常见的分离种，可产生薄的、扩散的、边缘不规则的特征性菌落。一些菌株（即以前命名的芳香产碱菌）产生特征性的水果香味，并且血平板上可产生略带绿色的现象。该菌的关键生化特征是能够还原亚硝酸盐而不能还原硝酸盐。

三、鉴别与鉴定

1. 属间鉴别　与其他非发酵革兰阴性杆菌属间的鉴别见表 13 - 1。主要生物学特征包括：革兰阴性短杆菌，常成单、双或链状排列，周鞭毛（动力阳性）、专性需氧、在麦康凯平板与血平板上生长良好。主要生化试验：不分解任何糖类（木糖除外）、葡萄糖氧化发酵试验为产碱型、氧化酶阳性、触酶阳性、多数生化反应为阴性。据以上可初步确定为产碱杆菌属。产碱杆菌属与无色杆菌属的鉴别见 13 - 4。

凡具有周身鞭毛、有动力、氧化酶、触酶阳性，在 O/F 基础培养基上不分解葡萄糖，不产生脲酶，不液化明胶、苯丙氨酸脱氨酶，精氨酸双水解酶皆阴性，应被鉴定为产碱杆菌属及不分解糖类无色杆菌属菌种。符合上述某些特性，但在 O/F 基础培养基中氧化葡萄糖、木糖，还原硝酸盐，枸橼酸盐阳性，能在 42℃ 生长，溴化十六烷基三甲基铵（Cetrimide）琼脂上生长，鉴定为木糖氧化无色杆菌，此菌与放射根瘤菌的鉴别是乳糖、麦芽糖、甘露醇、水解七叶苷、脲酶试验前者全部阴性。

表 13－4　产碱杆菌属与无色杆菌属的鉴别

菌种	葡萄糖产酸	木糖	乙酰胺	硝酸盐还原	亚硝酸盐还原	脲酶
粪产碱杆菌	0	0	83	0	100	2
脱硝无色杆菌	0	0	33	100	ND	0
皮氏无色杆菌	0	0	0	100	0	0
木糖氧化无色杆菌	78	99	V	100	ND	0

注：数字表示阳性菌株百分率，V 表示反应不定，ND 表示没有资料

2. 与产碱假单胞菌鉴别　本属细菌与产碱假单胞菌极为相似，二者主要区别在于前者为周毛菌而后者为极端单鞭毛菌；在含有蛋白胨的肉汤培养基中产氨，使 pH 值上升至 8.6，为本菌的鉴别特征。木糖氧化无色杆菌通过使 O/F 葡萄糖和 O/F 木糖产酸而很容易和其他产碱杆菌区别；粪产碱杆菌在碳水化合物培养基上呈强烈的产碱反应，大部分菌株形成细小、边缘不规则的菌落，某些菌株产生特征性的水果味并使血平板略呈绿色，本菌的一个重要生化特征是能还原亚硝酸盐而不能还原硝酸盐。皮氏产碱杆菌通过能还原硝酸盐和能在 6.5% NaCl 中生长可与其他产碱杆菌区别；脱硝无色杆菌较少从临床分离到。

四、抗菌药物敏感性

本属细菌对多种抗菌药物天然耐药，尤其是近些年耐药性迅速变迁，不同菌株耐药性存在明显差异。药物敏感试验的药物选择与假单胞菌相同，临床治疗可以用哌拉西林及替卡西林/克拉维酸，其他根据药敏试验结果，合理使用抗菌药物，避免或减少耐药菌株的产生。

五、临床意义

本属细菌广泛分布于自然界的水与土壤、人和动物的肠腔中，是人体正常菌群。临床最常见的是粪产碱杆菌，大部分感染是条件致病，主要来自潮湿环境，如医院内呼吸机、血液透析系统等，是医院感染的病原菌之一，主要引起肺炎、菌血症、脑膜炎、尿路感染等，也可引起食物中毒。木糖氧化无色杆菌为临床少见的机会致病菌，在机体抵抗力差的情况下可导致较严重的并发症，死亡率较高。该菌可以耐受较高温度，有的菌株可以在 80℃环境下生存良好，甚至可以在多种消毒剂中存活。近年来，随着介入性医疗操作的开展以及免疫抑制剂、糖皮质激素与广谱抗菌药物的应用，该菌所致感染率有上升趋势。

第五节　其他非发酵革兰阴性杆菌

扫码“学一学”

一、伯克霍尔德菌属

（一）分类和命名

伯克霍尔德菌属（*Burkholderia*）隶属假单胞菌科（*Pseudomonadaceae*），临床常见的有洋葱伯克霍尔德菌（*B. cepacia*）、类（假）鼻疽伯克霍尔德菌（*B. pseudomllei*）、鼻疽伯克霍尔德菌（*B. mallei*）、泰国伯克霍尔德菌（*B. thailandensis*）和唐菖蒲伯克霍尔德菌（*B. gladiol*）等。伯克霍尔德菌属 DNA G＋C 含量为（59～69.5）mol%，代表菌种为洋葱伯克霍尔德菌，原归类假单胞菌属，首次自洋葱根部分离，可引起洋葱茎腐烂而得名。

（二）生物学特性

伯克霍尔德菌属菌种是一群直或微弯、需氧、无芽孢、革兰阴性杆菌（1～5.0）μm×（0.5～1.0）μm，除鼻疽伯克霍尔德菌外，这些菌有一根或数根极端鞭毛，可运动；触酶阳性，大部分氧化酶阳性；除了唐菖蒲伯克霍尔德菌外，能在麦康凯平板上生长；大部分菌株氧化葡萄糖，还原硝酸盐成亚硝酸盐或产生氮气；某些菌种有特殊的菌落形态、特别的色素、特异气味；大部分菌株最适生长温度为30～37℃。某些属中菌种能在42 ℃较高温度生长，有助于鉴别鉴定。

（三）鉴别与鉴定

1. 属间鉴别　伯克霍尔德菌属与其他非发酵革兰阴性杆菌属间的鉴别见表13－1。本菌属主要鉴定特征包括革兰阴性杆菌、端鞭毛、专性需氧、在麦康凯平板与血平板上生长良好；主要生化试验结果为葡萄糖氧化发酵试验为氧化型、氧化酶阳性、触酶阳性等。据以上可初步确定为伯克霍尔德菌属。

2. 属内鉴别　洋葱伯克霍尔德菌在选择性培养基上，需经3天孵育，才有可见菌落，大部分分离株不产生色素，但在含铁培养基如三糖铁（TSI）斜面可见亮黄色色素，该菌有粪臭味。鼻疽伯克霍尔德菌由于无动力而易于鉴定，其他有助于鉴定的试验包括还原硝酸盐至亚硝酸盐、精氨酸双水解酶阳性、氧化葡萄糖、不氧化蔗糖和麦芽糖。如怀疑假鼻疽伯克霍尔德菌，必须努力确证和排除，关键试验包括氧化酶试验阳性、还原硝酸盐至亚硝酸盐、产生氮气，精氨酸双水解酶阳性、液化明胶。唐菖蒲伯克霍尔德菌氧化酶阴性，不水解麦芽糖和乳糖。

（四）抗菌药物敏感性

由于细菌外膜通透性差，洋葱伯克霍尔德菌对多种抗菌药物如β－内酰胺类、氨基糖苷类和多黏菌素等多种抗菌药物天然耐药，尤其对亚胺培南的耐药率高达90%，对哌拉西林/他唑巴坦、复方磺胺甲噁唑和头孢他啶相对敏感，二代头孢菌素头孢呋辛敏感或中介，复方磺胺甲噁唑多为敏感。临床治疗选择抗菌药物相对狭窄，常导致临床治疗失败。临床抗感染治疗应以分离菌株的体外药物敏感性为依据。

（五）临床意义

伯克霍尔德菌属广泛存在于土壤和水中，是人兽共患病原菌；在医院环境中，常可污染自来水、喷雾器、输液器、静脉导管、体温表、导尿管等，可致多种医院内感染，包括败血症、眼结膜炎、脓肿、心内膜炎、伤口感染、肺炎等，是条件致病菌。在医院易引起暴发流行，其临床分离率在逐年增加，分离部位也在扩展，必须重视。其中洋葱伯克霍尔德菌是临床感染中较为常见的细菌，存在耐药强、分布广泛等诸多致病特点。由于洋葱伯克霍尔德菌广泛存在于医院环境中，主要感染老年患者、免疫功能低下及受损的患者等，是医院感染的重要病原菌之一，也是引起囊性纤维化的重要条件致病菌，致死率高达95%。近年，洋葱伯克霍尔德菌的检出率呈逐年递增的趋势，因此加强对洋葱伯克霍尔德菌的临床检测与药敏分析，尤其对重点科室进行重点监测，可有效控制洋葱伯克霍尔德菌感染的发生及传播。

二、金黄杆菌属

（一）分类和命名

金黄杆菌属（*Chryseobacterium*）归于黄杆菌科（*Flavobacteriaceae*），临床常见的有黏金

黄杆菌（*C. gleum*）、产吲哚金黄杆菌（*C. indologenes*）、脑膜败血金黄杆菌（*C. meningosepticum*）等。

金黄杆菌属 DNA G+C 含量为（40.0~47.5）mol%，代表菌种为黏金黄杆菌。

（二）生物学特性

金黄杆菌属为革兰阴性短小杆菌，大小为 0.5μm×（1.0~3.0）μm，无鞭毛、无芽孢。专性需氧，最适生长温度为 35℃。在固体培养基上生长可产生典型的色素（黄色或橙色），但有些菌株不产色素。营养要求不高，普通培养基上生长良好；在麦康凯平板生长较弱或完全不生长；在血平板上形成表面光滑湿润、边缘整齐的黄色或橙色菌落，3% KOH 溶液可使产吲哚金黄杆菌菌落由黄橙色变为红色。

金黄杆菌属可发酵葡萄糖、麦芽糖、甘露醇及果糖产酸，不发酵乳糖、蔗糖和木糖，实际为发酵菌，但该属细菌对糖的发酵较慢（需要 48 小时或 1 周以上）且产酸量较少，因此常将其按氧化菌来处理。

（三）鉴别与鉴定

1. 属间鉴别 金黄杆菌属与其他非发酵革兰阴性杆菌属间的鉴别见表 13－1。本菌属主要鉴定特征包括：革兰阴性杆菌、无动力、在麦康凯培养基上生长不良或不生长、菌落为黄色或橙色、葡萄糖氧化发酵试验为产碱型或氧化型、氧化酶阳性。

2. 属内鉴别 要进行属内菌种鉴定需进一步做系列生化试验，具体见表 13－5。

表 13－5 临床常见金黄杆菌属细菌的主要鉴别特征

菌种	脑膜败血金黄杆菌	产吲哚金黄杆菌	黏金黄杆菌
动力	－	－	－
麦康凯生长	V	－	+
氧化酶	+	+	+
触酶	+	+	+
产酸			
葡萄糖	+	+	+
麦芽糖	+	+	+
甘露醇	+	+	－
蔗糖	－	－	+
乳糖	－	－	－
木糖	－	－	－
ONPG	+	－	－
吲哚	+	+	+
水解七叶苷	+	+	ND
硝酸盐还原	+	－	－
苯丙氨酸脱氨酶	ND	－	ND
精氨酸双水解酶	－	－	+
脲酶	－		+
赖氨酸脱羧酶	－	－	－
DNA 酶	－	ND	+

注：+表示 90% 以上菌株阳性，－表示 90% 以上菌株阴性，V 表示 11%~89% 的菌株阳性，ND 表示没有资料

（四）抗菌药物敏感性

由于细菌外膜通透性差，以及诱导产生 β－内酰胺酶，临床常见金黄杆菌属多数菌株对

氨基糖苷类与β－内酰胺类（包括碳青霉烯类）抗生素耐药。临床上治疗黄杆菌的首选药有β－内酰胺酶抑制复方制剂：头孢哌酮/舒巴坦和哌拉西林/三唑巴坦，次选药有万古霉素、环丙沙星、复方磺胺甲噁唑、利福平等。不同菌种对不同抗生素耐药性不同，因此最好根据药敏试验结果选择合适的治疗药物，但本属细菌一般不采用K－B法做药敏试验。

（五）临床意义

金黄杆菌属广泛存在于自然界、医院内的水龙头、呼吸机、纤维支气管镜、药瓶及多种导管中，既可以引起外源性感染，也可因宿主不合理应用抗生素、免疫力低下等原因而引起内源性感染，是医院感染的病原菌之一，可引起肺炎、脑膜炎及败血症等。金黄杆菌感染常与多种条件致病菌共存，并对多种抗生素产生耐药，临床症状、体征复杂，往往为患者基础疾病所掩盖，所以必须加强预防，积极治疗原发病，提高机体免疫力。近年来，产吲哚金黄杆菌感染有明显增长趋势，值得关注。

三、莫拉菌属

（一）分类和命名

莫拉菌属（*Moraxella*）属于莫拉菌科，目前属内命名的有20多个种，与临床有关的有7个菌种：腔隙莫拉菌（*M. lacunata*）、犬莫拉菌（*M. canis*）、非液化莫拉菌（*M. nonliquefaciens*）、亚特兰大莫拉菌（*M. atlantae*）、林肯莫拉菌（*M. linconii*）、奥斯陆莫拉菌（*M. osloensis*）、卡他莫拉菌（*M. catarrhalis*）。卡他莫拉菌，该菌曾几度更改属名，最初命名为卡他微球菌、卡他奈瑟菌，后又根据DNA同源性被独立成属即布兰汉菌属（*Branhamella*），现仍归为莫拉菌属。

莫拉菌属DNA G＋C含量为（40.0～47.5）mol%，代表菌种为腔隙莫拉菌。

（二）生物学特性

本属细菌为革兰阴性球杆菌，大小为1.2～2.0μm，革兰染色不易脱色，幼龄培养物为细杆状、老龄培养物多呈球形，常呈双链或短链状排列，类似奈瑟菌；多数菌株有荚膜，无鞭毛、无芽孢。

本属细菌专性需氧，最适生长温度为32～35℃。多数菌种营养要求较高，可在麦康凯培养基上生长，但生长缓慢，培养48小时可看到不同的菌落特征；在血平板上生长良好，形成圆形、凸起、光滑湿润、无色不溶血的菌落，有的菌落培养数日后，菌落周围出现绿变区，时间延长可见柠檬色色素或黄色色素（表13－6）。

氧化酶阳性，触酶阳性，不分解任何糖类，不产生吲哚和硫化氢。

表13－6　常见莫拉菌的菌落特征

菌种	麦康凯平板	血平板
卡他莫拉菌	不生长	光滑、不透明、乳白色菌落，呈“冰球”状
腔隙莫拉菌	不生长	湿润、半透明菌落，可凹陷在琼脂内、无色菌落
奥斯陆莫拉菌	偶有生长，无色菌落	湿润、半透明、灰白色菌落
亚特兰大莫拉菌	偶有生长，无色菌落	菌落细小，可凹陷在琼脂内
林氏莫拉菌	不生长	光滑、湿润、半透明菌落
犬莫拉菌	无色菌落	光滑、湿润大菌落
非液化莫拉菌	偶有生长，无色菌落	湿润、黏液样菌落，偶见菌落凹陷在琼脂内

（三）鉴别与鉴定

1. 属间鉴别 莫拉菌属与其他非发酵革兰阴性杆菌属间的鉴别见表 13－1。本菌属主要鉴定特征包括革兰阴性球杆菌、无动力、麦康凯培养基上缓慢生长及血平板上菌落特征（无色菌落与金黄杆菌鉴别）、氧化酶阳性（与不动杆菌鉴别）、触酶阳性（与艾肯菌属鉴别）、不分解任何糖类（与多数奈瑟菌鉴别）、葡萄糖氧化发酵试验为产碱型。

2. 属内鉴别 要进行属内菌种鉴定需进一步做系列生化试验，具体见表 13－7。

表 13－7 莫拉菌主要鉴别特征

特征	腔隙莫拉菌	奥斯陆莫拉菌	亚特兰大莫拉菌	林氏莫拉菌	犬莫拉菌	非液化莫拉菌	卡他莫拉菌
动力	－	－	－	－	－	－	－
麦康凯生长	－	V	＋	－	＋	V	－
血平板（溶血）	－	－	－	－	－	－	＋
O/F 葡萄糖	－	－	－	－	－	－	－
氧化酶	＋	＋	＋	＋	＋	＋	＋
触酶	＋	＋	＋	＋	＋	＋	＋
硝酸盐还原	＋	V	ND	－	＋	＋	＋
亚硝酸盐还原	－	－	V	V	V	－	－
七叶苷水解	＋	－	－	－	－	ND	－
明胶水解	＋	－	－	－	－	－	－
DNA 酶	－	－	－	－	＋	－	＋
苯丙氨酸脱氨酶	－	－	－	ND	－	－	－
脲酶	－	－	－	－	－	－	－

注：＋表示 90% 以上菌株阳性，－表示 90% 以上菌株阴性，V 表示 11%～89% 的菌株阳性，ND 表示没有资料

（四）抗菌药物敏感性

大多数莫拉菌对青霉素敏感，所以临床分离菌株一般不做药敏试验，但随着耐药菌株的日益增加，已开始出现产 β－内酰胺酶菌株，因此要注意临床分离株的 β－内酰胺酶的检测。

（五）临床意义

该菌属是人体皮肤与黏膜表面的正常菌群，奥斯陆莫拉菌、林氏莫拉菌与非液化莫拉菌也是呼吸道正常菌群。一般为条件致病菌，感染多发生于肿瘤及化、放疗等免疫功能低下的患者。腔隙莫拉菌可引起败血症与脑膜炎等；奥斯陆莫拉菌曾从血液、脓液与尿液中分离出；亚特兰大莫拉菌可引起菌血症；犬莫拉菌主要定植于猫与狗的上呼吸道，曾从人血液和狗咬伤口处分离出本菌；非液化莫拉菌可引起肺部感染、败血症与脑膜炎等。

本章小结

非发酵革兰阴性杆菌是一群不发酵葡萄糖或仅以氧化形式利用葡萄糖的形态特征相似、需氧或兼性厌氧、无芽孢、革兰阴性杆菌，在分类学上分属于不同科、属；非发酵革兰阴性杆菌种类较多，其中假单胞菌属、不动杆菌属、窄食单胞菌属、产碱杆

菌属与无色杆菌属在临床上较常见。非发酵菌的鉴定较为复杂，必须先进行属间的鉴定，然后进行种间的鉴定。初步分群的常用试验为氧化发酵试验（O/F 试验）、氧化酶试验、动力观察等。非发酵革兰阴性杆菌多为条件致病菌，主要引起医院内感染，多属耐药菌，耐药机制较为复杂。

扫码“练一练”

（尹铁球）

第十四章　弧菌属和气单胞菌属

本章要点

1. **掌握**　霍乱弧菌、副溶血弧菌和气单胞菌的生物学特性及鉴别与鉴定。
2. **熟悉**　霍乱弧菌、副溶血弧菌和气单胞菌的抗菌药物敏感性。
3. **了解**　霍乱弧菌、副溶血弧菌和气单胞菌的分类命名和临床意义。

《伯杰系统细菌学手册》（1984）描述弧菌科（Vibrionaceae）包括：弧菌属（*Vibrio*）、气单胞菌属（*Aeromonas*）、邻单胞菌属（*Plesiomonas*）和发光杆菌属（*Photobacterium*）4 个属。《伯杰系统细菌学手册》2 版第 2 卷（2004）依据 16S rRNA 和 5S rRNA 序列分析及 rRNA－DNA 杂交试验，证明气单胞菌属与弧菌属不同，建立了新的气单胞菌科，而邻单胞菌属含有肠杆菌科共同抗原，归属到肠杆菌科，发光杆菌属主要存在于海水中，对人类不致病。因此本章主要介绍弧菌属和气单胞菌属。

弧菌属和气单胞菌属广泛分布于自然界，是一群兼性厌氧、利用葡萄糖、大多数菌株氧化酶阳性、具有极端鞭毛、运动活泼、发酵葡萄糖、菌体短小、弯曲成弧形或直杆状的革兰阴性细菌。

扫码"学一学"

扫码"看一看"

第一节　弧菌属

弧菌属（*Vibrio*）属于弧菌科（*Vibrionaceae*），目前已知至少有 36 个种，与人类感染有关的有霍乱弧菌（*V. cholerae*）、副溶血弧菌（*V. parahaemolyticus*）、拟态弧菌（*V. minicus*）、创伤弧菌（*V. vulnificus*）、河弧菌（*V. fluvialis*）、弗尼斯弧菌（*V. furnissii*）、溶藻弧菌（*V. alginolyticus*）、麦氏弧菌（*V. metschnikovii*）、辛辛那提弧菌（*V. cincinnatiensis*）和鲨鱼弧菌（*V. carchariae*）等，其中以霍乱弧菌和副溶血弧菌最为重要。原美人鱼弧菌（*V. damsella*）已归于发光菌属（*Photobacterium*），命名为美人鱼发光杆菌（*P. damsela*）；豪氏弧菌（*V. hollisae*）归于格里蒙菌属（*Grimontia*），命名为豪氏格里蒙菌（*G. holllisae*）。

弧菌属 DNA G＋C 含量为（38～51）mol%，代表菌种为霍乱弧菌。

一、霍乱弧菌

（一）分类和命名

1. 血清分型　霍乱弧菌（*V. cholerae*）是烈性肠道传染病霍乱的病原体，根据 O 抗原的不同，目前至少将霍乱弧菌分成 155 个血清群，按照阿拉伯数字进行编码，其中 O1 群霍乱弧菌（*V. cholerae* O1）和 O139 群霍乱弧菌（*V. cholerae* O139）能引起霍乱。O1 群霍乱弧菌的 O 抗原有 A、B、C 3 种抗原成分组成，通过 3 种抗原成分的不同组合可分成 3 个型别：

AB 构成小川型（Ogawa）、AC 构成稻叶型（Inaba）、ABC 构成彦岛型（Hikojima），各型之间可以相互转换，以小川型和稻叶型为常见流行型别。O139 群与 O1 群抗血清无交叉反应，但遗传学特征和毒力基因相似。除 O1 群和 O139 群以外的霍乱弧菌称为非 O1 群霍乱弧菌，以往称为不凝集弧菌或非霍乱弧菌。

2. 生物型　根据生物学特征，O1 群霍乱弧菌可分为古典生物型和 El Tor 生物型，两个生物型有相同的血清型，我国的流行以 El Tor 小川型为主。

3. 噬菌体分型　根据霍乱弧菌对噬菌体的裂解模式不同分为 32 个型，其中第Ⅳ组噬菌体以裂解古典生物型为主，第Ⅴ组噬菌体仅对 El Tor 生物型有高度特异性，利用这两组噬菌体有助于鉴别霍乱弧菌的两个生物型。

（二）生物学特性

霍乱弧菌（*V. cholerae*）大小为（0.5～0.8）μm×（1.5～3）μm，从患者体内新分离的菌株形态典型，呈弧形或逗点状（图 14－1），经人工培养后菌体呈杆状。菌体一端有单鞭毛，采患者“米泔水”样粪便或培养物做悬滴观察，可见细菌呈穿梭样运动，涂片革兰染色细菌呈“鱼群”样排列；有菌毛、无芽孢，O139 群有荚膜。

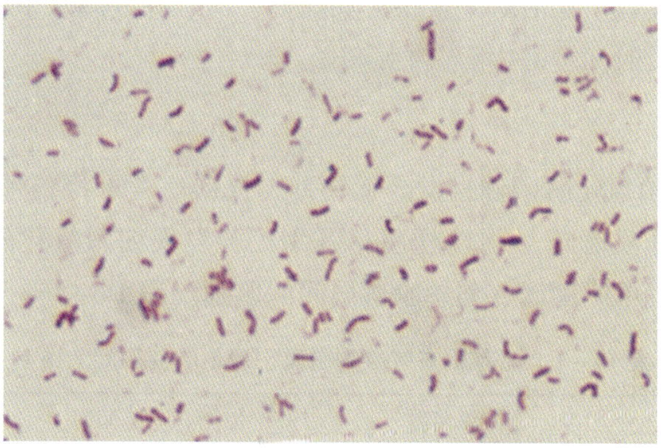

图 14－1　霍乱弧菌形态（革兰染色）

霍乱弧菌为兼性厌氧菌，16～44℃均可生长，最适生长温度 37℃。营养要求不高，在普通琼脂上生长良好，耐碱，在 pH 6.8～10.2 范围均可生长，在 pH 8.2～9.0 的碱性蛋白胨水或碱性平板上生长迅速，初次分离常选用 pH 8.5 的碱性蛋白胨水进行选择性增菌，35℃培养 4～6 小时可在液体表面形成菌膜。在选择性培养基硫代硫酸盐－枸橼酸盐－胆盐－蔗糖（Thiosufale－citrate bile salts－sucrose，TCBS）上，发酵蔗糖产酸，菌落呈黄色（图 14－2）；在含亚碲酸钾的选择性培养基上如 4 号琼脂和庆大霉素琼脂平板，可将碲离子还原成元素碲形成灰褐色菌落中心（图 14－3）；在血平板上菌落较大，El Tor 生物型可形成 β 溶血环。本菌也可在无盐培养基上生长，但在含有浓度高于 60g/L 的氯化钠培养基上不能生长。O139 群霍乱弧菌在含明胶的培养基上可形成不透明的浅灰色菌落，周围有一圈不透明带，此菌落细菌涂片观察可发现荚膜。

氧化酶、明胶液化和吲哚试验阳性，发酵蔗糖和甘露醇，赖氨酸、鸟氨酸脱羧酶阳性，精氨酸双水解酶阴性。

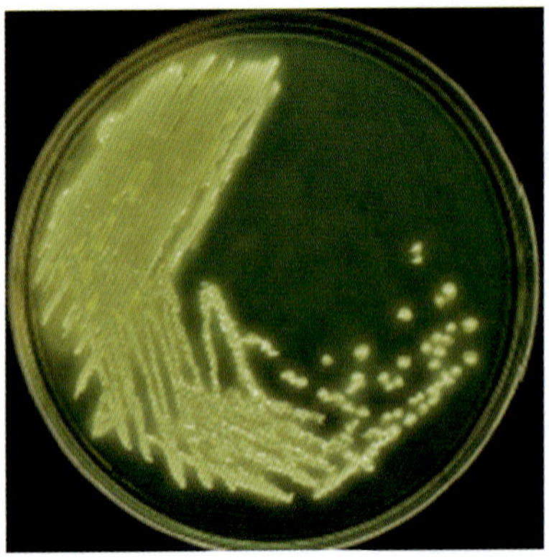

图 14－2　霍乱弧菌菌落（TCBS 平板）

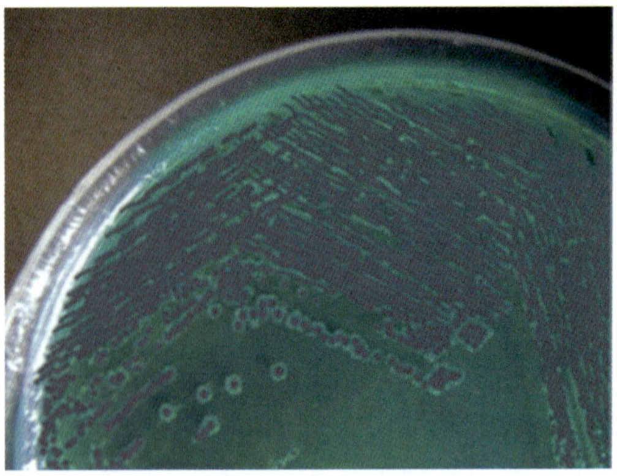

图 14－3　霍乱弧菌菌落（含亚碲酸钾平板）

霍乱弧菌有不耐热的 H 抗原和耐热的 O 抗原。H 抗原为共同抗原，特异性低；O 抗原具有群特异性和型特异性，是霍乱弧菌分群和分型的基础。根据 O 抗原的不同，霍乱弧菌分为 155 个血清群，其中仅 O1 群霍乱弧菌和 O139 群霍乱弧菌引起霍乱。

霍乱弧菌对干燥、热和消毒剂均敏感，一般煮沸 1～2 分钟可杀灭，正常胃酸中仅能存活 5 分钟，但在自然环境中存活时间较长，如在江、河、井或海水中可存活 1～3 周，O139 群霍乱弧菌在水中存活时间较 O1 群霍乱弧菌长。

（三）鉴别与鉴定

1. 属间鉴定　弧菌氧化酶阳性且发酵葡萄糖，根据前者可将各种弧菌与肠杆菌科细菌区分，根据后者可与非发酵革兰阴性杆菌相区别。若发现细菌氧化酶阳性并发酵葡萄糖，则必须进行弧菌属与气单胞菌属、邻单胞菌属间的鉴别（表 14－1）。

表 14－1　弧菌属与气单胞菌属、邻单胞菌属间的鉴别

试验	弧菌属	气单胞菌属	邻单胞菌属
氧化酶	+	+	+
葡萄糖发酵	+	+	+
甘露醇	+	+	－
肌醇	－	－	+
鸟氨酸脱羧	+	－	+
精氨酸脱羧	－	+	+
酯酶	+	+	－
明胶液化	+	+	－
嗜盐性	+	－	－
O/129 敏感	S	R	S
TCBS 生长	+	－	－

注：+表示 >90% 菌株阳性，－表示 <10% 菌株阳性，S 表示敏感，R 表示耐药

2. 属内鉴定　临床常见弧菌的主要鉴定特征见表 14－2。符合霍乱弧菌 O1 群的菌株尚需区分古典生物型和 El－Tor 生物型（表 14－3）。

表 14－2　临床常见弧菌的主要鉴定特征

试验	霍乱弧菌	拟态弧菌	麦氏弧菌	辛辛那提弧菌	霍利斯弧菌	美人鱼弧菌	河弧菌	弗尼斯弧菌	溶藻弧菌	副溶血弧菌	创伤弧菌	鲨鱼弧菌
吲哚	+	+	−/+	−/+	+	−	−/+	−/+	+/−	+	+	+
甲基红	+	+	+	+	−	+	+	+	+/−	+/−	+/−	+
V－P	+/−	−	+	−	−	+	−	−	+	−	−	+/−
枸橼酸盐利用	+	+	+/−	−/+	−	−	+	+	−	−	+/−	−
硫化氢产生	−	−	−	−	−	−	−	−	−	−	−	−
脲酶	−	−	−	−	−	−	−	−	−	−/+	−	−
苯丙氨酸脱氨酶	−	−	−	−	−	−	−	−	−	−	−/+	−
精氨酸双水解	−	−	+/−	−	−	+	+	+	−	−	−	−
赖氨酸脱羧酶	+	+	−/+	+/−	−	+/−	−	−	+	+	+	+
鸟氨酸脱羧酶	+	+	−	−	−	−	−	−	+/−	+	+/−	−
动力	+	+	+/−	+/−	−	−/+	+/−	+/−	+	+	+	−
明胶液化	+	+/−	+/−	−	−	−	+/−	+/−	+	+	+/−	−
KCN 生长	−	−	−	−	−	−	+/−	+/−	−/+	−/+	−	−
丙二酸盐利用	−	−	−	−	−	−	−	−/+	−	−	−	−
葡萄糖（产酸）	+	+	+	+	+	+	+	+	+	+	+	+/−
卫矛醇	−	−	−	−	−	−	−	−	−	−	−	−
半乳糖	+	+/−	−/+	+	+	+	+	+	−/+	+	+	−
乳糖	−	−/+	+/−	−	−	−	−	−	−	−	+/−	−
麦芽糖	+	+	+	+	−	+	+	+	+	+	+	+
D－甘露醇	+	+	+	+	−	−	+	+	+	+	−/+	+/−
水杨苷	−	−	−	+	−	−	−	−		−	+	−
蔗糖	+	−	+	+	−	−	+	+	+	−	−/+	+/−
七叶苷水解	−	−	+/−	−	−	−	−	−	−	−/+	−	NT
硝酸盐还原	+	+	−	+	+	+	+	+	+	+	+	+
氧化酶	+	+	−	+	+	+	+	+	+	+	+	+
含 NaCl 营养肉汤中的生长特征												
0% NaCl	+	+	−	−	−	−	−	−	−	−	−	−
1% NaCl	+	+	+	+	+	+	+	+	+	+	+	+
6% NaCl	+/−	−/+	+/−	+	+/−	+	+	+	+	+	+/−	+
8% NaCl	−	−	−/+	+/−	−	−	+/−	+/−	+	+/−	−	−
10% NaCl	−	−	−	−	−	−	−	−	+/−	−	−	−
12% NaCl	−	−	−	−	−	−	−	−	−/+	−	−	−
O/129 敏感	+	+	+	−/+	−/+	+	−/+	−	−/+	−/+	+	+
多黏菌素 B 敏感	−/+	+/−	+	+	+	+/−	+	+/−	+/−	+/−	−	+

注：+表示 >90% 菌株阳性，+/−表示 >50% 菌株阳性，−/+表示 <50% 菌株阳性，NT 表示无实验数据，−表示 <10% 菌株阳性

表 14-3　古典生物型和 El Tor 生物型

特征	古典生物型	El Tor 生物型
羊红细胞溶血	-	V
鸡红细胞凝集	-	+
V-P 试验	-	+
多黏菌素 B 敏感试验	+	-
Ⅳ组噬菌体裂解	+	-
Ⅴ组噬菌体裂解	-	+

注：+表示>90%菌株阳性，-表示<10%菌株阳性，V 表示 11%~89%菌株阳性

3. 鉴定试验

（1）霍乱红试验　霍乱弧菌在含硝酸盐的蛋白胨水中培养时，能分解培养基中的色氨酸产生吲哚，同时将硝酸盐还原成为亚硝酸盐，两种产物结合生成亚硝酸吲哚，滴加浓硫酸后呈现蔷薇色，为霍乱红试验阳性。但该试验并非霍乱弧菌所特有，其他能分解色氨酸和还原硝酸盐的细菌均能发生阳性反应。

（2）黏丝试验　将 0.5% 去氧胆酸钠水溶液与霍乱弧菌混匀成浓悬液，1 分钟内悬液由混变清并变得黏稠，以接种环挑取时有黏丝形成。弧菌属细菌除副溶血弧菌部分菌株外，均有此反应。

（3）O/129 敏感试验　将 10μg 及 150μg 的 O/129 纸片贴在接种有待测菌的琼脂平板上，35℃ 18~24 小时后纸片周围出现任何大小的抑菌圈均为敏感。O1 群和非 O1 群霍乱弧菌均敏感，但已有对 O/129 耐药的菌株出现，用此试验作鉴定时需谨慎。

（4）耐盐试验　霍乱弧菌能在含 0~6% 氯化钠培养基中生长，氯化钠浓度高于 6% 则不生长。

（5）鸡红细胞凝集试验　在洁净的玻片上滴加生理盐水一滴，取 18~24 小时的细菌斜面培养物与生理盐水混匀成浓厚菌悬液，加入用生理盐水洗涤 3 次的 2.5% 新鲜鸡红细胞盐水悬液一滴充分混匀，1 分钟内出现凝集为阳性。古典生物型阴性，El Tor 生物型阳性。

（6）多黏菌素 B 敏感试验　在融化并已冷却至 50℃ 的普通琼脂中加入 50U/ml 多黏菌素 B，混匀后倾注平板，凝固备用。取被测试菌株 2~3 小时的肉汤培养物接种于平板表面，35℃ 18~24 小时后观察有无细菌生长。古典生物型不生长（敏感），El Tor 生物型生长（不敏感）。

（7）第Ⅳ、Ⅴ组噬菌体裂解试验　第Ⅳ组噬菌体可裂解古典生物型，不能裂解 El Tor 生物型；第Ⅴ组噬菌体可裂解 El Tor 生物型，不能裂解古典生物型。

（8）V-P 试验　霍乱弧菌古典生物型阴性，El Tor 生物型阳性，但有个别菌株为阴性。

（9）直接荧光抗体染色和抗 O1 群抗原的单克隆抗体凝集试验　可快速诊断霍乱弧菌感染。

（四）抗菌药物敏感性

霍乱弧菌在 MH 培养基上生长良好，可用 CLSI 规定的纸片扩散法进行体外抗生素药敏试验，常规测定细菌对四环素、氯霉素、SMC-TMP、呋喃唑酮的敏感性。对于具有自限性的腹泻而言，体外药敏试验并非必须，但对监控弧菌的耐药性发展趋势有意义。

（五）临床意义

霍乱弧菌 O1 群和 O139 群是烈性肠道传染病霍乱的病原体。在自然情况下，人类是霍乱弧菌的易感者。自 1817 年以来发生的七次世界性霍乱大流行，均由霍乱弧菌 O1 群引起，前六次为霍乱弧菌的古典生物型，第七次为 El Tor 生物型。1992 年印度、孟加拉等一些国家和地区出现了霍乱样腹泻的暴发和流行，分离的病原菌与 O1 ~ O138 群霍乱弧菌诊断血清均不凝集，但从患者血清中检测到霍乱样肠毒素，经核苷酸序列同源性分析鉴定属于霍乱弧菌，故命名为霍乱弧菌 O139 血清群，O139 可能是今后主要流行的血清群。

霍乱弧菌的鞭毛运动有助于细菌穿过肠黏膜表面黏液层而接近肠壁上皮细胞。细菌依靠普通菌毛定植于小肠黏膜上，只有黏附定植的霍乱弧菌方可致病。霍乱毒素（choleratoxin，CT）是霍乱弧菌的主要致病物质，由 1 个 A 亚单位和 5 个 B 亚单位构成，A 亚单位为毒力亚单位（包括 A1 和 A2 两个组分），B 亚单位为结合亚单位，两者以非共价键形式结合。霍乱弧菌在小肠黏膜大量繁殖产生 CT 后，CT 的 B 亚单位与小肠黏膜细胞神经节苷脂受体结合，使毒素分子变构，A 亚单位脱离 B 亚单位进入细胞内作用于腺苷酸环化酶，使细胞内 cAMP 浓度明显增加，肠黏膜细胞分泌功能亢进，肠液大量分泌，引起严重的腹泻和呕吐。另外，霍乱弧菌还可产生小带联结毒素、副霍乱毒素和溶血素，与其致病性相关。

二、副溶血弧菌

（一）生物学特性

副溶血弧菌（*V. parahaemolyticus*）革兰阴性，呈弧状、杆状、丝状等（图 14－4），菌体一端有单鞭毛，运动活泼，无荚膜，无芽孢。

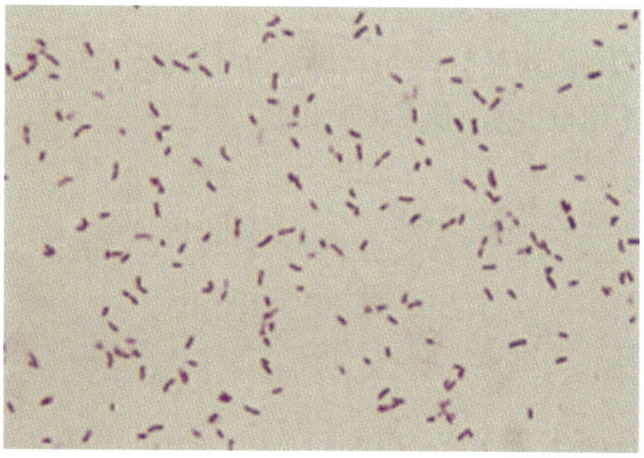

图 14－4　副溶血弧菌形态（革兰染色）

副溶血弧菌兼性厌氧，营养要求不高，但具有嗜盐性，在含 3.5% NaCl、pH 7.7 ~ 8.0 培养基中生长最好，最适生长温度为 30 ~ 37℃。在无盐蛋白胨水中生长不良或不生长，当 NaCl 浓度超过 8.0% 时则不生长。在 TCBS 平板上形成绿色或蓝绿色菌落（图 14－5）。从腹泻患者标本中分离到的 95% 以上的菌株在含人 O 型红细胞或兔红细胞的我萋（Wagatsuma）培养基上可产生 β 溶血现象，称为神奈川现象（Kanagawa phenomenon，KP）；神奈川现象是鉴定副溶血弧菌致病菌株的一项重要指标。在 SS 平板上形成扁平、无色半透明、蜡滴状、有辛辣味的菌落；在麦康凯平板上部分菌株不生长，能生长者菌落圆整、扁平、半透明或浑浊，略带红色。

副溶血弧菌有13种耐热的菌体（O）抗原，具有群特征性。有鞭毛（H）抗原，不耐热，无型特异性。此外，在菌体表面存在不耐热的表面（K）抗原。

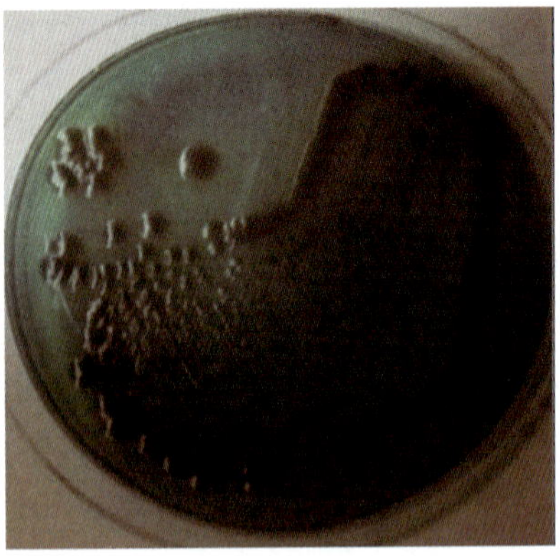

图14－5　副溶血弧菌菌落（TCBS平板）

（二）鉴别与鉴定

副溶血弧菌与临床标本中其他弧菌飞鉴别见表14－2。其主要鉴定特征：革兰染色阴性，动力阳性，氧化酶阳性，在TCBS平板上形成绿色或蓝绿色菌落，神奈川现象阳性，对O/129敏感，发酵葡萄糖、麦芽糖、甘露醇产酸，吲哚试验阳性，大部分菌株脲酶阳性，V－P试验阴性，在含1%～8% NaCl的蛋白胨水中生长，在不含NaCl和含10% NaCl的蛋白胨水中不生长，赖氨酸脱羧酶、鸟氨酸脱羧酶阳性，精氨酸双水解酶阴性。

（三）临床意义

副溶血弧菌具有嗜盐性，主要存在于近海岸的海水、海底沉积物、海产品及盐渍的蔬菜、肉、蛋制品等中，人食入未煮熟的海产品或污染本菌的盐渍食物而引起食物中毒和急性腹泻，潜伏期一般6～10小时。

副溶血弧菌通过菌毛的黏附，以及产生耐热直接溶血素（thermos table direct hemolysin，TDH）和耐热相关溶血素（thermo stable related hemolysin，TRH）两种致病因子而致病。TDH有2个亚单位组成，能耐受100℃ 10分钟而不被破坏，具有细胞毒性、心脏毒性和肠毒性，可致人和兔红细胞溶血，其致病性与溶血能力呈平行关系。TRH生物学特性与TDH相似。

副溶血弧菌引起的胃肠炎病程2～3天，通常为自限性，临床表现有恶心、呕吐、腹痛、腹泻、低热、寒战等，大便呈水样，偶尔出现血便。

扫码“学一学”

第二节　气单胞菌属

一、分类和命名

气单胞菌属（*Aeromonas*）属于气单胞菌科（*Aerononadaceae*），目前认为与人类疾病相关的有豚鼠气单胞菌（*A. caviae*）、嗜水气单胞菌（*A. hydrophila*）、简氏气单胞菌（*A. jandaei*）、舒氏气单胞菌（*A. schubertii*）、脆弱气单胞菌（*A. trota*）和维氏气单胞菌（*A. veronii*）。维氏气单胞菌包括维氏气单胞菌温和生物型（*A. veronii bv. sobria*）和维氏气单胞菌维隆生物型（*A. veronii bv. veronii*）。此外，气单胞菌属根据DNA杂交的结果分为14个DNA杂交群（DNA hybridization，HGs），如HG2、HG11等，但有很多DNA杂交群没有命名。

气单胞菌属DNA G＋C含量为（57～64）mol%，代表菌种为嗜水气单胞菌

二、生物学特性

气单胞菌为革兰阴性短杆菌，有时呈球杆状，大小为（0.3～1.0）μm×（1.0～3.5）μm，除对人无致病性的杀鲑气单胞菌和中间气单胞菌外，动力均阳性。

气单胞菌兼性厌氧，营养要求不高，在普通平板上可以生长，形成灰白色、光滑、湿润、凸起，2mm 大小的菌落，血平板上可有 β 溶血现象。在无盐培养基上生长，在 TCBS 平板上不生长，部分菌株在 MaC 平板上能生长。在 0～45℃范围内均可以生长，根据生长温度的不同，可分为嗜冷菌（37℃以上不生长）和嗜温菌（10～42℃之间生长）两大类。

气单胞菌抗原结构复杂，基因种的血清分型显示出血清学上的异质性。许多抗原能在多种细菌中存在。O∶11、O∶34 和 O∶16 似乎在人类的感染中特别重要，脆弱气单胞菌和霍乱弧菌 O139 群有交叉反应。

三、鉴别与鉴定

1. 属间鉴定　气单胞菌属与邻单胞菌属和弧菌属的鉴别常用 O/129 敏感试验、TCBS 生长试验和嗜盐性试验进行鉴别，见表 14－1。

2. 属内鉴定　嗜水气单胞菌和豚鼠气单胞菌发酵阿拉伯糖，可与其他菌鉴别，两者主要的鉴别点为前者 V－P 试验和赖氨酸脱羧酶阳性，而后者均阴性；维氏气单胞菌维氏生物型和维氏气单胞菌温和生物型的区别是前者精氨酸双水解酶阴性、鸟氨酸脱羧酶阳性、七叶苷水解阳性，而后者均相反。其他菌种间的鉴别见表 14－4。

表 14－4　临床常见气单胞菌及类志贺邻单胞菌的主要鉴别特征

试验	嗜水气单胞菌	豚鼠气单胞菌	维氏气单胞菌温和生物型	维氏气单胞菌维隆生物型	简氏气单胞菌	舒氏气单胞菌	脆弱气气单胞菌	类志贺邻单胞菌
脱氧核糖核苷酸	+	+	+	+	ND	+	ND	–
脲酶	–	–	–	–	–	–	–	–
KCN 生长	+	+	V	V	NT	–	NT	–
吲哚	+	+	+	+	+	–	+	+
葡萄糖产气	+	–	+	+	+	–	+	–
精氨酸双水解	+	+	+	–	+	+	+	+
赖氨酸脱羧酶	+	–	+	+	+	+	+	+
鸟氨酸脱羧酶	–	–	–	+	–	–	–	+
V－P	+	–	+	+	+	–	–	–
产酸								
阿拉伯糖	+	+	–	–	–	–	–	–
乳糖	–	+	–	–	ND	–	ND	–
蔗糖	+	+	+	+	–	–	–	–
肌醇	–	–	–	–	–	–	–	+
甘露醇	+	+	+	+	+	–	+	–
水杨苷	+	+	–	+	–	–	–	V
纤维二糖	V	+	V	V	–	–	+	–
七叶苷水解	+	+	–	+	–	–	–	–
羊血平板 β 溶血	+	–	+	+	+	V	V	–
头孢噻吩敏感	R	R	S	S	R	S	R	S
氨苄西林敏感	R	R	R	R	R	R	S	S
O/129（10μg/150μg）	R/R	R/R	R/R	R/R	R/R	R/R	R/R	S/S

注：＋表示＞90%菌株阳性，V 表示 11%～89%菌株阳性，－表示＜10%菌株阳性，DA 表示未定，NT 表示无实验数据，S 表示敏感，R 表示耐药

四、抗菌药物敏感性

绝大多数气单胞菌产生β－内酰胺酶，对青霉素、氨苄西林、羧苄西林、替卡西林耐药，但对广谱的头孢菌素、氨基糖苷类抗生素、氯霉素、四环素、甲氧苄啶－磺胺甲噁唑和喹诺酮类药物敏感。绝大多数维氏气单胞菌温和生物型对头孢噻吩敏感，而嗜水气单胞菌和豚鼠气单胞菌对头孢噻吩耐药。

五、临床意义

本属细菌为水中常居菌，可引起哺乳动物（如人、鸟类等）和冷血动物（如鲑、鱼、蛇等）的感染，可引起人类的肠道内感染和肠道外感染。

肠道内感染多发于5岁以下儿童和成人，与摄入被细菌污染的食物和水有关，患者通常呈症状较轻的水样腹泻，症状严重者，可呈血样便，成年人表现为慢性化。其主要的致病物质为溶血毒素和细胞毒素等。

肠道外感染主要为皮肤和软组织感染，与外伤后伤口接触污染的水有关，主要由嗜水气单胞菌和维隆气单胞菌引起。此外，气单胞菌还可引起眼部感染、脑膜炎、肺炎、胸膜炎、骨髓炎、关节炎、腹膜炎、胆囊炎、下腔性静脉炎、尿道感染和败血症等。

本章小结

弧菌属的细菌是一大类营养要求不高，氧化酶阳性，能发酵葡萄糖，对O/129敏感的革兰阴性弧菌，主要引起肠道感染。

霍乱弧菌是烈性传染病霍乱的病原体，为革兰阴性弧菌，菌体一端有单鞭毛，运动活泼。营养要求不高，耐碱，初次分离常选用pH为8.5的碱性蛋白胨水进行选择性增菌，常用的选择性培养基是TCBS琼脂平板、4号琼脂和庆大霉素琼脂平板。根据O抗原的不同可分成155个血清群，其中O1群和O139群能引起霍乱。O2～O138群引起人类胃肠炎。O1群霍乱弧菌的O抗原有A、B、C三种抗原成分组成，通过三种抗原成分的不同组合可分成三个型别：AB构成小川型（Ogawa）、AC构成稻叶型（Inaba）、ABC构成彦岛型（Hikojima），以小川型和稻叶型为常见流行型别。根据生物学特征，O1群霍乱弧菌可分为古典生物型和El Tor生物型，两个生物型有相同的血清型，我国的流行以El Tor小川型为主。

副溶血弧菌是革兰阴性弧菌，运动活泼，营养要求不高，具有嗜盐性，最适氯化钠浓度35g/L，最适pH为7.7～8.0，从腹泻患者标本中分离到的95%以上的菌株在含人O型红细胞或兔红细胞的培养基上可产生β溶血现象（神奈川现象）。人食入未煮熟的海产品或污染本菌的盐渍食物而感染，引起食物中毒和急性腹泻。

气单胞菌属是氧化酶阳性，有动力，对O/129耐药的革兰阴性杆菌，主要引起人类胃肠炎和肠道外感染。

扫码“练一练”

（孙丽媛）

第十五章　弯曲菌属和螺杆菌属

本章要点

1. **掌握**　空肠弯曲菌的主要生物学特点及细菌学鉴定；幽门螺杆菌的生物学特点、细菌学鉴定及临床快速检验方法。
2. **熟悉**　空肠弯曲菌和幽门螺杆菌的致病特点。
3. **了解**　空肠弯曲菌和幽门螺杆菌的感染现状和致病机制。

弯曲菌属和螺杆菌属细菌均为微需氧菌，形态呈弧形或螺旋形、革兰染色阴性，以其大小及形态上较难加以区分两者。螺杆菌因形态染色、培养条件、生长特征与弯曲菌属类似，早期将其划归于弯曲菌属。由于发现螺杆菌的 16S rRNA 序列、细胞脂肪酸谱、生长特征及其他分类上与弯曲菌差异较大，将其从弯曲菌属中划分出来，而成立一个新的螺杆菌属。此两菌属在人体寄居部位及所致疾病都有很大的差别。

第一节　弯曲菌属

扫码“学一学”

一、分类和命名

弯曲菌属（*Campylobacter*）隶属于弯曲菌科（*Campylobacteraceae*），目前包括 22 个菌种，与人类感染有关的菌种主要有空肠弯曲菌（*C. jejuni*）、大肠弯曲菌（*C. coli*）、直肠弯曲菌（*C. rectus*）、唾液弯曲菌唾液亚种（*C. sputorum subsp. sputorum*）、简明弯曲菌（*C. concisus*）、屈曲弯曲菌（*C. curvus*）等。弯曲菌属 DNA 的 G + C 含量为（29 ~ 47）mol%，其代表菌种为胎儿弯曲菌（*C. fetus*）。

二、生物学特性

本属细菌为革兰阴性的弯曲短杆菌，大小为（0.5 ~ 0.9）μm ×（0.5 ~ 5.0）μm，不易染色，菌体细长、螺旋形或海鸥展翅状、S 形（图 15 - 1）；陈旧培养物或长时间暴露于空气中，可呈圆球形或长丝状。无芽孢、无荚膜；一端或两端各有一根鞭毛，长度为菌体的 2 ~ 3 倍，运动活泼，暗视野显微镜下呈投标样运动；一端单鞭毛多见于胎儿亚种，两端单鞭毛多见于空肠弯曲菌，也有鞭毛缺失菌株。

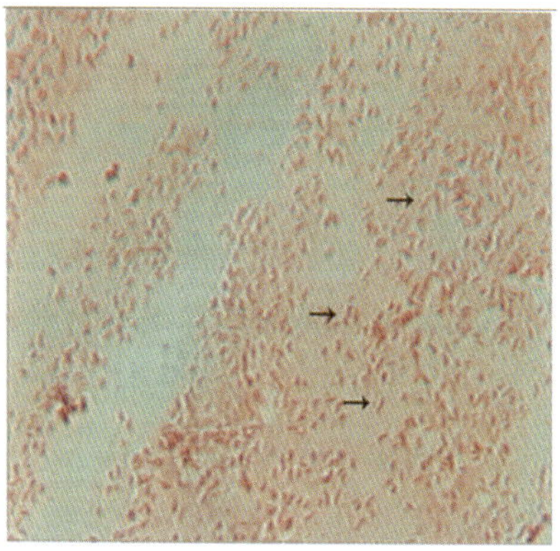

图 15 - 1　空肠弯曲菌形态（革兰染色）

（引自 Patricia M. Tille, Bailey & Scott's Diagnostic Microbiology [M]. 13th ed. Mosby Elsevier, 2014.）

本属细菌大多为微需氧菌，多氧或无氧环境下均不生长，初次分离时需在含 5% O_2、85% N_2、

10% CO_2微需氧环境，传代培养时能在10% CO_2环境中生长。也有部分菌种可适应需氧或厌氧条件而生长。某些菌种代谢需要氢气，增加氢气浓度有利于其生长。

培养温度通常取决于所需要分离的菌株，最适生长温度随菌种而异，故临床标本需要分别置于37℃和42℃中培养以免漏检。空肠弯曲菌、大肠弯曲菌在42～43℃生长，在25℃不生长；胎儿弯曲菌在25℃生长，而在42～43℃不生长；简明弯曲菌在25℃和42～43℃均不生长。但各种菌在37℃皆可生长。生长温度的差异可用于菌种的鉴别。通常绝大多数实验室用42℃作为初始分离空肠弯曲菌、大肠弯曲菌的温度，这一温度对其生长有利，相反其他菌株在37℃生长良好。

弯曲菌营养要求高，在普通培养基上不生长，需要加入血清或血液的培养基。直接采集的粪便或肛拭子标本，若不能及时送到检验室，可置于卡－布运送培养基中4℃保存，血液标本直接接种于血液增菌培养基送检。分离弯曲菌常用的选择性培养基大多含有抗生素（主要为头孢哌酮），以抑制肠道正常菌群。常用的有含血的Skirrow培养基、头孢哌酮－万古霉素－两性霉素琼脂培养基（CVA）和不含血的活性炭－头孢哌酮－去氧胆酸盐（CCDA）、活性炭无血液选择性培养基（CSM）及半固体动力培养基等。

微需氧条件下，在改良弯曲菌培养基（Campy－BAP）上经48小时孵育后，弯曲菌可出现两种菌落：一种为灰白、湿润、扁平边缘不整齐，蔓延生长的菌落；另一种为半透明、圆形、凸起、有光泽、周围有黏液样的小菌落，菌落直径为1～2mm，不溶血（图15－2）。在培养基上，陈旧菌落可产生色素而变红。空肠弯曲菌可偶见棕黄色或粉红色菌落。在半固体培养基中，常沿穿刺线蔓延生长。在布氏肉汤液体培养基中呈均匀混浊生长。

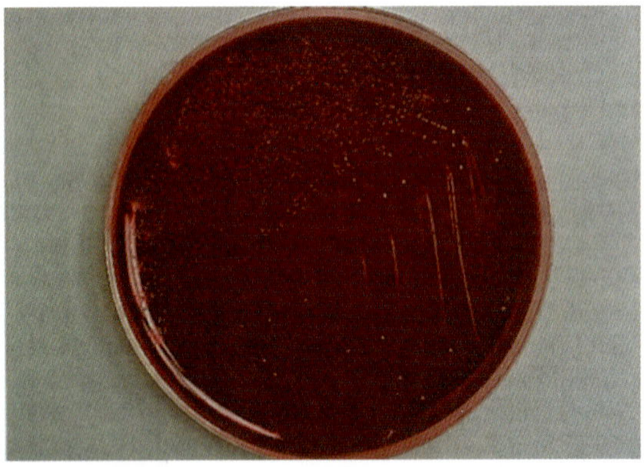

图15－2　空肠弯曲菌微需氧培养48小时菌落（选择性血平板）

（引自Patricia M. Tille, Bailey & Scott's Diagnostic Microbiology［M］. 13th ed. Mosby Elsevier, 2014.）

弯曲菌属氧化酶和触酶阳性，可还原硝酸盐为亚硝酸盐，不氧化和不发酵各种糖类，不分解尿素。本属细菌的抵抗力弱，对一般消毒剂敏感，但耐寒，在4℃冰箱或水中可存活达4周。本菌有菌体（O）抗原、热不稳定抗原和鞭毛（H）抗原，前两种抗原可作为弯曲菌分型的依据。

三、鉴别与鉴定

参考弯曲菌属致病性特点（胎儿弯曲菌引起肠外感染，空肠弯曲菌、大肠弯曲菌引起腹泻），选择培养温度进行特定菌的分离培养。凡生长在弯曲菌选择性培养基、于微需氧环境下42℃孵育生长，菌落呈灰色、扁平、表面湿润、圆形凸起、边缘不规则，在血平板上不溶血；

革兰染色阴性，菌体形态呈弯曲或S形杆菌，氧化酶阳性，触酶阳性，可以推断为弯曲菌。

1. 属内鉴定　弯曲菌属的鉴定比较复杂，必须综合多种试验才能确定。临床上常见弯曲菌的主要鉴定特征见表15－1。进一步的鉴定试验有：①马尿酸盐水解试验；②醋酸吲哚水解试验；③萘啶酸、头孢噻吩耐药试验，临床常见弯曲杆菌属菌种最后确定见表15－2。

表15－1　弯曲菌属的鉴定

菌种	触酶	还原硝酸盐	H_2需要	脲酶	H_2S三糖铁	水解		生长		生长		敏感		
						马尿酸盐	醋酸吲哚酚	25℃	42℃	3.5%氯化钠	1%甘氨酸	麦康凯	萘啶酸	头孢噻吩
空肠弯曲杆菌空肠亚种	+	+	−	−	−	+	+	−	+	−	+	−	V	R
空肠弯曲杆菌多氏亚菌	V	−	−	−	−	V	+	−	−	V	+	−	S	S
大肠弯曲杆菌	+	+	−	−	V	−	+	−	+	−	+	V	V	R
胎儿弯曲杆菌胎儿亚种	+	+	−	−	−	−	−	+	V	−	+	V	V	S
胎儿弯曲杆菌性病亚种	V	+	−	−	−	−	−	+	−	−	−	V	V	S
海鸥弯曲杆菌	+	+	−	V	−	−	−	−	+	−	+	−	R	R
乌普萨拉弯曲杆菌	−	+	−	−	−	−	+	−	V	−	+	−	S	V
豕肠弯曲杆菌豕肠亚种	+	+	V	−	+	−	−	V	+	−	+	V	R	V
豕肠弯曲杆菌劳氏亚种	+	+	V	+	+	−	−	−	+	−	V	V	R	S
拉尼尔弯曲杆菌	+	+	ND	ND	−	−	−	−	+	−	−	ND	R	R
唾液弯曲杆菌唾液亚种	−	+	+	−	+	−	−	−	+	−	+	+	S	S
唾液弯曲杆菌粪亚种	+	+	+	−	+	−	−	−	+	−	+	+	R	S
唾液弯曲杆菌类解脲亚种	−	+	+	+	+	−	−	ND	ND	V	+	ND	R	V
瑞士弯曲杆菌	−	+	−	−	−	−	+	−	+	−	V	−	S	S
人弯曲杆菌	−	V	+	ND	−	−	−	−	−	−	−	−	V	ND
黏膜弯曲杆菌	−	−	+	−	+	−	−	−	+	−	V	V	V	S
简明弯曲杆菌	−	V	+	−	+	−	−	−	V	−	V	+	V	S
屈曲弯曲杆菌	−	+	+	−	V	V	V	−	V	−	+	V	R	S
直肠弯曲杆菌	V	+	+	−	−	−	+	−	V	−	V	−	V	S
昭和弯曲杆菌	+	+	+	−	−	−	V	−	V	−	+	V	S	S
纤细弯曲杆菌	V	V	ND	−	−	−	V	−	V	−	+	V	V	S

注：＋表示＞90%阳性；－表示＜10%阳性；V表示可变；ND表示未定；W表示反应较弱；S表示敏感；R表示耐药

表 15-2 临床常见弯曲菌属菌种鉴定

菌种	奈啶酸	头孢噻吩	TTC	马尿酸水解	吲哚酚水解
空肠弯曲菌空肠亚种	S	R	R	+	+
大肠弯曲菌	S	R	R	-	+
胎儿弯曲菌胎儿亚种	R	S	S	-	-
海鸥弯曲菌	R	R	S	-	-

注：+表示>90%阳性；-表示 <10%阳性；S表示敏感；R表示耐药

2. 鉴定试验

（1）马尿酸盐水解试验　试验原理是根据某些细菌可具有马尿酸水解酶，可使马尿酸水解为苯甲酸和甘氨酸，苯甲酸与三氯化铁试剂结合，形成苯甲酸铁沉淀。取纯培养物接种于马尿酸钠培养基中，置37℃温箱中培养2~4天，经离心沉淀吸取上清液加入氯化高铁试剂立即混合均匀10~15分钟后，如出现经久不消失的沉淀，即为马尿酸钠水解试验阳性。本试验是鉴别空肠弯曲菌空肠亚种和多氏亚种的重要试验，空肠弯曲菌空肠亚种马尿酸盐试验阳性。

（2）醋酸吲哚酯水解试验　醋酸吲哚酯被细菌酯酶水解释放的吲哚酯，在体外与氧结合生成靛蓝（indigo）。空肠弯曲菌为阳性而胎儿弯曲菌为阴性。

（3）萘啶酸、头孢噻吩耐药试验　空肠弯曲菌和大肠弯曲菌对萘啶酸敏感，对头孢噻吩耐药；胎儿弯曲菌对萘啶酸耐药而对头孢噻吩敏感。近来出现了对萘啶酸耐药的空肠弯曲菌和大肠弯曲菌，应结合马尿酸盐水解试验进行鉴定。

目前，除质谱技术鉴定菌种除外，还有快速弯曲菌胶乳凝集试剂盒，直接从大便标本中检测弯曲菌抗原作为临床诊断依据。

四、抗菌药物敏感性

弯曲菌感染大多呈轻症和自限性，一般不需抗菌治疗。体外试验显示，头孢菌素和青霉素对绝大多数弯曲菌无效，而环丙沙星治疗弯曲菌感染非常有效，但近年来也出现了不少耐环丙沙星的菌株。空肠弯曲菌和大肠弯曲菌能产生β-内酰胺酶，对阿莫西林、氨苄西林和替卡西林等β-内酰胺类抗生素耐药；对大环内酯类、喹诺酮类、氨基糖苷类、氯霉素、呋喃坦啶和四环素等药物敏感，但近年来耐喹诺酮类药物的耐药菌株也在不断增加。空肠弯曲菌通常对红霉素敏感，其耐药率小于5%，用红霉素治疗空肠弯曲菌感染性肠炎的效果较好；而80%以上的大肠弯曲菌对红霉素耐药。胎儿弯曲菌引起的全身感染可采用红霉素、氨苄西林、氨基糖苷类和氯霉素进行治疗。

五、临床意义

弯曲菌广泛存在于人和动物的肠道内，通过粪便污染环境。传播途径主要为污染的食物和水，传播方式多为经口传播，食用未煮熟的鸡蛋，饮用未经处理的水和未经消毒的牛奶均可引起弯曲菌肠炎的发生。弯曲菌属具有黏附定居和入侵上皮细胞的能力，通过产生的肠毒素、细胞毒素和内毒素等多种毒力因子致病，病变部位通常在空肠、回肠也可蔓延至结肠。

空肠弯曲菌空肠亚种是弯曲菌属中最常见的致病菌，占弯曲菌腹泻的80%~90%。腹泻是空肠弯曲菌感染最常见的临床症状，初始为水样便，每天 3 ~ 20 次，以后转为黏液脓血样便；多数患者伴有发热、腹痛恶心和不适等症状。临床症状可在 1 周内消退，但多达 20% 的患者症状可持续 1 ~ 3 周；恢复期的患者粪便中还可带菌 2 周 ~ 1 个月。近年来也出现了空肠弯曲菌继发关节炎败血症、脑膜炎和吉兰 - 巴雷综合征（Guillain - Barré syndrome，GBS）。GBS 是外周神经的急性脱髓鞘性疾病，血清学和培养资料表明 GBS 患者在其神经症状出现前 1 ~ 3 周都曾有过空肠弯曲菌感染，患者分离到的空肠弯曲菌大都具有特殊的血清型 O:19，可与人体的神经组织发生交叉免疫反应而致病。

胎儿弯曲菌主要引起肠外感染，其中胎儿亚种和猫、绵羊的感染性流产关系密切，较少引起人类感染，感染人体常引起全身症状，如菌血症、心内膜炎、血栓性静脉炎、活动性关节炎、脑膜炎、心包炎肺部感染、胸膜炎、腹膜炎与胆囊炎等。

第二节 螺杆菌属

螺杆菌属（*Helicobacter*）为一类微需氧的革兰阴性螺形杆菌，其中与人关系最密切的是幽门螺杆菌（*H. Pylori*），该菌于 1983 年由澳大利亚学者 Warren 和 Marshall 首次从胃黏膜中分离出，并证明与慢性胃炎、消化性溃疡等许多胃肠道疾病与幽门螺杆菌感染密切相关。该发现使人们对慢性胃炎、消化性溃疡等许多胃肠道疾病的发病机制及其可用抗生素和一些其他药物进行治疗的认识发生了革命性的变化，二人因此共同获得了 2005 年诺贝尔生理学医学奖。

扫码“学一学”

扫码“看一看”

一、分类和命名

螺杆菌属隶属于螺杆菌科（*Helicobocte raceae*），由于形态染色、培养条件、生长特征与弯曲菌属类似，最初将其划归于弯曲菌属。此菌在胃窦部分离多见，因此早期被称为“幽门弯曲菌”（*Campylobacter pylori*），1989 年单独分离出来称为幽门螺杆菌（*Helicobacter pylori*，Hp）。目前螺杆菌菌属至少包括 32 个菌种。与人类感染有关的菌种主要有毕氏螺杆菌（*H. bizzozeroni*）、犬螺杆菌（*H. canis*）、加拿大螺杆菌（*H. canadensis*）、同性恋螺杆菌（*H. cinaedi*）、菲氏螺杆菌（*H. fennelliae*）、幼禽螺杆菌（*H. pullorum*）、幽门螺杆菌（*H. pylori*）及温哈门螺杆菌（*H. winghamensis*）等。螺杆菌菌属 DNA 的 G + C 含量为（30 ~ 48）mol%，其代表菌种为幽门螺杆菌。

二、生物学特性

螺杆菌属的细菌为螺旋形或弯曲形杆菌，大小为（0.3 ~ 0.6）μm ×（1.0 ~ 10）μm，革兰染色阴性，无芽孢（图 15 - 3）。菌体不易着色，革兰染色时需适当延长染色时间。大多数螺杆菌两端有多根带鞘套的鞭毛，幽门螺杆菌为一端有多根带鞘套的鞭毛，而幼禽螺杆菌和加拿大螺杆菌的鞭毛则不具有鞘套；鞭毛在运动中起推进器作用，在定居过程中起锚定作用。在陈旧培养物上或富氧条件下可呈圆球形，包括两种类型：一种较大，在透射镜下可见稀疏的细胞质，细胞体积膨大，可能是一种退化型，在传代中不能再生；另一种为小圆球体透射电镜下可见电子密度较高的细胞质，且有完整的细胞膜，在合适的培养条件下能重新生长成繁殖体。

本属细菌为微需氧菌，在体外培养时，湿润、低氧（5% ~ 10% O_2）、高 CO_2（5% ~

12%）培养条件有利于螺杆菌属菌生长。多数螺杆菌属菌种在常压需氧大气环境下生长不良或不生长，某些菌种可在微需氧或厌氧气体条件下生长。生长最适 pH 为中性或弱碱性，最适生长温度为 37℃，25℃不生长，42℃少数生长，此与弯曲菌属明显不同。本菌营养要求较高，精氨酸、组氨酸、异亮氨酸、亮氨酸、甲硫氨酸、苯丙氨酸、缬氨酸是其必需氨基酸，某些菌株还需要丙氨酸或丝氨酸，缺乏葡萄糖时不能生长。螺杆菌的培养常用心脑浸出液琼脂、布氏杆菌琼脂、哥伦比亚琼脂加适量马羊兔全血、人或胎牛血清。其生长缓慢，在含 5% ~8% O_2、85% N_2、10% CO_2的微需氧环境（图 15 -4）中 37℃孵育 3 ~5 天，长出细小、灰白色、半透明、不溶血的菌落（图 15 -5）；为避免快速生长的兼性厌氧菌和霉菌等的过度生长，常在培养基中加入由万古霉素、TMP、两性霉素、多黏菌素等抑菌剂；在液体培养基中生长困难。

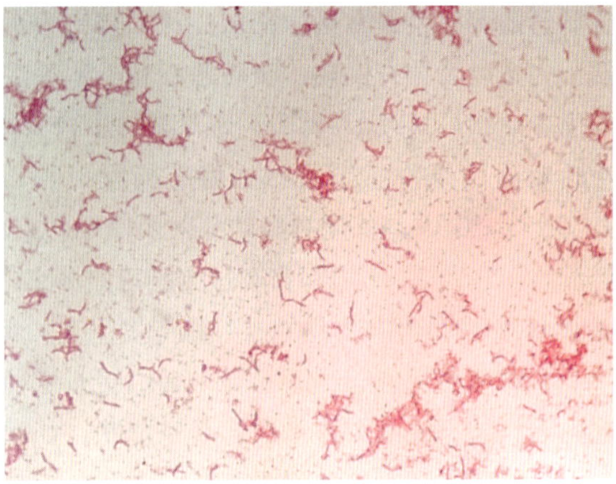

图 15 -3　幽门螺杆菌显微镜下形态（纯培养革兰染色）

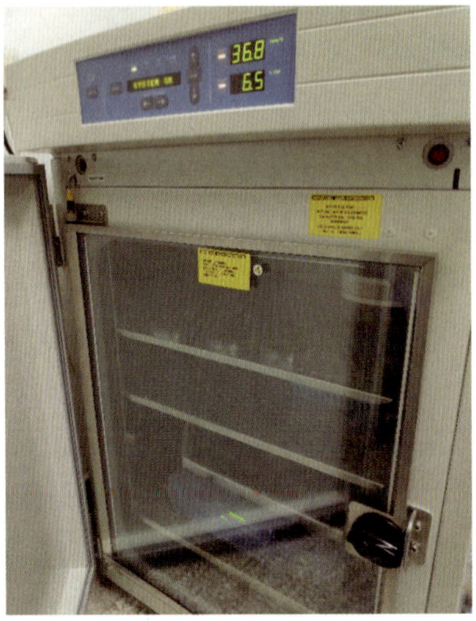

图 15 -4　幽门螺杆菌微需氧培养箱

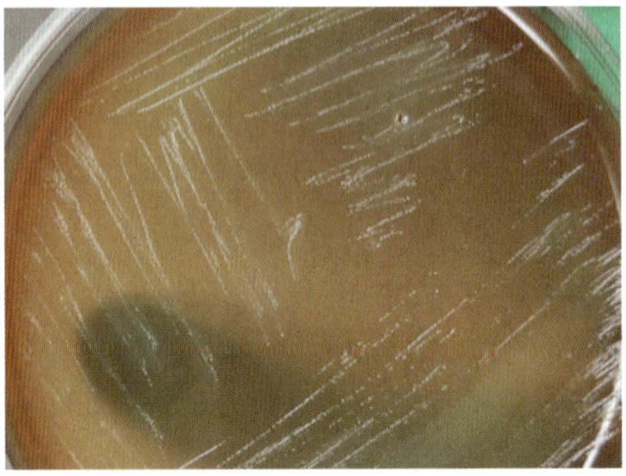

图 15 -5　幽门螺杆菌菌落（气血 skirrow）培养基

三、鉴别与鉴定

1. 属内鉴定　幽门螺杆菌呈海鸥状、S 形或弧形；微需氧，35℃生长，42℃、25℃不生长；脲酶强阳性、氧化酶、过氧化氢酶和碱性磷酸酶阳性；对萘啶酸耐药、头孢噻吩敏感；在 1% 甘油和 1% 胆盐中不生长；对大多数常用于鉴定肠杆菌科细菌的经典试验不起反应。幽门螺杆菌与其他螺杆菌属细菌的鉴别参见表 15 -23。

表 15－3　螺杆菌属菌种的鉴定

菌种	定居部位	触酶	硝酸盐还原	脲酶	碱性磷酸酶	醋酸盐吲哚酚水解	γ－谷氨酰转移酶	生长		耐药[a]		鞭毛
								42℃	1%甘氨酸	萘啶酸	头孢噻吩	
幽门螺杆菌	胃	+	−	+	+	−	+	−	−	R	S	一端
犬螺杆菌	肠	−	−	−	+	+	+	+	−	S	I	两端
加拿大螺杆菌	肠	+	±	−	−	+	−	+	+	R	R	一端/两端
同性恋螺杆菌	肠	+	+	−	−	−	−	−	+	S	I	两端
菲氏螺杆菌	肠	+	−	−	+	+	−	−	+	S	S	两端
幼禽螺杆菌	肠	+	+	−	−	−	ND[c]	+	−	R	S	一端
毕氏螺杆菌[b]	胃	+	+	+	+	+	+	+	−	R	S	两端
螺杆菌种“易挠”菌株[d]	肠	±	−	+	−	−	+	+	−	R	R	两端
温哈门螺杆菌	肠	−	−	−	−	+	ND	−	+	R	R	两端

注：[a]耐药性检测使用的是纸片扩散法，被检菌株接种于含血培养基，微需氧 37℃，孵育时间各菌种不尽相同；R 为完全没有抑菌圈、I 为抑菌圈 $<15mm$、S 为抑菌圈 $>20mm$；[b]与 *H. helimannii* 相似，分类尚未完全清楚；[c]ND 无资料，未确定；[d]以前与 Flexispira rappini 有关

2. 幽门螺杆菌感染快速检测试验

（1）活检组织快速脲酶试验（RUT）　取一小块新鲜活检标本置于含尿素的培养基中或试剂条上，由于幽门螺杆菌产生大量的细胞外脲酶（为普通变形杆菌的 20～70 倍），可分解尿素产大量的氨，使培养基 pH 升高，指示剂变色，此法能在 5～30 分钟内检测出幽门螺杆菌。

（2）组织学检测　检测幽门螺杆菌的同时，可对胃黏膜病变进行 HE 染色。不同染色方法的检测结果存在一定差异。免疫组织化学染色特异性高，但费用较高；HE 染色可同时作病理诊断；荧光原位杂交检测幽门螺杆菌感染具有较高敏感性，也可用于幽门螺杆菌对克拉霉素耐药性的检测。

（3）粪便幽门螺杆菌抗原（HpsA）检测　使用经过验证的单克隆抗体法检测检测粪便中幽门螺杆菌抗原具有较好的敏感度和特异度，可用于幽门螺杆菌治疗前诊断和治疗后复查。该法操作安全、简便，不需要口服任何试剂，适用于所有年龄和类型的患者，与 UBT 的准确性一致。

（4）^{13}C 或 ^{14}C 标记尿素呼气试验（UBT）　利用幽门螺杆菌产生的脲酶可分解尿素释放 CO_2 的特性，受检者服用 ^{13}C 或 ^{14}C 标记尿素到达胃内，经脲酶分解作用产生带有 ^{13}C 或 ^{14}C 标记的 CO_2，可随血液入肺，经气体交换呼出体外。测定患者服用尿素前后呼气中带有的含同位素的 CO_2 量就可判断是否有幽门螺杆菌感染。

（5）血清抗体检测　检测的抗体是 IgG，反映一段时间内幽门螺杆菌感染情况，部分试剂盒可同时检测 CagA 和 VacA 抗体。不同试剂盒检测的准确性差异较大，与其他细菌抗原有一定交叉反应。幽门螺杆菌根除后血清抗体尤其是 CagA 抗体可以维持数月至数年，因此不能用于治疗后复查。本方法主要适用于流行病学调查，在消化性溃疡出血或胃黏膜相关淋巴组织（MALT）淋巴瘤等可作为现症感染的诊断手段。

（6）分子生物学检测　可用于检测粪便或胃黏膜组织等标本中幽门螺杆菌含量过少，

或因含大量其他细菌干扰检测的情况，也可用于分型和耐药基因突变的检测。目前已有用于检测幽门螺杆菌耐药基因突变的商品化试剂盒。

四、抗菌药物敏感性

幽门螺杆菌易发生耐药性变异是根除治疗失败的主要原因，需要依据体外药敏试验结果或某一地区幽门螺杆菌对抗生素的耐药资料有针对性地选择敏感药物治疗幽门螺杆菌感染。目前尚无统一的幽门螺杆菌药敏试验方法，多数学者采用琼脂稀释法作为参考标准。幽门螺杆菌对多黏菌素 B、三甲氧苄氨嘧啶、磺胺、万古霉素和萘啶酸天然耐药。在体外药敏试验中幽门螺杆菌对许多抗生素都很敏感，但与体内用药效果并不一致，主要原因是幽门螺杆菌寄居在黏液层下的胃上皮细胞表面，抗生素难以渗入胃黏膜深层。由于单用一种药物对幽门螺杆菌的疗效差，一般建议 2 种或 3 种药物联合使用，以提高根除疗效。临床上治疗幽门螺杆菌感染的常用抗生素有硝基咪唑类（甲硝唑）、大环内酯类（克拉霉素）、β - 内酰胺类（阿莫西林）和四环素等，具体治疗方案采用铋剂加 2 种抗生素，对于溃疡患者可应用质子泵抑制剂加 1 种抗生素或 H_2受体拮抗剂加 2 种抗生素，连续治疗 2 周。由于幽门螺杆菌抗生素治疗方案的广泛应用，其耐药性问题也日益严重，因而药物的敏感试验、替换治疗及预防问题都值得重视和研究。目前，已运用分子生物学对幽门螺杆耐药基因突变进行分析检测，包括商品化的试剂盒和基因芯片检测等。

五、临床意义

幽门螺杆菌的传播途径迄今仍不十分确定，大多认为是经口感染。幽门螺杆菌为一高度适应于胃部这样富含多种消化酶和酸性环境的微需氧菌，定植于胃黏膜表面和黏膜层之间。大量研究表明它是胃炎、消化溃疡的主要致病因素，并且与胃 MALT 淋巴瘤、胃癌的发生密切相关，世界卫生组织国际癌症研究机构已将其纳入“一类致癌因子”。幽门螺杆菌感染非常普遍，感染可持续数十年甚至终身，其中只有大约 15% 的感染者发生相关疾病，推测与幽门螺杆菌不同亚型的毒力以及宿主的遗传因素差异有关。

幽门螺杆菌毒力因子包括细菌鞭毛、脲酶、黏附素、细胞空泡毒素（VacA）及细胞毒素相关基因 A 蛋白（CagA）等因子。幽门螺杆菌确切的致病机制尚不清楚，目前一般认为与下列机制有关：特殊的螺旋状和端鞭毛运动方式，有助于幽门螺杆菌穿过胃黏膜表面的黏液层与胃黏膜上皮细胞接触；高活性的胞外脲酶，可分解尿素形成“氨云”和改变局部 pH 值，利于该菌定植于胃黏膜下层；氨的产生使载液层离子发生改变，可导致黏膜中的氢离子反向扩散，刺激胃泌素产生损伤胃黏膜。幽门螺杆菌的致病因素包括毒力因子、感染后引发机体的免疫反应、宿主胃环境等。

幽门螺杆菌感染的确诊：诊断较为复杂，目前国内共识以下方法检查结果阳性者可诊断幽门螺杆菌现症感染：①胃黏膜组织 RUT、组织切片染色、幽门螺杆菌培养，三项中任一项阳性；②^{13}C 或^{14}C - UBT 阳性；③ HpsA 检测（单克隆法）阳性；④血清幽门螺杆菌抗体检测阳性提示曾经感染，从未治疗可视为现症感染。

感染根除治疗后的效果判断应在根除治疗结束至少 4 周后进行。符合下述两项之一者可判断为根除成功：①^{13}C 或^{14}C - UBT 阴性；②HpSA 检测阴性。

本章小结

弯曲菌和螺杆菌两者均为革兰染色阴性呈弧形或螺旋形菌，从大小及形态上较难区分，无芽孢，有鞭毛。两者培养条件、生长特征相似，均需要在微需氧、高湿度的环境中分离培养，营养要求高，在常规培养基中均不能生长。对人类致病的弯曲菌种包括空肠弯曲菌、胎儿弯曲菌、大肠弯曲菌等，可引起腹泻、胃肠炎等肠内感染和肠道外感染。弯曲菌属内菌种鉴定可根据生长温度、生化反应进行。螺杆菌属目前已知有32个菌种。慢性胃炎、消化性溃疡等许多胃肠道疾病与幽门螺杆菌感染密切相关。由于可以胞外分泌大量的脲酶，幽门螺杆菌可以定植在低pH、多消化酶的极端胃环境中。针对脲酶的RUT、BUT及特殊抗原HpsA检测等方法，可以快速诊断幽门螺杆菌的感染。

（向　阳）

扫码“练一练”

第十六章 苛养菌

本章要点

1. **掌握** 流感嗜血杆菌的生物学特性、细菌学鉴定及卫星试验。

2. **熟悉** 百日咳鲍特菌生物学特性、细菌学鉴定及致病特点；HACEK 细菌群及其临床意义。

3. **了解** 流感嗜血杆菌、百日咳鲍特菌、军团菌的致病性。

苛养菌（fastidious bacteria）是指对营养及生长环境要求较为苛刻，普通培养条件下不生长或生长不良的一类细菌。常见的有嗜血杆菌属、鲍特菌属、链球菌属、奈瑟菌属、分枝杆菌属、军团菌属、莫拉菌属等。

在苛养菌中有一类革兰阴性杆菌被称为 HACEK 细菌群（HACEK organisms）。HACEK 是由 5 个英文单词的字头组成，H 代表嗜血杆菌属（*Haemophilus*），A 代表放线杆菌属（*Actinobacillus*），C 代表心杆菌属（*Cardiobacterium*），E 代表艾肯菌属（*Eikenella*），K 代表金杆菌属（*Kingella*）。它们是人类口腔、呼吸道、生殖道的正常菌群，其共同特征是生长缓慢（需 48 ~ 72 小时才见菌落），生长需要 CO_2。该群细菌易导致心内膜感染，是导致正常人群（非静脉药物滥用者）心内膜炎的常见原因之一。

本章主要介绍嗜血杆菌属、鲍特菌属、军团菌属、放线杆菌属、心杆菌属、艾肯菌属、金杆菌属，其他菌属请参阅相应章节。

扫码“学一学”

扫码“看一看”

第一节 嗜血杆菌属

一、分类和命名

嗜血杆菌属（*Haemophilus*）细菌在人工培养时需加入新鲜血液才能生长，故名“嗜血”杆菌。本属归于巴斯德菌科，包括 17 个菌种，其中与人类疾病相关的主要有流感嗜血杆菌（*H. influenzae*）、副流感嗜血杆菌（*H. parainfluenzae*）、溶血嗜血杆菌（*H. haemolyticus*）、副溶血嗜血杆菌（*H. parahaemolyticus*）、皮特曼嗜血杆菌（*H. pittmaniae*）、副嗜沫嗜血杆菌（*H. paraphrophilus*）、埃及嗜血杆菌（*H. aegyptius*）、杜克雷嗜血杆菌（*H. ducreyi*），最常见的为流感嗜血杆菌。

嗜血杆菌属 DNA G + C 含量为（37 ~ 44）mol%，代表菌种为流感嗜血杆菌。

二、生物学特性

本属细菌均为革兰阴性短小球杆菌（图 16 - 1），菌体大小为（1.0 ~ 1.5）μm ×（0.3 ~ 0.4）μm，在恢复期病灶或陈旧培养物中可出现长杆状、丝状等多形态。无芽孢，无鞭毛，多数菌株有荚膜，在陈旧培养物中荚膜可消失。

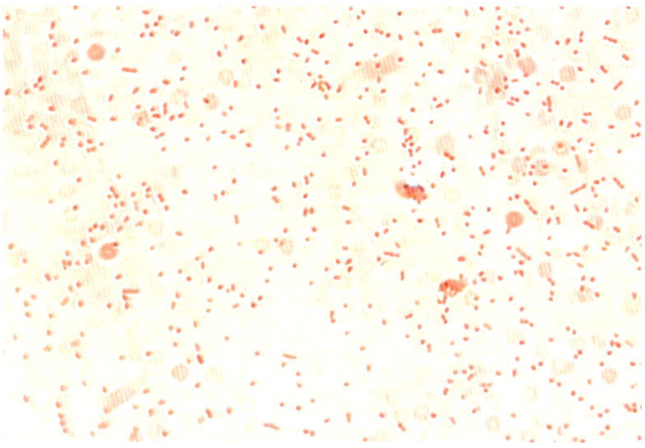

图 16-1　流感嗜血杆菌形态（革兰染色）

（引自 Connie R. Mahon，Donald C. Lehman，George Manuselis. Textbook of diagnostic microbiology.［M］. 4th ed. Saunders Elsevier，2010.）

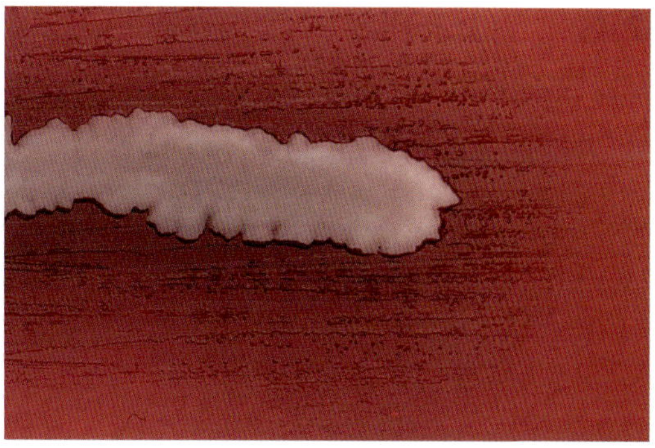

图 16-2　流感嗜血杆菌卫星现象

（引自自 Patricia M. Tille，Bailey & Scott's Diagnostic Microbiology［M］. 13th ed. Mosby Elsevier，2014.）

本属细菌需氧或兼性厌氧，某些菌株初次培养在 5%～10% CO_2 环境中生长良好，pH 值以7.6～7.8 为宜。由于该菌氧化还原酶系统不完善，因此需要特殊的营养 X 因子和/或 V 因子。X 因子（原卟啉Ⅸ或正铁血红素）为血红蛋白降解衍生物，是细菌合成过氧化氢酶、过氧化物酶及细胞色素氧化酶的辅基，对热稳定；V 因子为辅酶Ⅰ（NAD）或辅酶Ⅱ（NADP），是细菌呼吸中的递氢体，对热不稳定；二者均存在于新鲜血液中，但 V 因子常处于抑制状态，必须将血加热到 80℃～90℃，10 分钟才能释放出来；因此培养嗜血杆菌常用巧克力培养基。将流感嗜血杆菌与金黄色葡萄球菌共同培养于血琼脂平板时，因金黄色葡萄球菌能合成较多的 V 因子，靠近其周围的流感嗜血杆菌菌落较大，距离越远的菌落越小，称为“卫星现象”（satellite phenomenon）（图 16-2）。嗜血杆菌对 X、V 因子需求不尽相同，可做为细菌种间鉴定特性之一。

嗜血杆菌在巧克力平板上经 35℃培养 18～24 小时后形成的 1～2mm、圆形、光滑湿润、半透明、灰色的菌落，产荚膜的菌落呈黏液状比同样培养的无荚膜菌落要大一些。副流感嗜血杆菌菌落呈灰白色或黄色，光滑或粗糙；溶血嗜血杆菌菌落为半透明、光滑，在血平板上可产生 β 溶血；埃及嗜血杆菌培养 48 小时菌落仅为 0.5mm；杜克雷嗜血杆菌在 30～33℃、5% CO_2生长良好，培养 3～5 天才出现光滑、灰色的小菌落，在血平板上可产生轻微的 β 溶血。嗜血杆菌对一般消毒剂敏感，干燥时易死亡，在人工培养基上应每隔 4～5 天转种一次。

除杜克雷嗜血杆菌外，大多数嗜血杆菌均能发酵葡萄糖和其他碳水化合物产酸、少数菌株产气，氧化酶、触酶反应不定，硝酸盐还原试验阳性，CAMP 试验阴性，碱性磷酸酶阳性。

三、鉴别与鉴定

依据形态特征、菌落特征、对 X 和 V 因子的需求情况，以及生化反应对嗜血杆菌进行综合鉴定（表 16-1），已有商品化的试剂盒用于嗜血杆菌的鉴定和生物分型。根据吲哚、脲酶、乌氨酸脱羧酶试验，根据吲哚、脲酶及乌氨酸脱羧酶试验可将流感嗜血杆菌及副流感嗜血杆菌各分为 8 个生物型（表 16-2），主要用于流行病学研究和分析。流感嗜血杆菌根据荚膜多糖抗原的不同可分为 a、b、c、d、e、f 六个血清型，其中 b 型致病性最强，f 型次之。

测定 X 因子和 V 因子需求最方便的方法是采用商品化的平板法：M-H 平板被平均分

成4份，每份分别添加X因子、V因子、X+V因子、X+V因子+马血清（检测溶血素），将待测细菌悬液接种到每个部分过夜培养后，即，可确定细菌对X因子和V因子需求及溶解马红细胞能力。

表16-1 常见嗜血杆菌的生物学鉴别

菌种	X	V	β-溶血	葡萄糖	蔗糖	乳糖	甘露糖	木糖	触酶	吲哚	脲酶	乌氨酸脱羧酶	β-半乳糖苷酶
流感嗜血杆菌	+	+	-	+	-	-	-	+	+	V[b]	V[b]	V[b]	-
埃及嗜血杆菌	+	+	-	+[c]	-		-	-	+	-	+	-	-
溶血嗜血杆菌	+	+	+	+	-	-	-	V	+	V	+	-	-
副流感嗜血杆菌	-	+	-	+	+	-	+	-	V	V[b]	V[b]	V[b]	V
杜克雷嗜血杆菌	+	-	-[d]	V	-	-	-	-	-	-	-	-	-
副溶血嗜血杆菌	-	+	+	+	+	-	-	-	V	-	+	-	V
皮特曼嗜血杆菌	-	+	+	+	+	-	+	-	W	uk	uk	uk	+
副溶血嗜沫嗜血杆菌[e]	-	+	+	+	+	-	-	-	+	-	+	-	V

注：-表示阴性，+表示阳性，V表示反应不定，W表示弱反应，uk表示未知；[b]流感嗜血杆菌和副流感嗜血杆菌不同生物型吲哚、脲酶、乌氨酸脱羧酶不同；[c]超过90%菌种延迟阳性；[d]11%～89%菌株培养时间延长可出现溶血（延迟溶血）；[e]≥10% CO_2环境下可促进生长

表16-2 流感嗜血杆菌及副流感嗜血杆菌的生物型

菌种	生物型	吲哚试验	脲酶试验	乌氨酸脱羧酶试验
流感嗜血杆菌	Ⅰ	+	+	+
	Ⅱ	+	+	-
	Ⅲ	-	+	-
	Ⅳ	-	+	+
	Ⅴ	+	-	+
	Ⅵ	-	-	+
	Ⅶ	+	-	-
	Ⅷ	-	-	-
副流感嗜血杆菌	Ⅰ	-	-	+
	Ⅱ	-	+	+
	Ⅲ	-	+	-
	Ⅳ	+	+	+
	Ⅴ	-	-	-
	Ⅵ	+	-	+
	Ⅶ	+	+	-
	Ⅷ	+	-	-

注：+表示90%以上的菌株阳性，-表示90%以上的菌株阴性

血清学诊断主要用于杜克雷嗜血杆菌感染软下疳患者检测，可通过酶联免疫技术测定体内相应抗体进行诊断。

四、抗菌药物敏感性

嗜血杆菌生长需X、V因子，因此药敏试验必须使用嗜血杆菌专用药敏培养基HTM

(*haemophlius* test medium，HTM)，为 M－H 琼脂加入适量的 B－NAD、半竣基血红素制备而成。流感嗜血杆菌对青霉素、氨苄西林、氯霉素的耐药性非常普遍，通常的耐药监测只需检测 β－内酰胺酶及氯霉素的耐药性即可，不需检测其他抗生素敏感性。β－内酰胺酶检测阳性提示流感嗜血杆菌对青霉素、氨苄西林、阿莫西林均耐药，其主要机制是产生了 TEM 型 β－内酰胺酶。若 β－内酰胺酶阴性则临床治疗可首选氨苄西林、阿莫西林；次选磺胺及增效剂（TMP－SMZ）、头孢菌素、红霉素及氨曲南。对于脑膜炎等危及生命的感染常规报告氨苄西林、三代头孢菌素、氯霉素及美洛培南的测试结果。杜克雷嗜血杆菌感染首选红霉素，次选阿奇霉素、头孢曲松、环丙沙星、大观霉素、磺胺甲嘧唑、阿莫西林/克拉维酸。

五、临床意义

多数嗜血杆菌存在于正常人的上呼吸道，主要寄居在口咽部，有些可定居于胃肠道和泌尿生殖道。流感嗜血杆菌在上呼吸道定植率可达人群的 50%。约 80% 健康儿童鼻腔内有少量无荚膜的生物型Ⅱ、Ⅲ流感嗜血杆菌定植，但荚膜型只存在于 3%～5% 的儿童中，成人中少见。

流感嗜血杆菌的主要毒力因子是荚膜多糖、菌毛和 IgA 蛋白酶类，可引起脑膜炎、鼻咽炎、咽喉会厌炎、心包炎等原发性化脓性感染。其中荚膜 b 型株致病性最强，是 5 岁以下儿童特别是 6～7 个月的婴幼儿细菌性脑膜炎和会厌炎的主要病因，多伴有菌血症，随着血流可引起化脓性关节炎、骨髓炎、蜂窝织炎、心包炎。流感嗜血杆菌的无荚膜菌株主要引起儿童及成人免疫低下者中耳炎、鼻窦炎、化脓性结膜炎、急慢性下呼吸道感染以及尿路感染和腹膜炎，很少入血引起菌血症。副流感嗜血杆菌为上呼吸道及阴道正常菌群，偶尔可引起咽炎、心内膜炎、尿道炎、脑脓肿和新生儿脑膜炎。埃及嗜血杆菌主要引起儿童传染性急性、亚急性结膜炎化脓性结膜炎，夏季高发。溶血嗜血杆菌、副溶血嗜血杆菌为咽部正常菌群，为机会致病菌，可引起咽炎、化脓性口腔炎、心内膜炎。副嗜沫嗜血杆菌为口咽部正常菌群、牙菌斑中的常见菌，可致心内膜炎和脑脓肿。杜克雷嗜血杆菌主要引起性传播疾病软下疳。

第二节　鲍特菌属

一、分类和命名

扫码“学一学”

鲍特菌属（*Bordetella*）隶属于产碱杆菌科（*Alcaligenaceae*），现包括百日咳鲍特菌（*B. pertussis*）、副百日咳鲍特菌（*B. parapertussis*）、支气管败血症鲍特菌（*B. bronchiseptica*）、鸟鲍特菌（*B. avium*）、欣氏鲍特菌（*B. hinzii*）、霍氏鲍特菌（*B. holmesii*）、创口鲍特菌（*B. trematum*）、皮特里鲍特菌（*B. petrii*）8 个种。其中百日咳鲍特菌、副百日咳鲍特菌、支气管败血症鲍特菌是临床常见的致病菌，这三种细菌其同源性高达 72%～94%，因此有学者认为三者为一个种内的三个亚种。鲍特菌属 DNA G＋C 含量为（66～70）mol%，代表菌种是百日咳鲍特菌。

二、生物学特性

鲍特菌为革兰阴性短小杆菌，两端浓染，单个或成对、短链排列（图16－3），无芽孢，光滑型菌株有荚膜，支气管败血症鲍特菌和鸟鲍特菌有鞭毛。陈旧培养物中菌体呈多形性，在液体培养基中菌体为短链状排列。

除了皮特里鲍特菌为兼性厌氧外，其他均为专性需氧菌。百日咳鲍特菌对营养要求最为复杂，血培养基和巧克力培养基上均不能生长，且细菌生长过程中产生的代谢产物如脂肪酸、重金属离子、过氧化物等对其自身生长有抑制作用；常用培养基有含血液、甘油和马铃薯等的鲍－金培养基（Bordet－Gengou，B－G）、活性炭－马血琼脂（Regan－Lowe，RL）培养基。百日咳鲍特菌生长缓慢，平均代时为2.3～5小时，在Regan－Lowe、B－G培养基及CHG平板上形成的菌落相似，培养2～3天后形成细小、光滑、突起、灰白色不透明的珍珠状小菌落，菌落周围有狭窄的溶血环（图16－4）。培养时应保持足够的湿度，至少孵育7天。其他鲍特菌在普通血平板及麦康凯平板上生长良好。

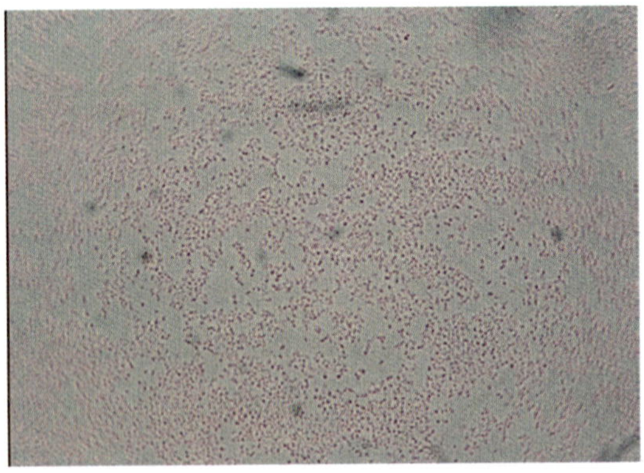

图16－3　百日咳鲍特菌形态（革兰染色）

（引自Patricia M. Tille，Bailey & Scott's Diagnostic Microbiology［M］. 13th ed. Mosby Elsevier，2014.）

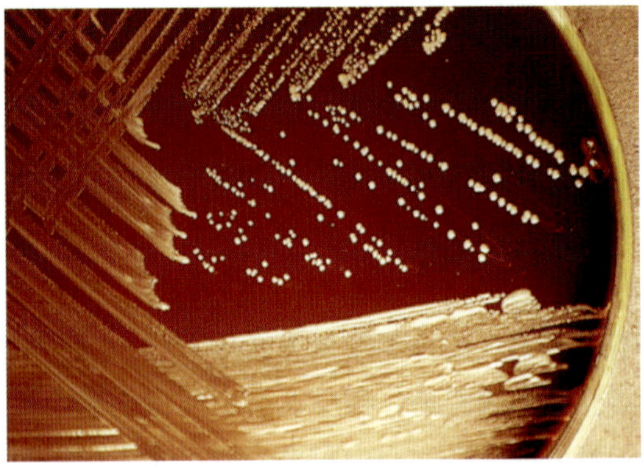

图16－4　百日咳鲍特菌在Regan－Lowe培养基上的菌落形态

（引自Patricia M. Tille，Bailey & Scott's Diagnostic Microbiology［M］. 13th ed. Mosby Elsevier，2014.）

所有菌种触酶试验阳性，氧化酶试验因菌种不同而阴阳不一，可分解氨基酸，不发酵糖。

菌体抗原（O抗原）为本菌属的共同抗原，荚膜表面抗原（K抗原）由多种凝集因子组成，某些具有种特异性（表16－3），可用于种间鉴定。新分离的百日咳鲍特菌有荚膜、毒力强，菌落光滑，称为Ⅰ相菌。经多次人工传代后，百日咳鲍特菌有毒株可失去荚膜成为无毒株，菌落粗糙，称为Ⅳ相菌，而Ⅱ、Ⅲ相为过渡相。

表16－3　三种鲍特菌的抗原

菌名	种特异凝集因子	其他凝集因子
百日咳鲍特菌	1	2、3、4、5、6、7
副百日咳鲍特菌	14	7、8、9、11
支气管败血症鲍特菌	12	7、8、9、10、11

本属细菌抵抗力弱，对紫外线敏感，日光照射60分钟即可死亡，但在低温（0～10℃）下能存活。

三、鉴别与鉴定

1. 属内鉴定 本属细菌氧化酶试验阳性（副百日咳鲍特菌氧化酶阴性），触酶均为阳性，不发酵糖类。百日咳鲍特菌生化反应极不活跃，硫化氢试验、吲哚试验、硝酸盐还原试验阴性。副百日咳鲍特菌氧化酶阴性，可在普通营养琼脂平板上生长，42℃不生长，硝酸盐试验阴性，不液化明胶，脲酶试验阳性。支气管鲍特菌氧化酶阳性，可利用枸橼酸盐，不液化明胶，硫化氢试验、吲哚试验阴性，脲酶试验阳性。几种鲍特菌属内主要的鉴别特性见表 16－4。

表 16－4 几种鲍特菌的鉴别特性

特性	百日咳鲍特菌	副百日咳鲍特菌	支气管败血症鲍特菌	鸟鲍特菌	欣氏鲍特菌	霍氏鲍特菌
血平板和 MaC 生长	−	+	+	+	+	+
氧化酶	+	−	+	+	+	−
脲酶	−	+	+	−	+	−
枸橼酸盐利用	−	+	+	−	+	−
硝酸盐还原	−	−	+	−	−	−

2. 非培养检测 除培养外，鲍特菌也可采用以下方法进行非培养检测。

（1）荧光抗体（DFA）检测 临床标本涂片，荧光标记特异性抗体染色处理后，在荧光显微镜下检查菌体，外周呈绿色荧光，中心暗的球杆菌为阳性，该试验应设阴、阳性对照，但敏感性和特异性不高，标本中含菌量大时，较易检出。

（2）核酸检测 用 PCR 扩增，百日咳鲍特菌的 DNA 有高度特异性。该法比 DFA 和培养法敏感。

四、抗菌药物敏感性

鲍特菌的耐药性变迁不大，一般不必要进行常规耐药性监测，因此，目前尚未建立百日咳鲍特菌和副百日咳鲍特菌标准的药物敏感试验方法和判读折点。百日咳鲍特菌对青霉素、四环素、氯霉素、复方磺胺甲噁唑、大环内酯类、喹诺酮类敏感，但对口服头孢菌素耐药。支气管鲍特菌可产生 β－内酰胺酶，对青霉素、头孢菌素和复方磺胺甲噁唑耐药，对四环素、庆大霉素和阿莫西林/克拉维酸敏感。红霉素为临床治疗鲍特菌感染首选，次选氨曲南及磺胺增效剂。

五、临床意义

百日咳鲍特菌是百日咳的病原菌，以未免疫接种的儿童感染多见。患者是唯一的传染源，可通过飞沫传播。百日咳病程分为卡他期、痉挛期和恢复期，其中卡他期传染性最强，细菌分离阳性率最高。主要致病物质是菌毛和毒素，细菌感染人体后黏附在气管和支气管上皮细胞上迅速繁殖并释放毒素，主要有：①百日咳毒素（pertussis toxin，PT），是主要毒力因子，可增强黏附作用、干扰宿主免疫效应细胞，与阵发咳嗽、支气管痉挛有关；②丝状血凝素（filamentous hemagglutinin，FHA），使病原菌与上皮细胞的黏附更牢固；③腺苷环化酶毒素（adenylate cyclase toxin，ACT），可导致高含量的胞内环磷酸腺苷而抑制宿主细胞，包括免疫细胞；④气管细胞毒素（tracheal cytotoxin），发病初期发挥主要作用，引起纤毛损伤，抑制 DNA 合成，使细胞坏死脱落。

副百日咳鲍特菌也可引起百日咳及急性呼吸道感染，但症状轻。支气管败血症鲍特菌主要引起狗的咳嗽及猪的萎缩性鼻炎，偶从人体分离获得，可引起轻度百日咳。

扫码“学一学”

第三节　军团菌属

一、分类和命名

军团菌属（*Legionella*）归于军团菌科（*Legionellaceae*），因 1976 年美国退伍军人在费城召开军团会议时流行肺炎、并于次年分离出本菌而得名。该菌属较为复杂，从人体和环境中不断发现有新种，现已有 50 多个的菌种，与人类有关的菌种包括嗜肺军团菌（*L. pneumophila*）、波兹曼军团菌（*L. bozemanii*）、杜莫夫军团菌（*L. dumoffii*）、米克戴德军团菌（*L. micdadei*）、华兹沃斯军团菌（*L. wadsworthii*）、长滩军团菌（*L. longbeachae*）等等。其中嗜肺军团菌占病例的 85% ~90%，与人类疾病关系最为密切。

军团菌属 DNA G+C 含量为（39 ~43）mol%，代表菌种为嗜肺军团菌（胞内寄生菌）。

二、生物学特性

军团菌属为革兰阴性杆菌（图 16 -5），着色淡，菌体大小为（0.3 ~0.4μm）×（2 ~3）μm，多形性显著，常呈梭形，两端钝圆，有端生鞭毛或侧鞭毛，无荚膜、无芽孢。碱性沙黄染色可见菌体内有蓝黑色脂肪滴。

本属细菌专性需氧，含量低时生长速度减慢，2% ~5% CO_2（不是必需）可刺激其生长。最适 pH 为 6.9；最适生长温度为 35 ~37℃。营养要求苛刻，生长过程中需要铁、钙、镁等多种微量元素以及 L-半胱氨酸。常用的是 BCYEa（buffered charcoal yeast extract agar）培养基，其主要成分为活性炭酵母浸出液加入铁、L-半胱氨酸和 α-酮戊二酸。在该培养基上细菌生长缓慢，初分离时需 4 ~10 天，可形成细小、圆形、有光泽的灰白色菌落（图 16 -6），有时出现棕色色素，用取菌环可以推动整个菌落；24 小时后用解剖显微镜检查可提早发现菌落；培养 14 天后无菌落生长，才可报告阴性。

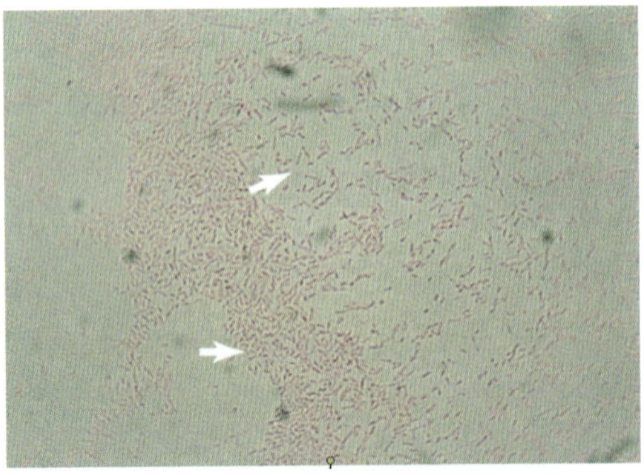

图 16 -5　嗜肺军团菌形态（革兰染色）

（引自 Patricia M. Tille，Bailey & Scott's Diagnostic Microbiology［M］. 13th ed. Mosby Elsevier，2014.）

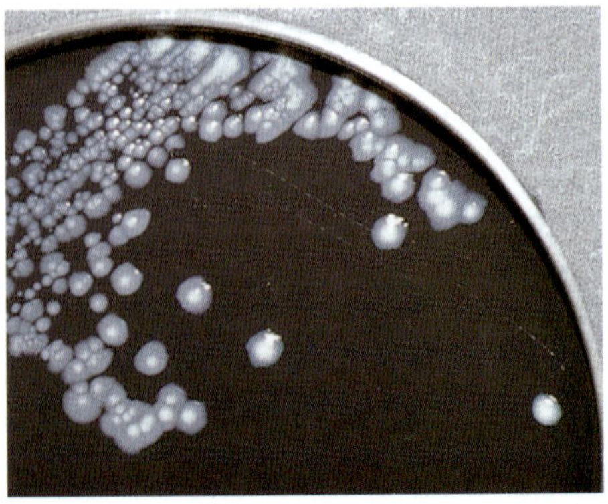

图 16 -6　嗜肺军团菌在 BCYE 平板上的菌落形态

（引自 Patricia M. Tille，Bailey & Scott's Diagnostic Microbiology［M］. 13th ed. Mosby Elsevier，2014.）

军团菌生化反应不活泼，不分解糖类，硝酸盐还原、脲酶反应均阴性，触酶阳性，部分菌株氧化酶阳性，大多数菌种能产生β－内酰胺酶和液化明胶，部分菌种具有极强的水解马尿酸盐的作用。

本属细菌有O抗原（有特异性）、H抗原（无特异性），根据O抗原可将嗜肺军团菌分为15个血清型，我国有Lp1、Lp3、Lp5、Lp6、Lp9等血清型，约90%属血清型Lp1。

军团菌是存在于天然水环境中的一大类菌群，嗜肺军团菌在含有藻类物质的气溶胶中可长期存活。在70℃热水中、自来水中可存活1年左右，在蒸馏水中可存活100天以上；该菌对紫外线敏感，可用紫外线处理水以控制嗜肺军团菌；对热和常用的化学消毒剂敏感，但对氯有一定的抵抗力。军团菌在盐酸中可存活30分钟，用盐酸处理培养标本可除去不耐酸的杂菌。

三、鉴别与鉴定

1. 属间鉴别 培养鉴定是军团菌属检测的“金标准”，能检出所有种，敏感性为50%～80%、特异性为100%。含正常菌群或杂菌的标本接种于含多黏菌素、万古霉素、放线菌酮、头孢噻吩的BCYEa培养基；胸水、血液等无菌部位标本经离心沉淀、增菌后接种于BCYEa培养基。培养3～5天观察菌落。如在血平板、巧克力平板、BCYE平板上生长，则不是军团菌属；BCYEa培养基上生长、不含L－半胱氨酸BCYE培养基（BCYE－Cys）上不生长、结合形态染色，则可初步推断为军团菌属。军团菌属生长时不利用碳水化合物，但利用氨基酸；触酶阳性，部分菌株氧化酶阳性；不产生脲酶，不还原硝酸盐，一般不发酵糖类；可水解淀粉、马尿酸盐等。

2. 属内鉴别 用紫外线365nm灯光照射BCYEa培养基上生长的菌落，观察是否产生荧光及荧光的颜色，然后根据生化反应进行种间鉴别，常用生化鉴定有糖发酵、氧化酶、触酶、明胶液化、硝酸盐还原、脲酶、马尿酸盐水解、β－内酰胺酶试验等，菌种间鉴定特性见表16－5。

表16－5 常见军团菌的生物学特性

军团菌属菌种	特性						
	自身荧光	液化明胶	动力	棕色色素	水解马尿酸	β－内酰胺酶	氧化酶
嗜肺军团菌	－	+	+	+	+	+	V
米克戴德军团菌	－	－	+	－	－	－	+
波兹曼军团菌	BW	+	+	+	－	V	V
杜莫夫军团菌	BW	+	+	+	－	+	
华兹沃斯军团菌	YG	+	+	－	－	+	－
长滩军团菌	－	+	+	+	－	V	+

注：+表示≥90%阳性，－表示≥90%阴性，V表示不定，BW表示蓝－白荧光，YG表示黄－绿荧光

军团菌的最终鉴定需送有条件的实验室加以确认，采用军团菌乳胶凝集试剂盒进行分型鉴定；也可以采用分子生物学方法检测其特异性基因。

3. 非培养检测 除培养外，军团菌也可采用以下方法进行非培养检测。

（1）抗军团菌IgM及IgG抗体检测 是临床诊断军团菌感染的常用手段。目前军团菌的血清有Lp1单价、Lp2～15多价和Lp species三种，根据凝集结果进行判定（表16－6）。

常采用酶联免疫吸附试验（ELISA）、试管凝集试验（TAT）、微量凝集试验（MAT）与间接免疫荧光抗体试验（IFA）等检测患者血清中的抗军团菌 IgM 及 IgG 抗体。

表 16－6　嗜肺军团菌血清型

与 1 群测试试剂反应	与 2～15 群测试试剂反应	与种测试试剂反应	结果判断
+	－	－	嗜肺军团菌：血清 1 群
－	+	－	嗜肺军团菌：血清 2～15 群
－	－	+	军团菌：非嗜肺军团菌
－	－	－	无军团菌

（2）尿抗原检测　多数嗜肺军团病患者的尿液中存在一种细菌抗原（远远高于血清中的浓度），对热稳定和抗胰酶分解，称为尿抗原。采用酶联免疫吸附试验（ELISA）及放射免疫技术（EIA）检测该抗原的特异性和敏感性均较高，发病后 1～3 天阳性率为 80% 左右，14 天后阳性率可达 100%。主要用于检测 Lp1 型感染，无法检查 Lp 其他血清型和非嗜肺军团菌引起的感染。

（3）直接荧光抗体法　能快速发现各种被检病理标本或呼吸道分泌物中是否存在军团菌，特异性非常高，适用流行环境检测。该法特异性较高，但其敏感性低，适合含菌量多的标本。主要用于检测 Lp，对非嗜肺菌株的检测比较少。

（4）快速诊断　主要有细菌脂肪酸的气、液相色谱分析，用 DNA 探针和 PCR 方法检测军团菌的 rRNA。

四、抗菌药物敏感性

军团菌体外抗生素敏感实验尚无统一标准，且与临床治疗反应不一致，不主张对临床分离的军团菌进行体外抗生素敏感实验。军团菌为胞内寄生菌，不能穿透细胞膜的抗菌药物如青霉素、头孢菌素、氨基糖苷类抗生素治疗本菌无效。临床常用可穿透细菌细胞膜在胞内聚集浓缩的抗菌药物主要是大环内酯类、利福平、喹诺酮类，如左氧氟沙星、阿奇霉素、克拉霉素、环丙沙星等在治疗军团菌感染时有一定效果。复方磺胺甲噁唑可与利福平或红霉素联合使用治疗军团菌感染效果明显。

五、临床意义

军团菌病是由军团菌属细菌引起的临床综合征，85%～90% 的军团菌病病例是由嗜肺军团菌引起。嗜肺军团菌侵入机体后在肺泡上皮细胞和巨噬细胞内大量繁殖，产生多种酶类、毒素和溶血素，包括蛋白酶、磷酸酯酶、脱氧核糖核酸酶、β－内酰胺酶以及细胞毒素，导致宿主细胞死亡。嗜肺军团菌与多种细菌混合引起混合感染，形成“难治性肺炎”，重症患者可发生菌血症导致呼吸衰竭和肾衰竭。临床上主要有肺炎型和流感样型，肺炎型临床症状较重，以高热、下呼吸道感染、肺炎及 X 线明显的肺部病变为主，重症病例可发生心、肝、肾功能损害，甚至功能衰竭致死，亦可迁延并发肺脓肿等；流感样型病情较轻，仅表现为发热、乏力、头痛和肌肉疼痛等类似流感的症状，发病率高，但死亡率低。

军团菌广泛存在于自然环境中，其传染源是水源和空调系统。军团菌病高发于夏秋季，易侵犯患有慢性器质性疾病（如患有支气管炎、肺气肿、心脏病、糖尿病、慢性肝肾疾病等）、免疫功能低下的患者（如中老年、肿瘤、艾滋病以及长期使用激素、免疫抑制剂和抗肿瘤药物的患者）。在封闭的中央空调系统中尤其引起散发或暴发流行，因此也是医院感染的常见病原菌之一。

扫码“学一学”

第四节　艾肯菌属

一、分类和命名

艾肯菌属（*Eikenella*）隶属于奈瑟菌科（*Neisseriaceae*），仅有侵蚀艾肯菌（*E. corrodens*）一个种。艾肯菌属 DNA G+C 含量为（56～58）mol%，代表菌种为侵蚀艾肯菌。

二、生物学特性

革兰阴性多形性球杆菌，菌体细长，大小为（0.3～0.4）μm×（1.5～4）μm，无芽孢，无鞭毛，无荚膜。兼性厌氧，对营养要求较高，初代培养需氯化血红素，在36℃含3%～10% CO_2环境中生长良好，在 MH、HTM、营养琼脂及中国蓝琼脂平板上不生长，在克氏双糖铁或三糖铁上不长或生长很差。培养48小时后形成直径仅为1～2mm的菌落，培养时腐蚀琼脂（侵蚀艾肯菌的名字由来），中心凸起或向琼脂深层凹陷，边缘呈扩散性生长，有次氯酸气味，数天后变淡黄色。生化反应不活泼，不分解糖类。

三、鉴别与鉴定

侵蚀艾肯菌不分解糖类，鸟氨酸脱羧酶阳性，硝酸盐还原试验阳性，氧化酶阳性，赖氨酸脱羧酶不定，触酶、脲酶、吲哚阴性。培养时间较长时菌落周围可呈草绿色，用棉签抹取菌落可见黄色色素。其生化特性及相关菌种鉴别见表16－7。

表16－7　艾肯菌属与脲酶阴性相关菌种的鉴别

试验	紫色色杆菌	人心杆菌	瓣膜心杆菌	产吲哚萨顿菌	金氏金氏杆菌	脱硝金氏杆菌	口腔金氏杆菌	波塔新金氏杆菌	侵蚀艾肯菌	米氏西蒙斯菌
触酶	+	−	−	V	−	−	−	−	−	−
氧化酶	V	+	+	+	+	+	+	+	+	+
吲哚	V	+[w]	V	+	−	−	−	−	−	−
精氨酸双水解酶	+	−	ND	−	−	−	−	−	−	−
硝酸盐还原亚硝酸盐	+	−	−	−	−	+/G	−	−	+	V
水解七叶苷	−	−	−	−	−	−	−	−	−	−
鸟氨酸脱羧酶	−	−	ND	−	−	−	−	−	+	−
麦康凯平板上生长	+	−	−	−	−	−	−	−	−	−
碱性磷酸酶[b]	+	−	ND	+	+	−	+	−	−	−
产酸										
葡萄糖	+[c]	+	V	+	+	+	+[w]	−	−[d]	+
蔗糖	V	+	V	+	−	−	−	−	−	−
麦芽糖	−	+	V	+	+	−	−	−	−	+
甘露醇	−	+	V	−	−	−	−	−	−	−
其他特征	紫色杆菌素[V]				β溶血			DNA酶+黄色色素	LD[V]	镜下形态

注：+表示≥90%菌株阳性，−表示≥90%菌株阴性，G表示产气，LD表示赖氨酸脱羧酶，ND表示无数据，V表示反应不定，[w]表示反应微弱；[b]API ZYM；[c]部分菌株产少量气体；[d]OF管可能出现弱阳性

四、抗菌药物敏感性

侵蚀艾肯菌对β-内酰胺类、四环素、喹诺酮类抗菌药物敏感，但目前已发现部分菌株产β-内酰胺酶。

五、临床意义

侵蚀艾肯菌是人类口腔及许多其他黏膜表面的正常菌群，也可分离自泌尿生殖道，通常不致病。当机体免疫力下降或黏膜表面破损时，可引起周围组织感染，如牙周炎、上呼吸道感染、胸膜炎、肺炎、HAECK 心内膜炎以及关节、骨和伤口的感染，常与其他细菌引起混合感染。

扫码"学一学"

第五节　金氏杆菌属

一、分类和命名

金氏杆菌属（*Kingella*）隶属于奈瑟菌科（*Neisseriaceae*），包括金氏金氏杆菌（*K. kingae*）、脱硝金氏杆菌（*K. denitrificans*）、口腔金氏杆菌（*K. oralis*）、波塔新金氏杆菌（*K. potus*）4 个种。金氏杆菌属 DNA G+C 量为（47~58）mol%，代表菌种为金氏金氏杆菌。

二、生物学特性

金氏杆菌属细菌为革兰阴性短杆菌，大小为（2~3）μm×0.4μm，成对或短链状排列。兼性厌氧，对营养要求较高。在血琼脂平板上培养 48 小时形成 1~2mm 两种不同类型菌落：一种琼脂蚀痕凹陷，菌落边缘呈蔓延状生长；另一种中间凸起，无凹陷和蔓延状生长。金氏金氏杆菌有小的 β 溶血环。该菌属氧化酶阳性，触酶、脲酶、苯丙氨酸脱氨酶、DNA 酶、吲哚、枸橼酸盐及明胶均阴性。在含糖培养中需补充营养物质，才能发酵葡萄糖。

三、鉴别与鉴定

为避免其他正常菌群干扰，可用含克林霉素或万古霉素的选择性培养基培养金氏杆菌属细菌。也可使用自动化血培养仪能检出无菌部位中的金氏杆菌。属内各菌种生化特点鉴别见表16-8。

表 16-8　金氏杆菌属的鉴别

试验	金氏金氏杆菌	脱硝金氏杆菌	口腔金氏杆菌	波塔新金氏杆菌
触酶	-	-	-	-
硝酸盐还原亚硝酸盐	-	+	-	-
硝酸盐产气	-	+	-	-
碱性磷酸酶[b]	+	-	+	-
葡萄糖产酸	+	+	+[w]	-
麦芽糖产酸	+	-	-	-
β 溶血	+	-	-	

注：+表示≥90%菌株阳性，-表示≥90%菌株阴性，[w]表示弱反应

四、抗菌药物敏感性

金氏杆菌对β-内酰胺类、四环素、大环内酯类、复方磺胺甲噁唑和喹诺酮类抗菌药物敏感。产β-内酰胺酶菌株，可添加克拉维酸抑制该酶活性。

五、临床意义

金氏杆菌是人类呼吸道黏膜的正常菌群。金氏金氏杆菌可引起4岁以下儿童骨和关节感染，隐匿性菌血症比较常见。口腔和上呼吸道感染常伴有全身性疾病，成人则以HAECK心内膜炎为主。脱硝金氏杆菌也主要引起心内膜炎，口腔金氏杆菌与牙周炎有关，波塔新金氏杆菌见于蜜熊咬伤后引起的伤口感染。

第六节　心杆菌属

扫码“学一学”

一、分类和命名

心杆菌属（*Cardiobacterium*）隶属于心杆菌科（*Cardiobacteriaceae*），包括人心杆菌（*C. hominis*）和瓣膜心杆菌（*C. valvarum*）两个种。心杆菌属DNA G+C含量为（59~60）mol%，代表菌种为人心杆菌。

二、生物学特性

人心杆菌为革兰阴性杆菌，着色不规则，末端钝圆，大小为（0.5~0.7）μm×（1~3）μm，多形性显著，成对、短链状或簇状排列（末端呈球形膨大像玫瑰花结一样排列）。初始培养时需要5%~10%的CO_2，在血平板上37℃培养48小时后，菌落呈圆形不透明、凸起，直径为1mm，可凹陷嵌入琼脂。发酵葡萄糖产酸不产气，氧化酶、吲哚阳性，触酶、脲酶阴性，无动力。瓣膜心杆菌与人心杆菌生长菌落相似或略小，亦具有多形性，也可以凹陷嵌入琼脂。

三、鉴别与鉴定

心杆菌需与金氏杆菌属、色杆菌、艾肯菌鉴别见表16-6。与巴斯德菌属的区别是触酶和甘露醇发酵试验，两者结果相反。人心杆菌鉴定依据为：革兰阴性杆菌，多形性，氧化酶阳性，发酵葡萄糖，吲哚阳性。瓣膜心杆菌与人心杆菌不易鉴别，可通过吲哚、甘露醇发酵及细胞脂肪酸定量等试验加以区别。

四、抗菌药物敏感性

心杆菌对克林霉素耐药，对青霉素、头孢菌素类、碳青霉烯类、氨基糖苷类、氯霉素和四环霉素等敏感。产β-内酰胺酶菌株少见，但对含克拉维酸复合制剂敏感。

五、临床意义

心杆菌通常定植在上呼吸道、胃肠道和生殖泌尿道，主要引起HACEK心内膜炎。

扫码“学一学”

第七节　放线杆菌属

一、分类和命名

放线杆菌属（*Actinobacillus*）隶属于巴斯德菌科（*Pasteurellaceae*），属内有 20 多个种，常见的有李氏放线杆菌（*A. lignieresii*）、人放线杆菌（*A. hominis*）、猪放线杆菌（*A. suis*）、马放线杆菌（*A. equuli*）、尿素放线杆菌（*A. ureae*）。伴放线放线杆菌已归属于凝聚杆菌属（*Aggregatibacter*），命名为伴放线凝聚杆菌（*A. actinomycetemcomitans*）。

放线杆菌属 DNA G + C 含量为（40 ~ 43）mol%，代表菌种为李氏放线杆菌。

二、生物学特性

放线杆菌属为革兰阴性杆菌或球杆菌，可见两极浓染，大小为（0.6 ~ 1.4）μm×（0.3 ~ 0.5）μm，单个或成对排列，很少呈链状，无芽孢，无鞭毛。兼性厌氧，营养要求较高（非必需血红素），5% ~ 10% CO_2 促进生长，培养 24 小时后，可形成光滑、圆形、凸起、直径 2mm 菌落，紫外光照时菌落呈淡蓝色；也可形成粗糙型菌落，黏附于琼脂上较牢固不易刮落。

发酵葡萄糖产酸不产气，多数菌种氧化酶、触酶、脲酶阳性。

三、鉴别与鉴定

放线杆菌属菌种氧化酶阳性，发酵葡萄糖，动力阴性，易与嗜血杆菌、巴斯德菌属混淆，其鉴定特点为：放线杆菌属在血琼脂上生长缓慢，菌落具放射状皱纹，不易刮取。放线杆菌与凝聚杆菌属的鉴别见表 16 – 9。

表 16 – 9　放线杆菌属与凝聚杆菌属菌种的鉴别

试验[b]	马放线杆菌	人放线杆菌	李氏放线杆菌	猪放线杆菌	尿素放线杆菌	伴放线凝聚杆菌	嗜沫凝聚杆菌	迟缓凝聚杆菌
需要 V 因子	–	–	–	–	–	–	V	+
β – 溶血	V	–	–	+	–	–	–	–
触酶	V	+	V	+/+^{w}	+	+	–	V
氧化酶	+	+	+	+	+	V	V	–
水解七叶苷	–	V	–	+	–	–	–	–
脲酶	+	+	+	+	+	–	–	–
ONPG	+	+	+	V	–	–	+	–
麦康凯平板生长	+	–	V	V	–	–	V^{w}	–
分解葡萄糖产气	–	–	–	–	–	V	+	–
产酸								
乳糖	+	+	V	+	–	–	+^{D}	–
蔗糖	+	+	+	+	+	–	+	+^{w}
木糖	+	+	+	+	–	V	V	–
麦芽糖	+	+	+	+	+	V	+	+^{w}
甘露醇	+	+	+	–	+	V	–	–
海藻糖	+	+	–	+	–	–	+^{D}	–
蜜二糖	+	+	–	+	–	–	V	–

注：所有菌株吲哚、鸟氨酸脱羧酶阴性，还原硝酸盐至亚硝酸盐；+ 表示≥90% 菌株阳性，– 表示≥90% 菌株阴性；^{D}表示延迟反应；V 表示反应不定，^{w} 表示弱反应

四、抗菌药物敏感性

放线杆菌属细菌对四环素、氯霉素、复方磺胺甲噁唑敏感，对克林霉素和氨基糖苷类耐药，某些菌株对青霉素、氨苄西林、红霉素等也耐药。

五、临床意义

放线杆菌属为人类或动物口腔或鼻咽部寄居菌。引起人的感染主要是内源性的，最初从放线菌病或类放线菌病以及患有心内膜炎的血液中分离出来。李氏放线杆菌主要寄居在牛和羊口腔，引起牛和羊放线杆菌病和肉芽肿，类似于放线菌病，在感染组织中也会出现"硫磺颗粒"，马放线杆菌和猪放线杆菌引起马和猪的各种疾病，很少引起人类感染，常与这些动物咬伤或接触有关。马放线杆菌和猪放线杆菌还可以分离自人类上呼吸道。尿素放线杆菌和人放线杆菌常寄居在人类呼吸道，引起免疫力低下患者脑膜炎和其他部位感染。

本章小结

苛养菌对营养及生长环境要求较为苛刻，普通培养条件下不生长。常见的苛养菌有嗜血杆菌属、鲍特菌属、链球菌属、奈瑟菌属、分枝杆菌属、军团菌属、莫拉菌属等。嗜血杆菌属、鲍特菌属及军团菌属均为无芽孢，大部分无鞭毛的革兰阴性小杆菌。

b型流感嗜血杆菌是引起细菌性脑膜炎、肺炎的主要病原菌，以及儿童呼吸道重要的致病菌；培养需要较高的营养和X、V因子。通过根据形态特征、菌落特征、对X、V因子的需求情况，以及生化反应进行综合鉴定和生物分型。

百日咳鲍特菌是百日咳的病原病菌，可通过飞沫传播，患者是唯一的传染源。主要致病物质是菌毛和毒素，细菌感染人体后黏附在气管和支气管上皮细胞上迅速繁殖并释放毒素。该菌对营养要求极为复杂，血培养基和巧克力培养基上均不能生长，常用鲍-金培养基培养。

军团菌引起的疾病统称军团菌病，85%以上是由嗜肺军团菌引起的。军团病高发于夏秋季，易侵犯患有慢性器质性疾病或免疫功能低下的患者，是医院感染的病原菌之一。常采用BCYEa培养基、BALM培养基和含铁培养基分离军团菌。生化特性不活泼，不分解糖类，硝酸盐还原、脲酶反应都是阴性，触酶阳性，大多数菌种能产生β-内酰胺酶和液化明胶，部分嗜肺军团菌具有极强的水解马尿酸盐的作用，而其他军团菌则为阴性。

HACEK细菌群，HACEK中H代表嗜血杆菌属（*Haemophilus*），A代表放线杆菌属（*Actinobacillus*），C代表心杆菌属（*Cardiobacterium*），E代表艾肯菌属（*Eikenella*），K代表金杆菌属（*Kingella*）。它们是人类口腔、呼吸道、生殖道的正常菌群，其共同特征是生长缓慢（需48~72小时才见菌落），生长需要CO_2。这组微生物易导致心内膜感染，是导致正常人群心内膜炎的常见原因之一。

扫码"练一练"

（向　阳）

第十七章　需氧革兰阳性杆菌

本章要点

1. **掌握**　需氧革兰阳性杆菌“分类和命名”与“鉴别和鉴定”的辩证关系（标准与方法、印证与应用）、检验流程及标准；需氧革兰阳性杆菌鉴别和鉴定的主要生物学特性、方法、依据及注意事项。

2. **熟悉**　常用抗菌药物的敏感性。

3. **了解**　需氧革兰阳性杆菌临床微生物检验的临床意义。

需氧革兰阳性杆菌种类繁多，广泛分布于自然界，常栖息于水和土壤中，其中多数为人和动物的正常菌群，致病性因菌种而异，多为条件致病菌，有的为人兽共患病原菌，少数细菌具有高度致病性。形态学观察是鉴别需氧革兰阳性杆菌的关键，临床标本或经培养后（24～48 小时）的菌落涂片革兰染色，在镜下观察菌体的形态和染色可做初步鉴定。根据细菌形态及是否产生芽孢可将革兰阳性杆菌分为四群：①规则的无芽孢需氧革兰阳性杆菌：李斯特菌属（*Listera*）、丹毒丝菌属（*Erysipelothrix*）等。②规则的可形成芽孢的需氧革兰阳性杆菌：芽孢杆菌属（*Bacillus*）等。③不规则的或棒状的需氧无芽孢杆菌：棒状杆菌属（*Corynebacterium*）、加德纳菌属（*Gardnerella*）等。④需氧放线菌：诺卡菌属（*Nocardia*）、放线菌属（*Actinomyces*）、分枝杆菌属（*Mycobacterium*）等。规则的革兰阳性杆菌为菌体两侧平行不弯曲，不规则革兰阳性杆菌为菌体两侧弯曲不平行。

第一节　芽孢杆菌属

扫码“学一学”

一、分类和命名

芽孢杆菌属（*Bacillus*）隶属于芽孢杆菌科（*Bacillaceae*），为一群革兰阳性杆菌，有氧条件下形成芽孢为其主要特征，目前有 232 个种和亚种，临床标本中可分离到的有以下种类：①枯草芽孢杆菌群，如枯草芽孢杆菌（*B. subtilis*）、地衣芽孢杆菌（*B. licheniformis*）、液化淀粉芽孢杆菌（*B. amyloliquefaciens*）、短小芽孢杆菌（*B. pumilus*）等。②蜡样芽孢杆菌群，如蜡样芽孢杆菌（*B. cereus*）、炭疽芽孢杆菌（*B. anthracis*）、苏云金芽孢杆菌（*B. thuringiensis*）和蕈状芽孢杆菌（*B. mycoides*）。③环状芽孢杆菌群，如环状芽孢杆菌（*B. circulans*）、坚强芽孢杆菌（*B. firmus*）、迟缓芽孢杆菌（*B. lentus*）和凝固芽孢杆菌（*B. coagulans*）等。④其他芽孢杆菌，如巨大芽孢杆菌（*B. megaterium*）等。能引起人类致病的菌种主要是炭疽芽孢杆菌和蜡样芽孢杆菌，其余多为污染菌。芽孢杆菌属 DNA G + C 含量为（32～69）mol%，代表菌种为枯草芽孢杆菌。

二、生物学特性

芽孢杆菌属为革兰阳性杆菌，但有时染色性不定或阴性。多数菌种在有氧条件下可形成大小为0.6~1.5μm的内生芽孢，芽孢的大小、形态、位置因种而异，多为圆柱形、椭圆形和球形，偶尔也可见豆形、肾形等；有的位于菌体的中间，有的近中部、近端部或端部。

营养要求不高，普通培养基上即可生长。多数菌种触酶阳性，对糖类的反应实验模式变化很大，因此可将芽孢杆菌属分为易反应细菌和难反应细菌两类，临床微生物实验室碰到的多为难反应菌。本节重点阐述炭疽芽孢杆菌和蜡样芽孢杆菌。

（一）炭疽芽孢杆菌

炭疽芽孢杆菌（*B. anthracis*）菌体较大，大小为（1~1.25）μm×（3~5）μm，两端平截，在动物或人体标本中，菌细胞常单个或短链状排列；经培养后则呈长链如竹节状（图17-1），无鞭毛，有明显荚膜（图17-2）；在有氧及温度适宜（25~30℃）的环境中易形成椭圆形芽孢，位于菌体中央，折光性强；在陈旧性培养物中仅见芽孢。需氧或兼性厌氧，最适生长温度为30~35℃。在普通培养基上形成灰白色、扁平、干燥、粗糙型菌落，边缘呈卷发状（图17-3）；在血平板上菌落不溶血或弱溶血。在液体培养中生长卷绕成团呈絮状沉淀物，液体澄清无菌膜。有毒株在0.7%碳酸氢钠培养基，5%~7%CO_2孵育过夜后可产生荚膜，形成黏液性菌落，无毒株为粗糙型。在明胶培养基中，细菌开始沿穿刺线生长，并向周围散发短的突起如倒松树状，上部液化似火山口，生长较缓慢需数日。该菌能发酵葡萄糖、麦芽糖、蕈糖，迟缓分解甘油及水杨苷，产酸不产气，还原硝酸盐为亚硝酸盐，不产生靛基质和硫化氢，枸橼酸盐、脲酶阴性。

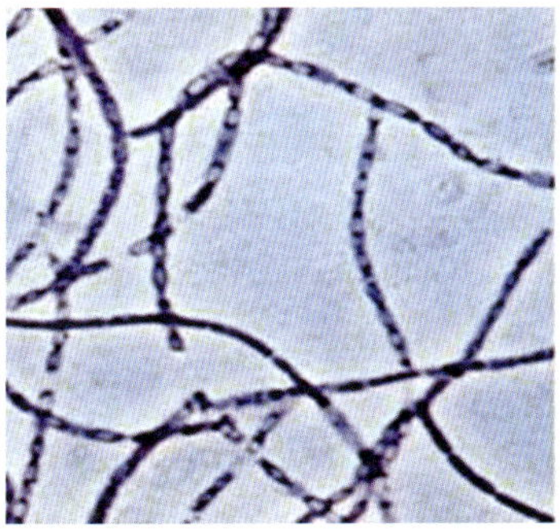

图17-1　炭疽芽孢杆菌形态（革兰染色）

（引自 Jacqelyn G. Black. Microbiology principles & applications［M］. 3rd ed. Arnold, 2002.）

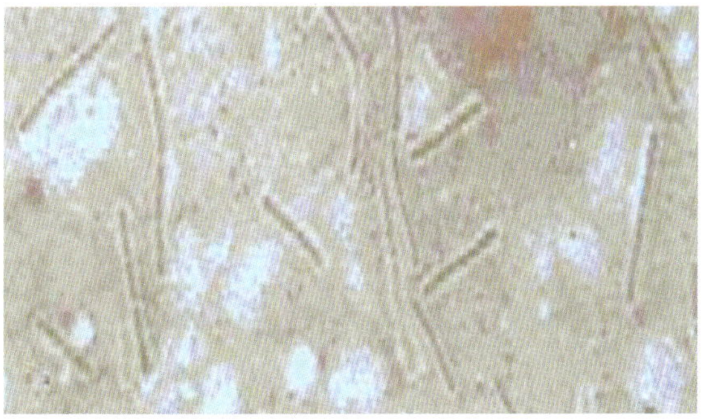

图17-2　炭疽芽孢杆菌荚膜（Olt 染色）

（引自 Patrick R Murray. Manual of clinical microbiology［M］. 8th ed. Washington: American Society for Microbiology, 2003.）

本菌芽孢的抵抗力很强，干热140℃、3小时或高压蒸汽121.3℃ 15分钟才能杀灭。芽孢在干燥土壤或动物皮毛中可存活60年以上，一旦污染，可维持长时间的传染性。芽孢对化学消毒剂中的碘和氧化剂较敏感。

（二）蜡样芽孢杆菌

蜡样芽孢杆菌（*B. cereus*）菌体两端稍钝圆，单个或长链状排列，无荚膜，有鞭毛，能运动。芽孢椭圆形，位于中央或近端（图17-4）。在普通琼脂平板上生长的菌落呈乳白色，不透明，边缘不整齐，直径4~6mm，菌落常沿划线蔓延扩展成片如白蜡（图17-5）。

在血平板上菌落浅灰色，毛玻璃样，伴草绿色溶血或透明溶血环。该菌能利用枸橼酸盐，产生淀粉酶，发酵葡萄糖、麦芽糖、蔗糖、水杨素和蕈糖。

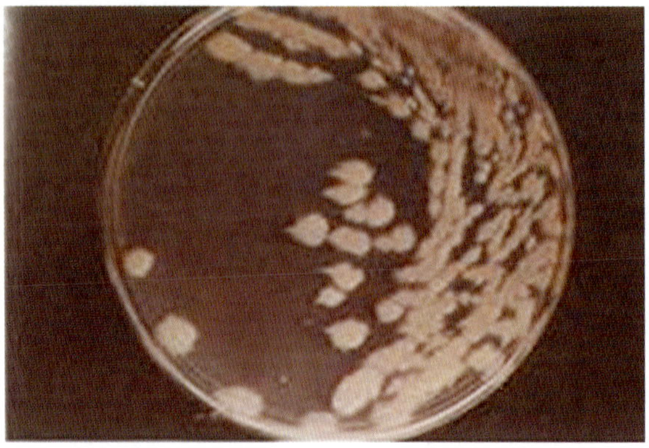

图 17－3　炭疽芽孢杆菌菌落形态

（引自 Elmer W. Koneman，Stephen D. Allen，V. R. Dowell Jr. Color Atlas and Textbook of Diagnostic Microbiology［M］. J. B. Lippincott，1979.）

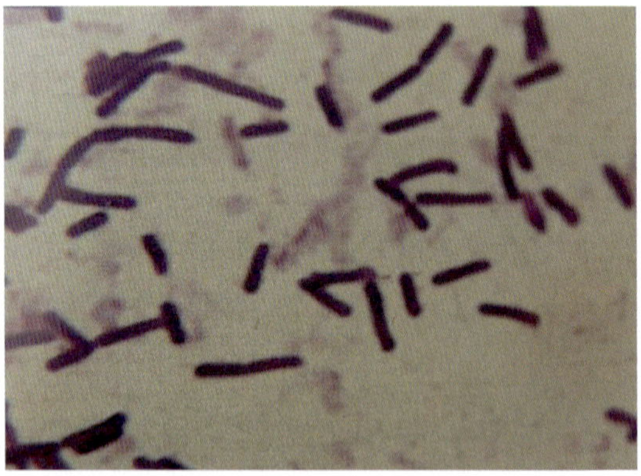

图 17－4　蜡样芽孢杆菌形态（革兰染色）

（引自 Patrick R Murray. Manual of clinical microbiology［M］. 8th ed. Washington：American Society for Microbiology，2003.）

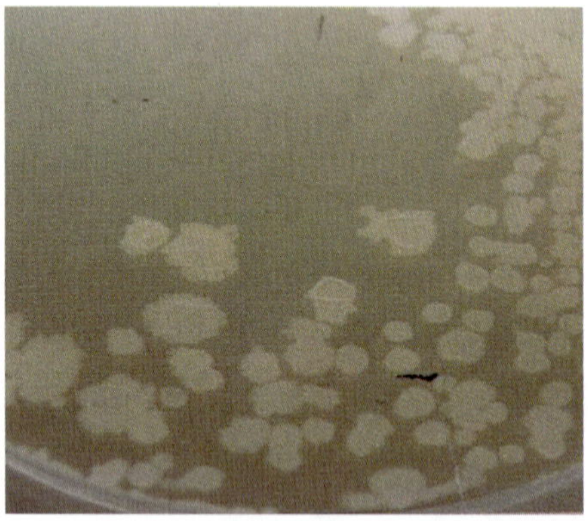

图 17－5　蜡样芽孢杆菌菌落（普通平板）

（引自 Patrick R Murray. Manual of clinical microbiology［M］. 8th ed. Washington：American Society for Microbiology，2003.）

三、鉴别与鉴定

炭疽芽孢杆菌实验室检验工作要在三级生物安全实验室进行。检验时必须严格按甲类传染病检验守则操作，应送有关专门实验室作进一步鉴定。首先确认待检菌株是否为需氧内生芽孢菌，可采用芽孢染色后油镜检查芽孢的形态和位置（具有种的特异性），芽孢检查比菌落特征更有助于芽孢杆菌各菌种的鉴别。

1. 属内鉴别

（1）炭疽芽孢杆菌与本属常见菌种的鉴别　见表 17－1。

表 17－1　炭疽芽孢杆菌与本属常见菌种的鉴别

特性	炭疽芽孢杆菌	蜡样芽孢杆菌	枯草芽孢杆菌	苏云金芽孢杆菌	蕈状芽孢杆菌	巨大芽孢杆菌
荚膜	+	－	－	－	－	－
动力	－	+	+	+		+
厌氧生长	+	+	－	+	+	－

续表

特性	炭疽芽孢杆菌	蜡样芽孢杆菌	枯草芽孢杆菌	苏云金芽孢杆菌	蕈状芽孢杆菌	巨大芽孢杆菌
卵磷脂酶	+	+	-	+	+	-
V-P	+	+	+	+	+	-
甘露醇	-	-	+	-	-	+
青霉素抑制	+	-	-	-	-	-
噬菌体裂解	+	-	-	-	-	-
串珠试验	+	-	-	-	-	-

（2）蜡样芽孢杆菌种间鉴别　动力阳性，可区别炭疽芽孢杆菌和蕈状芽孢杆菌；在血平板上β溶血，不分解甘露醇，可区别巨大芽孢杆菌；淀粉酶试验阴性和青霉素酶试验阳性，可区别苏云金芽孢杆菌。

2. 鉴定

（1）炭疽芽孢杆菌　为革兰阳性大杆菌，菌体两端平齐，常链状排列；芽孢位于中央，小于菌体。菌落灰白色、干燥、粗糙，边缘不整齐。分解葡萄糖、麦芽糖、蔗糖、蕈糖，不发酵乳糖等其他糖类；能分解淀粉和乳蛋白，在牛乳中生长2~4天后使牛乳凝固，然后缓慢融化；触酶阳性。炭疽芽孢杆菌主要鉴定特征见表17-1。

（2）蜡样芽孢杆菌鉴定　革兰阳性大杆菌，芽孢位于菌体中心，不膨出。菌落较大，灰白色、不透明、表面粗糙似融蜡状。分解葡萄糖、麦芽糖、蔗糖、果糖、水杨苷，产酸不产气，V-P试验和卵磷脂酶阳性，液化明胶，缓慢液化牛乳，多数菌株能利用枸橼酸盐。此外，利用H抗原进行血清进行分型（尚无统一的国际分型标准），我国的分型血清包括11个型，检出的食物中毒蜡样芽孢杆菌主要为5、3和1型。蜡样芽孢杆菌主要鉴定特征见表17-1和表17-2。

表17-2　炭疽芽孢杆菌、蜡样芽孢杆菌及枯草芽孢杆菌形态区别

区别点	炭疽芽孢杆菌	蜡样芽孢杆菌	枯草芽孢杆菌
形态	菌体两端平截呈矩形，长链状排列（培养后），呈竹节状	菌体两端钝圆，短链	菌体两端钝圆，短链
芽孢	椭圆形，位于菌体中央	椭圆形，位于菌体中心或次极端	卵圆形，菌体一端，大于菌体的宽度
荚膜	+	-	-
鞭毛	-	+	+
菌落	粗糙，边缘呈卷发状	呈蜡样，光泽	粗糙，锯齿状

枯草芽孢杆菌是实验室污染的常见菌，一般情况下不致病，鉴于易污染，应与炭疽芽孢杆菌、蜡样芽孢杆菌鉴别，以免误诊误报。

3. 鉴定试验　下述均为炭疽芽孢杆菌鉴定试验。

（1）串珠试验　将待检菌接种于含0.05~0.5U/ml青霉素的培养基中35℃培养6小时后，炭疽芽孢杆菌形态发生变化，菌体成为大而均匀的圆球状成串排列，为炭疽芽孢杆菌特有的现象（图17-6）。

（2）青霉素抑制试验　炭疽芽孢杆菌在5U/ml的青霉素平板上可生长，在含≥10U/ml的青霉素平板上受到抑制不生长。

（3）重碳酸盐毒力试验　将待检菌接种于含0.5% $NaHCO_3$和10%马血清的平板上，置

10% CO_2环境中35℃培养24小时，有毒株产生荚膜，形成M型菌落，无毒株形成R型菌落。

（4）植物凝集素试验　根据炭疽芽孢杆菌菌体多糖是某些植物凝集素受体的原理，可用凝集素试验检测该菌。常用方法有荧光标记试验、酶联免疫吸附试验。

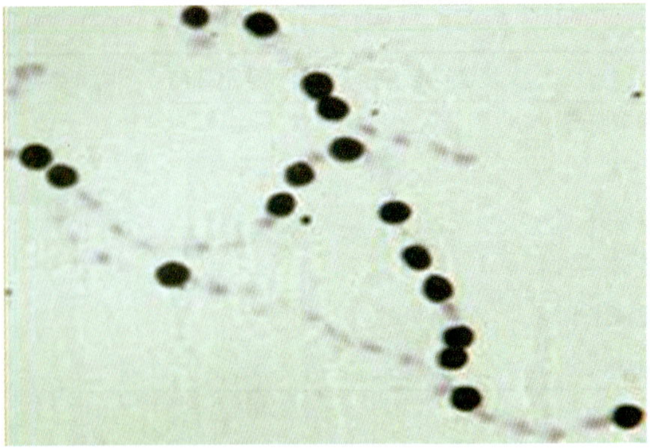

图17－6　炭疽芽孢杆菌串珠试验

（引自 Elmer W. Koneman, Stephen D. Allen, V. R. Dowell Jr, et al. Color Atlas and Textbook of Diagnostic Microbiology［M］. J. B. Lippincott, 1979.）

（5）噬菌体裂解试验　取待检菌新鲜肉汤培养物涂布于普通营养平板，将AP631噬菌体液滴加于平板，培养12～18小时后，出现噬菌斑为试验阳性。炭疽芽孢杆菌为阳性结果，其他芽孢杆菌为阴性。该试验已作为国家进出口商品检验局发布的“出口畜产品中炭疽芽孢杆菌检测方法”的行业标准。

（6）核酸检测　从质粒pXO_1中提取编码保护性抗原（PA）的DNA片段，经PCR扩增，制备^{32}P标记的核酸探针，用原位杂交技术检测标本中相应基因片段，该技术特异性强，重复性好。

四、抗菌药物敏感性

炭疽芽孢杆菌对青霉素、红霉素、庆大霉素、氯霉素、链霉素、环丙沙星、多西环素敏感，对头孢菌素耐药，早期使用氟喹诺酮类、联合一种敏感抗菌药物，能提高生存率。蜡样芽孢杆菌可产生广谱β－内酰胺酶，从而对青霉素、氨苄西林、头孢菌素耐药，两种细菌同时对甲氧苄啶也耐药，但对克林霉素、红霉素、氯霉素、万古霉素、氨基糖苷类、四环素、磺胺类抗菌药物敏感，口服环丙沙星对蜡样芽孢杆菌引起的伤口感染有效，早期克林霉素联合庆大霉素对眼部感染效果最佳。对其他芽孢杆菌，可选用青霉素及衍生物、头孢菌素。应注意在临床标本中已分离到对万古霉素耐药菌株。

五、临床意义

炭疽芽孢杆菌是炭疽的病原菌，主要传播途径为摄入污染食物或皮肤接触，引起肺、皮肤、肠的炭疽病，均可并发败血症和炭疽性脑膜炎，近年来其作为一种生物恐怖武器而受到人们的关注。任何时候分离到炭疽芽孢杆菌都应重视，须立即向有关部门报告。

蜡样芽孢杆菌广泛分布于自然界的土壤、水和尘埃中，易污染米饭、淀粉、乳及乳制品、果汁等富含蛋白的食品，引起食物中毒，并可导致败血症，心内膜炎、创伤和肺部感染，该菌还可引起人类暴发性眼感染，甚至导致眼球摘除或失明，因此，若在眼睛分泌物中分离到该菌应立即与临床联系。

除了炭疽芽孢杆菌外，绝大多数芽孢杆菌都是环境中的污染菌，单次从临床标本分离到，没有临床意义。但当从临床标本中分离到的需氧芽孢杆菌为纯培养或优势生长菌株，或多次从临床标本检测到同一菌株时，应考虑潜在的临床意义。从伤口标本多次分离到中等量或大量需氧芽孢杆菌通常有意义，血液中多次获得纯培养，也需要慎重考虑。

食品低度污染需氧芽孢杆菌非常常见，因此，判定需氧芽孢杆菌性食物中毒的标准应包括：①从可疑食物分离到可疑菌株，细菌量 > 10^5 CFU/g（可疑菌株为怀疑蜡样芽孢杆菌食物性中毒，检测到催吐毒素和/或肠毒素）；②从急性感染患者样本中分离到大量与食品检出菌株相同的生物突变株或质粒型菌株。

扫码“学一学”

第二节　李斯特菌属

一、分类和命名

李斯特菌属（*Listeria*）隶属芽孢杆菌科，目前属内有产单核细胞李斯特菌（*L. monocytogenes*）、无害李斯特菌（*L. innocua*）、伊氏李斯特菌（*L. ivanovii*）、斯氏李斯特菌（*L. seeligery*）、威氏李斯特菌（*L. welshimeri*）和 *L. marthi* 等6个菌种，伊氏李斯特菌又含有2个亚种。本属细菌仅产单核细胞李斯特菌和伊氏李斯特菌对人及动物致病。李斯特菌属的 DNA G + C 含量为（36 ~ 42）mol%，代表菌种为产单核细胞李斯特菌。

二、生物学特性

产单核细胞李斯特菌（*L. monocytogenes*）为革兰阳性短小杆菌，常呈 V 字形排列，较少呈长链状（图 17 – 7），但 42.8℃培养下可形成长链；有鞭毛，在 25℃运动活泼，35℃动力缓慢；无芽孢；一般不形成荚膜，在血清葡萄糖蛋白胨水中可形成多糖荚膜。

兼性厌氧，营养要求不高，普通培养基上即可生长。在血平板上形成圆形、光滑的灰白色菌落，有狭窄 β 溶血环（图 17 – 8）。在肉汤培养基中混浊生长，表面形成菌膜；在半固体培养基中沿穿刺线向四周蔓延生长，形成倒伞状（图 17 – 9）。能在 4℃ 条件下生长，可进行冷增菌。

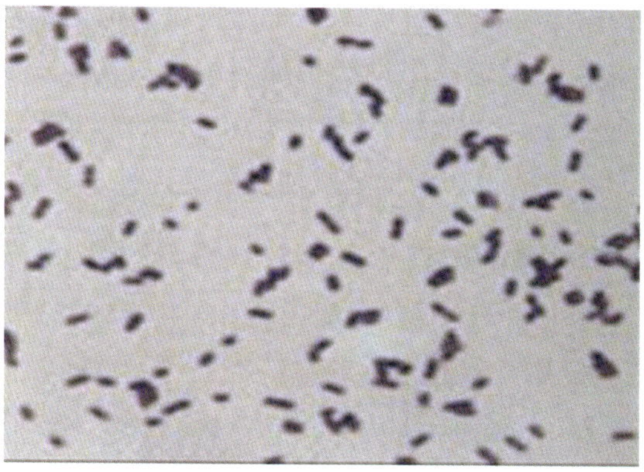

图 17 – 7　产单核细胞李斯特菌形态（革兰染色）

（引自 Betty A. Forbes，Daniel F. Sahm，Alice S. Weissfeld. Bailey & Scott's diagnostic microbiology［M］. 12th ed. Mosby，2007.）

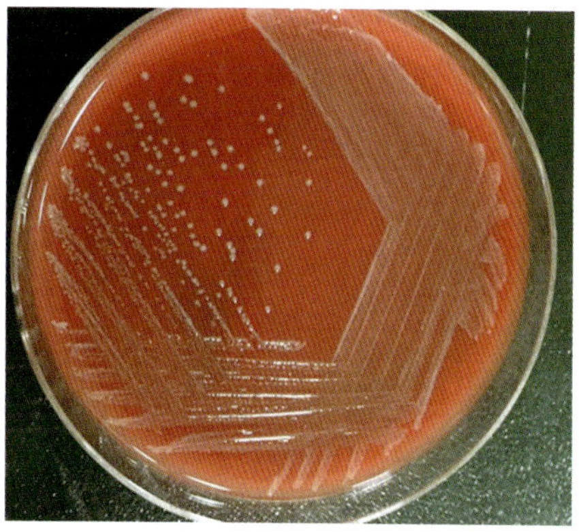

图 17 – 8　产单核细胞李斯特菌菌落形态

根据菌体和鞭毛抗原不同，分为 4 个血清型和多个亚型，抗原结构与毒力无关。1 型以感染啮齿动物为主，4 型以感染反刍动物为主，各型均可感染人类，以 1a、2b、4b 亚型最为多见，4b 亚型致病力最强。本菌与葡萄球菌、链球菌和大肠埃希菌等均有共同抗原，故血清学诊断缺乏特异性。

本菌耐盐（200g/L NaCl 溶液中长期存活）、耐碱（25g/L NaOH 溶液存活 20 分钟），对酸、热及常用消毒剂敏感，60～70℃加热 5～20 分钟或 70% 的乙醇 5 分钟都可杀灭本菌。

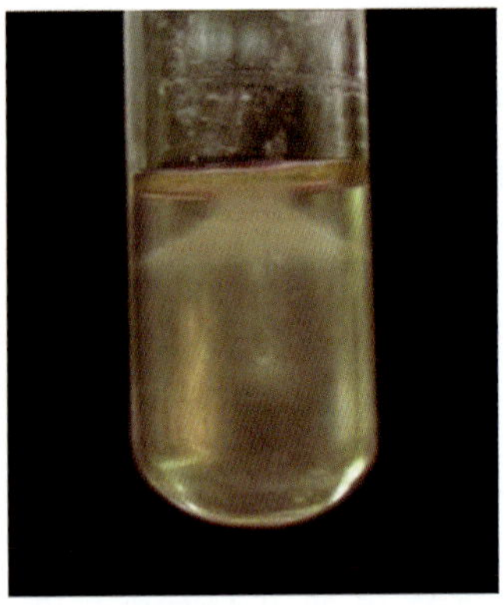
图 17－9　产单核细胞李斯特菌形成倒伞状

三、鉴别与鉴定

1. 属间鉴别　依据革兰染色形态学特征、动力及触酶反应的不同，可将李斯特菌属与链球菌属及肠球菌属鉴别；产单核细胞李斯特菌与丹毒丝菌属及棒状杆菌属主要鉴定特性见表 17－3。李斯特菌属鉴定特性是革兰染色阳性杆菌，细菌在湿片中呈翻筋斗运动；触酶阳性；七叶苷阳性；加上发酵葡萄糖产酸；甲基红、V－P 试验阳性证实。

表 17－3　产单核细胞李斯特菌与其他相似细菌鉴别特性

菌种	触酶	动力	胆汁七叶苷	葡萄糖	TSI 琼脂产 H_2S	溶血	硝酸盐	脲酶
产单核细胞李斯特菌	+	+	+	+	－	β	－	－
棒状杆菌属	+	－	V	V	－	V	V	V
红斑丹毒丝菌	－	－	－	－	+	无/α	－	－

注：V 表示 11%～89% 的菌株阳性

2. 属内鉴别　李斯特菌属菌种间鉴别的关键特征见表 17－4。产单核细胞李斯特菌的菌落很小，溶血环狭窄，没有延伸超过菌落的边缘，位于菌落的正下方，斯氏李斯特菌亦可有狭窄溶血环，可根据表 17－4 所示生化反应区别。CAMP 实验可用于产生溶血环的李斯特菌属菌种间的鉴别：用金黄色葡萄球菌和马红球菌检测产单核细胞李斯特菌协同溶血反应，产单核细胞李斯特菌和斯氏李斯特菌在金黄色葡萄球菌附近产生加强的溶血反应，伊氏李斯特菌在马红球菌附近产生加强的溶血反应。CAMP 实验的可信度有限，需谨慎解释。

此外，目前常用的商品化细菌鉴定系统均能可靠地将李斯特菌属细菌鉴定到种。

表 17－4　李斯特菌属各菌种的鉴别[b]

特性	伊氏李斯特菌伊氏亚种	伊氏李斯特菌伦敦亚种	产单核细胞李斯特菌
β 溶血	＋＋[b,c]	＋＋	+
CAMP 实验（金黄色葡萄球菌）	－	－	+
CAMP 实验（马红球菌）	+	+	V
产酸			
甘露醇	－	－	－
α－甲基甘露糖苷	－	－	+
鼠李糖	－	－	+
可溶性淀粉	－	－	－
D－木糖	+	+	－
核糖	+	－	－
水解马尿酸盐	+	+	+
小白鼠致病性	+	ND	+

注：＋表示 90% 以上的菌株阳性，－表示 90% 以上的菌株阴性，ND 表示未确定，V 表示不定；[b]表示溶血环宽阔且多样性；[c]表示伊氏亚种和伦敦亚种之间的鉴别，核糖实验，前者阳性，后者阴性

四、抗菌药物敏感性

治疗李斯特菌病首选氨基青霉素（如阿莫西林或氨苄西林）加庆大霉素。目前尚未发现对氨苄西林耐药的李斯特菌株。氨基糖苷类抗菌药物能增强青霉素对产单核细胞李斯特菌的抗菌（杀菌）活性。对青霉素和莫西沙星过敏的患者推荐复方磺胺甲噁唑。产单核细胞李斯特菌对头孢菌素、磷霉素及夫西地酸天然耐药。

五、临床意义

产单核细胞李斯特菌为细胞内寄生菌，常伴随EB病毒感染引起传染性单核细胞增多症，也可引起脑膜炎、败血症及流产，易感者为新生儿、孕妇及免疫缺陷和免疫力低下者。传染源为健康带菌者，健康人粪便中该菌携带率为0.6%～1.6%，主要以粪-口途径传播，也可经胎盘、产道垂直感染，对胎儿和新生儿有一定致死率或者神经生理上造成永久性缺陷。李斯特菌属菌种分布广泛，并能在4℃生长，故容易有许多机会进入食品生产或加工过程导致污染，而引起食源性感染。从血液、CSF或其他无菌部位分离到产单核李斯特菌可诊断李斯特菌感染。此时，需要将细菌鉴定到种，尤其是从免疫抑制的患者和>60岁或<1个月的患者血液、CSF或其他无菌部位标本直接镜检发现革兰阳性、规则、短杆菌时，应怀疑李斯特菌感染，需立即向医生报告。

第三节　丹毒丝菌属

扫码"学一学"

一、分类和命名

丹毒丝菌属（*Erysipelothrix*）隶属丹毒丝菌科，目前有猪红斑丹毒丝菌（*E. rhusispathiae*）、扁桃腺丹毒丝菌（*E. thnsillarum*）和食心虫网膜丹毒丝菌（*E. inopinata*）等3个菌种，仅红斑丹毒丝菌可导致人类疾病。丹毒丝菌属的DNA G+C含量为（36～40）mol%，代表菌种为红斑丹毒丝菌。

二、生物学特性

红斑丹毒丝菌为无抗酸性的革兰阳性杆菌，大小为（0.2～0.5）μm×（0.8～2.5）μm，菌体末端圆形，呈单个、短链状或细长无分支纤毛样（60μm以上）（图17-10）。无芽孢、无动力、无荚膜；兼性厌氧；生长温度范围宽（5～42℃），最适温度为30～37℃，最适pH为7.2～7.4，耐8.5%的NaCl。血平板上孵育24小时，形成直径为0.1～0.5mm的微小菌落，α溶血或不溶血（图17-11）。触酶、氧化酶阴性；不水解七叶苷；发酵葡萄糖能力弱，不产气；甲基红、V-P阴性；吲哚、脲酶阴性；三糖铁琼脂产H_2S（图17-12）。

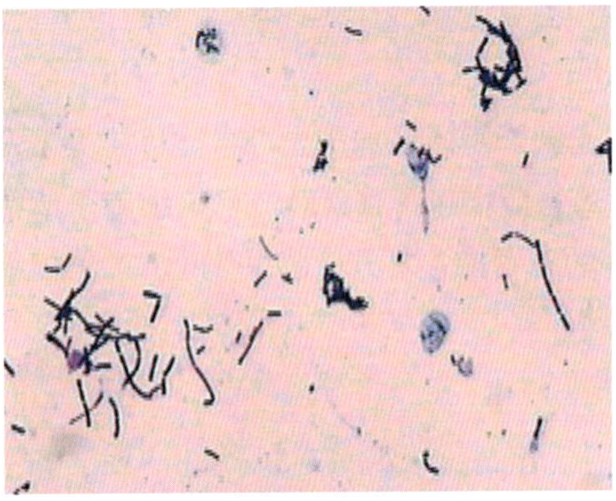

图 17－10 红斑丹毒丝菌形态（革兰染色）

（引自 Betty A. Forbes，Daniel F. Sahm，Alice S. Weissfeld. Bailey & Scott's diagnostic microbiology［M］. 12th ed. Mosby，2007.）

图 17－11 红斑丹毒丝菌菌落形态

（引自 Patrick R Murray. Maunal of clinical microbiology［M］. 8th ed. Washington：American Society for Microbiology，2003.）

三、鉴别与鉴定

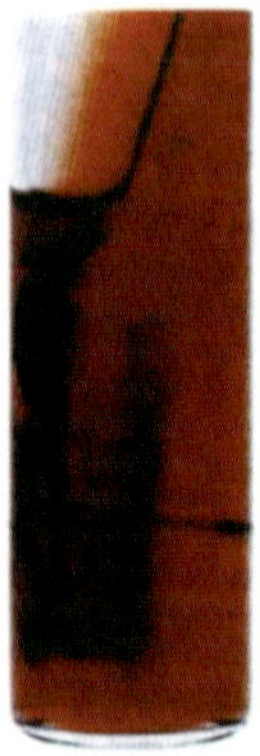

图 17－12 丹毒丝菌三糖铁琼脂产 H_2S

与丹毒丝菌属细菌形态学及生物化学特征相似的人类病原菌主要有乳杆菌属和李斯特菌属，它们通常都为无芽孢、无色素革兰阳性杆菌。红斑丹毒丝菌主要的鉴别性特征是在含血清的三糖铁琼脂中产生 H_2S，明胶穿刺22℃孵育，出现“试管刷”状生长。临床分离的革兰阳性杆菌，除了需氧芽孢菌属某些菌种外，极少在三糖铁琼脂中产 H_2S。本菌与芽孢菌属的鉴别是菌体形态、芽孢形成和触酶试验。李斯特菌属触酶阳性、动力阳性、七叶苷阳性，无 α－溶血。有时，棒状杆菌属和链球菌属也易与红斑丹毒丝菌混淆，可通过镜下菌体形态学观察区分。红斑丹毒丝菌与扁桃体丹毒丝菌的区别为后者发酵蔗糖。目前常用的商品化细菌鉴定系统能可靠地鉴定猪红斑丹毒丝菌。

四、抗菌药物敏感性

治疗局部和全身红斑丹毒丝感染首选青霉素和氨苄西林，也可选用广谱头孢菌素或氟喹诺酮。目前尚未见对上述药物耐药的报道。此外，红斑丹毒丝菌体外实验对克林霉素、红霉素、达托霉素、亚胺培南和四环素敏感，对万古霉素、氨基糖苷类和磺胺天然耐药。常规情况下并不需要进行抗菌药物敏感性试验，然而对青霉素过敏的患者应该履行红霉素、克林霉素或更多抗菌药物的敏感性试验。CLSI 指南（M45－A2）提供红斑丹毒丝菌的微量肉汤稀释法药敏试验，提供青霉素、氨苄西林、头孢吡肟、头孢噻肟、头孢曲松、亚胺培南、美罗培南、红霉素、环丙沙星、加替沙星、左氧氟沙星和克林霉素的判断折点值。

五、临床意义

红斑丹毒丝菌广泛分布于自然界，适宜于低温、碱性条件和有机物寄生生存，但常导致与猪等家畜相关动物的疾病。人类的感染较少见，常为皮肤擦伤、咬伤、创伤，多见于双手、双臂，多见于从事兽医、屠宰、水产养殖等工作者，感染类型多为局限性蜂窝织炎，或损害局部变硬无痛感、水肿和发炎，边缘清楚但不化脓，预后一般较差。标本直接镜检中发现革兰阳性及革兰染色可变杆菌，菌体呈珠状球杆状和长纤毛状细菌时，提示红斑丹毒丝菌可能。任何时候检出红斑丹毒丝菌均有临床意义，鉴定到种是正确使用抗菌药物的关键。

扫码“学一学”

第四节　加德纳菌属

一、分类和命名

加德纳菌属目前属内只有阴道加德纳菌（*G. vaginalis*）一个菌种；该菌为阴道正常菌群，可因菌群失调引起细菌性阴道病。加德纳菌属 DNA 中 G + C 含量（42～44）mol%，代表菌种为阴道加德纳菌。

二、生物学特性

阴道加德纳菌为小杆菌，但具多形态性，大小为 0.5μm ×（1～2.5）μm，单个或成双排列，无特殊结构。革兰染色不定，与菌株和培养条件有关，临床新鲜标本分离株或高浓度血清中生长的菌株呈革兰阳性，实验室保存菌株为革兰阴性。多数菌株为兼性厌氧，营养要求较高，普通培养基上不生长。常用血平板在 5% CO_2 环境中培养，形成针尖状、圆形、光滑、不透明的菌落，在人和兔血平板上出现 β 溶血环，羊血平板上不溶血。

三、鉴别与鉴定

1. 加德纳菌属细菌的鉴定　一般情况下不做细菌的分离培养和生化反应，根据临床诊断，以阴道分泌物革兰染色找到线索细胞（图 17－13）、阴道分泌物 pH 值测定及胺试验为主要鉴定依据。该菌触酶阴性、无动力、缓慢发酵糖类；大多数阴道加德纳菌能水解马尿酸钠，不还原硝酸盐、V－P 阴性。对多聚茴香脑磺酸钠（SPS）、2－甲基－5 硝基 1－咪唑基乙醇、三甲氧苄二氨嘧啶和氨磺酰敏感。

2. 非特异细菌性阴道病检验

（1）pH 测定　测定阴道分泌物 pH，大于 4.5 为可疑 BV。

（2）胺试验　阴道分泌物滴加 10% KOH，若发出腐败鱼腥样胺臭味即为阳性。

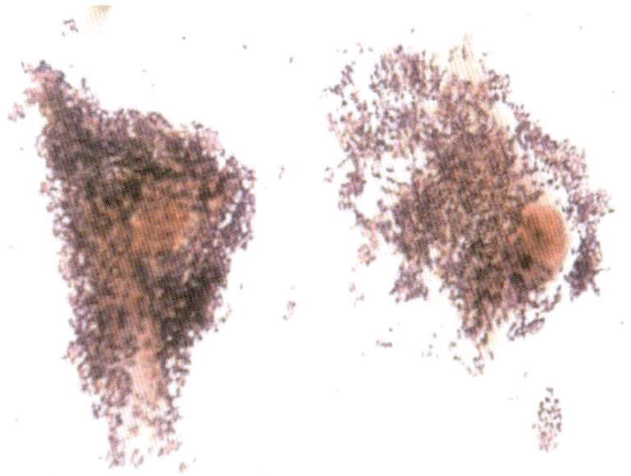

图 17－13　线索细胞形态（革兰染色）

（引自 Betty A. Forbes，Daniel F. Sahm，Alice S. Weissfeld. Bailey & Scott's diagnostic microbiology［M］. 12th ed. Mosby，2007.）

四、抗菌药物敏感性

所有菌株对青霉素类、万古霉素和甲硝唑敏感；对磺胺类、萘啶酸、新霉素、多黏菌素耐药。阴道加德纳菌不建议做药敏试验，可选用甲硝唑、氨苄西林或阿莫西林。迄今为止尚未发现产 β－内酰胺酶的阴道加德纳菌株。

五、临床意义

当阴道乳酸杆菌大量减少，阴道加德纳菌和厌氧菌过度增殖，造成阴道正常菌群微生态平衡失调，可引起非特异细菌性阴道病（*bacterial vaginosis*，BV），为性传播疾病之一。BV 还可导致妇产科多种严重并发症如子宫术后感染、产后子宫内膜炎等，并可引起新生儿败血症和软组织感染。健康妇女雌激素对阴道上皮细胞糖原含量多少的影响及由阴道乳酸杆菌分解糖原产生乳酸的多少是维持阴道微生态的主要因素。

扫码“学一学”

第五节　棒状杆菌属

一、分类和命名

棒状杆菌属（*Corynebacterium*）隶属放线菌科（*Actinomycetaceae*），目前有 81 个菌种和亚种，其中 50 个与医学有关，与临床关系密切的棒状杆菌属菌种有白喉棒状杆菌（*C. diphtheriae*）、假白喉棒状杆菌（*C. pseudodiphtheriticum*）、干燥棒状杆菌（*C. xerosis*）、假结核棒状杆菌（*C. pseudotuberculosis*）、无枝菌酸棒状杆菌（*C. amycolatum*）、麦氏棒状杆菌（*C. macginleyi*）、纹带棒状杆菌（*C. striatum*）、溃疡棒状杆菌（*C. ulcerans*）、解脲棒状杆菌（*C. urealyticum*），以及 CDC group F－1 和 CDC group G 两个未命名种等。引起人类疾病的主要是白喉棒状杆菌，其他的多数为条件致病菌，形态与白喉棒状杆菌相似，统称为棒状杆菌。

棒状杆菌属的 DNA G＋C 含量变化较大，为（46～74）mol%，代表菌种为白喉棒状杆菌。

二、生物学特性

棒状杆菌属细菌为革兰阳性直或微弯曲杆菌，菌体不分枝、两边不平行，一端或两端膨大呈棒状；细胞无抗酸性，革兰染色通常均匀；成单、成对、V 形、栅形或呈簇状排列。不产生芽孢，无荚膜，多数无鞭毛。通常细胞内有异染颗粒（metachromatic granules）。需氧或兼性厌氧（杰克棒状杆菌为严格嗜氧菌）。营养要求高，在含有血液、血清、鸡蛋的培养基上生长，麦康凯平板上不生长，棒状杆菌均可在 5% 羊血平板上良好生长，最适生长温度 35℃。

白喉棒状杆菌（*C. diphtheriae*）是棒状杆菌属中最重要的医学相关菌种，用亚甲蓝、Albert 法、Neisser 法等染色可显示菌体内有浓染的异染颗粒，排列成念珠状或位于菌体两端，也称为极体，为本菌的形态鉴别特征（图 17－14）。在血平板上 35℃培养 24 小时后形成灰白色、不透明的 S 型菌落，有狭窄的 β 溶血环。在吕氏血清斜面上生长较快，10～12 小时即形成灰白色、有光泽的菌苔，镜下形态典型，异染颗粒明显。亚碲酸钾能抑制杂菌生长，因此，亚碲酸钾血平板通常用于白喉棒状杆菌的初次分离培养，亚碲酸盐能透过细胞膜进入白喉棒状杆菌细胞质中，还原为金属碲而使菌落呈黑色（图 17－15）。白喉棒状杆菌根据在亚碲酸钾血平板上生长的菌落特点分为重型、轻型、中间型三型，型别与疾病轻重程度无明显相关系，我国以轻型多见。

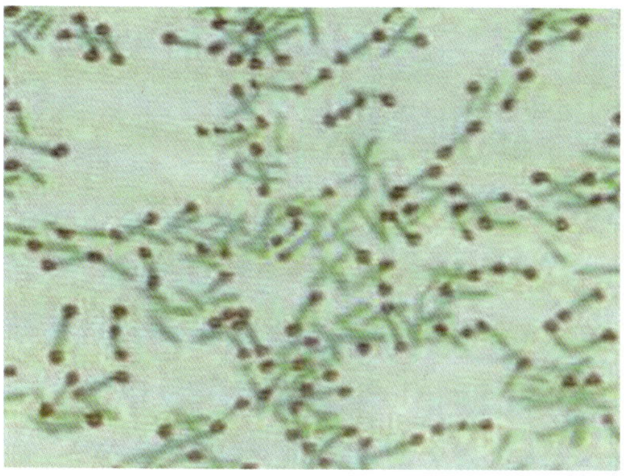

图 17－14　白喉棒状杆菌异染颗粒

（引自 Luis M. de la Maza，Marie T. Pezzlo，Ellen Jo Baron. Color atlas of diagnostic microbiology ［M］. St Louis：Mosby，1997.）

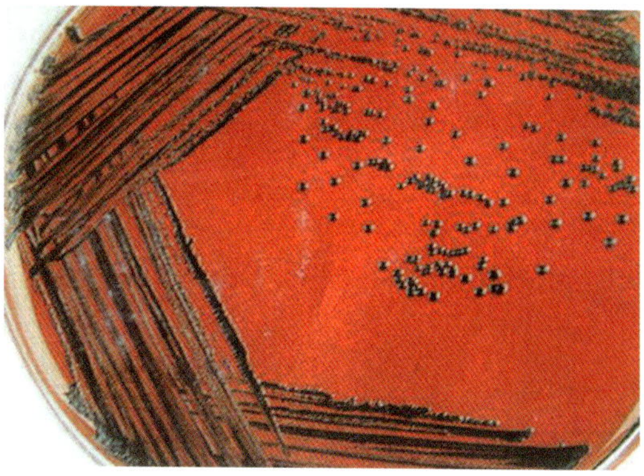

图 17－15　白喉棒状杆菌菌落（亚碲酸钾血平板）

（引自 Betty A. Forbes，Daniel F. Sahm，Alice S. Weissfeld. Bailey & Scott's diagnostic microbiology ［M］. 12th ed. Mosby，2007.）

细菌表面具有 K 抗原，为不耐热、不耐碱的蛋白质，可引起感染者产生抗菌免疫和超敏反应。细胞壁具有耐热抗原，为阿拉伯半乳糖，是寄生于人和动物的棒状杆菌的共同抗原，与分枝杆菌和诺卡菌属有交叉。本菌对干燥、寒冷、日光等因素较其他无芽孢菌强，对湿热和常用消毒剂敏感。

三、鉴别与鉴定

1. 属内鉴别　表 17－5 中的试验可以鉴定大部分临床常见的棒状杆菌属的菌种。目前市售的多种商品化鉴定系统能准确鉴定大部分棒状杆菌属细菌，但目前尚无一家能 100% 对棒状杆菌直接作出准确的鉴定，有一半多需要做补充实验。

表 17－5　临床标本常见棒状杆菌属细菌鉴定

菌种	发酵/氧化	嗜脂性	硝酸盐还原	脲酶	水解七叶苷	吡嗪酰胺酶	碱性磷酸酶	碳水化合物利用					CAMP
								葡萄糖	麦芽糖	蔗糖	甘露醇	木糖	
拥挤棒状杆菌	F	+	+	-	-	V	-	+	-	V	V	-	-
非发酵棒状杆菌非发酵型	O	-	-	-	-	+	+	-	-	-	-	-	V
非发酵棒状杆菌嗜脂亚型	O	+	-	-	-	+	+	-	-	-	-	-	V
无枝菌酸棒状杆菌	F	-	V	V	-	+	+	+	V	V	-	-	-
白喉棒状杆菌													
重型	F	-	+	-	-	-	-	+	+	-	-	-	-
中间型	F	+	+	-	-	-	-	+	+	-	-	-	-
轻型	F	-	+	-	-	-	-	+	+	-	-	-	-
贝尔法梯型	F	-	-	-	-	-	-	+	+	-	-	-	-
解谷氨酸棒状杆菌	F	-	-	V	V	+	V	+	V	+	-	V	-
杰克棒状杆菌	O	+	-	-	-	+	+	+	V	-	-	-	-
麦氏棒状杆菌	F	+	+	-	-	-	+	+	-	+	V	-	-
微小棒状杆菌	F	-	-	-	-	+	+	+	+	V	V	-	-

续表

菌种	发酵/氧化	嗜脂性	硝酸盐还原	脲酶	水解七叶苷	吡嗪酰胺酶	碱性磷酸酶	碳水化合物利用					CAMP
								葡萄糖	麦芽糖	蔗糖	甘露醇	木糖	
假白喉棒状杆菌	O	-	+	+	-	+	V	-	-	-	-	-	REV
假结核棒状杆菌	F	-	V	+	-	-	V	+	+	V	-	-	-
芮氏棒状杆菌	F	-	-	+		V	V		(+)	-	-	-	-
纹带棒状杆菌	F	-	+	-	-	+	+	+	-	V	-	-	V
溃疡棒状杆菌	O	-	-	-	-	+	+	+	+	-	-	-	-
解脲棒状杆菌	O	+	-	+	-	+	V	-	-	-	-	-	-
干燥棒状杆菌	F	-	V	-	-	+	+	+	+	+	-	-	-

注：+表示阳性，-表示阴性，V表示不定，( )表示延长或弱反应，O表示氧化，F表示还原，[b]表示白喉棒状杆菌轻型硝酸盐还原试验阳性，贝尔法梯型阴性

2. 白喉棒状杆菌的鉴定

（1）直接涂片染色镜检　将标本直接制成两张涂片，分别做革兰染色和异染颗粒染色，镜检如出现革兰阳性棒状杆菌，形态典型具有明显异染颗粒，立即可做“直接涂片检出具有异染颗粒的革兰阳性杆菌”的初步报告，供临床参考。

（2）分离培养　同时接种血平板及胱氨酸－亚碲酸钾血平板，35℃孵育48小时，挑取可疑菌落镜检，革兰染色和异染颗粒染色。白喉棒状杆菌鉴定要点为：革兰阳性，着色不均匀，菌体细长微弯曲，排列不规则，具有异染颗粒，无动力，无芽孢；经亚碲酸钾血平板分离到黑色菌落，毒力试验阳性者，可报告“检出白喉棒状杆菌产毒菌株”。

（3）生化反应　白喉棒状杆菌的生化反应为葡萄糖、麦芽糖阳性，蔗糖、脲酶阴性，触酶阳性，与其他棒状杆菌的区别见表17－5。已有商品化的试剂盒用于棒状杆菌属的鉴定如API快速棒状杆菌试剂条、Minitek系统等。

（4）毒力检测　白喉棒状杆菌包括无毒株和有毒株，需要通过毒力试验鉴定白喉杆菌的致病菌株，应用白喉抗毒素检测白喉杆菌毒素，确定产毒株，常用方法有ELISA法和Elek平板毒力试验。

四、抗菌药物敏感性

棒状杆菌属菌种通常对β－内酰胺类抗生素包括青霉素敏感，部分菌株对大环内酯类耐药。部分棒状杆菌属细菌对万古霉素天然耐药，不建议使用万古霉素作为治疗棒状杆菌感染的一线药物，若检材标本分离到有临床意义的菌株时，建议进行药敏试验。

五、临床意义

白喉棒状杆菌所致的疾病白喉为急性呼吸道传染病，传染源为患者和带菌者，通过飞沫或污染的物品传播，人群普遍有感染可能，但有明显的年龄差异，2～4岁儿童发病率最高。

白喉棒状杆菌的主要致病物质是外毒素，即白喉毒素，但是并非所有的菌株都能产生，只有携带有产毒素基因（tox^{+}）β－棒状噬菌体（*CorynepHage β*）的溶原性菌株才能产生。白喉毒素可阻断细胞蛋白质合成，引起细胞功能的障碍。白喉毒素常见的易感细胞有心肌、

外周神经、肝、肾、肾上腺等组织，使细胞蛋白质合成障碍，导致临床常有心肌炎和软腭麻痹症状及肝、肾等严重病变的发生。

感染后白喉棒状杆菌在鼻咽部黏膜处繁殖，一般不侵入血流，但其产生的大量外毒素可被吸收入血，引起局部炎症和毒血症。细菌和毒素可使局部黏膜上皮细胞产生炎症、渗出和坏死反应，渗出液中的纤维蛋白将炎症细胞、黏膜坏死组织和菌体凝结在一起形成灰白色膜，称为假膜（pseudomembrane），假膜与黏膜紧密相连，不易拭去。若假膜延伸至喉内并脱落于气管，可致患者窒息，成为早期致死的主要原因。

除白喉棒状杆菌外，棒状杆菌属菌种多数分布于人和动物鼻腔、咽喉、外耳道、外阴和皮肤，一般无致病性或与其他细菌一起引起混合感染。近年来，由于大量使用免疫抑制剂和不合理使用抗生素，尤其介入性诊疗手段的广泛应用，这些条件致病菌导致的医院内感染病例增多，如菌血症、心内膜炎、骨髓炎等。

棒状杆菌在以下情况下需鉴定到种：①来自无菌体液如血液（多个标本仅一次阳性除外）；②优势菌；③尿标本纯培养 $>10^4$ CFU/ml 或菌落计数 $>10^5$ CFU/ml 的优势生长菌种。以下情况棒状杆菌具有临床意义：①多个标本均分离到同一种棒状杆菌；②标本直接染色检出棒状杆菌，同时发现有白细胞；③标本分离到其他致病性较弱的细菌。

第六节　需氧放线菌

扫码“学一学”

扫码“看一看”

放线菌（*Actinomycete*）是一类原核细胞型微生物，以分裂方式繁殖，常形成分枝状无隔营养菌丝。与医学有关的放线菌可按照细胞壁中是否含有分枝菌酸分为两类：不含分枝菌酸的主要包括放线菌属、链霉菌属和红球菌属；含有分枝菌酸的主要包括诺卡菌属、分枝杆菌属及棒状杆菌属。链霉菌属和红球菌属较少引起人类感染，放线菌属为厌氧菌，分枝杆菌属、棒状杆菌属见相关章节，本节主要介绍需氧性放线菌的诺卡菌属（*Nocardia*）。

一、分类和命名

诺卡菌属（*Nocardia*）属于放线菌目（*Actinomycetales*）诺卡菌科（*Nocardiaceae*），目前有 89 个种，与医学有关的有脓肿诺卡菌（*N. abscessus*）、非洲诺卡菌（*N. africana*）、星形诺卡菌（*N. asteroids*）、巴西诺卡菌（*N. brasiliensis*）、短链诺卡菌（*N. brevicatena*）、肉色诺卡菌（*N. carnea*）、皮疽诺卡菌（*N. farcinica*）等，诺卡菌属的 G + C 含量较高，为（64 ~ 72）mol%，代表菌种为星型诺卡菌。

二、生物学特性

诺卡菌为革兰阳性杆菌，有细长的分枝菌丝，形态基本与放线菌属相似，但菌丝末端不膨大。抗酸染色弱阳性，若延长脱色时间则失去抗酸性，可与结核分枝杆菌相区别。在培养早期分枝状菌丝较少，多为球状或杆状菌体（图 17 - 16）；如培养时间较长可见有丰富的菌丝形成，丝体呈粗细不等的串珠状（图 17 - 17）。在患者痰、脓汁、脑脊液等直接涂片中多见纤细的分枝状菌丝。

诺卡菌为专性需氧菌，营养要求不高但繁殖速度较慢，在普通平板或沙氏平板上 35℃ 下培养 5 ~ 7 天才可见到菌落，菌落表面干燥、有皱褶或呈颗粒状，可产生橙红、黄色、绿色等不同色素（图 17－18）。在液体培养基中，由于需氧可在表面生成菌膜，下部液体澄清。

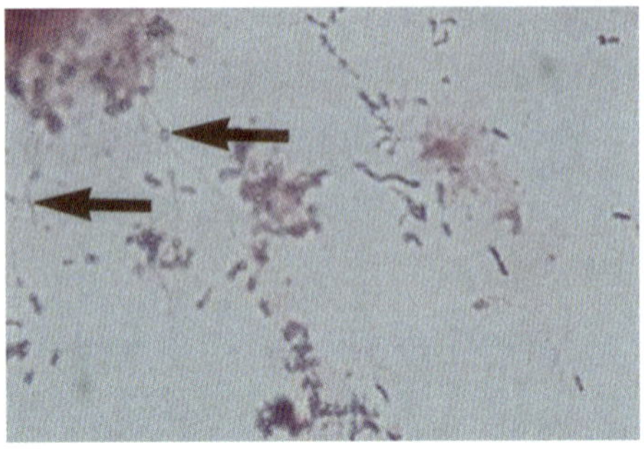

图 17－16 星形诺卡菌形态（革兰染色，箭头所指为分枝菌丝）

（引自 Betty A. Forbes，Daniel F. Sahm，Alice S. Weissfeld. Bailey & Scott′s diagnostic microbiology［M］. 12th ed. Mosby，2007.）

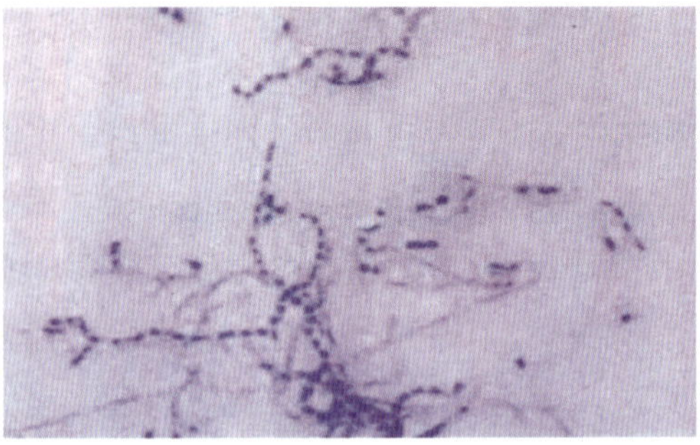

图 17－17 星形诺卡菌菌丝（革兰染色）

（引自 Patrick R Murray. Maunal of clinical microbiology［M］. 8th ed. Washington：American Society for Microbiology，2003.）

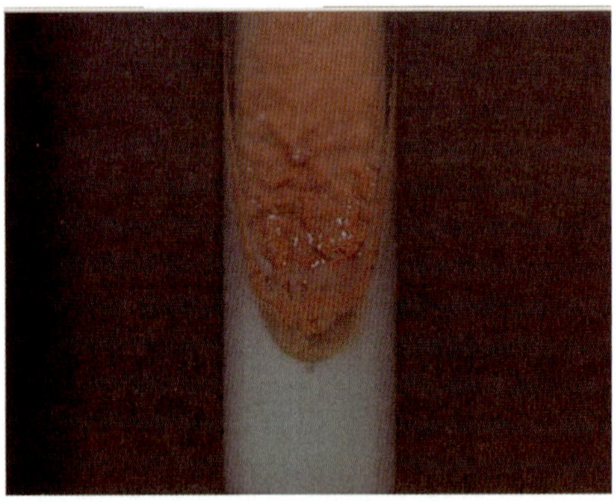

图 17－18 星形状诺卡菌菌落（L－J）

（引自 Betty A. Forbes，Daniel F. Sahm，Alice S. Weissfeld. Bailey & Scott′s Diagnostic Microbiology［M］. 12th ed. Mosby，2007.）

三、鉴别与鉴定

1. 属间鉴别 诺卡菌属与分枝杆菌属和放线菌属三者镜下形态相似，但星形诺卡菌革兰染色性强、抗酸染色弱阳性，分枝杆菌属抗酸性强、不易脱色、革兰染色弱阳性，放线菌属抗酸性则为阴性。与红球菌属的鉴别是星形诺卡菌对青霉素耐药，有气生菌丝，而红球菌则相反。与棒状杆菌属的鉴别是星形诺卡菌菌体呈丝状，而棒状杆菌属菌体一端或两端膨大呈棒状。

2. 属内鉴定 本菌特征为革兰阳性，菌体为丝状，抗酸染色弱阳性，生长缓慢，菌落较小，分解葡萄糖，不分解酪蛋白、酪氨酸和黄嘌呤。诺卡菌培养 24～48 小时后有小菌落缓慢出现，淡黄色粗颗粒样，边缘陷入培养基中，表面干燥，白色或淡黄色；时间延长则菌落皱折、堆叠如皮革样，表面有白垩样或天鹅绒样气中菌丝体，触之坚硬不易乳化于生理盐水中；有泥土气味，有的菌落呈橘黄、黄褐或红色。

除菌落、菌体形态鉴定外，星形诺卡菌和巴西诺卡菌等属内各菌种的鉴别特征表 17－6。

表 17－6　诺卡菌属内菌种的鉴别

菌种	葡萄糖	阿拉伯糖	唯一利用碳源				水解七叶苷	腺嘌呤	酪蛋白	45℃生长
			侧金盏花醇	肌醇	鼠李糖	半乳糖				
脓肿诺卡菌	+	－	－	－	V	－	－	－	－	V
非洲诺卡菌	+	－	－	－	－	－	－	－	+	+
星形诺卡菌	+	－	－	－	V	V	－	－	－	V
巴西诺卡菌	+	－	－	+	－	+	+	－	+	－
短链诺卡菌	－	－	－	－	V	－	+	－	－	V
肉色诺卡菌	－	－	－	－	－	－	+	－	－	－

注：＋表示阳性反应，－表示阴性反应，V 表示不定

四、抗菌药物敏感性

CLSI 推荐使用微量肉汤稀释法对诺卡菌属进行药物敏感性试验。临床分离的所有诺卡菌都应当进行药物敏感性试验，尤其对那些不能使用磺胺类药物的患者。药敏试验的操作及对折点的判断解释需要具备专业知识，对于不能常规开展此类药物敏感性试验的实验室应该将所分离菌株送参考实验室进行药敏试验。推荐进行基本药敏试验的抗菌药物包括阿米卡星、阿莫西林/克拉维酸、头孢曲松、环丙沙星、克拉霉素、亚胺培南、利奈唑胺、米诺环素、磺胺甲噁唑、复方磺胺甲噁唑和妥布霉素；次级备选药物敏感性试验的抗菌药物包括头孢吡肟、头孢噻肟、多西环素、莫西沙星和庆大霉素。许多药物都会有拖尾现象，例如磺胺类和利奈唑胺，这会对折点的判断带来问题。大多数诺卡菌对复方磺胺甲噁唑都是敏感的。此外，绝大多数情况下诺卡菌属对利奈唑胺体外也是敏感的。磺胺类药物和复方磺胺甲噁唑在某些情况下诸如诺卡菌引起中枢神经系统感染、具有播散性疾病或伴发 HIV 病毒感染可能导致治疗无效。

五、临床意义

诺卡菌属的细菌多引起外源性感染，有毒株为兼性胞内寄生菌，可抑制吞噬体和溶酶体融合，具有抗吞噬细胞的有氧杀菌机制。星形诺卡菌主要通过呼吸道侵入人体，引起原发性、化脓性肺部感染，症状类似肺结核，也可经肺部转移到皮下组织，产生脓肿及多发性瘘管，或扩散到其他脏器，如引起脑脓肿、腹膜炎等。在感染的组织及脓汁内有淡黄色、红色或黑色的色素颗粒。巴西诺卡菌可因外伤侵入皮下组织，引起慢性化脓性肉芽肿，表现为脓肿及多发性瘘管，好发于足、腿部，称为足分枝菌病（*mycetoma*），本病也可以由某些真菌及马杜拉放线菌引起。

本 章 小 结

扫码“练一练”

需氧革兰阳性杆菌种类繁多，广泛分布于自然界，常栖息水和土壤中，其中多数为人和动物的正常菌群，致病性因种而异，多为条件致病菌，有的为人兽共患病原菌，少数细菌具有高度致病性。炭疽芽孢杆菌为需氧芽孢杆菌属中致病力最强的革兰阳性大杆菌，可引起人与动物的炭疽病，也是恐怖分子常使用的“生物武器”。微生物检验在炭疽病诊断中具有重要意义，在标本采集、细菌分离培养、鉴定、感染标本处理中均应严格按照烈性传

染病的防护原则进行。蜡样芽孢杆菌主要引起人类食物中毒；产单核细胞李斯特菌可致人类单核细胞增多症等多种疾病；红斑丹毒丝菌常由动物传染给人引起类丹毒；阴道加德纳菌为阴道内正常菌群，在菌群失调时可引起细菌性阴道病。白喉棒状杆菌所致的疾病白喉为急性呼吸道传染病，传染源为患者和带菌者，通过飞沫或污染的物品传播。诺卡菌属的细菌多引起外源性感染，有毒株为兼性胞内寄生菌，可抑制吞噬体和溶酶体融合，具有抗吞噬细胞的有氧杀菌机制。上述细菌形态结构、培养特性、生化反应均有其特点，鉴定时应予注意。

（邹玖明）

第十八章　人畜共患病原菌

本章要点

1. **掌握**　人畜共患病原菌的概念。
2. **熟悉**　布鲁菌属、巴斯德菌属和弗朗西斯菌属的生物学特性和鉴别与鉴定。
3. **了解**　布鲁菌属、巴斯德菌属和弗朗西斯菌属的分类命名和临床意义。

人畜共患病原菌是指能引起动物和人类发生某些传染病的病原菌，人类由于直接接触病畜或其污染物以及媒介动物叮咬等途径而感染。人兽共患病原菌主要包括鼠疫耶尔森菌、炭疽芽孢杆菌和本节将要叙述的布鲁菌属、巴斯德菌属和弗朗西斯菌属等。

第一节　布鲁菌属

扫码“学一学”

扫码“看一看”

一、分类和命名

布鲁菌属（*Brucella*）属于布鲁菌科（*Brucellaceae*），目前，布鲁菌属有10个已确认的种，包括8个陆生菌种：流产牛布鲁菌（*B. abortus*）、马耳他布鲁菌（*B. melitensis*）、猪布鲁菌（*B. suis*）、犬布鲁菌（*B. canis*）、绵羊附睾布鲁菌（*B. ovis*）、森林鼠布鲁菌（*B. neotomae*）、田鼠布鲁菌（*B. micnoti*）、狒狒布鲁菌（*B. papionis*）和2个海洋菌种：鲸种布鲁菌（*B. ceti*）和鳍脚布鲁菌（*B. pinnipedialis*）。前4个陆生菌种可引起人类疾病，以马耳他布鲁菌为主，其次为流产布鲁菌。目前布鲁菌属共有19个生物型，其中流产布鲁菌8个型，猪布鲁菌5个型，马耳他布鲁菌3个型，绵羊附睾布鲁菌、森林鼠布鲁菌和犬布鲁菌各1个型。

布鲁菌属DNA G+C含量为（58～59）mol%。

二、生物学特性

布鲁菌为革兰阴性小球杆菌，大小为（0.5～0.7）μm×（0.6～1.5）μm，常分散存在（图18-1）。革兰染色呈不规则，偶见两极浓染，可采用改良Ziehl-Neelsen染色（菌体红色，背景蓝色）或柯兹洛夫斯基染色（菌体鲜红色，背景绿色）。无鞭毛、无芽孢，毒力菌株有微荚膜。

本菌专性需氧，营养要求高，初次分离培养需5%～10% CO_2、硫胺素、烟酸和生物素等，实验室常用肝浸液培养基培养，生长缓慢，初次分离时更为缓慢，最适pH为6.6～7.1；经35℃培养48小时可形成圆形、表面光滑、边缘整齐、中央稍凸起、直径2～3mm、无色、半透明的菌落（图18-2）。

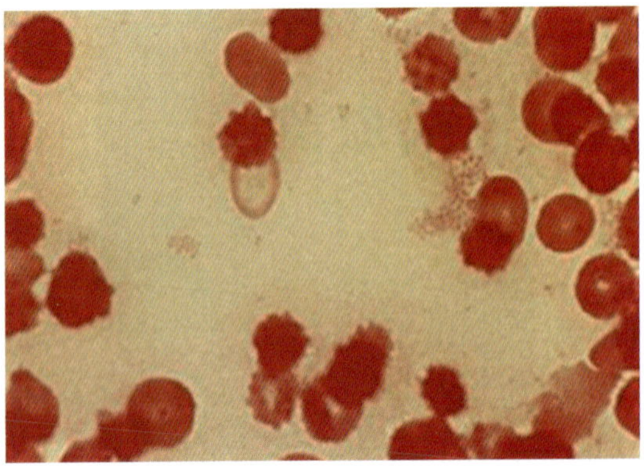

图 18-1　布鲁菌形态（革兰染色）

（引自 Luis M. de la Maza, Marie T. Pezzlo, Ellen Jo Baron. Color atlas of diagnostic microbiology [M]. St Lonis: Mosby, 1997.）

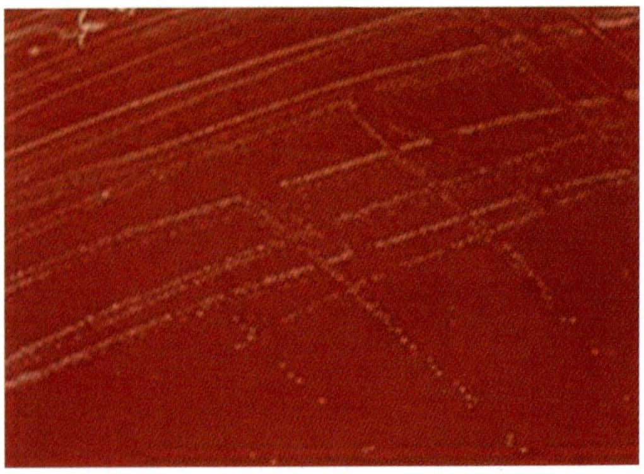

图 18-2　马耳他布鲁菌菌落（血平板）

（引自 Luis M. de la Maza, Marie T. Pezzlo, Ellen Jo Baron. Color atlas of diagnostic microbiology [M]. St Lonis: Mosby, 1997.）

本菌抗原结构复杂，主要有流产布鲁菌抗原（*B. Abortus* antigen，A 抗原）和马耳他布鲁菌抗原（*B. melitensis* antigen，M 抗原），两者在不同生物变种中的比例不同，如流产布鲁菌 A∶M 约为20∶1，马耳他布鲁菌 A∶M 约为 1∶20，而猪布鲁菌 A∶M 约为 2∶1，可利用单价抗 A 或抗 M 血清做凝集试验对其进行鉴别。

本菌在自然界的存活能力强，在病畜的脏器、分泌物及食物中能存活数周至数月，对低温的抵抗力强，但在湿热 60℃ 20 分钟、日光直接照射 20 分钟即死亡，对常用消毒剂的抵抗力弱。

三、鉴别与鉴定

布鲁菌可以通过气溶胶在实验室播散，操作该菌应在三级生物安全实验室中进行。

1. 属间鉴定　布鲁菌的主要特征是革兰阴性球杆菌，无动力，专性需氧，营养要求高，生长缓慢，氧化酶和触酶阳性等。鉴定布鲁菌种所必需的试验有：对 CO_2 的需求、硫化氢产生、尿素水解、染料敏感性和噬菌体裂解试验。为了统一标准，鉴定时须用国际标准菌株（马耳他布鲁菌 16M，流产布鲁菌 544A，猪布鲁菌 1330，犬布鲁菌 RM6/66，绵羊附睾布鲁菌 63/69，森林鼠布鲁菌 5K33 等）作对照。

2. 属内鉴定　临床常见布鲁菌的主要鉴定特征见表 18-1。

表 18-1　临床常见布鲁菌的主要鉴定特征

试验	马耳他布鲁菌	流产布鲁菌	猪布鲁菌	犬布鲁菌	绵羊附睾布鲁菌	森林鼠布鲁菌
触酶	+	+	+	+	+	+
氧化酶	+	+	+	-	-	+
葡萄糖	+	+	+	+	-	+
半乳糖	-	+	+	+	-	-
阿拉伯糖	-	+	+	+	-	-
精氨酸脱羧	-	-	+	-	-	+
硝酸盐还原	+	+	+	+	-	+
脲酶	D	+	+	+	-	+
硫化氢产生	-	+	(-)	+	-	-
硫堇耐受（40μg）	+	-	+	-	+	+
复红耐受（20μg）	+	+	-	-	(-)	-

注：+表示>90%菌株阳性，D 表示 21%~79%菌株阳性，(-) 表示 11%~20%菌株阳性，-表示<10%菌株阳性

3. 血清学诊断　从标本中直接涂片检查，或从标本中分离到布鲁菌的概率很低，且布鲁菌的培养营养条件苛刻而且时间长，故常根据血清学检查进行诊断。患者感染 1 周后，血清中出现 IgM 抗体，可用试管凝集试验检测，即将患者血清做对倍稀释，以流产布鲁菌作为抗原（标准菌量为 1×10^{9}CFU/ml），凝集效价达到 1∶200 或急性期和恢复期的血清效价有 4 倍升高者有诊断意义。感染 2～3 周后患者血清中出现 IgG 抗体，可用补体结合试验检测，效价达到 1∶10 时为阳性，或血清效价有 4 倍升高者有诊断意义。IgG 抗体维持时间长，对诊断慢性布鲁病的意义较大。ELISA 比试管凝集试验更敏感，但目前 ELISA 还没有商品化和标准化，各实验室间方法不一。

四、抗菌药物敏感性

布鲁菌是兼性胞内寄生菌，需用穿透力强的抗菌药物治疗。临床治疗需要长时间的抗生素联合使用，一般首选利福平与多西环素联合使用，或四环素与利福平联用。药敏试验一般不作为临床常规，需要时应采用稀释法。

五、临床意义

布鲁菌感染家畜能引起母畜死胎、流产及病畜睾丸炎和乳腺炎等，人类主要通过接触病畜或接触被污染的畜产品，经皮肤、消化道、呼吸道或眼结膜感染，引起以长期发热、多汗、关节痛及全身乏力、疼痛为主要症状的布鲁菌病。

布鲁菌的主要致病物质有内毒素、荚膜和侵袭性酶（透明质酸酶、过氧化氢酶）荚膜和侵袭性酶，使细菌能易于侵入机体，在机体脏器内繁殖并扩散进入血流。该菌为兼性胞内寄生菌，感染后菌体首先在淋巴结中增殖，然后进入血液形成菌血症，随血液进入肝脏、脾、骨髓和淋巴结等脏器细胞内增殖，再次入血，如此反复形成的菌血症，患者常表现波浪热。除上述症状外，布鲁病还包括肝损伤、骨关节损伤、男性的睾丸炎、女性的流产、中枢神经系统受损等，也易转为慢性、反复发作。

第二节　巴斯德菌属

扫码“学一学”

一、分类和命名

巴斯德菌属（*Pasteurella*）与嗜血杆菌属、放线杆菌属同属巴斯德菌科（*Pasteurellaceae*），与人类疾病相关相关的有多杀巴斯德菌（*P. multocida*）、嗜肺巴斯德菌（*P. pneumotropica*）、溶血巴斯德菌（*P. haemolytica*）、犬巴斯德菌（*P. canis*）、产气巴斯德菌（*P. aerogenes*）、鸡巴斯德菌（*P. qallinarum*）、贝氏巴斯德菌（*P. beffgae*）、达可马巴斯德菌（*P. dagmatis*）、明立巴斯德菌（*P. tomatts*）等，前 5 种在临床上较常见，其中以多杀巴斯德菌最为普遍，该菌可通过病畜抓伤或咬伤而感染人类引起败血症等。

巴斯德菌属 DNA G＋C 含量为（40～45）mol%，代表菌种为多杀巴斯德菌。

二、生物学特性

巴斯德菌属为革兰阴性球杆菌，常呈两端浓染，大小为（0.3～1.0）μm×（1.0～2.0）μm，常分散存在。无鞭毛、无芽孢、部分菌株有荚膜。

本菌属为需氧或兼性厌氧，营养要求较高，常用血液培养基培养，最适生长温度为35℃，最适 pH 为6.7。多杀巴斯德菌在血平板上35℃培养18～20小时可形成白色、不溶血、黏性的、直径为0.5～1.5mm 的小菌落（图18－3）。在含有胆盐的培养基（如 MaC、SS、HE 琼脂）上常不生长。

本菌属有荚膜多糖抗原和菌体脂多糖抗原，可依据抗原对细菌进行分型，目前已知有16个血清型。

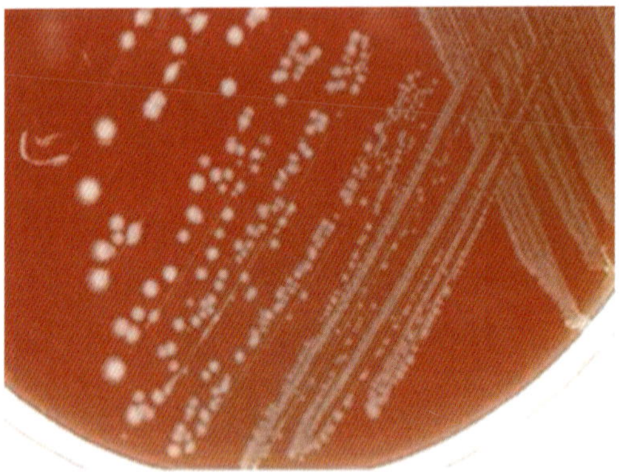

图18－3　多杀巴斯德菌菌落（血平板）

（引自 Luis M. de la Maza，Marie T. Pezzlo，Ellen Jo Baron. Color atlas of diagnostic microbiology［M］. St Lonis：Mosby，1997.）

三、鉴别与鉴定

多杀巴斯德菌感染人类主要与人被宠物咬伤有关，临床诊断应根据临床资料和实验室检查。鉴定巴斯德菌的主要特征有：革兰阴性球杆菌，无动力，氧化酶和触酶试验阳性，发酵葡萄糖、不发酵乳糖、脲酶试验阴性等。临床常见巴斯德菌的主要鉴定特征见表18－2。

表18－2　临床常见巴斯德菌的主要鉴定特征

试验	多杀巴斯德菌	嗜肺巴斯德菌	溶血巴斯德菌	犬巴斯德菌	产气巴斯德菌	鸡巴斯德菌	贝氏巴斯德菌	达可马巴斯德菌
麦康凯生长	D	D	+	－	+	－	D	－
辅酶Ⅰ需求	－	－	－	－	－	+	－	－
触酶	+	+	+	+	+	+	D	+
氧化酶	+	+	+	+	D	+	－	+
L－阿拉伯糖	D	（－）	+	－	（+）	－	－	－
纤维二糖	－	－	（－）	－	－	NT	－	－
D－半乳糖	+	+	+	+	+	NT		+
乳糖	－	D	D	－	（－）	D	－	－
麦芽糖	（－）	D	+	－	+	+	D	+
D－甘露糖	+	+	（－）	+	+	NT	D	+
鼠李糖	－	D	D	－	D	NT	－	+[W]
D－海藻糖	D	（+）	－	D	－	+	－	+

续表

试验	多杀巴斯德菌	嗜肺巴斯德菌	溶血巴斯德菌	犬巴斯德菌	产气巴斯德菌	鸡巴斯德菌	贝氏巴斯德菌	达可马巴斯德菌
D-木糖		D	+	(-)	+	D	-	-
脲酶	-	+	-	-	+	-	-	+
吲哚	(+)	+	-	D	(-)	-	-	+
七叶苷水解	-	-	D	-	-	NT	-	-

注：+表示>90%菌株阳性，(+)表示80%～89%菌株阳性，D表示21%～79%菌株阳性，(-)表示11%～20%菌株阳性，-表示<10%菌株阳性，NT表示无实验数据，^{W}表示反应较弱

四、抗菌药物敏感性

从人体分离到的巴斯德菌株，很少有耐药菌株，临床治疗一般首选阿莫西林/克拉维酸，对β-内酰胺类抗生素过敏者可选环丙沙星、氟哌酸、磺胺增效剂等。

五、临床意义

多杀巴斯德菌常寄生在许多动物和鸟类上呼吸道和肠道的黏膜上，可引起败血症和鸡霍乱。人类感染该菌多因接触病畜或被病畜抓伤、咬伤所致。动物咬伤绝大多数涉及犬，其次是猫。

巴斯德菌的主要致病物质为荚膜和内毒素。患者感染1～2周后出现低热、局部红斑、疼痛、肿胀、渗出、淋巴结肿大，继而出现各器官被侵犯症状，如可引起肺部感染、菌血症、脑膜炎、脑脓肿、败血性关节炎、骨髓炎、阑尾脓肿、腹膜炎、产褥热、肝脓肿等。

第三节　弗朗西斯菌属

扫码“学一学”

一、分类和命名

弗朗西斯菌属（*Francisella*）隶属弗朗西斯菌科（*Francisellaceae*），有土拉弗朗西斯菌（*F. tularesia*）和新凶手弗朗西斯菌（*F. novicida*）2个种，其中土拉弗朗西斯菌引起土拉热病（野兔热），多流行于野生动物（野兔和啮齿类动物），人因接触病兽而感染引起土拉热。

弗朗西斯菌属DNA G+C含量为（36～38）mol%。

二、生物学特性

弗朗西斯菌为革兰阴性小杆菌，菌体常呈多形性，有球状、杆状、长丝状等，分散存在。无芽孢、无鞭毛，在动物组织内可形成荚膜。

本菌为专性需氧，最适生长温度35℃，在20℃以下不生长，最适pH为6.8～7.2。营养要求高，在普通培养基上不生长，常用卵黄培养基和胱氨酸血琼脂培养基（含兔血、胱氨酸及半胱氨酸）。在卵黄培养基上培养24～48小时后形成光滑、有光泽、颜色与培养基几乎相同的菌落。在胱氨酸琼脂上有毒株菌落为光滑型、白色菌落，周围有绿色带，无毒株菌落为粗糙型、青绿色。

土拉弗朗西斯菌有 2 个变种：美洲变种（A 型菌）和欧亚变种（B 型菌），A 型菌的毒力更强，该菌与布鲁菌、鼠疫耶尔森菌有共同抗原，可产生血清学交叉反应。

三、鉴别与鉴定

1. 属间和属内鉴定 土拉弗朗西斯菌分离培养比较困难，生长缓慢，且易被其他污染的病原体掩盖，鉴定弗朗西斯菌的主要特征有：革兰阴性小杆菌，动力阴性，触酶阳性，氧化酶阴性，能发酵葡萄糖和麦芽糖，产酸不产气，不发酵大部分其他碳水化合物和醇类，分解尿素，产生少量硫化氢，不产生吲哚。

2. 血清学诊断 血清学检查是诊断土拉热最常用的方法，对可疑为土拉热的患者，可选用多种血清学方法进行检测，如试管凝集试验、酶联免疫吸附试验和血凝实验等检测患者血清中的相应抗体的含量。最常用的是以弗朗西斯菌抗原致敏的红细胞做间接血凝试验，在病程中血清凝集效价呈 4 倍及 4 倍以上增长者或单份血清效价达到 1∶160 者即有诊断意义。该菌与布鲁菌、军团菌等有共同抗原，应注意交叉反应和假阳性结果的出现。

3. 核酸检测 主要采用 PCR 技术，是检测土拉弗朗西斯菌较有发展前途的技术，但目前还不能常规使用。

本菌易造成实验室感染，所以在标本的采集、处理等操作时应遵守生物安全二级的要求。

四、抗菌药物敏感性

标准的抗生素敏感性试验不能用于土拉弗朗西斯菌，临床一般不作常规耐药性监测。本菌对氨基糖苷类抗生素敏感，对四环素也较敏感，对青霉素耐药，临床治疗首选链霉素或庆大霉素。

五、临床意义

土拉弗朗西斯菌广泛分布于野兔、啮齿类等野生动物中，受染动物的肌肉、组织和排泄物中均含有本菌。人类对本菌高度易感，可通过皮肤或黏膜直接接触、节肢动物叮咬、吸入或食入感染，尚未见人传人报道。

弗朗西斯菌主要致病物质为荚膜和内毒素，该菌的侵袭力强，能穿过完整的皮肤和黏膜，并在脏器中繁殖扩散入血流。菌体多糖抗原可引起 I 型超敏反应，菌体蛋白抗原可引起Ⅳ型超敏反应。临床发病常以一些非特异的症状突然发作，如发热、寒战、剧烈头痛、关节疼痛，还可出现休克等，由于感染途径不同，有多种临床类型，如溃疡腺型（局部皮肤溃疡伴随局部淋巴结炎）、胃肠炎型、肺炎型、伤寒样型等。

扫码“练一练”

本章小结

人畜共患病原菌是指能引起动物和人类发生某些传染病的病原菌，人类由于直接接触病畜或其污染物以及媒介动物叮咬等途径而感染。

布鲁菌是布鲁病的病原体，为革兰阴性小球杆菌，常分散存在。无鞭毛、无芽孢，毒力菌株有微荚膜。专性需氧，营养要求高，生长缓慢，初次分离培养需 5% ~10% CO_2、硫胺素、烟酸和生物素等。抗原结构复杂，主要有 **A** 抗原和 **M** 抗原，两者在不同生物变种中的比例不同。

巴斯德菌属为革兰阴性球杆菌，常呈两端浓染，分散存在。无鞭毛、无芽孢、部分菌株有荚膜。需氧或兼性厌氧，营养要求较高，常用血液培养基培养，在含有胆盐的培养基上常不生长。

弗朗西斯菌为革兰阴性小杆菌，菌体常呈多形性，有球状、杆状、长丝状等，分散存在。无芽孢、无鞭毛、在动物组织内可形成荚膜。专性需氧，在普通培养基上不生长，常用卵黄培养基和胱氨酸血琼脂培养基。

（孙丽媛）

第十九章　分枝杆菌属

本章要点

1. **掌握**　结核分枝杆菌复合群，临床常见非结核分枝杆菌和麻风杆菌的生物学特性和鉴别与鉴定要点。

2. **熟悉**　结核分枝杆菌复合群，临床常见非结核分枝杆菌的药物敏感试验要点。

3. **了解**　分枝杆菌属的致病性及常见临床疾病。

分枝杆菌属（*Mycobacterium*）是分枝杆菌科（*Mycobacteriaceae*）中唯一的菌属，是一类细长，直或稍微弯曲的杆菌，有的呈分枝状生长，无芽孢、无鞭毛，有的菌株可形成荚膜。分枝杆菌属细菌细胞壁中含有丰富的脂质，一般的染料通常难于着色，革兰染色为弱阳性。抗酸染色中，通过加热和延长复红染色时间后，能抵抗3%盐酸乙醇的脱色作用，呈红色，故也称为抗酸杆菌（acid－fast bacilli）。分枝杆菌属细菌专性需氧，营养要求高，且由于其细胞壁脂质含量高，营养物质难于进入菌体内，故生长非常缓慢，通常需要2～60天左右才能形成肉眼可见的菌落。分枝杆菌属包括200多个种，广泛分布于土壤、水和动物体内；其中有些能导致人类和动物疾病，所导致的疾病多为慢性感染，并常常造成机体的免疫损伤。分枝杆菌属根据流行病学和与疾病的相关性，分为结核分枝杆菌复合群（*Mycobacterium* tuberculosis complex，MTBC）和非结核分枝杆菌（nontuberculous mycobacteria，NTM）；根据生长速度，分为慢生长分枝杆菌（slowly growing mycobacteria，SGM）和快速生长分枝杆菌（rapidly growing mycobacteria，RGM）。Runyon根据产色素性和生长速度，将非结核分枝杆菌分为Ⅰ～Ⅳ 4个群，Runyon Ⅰ群为光产色菌（photochromogens），Runyon Ⅱ群为暗产色菌（scotochromogens），Runyon Ⅲ群为不产色菌（nonphotochromogens），Runyon Ⅳ群为快速生长分枝杆菌。分枝杆菌属DNA G＋C含量为（61～71）mol%，代表菌种为结核分枝杆菌。

第一节　结核分枝杆菌复合群

扫码“学一学”

扫码“看一看”

结核分枝杆菌可导致人或动物的结核病，结核病是继艾滋病之后，由单一传染性病原体引起的最致命的传染性疾病，是威胁人类健康的一个严重的全球性公共卫生问题。结核分枝杆菌对人的感染率很高，为高感染、低发病。据世界卫生组织报道，全球约1/3的人口感染过结核分枝杆菌，遍布全球所有地区，发病率约为10%。HIV携带者、营养不良或糖尿病等免疫系统受损者，以及吸烟者或小于4岁的儿童的发病率较高。我国是世界上22个结核病高负担国家之一，活动性肺结核病人数居世界第二位。

一、分类和命名

结核分枝杆菌复合群（*Mycobacterium* tuberculosis complex，MTBC）包括结核分枝杆菌（*M. tuberculosis*）、牛分枝杆菌（*M. bovis*）、非洲分枝杆菌（*M. ofricanum*）、田鼠分枝杆菌

（*M. microti*）和羊分枝杆菌（*M. caprae*）等。

二、生物学特性

结核分枝杆菌为直或略带弯曲的细长杆菌，大小为（0.2～0.6）×（1～10）μm，有时可见分枝状，呈单个、成堆或成束状排列，在陈旧培养物或药物治疗后出现多种形态，如球状、串珠状或丝状。革兰染色不易着色，抗酸染色阳性（图19－1）；用荧光染料金胺O染色，在荧光显微镜下菌体可发出金黄色荧光（图19－2）。本菌无鞭毛，无芽孢。

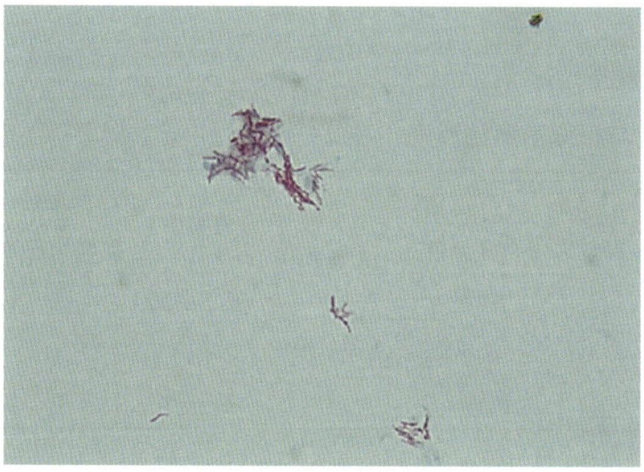

图19－1 结核分枝杆菌形态（抗酸染色）

（引自Patricia M. Tille, Bailey and Scott's Diagnostic Microbiology. 13th ed. Mosby Elsevier，2014.）

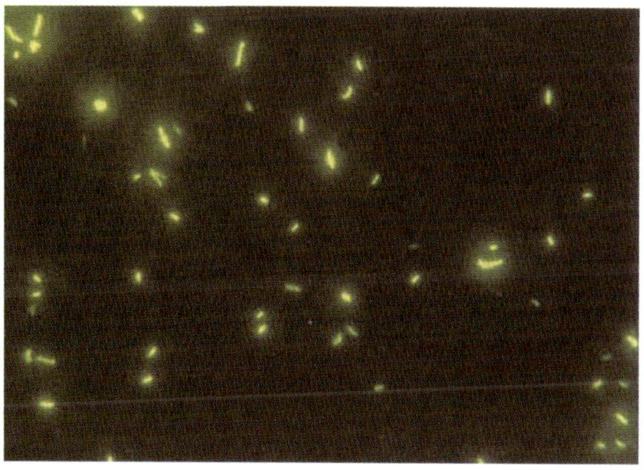

图19－2 结核分枝杆菌形态（金胺O染色）

（引自Luis M. de la Maza，Marie T. Pezzlo，Ellen Jo Baron. Color Atlas of Diagnostic Micorbiology［M］. St Louis：Mosby，1997.）

结核分枝杆菌为专性需氧菌，3%～5% CO_2能促进其生长。生长温度范围为30℃～45℃，最适温度为35～37℃，最适pH为6.8～7.2。营养要求较高，从临床标本初次分离培养时，常用含鸡蛋、血清、马铃薯、氨基酸、丙三醇等复杂有机物及少量无机盐类如磷、钾、硫、镁等的培养基；菌种经传代后在营养要求较低，含基本物质的培养基上也可以生长。结核分枝杆菌生长缓慢，需要大约20小时左右分裂一代，在罗－琴（Lǒwenstein－Jensen，L－J）等固体培养基上，一般2～4周才能形成肉眼可见菌落；菌落呈乳白色或淡黄色，粗糙，凸起、边缘不整齐，干燥，不透明，结节状或菜花样（图19－3）。在液体培养基中细菌生长相对较快，一般1～2周左右可以长出菌膜。结核分枝杆菌不发酵糖类，大多菌株触酶阳性，烟酸、脲酶及硝酸盐还原试验均呈阳性。

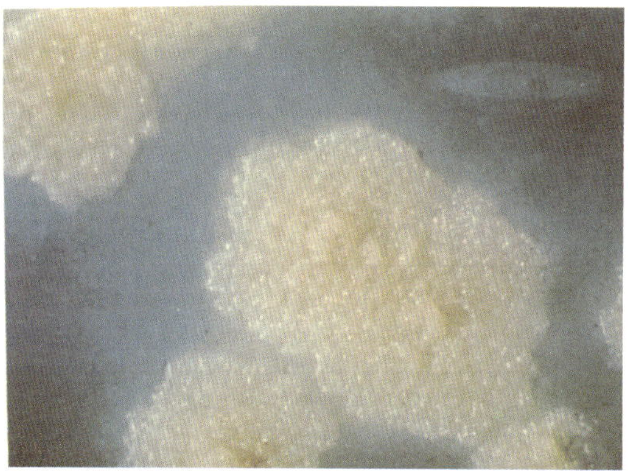

图19－3 结核分枝杆菌菌落（L－J培养基）

（引自Kathleen Park Talaro. Foundations in Microbiology. 6th ed. Boston：McGraw－Hill，2008.）

结核分枝杆菌易发生形态、菌落、毒力及耐药性等多方面的变异。Calmette和Guerin于1908年将有毒力的牛分枝杆菌在含甘油、胆汁、马铃薯的培养基中经13年230次传代，其毒力降低，成为有良好免疫原，对人无致病性的减毒活疫苗，即卡介苗（bacille Calmette－Guerin，BCG）。受药物的影响，结核分枝杆菌菌体的形态可变为颗粒状或呈丝状，抗酸性减弱或消失，菌落由粗糙型变为光滑型。耐药性变异主要与其染色体基因突变有关。

结核分枝杆菌在环境中生存能力较强，能够在物体表面、土壤或牛粪中存活几个月。耐冷冻和干燥，在干燥的痰内可存活6~8个月，黏附在尘埃上其传染性可保持8~10天；结核分枝杆菌比一些能形成芽孢的细菌还能耐酸、碱和一些化学的消毒剂，因此实验室常用酸或碱处理标本，消化标本中的黏稠物质并杀死杂菌，以利于分离培养结核分枝杆菌。结核分枝杆菌不耐热和紫外线，在液体中65℃加热30分钟以上，或日光直接照射数小时可被杀死；70%乙醇、2%戊二醛、过氧乙酸、过氧化氢和含氯的消毒剂等能有效地杀死结核分枝杆菌。

三、鉴别与鉴定

1. 属间鉴别 分枝杆菌属与相似菌属的鉴别见表19－1。

表19－1 分枝杆菌属与相似菌属的鉴别

菌属	生长速度（天）	形态学形状			染色性		青霉素	芳香硫酸酯酶反应
		杆状	分断菌丝	气生菌丝	抗酸染色	革兰染色		
分枝杆菌属	2~60	+	－	－	强＋	弱＋	通常耐药	+
红球菌属	1~2	+	+	－	弱＋	强＋	敏感	－
诺卡菌属	1~5	+	+	+	部分＋	强＋	耐药	少见

2. 属内鉴别 分枝杆菌属各菌群常用关键生化试验见表19－2，临床常见分枝杆菌的鉴别见表19－3。

表19－2 鉴别分枝杆菌各群用关键生化试验

结核分枝杆菌菌群	关键生化试验
结核分枝杆菌复合群	烟酸，硝酸盐还原，TCH敏感（如怀疑牛分枝杆菌）
光产色菌	烟酸试验，硝酸盐还原，吡嗪酰胺酶，脲酶，吐温80水解，14天芳香硫酸酯酶
暗产色菌	生长温度，吐温80水解，14天芳香硫酸酯酶，硝酸盐还原，半定量触酶，脲酶
非产色菌	68℃触酶和半定量触酶，硝酸盐还原，吐温80水解，14天芳香硫酸酯酶，脲酶，酸性磷酸酶活力
快速生长分枝杆菌	Mac生长，硝酸盐还原，吐温80水解，3天芳香硫酸酯酶，铁吸收

表19－3 临床常见分枝杆菌鉴别表

菌群与菌种	最适温度（℃）	菌落	TCH生长（10μg/ml）	5% NaCl耐受	Mac生长	半定量触酶（>45mm）	68℃触酶	4日吡嗪酰胺酶	5日吐温水解	亚碲酸盐还原	硝酸盐还原	烟酸	3日芳香硫酸	脲酶
结核分枝杆菌复合群														
结核分枝杆菌	37	R	+	－	－	－	－	+	－	－/+	+	+	－	±
牛分枝杆菌	37	Rt	－	－	－	－	－	－	－	－/+	－	－	－	±
非洲分枝杆菌	37	R	V	－	－	－	－	－	－	－	V	V	－	+
光产色菌														
海分枝杆菌	30	S/SR	+	－	－	－	+	V	+	－/+	－	－/+	－/+	－/+
堪萨斯分枝杆菌	35	SR/S	+	－	－	+	+	V	+	－/+	－	－	－	+
猿分枝杆菌	37	S	+	－		+	－	+	－	+	－	±	－	±
暗产色菌														
瘰疬分枝杆菌	37	S	－	－	－	+	+	±	－	－/+	V	－	V	V
苏尔加分枝杆菌	37	S/R	－	－	－	+	+	+	－/+	±	+	－	V	+
戈登分枝杆菌	37	S	－	+	+	+	+	±	+	－	－	－	V	V

续表

菌群与菌种	最适温度（℃）	菌落	TCH生长（10μg/ml）	5% NaCl耐受	Mac生长	半定量触酶（>45mm）	68℃触酶	4日吡嗪酰胺酶	5日吐温水解	亚碲酸盐还原	硝酸盐还原	烟酸	3日芳香硫酸	脲酶
不产色菌														
鸟－胞内分枝杆菌	37	S/R	－	＋	－/＋	－	±	＋	＋	＋	－	－	－	－
蟾分枝杆菌	42	S	－	＋	－	＋	－	V	－	V	－	－	V	－
溃疡分枝杆菌	30	R	－	－		－	＋	－	－	V	－	－	－	－
日内瓦分枝杆菌	37	St	－			＋	＋	＋	＋	＋	－	－	－	＋
玛尔摩分枝杆菌	30	S	－	＋		－	±	＋	＋	＋	－	－	－	－
嗜血分枝杆菌	30	R	＋	－	－	－	－	＋	－	－	－	－	－	－
快速生长分枝杆菌														
偶发分枝杆菌	28	S/R	－	＋	＋	＋	＋	＋	＋	V	＋	－	＋	＋
龟分枝杆菌	28	S/R	V	＋	＋	＋	V	＋	＋	＋	－	－/＋	＋	＋
脓肿分枝杆菌	28	S/R		＋	＋	＋	V	＋	V	＋	＋	＋	＋	＋
耻垢分枝杆菌	28	R/S	－	＋	－	＋	＋		V		＋	－	－	

注：＋表示阳性，－表示阴性，±表示大部分阳性，－/＋表示大部分阴性，V表示不定，S表示光滑，R表示粗糙，SR表示中等粗糙，空缺处为无信息

3. 鉴定试验　分枝杆菌属的鉴定首先依据生长速度、色素产生和菌落特征初步判断，再进一步作抗酸染色、生化试验及分子生物学的方法进行菌种鉴定。

（1）抗酸染色　根据感染部位不同分别采集标本抗酸染色后镜检。痰液以晨痰为佳；尿液可收集清晨全部尿液或24小时尿沉淀10～15ml，通常需采集3～5份标本；粪便选取脓性部分5～10g送检；脑脊液、胸水、腹水及关节液等用注射器抽取；脓液或分泌物应直接从溃疡处采取，深部脓肿用注射器抽取。抗酸染色和荧光染色后按表19－4报告结果。

表19－4　分枝杆菌涂片染色镜检的报告方式

镜检数目			报告方式
抗酸染色	荧光染色		
×1000	×250	×450	
0	0	0	未发现抗酸杆菌
（1～2）/300个视野	（1～2）/30个视野	（1～2）/70个视野	可疑，重新送检复查
（1～9）/100个视野	（1～9）/10个视野	（2～18）/50个视野	＋
（1～9）/10个视野	（1～9）/每个视野	（4～36）/10个视野	＋＋
（1～9）/每个视野	（10～90）/每个视野	（4～36）/每个视野	＋＋＋
>9/每个视野	>90/每个视野	>36/每个视野	＋＋＋＋

（2）生长试验

1）生长速度试验　生长速度可以通过观察细菌在固体培养基上（非液体培养基上）的初始培养生长情况，这也与孵育温度和原始标本中细菌的数量有关。最初在5～7天后观察生长状况，其后每周观察。能够在7天内形成肉眼可见菌落的称为快速生长结核分枝杆菌，需要7天以上才能形成肉眼可见菌落的称为慢生长结核分枝杆菌。

2）生长温度试验　结核分枝杆菌在特定温度的生长能力不同，可通过将标本接种固体

培养基并放在不同的温度孵育来观察。观察快速生长分枝杆菌的最适生长温度可在7天内，对慢生长分枝杆菌的观察需要7天以上的时间。

3）菌落形态　观察菌落的大小，以及是扁平还是凸起，但最有意义的特征为菌落是光滑还是粗糙的。在L-J固体培养基上，结核分枝杆菌的菌落通常是粗糙、无色的，而牛分枝杆菌菌落为扁平、光滑、无色的。在不同的培养基上，同种结核分枝杆菌可形成不同的菌落形态。慢生长非结核分枝杆菌常出现粗糙或光滑的变体。

4）产色素和光反应试验　某些非结核分枝杆菌在光照下或黑暗中产生从浅黄色、黄色到橙色，甚至是玫瑰色色素。同时接种3管L-J培养基，将其中2管用锡箔纸遮光后30℃孵育，首次5~7天后观察每管培养基上的菌落，此后每3天观察一次。待菌落成熟后，取下锡箔纸，将培养基暴露在台灯下2小时，然后将锡箔纸包回培养基继续培养，产色反应需要氧的参与，光照时要将培养基盖稍稍松开，让菌落与空气接触。光暴露后分别在24小时和48小时观察3管培养基色素产生情况。光产色菌在黑暗中不产色素，暴露在光照下才产色素，且色素随着培养时间的延长而加深；暗产色菌在黑暗中和光照下都能产色素。不产色菌无论在黑暗中和光照下都不产生色素，为白色、米色或淡黄色，其颜色不随光照时间加长而加深。

（3）生化试验

1）烟酸试验　某些分枝杆菌属的细菌在代谢过程中产生烟酸，但自身不能利用，而是释放到培养基中。烟酸试验要用至少生长3周、不少于50个菌落的L-J培养基，加1ml无菌蒸馏水到培养基上，并用滴管刮擦琼脂表面，让琼脂中的烟酸溶解到蒸馏水中，放置30分钟后，取回0.6ml液体至带螺旋盖小管中，放入烟酸试纸条，20分钟后观察液体的颜色，变黄色为阳性，不变色为阴性。结核分枝杆菌的烟酸试验阳性，猿分枝杆菌的烟酸试验阴性。

2）硝酸盐还原试验　取L-J培养基上培养了4周的菌落与0.2ml无菌蒸馏水混匀至牛奶状，加2ml硝酸盐还原试剂混匀后35℃水浴2小时后，加辅助试剂，变粉红到红色为阳性，如无色，加少量锌粉后变红为阴性。

3）半定量触酶试验　用2个小试管，从管底至上45mm处标记相应高度，取待测菌加触酶试剂观察产生的气泡，如能达到标记处为>45mm触酶阳性，未达到标记处者则为阴性。

4）68℃触酶试验　将含待测菌和触酶试剂的试管在68℃加热20分钟后，观察气泡产生情况。有气泡者为阳性，无气泡者为阴性。

5）亚碲酸盐还原试验　取L-J培养基上生长3~4周的菌落，配成1.0mg/ml的菌悬液，取0.1ml的菌悬液接种于0.5%苏通（Sauton）培养基，37℃培养7天，加入0.2%亚碲酸钾溶液2滴，再37℃培养3天，每天观察一次。有黑色或深棕色沉淀物者为阳性，反之为阴性，结核分枝杆菌为阴性。

（4）分子生物学鉴定　通过PCR或环介导等温扩增（LAMP）等技术检测标本中特异性核酸序列，能快速判定标本中结核分枝杆菌的存在，并有较高的特异性和阳性检出率，但不能区分结核分枝杆菌是否存活。同时可以应用PCR、基因芯片和线性探针等技术检测基因突变来筛选相应的耐药菌。

4. 免疫学检测

（1）抗原检测　用ELISA法直接检测脑脊液中的结核分枝杆菌特异性抗原，如分泌性蛋白MPT64，在结核性脑膜炎的快速诊断中已经得到应用，具有快速、敏感、特异性高的特点。痰液、支气管灌洗液、胸、腹水等标本中因含有较多蛋白或细胞成分，其应用受到一定的限制，但仍有应用前景。

（2）抗 PPD IgG 检测　用 ELISA 法检测结核病患者血清中的抗 PPD IgG 可作为活动性结核分枝杆菌感染的快速诊断方法之一。

（3）结核菌素试验　用结核菌素纯蛋白衍生物（purified protein derivative，PPD）进行皮肤试验来测定机体对结核分枝杆菌是否产生迟发性变态反应。取 0.1ml（5 个单位）PPD 注射前臂皮内，48 ~72 小时后观察注射部位是否有红肿硬结，并测量红肿硬结的直径。不同人群结果的解释不同，一般≥5mm 者为阳性，表示感染过结核分枝杆菌或接种过卡介苗，但不一定患结核病；≥15mm 提示可能有活动性结核；<5mm 者为阴性，表明未感染过结核分枝杆菌，但应排除 HIV 感染者等免疫力低下的人群。

（4）结核感染 T 细胞斑点试验（T - SPOT）　机体感染结核分枝杆菌后，产生特异性的效应 T 淋巴细胞，后者再次受到结核分枝杆菌特异性抗原刺激时会分泌 γ - 干扰素，因此可通过检测 γ - 干扰素判断是否存在结核特异性的细胞免疫反应，来辅助诊断结核病或结核感染。T - SPOT 具有较高的敏感性和特异性。

四、抗菌药物敏感性

首次分离的结核分枝杆菌要进行异烟肼、利福平、吡嗪酰胺和乙胺丁醇等 4 种一线抗结核药物的药敏试验。当治疗无效或持续 3 个月仍培养阳性者，应重复药敏试验（详见第九章抗微生物药物敏感性检测技术）。当被检菌株对第一线药物有耐药时，或是用分子生物学的方法检测到有对异烟肼和利福平的基因突变，且属于以下人群：有与多人接触，可能传染给他人；以前有结核治疗史；来自高耐药地区和属于耐药高危人群；对治疗效果反应不好或有过多药耐药结核的接触史，则要检测对第二线抗结核药物的敏感性，包括：乙胺丁醇、卷曲霉素、乙硫异烟胺、阿米卡星、对氨基水杨酸、利福布汀、链霉素和左氧氟沙星。

近年来，随着抗结核药物使用年数的增加，结核分枝杆菌的耐药情况日渐严重，为结核病的控制带来新的挑战。世界卫生组织报道在意大利、伊朗和印度等地甚至出现了全面耐药结核病（totally drug resistant tuberculosis，TDR - TB），即对检测的所有抗结核病药物均耐药。规范微生物实验室的对结核分枝杆菌药敏试验的操作，提高对耐药结核分枝杆菌的检测能力，同时应用商品化的检测系统，缩短孵育时间进行培养和鉴定；将对第一线抗结核药物的药敏试验缩短至 15 ~30 天内报告给临床，具有重大的意义。

五、临床意义

结核分枝杆菌可通过呼吸道、消化道、皮肤等多种途径侵犯全身器官，引起结核病。临床上以通过呼吸道引起的肺结核为最多见。成人的感染进程缓慢，特点为慢性炎症，干酪样坏死和空洞形成；但艾滋病患者的肺结核通常进展迅速。结核分枝杆菌可通过咳嗽，随飞沫、痰排出。肺结核的典型临床表现为咳嗽，体重降低，盗汗，低热，呼吸困难和胸痛。肺外结核分枝杆菌感染包括颈淋巴结炎、胸膜炎、心膜炎、滑膜炎和脑炎，并可侵犯皮肤、骨、关节及其他内脏器官。

结核分枝杆菌不产生内毒素、外毒素和侵袭性酶，细菌通过在体内大量繁殖，其菌体成分和一些代谢物与机体发生免疫学反应而致病。与致病性相关的主要菌体成分有脂质、蛋白质和荚膜。脂质占结核分枝杆菌菌体干重的20%～40%、细胞壁干重的60%，主要由磷脂、索状因子（cord factor）、硫酸脑苷酯和蜡质D构成。磷脂能刺激单核细胞增生，并使炎症灶中的巨噬细胞转变为类上皮细胞，从而形成结核结节；索状因子为有毒结核分枝杆菌株细胞壁成分，是由分枝菌酸与海藻糖结合的一种糖脂，即6,6－双枝酸海藻糖，有此成分的结核分枝杆菌能在液体培养基中融合生长呈索条状排列；硫酸脑苷酯能通过抑制溶酶体同吞噬体的结合，使细菌能在吞噬细胞内存活；蜡质D能激发机体产生迟发型超敏反应。结核菌素是结核分枝杆菌重要的蛋白质，与蜡质D结合后能使机体发生迟发型超敏反应，并在结核结节的形成中发挥一定作用。结核分枝杆菌荚膜主要成分为多糖及部分脂质和蛋白质，能与吞噬细胞表面的补体受体3结合，有助于细菌在宿主细胞上的黏附与入侵；荚膜中有多种酶可降解宿主组织中的大分子物质，为细菌繁殖提供所需的营养，还能防止有害物质进入菌体，起到保护作用。

结核分枝杆菌是胞内寄生菌，宿主抗菌免疫主要通过细胞免疫。致敏淋巴细胞可释放多种细胞因子对病灶中的结核分枝杆菌发挥直接或间接的杀菌活性。当结核分枝杆菌或其组分在体内存在时，机体对再次入侵的结核分枝杆菌有免疫力，而当结核分枝杆菌或其成分从体内彻底消失后，机体的抗结核免疫也随之消失。机体在产生特异性细胞免疫的同时，也形成对结核分枝杆菌的迟发型超敏反应。结核分枝杆菌诱导机体产生的超敏反应主要由结核菌素蛋白和蜡质D共同引起，而细胞免疫则由结核分枝杆菌核糖体RNA引起。

扫码“学一学”

第二节　非结核分枝杆菌

一、分类和命名

非结核分枝杆菌（nontuberculous mycobacteria，NTM）是指除结核分枝杆菌复合群和麻风分枝杆菌以外的隶属分枝杆菌属的分枝杆菌。其中慢生长非结核分枝杆菌包括鸟分枝杆菌复合群（*M. avium* complex，MAC）、堪萨斯分枝杆菌（*M. kansasi*）、日内瓦分枝杆菌（*M. Genavense*）、海分枝杆菌（*M. marinum*）、猿分枝杆菌（*M. simiae*）、溃疡分枝杆菌（*M. ulcerans*）、蟾分枝杆菌（*M. xenopi*）、戈登分枝杆菌（*M. gordonae*）、瘰疬分枝杆菌（*M. scrofullaceum*）、地分枝杆菌（*M. terra*）、中庸分枝杆菌（*M. interjectum*）、中间分枝杆菌（*M. intermedium*）等；快速生长非结核分枝杆菌包括偶发分枝杆菌（*M. fortuitum*）、脓肿分枝杆菌（*M. abscessus*）、龟分枝杆菌（*M. chelonae*）、耻垢分枝杆菌（*M. smegmatis*）、脓毒分枝杆菌（*M. septicum*）、活林斯基分枝杆菌（*M. wolinskyi*）、马德里分枝杆菌（*M. mageritense*）等。Runyon根据产色素性和生长速度，将非结核分枝杆菌分为Ⅰ～Ⅳ4个群，Runyon Ⅰ群为光产色菌，Runyon Ⅱ群为暗产色菌，Runyon Ⅲ群为不产色菌，Runyon Ⅳ群为快速生长分枝杆菌。

二、生物学特性

光产色菌（photochromogens）菌落在暗处为奶油色，光照1小时后变为黄色或橘黄色，菌落光滑。其中堪萨斯分枝杆菌为细长杆菌，最适生长温度为37℃，25℃生长，45℃不生长；在鸡蛋培养基上呈S型菌落，易于乳化。海分枝杆菌为水中的腐生菌，菌体呈棒状，中等长度，具多形性；生长速度中等，生长温度范围为25～35℃，25℃生长迅速，45℃不生长；在鸡蛋培养基上呈 S 型凸起菌落，光照后呈橘黄色。

暗产色菌（scotochromogens）有无光照均能产生色素，呈黄色或橘黄色，菌落光滑。其中瘰疬分枝杆菌可存在于乳制品、土壤和水中，菌体呈短棒状或纤细丝状，最适生长温度为 37℃，25℃生长迅速，45℃不生长；在鸡蛋培养基上形成丘状、边缘整齐的 S 型菌落，光照及暗处均可形成橘黄色色素。苏尔加分枝杆菌的菌体呈短棒状，生长缓慢，最适生长温度 37℃，25℃生长迅速，45℃不生长。在鸡蛋培养基上形成丘状、边缘不整齐的 R 型菌落。本菌的突出特点是 37℃为暗产色，25℃为光产色。

不产色菌（nonphotochromogens）在光照和暗处均不产生色素，菌落光滑。其中鸟分枝杆菌和胞内分枝杆菌细菌呈长或短杆菌，某些呈丝状；在鸡蛋培养基上形成边缘整齐的 S 型菌落，不产生色素，衰老菌落可呈黄色。蟾分枝杆菌为长杆菌或呈丝状，生长缓慢，在鸡蛋培养基上形成边缘整齐的 S 型菌落，随菌龄的增长或长期曝光后可产生黄色色素。

快速生长分枝杆菌（rapidly growing mycobacteria，RGM）在 25～35℃培养 5～7 天即可见到菌落，菌落粗糙。对人致病的菌株大多不产生色素，少数腐生菌可产生色素。其中偶发分枝杆菌呈棒状，亦可呈球形或细丝状，生长温度为 25～37℃，45℃不生长，在鸡蛋培养基上形成扁平、边缘不整齐的 R 型菌落，无色素形成。龟分枝杆菌和脓肿分枝杆菌菌体呈多形性，生长温度为 22～40℃，45℃不生长；3～5 天内可见菌落，为 S 型或 R 型菌落，无色素形成。脓肿分枝杆菌能够耐受 5% NaCl 而不利用枸橼酸盐，可与龟分枝杆菌鉴别。

三、鉴别与鉴定

非结核分枝杆菌感染日益增多，特别是 HIV 感染者易并发非结核分枝杆菌感染。由于非结核分枝杆菌引起的肺部感染在临床上难以与结核病和其他慢性呼吸道疾病区别，而且此类细菌多数对常用的抗结核药物耐药，因此非结核分枝杆菌的鉴定对临床鉴别诊断和治疗有着重要意义。临床常见非结核分枝杆菌的鉴别见表 19－3。

四、抗菌药物敏感性

非结核分枝杆菌药敏试验只用于有临床意义的菌株，美国胸科协会推荐有临床意义菌株的判断主要包括至少两次痰培养阳性，或一次支气管冲洗或灌洗液培养阳性；支气管或肺穿刺组织中有分枝杆菌病理学证据和非结核分枝杆菌培养阳性；分离自无菌部位如血液、脑脊液或组织标本。美国临床和实验室标准协会推荐进行药敏试验的慢生长非结核分枝杆菌菌种有鸟分枝杆菌复合群、堪萨斯分枝杆菌和海分枝杆菌。

鸟分枝杆菌复合群治疗药物包括利福平、利福喷丁、乙胺丁醇、和一种大环内酯类（克拉霉素或阿奇霉素），有时加上阿米卡星或链霉素。大环内酯类和阿米卡星的 MIC 与临床疗效相关性较好，因此常为首要测试的药物；如对大环内酯类耐药则检测二线药物，包括莫西沙星和利奈唑烷。乙胺丁醇、利福平、利福喷丁、链霉素在临床治疗常常有效，但是相应的折点尚未建立。对播散性感染 3 个月后和肺部感染 6 个月后的分离菌株应进行重复药敏试验。

堪萨斯分枝杆菌治疗的一线药物有利福平和克拉霉素，由于这些药物对未经治疗的菌株的 MICs 范围很窄，不推荐对初始菌株进行药敏试验，但如对治疗反应不好或治疗失败，则需要进行利福平和克拉霉素的药敏试验；当利福平耐药时，则应检测二线药物包括阿米卡星、环丙沙星、乙胺丁醇、异烟肼、利福喷丁、莫西沙星、复方磺胺甲噁唑、利奈唑胺的 MICs。

海分枝杆菌的 MICs 范围过窄，不推荐常规进行药敏试验，可选用利福平、强力霉素、米诺环素、复方磺胺甲噁唑和克拉霉素治疗，常常单药治疗，也可使用利福平和乙胺丁醇联合治疗，疗效经验治疗失败时，再测试 MICs。

快速生长分枝杆菌进行药敏试验的药物包括阿米卡星、头孢西丁、环丙沙星、克拉霉素、强力霉素、亚胺培南、利奈唑烷、美洛培南、莫西沙星、复方磺胺甲噁唑和妥布霉素。此外，如有需要，可测试替加环素和氯法齐明，特别是对多重耐药的脓肿分枝杆菌脓肿亚种。然而，由于替加环素和氯法齐明折点尚未建立，只报告 MIC 值。

偶发分枝杆菌、耻垢分枝杆菌和马德里分枝杆菌对亚胺培南的 MIC $>8\mu g/ml$ 时，应重新检测，且最大孵育时间不超过 3 天。妥布霉素不用于治疗脓肿分枝杆菌和偶发分枝杆菌，只对龟分枝杆菌检测妥布霉素的 MIC 值。

五、临床意义

非结核分枝杆菌广泛分布在环境中，是条件致病菌，分离株的临床意义取决于多种因素，包括医院环境、患者的临床症状、分离的部位、感染部位的感染特点、菌种的致病性、培养阳性检出的次数，以及涂片和培养检测到的数量等。例如尽管戈登分枝杆菌的检出率较高，但其致病性不如鸟分枝杆菌复合群和堪萨斯分枝杆菌。

鸟分枝杆菌复合群是最常见的引起人类疾病的非结核分枝杆菌之一，常导致成人肺部感染，感染儿童多为淋巴结炎，艾滋病患者表现为弥散性感染。堪萨斯分枝杆菌引起成人肺部感染，很少导致儿童淋巴结炎，在非结核分枝杆菌引起的肺部感染中，仅次于鸟 - 胞内复合分枝杆菌。海分枝杆菌常导致游泳池肉芽肿。

偶发分枝杆菌、脓肿分枝杆菌和龟分枝杆菌的感染占快速生长分枝杆菌临床感染的 90%。偶发分枝杆菌主要引起皮肤软组织感染，尤其是手术后伤口继发感染。脓肿分枝杆菌主要引起肺部感染，特别是对多发性硬化的患者。龟分枝杆菌主要引起播散性皮肤病。我国近年来有由于注射器械的污染快速生长分枝杆菌而引发注射部位感染暴发流行的报道。快速生长分枝杆菌也可引起中枢神经系统感染、角膜炎和耳炎等。

扫码“学一学”

第三节　麻风分枝杆菌

麻风分枝杆菌（*M. leprae*）是麻风病的病原体。麻风病主要在发展中国家流行，世界卫生组织报道从 1985 年启动消除麻风病行动来，麻风患病率下降了 90%，从每万名居民 21.1 例下降到 2000 年的每万名居民不足 1 例。2017 年底全球麻风病登记流行率为 193069 例。

一、分类和命名

麻风分枝杆菌隶属分枝杆菌属。

二、生物学特性

麻风分枝杆菌的形态可为短杆状，常呈束状或团状排列，抗酸染色阳性，革兰染色阳性（图 19 - 4）。用药后细菌呈多形性，可断裂为颗粒状、念珠状或哑铃状等，且抗酸染色着色变得不均匀。无鞭毛、无荚膜，不形成芽孢。麻风分枝杆菌为胞内寄生菌，含麻风分枝杆菌的细胞呈泡沫状，称为麻风细胞。目前尚不能用人工培养的方法体外分离培养麻风分枝杆菌，可用动物接种进行细菌鉴定、药物筛选及治疗方法等研究。

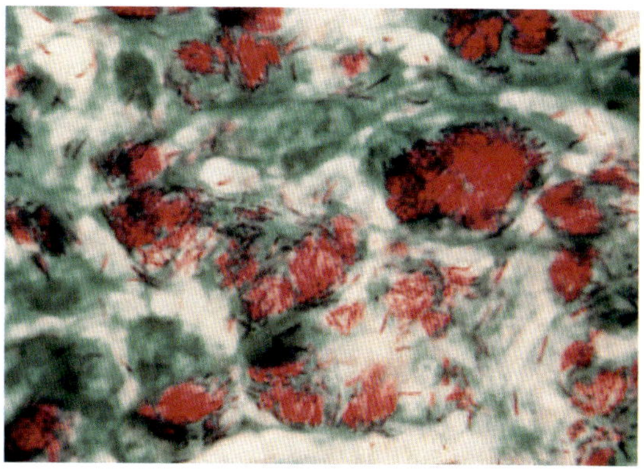

图 19－4　麻风分枝杆菌形态（抗酸染色）
（引自 Barbara Tuchman. Micorbiology. 15th ed. Boston：McGraw－Hill，2002.）

三、鉴别与鉴定

麻风分枝杆菌的病原学诊断主要依靠直接显微镜检查。从多个皮肤病损处取标本涂片，或取结节进行病理组织切片做抗酸染色镜检，麻风分枝杆菌的抗酸性弱于结核分枝杆菌，最好是用 10% 的硫酸乙醇替代盐酸乙醇来脱色，麻风分枝杆菌多呈束状或呈团排列，菌体较粗直、两端尖细，存在于细胞内；结核分枝杆菌多散在排列，菌体细长稍弯曲，且有分枝现象。麻风分枝杆菌可用 PCR 等分子生物学的方法鉴定。

四、抗菌药物敏感性

麻风病的治疗目前使用 3 种药物：氨苯砜、利福平和氯法齐明联合化疗，通常联合用药可杀死麻风分枝杆菌。因无法在体外培养，故无法进行麻风分枝杆菌的体外药物敏感性试验；但目前尚无对使用联合化疗的抗麻风治疗药物耐药性的报道。

五、临床意义

麻风病是一种慢性传染病，主要侵害皮肤、黏膜和神经末梢，以及深部组织和器官。麻风分枝杆菌可通过患者鼻分泌物、汗液、精液或阴道分泌物等分泌物传播。感染后部分人发病，潜伏期为 6 个月到 5 年。麻风病的发生与患者细胞免疫状态有关。根据患者的免疫状态、病理变化和临床表现，可将大多数麻风病患者分为结核样型和瘤型，少数患者属于界线类或未定类，可向结核样型或瘤型转化。结核样型麻风患者免疫功能正常，麻风分枝杆菌的感染主要局限在皮肤和神经，在皮损处检出麻风分枝杆菌的机率小，传染性小，患者麻风菌素试验阳性。结核样型麻风为自限性疾病，损害可自行消退。瘤型麻风患者有细胞免疫缺陷，麻风分枝杆菌不仅侵犯皮肤、黏膜，还可播散至血液及内脏；皮损处形成肉芽肿病变并有大量的麻风分枝杆菌集聚，传染性强；患者麻风菌素试验阴性，血清中自身抗体含量高，有免疫复合物沉积，形成结节性红斑于面部呈现狮面容。瘤型麻风如不及时治疗将导致死亡。我国以结核样型和未定类为多见。麻风为人兽共患病，有野生动物感染麻风的报道。

本章小结

分枝杆菌属是分枝杆菌科中的唯一的菌属，包括 200 多个种，是一类细长、杆状、微弯曲、有分枝状生长、无动力的杆菌。主要特点有细菌细胞壁中含有丰富的脂质，抗酸染色阳性；生长缓慢。根据流行病学和与疾病的相关性，分枝杆菌属分为结核分枝杆菌复合群和非结核分枝杆菌。根据生长速度，分为慢生长分枝杆菌和快速生长分枝杆菌。

结核分枝杆菌复合群中与临床相关的主要有结核分枝杆菌、牛分枝杆菌和非洲分枝杆菌等。体外培养营养要求高，生长缓慢，在固体培养基上2～5周才出现肉眼可见菌落；菌落淡黄色或乳白色，不透明，干燥，粗糙，边缘不整齐，隆起如菜花样。主要引起肺及其他部位结核病。分枝杆菌属的鉴定首先依据生长速度、色素产生和菌落特征初步判断，再进一步作抗酸染色、生化试验及分子生物学的方法进行菌种鉴定。

慢生长非结核分枝杆菌中与临床相关的主要有鸟分枝杆菌复合群、瘰疬分枝杆菌、苏尔加分枝杆菌、堪萨斯分枝杆菌、海分枝杆菌等。生长缓慢，菌落根据产色性分为光产色、暗产色和不产色菌。存在环境和人及动物体内，为条件致病菌。

扫码“练一练”

快速生长非结核分枝杆菌中与临床相关的主要有偶发分枝杆菌、龟分枝杆菌、脓肿分枝杆菌等。生长快，在固体培养基中7天内可以形成肉眼可见菌落。广泛分布在环境和人及动物体内，为条件致病菌，是重要的医院感染菌。

麻风分枝杆菌可导致麻风病。菌体为杆状，两头稍尖，常呈束状或团状排列；不能在体外培养，病原学诊断主要依靠直接显微镜检查。

（晏　群）

第二十章　厌氧菌

本章要点

1. **掌握**　厌氧菌的概念、种类及其在人体中的分布特点；厌氧菌感染的特点及其在临床各科中感染的普遍性，厌氧菌感染的临床及细菌学指征；厌氧菌标本采集与送检的要求及方法，厌氧菌的检验程序，厌氧培养方法；厌氧菌标本的采集和送检及厌氧菌分离与鉴定；无芽孢厌氧菌在临床厌氧菌感染中的意义、常见种类、细菌学特性与细菌检验方法。

2. **熟悉**　梭状芽孢杆菌属细菌的生物学性状；临床意义和微生物学检查；无芽孢厌氧菌的常见种类及其生物学性状、临床意义和微生物学检查。

3. **了解**　厌氧菌临床微生物检验的临床意义。

扫码“看一看”

扫码“学一学”

第一节　概　述

一、厌氧菌的分类、命名与分布

厌氧菌（anaerobic bacteria）是一大群在有氧环境中不能生长，必须在无氧条件下才能生长繁殖的细菌。根据是否形成芽孢，分为芽孢厌氧菌（spore－forming anaerobe）和无芽孢厌氧菌（nonspore－forming anaerobe）。前者只有以破伤风梭菌（*C. tetani*）、产气荚膜梭菌（*C. perfringens*）、肉毒梭菌（*C. botulinum*）、艰难梭菌（*C. difficile*）为代表的梭状芽孢杆菌属（*Clostridium*）一个菌属，后者则有类杆菌属（*Bacteroides*）、普雷沃菌属（*Prevotella*）、卟啉单胞菌（*Porphyromonas*）、梭杆菌属（*Fusobacterium*）、丙酸杆菌属（*Propionibacterium*）、优杆菌属（*Eubacterium*）、乳杆菌属（*Lactobacillus*）、双歧杆菌属（*Bifidobacterium*）、放线菌属（*Actinomyces*）、蛛网菌属（*Arachnia*）、厌氧性球菌（anaerobic cocci）及韦荣球菌属（*Veillonella*）等40多个属，300多个种。

厌氧菌分布广泛，除梭状芽孢杆菌能以芽孢的形式在自然界长期存活外，绝大多数厌氧菌存在于正常人体的体表以及与外界相通的腔道，与需氧菌和兼性厌氧菌共同组成人体的正常菌群，并且在种类和数量上占绝对优势（表20－1）。

表20－1　人体各部位厌氧菌数量及其与需氧菌之比

	皮肤	眼结膜	唾液	齿龈	胃液	小肠	结肠	尿道	阴道
厌氧菌数量	$10^{3\sim4}$/cm^2	$10^{3\sim4}$/g	$10^{8\sim9}$/ml	$10^{11\sim12}$/g	$10^{2\sim5}$/ml	$10^{4\sim6}$/g	$10^{11\sim12}$/g	$10^{3\sim5}$/ml	$10^{8\sim9}$/ml
厌氧菌:非厌氧菌	10:1	10:1	(3～10):1	1000:1	1:1	1:1	1000:1	10:1	(5～10):1

二、厌氧菌感染

厌氧菌感染非常普遍，可发生于人体的多个部位，约60%的临床感染均有厌氧菌参与。

正常情况下厌氧菌对人体无害，但机体防御功能减弱时会引起内源性感染，且多为与需氧菌和兼性厌氧菌共同引起的混合感染。少数芽孢厌氧菌可经皮肤破损处侵入机体，引起外源性感染。

凡有下列情况者应怀疑有厌氧菌感染：①感染局部有气体产生；②发生在黏膜附近的感染；③深部外伤后继发感染；④感染部位有特殊的分泌物，分泌物恶臭，暗血红色，在紫外光下发出红色荧光；⑤某些抗生素治疗无效的感染；⑥具有下述细菌学特征：分泌物直接涂片革兰染色，发现细菌染色不均、形态奇特呈明显多形态；或镜检查见细菌，而需氧培养阴性；或在液体及半固体培养基深部有细菌生长，均可能为厌氧菌感染。

三、厌氧菌感染的分离与鉴定

厌氧菌感染可发生于机体内适合厌氧菌生长的任何组织和部位，且大多数为混合感染，尤其对疑为感染而常规细菌培养阴性的病例，应当进行厌氧菌的分离培养与鉴定。

（一）标本采集与运送

1. 标本采集 采集符合要求的临床标本，是厌氧菌培养成功的关键，因此采集时应格外注意：标本不应被正常菌群污染，且尽量避免接触空气。一般情况下含有正常菌群的标本不宜作厌氧菌培养。用于厌氧菌培养的最佳标本是活检组织或用无菌注射器抽吸的分泌物和脓液。由于厌氧菌对氧气和干燥非常敏感，尽量不用棉拭标本。不同部位厌氧菌标本的采集方法见表20－2。

表20－2　不同部位厌氧菌标本采集法

标本来源	收集方法
封闭性脓肿	无菌注射器抽取
妇女生殖道	阴道后穹窿穿刺抽取
下呼吸道分泌物	支气管刷或环甲膜穿刺术
胸腔积液	胸腔穿刺术
窦道 、子宫腔、深部创伤	用特殊采样器采集
组织	无菌外科切取
尿液标本	膀胱穿刺术

2. 标本运送 标本采集后应尽快送检，避免标本干燥，尽量避免接触空气。厌氧菌标本的运送方法如下。

（1）针筒运送法　由于存在被针头刺伤的危险，现在已不提倡使用。

（2）无氧小瓶运送法　为目前常用的方法，可用于少量脓液、体液或其他液体标本的运送。用无菌小瓶装入0.5ml含有氧化还原指示剂的牛心脑浸液或牛心脑琼脂培养基，加橡皮塞后用铝盖密封。用真空泵抽出瓶中空气并充以CO_2或N_2。贮存期间如有氧气渗入小瓶，培养基即显粉红色（指示剂为刃天青），应弃去不用。使用时挑选无色小瓶，将标本通过橡皮塞注入瓶中即可（图20－1）。

（3）标本充盈运送法　适合大量液体标本的运送。将液体标本装满标本瓶，加盖密封后运送。

（4）组织块运送法　将组织块放于含有少量盐水或培养液的无菌小瓶中，然后将其放于厌氧袋内送检（图20－2）。

（5）厌氧袋运送法　用预还原的厌氧血平板在患者床边接种，然后立即将平板放入厌氧培养袋携回实验室培养。

（6）棉拭运送法　因棉拭子中含有空气不利于厌氧菌的生长，一般不用。如果只能采集棉拭标本，应当使用专门的棉拭运送管运送（图 20－3）。

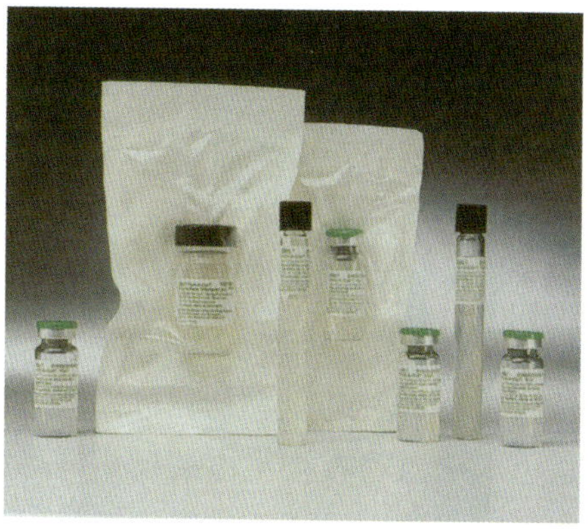

图 20－1　无氧小瓶运送法

（引自 Betty A. Forbes，Daniel F. Sahm，Alice S. Weissfeld. Bailey & Scott′s Diagnostic Microbiology［M］. 11th ed. Mosby，2002.）

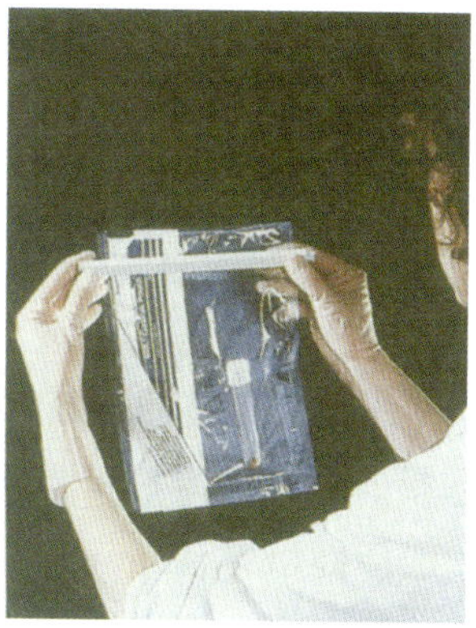

图 20－2　组织块运送法

（引自 Betty A. Forbes，Daniel F. Sahm，Alice S. Weissfeld. Bailey & Scott′s Diagnostic Microbiology［M］. 11th ed. Mosby，2002.）

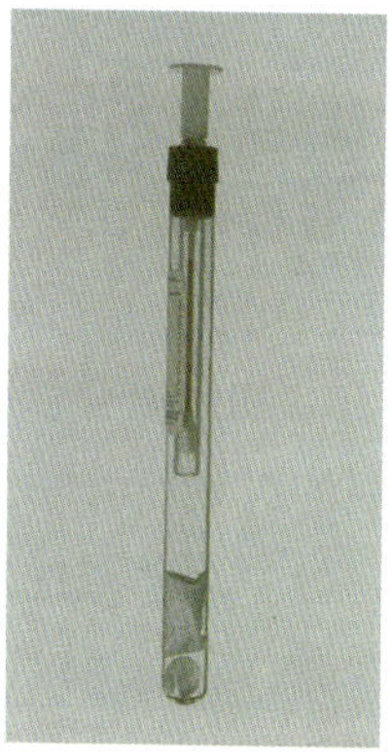

图 20－3　厌氧菌棉拭运送系统

（引自 Betty A. Forbes，Daniel F. Sahm，Alice S. Weissfeld. Bailey & Scott′s Diagnostic Microbiology［M］. 11th ed. Mosby，2002.）

标本送到实验室后，应在 20～30 分钟内处理完毕，最迟不超过 2 小时，以防止标本中的兼性厌氧菌过度繁殖而抑制厌氧菌的生长。如不能及时接种，可将标本置室温保存（低温时氧的溶解度增高，且冷藏对某些厌氧菌有害）。

（二）厌氧菌的初步识别

通过标本的性状及细菌的形态和染色性等检查，有助于厌氧菌的初步识别（表 20－3），便于选择合适的选择培养基和培养方法。同时，直接镜检还可以验证培养结果的成功与失败。

表 20－3　厌氧菌的初步识别

菌名	革兰染色	形态及其他特征
脆弱类杆菌	G^{-b}	两端钝圆着色深，中间色浅不均匀如有空泡，长短不一，标本有琥珀酸味
产黑色素普雷沃菌	G^{-b}	球杆菌、可见多形性，长短不一，紫外线照射发砖红色荧光，标本有恶臭
具核梭杆菌	G^{-b}	菌体细长，两头尖，紫色颗粒沿菌体长轴成双排列，标本有丁酸味
坏死梭杆菌	G^{-b}	菌体细长，高度多形性，长短不一，菌体中部膨胀呈圆球形
韦荣球菌	G^{-c}	极小的革兰阴性球菌
消化链球菌	G^{+c}	球形或卵圆形的成双或短链状排列的小球菌，易染成阴性
乳酸杆菌	G^{+b}	细长，无芽孢，有时多形性，标本有乳酸气味
痤疮丙酸杆菌	G^{+b}	菌体微弯呈棒状，一端圆一端尖细，呈 X、Y、V 形或栅状排列，标本有丙酸气味
放线菌	G^{+b}	分枝呈棒状或 X、Y、V 形或栅状排列，脓汁中有硫磺颗粒，呈琥珀酸气味
破伤风梭菌	G^{+b}	细长、鼓槌状，芽孢圆形，位于顶端，有鞭毛

续表

菌名	革兰染色	形态及其他特征
产气荚膜梭菌	G^{+b}	粗大杆菌，单个或成双排列，有芽孢（不易看见），有荚膜
艰难梭菌	G^{+b}	粗长杆菌，芽孢卵圆形或长方形，位于次极端

注：G^{+b}表示革兰阳性杆菌；G^{+c}表示革兰阳性球菌；G^{-b}表示革兰阴性杆菌；G^{-c}表示革兰阴性球菌

（三）分离培养

各种标本在接种前都应首先观察其性状，如是否为脓性、带血，有无黑色坏死组织或黑色分泌物，有无硫磺样颗粒，是否有恶臭气味等，并直接涂片做革兰染色镜检。

1. 初代培养 临床标本中厌氧菌的初代培养比较困难，除了要提供良好的与感染部位相似的厌氧环境外，还应当使用营养丰富的培养基，并使其处于无氧状态。

（1）培养基的选择 包括非选择培养基和选择培养基（表20－4）。在初代分离厌氧菌标本时，除必须接种一个非选择性培养基外，还可根据标本来源和直接镜检结果估计可能的厌氧菌种类，有针对性地选用适当的选择性培养基，以提高特定感染部位厌氧菌的阳性检出率，防止漏检。培养基应尽量保持新鲜，最好当天配制或于使用前放入无氧环境，预还原处理24～48小时；也可采用预还原灭菌法制备的培养基。液体培养基应煮沸10分钟，以驱除溶解氧，并迅速冷却，立即接种。

表20－4 常用厌氧菌培养基

培养基种类	主要用途	说明
非选择培养基		
厌氧血平板	非选择性厌氧基础培养基，营养丰富，适合多种厌氧菌的分离培养	牛心脑浸液及布氏肉汤基础上，添加0.5%酵母浸出液、5μg/ml氯化血红素、10μg/ml维生素K_1及5%～10%脱纤维血
GAM培养基（Gifu anaerobic medium）	非选择基础培养基，适合多种厌氧菌的分离培养	营养丰富，一般不需添加血和其他营养成分
硫乙醇酸盐（THIO）培养基	厌氧基础培养基，也可作为厌氧菌药敏的基础液	硫乙醇酸钠对某些梭菌及消化球菌有微弱的抑制作用
庖肉培养基	厌氧菌的增菌及菌种保存	加葡萄糖也可用于气液相色谱分析
选择培养基		
类杆菌－胆汁－七叶苷琼脂（BBE）	脆弱类杆菌选择和鉴别培养基，也可用于死亡梭杆菌的分离	胆汁刺激脆弱类杆菌和死亡梭杆菌的生长，脆弱类杆菌还能分解七叶苷，在菌落周围形成黑色晕圈，有助于该菌的初步鉴定
卡那万古冻溶血琼脂（KV-LB）	类杆菌和普雷沃菌的分离培养	可抑制大多数兼性厌氧菌，使产黑色素普雷沃菌早期产生黑色素。7.5μg/ml的万古霉素对卟啉单胞菌有抑制作用，用于该菌的分离应减少万古霉素的浓度至2μg/ml
卵黄平板（EYA）	梭菌属和梭杆菌属细菌卵磷脂酶和脂酶的检测，也用于产气荚膜梭菌的鉴别培养	产气荚膜梭菌分解卵磷脂，使菌落周围出现白色浑浊圈，且这一现象可被特异抗体中和（Nagler反应阳性）
环丝氨酸－头孢西丁－果糖－卵黄琼脂（CCFA）	艰难梭菌的分离培养	环丝氨酸和头孢西丁抑制兼性厌氧菌和大部分厌氧菌，果糖和卵黄有利于艰难梭菌生长，艰难梭菌分解果糖形成黄色菌落

（2）标本接种 初代培养时，标本一般应同时接种普通血平板、厌氧血平板和巧克力平板，分别置有氧、无氧和含5%～10% CO_2环境培养。如仅做厌氧培养，只需接种一个非

选择性厌氧血平板，并将其分为三个划线区，在第一、二区交界处放一枚甲硝唑纸片（5μg/片），如纸片周围出现抑菌圈则表明有厌氧菌存在。也可根据涂片染色结果或标本来源增加1个至数个选择培养基以提高阳性分离率。同时，每份标本还应接种一支液体培养基，用于增菌和保存标本。

（3）培养方法　经接种的厌氧培养基应立即放入厌氧环境，置35～37℃条件下培养48～72小时。厌氧培养的方法很多，常用方法有厌氧罐（盒）培养法、厌氧气袋法和厌氧手套箱培养法。

厌氧罐是利用一个密闭的容器，通过物理或化学方法除去罐内的O_2，造成无氧环境（图20－4）。常用方法有抽气换气法和冷触媒法；前者是将已接种好的平板及钯催化剂放于罐内，用真空泵先抽尽罐内空气，再用N_2反复充气与抽气3次，最后充入含80% N_2、10% H_2、10% CO_2的混合气体；后者是利用化学产气袋产生H_2和CO_2，产生的H_2在钯催化剂（触媒）的作用下，与罐内的O_2结合生成水，将O_2消耗掉，造成无氧环境。

厌氧气袋法是用无毒的塑料薄膜制成的特殊气袋取代厌氧罐。此法简便易行，携带方便，既可用于标本转运，也可用于标本接种后的培养，尤其适合床边接种和基层医院使用。

厌氧手套箱是一个密闭的大型金属箱，由手套操作箱和传递箱两个部分组成，操作箱内还附有小型恒温培养箱（图20－5），通过自动化装置自动抽气、换气，保持箱内的厌氧状态。操作者可以通过培养箱前面附带的橡胶手套在箱内进行操作，使厌氧菌的接种、培养和鉴定等全部工作都在无氧的环境下进行。

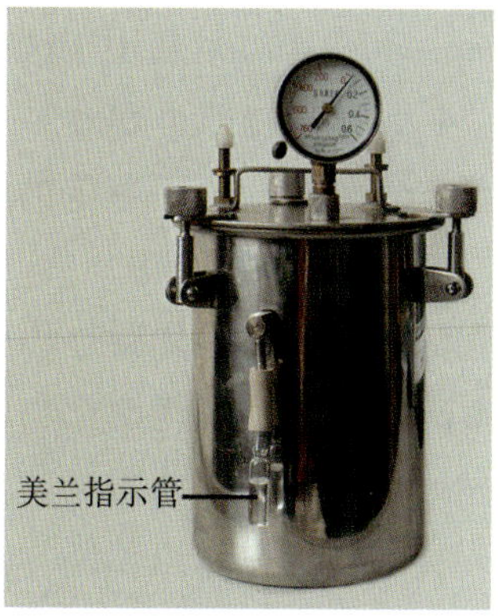

图20－4　厌氧罐

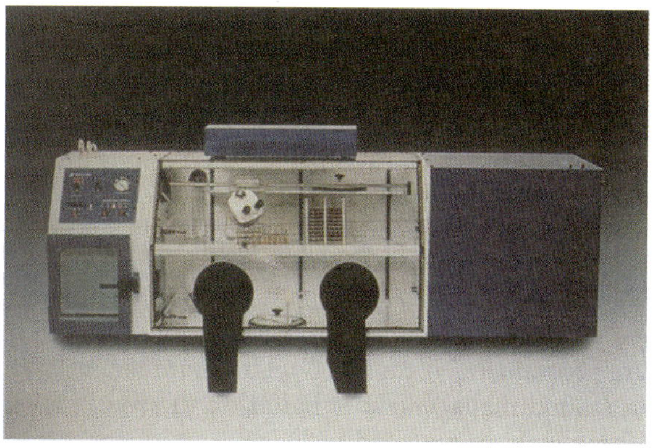

图20－5　厌氧手套箱

（引自 Betty A. Forbes，Daniel F. Sahm，Alice S. Weissfeld. Bailey & Scott's Diagnostic Microbiology［M］. 11th ed. Mosby，2002.）

（4）结果观察　大多数厌氧菌的初代培养至少应在48小时后才开始观察，如疑为放线菌则应延长至72～96小时。由于厌氧菌在对数生长期对氧非常敏感，因此在最初培养的48小时内，应避免将细菌暴露到有氧的环境中。

2. 次代培养和厌氧菌的确定　初代厌氧培养有细菌生长时，必须做耐氧试验确定其是否为厌氧菌。从每个平板上挑取4～5个不同性状的菌落，每个菌落分别接种2～3个平板（每个平板分为4～6区，可同时做4～6个菌落的次代培养），分别放有氧、无氧和含5%～10% CO_2环境培养48小时。如细菌在需氧和厌氧培养均能生长，为兼性厌氧菌；在需氧和厌氧培养生长不好，在含5%～10% CO_2环境生长良好，为微需氧菌；只在厌氧环境中生长的细菌即为专性厌氧菌。

（四）鉴定与鉴别

厌氧菌一般依据菌体形态、染色反应、菌落性状以及对某些抗生素的敏感性作出初步鉴定，最后鉴定必须依靠生化反应及终末代谢产物等项检查。

1. 形态与染色 形态及染色对厌氧菌的鉴定颇为重要。但厌氧菌的染色性常受到培养基种类和培养时间的影响，如消化链球菌属、优杆菌属和梭菌属的某些细菌，在革兰染色时常由阳性染色成阴性，不易判断。

2. 菌落性状 包括菌落的形状、大小、色素、荧光、是否溶血等对厌氧菌的鉴定有一定参考价值。

3. 抗生素敏感性鉴定试验 常用的抗生素纸片有卡那霉素（1000μg）、万古霉素（5μg）和黏菌素（10μg），一般抑菌环直径 < 10mm 可视为耐药。根据对卡那霉素的敏感性，可区分梭杆菌属（敏感）与拟杆菌属（多数耐药）；万古霉素敏感而对黏菌素耐药，可能为革兰阳性厌氧菌，反之则可能为革兰阴性厌氧菌，这对一些可能染成革兰阴性的梭菌及一些可能染成革兰阳性的幼龄产黑色素普雷沃菌的鉴定很有帮助。

4. 聚茴香磺酸钠（SPS）敏感试验 用于快速鉴定厌氧消化链球菌。该菌对 50μg/μl 的 SPS 特别敏感（抑菌环直径通常为 12 ~ 18mm），而绝大多数其他革兰阳性球菌对 SPS 耐药。

5. 生化试验 包括多种糖类发酵试验、吲哚试验、硝酸盐还原试验、触酶试验、卵磷脂酶试验、脂酶试验、蛋白溶解试验、明胶液化试验及胆汁肉汤生长试验和硫化氢试验等。此外，尚有自动微生物鉴定系统，如 VITEK - ANI、MicroScan - ANI 等。目前用于厌氧菌快速鉴定的胞外酶试验，不需要厌氧培养，只需少量浓菌液，4 小时左右即可观察结果，如 RapIDANA Ⅱ、Rapidanaerobe 及 API - ZYM 系统等；由于其操作简便快速，可鉴定的厌氧菌种类多，已得到广泛的应用。

6. 气液相色谱技术（gas liquid chromatography，GLC） 厌氧菌在代谢过程中能产生较多的挥发性短链脂肪酸、非挥发性有机酸及醇类等代谢产物，并且其代谢产物的种类和含量因菌种不同而异，故可借助气液相色谱进行分析以达到鉴定厌氧菌的目的。该技术不仅可用于纯菌的鉴定，还可用于直接分析临床标本中的厌氧菌，快速作出诊断。本法具有快速简便、准确可靠、样品用量少、经济等优点，已成为厌氧菌鉴定及分类的重要手段之一。

7. 分子生物学技术 具有灵敏度高、特异性强、快速简便等优点，目前已广泛应用于厌氧菌的分类鉴定及临床厌氧菌标本的快速检测。常用方法包括特异性基因探针、PCR 及 16S rDNA 序列测定等。

四、抗菌药物敏感性

临床厌氧菌感染多为混合感染，且大多数厌氧菌对目前常用抗菌药物的敏感性较为稳定，因此，对临床分离的厌氧菌一般不做体外药敏试验，仅对某些从正常无菌部位分离的厌氧菌、已知对大多数常用抗菌药物耐药的厌氧菌或严重感染时才考虑做药物敏感性试验（详见第九章）。

扫码"学一学"

第二节 梭状芽孢杆菌属

一、分类和命名

梭状芽孢杆菌属（*Clostridium*）简称梭菌属，属于梭菌科（*Clostridiaceae*），包括210个种和5个亚种，广泛分布于土壤、人和动物肠道以及腐败物中。多为腐生菌，少数致病菌能产生强烈外毒素，引起人和动物疾病如破伤风、气性坏疽、肉毒中毒和伪膜性肠炎等，其中以破伤风梭菌（*C. tetani*）、产气荚膜梭菌（*C. perfringens*）、肉毒梭菌（*C. botulinum*）和艰难梭菌（*C. difficile*）临床最为常见。

梭状芽孢杆菌属包括一大群厌氧或微需氧的粗大芽孢杆菌。革兰染色阳性，芽孢呈圆形或卵圆形，直径大于菌体，位于菌体中央、极端或次极端，使菌体膨大呈梭状，故得名。梭状芽孢杆菌属 DNA 中 G+C 含量（22~55）mol%，代表菌种是丁酸梭菌。

二、生物学特征

（一）破伤风梭菌

破伤风梭菌（*C. tetani*）是临床常见的革兰阳性厌氧芽孢杆菌，为破伤风的病原菌。破伤风梭菌为革兰阳性杆菌（图20-6），但培养48小时后，尤其在芽孢形成后，易转变成革兰阴性。菌体细长，大小为0.5μm×（2~5）μm，有周鞭毛，无荚膜，芽孢圆形，直径大于菌体，位于菌体顶端，使细菌呈鼓槌状，为本菌典型特征。

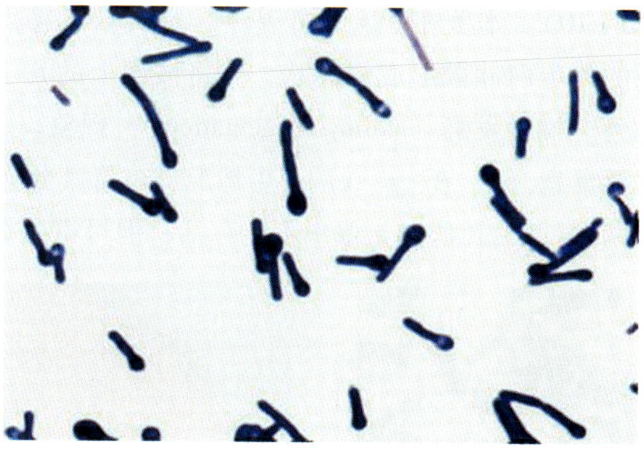

图20-6 破伤风梭菌形态（革兰染色）

本菌专性厌氧，在普通平板上不易生长，在厌氧血平板上常呈扩散生长，形成爬行生长物，不易获得单个菌落；经35℃培养48小时后，形成扁平、灰白色、边缘不齐、周边疏松呈羽毛状的菌落，有狭窄的β溶血（图20-7）。在庖肉培养基中生长后肉汤轻度混浊，肉渣部分消化，微变黑，产生少量气体，有腐败恶臭。破伤风梭菌芽孢抵抗力很强，75~80℃ 10分钟仍保持活力，100℃ 1小时可完全被破坏，在干燥的土壤和尘埃中可存活数年。

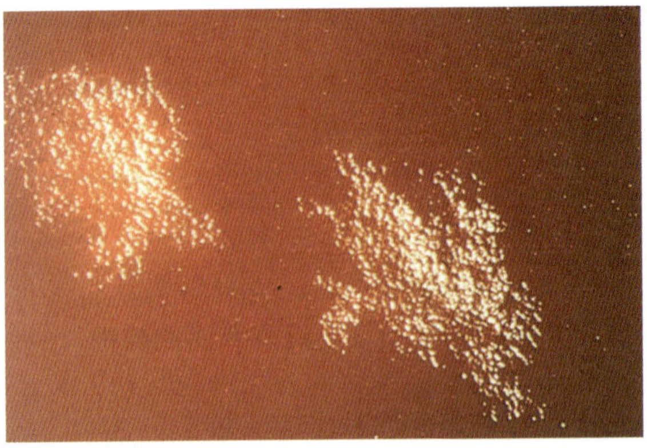

图 20－7　破伤风梭菌菌落（厌氧血平板）

（引自 Elmer W. Koneman，Stephen D. Allen，V. R. Dowell Jr.，et al. Color Atlas and textbook of diagnostic microbiology［M］. Philadelphia · Toronto：J. B. Lippincott，1979.）

（二）产气荚膜梭菌

产气荚膜梭菌（*C. perfringens*）为革兰阳性短粗大杆菌，大小为（1～1.5）μm×（3～5）μm，两端钝圆；芽孢呈椭圆形，直径小于菌体，位于菌体中央或次极端，但在组织和人工培养基中很少形成芽孢（图 20－8）；无鞭毛，在机体内可形成明显的荚膜。

本菌不严格厌氧。厌氧培养 35℃、18～24 小时后，在厌氧血平板上形成圆形、凸起、表面光滑、边缘整齐的菌落，多数菌株有双层溶血环（图 20－9），内环完全溶血，由 θ 毒素引起，外环不完全溶血，是由 α 毒素所致。在卵黄平板上菌落周围出现乳白色浑浊圈，是由细菌产生的 α 毒素（卵磷脂酶）分解卵黄中的卵磷脂所致，可被特异抗血清所中和，称为 Nagler 反应（图 20－10）。本菌在牛乳培养基中，能分解乳糖产酸使酪蛋白凝固，同时产生大量气体将凝固的酪蛋白冲散形成蜂窝状，并将液面上的凡士林向上推挤，甚至冲开棉塞，气势凶猛，称为“汹涌发酵（stormy fermentation）”现象，为本菌特征之一。根据产气荚膜梭菌的 4 种主要毒素（α、β、ε、ι）产生情况，可将其分为 A～E 5 个血清型，A 型为人和动物肠道正常菌群，B～E 群在土壤中不能存活，但可寄生在动物肠道内。

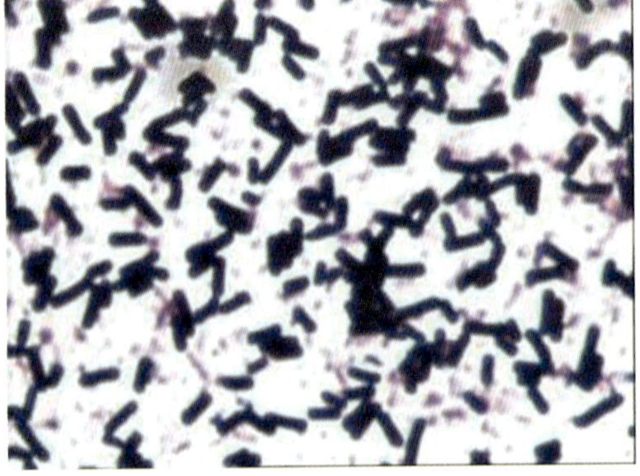

图 20－8　产气荚膜梭菌形态（革兰染色）

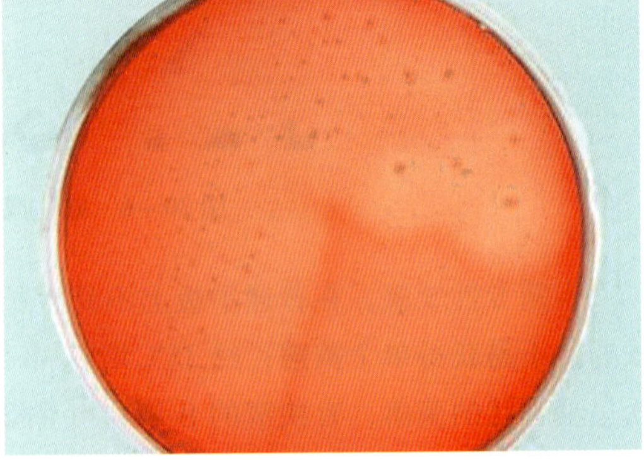

图 20－9　产气荚膜梭菌菌落（厌氧血平板）

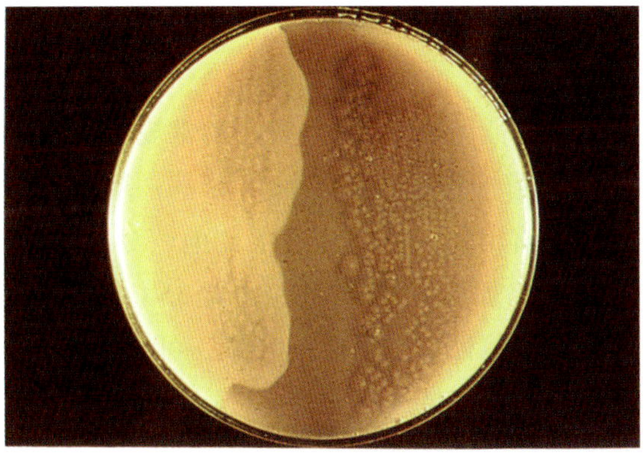

图 20－10 产气荚膜梭菌的 Nagler 试验

（引自 Elmer W. Koneman，Stephen D. Allen，V. R. Dowell Jr.，et al. Color Atlas and textbook of diagnostic microbiology［M］. Philadelphia · Toronto：J. B. Lippincott，1979.）

（三）肉毒梭菌

肉毒梭菌（*C. botulinum*）为革兰阳性粗大杆菌，大小为（1～1.2）μm×（4～6）μm，两端钝圆，单个或成双排列，有时可呈链状；有周鞭毛，无荚膜。芽孢呈卵圆形，直径大于菌体，位于次极端，细菌呈汤匙状或网球拍状。严格厌氧菌的营养要求不高，可在普通平板上生长，形成不规则、灰白色、半透明的菌落，在血平板有 β 溶血。能消化肉渣，使之变黑，有腐败恶臭。该菌共有 A、B、C1、C2、D～G 8 个毒素型。我国报告的大多是 A 型。根据遗传特性分为Ⅰ～Ⅳ四群，Ⅰ群（含 A、B、F 毒素型菌株）和Ⅱ群（含 B、E、F 毒素型菌株）可引起人类疾病，以Ⅰ群多见。肉毒梭菌芽孢的抵抗力很强，可耐热 100℃ 1 小时以上。肉毒毒素不耐热，煮沸 1 分钟即可破坏。

（四）艰难梭菌

艰难梭菌（*C. difficile*）为革兰阳性粗长杆菌，但培养 2 天后常转为革兰阴性。芽孢卵圆形或长方形，于菌体的次极端；无荚膜，有些菌株有周鞭毛，能运动。本菌为严格的专性厌氧，对氧极为敏感，很难分离培养，芽孢在外环境中可存活数周至数月。在厌氧血平板上形成圆形、白色或淡黄色、边缘不齐、表面粗糙、不溶血的菌落。在环丝氨酸－头孢甲氧霉素－果糖－卵黄琼脂（cycloserine－cefoxitin－fructose－agar，CCFA）平板上，形成较大的表面粗糙、边缘不齐的黄色菌落（图 20－11），在紫外线照射下可见黄绿色荧光。

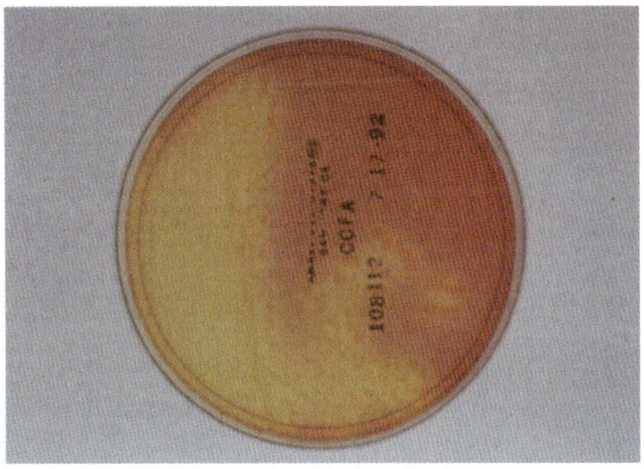

图 20－11 艰难梭菌菌落（CCFA 平板）

（引自 Betty A. Forbes，Daniel F. Sahm，Alice S. Weissfeld. Bailey & Scott's Diagnostic Microbiology［M］. 11th ed. Mosby，2002.）

三、鉴别与鉴定

临床常见梭菌的主要鉴定特征见表 20－5。梭菌的常规鉴定中，芽孢的形态及位置是比较有价值的。有些菌种，将细菌接种到牛肉浸液培养基，35℃ 培养 2 天，进行革兰染色，即可以观察到芽孢。但有的细菌用此法尚不能产生芽孢。对这类菌可用加热法，将细菌接种牛肉浸液培养基上，先在 70℃ 加温 10 分钟后，再置 35℃ 培养。若培养基中有细菌生长，即证明有芽孢。对热敏感的某些菌种如肉毒梭菌 E 型，可改用 50% 乙醇处理。

依据生化反应鉴定芽孢梭菌，需持续培养 2～7 天。如果细菌生长良好，2 天的结果即可作为鉴定结果。有价值的生化试验如明胶水解、牛乳消化和糖类的分解试验。卵黄琼脂平板在鉴定中有一定的价值，可以观察脂酶和卵磷脂酶两个试验，对某些菌种的鉴别较为重要。

（一）破伤风梭菌的鉴定

革兰阳性细长杆菌，菌体一端有圆形芽孢，使细菌呈鼓槌状，是其典型形态特征。破伤风梭菌形态典型，如直接涂片镜检见到典型的革兰阳性鼓槌样细菌，即可报告。庖肉培养基中肉渣部分消化，微变黑，血平板上常呈扩散生长，形成羽毛状或卷发样菌落。不发酵糖类，不还原硝酸盐，但能液化明胶，产生 H_2S，多数菌株吲哚试验阳性。动物保护试验阳性。破伤风梭菌与其他梭菌的鉴别见表 20－5。

（二）产气荚膜梭菌的鉴定

革兰阳性粗大杆菌，缺少芽孢，有荚膜；厌氧血平板上出现双层溶血，牛乳培养出现“汹涌发酵”现象；发酵葡萄糖、乳糖、麦芽糖和蔗糖，产酸产气；液化明胶，产生 H_2S，卵磷脂酶试验和 Nagle 试验阳性；主要代谢产物为乙酸和丁酸；动物保护试验阳性。

（三）肉毒梭菌的鉴定

革兰阳性粗大杆菌，近极端芽孢，呈汤匙或网球拍状，庖肉培养中消化肉渣且变黑，肉毒毒素测定试验阳性。除 G 型外，各型均发酵葡萄糖和麦芽糖，不发酵乳糖；液化明胶，H_2S 阳性，脂酶阳性，吲哚阴性。G 型除能液化明胶外，其他生化反应均为阴性。本菌与其他梭菌的鉴别见表 20－5。

（四）艰难梭菌的鉴定

革兰阳性粗长杆菌，芽孢为卵圆形或长方形，位于菌体的次极端，无荚膜；在 CCFA 平板上呈粗糙的黄色菌落；脂酶及卵磷脂酶阴性；不凝固和不消化牛乳；发酵果糖，不发酵乳糖、蔗糖和麦芽糖，不分解蛋白质，不产生吲哚和 H_2S；毒素测定试验阳性。

艰难梭菌的毒素测定常用细胞培养法。将粪便标本和培养滤液离心沉淀，取上清液过滤除菌，并稀释成不同倍数加入到细胞培养液中，培养 24～48 小时后观察细胞病变情况，如单层成纤维细胞肿胀变圆或细胞脱落破裂即为阳性。此外，还可用胶乳凝集试验、间接 ELISA 及 PCR 等方法直接测定毒素。

表 20－5 临床常见梭菌的主要鉴定特征

菌种	芽孢	卵黄平板		明胶液化	牛奶消化	吲哚	葡萄糖	麦芽糖	乳糖	蔗糖	水杨苷	甘露醇	主要代谢产物（在 PYG 或 CMC 中）
		LEC	LIP										
破伤风梭菌	RT	－	－	＋	＋/－	V	－	－	－	－	－	－	A,p,B
产气荚膜梭菌	OS	＋	－	＋	＋	－	＋	＋	＋	＋	－	－	A,（p）,B
肉毒梭菌													
Ⅰ群	OS	－	＋	＋	＋	－	＋	－/W	－	－	－	－	A,（p）,ib,B,Ⅳ,（v）,（ic）
Ⅱ群	OS	－	＋	＋	－	－	＋	＋/W	－	＋/W	－	－	A,B
Ⅲ群	OS	－/＋	＋	＋	＋	－/＋	＋	V	－	－	－	－	A,P,B,（v）
艰难梭菌	OS	－	－	＋	－	－	＋	－	－	－	－/W	＋/－	A,（p）,B,ib,iv,（v）,ic
双酶梭菌	OS	＋	－	＋	＋	＋	＋	W/－	－	－	－	－	A,（p）,（ib）,（b）,（iv）,（ic）
丁酸梭菌	OS	－	－	－	－	－	＋	＋	＋	＋	＋	－/＋	A,B
败毒梭菌	OS	－	－	＋	＋	－	＋	＋	＋	－	V	－	A,（p）,B
诺维梭菌 A	OS	＋	＋	＋	－	－	＋	V	－	－	－/＋	－	A,P,B
诺维梭菌 B	OS	＋	－	＋	＋	＋/－	＋	V	－	－	－	－	A,P,B
溶组织梭菌	OS	－	－	＋	＋	－	－	－	－	－	－	－	A
第三梭菌	OT	－	－	－	－	－	＋	＋	＋	＋	＋	＋/W	A,B

注：O 为卵圆形，R 为圆形，S 为次端，T 为极端，V 为反应不定，W 为弱反应。代谢产物：A 为乙酸；B 为丁酸；ib 为异丁酸；C 为己酸；ic 为异己酸；P 为丙酸；V 为戊酸；iv 为异戊酸；L 为乳酸；Pa 为苯乙酸；S 为琥珀酸；大写字母为主要产物，小写字母为次要产物；（）为可能产生

四、抗菌药物敏感性

破伤风梭菌对青霉素、氯霉素、克林霉素、四环素和红霉素敏感，磺胺类对其有抑制作用，对氨基糖苷类抗生素耐药。产气荚膜梭菌对青霉素 G 敏感，对氯霉素、克林霉素和甲硝唑有一定敏感性，对红霉素和四环素耐药。肉毒梭菌对氯霉素、克林霉素、红霉素、利福平、青霉素 G、四环素、头孢菌素和万古霉素敏感，对萘啶酮酸及庆大霉素等耐药。艰难梭菌所有菌株对万古霉素和甲硝唑敏感，对氨苄西林、头孢菌素、林可霉素、克林霉素、红霉素及氨基糖苷类抗生素耐药。万古霉素或去甲万古霉素口服后不吸收，在肠道内可达到高浓度，常作为临床治疗的首选药，但不宜静脉给药。

大多数产气荚膜梭菌对青霉素 G 敏感，少数菌株可能因产生青霉素结合蛋白 PBP1，与药物亲和力下降而导致耐药。多数菌株对克林霉素敏感，可单独或联合青霉素 G，用于治疗产气荚膜梭菌感染，但也有部分菌株对克林霉素耐药。

多枝梭菌、丁酸梭菌、梭形梭菌通常对青霉素耐药，第三梭菌对 β－内酰胺类抗生素耐药，同时对克林霉素和甲硝唑也耐药。其他大多数梭菌种对氯霉素、哌拉西林、甲硝唑、亚胺培南、含 β－内酰胺酶抑制剂复合抗菌药物均敏感，但对头孢菌素和四环素不同程度耐药，氨基糖苷类耐药。

艰难梭菌引起的严重胃肠疾病，推荐口服万古霉素或甲硝唑。

五、临床意义

据估计全世界每年约有 100 万破伤风梭菌感染的病例发生，死亡率在 20% 左右。

尤其是新生儿破伤风，仍然是发展中国家新生儿死亡的主要原因，其死亡率可高达90%。破伤风梭菌大量存在于人和动物的肠道，由粪便污染土壤，以芽孢的形式广泛存在于外界环境中。当创口被污染时，细菌在局部生长繁殖，释放外毒素，引起机体痉挛性抽搐，称为破伤风。

破伤风梭菌的主要致病物质为外毒素——破伤风痉挛毒素（tetanopasmin）。该毒素是一种神经毒素，对中枢神经尤其是脑干神经和脊髓前角运动神经细胞有高度的亲和力，能与神经节苷脂结合，阻止抑制性神经介质的释放，使肌肉活动的兴奋与抑制失调，引起骨骼肌痉挛性收缩。典型临床症状为咀嚼肌痉挛造成的牙关紧闭呈苦笑面容，以及颈部、躯干及四肢肌肉持续强直性痉挛导致的角弓反张、呼吸困难，最后可因窒息死亡。

产气荚膜梭菌能产生多种外毒素和侵袭性酶类，并有荚膜，具有强大的侵袭力。外毒素有12种，根据产生外毒素的种类不同，产气荚膜梭菌分为A～E 5个毒素型，其中对人类致病的主要有A型和C型。A型产气荚膜梭菌主要引起人和动物的气性坏疽。其中主要的致死毒素有α、β、ε、ι 4种，尤以α毒素最为重要，各型菌均可产生。α毒素为卵磷脂酶，能分解人和动物细胞膜上的磷脂和蛋白质复合物，破坏细胞膜，引起溶血、组织坏死和血管内皮损伤，使血管通透性增高，组织水肿。此外，α毒素还能促使血小板凝聚，导致血栓形成，局部组织缺血，在气性坏疽的形成中起主要作用。该病为一种严重的急性感染，以组织坏死、水肿、胀气、全身中毒为特征，好发于下肢，死亡率高达40%～100%。本病常以两种以上细菌参与的混合感染，其中60%～80%为A型产气荚膜梭菌引起。直接显微镜检查对气性坏疽的快速诊断极有价值。如查到革兰阳性大杆菌，有荚膜，并伴有其他杂菌，白细胞少且形态不典型，提示可能是本菌引起的气性坏疽。

产气荚膜梭菌的A型及某些C、D型菌株也可产生肠毒素，通过污染食物（主要为肉类食品）引起感染性食物中毒。C型菌株产生的β毒素可引起小肠黏膜出血性坏死，引起人类坏死性肠炎。

肉毒梭菌在厌氧条件下可产生毒性极强的外毒素——肉毒毒素（botulinum toxin，AX），为已知最剧烈的毒素。该毒素有嗜神经性，经肠道吸收入血后作用于中枢神经系统的脑神经核和外周神经-肌肉接头处与自主神经末梢，抑制乙酰胆碱的释放，导致肌肉弛缓性麻痹。除E型外，一般无胃肠道症状，主要为神经末稍麻痹，重者可因呼吸衰竭死亡。肉毒梭菌也可通过感染伤口或外科手术切口侵入体内，在深部组织中生长繁殖并产生肉毒毒素，出现神经末稍麻痹症状，临床少见。本菌也可致婴儿肉毒病，为感染性食物中毒。当1岁以下婴儿（特别是半岁以内的婴儿）食入被肉毒梭菌芽孢污染的食物（如蜂蜜）后，芽孢出芽繁殖，产生的毒素经肠道吸收入血而致病，但症状较轻，病死率不高（1%～2%）。

艰难梭菌是人和动物肠道中的正常菌群，在婴幼儿的粪便中最常见，分离率达64%，该菌对氨苄西林、头孢菌素、克林霉素、红霉素等抗生素均耐药，是抗生素相关性腹泻（antibiotic-associated diarrhea，AAD）和伪膜性肠炎（pseudomembranous colitis）最主要的病原菌之一。艰难梭菌可产生多种毒性因子，其中尤以毒素A和毒素B最为重要。毒素A为肠毒素，能使肠壁出血坏死，液体积蓄，毒素A同时具有细胞毒活性；毒素B为细胞毒素，系伪膜性肠炎的致病因子。能使肠上皮细胞的肌动蛋白解聚，破坏细胞骨架，直接损伤肠黏膜细胞，艰难梭菌亦能引起气性坏疽、脑膜炎、肾盂肾炎、腹腔和阴道感染及菌血症等，已成为医院感染的重要病原菌之一。

扫码“学一学”

第三节　革兰阴性无芽孢厌氧杆菌

一、分类和命名

革兰阴性无芽孢厌氧杆菌（anaerobic nonsporeforming Gram - negative bacili）是临床厌氧菌感染中最常见的病原菌，与人类健康相关的主要菌属及菌种见表 20 - 6。

表 20 - 6　人类健康相关的主要革兰阴性无芽孢厌氧杆菌

菌属	菌种
类杆菌属（*Bacteroides*）	脆弱类杆菌（*B. fragilis* group）、吉氏类杆菌（*B. distasonis*）、普通类杆菌（*B. vulgatus*）、多形类杆菌（*B. thetaiotaomicron*）、卵圆类杆菌（*B. ovatus*）
普雷沃菌属（*Prevotella*）	变黑普雷沃菌（*P. nigrescens*）、苍白普雷沃菌（*P. pallens*）、产黑色素普雷沃菌（*P. melaninogenica*）、洛氏普雷沃菌（*P. loescheii*）、人体普雷沃菌（*P. corporis*）、谭氏普雷沃菌（*P. tannerae*）、栖牙普雷沃菌（*P. denticola*）、中间普雷沃菌（*P. intermedia*）
卟啉单胞菌属（*Porphyromonas*）	不解糖卟啉单胞菌（*P. asaccharolytica*）、牙髓卟啉单胞菌（*P. endodontalis*）、牙龈卟啉单胞菌（*P. gingivalis*）
梭杆菌属（*Fusobacterium*）	具核梭杆菌（*F. nucleatum*）、坏死梭杆菌（*F. necrophorum*）、死亡梭杆菌（*F. mortiferum*）、微生子梭杆菌（*F. gonidiaformans*）、可变梭杆菌（*F. varium*）、溃疡梭杆菌（*F. ulcerans*）、拉氏梭杆菌（*F. russii*）、舟形梭杆菌（*F. naviforme*）

二、生物学特性

（一）类杆菌属

类杆菌属（*Bacteroides*）是临床上最重要的无芽孢厌氧菌，隶属于拟杆菌科，属 DNA 中G + C含量（40 ~ 55）mol%。代表菌种为脆弱拟杆菌。本菌为革兰阴性杆菌，两端钝圆而浓染，中间不易着色或染色较浅，形似空泡（图 20 - 12），无芽孢，无鞭毛，可形成荚膜。专性厌氧，营养要求较高，培养基中需加入氯化血红素和维生素 K_1。在厌氧血平板上形成圆形、微凸、半透明、灰白色、表面光滑、边缘整齐的菌落，多数菌株不溶血，20% 胆汁可促进生长。在 BBE 平板上生长旺盛，菌落较大，菌落周围有黑色晕圈（图 20 - 13）。

（二）普雷沃菌属

普雷沃菌属（*Prevotella*）隶属于普雷沃菌科，包括 20 个种，属 DNA 中 G + C 含量（40 ~ 52）mol%。代表菌种为产黑色素普雷沃菌。革兰阴性球杆菌，两端钝圆，中间着色不均呈空泡状，长短不一，具有多形性，无荚膜、无鞭毛、无芽孢（图 20 - 14）。专性厌氧，营养要求高，培养基中需加入氯化血红素和维生素 K_1，在厌氧血平板上经 48 小时培养后形成圆形、微凸、半透明的菌落，多数菌株呈 β 溶血。菌落初为灰白色，逐渐变为浅棕色，5 ~ 7 天后变为黑色（图 20 - 15）。色素产生之前，紫外线照射可见橘红色荧光。卡那万古冻溶血平板（KVLB）上早期可产生黑色素。绝大多数菌株对 20% 胆汁敏感。

图 20－12　脆弱类杆菌形态（革兰染色）

（引自 Betty A. Forbes, Daniel F. Sahm, Alice S. Weissfeld. Bailey & Scott's Diagnostic Microbiology [M]. 11th ed. Mosby, 2002.）

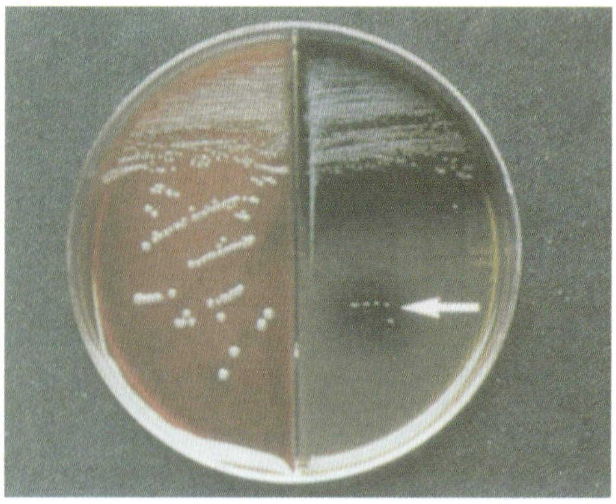

图 20－13　脆弱类杆菌菌落（血平板＋BBE）

（引自 Betty A. Forbes, Daniel F. Sahm, Alice S. Weissfeld. Bailey & Scott's Diagnostic Microbiology [M]. 11th ed. Mosby, 2002.）

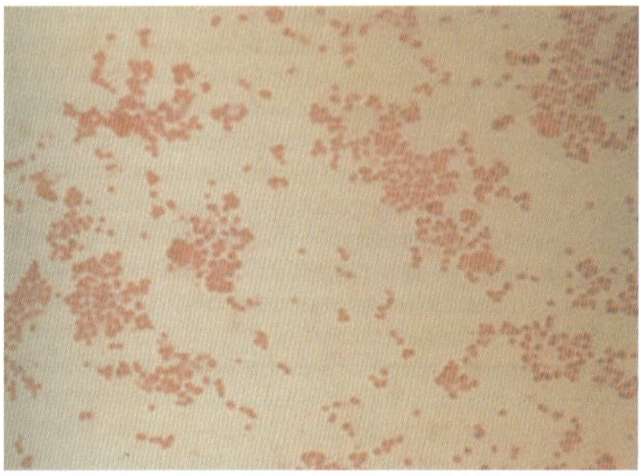

图 20－14　产黑色素普雷沃菌形态（革兰染色）

（引自 Patrick R Murray. Manual of Clinical Microbiology [M]. 8th ed. Washington: American Society for Microbiology, 2003.）

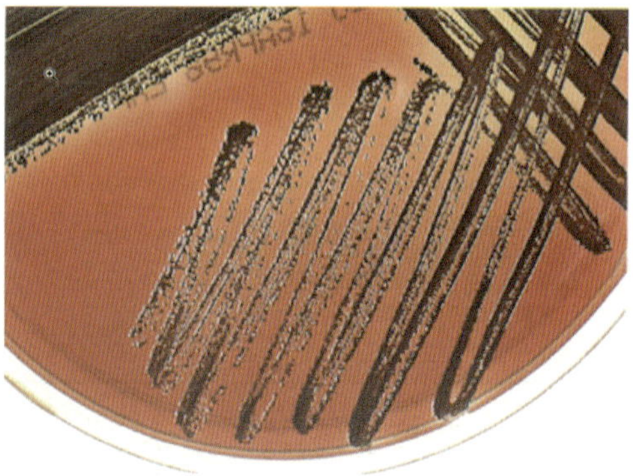

图 20－15　产黑色素普雷沃菌菌落（厌氧血平板）

（引自 Luis M. De la Maza, Marie T. Pezzlo, Ellen Jo Baron. Color atlas Of diagnostic microbiology [M]. St Louis: Mosby, 1997.）

（三）卟啉单胞菌属

卟啉单胞菌属（*Porphyromonas*）隶属于卟啉单胞菌科，属 DNA 中 G＋C 含量（40～55）mol%。代表菌种为不解糖卟啉单胞菌。本菌属为革兰阴性短杆菌或球杆菌，染色不均，无芽孢、无鞭毛。专性厌氧，营养要求较高，维生素 K_1 和氯化血红素可促进本菌生长及黑色素的产生。本属细菌在厌氧血平板上培养 3～5 天可形成光滑、有光泽、凸起的棕色菌落，6～10 天后转为黑色菌落（图 20－16）。色素产生前，紫外线照射可见红色荧光。

（四）梭杆菌属

梭杆菌属（*Fusobacterium*）隶属于梭杆菌科，属 DNA 中 G＋C 含量（26～34）mol%。代表菌种为具核梭杆菌。本属细菌为革兰阴性杆菌，菌体细长，常呈多形性。典型的形态为梭形，两端尖细、中间膨大（图 20－17），无鞭毛、无芽孢。严格厌氧，在厌氧血平板上形成圆形、凸起、灰白色、光滑、透明或半透明菌落。典型菌株呈不规则圆形、面包屑样，用透视光观察菌落常显示珍珠样光斑点（图 20－18）。

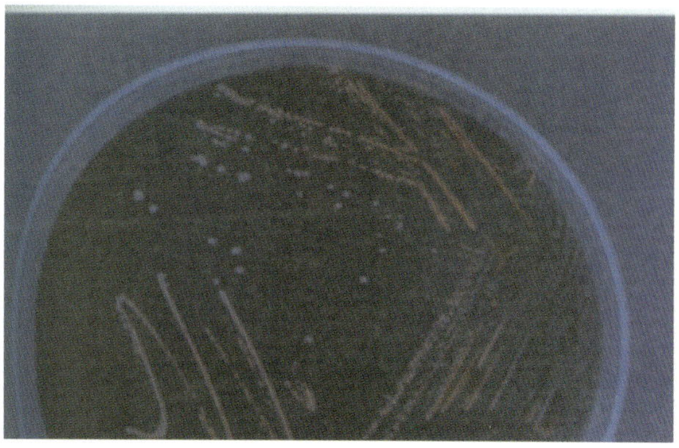

图 20－16　卟啉单胞菌菌落（厌氧血平版，在紫外线照射下显示红色荧光）

（引自 Betty A. Forbes，Daniel F. Sahm，Alice S. Weissfeld. Bailey & Scott's Diagnostic Microbiology［M］. 11th ed. Mosby，2002.）

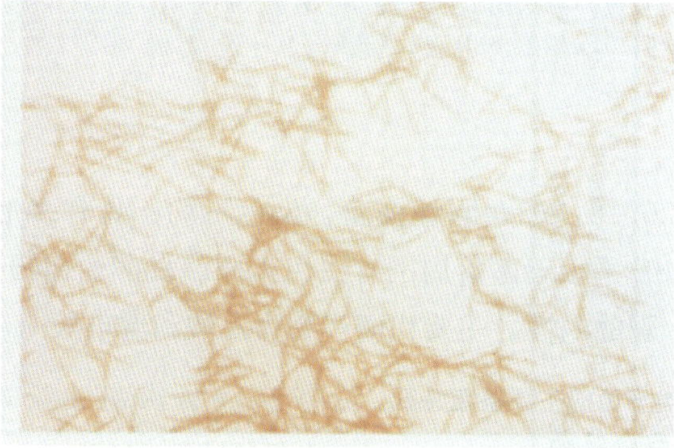

图 20－17　具核梭杆菌形态（革兰染色）

（引自 Patrick R Murray. Manual of Clinical Microbiology［M］. 8th ed. Washington：American Society for Microbiology，2003.）

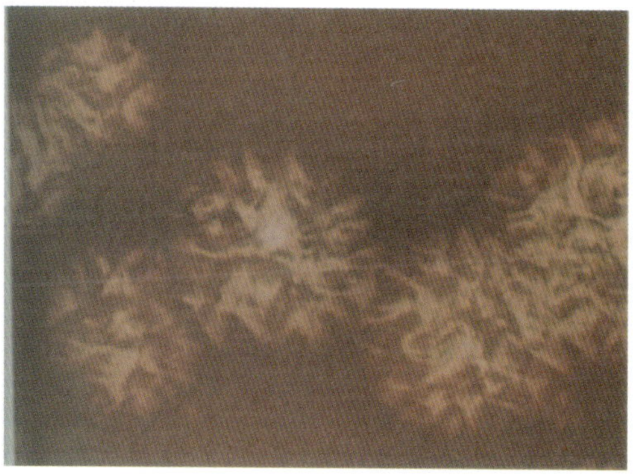

图 20－18　具核梭杆菌菌落（厌氧血平板）

（引自 Betty A. Forbes，Daniel F. Sahm，Alice S. Weissfeld. Bailey & Scott's Diagnostic Microbiology［M］. 11th ed. Mosby，2002.）

三、鉴别与鉴定

根据不同感染部位按厌氧菌标本采集的要求采集血液、脓液或组织等标本后，直接涂片做革兰染色显微镜检查，培养后观察其菌落特征及生化试验及终末代谢产物测定进行鉴定。无芽孢革兰阴性厌氧杆菌包含的种类较多，常规鉴定可先用几个简便试验作初步分群（表 20－7）后，再按各菌群的区别方法鉴别。

初步分群可以做几个试验对绝大多数分离于临床标本的类杆菌属、梭杆菌属菌种，进行初步分群，如特定含量的抗菌药物纸片，根据细菌的敏感性将两属菌种区分开。细菌对抗菌药物纸片的敏感性的判断标准，抑菌环直径≥10mm 为敏感。类杆菌一般对万古霉素和卡那霉素耐药。梭杆菌对万古霉素耐药，而对卡那霉素和黏菌素敏感。解脲类杆菌对这些抗菌药物的敏感性与梭杆菌相同，但前者的菌落比梭杆菌小得多且透明。

表 20－7　类杆菌属和梭杆菌属及相关属的的初步分群

群或种	卡那霉素 1000μg/片	万古霉素 5μg/片	黏菌素 10g/片	20% 胆汁生长	触酶	吲哚	脂酶	硝还
脆弱类杆菌群	R	R	R	+	V	V	－	ND
其他类杆菌	R	R	V	－⁺	－⁺	V	－	ND
梭杆菌属	S	R	S	V	－	V	V	ND

续表

群或种	卡那霉素 1000μg/片	万古霉素 5μg/片	黏菌素 10g/片	20% 胆汁生长	触酶	吲哚	脂酶	硝还
具核梭杆菌	S	R	S	–	–	+	–	–
坏死梭杆菌	S	R	S	–	–	+	$+^{-}$	–
变形/死亡梭杆菌	S	R	S	+	–	V	–	ND
产色素普雷沃菌属	R^S	R	V	–	–	V	V	ND
中间、变黑、苍白普雷沃菌	R^S	R	S	–	–	+	$+^{-}$	ND
劳艾奇普雷沃菌	R	R	V	–	–	–	V	ND
其他普雷沃菌	R	R	V	–	$-^{+}$	$-^{+}$	$-^{+}$	ND
卟啉单胞菌属	R	S	R	–	V	$+^{-}$	$-^{+}$	ND

注：S 表示敏感，R 表示耐药，V 表示不定，+表示阳性反应，–表示阴性反应，$-^{+}$表示大部分阴性、部分阳性，$+^{-}$表示大部分阳性、部分阴性，R^S表示大部分耐药、部分敏感，ND 表示无资料

（一）脆弱类杆菌群细菌鉴定

脆弱类杆菌群细菌的主要鉴定特征见表 20–8：革兰阴性杆菌，染色不均，具有多形性，吐温 80 及 20% 胆汁可促进其生长，在 BBE 平板上菌落周围有黑色晕圈。发酵葡萄糖、麦芽糖和蔗糖，水解七叶苷，不还原硝酸盐，脲酶阴性。主要代谢产物为乙酸和琥珀酸。

表 20–8　临床常见类杆菌的主要鉴定特征

菌种	20% 胆汁生长	吲哚	触酶	七叶苷水解	α–岩藻糖苷酶	阿拉伯糖	纤维二糖	鼠李糖	水杨苷	蔗糖	麦芽糖	海藻糖	木聚糖	在 PYG 培养基中产生的脂肪酸
脆弱类杆菌	+	–	+	+	+	–	$+^{-}$	–	–	+	+	–	–	A，p，S，pa，(ib，iv，l)
吉氏类杆菌	+	–	$+^{-}$	+	–	$-^{+}$	+	V	+	+	+	+	–	A，p，S，(pa，ib，iv，l)
普通类杆菌	+	–	$-^{+}$	$-^{+}$	+	+	–	+	–	+	+	–	$-^{+}$	A，p，S
卵形类杆菌	+	+	$^{-}$	+	$+^{-}$	+	+	+	+	+	+	+	+	A，p，S，pa，(ib，iv，l)
多形类杆菌	+	+	+	+	+	+	$+^{-}$	+	$-^{+}$	+	+	+	–	A，p，S，pa，(ib，iv，l)
单形类杆菌	W^{+}	+	$-^{+}$	+	$+^{-}$	+	+	$-^{+}$	$+^{-}$	+	+	$-^{W}$	V	a，p，l，S，(ib，iv)
埃氏类杆菌	+	+	–	+	–	+	$-^{+}$	$+^{-}$	–	–	+	–	+	A，p，S，(ib，iv，l)
粪类杆菌	+	–	$-^{+}$	+	+	+	$+^{-}$	+	$-^{+}$	+	+	+	–	A，p，S，(iv)
屎类杆菌	+	–	$-^{+}$	+	–	$-^{+}$	V	+	+	+	+	+	–	A，p，S，(ib，iv)
粪便类杆菌	+	+	–	$+^{-}$	V	$-^{+}$	$-^{+}$	+	$-^{+}$	+	+	–	V	A，p，S，(ib，iv)

注：符号同表 20–5

（二）临床常见普雷沃菌鉴定

鉴定的主要特征见表 20–9。普雷沃菌属的主要特征是：革兰阴性球杆菌，染色不均，菌体中间似有空泡，具有多形性。厌氧血平板上，产黑色素的细菌菌落呈浅棕色或黑色，在紫外线照射下产生橘红色荧光。20% 胆汁能抑制生长。多数菌种发酵葡萄糖、乳糖和蔗糖，不分解七叶苷，不产生吲哚，触酶和脂酶多数阴性。在 PYG 培养基中主要代谢产物为乙酸和琥珀酸。

表 20－9　临床常见普雷沃菌的主要鉴定特征

菌种	产黑色素	吲哚	葡萄糖	纤维二糖	乳糖	蔗糖	七叶苷水解	在 PYG 培养基中产生的脂肪酸
产黑色素普雷沃菌	+	-	+	$-^{+}$	+	+	$-^{+}$	A，S（ib，iv，l）
人体普雷沃菌	+	-	+	-	-	-	-	A，ib，iv，S（b）
栖牙普雷沃菌	+	-	+	$-^{+}$	+	+	$+^{-}$	A，S（ib，iv，l）
中间普雷沃菌	+	+	+	-	-	$+^{-}$	-	A，iv，S，（p，ib）
洛氏普雷沃菌	+	-	+	+	+	+	$+^{-}$	a，S（l）
变黑普雷沃菌	+	+	+	-	-	+	-	A，iv，S，（p，ib）
谭氏普雷沃菌	+	-	+	-	+	V	-	A，iv，S，（ib）
苍白普雷沃菌	+	+	+	-	-	+	-	A，S，（p，ib）
两路普雷沃菌	-	-	+	-	+	-	-	A，iv，S，（ib）
解糖胨普雷沃菌	-	-	+	-	-	-	-	A，S，（p，ib，iv）
颊普雷沃菌	-	-	+	+	+	+	+	A，S，（p，ib，iv，l）
口腔普雷沃菌	-	-	+	+	+	+	+	A，S（l）
齿龈普雷沃菌	-	-	+	-	+	+	+	A，S

注：符号同表 20－5

（三）卟啉单胞菌属鉴定

临床常见卟啉单胞菌的主要鉴定特征见表 20－10。卟啉单胞菌属的主要特征是：革兰阴性杆菌或球杆菌，染色不均。在厌氧血平板上，形成棕色至黑色的菌落。出现黑色前，紫外线照射可产生红色荧光，应注意与产黑色素普雷沃菌鉴别。本属细菌均不发酵糖类，代谢产物主要为乙酸和丁酸；而产黑色素普雷沃菌可发酵葡萄糖、乳糖和蔗糖，主要代谢产物为乙酸和琥珀酸。

表 20－10　临床常见卟啉单胞菌的主要鉴定特征

菌种	产黑色素	吲哚	触酶	葡萄糖	α－岩藻糖苷酶	类胰蛋白酶	七叶苷水解	在 PYG 培养基中产生的脂肪酸
不解糖卟啉单胞菌	+	+	-	-	+	-	-	A，P，ib，B，IV，s
牙髓卟啉单胞菌	+	+	-	-	-	-	-	A，P，ib，B，IV，s
牙龈卟啉单胞菌	+	+	-	-	-	+	-	A，P，ib，B，IV，s，pa

注：符号同表 20－5

（四）梭杆菌属鉴定

临床常见梭杆菌的主要鉴定特征见表 20－11。梭杆菌属的主要特征是：革兰阴性杆菌，两端尖细，中间膨大，呈梭状。菌落呈面包屑样。大部分菌种对胆汁敏感，在 20% 胆汁中不生长。多数不发酵糖类，少数菌株对葡萄糖、果糖可出现弱发酵反应。多数菌株不分解七叶苷，不还原硝酸盐；大多数菌种吲哚阳性，脂酶试验阴性。

表 20-11　临床常见梭杆菌的主要鉴定特征

菌种	20%胆汁生长	吲哚	脂酶	葡萄糖	果糖	甘露醇	七叶苷水解	从乳酸盐产丙酸盐	从苏氨酸产丙酸盐	在 PYG 培养基中产生的脂肪酸
具核梭杆菌	-	+	-	$-^{W}$	$-^{W}$	-	-	-	+	a，B，p（F，L，s）
坏死梭杆菌	$-^{+}$	+	$+^{-}$	$-^{W}$	$-^{W}$	-	-	+	+	a，B，p（l，s）
死亡梭杆菌	+	-	-	$+^{W}$	$+^{W}$	$+^{W}$	+	-	+	a，B，p（v，l，s）
微生子梭杆	-	+	-	-	-	-	-	-	+	A，B，p（f，l，s）
可变梭杆菌	+	$+^{-}$	-	W^{+}	W^{+}	$+^{W}$	-	-	+	a，B，L，p（s）
舟形梭杆菌	-	+	-	W^{-}	-	-	-	-	-	a，B，L（f，p，s）
拉氏梭杆菌	-	-	-	-	-	-	-	-	-	a，B，L（f）
溃疡梭杆菌	+	-	-	+	-	$+^{-}$	-	-	+	a，p，B，l（s）

注：符号同表 20-5

四、抗菌药物敏感性

类杆菌属对大多数β-内酰胺/β-内酰胺酶抑制剂的复合制剂、亚胺培南、甲硝唑和氯霉素高度敏感，大多数菌株对青霉素和氨基糖苷类抗生素耐药。近年来，脆弱类杆菌群的某些菌株对头孢菌素抗生素、甲硝唑和克林霉素出现了耐药性。类杆菌对卡那霉素、万古霉素和黏菌素均耐药。

普雷沃菌属多数菌株对甲硝唑、哌拉西林、替卡西林、亚胺培南、氯霉素、利福平、新霉素和大多数头孢菌素敏感，有 30%～50% 的菌株产生β-内酰胺酶。

卟啉单胞菌属细菌对头孢菌素、氯霉素、克林霉素、青霉素 G、阿莫西林、哌拉西林和羧苄西林均敏感。

梭杆菌属细菌对青霉素、利福平、多黏菌素 E、卡那霉素与氯霉素敏感，对万古霉素耐药。

五、临床意义

类杆菌属细菌是人类肠道及女性生殖道的正常菌群，可引起人体各系统及组织的内源性感染，以脆弱拟杆菌最多见。脆弱类杆菌部分菌株产生一种锌依赖金属蛋白酶或肠毒素，导致肠黏膜细胞产生不同的病理变化。产肠毒素的脆弱类杆菌已从幼龄动物的肠道、腹泻患儿和某些腹部外感染包括菌血症患者的粪便中分离出来，但从健康儿童和成人的粪便以及孕妇的阴道标本中也分离出了该菌，表明其在不同人群中可能有不同的临床意义。

普雷沃菌属主要寄生于人类口腔及女性生殖道等部位，是引起这些部位内源性感染的常见菌之一，尤其多见于头、颈部及胸腔感染，以混合感染多见。

卟啉单胞菌属主要分布于人类口腔、泌尿生殖道和肠道，在正常人的检出率低，主要引起人类牙周炎、牙髓炎、根尖周炎等口腔感染，也可引起肺胸膜炎、阑尾炎和细菌性阴道炎等，也见于被动物咬伤后的皮肤和软组织感染。

梭杆菌属是人类口腔、上呼吸道、胃肠道和泌尿生殖道的正常菌群，可致人的严重感染，如菌血症等。其中以具核梭杆菌最为常见，可引起各种软组织感染，是口腔感染（如奋森溃疡性咽颊炎）、肺脓肿及胸腔等感染的常见病原菌，也见于肠道感染、尿路感染、手术感染灶以及血液；血液病患者或化疗过程中白细胞减少者的感染有较高的死亡率。坏死梭杆菌毒性强，可在儿童或年轻人中引起严重感染，是年轻人扁桃体周围脓肿中最常分离到的厌氧菌。拉氏梭杆菌可见于动物咬伤感染。死亡梭杆菌可引起人胃肠和泌尿生殖道的软组织感染。

扫码“学一学”

第四节　革兰阳性无芽孢厌氧杆菌

一、分类和命名

革兰阳性无芽孢厌氧杆菌（anaerobic nonsporeforming Gram - positive bacilli）种类很多，与人类健康有关的主要有 5 个菌属。原蛛网菌属（*Arachnia*）只有一个种丙酸蛛网菌（*A. propionica*），该种目前已经划归丙酸杆菌属（即丙酸丙杆菌）。与人类健康相关的主要菌属及菌种见表 20 - 12。

表 20 - 12　与人类健康相关的主要菌属及菌种

菌属	菌种
丙酸杆菌属（*Propionibacterium*）	有 8 个种，痤疮丙酸杆菌（*P. aches*）、贪婪丙酸杆菌（*P. avidum*）、颗粒丙酸杆菌（*P. granulosum*）、丙酸丙酸杆菌（*P. propoionicum*）
优杆菌属（*Eubacterium*）	有 45 个种，与临床感染有关的有 17 种
放线菌属（*Actinomyces*）	常见的有衣氏放线菌（*A. israelii*）、奈氏放线菌（*A. naeslundii*）、麦氏放线菌（*A. meyeri*）、龋齿放线菌（*A. odontolyticus*）、戈氏放线菌（*A. gerencseriae*）和黏性放线菌（*A. viscosus*）等
乳杆菌属（*Lactobacillus*）	乳杆菌属有 56 个种，与人类密切相关的有 10 个种，其中以嗜酸乳杆菌（*L. acidophilus*）最常见
双歧杆菌属（*Bifidobacterium*）	双歧杆菌属有 29 个种，4 个亚种，共 33 种。与人类有关的主要有青春双歧杆菌（*B. adolescantis*）、短双歧杆菌（*B. breve*）、长双歧杆菌（*B. longum*）、双歧双歧杆菌（*B. bifidum*）、婴儿双歧杆菌（*B. infantis*）等 10 种

二、生物学特性

本类细菌多为革兰阳性杆菌，形态及大小变化较大。常单个或成对排列，染色不匀。多为转性厌氧，无芽孢、无荚膜、除乳杆菌属少数菌种外均无鞭毛。

（一）丙酸杆菌属

丙酸杆菌属（*Propionibacterium*）隶属于丙酸菌科，属 DNA 中 G + C 含量为（59 ~ 67）mol%，代表菌种为费氏丙酸杆菌。厌氧或微需氧，大部分菌株在严格厌氧条件下生长较快，部分菌种数次转种后，可变为兼性厌氧菌。在 30 ~ 37℃，pH 为 7.0 时生长最快，吐温 80可刺激大部分菌株生长。在血平板上培养 48 小时，菌落直径 0.5 ~ 1.5mm，圆形、凸起、有光泽、不透明、白色或随培养时间和菌种不同呈灰黄、黄褐、粉红、红色或橙色，不溶血。

（二）优杆菌属

优杆菌属（*Eubacterium*）隶属于优杆菌科，属 DNA 中 G + C 含量为（30 ~ 57）mol%，代表菌种为黏液优杆菌。大小为（0.6 ~ 1）μm ×（2 ~ 4）μm，多形性，少数菌株有鞭毛。专性厌氧，在厌氧血平板上经 37℃、48 小时培养形成直径为 0.5 ~ 2mm 的圆形、扁平或凸起、半透明或不透明、不溶血的小菌落。20% 胆汁可促进其生长。

（三）乳杆菌属

乳杆菌属（*Lactobacillus*）隶属于乳杆菌科。属 DNA 中 G + C 含量为（35 ~ 53）mol%，代表菌种为德氏乳杆菌。呈单个、成双、短链或栅栏状排列，有些菌种呈多形性；有些菌株两端染色较深。本菌可为专性厌氧、兼性厌氧或微需氧，从人体分离的乳杆菌中约 20% 为专性厌氧菌。最适 pH 为 5.5 ~ 6.2，在 pH 为 5.0 或更低的环境中也能生长。在厌氧血平板上形成直径为 0.5 ~ 2mm 的小菌落，圆形、凸起、表面粗糙，边缘不整齐。一般呈灰白色、乳褐色、黄褐色、橙色、铁锈红色或砖红色。本菌营养要求复杂，各菌种均有其特殊的营养要求。

（四）双歧杆菌属

双歧杆菌属（*Bifidobacterium*）隶属于双歧杆菌科属 DNA 中 G + C 含量为（57 ~ 64）mol%，代表菌种为双歧双歧杆菌。高度多形性，排列成单、双、短链、Y 和 V 形，有时菌体弯曲，一端或两端膨大，菌体着色不均（图 20 - 19）。专性厌氧菌，不同菌种对氧的敏感性不同，极少数菌种在 10% CO_2环境中能够生长。最适 pH 为 6.5 ~ 7.0，pH 低于 4.5 或高于 8.5 不生长。在厌氧血平板上形成圆形、光滑、不透明、不溶血、呈乳白色或灰褐色的中小菌落（图 20 - 20）。

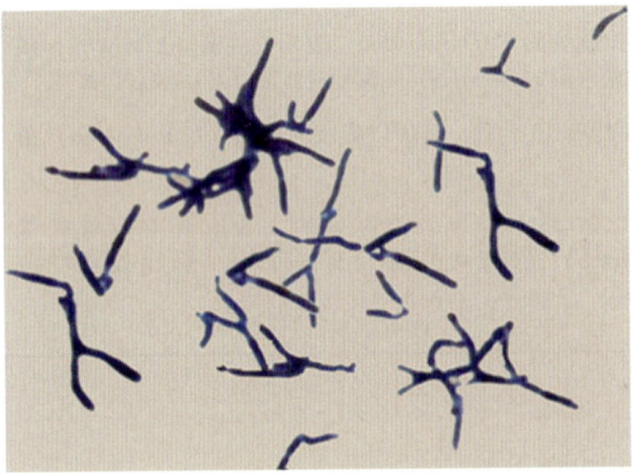

图 20 - 19　双歧双歧杆菌形态（革兰染色）

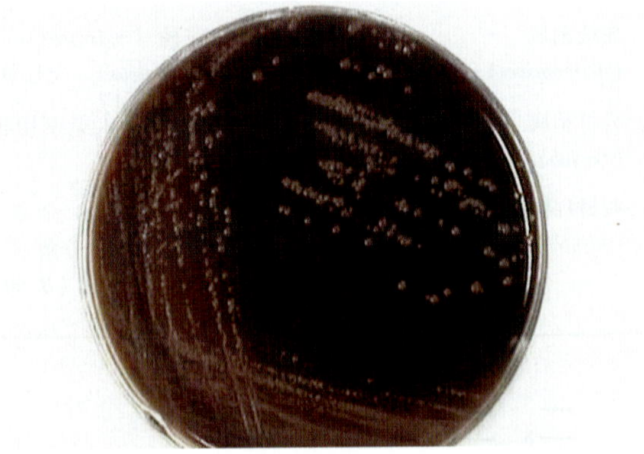

图 20 - 20　双歧双歧杆菌菌落（厌氧血平板）

（五）放线菌属

放线菌属（*Actinomyces*）隶属于放线菌科，属 DNA 中 G + C 含量为（55 ~ 68）mol%，代表菌种为牛放线菌。直或略弯曲的杆菌，分枝的丝状体是本属细菌的重要特征，菌丝断裂形成不等长的杆状。单个、成对或呈 Y、V、T 形，短链或小团排列。着色不规则，呈现珠状或条纹状，无抗酸性，不产生孢子。脓汁标本中菌丝缠绕成团，形成硫磺颗粒。本菌兼性厌氧或微需氧，多数菌种嗜厌氧环境，CO_2能促进其生长。生长缓慢，需要有机氮。最适温度为 35 ~ 37℃。

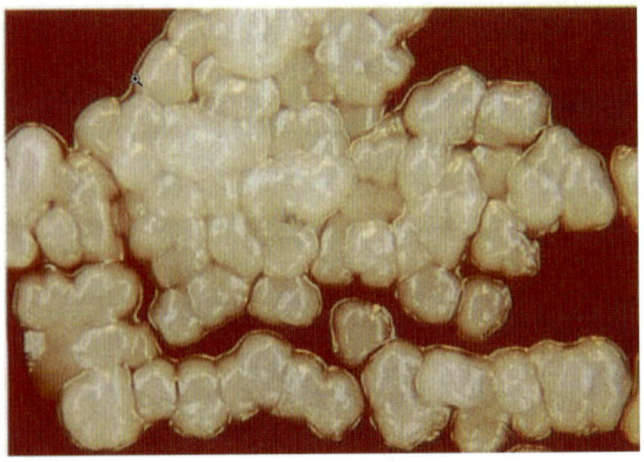

图 20 - 21　衣氏放线菌菌落（厌氧血平板）

（引自 Luis M. De la Maza，Marie T. Pezzlo，Ellen Jo Baron. Color atlas of diagnostic microbiology [M]. St Louis：Mosby，1997.）

在厌氧血平板上培养 3 ~4 天后，形成中等大小、粗糙或光滑两种菌落。光滑型菌落为圆形、白色、不透明、有光泽；粗糙型菌落如脑回状，有臼齿形成（图 20 – 21），或呈面包屑样，菌落粘连紧，不易挑起，或易碎。

三、鉴别与鉴定

革兰阳性无芽孢厌氧杆菌的鉴定比较困难，Bailer（1986 年）认为应先用气液相色谱法分析代谢产物，确定其菌属，再根据各属的生化反应来定种。常见革兰阳性无芽孢厌氧杆菌的主要鉴定特征见表 20 – 13。

表 20 – 13　主要革兰阳性无芽孢厌氧杆菌的鉴别

鉴别特征	丙酸杆菌属	丙酸蛛网菌	放线菌属	乳杆菌属	双歧杆菌属	优杆菌属
严格厌氧性	V	V	V	V	+	+
动力	–	–	–	–	–	V
触酶	V	–	$-^{+}$	–	–	–
主要代谢产物	丙酸	丙酸	琥珀酸	乳酸	醋酸 + 乳酸（3:2）	丁酸
吲哚	V	–	–	–	–	–
硝酸盐还原	V	+	V	–	–	V

注：符号同表 20 – 5

（一）丙酸杆菌属

丙酸杆菌属发酵葡萄糖产生丙酸，通常触酶试验阳性。一般来说，革兰阳性无芽孢厌氧杆菌，如果触酶和吲哚都是阳性，可以初步鉴定为痤疮丙酸杆菌。临床常见丙酸杆菌的主要鉴定特征见表 20 – 14。

表 20 – 14　临床常见丙酸杆菌的主要鉴定特征

菌种	乳糖	麦芽糖	蔗糖	七叶苷水解	明胶液化	硝酸盐还原	吲哚	触酶	在 PYG 培养基中产生的脂肪酸
痤疮丙酸杆菌	–	–	–	–	+	+	$+^{-}$	+	A，P，（iv）
贪婪丙酸杆菌	$+^{-}$	+	+	+	+	–	–	+	
颗粒丙酸杆菌	–	$+^{-}$	+	–	–	–	–	+	A，P，（iv）

注：符号同表 20 – 5

（二）优杆菌属

优杆菌属的多数菌种生化反应活跃，发酵糖类，主要产生丁酸，少数菌种如迟钝优杆菌，不发酵任何糖类。多数菌种触酶试验阴性，吲哚试验通常阴性，大多数不还原硝酸盐。本属菌的鉴定主要依据形态与染色性、培养特点、生化反应和终末代谢产物的测定等。革兰阳性杆菌中只有本属细菌产生丁酸，有鉴别意义。

（三）乳杆菌属

乳杆菌属的鉴定主要依据形态、菌落形态（菌落小，表面粗糙，边缘不整齐）及生化反应（发酵多种糖类，主要产生乳酸，不分解蛋白质，不还原硝酸盐，触酶、明胶液化及吲哚试验等均呈阴性）。

（四）双歧杆菌属

双歧杆菌属分解葡萄糖和乳糖，主要代谢产物为乙酸和乳酸，且乙酸和乳酸的摩尔浓度比为3∶2。大多数细菌触酶阴性，不产生吲哚，不还原硝酸盐。常见双歧杆菌的主要鉴定特征见表20－15。

表20－15　常见双歧杆菌的主要鉴定特征

菌种	阿拉伯糖	纤维二塘	糖原发酵	松三糖	蔗糖	分离部位		
						口腔	粪便	阴道
齿双歧杆菌	+	+	+	+	+	+	+	+
双歧双歧杆菌	－	－	－	－	－		+	+
婴儿双歧杆菌	－	$-^{+}$	－	－	+		+	+
球双歧杆菌	+	V	+	－	+		+	
短双歧杆菌	－	+	+	V	+		+	+
长双歧杆菌	+	$-^{+}$	－	$+^{W}$	+		+	
链状双歧杆菌	V	+	V	－	+		+	+
青春双歧杆菌	V	+	+	－	+		+	

注：符号同表20－5

（五）放线菌属

革兰阳性细长杆菌，有树状分枝的丝状体，菌丝缠绕成团，形成“硫磺颗粒”，无抗酸性；兼性厌氧或微需氧，但在厌氧环境中生长更好；发酵碳水化合物产酸不产气，发酵葡萄糖的终末代谢产物包括甲酸、乙酸、乳酸和琥珀酸而无丙酸，不产生吲哚，不分解尿素。临床常见放线菌的主要鉴定特征见表20－16。

表20－16　临床常见放线菌和丙酸蛛网菌的主要鉴定特征

菌种	形成硫磺颗粒	蛛网形微菌落	葡萄糖	甘露醇	木糖	七叶苷水解	明胶液化	吲哚	触酶
衣氏放线菌	+	+	+	$+^{-}$	+	+	－	－	－
内氏放线菌	－	－	+	－	V	+	－	－	－
溶齿放线菌	－	－	+	－	V	+	－	－	－
黏性放线菌	－	－	+	－	－	V	－	－	+
化脓放线菌	－	－	+	－	+	－	+	－	－
麦氏放线菌	－	－	+	－	+	－	－	－	－
丙酸蛛网菌	+	+	+	+	－	+	$-^{+}$	－	－

注：符号同表20－5

四、抗菌药物敏感性

本类细菌对常用抗生素敏感，如青霉素、克林霉素、红霉素、林可霉素等。双歧杆菌属对卡那霉素、新霉素和萘啶酸耐药。对于丙酸杆菌属临床上青霉素或红霉素为首选药物。放线菌属对甲氧苄氨嘧啶、磺胺甲基异噁唑高度敏感。

五、临床意义

本类细菌常存在于正常人体的体表以及与外界相通的腔道，与需氧菌共同组成人体的正常菌群，但当机体的防御功能减弱时，能引起内源性感染。

丙酸杆菌属中的痤疮丙酸杆菌是皮肤的优势菌种，存在于人体的毛囊皮脂腺与汗腺中，与皮肤的慢性感染如痤疮和酒糟鼻等有关。本菌也是血培养、腰穿及骨髓穿刺液培养最常见的污染菌。贪婪丙酸杆菌常引起鼻窦炎及许多皮肤皱褶潮湿处的慢性感染，也曾从血液、脑脓肿、伤口和软组织溃疡灶分泌物及粪便中分离出。颗粒丙酸杆菌常与痤疮丙酸杆菌同时存在于病灶中，致病性未明。

优杆菌属是人类口腔和肠道正常菌群。少数菌种如迟钝优杆菌、黏液优杆菌和不解乳优杆菌等常与其他厌氧菌或兼性厌氧菌混合感染，包括头颈部、胸腔、骨、皮肤感染和心内膜炎等。

乳杆菌属是人和动物消化道、女性生殖道的主要正常菌群，是维持宿主微生态平衡的重要菌群之一，尤其在维持阴道的自洁作用方面起主导作用。本属细菌中仅极少数有致病性。格氏乳杆菌为条件致病菌，可见于亚急性心内膜炎、败血症、脓肿以及引起尿毒症的标本中。嗜酸乳杆菌与龋齿形成及发酵性腹泻有关。

双歧杆菌是人和动物肠道中重要的正常菌群，对维持人体中微生态的平衡具有重要作用。它能合成多种人体所必需的维生素，拮抗多种肠道病原微生物，故有抗感染、增强机体免疫力、抗肿瘤、调节肠道菌群关系、营养保健和抗衰老等作用。此外，本菌还可控制内毒素血症和提高人体的抗辐射能力，是目前应用最为广泛的益生菌。除齿双歧杆菌有潜在的致病性外，目前尚未发现双歧杆菌对人、畜的致病性。

放线菌属是人和动物黏膜表面，特别是口腔的正常菌群。当机体抵抗力减弱、口腔卫生不良、拔牙或外伤时可引起内源性感染。临床最常见的是经黏膜破损处侵入引起的面颈部感染，以及从呼吸道进入肺引起肺和胸部放线菌病，常伴有瘘管形成。

第五节 厌氧性球菌

一、分类和命名

厌氧性球菌（anaerobic cocci）是临床厌氧菌感染的重要病原菌，仅次于革兰阴性杆菌，约占临床厌氧菌分离株的1/4，其中尤以革兰阳性的消化链球菌属（*Peptostreptococcus*）、消化球菌属（*Peptococcus*）及革兰阴性的韦荣球菌属（*Veillonella*）最常见。

消化链球菌属隶属于消化链球菌科，属内菌种分类变化较大，目前只有厌氧消化链球菌（*P. anaerobius*）和口炎消化链球菌（*P. stomatis*）两个种，临床感染中最常见的是厌氧消化链球菌。消化链球菌属DNA中G+C含量为（27~37）mol%，代表菌种为厌氧消化链球菌。

消化球菌属（*Peptococcus*）隶属于消化球菌科，菌属DNA中G+C含量为（50~51）mol%，只有黑色消化球菌（*P. niger*）一个菌种。

韦荣球菌属隶属于韦荣球菌科，菌属DNA中G+C含量为（40~44）mol%，代表菌种为小韦荣球菌。与人体有关的有4个种，临床常见有小韦荣球菌（*V. parvula*）和产碱韦荣球菌（*V. alaclescens*）。

二、生物学特性

（一）消化链球菌属

消化链球菌属（*Peptostreptococcus*）为革兰阳性球菌，但易染成阴性。菌体呈球形或卵

扫码“学一学”

圆形，菌体直径为0.3～1μm，可成双或短链状排列。无芽孢、无荚膜。专性厌氧。在厌氧血平板上，菌落灰白色、凸起、不透明、边缘整齐，营养要求较高，一般不溶血，吐温－80可促进溶血，偶有甲型或乙型溶血。培养物具恶臭味。

（二）消化球菌属

消化球菌属（*Peptococcus*）现只有黑色消化球菌（*P. niger*）一个种。本菌为革兰阳性球菌，菌体圆形，直径为0.1～1.3μm，成堆或不规则排列。营养要求高，生长缓慢，在厌氧血平板上，经厌氧培养2～4天形成圆形凸起、光滑、边缘整齐、有光泽、不溶血的黑色小菌落。暴露空气后颜色变浅，传代数次后黑色消失，通过庖肉培养后又可产生黑色素。肉汤培养呈光滑的白色或灰白沉淀而不混浊。

（三）韦荣球菌属

韦荣球菌属（*Veillonella*）为革兰阴性球菌，菌体极小，直径为0.3～0.5μm，成对或短链状排列，有时呈不规则聚集。无鞭毛，无芽孢。在厌氧血平板上生长良好，经培养48小时后，形成直径1～2mm的圆形、凸起、灰白色至黄色混浊菌落，不溶血。新鲜培养物在紫外灯照射下可见红色荧光，但暴露于空气中稍久后，荧光即消失。在硫乙醇酸盐肉汤中混浊生长，产生小气泡。

三、鉴别与鉴定

（一）消化链球菌属

本菌革兰阳性小球菌，生长缓慢，菌落极小，一般不溶血；很少或不利用碳水化合物，触酶通常阴性，对SPS特别敏感，于5% SPS滤纸片周围可出现直径大于12mm的抑菌环，可用于该菌的快速鉴定。

（二）消化球菌属

革兰阳性球菌，生长缓慢，菌落小，根据菌体形态、菌落特点、生化反应以及代谢产物的气液相色谱分析等进行鉴定。黑色消化球菌的主要鉴定特征见表20－17。

表20－17　常见革兰阳性厌氧球菌的鉴定特征

菌种	凝固酶	吲哚	触酶	硝酸盐	脲酶	纤维二糖	葡萄糖	乳糖	麦芽糖	蔗糖	在PYG培养基中产生的脂肪酸
厌氧消化链球菌	－	－	－	－	－	－	W^-	－	－	－	A，IC，ib，b，iv
大消化链球菌	－	－	$+^-$	－	－	－	－	－	－	－	A（l，s）
微小消化链球菌	－	－	－	－	－	－	－	－	－	－	A（l，s）
吲哚消化链球菌	+	+	－	+	+	－	－	－	－	－	A，B（l，p，s）
不解糖消化链球菌	－	+	V	－	－	－	－	－	－	－	A，B，p（l，s）
普氏消化链球菌	－	－	V	－	－	－	－	－	－	－	A，B（l，p，s）
四联消化链球菌	－	－	V	－	+	－	－	－	+	+	B，L（a，p）
产生消化链球菌	－	－	－	－	V	+	+	+	+	+	A（l，s）
黑色消化链球菌	－	－	$-^+$	－	－	－	－	－	－	－	B，C，iv，a

注：符号同表20－5

（三）韦荣球菌属

极小的革兰阴性球菌、成对或短链或不规则排列。在厌氧血平板上，形成较小的、不溶血的菌落。不分解糖类，氧化酶阴性，硝酸盐还原试验阳性，触酶试验一般阴性，但某些菌种能产生不典型触酶。临床常见韦荣球菌的主要鉴定特征见表 20－18。

表 20－18 常见革兰阴性厌氧球菌的鉴别

菌种	硝酸盐	触酶	吲哚	葡萄糖	乳糖	果糖	麦芽糖	蔗糖	在 PYG 培养基中产生的脂肪酸
小韦荣球菌	+	－	－	－	－	－	－	－	A，p
产碱韦荣球菌	+	+	－	－	－	－	－	－	A，p
发酵氨基酸球菌	－	－	－	－	－	－	－	－	A，B
埃氏巨球菌	－	－	－	+	－	+	+	－	A，ib，b，iv，v，C

注：符号同表 20－5

四、抗菌药物敏感性

消化链球菌属对除替卡西林、头孢噻肟以外的其他 β－内酰胺类抗生素敏感，对克林霉素和甲硝唑表现为中度耐受，对红霉素、喹诺酮类及环丙沙星耐受。消化球菌属对青霉素、红霉素、氯霉素、洁霉素、四环素及甲硝唑敏感。韦荣球菌对氯霉素、克林霉素、替卡西林、亚胺培南及甲硝唑敏感，对新霉素、万古霉素和氨基糖苷类抗生素耐药。

五、临床意义

消化链球菌属是人和动物口腔、上呼吸道、肠道和女性生殖道的正常菌群，可引起腹腔感染、肝脓肿，外阴、阴道及盆腔等部位的感染，肺部和胸膜感染、口腔感染、颅内感染以及皮肤和软组织感染等，以混合感染多见。厌氧消化链球菌与金黄色葡萄球菌、溶血性链球菌协同可引起严重的创伤感染，亦可由原发病灶口腔、牙周和泌尿道感染而引起细菌性心内膜炎。

消化球菌属是寄生于人的体表及与外界相通的腔道中的正常菌群，常与其他细菌一起引起人体各部位组织和器官的混合感染。

韦荣球菌是人和啮齿类动物口腔、肠道、呼吸道和女性生殖道的正常菌群，可引起内源性感染，是临床最常见的革兰阴性厌氧性球菌。小韦荣球菌较常见于上呼吸道感染，产碱韦荣球菌多见于肠道感染。

本 章 小 结

厌氧菌是一大群在有氧环境中不能生长，必须在无氧条件下才能生长繁殖的细菌，根据是否形成芽孢分为芽孢厌氧菌和无芽孢厌氧菌。厌氧菌分布广泛且感染非常普遍，约 60% 的临床感染均有厌氧菌参与，其中革兰阴性无芽孢厌氧杆菌是临床厌氧菌感染中最常见的病原菌。

对疑为感染而常规细菌培养阴性的病例，应当进行厌氧菌的分离培养与鉴定。采集符合要求的临床标本，是厌氧菌培养成功的关键，应尽量避免被正常菌群污染和接触空气，含有正常菌群的标本不宜作厌氧菌培养。厌氧菌一般依据菌体形态、染色反应、菌落性状以及对某些抗生素的敏感性作出初步鉴定，最后鉴定必须依靠生化反应及终末代谢产物等项检查。

梭状芽孢杆菌属，革兰染色阳性，芽孢呈圆形或卵圆形，直径大于菌体，位于菌体中央，极端或次极端，使菌体膨大呈梭状，可引起特异性临床特征。类杆菌属细菌是人类肠道及女性生殖道的正常菌群，可引起人体各系统及组织的内源性感染。普雷沃菌属多见于头、颈部及胸腔感染。卟啉单胞菌属主要引起口腔感染、肺胸膜炎、阑尾炎和细菌性阴道炎等。梭杆菌属可引起各种软组织感染。消化球菌属是寄生于人的体表及与外界相通的腔道中的正常菌群，常与其他细菌一起引起人体各部位组织和器官的混合感染。

上述细菌除梭状芽孢杆菌形态结构特殊外、临床上对革兰阴性无芽孢厌氧杆菌、厌氧性球菌等主要依据其培养特性、生化反应的特点进行鉴定。

（袁东亚　张　敏）

扫码“练一练”

第二十一章 螺旋体和支原体

本章要点

1. **掌握** 螺旋体和支原体的分类和命名、生物学特性、鉴定及鉴别要点和方法。
2. **熟悉** 螺旋体和支原体的抗菌药物敏感性。
3. **了解** 螺旋体和支原体的临床意义。

螺旋体（Spirochete）是一类细长、柔软、弯曲呈螺旋状，利用细胞壁和细胞膜间的轴丝运动活泼的原核细胞型微生物。支原体（Mycoplasma）是一群没有细胞壁、能在人工培养基中生长繁殖的最小的原核细胞型微生物。支原体最早从牛胸膜炎病灶的胸水滤液中分出，当时称为胸膜肺炎微生物，以后从人体、家畜和禽类标本中先后发现此类微生物，由于它们能形成有分支的长丝，1967 年正式命名称之为支原体。

扫码“看一看”

扫码“学一学”

第一节 螺旋体

螺旋体分类学上归于细菌范畴，其具有与细菌相似的细胞壁及细菌细胞的所有内部结构。螺旋体在自然界及动物体内广泛存在，种类很多，常见于水、土壤及腐败的有机物上，亦存在于人的口腔或动物体内，有些为正常菌群，有些则对人和动物致病。螺旋体门目前分为螺旋体科、钩端螺旋体科和小蛇菌科，与人类疾病有关的有疏螺旋体属（*Borrelia*）、密螺旋体属（*Treponema*）、钩端螺旋体属（*Leptospira*）、短螺菌属（*Brachyspira*）与螺旋体属（*Spirochaeta*）。前三属中有引起人回归热、梅毒、钩端螺旋体病的致病菌。短螺菌属通常无侵袭性，但已有报道可引起结肠隐窝脓肿、溃疡、坏死，多器官衰竭患者的短螺菌属血症。后两属不致病。

一、钩端螺旋体属

（一）分类和命名

钩端螺旋体属（*Leptospira*）隶属钩端螺旋体科，简称钩体。常见的有问号钩端螺旋体（*L. interrogans*）、双曲钩端螺旋体（*L. biflexa*）、亚历山大钩端螺旋体（*L. alexander*）及其他 13 个新种。代表菌种为问号钩端螺旋体。

（二）生物学特性

钩端螺旋体为柔软的螺旋形菌，长短不一，一般长为 6 ~ 20μm、宽为 0.1 ~ 0.2μm。螺旋盘绕细致而规则，在暗视野显微镜下观察，似小珍珠排列成的细链。一端或两端弯曲为钩状，常使菌体呈 C、S 或 8 字形。运动活泼，因折光性强而成白色。电镜下钩端螺旋体为圆柱状结构，由外之内依次为鞘膜、胞壁和浆膜。鞘膜由脂多糖和蛋白质组成。胞壁与浆膜之间有一根由两条轴丝扭成的中轴，位于菌体一侧。钩端螺旋体是以整个圆柱形菌体缠绕中轴而成，其胞壁成分与革兰阴性杆菌相似，革兰染色为阴性，但不易被碱性染料着色，常用 Fontana 镀银染色法，背景为淡棕色，钩端螺旋体染成棕褐色，但因银粒堆积，其螺旋不能显示出来（图 21 -1）。

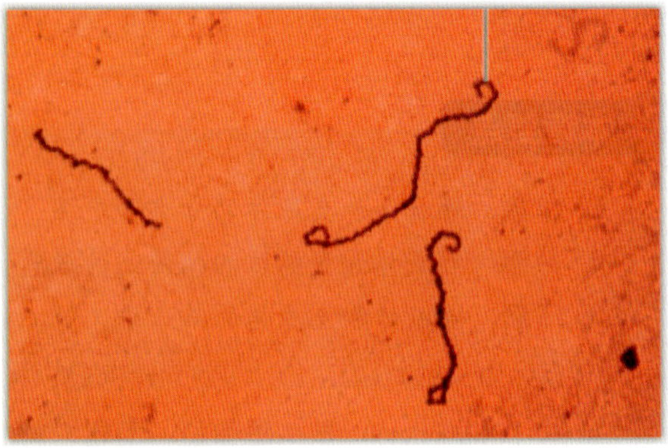

图 21 -1　钩端螺旋体形态（Fontana 镀银染色）

（引自 Kathleen Park Talaro. Foudations in Microbiology. 4th ed. Boston：McGraw - Hill，2002.）

钩端螺旋体是唯一可进行人工培养的螺旋体，但营养要求较高。常用含 10% 兔血清的柯索夫（Korthof）培养基，兔常血清除促进钩端螺旋体生长外，尚能中和其代谢过程中产生的毒性物质。本菌为专性需氧菌，最适 pH 为 7.2 ~ 7.6，pH < 6.5 时死亡，最高能耐 pH 8.4。最适生长温度为28 ~ 30℃。钩端螺旋体在人工培养基中生长缓慢，在液体培养基中分裂 1 次需 6 ~ 8 小时，28℃孵育 1 ~ 2 周，液体培养基呈半透明云雾状生长，在含 10g/L 琼脂的适宜固体培养基上，经 28℃孵育1 ~ 3 周，可形成透明、不规则直径约 2mm 的扁平细小菌落。

致病性钩端螺旋体的抗原组成比较复杂，与分型有关的抗原主要有两种：一种是存在于螺旋体表面的表面抗原（P 抗原），为蛋白质多糖的复合物，具有型特异性，是钩端螺旋体分型的依据；另一种存在于螺旋体内部的内部抗原（S 抗原），是类脂多糖复合物，具有属特异性，为钩端螺旋体分群的依据。目前全世界已发现的致病性螺旋体有 20 多个血清群、200 多个血清型（其中有 37 个血清型由我国学者发现）。迄今，我国至少存在有致病性钩端螺旋体 19 个血清群、75 个血清型，是发现血清型最多的国家。

钩端螺旋体对理化因素的抵抗力较其他致病螺旋体为强，在水或湿土中可存活数周至数月。对干燥、热、日光直射的抵抗力均较弱，56℃ 10 分钟或60℃ 1 分钟即可杀死。对常用消毒剂如 0.5% 来苏、0.1% 苯酚、1% 漂白粉等敏感。

（三）螺旋体检验

可以从临床标本、携带者和自然界的水中分离获得问号钩端螺旋体。标本采集包括血液、尿和脑脊液，发病早期（1 周内）血液的阳性率高，1 周后尿和脑脊液的阳性率高。感染 6 ~ 10 天取血可检出抗体，抗体在病程第三四周达最高水平，此后抗体水平逐渐下降，血清学诊断则需要在病程早期及恢复期分别采集血清，作双份血清试验。尸检取肝、肾、脑和肺等器官组织。

1. 显微镜检查或直接免疫荧光法检查　患者血液、尿液、脑脊液和腹膜透析液等临床标本均可用暗视野显微镜检查或直接免疫荧光法检查。镜下见细密而规则、一端或两端弯曲使菌体呈问号状或 C、S 形；或暗视野显微镜下可见钩端螺旋体像一串发亮的微细珠粒即为阳性。但暗视野显微镜检查敏感性和特异性较差；荧光标记抗体快速检查钩端螺旋体的敏感性高、特异性强。

2. 分离培养　可以确诊患者并获得菌株，也可查明钩端螺旋体菌型分布状态、疫源地存在的特点和研制相应的菌苗，为预防和控制钩端螺旋体病流行提供必要的资料。

（1）钩端螺旋体血症期的患者血液　取钩端螺旋体血症期的患者血液1～2ml接种于Korthof培养基中，共接种2～3管。28℃孵育，因系需氧生长，离液面1cm内的部位生长最丰盛，故靠近培养液面呈半透明、云雾状混浊。培养后每5～7天取培养物作暗视野检查，观察有无螺旋体生长。连续观察30天，如无钩端螺旋体生长，方可判为阴性。

（2）中段尿　取发病后第二周的中段尿30～50ml，3500～4000r/min离心1小时，取沉渣0.3～0.5ml接种于2～4管Korthof培养基内培养。酸性尿者应在取尿前一晚服小苏打2～4g，使尿呈中性或弱碱性。当培养物呈轻度混浊时，离心后取沉渣经暗视野或镀银染色进行显微镜检查。

（3）脑脊液或动物组织　也可取脑脊液或动物组织进行分离培养，显微镜检查如有问号钩端螺旋体存在，则由参考实验室使用已知诊断血清鉴定其血清群和血清型。分子生物学方法可将钩端螺旋体鉴定到种和血清型，鉴定钩端螺旋体最常使用的方法是利用*rrs*（16S rRNA）、*gyrB*、*rpoB*或*secY*进行序列分析。

3. 血清学检测　大多数的钩端螺旋体病是通过血清学进行诊断的。

（1）显微镜凝集试验　目前常用显微镜凝集试验，即用标准株或当地常见菌株作抗原，分别与患者不同稀释度的血清混合，37℃作用2小时，然后滴片用暗视野显微镜检查，若待检血清中有某型抗体存在，则在同型抗原孔中可见钩端螺旋体凝集成团，形如小蜘蛛，一般患者凝集效价在1∶400以上或晚期血清比早期血清效价高4倍以上具有诊断意义。

（2）间接凝集试验　亦可采用间接凝集试验的方法，将钩端螺旋体属特异性抗原吸附于载体（绵羊红细胞、活性炭、乳胶颗粒等）上成为具有钩端螺旋体属特异性的颗粒抗原，这些抗原致敏的颗粒在玻片上与患者血清中相应的抗体作用，可出现肉眼可见的凝集。

补体结合试验、间接免疫荧光试验、ELISA等免疫学方法亦可用于检测。

（四）抗菌药物敏感性

钩端螺旋体对许多类抗菌药物敏感，包括β-内酰胺类、大环内酯类、四环素类、氟喹诺酮类和链霉素。青霉素和多西环素对钩端螺旋体有效，且作为首选抗菌药物。

（五）临床意义

钩端螺旋体能引起人及动物的钩端螺旋体病，简称钩体病，是在世界各地都广泛流行的一种人兽共患病。我国绝大多数地区都有不同程度的流行，尤以南方各省最为严重，对人健康危害很大，是我国重点防治的传染病之一。

钩端螺旋体的致病作用系由大量繁殖的病原菌及其死亡后释放的毒素、酶或其他代谢产物所引起。致病物质包括溶血素、细胞毒性因子、内毒素样物质及酶类。钩端螺旋体有较强的侵袭力，自破损的皮肤、口、鼻、眼、胃肠道黏膜侵入人体后，进入血流大量繁殖，引起钩体败血症，随后钩体侵入肝、脾、肾、肺、心、淋巴结和中枢神经系统等组织器官，引起相关脏器和组织的损害和体征。由于钩体的菌型、毒力、数量不同以及机体免疫力强弱不同，病程发展和症状轻重差异很大，临床上常见流感伤寒型、黄疸出血型、肺出血型。此外，尚有脑膜脑炎型、肾功能衰竭型、胃肠炎型等。

二、密螺旋体属

（一）分类与命名

密螺旋体属（*Treponema*）隶属螺旋体科（*Spirochaetaceae*）现有20个种，主要病原体为苍白密螺旋体（*T. pallidum*）和品他密螺旋体（*T. carateum*）。其中临床上最重要的是苍白密螺旋体，该螺旋体又分为苍白亚种（*T. pallidum* subsp. *Pallidum*）、地方亚种（*T. pallidum* subsp. *endemicum*）和雅司亚种（*T. pallidum* subsp. *pertenue*），分别是梅毒、地方性梅毒和雅司病的病原体。其他密螺旋体如齿垢密螺旋体（*T. denticola*）、屈折密螺旋体（*T. refringens*）、索氏密螺旋体（*T. socranskii*）、食果胶密螺旋体（*T. pectinovorum*）为口腔或生殖道的正常共栖菌，可在人工培养基上厌氧培养生长。

密螺旋体属 DNA 中的 G + C 含量为（32 ~ 50）mol%，代表菌种为苍白螺旋体苍白亚种，简称梅毒螺旋体。

（二）生物学特性

梅毒螺旋体菌体细长，长 6 ~ 20μm，直径 0.2μm，两端尖直，有 6 ~ 20 个细密而规则的螺旋，一般染色不易着色，可用暗视野显微镜或相差显微镜观察菌体。常用 Fontana 镀银染色法可将其染成棕褐色（图 21 – 2），菌体粗，易于观察或暗视野显微镜下观察，也可用荧光染色法检查。电镜下可见梅毒螺旋体细胞壁外有包膜，细胞膜内含细胞质和核质的螺旋体原生质圆柱体，圆柱体上紧绕着 3 ~ 4 根周浆鞭毛，也称轴丝或内鞭毛，与运动有关，可做移行、屈伸、滚动等方式运动，具有诊断意义。新鲜标本不用染色，在暗视野显微镜下，可观察其形态和活泼的运动方式。

梅毒螺旋体在体外不易培养，至今尚不能在体外培养基上生长。梅毒螺旋体主要有两种抗原：一种是密螺旋体抗原即梅毒表面的特异性抗原，能刺激机体产生特异的凝集抗体、制动抗体或溶解抗体，但与引起雅司病、地方性梅毒及品他病等疾病的其他密螺旋体存在共同抗原，有交叉反应；另一种是非密螺旋体抗原即磷脂类抗原，能刺激机体产生反应素，可与正常牛心肌的心脂质、胆固醇和卵磷脂混合物发生交叉反应。用牛心肌心脂质抗原（属异嗜性抗原）检测机体产生反应素，敏感性高，但有假阳性存在。

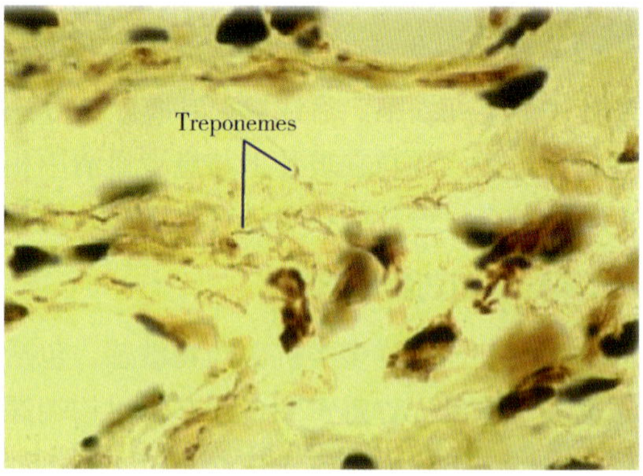

图 21 – 2　梅毒螺旋体形态（Fontana 镀银染色）

（引自 Kathleen Park Talaro. Foudations in Microbiology. 4th ed. Boston：McGraw – Hill，2002.）

梅毒螺旋体对外界环境抵抗力很弱，对干燥、热、冷尤为敏感。在体外干燥环境下 1 ~ 2 小时即死亡，加热 50℃ 5 分钟死亡，在血液中 4℃ 72 小时全部死亡。因此，4℃血库存放 3 天以上的血液无传染梅毒的危险。对化学消毒剂敏感，10 ~ 20g/L 苯酚中数分钟死亡，肥皂水能立即将其杀死，对青霉素、四环素、红霉素及庆大霉素敏感。

（三）螺旋体检验

由于梅毒螺旋体不能体外培养，故梅毒的诊断主要依赖于临床标本中病原体的直接检查和血清学诊断。检查方法的选择主要取决于临床表现和标本类型。

1. 下疳渗出液中梅毒螺旋体的直接检查　通过直接荧光染色、直接荧光抗体试验或 PCR 可直接检测下疳渗出液中的梅毒螺旋体。在暗视野显微镜下如见到运动活泼，沿其长轴滚动、屈伸、旋转、前后移行等的螺旋体即可鉴定。

2. 抗体检测　梅毒螺旋体感染后会产生两种不同类型的抗体反应，通常分为“非密螺旋体”抗体和“密螺旋体”抗体。

（1）梅毒非特异性抗体试验　是用正常牛心肌的心类脂（cardiolipin）作为抗原检测患者血清中的反应素。性病研究实验室（venereal disease research laboratory，VDRL）的玻片试验法是一种定量玻片沉淀试验，试剂及对照已标准化，需用显微镜阅读结果。甲苯胺红不加热血清试验（tolulized red unheated serum test，TRUST）和快速血浆反应素环状卡片试验（rapid plasma regain，RPR）的敏感性相似，TRUST 的特异性略高，反应素在第一期梅毒病变出现后 1～2 周即可测出，第二期梅毒敏感性达 100%，晚期梅毒敏感性达 98%。本试验所用抗原是非特异的，检测抗体时应排除假阳性反应，结合病史、临床表现及多次的试验结果进行分析。

（2）梅毒特异性抗体试验　是用梅毒螺旋体抗原检测患者血清中的特异性抗体，试验特异性高。目前常用下述两种方法：①荧光密螺旋体抗体吸收试验（fluorescent treponemal antibody absorption，FTA－ABS）为间接荧光抗体法，其敏感性及特异性均高，常用于梅毒的早期诊断；②梅毒螺旋体明胶颗粒凝集试验（Treponema pallidum particle assay，TPPA）是梅毒螺旋体抗体微量血凝试验（microhemagglutination assay for antibodies to treponemal pallidum，MHA－TP）的改良，将提纯的梅毒螺旋特异性抗原包被在明胶颗粒上减少非特异性交叉反应。

（四）抗菌药物敏感性

梅毒螺旋体对青霉素 G、头孢曲松、四环素、多西环素、红霉素、阿奇霉素和喹诺酮类敏感。青霉素 G 是梅毒治疗首选。治疗取决于疾病阶段及患者类别。

（五）临床意义

梅毒螺旋体有很强的侵袭力，其致病物质主要有黏多糖、唾液酸和透明质酸酶。梅毒是由梅毒螺旋体引起的一种慢性性传播疾病。获得性梅毒主要通过性接触感染，极少数患者通过接吻、哺乳、接触有传染性损害患者的日常用品而感染。病原体亦可通过胎盘垂直传播给胎儿，引起胎儿全身感染即先天性梅毒。

梅毒的免疫属感染性免疫，有梅毒螺旋体感染时才有免疫力，一旦螺旋体被杀灭，其免疫力随之消失。机体对梅毒螺旋体感染可产生体液和细胞免疫反应，体液免疫中有两种抗体，一种梅毒特异性抗体，主要是 IgG 和 IgM，当有补体存在和在厌氧条件下，对活螺旋体的动力有制动作用，并可将螺旋体杀死或溶解，对机体再感染有保护作用；另一种是反应素，为 IgA 和 IgM 的混合物，对机体无保护作用，可供筛选梅毒螺旋体的血清学诊断用。

三、疏螺旋体属

（一）分类与命名

疏螺旋体属（*Borrelia*）又称包柔体属，隶属螺旋体科（*Spirochaetaceae*）。由节肢动物传播的疏螺旋体属有 33 个种，其中对人类致病的主要有 5 个种：回归热疏螺旋体（*B. recurrentis*）、杜通疏螺旋体（*B. duttonii*）、狭义伯氏疏螺旋体（*B. burgdorferi sensu stricto*）、伽氏疏螺旋体（*B. garinii*）和阿弗西尼疏螺旋体（*B. afzelii*）。

（二）生物学特性

1. 回归热疏螺旋体　有 3～10 个稀疏不规则的螺旋，运动活泼。与其他细菌不同的是疏螺旋体的鞭毛为内鞭毛，病原体易着色，革兰染色阴性，吉姆萨染色呈紫红色。尽管在营养丰富的培养基、微需氧环境下可人工培养，但培养过程繁琐。回归热疏螺旋体抗原结构最大的特点是极易变异，不同地区分离出的菌株甚至同一患者在两次发热期中所分离出的菌株其抗原性也有差异。此外，回归热疏螺旋体除含特异性抗原外，和其他微生物有部分共同抗原（如变形杆菌 OX_K 抗原），用 OX 作为抗原检查虱传回归热患者血清有一定的诊断价值。

2. 伯氏疏螺旋体 是螺旋体属中最细长的螺旋体，有 3～10 个稀疏不规则的螺旋，革兰染色阴性，但不易着色，吉姆萨染色着色良好，呈紫红色（图 21－3）。暗视野显微镜观察可见到以滚动、翻转等形式活泼运动的菌体，人工培养营养要求高，生长需长链不饱和脂肪酸、葡萄糖、氨基酸和牛血清蛋白等。初始感染后，由于螺旋体抗原的变异，IgM 抗体可持续数月至数年，IgG 抗体出现时间较晚，但可持续至病程晚期。

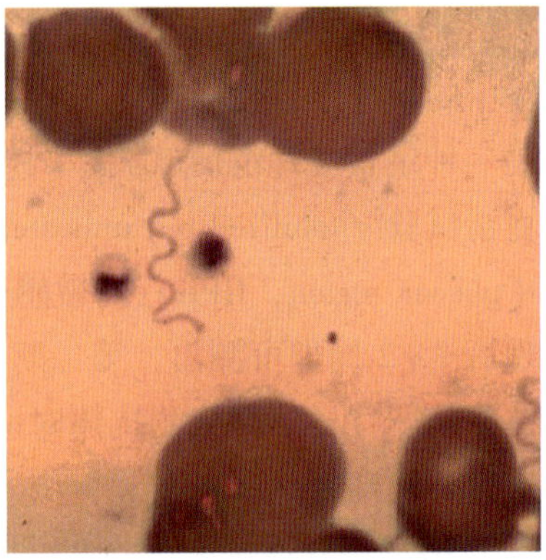

图 21－3 伯氏疏螺旋体形态
（Giemsa 染色）
（引自 Kathleen Park Talaro. Foudations in Microbiology. 4eh ed. Boston：McGraw－Hill，2002.）

（三）螺旋体检验

1. 回归热螺旋体 主要是直接镜检螺旋体。在患者急性发热期采集血液制成湿片直接用暗视野或明视野显微镜检查，亦可制成厚血膜或薄血膜经吉姆萨或瑞氏染色后镜检。区别虱型与蜱型回归热疏螺旋体，可接种于豚鼠，豚鼠对蜱型病原体敏感，对虱型有抵抗力。

2. 伯氏疏螺旋体 尽管血清学试验有不足，但仍是目前莱姆病的诊断标准，推荐两步法进行检测，即第一步采用敏感性高的筛查方法如 ELISA 或 IFA 检测患者血清中的抗体，若结果阴性无须进一步检测，若结果阳性或可疑须用标准的免疫斑点法进行确证。由于莱姆病患者血液中的伯氏疏螺旋体数量低于镜检水平，故直接镜检较困难。伯氏疏螺旋体可在人工培养基上生长，但耗时、敏感性低。PCR 方法可用于辅助诊断莱姆病。

（四）抗菌药物敏感性

伯氏疏螺旋体对大环内酯类、四环素类、半合成青霉素类和广谱及超广谱头孢菌素类敏感；对青霉素 G 和氯霉素中度敏感；对甲氧苄啶、磺胺甲噁唑、利福平、氨基苷类和喹诺酮类耐药。

（五）临床意义

引起人类回归热的疏螺旋体以虱、蜱等节肢动物为传播媒介，体虱传播型为流行性回归热，软蜱传播型为地方性回归热。回归热为一种急性感染性疾病，当螺旋体进入人体出现在血流中，患者表现为阵发性高热、恶寒、战栗、头痛、恶心、肌痛，发热持续 3～7 天骤退，同时血中螺旋体消失，间歇数天至数周后又再次发热，血中再次出现螺旋体，症状再现，如此反复发作 3～10 次之多。

莱姆病是一种自然疫源性疾病，人对该菌普遍易感。储存宿主为啮齿类，主要传播媒介是硬蜱。螺旋体主要存在于蜱成虫的肠中，后移至唾液腺，人类受蜱叮咬而感染。早期临床表现为在叮咬部位可出现一个或数个特征性的移行性红斑并伴有乏力、头痛、发热、肌肉关节痛等。最初感染后的数周至数月之后，疏螺旋体通过血液传播至多个器官，引起多种症状和体征，进入播散期，除最初的游走性红斑外，可发生继发性的游走性红斑（继发于远离蜱咬伤部位）、关节炎、心脏炎和脑膜炎等神经系统表现。病变持续期通常出现于疾病发生数月之后，此期可持续数年。此期典型的改变是慢性关节炎。

第二节　支原体

扫码“学一学”

支原体是一群没有细胞壁、能在人工培养基中生长繁殖的最小的原核细胞型微生物，最小个体直径为0.2～0.3μm，可通过滤菌器，形态上呈高度多形性，由于生物合成能力有限，生长时需从外界环境摄取胆固醇。支原体多为腐生或寄生，主要存在于人体和动物的腔道黏膜，少数可引起人或动物的感染。支原体还经常污染细胞培养，给实验室病毒分离、单克隆抗体制备等工作带来一定困难。临床常见支原体有支原体属和脲原体属。

一、支原体属

（一）分类与命名

支原体属（*Mycoplama*）隶属于支原体科（*Mycoplasmataceae*）。在自然界中广泛分布，常见的主要有肺炎支原体（*M. pneumoniae*）、人型支原体（*M. hominis*）、生殖支原体（*M. genitalium*）、穿通支原体（*M. penetraus*）、发酵支原体（*M. fermentans*）等。

（二）生物学特性

支原体是一类没有细胞壁的原核细胞型微生物，也是目前所知，能在人工培养基中生长繁殖的最小的微生物。支原体细胞形态多样，基本为球形，亦可呈球杆状或丝状。大小为0.2～0.3μm，很少超过1.0μm，能通过0.45μm孔径的滤膜，对作用于细胞壁的抗菌药物不敏感。

支原体的营养要求比一般细菌高，对低渗透压敏感。除基础营养物质外，培养基还需加入10%～20%马或小牛血清、新鲜的酵母浸液、青霉素G及pH指示剂。

肺炎支原体培养所需营养要求高，培养基中必须加入10%～20%的人或动物血清，提供固醇和长链脂肪酸，稳定其细胞膜。在液体培养基中时有极微弱的混浊，在相差显微镜下观察，可见支原体为球形或双球形及长丝体，在固体培养基上通常需要21天或更长时间形成直径10～100μm的菌落，初次分离菌落细小，呈草莓状，反复传代呈典型的“油煎蛋”样菌落（图21－4），生长最适pH为7.8～8.0，低于7.0则死亡。人型支原体在液体培养基中因分解精氨酸，pH增至7.8以上易死亡，在固体培养基上菌落大小为40～60μm，个别菌落达100～200μm，呈典型的“油煎蛋”样。

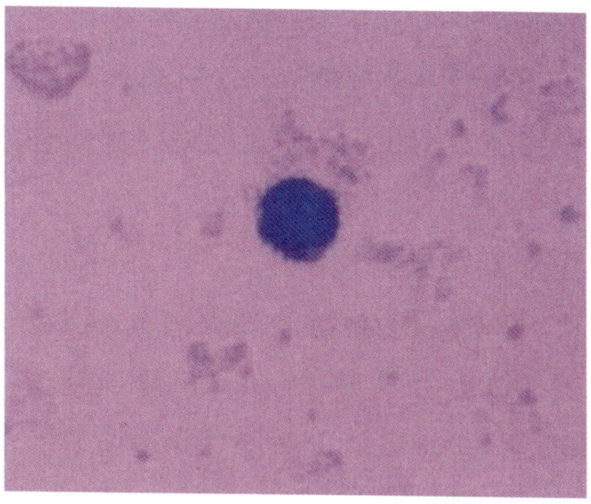

图21－4　肺炎支原体菌落

（引自Kathleen Park Talaro. Foudations in Microbiology. 4th ed. Boston：McGraw－Hill，2002.）

应用支原体专用肉汤培养时，如果指示剂变色，应立即转种，否则培养物将很快失去繁殖能力。一般取 0.1ml 培养物加入 0.9ml 相应新鲜肉汤培养基中，另取 0.02ml 培养物转种到固体培养基上。对于阴性培养结果，应设立确认最低时限，如肺炎支原体培养的阴性结果应在培养至少满 4 周后方可确认。

肺炎支原体的抗原性主要来自细胞膜，胞膜外层蛋白质是支原体的主要型特异性抗原，其抗原性常用生长抑制试验（growth inhibition test，GIT）与代谢抑制试验（metabolism inhibition test，MIT）鉴定。GIT 是将吸附型特异性抗血清的滤纸片置于接种支原体的固体培养基上，经孵育出现同型血清抑制该型支原体生长现象。MIT 是将支原体接种在含有抗血清的葡萄糖（酚红）培养基中，若抗体与支原体型相对应，则抑制该支原体分解葡萄糖，酚红不变色。此两种方法可将支原体分成若干血清型，支原体无细胞壁，对青霉素、头孢菌素等作用于细胞壁的抗生素不敏感，对脂溶剂、去垢剂和苯酚、甲醛等常用消毒剂敏感，4℃放置不超过 3 天，56℃很快灭活，对热、干燥非常敏感，冻干能长期保存。

（三）支原体检验

1. 直接显微镜检查　支原体革兰染色不易着色。电子显微镜观察无细胞壁，易与细菌鉴别。体液标本离心后荧光染色有助于支原体观察，但无特异性。

2. 支原体分离培养与鉴定　常用的培养基是以牛心消化液为基础，另加 20% 小牛血清及新鲜酵母浸液制成的液体或固体培养基。液体培养基置于 37℃，空气中孵育。固体培养基置于 5% ~10% CO_2气体环境或 95% N_2 和 5% CO_2 厌氧气体环境中培养，菌落观察时最好用相差显微镜；人型支原体常呈典型的“油煎蛋”菌落。

尽管形态染色、菌落特征、生化反应、分离部位及特异性生长试验等不足以用于支原体鉴定，但可为其鉴定提供线索。用 Diene 染色支原体菌落中心为翠蓝色，边缘浅蓝色，且不易褪色，其他细菌菌落不着色。肺炎支原体分解葡萄糖，不分解精氨酸，在含葡萄糖的液体培养基上生长产酸，使酚红指示剂变黄，尿素试验阴性。溶血试验和生长抑制试验均阳性。溶血试验是在生长疑似肺炎支原体的专用平板上，加一层含 8% 豚鼠红细胞琼脂，37℃孵育过夜，如在菌落周围出现溶血环者为阳性。生长抑制试验是切下含可疑肺炎支原体（或解脲脲原体）菌落琼脂块，转种于专用液体培养基中，孵育一星期后，吸取 0.3ml 培养液，涂布于专用固体平板上，待稍干后，再贴上浸有肺炎支原体抗体滤纸片，37℃孵育下，平板上出现抑制生长环者为阳性，该试验特异性高于其他试验。

细菌 L 型在无抗生素等诱导因素作用下，可返回为原菌，染色后易褪色，以此可鉴别支原体与细菌 L 型鉴别。

3. 非特异血清学方法

（1）冷凝集试验　是检测患者血清中冷凝集素的一种非特异性试验，其方法是将患者的稀释血清与 O 型 Rh 阴性红细胞在 4℃下做凝集试验。约 50% 肺炎支原体感染者为阳性（效价≥1:64），效价越高或双份血清呈 4 倍以上升高，肺炎支原体近期感染的可能性越大。

（2）MG 链球菌凝集试验　是一种非特异性凝集试验，肺炎支原体感染后，约 1/3 的患者血清中可出现能凝集甲型链球菌 MG 株的抗体，效价≥1:20，而病毒性肺炎患者常无此抗体出现，故本试验有助于两者的鉴别。

肺炎支原体冷凝集试验与 MG 链球菌凝集试验，对支原体肺炎有辅助诊断作用。

4. PCR 检测　该方法可用于支原体检测，优点为能够在 1 天内完成检测、样本中无论细菌存活与否均可检测防腐组织标本中的核酸。

（四）抗菌药物敏感性

支原体属无细胞壁，对所有作用于细胞壁的抗菌药物天然耐药，如β－内酰胺类抗菌药物，亦对磺胺类、甲氧苄啶和利福平耐药。对作用于核蛋白体，抑制或影响菌体蛋白合成的抗菌药物，如大环内酯类、四环素类、氟喹诺酮类抗菌药物等的敏感性因菌种而异。

（五）临床意义

肺炎支原体可引起约20%普通人群的社区获得性肺炎。典型的临床症状为气管支气管炎，常伴有上呼吸道表现，如急性咽炎。疾病无明显季节性，以亚临床感染常见。约1/3感染者会发展为肺炎，潜伏期通常为2～3周。肺炎支原体感染引起的肺外并发症包括脑膜脑炎、上行性麻痹、横贯性脊髓炎、溶血性贫血、关节炎等。人型支原体可引起泌尿生殖道感染；菌血症则发生于肾移植、创伤和泌尿生殖系统手术后。

二、脲原体属

（一）分类与命名

脲原体属（*Ureaplasma*）隶属于支原体科（*Mycoplasmataceae*），常见的有解脲脲原体（*U. urealyticum*）和差异脲原体（*U. diversum*）。

（二）生物学特性

解脲脲原体呈高度多形性，常见形态为球形、杆形及长丝形。革兰染色阴性但不易着色，吉姆萨染色呈紫蓝色。无细胞壁，细胞膜由三层薄膜构成，内、外两层由蛋白质组成，中层为类脂质。体外培养营养要求很高，需要供给胆固醇和酵母。常用的基础培养基为牛心消化液，在液体选择培养基中37℃培养18～24小时，因分解尿素使培养基变成红色；在固体培养基上37℃培养2～3天，形成细小（仅10～40μm）、周边较窄的“油煎蛋”样菌落（需用低倍显微镜观察）又称为“T”株（Tiny strain）。

解脲脲原体除脂多糖抗原和蛋白质抗原外，还有脲酶抗原，后者是解脲脲原体种特异抗原，可与其他支原体区别。解脲脲原体有16个血清型，其中以第四型引起疾病的频率最高。

解脲脲原体与其他支原体一样，无细胞壁，对渗透作用特别敏感，易被脂溶剂、清洁剂、酒精、特异抗体和补体溶解。对热抵抗力差，对青霉素等作用于细胞壁的抗生素不敏感，

（三）支原体检验

1. 脲原体分离培养与鉴定　应用选择鉴别培养基对解脲脲原体进行培养鉴定。将标本接种于含营养、尿素、精氨酸和酚红指示剂的培养基中（pH 6.3），标本如有解脲脲原体存在，35℃培养24～48小时由于解脲脲原体生长，分解尿素产氨使培养基pH上升至7.6～8.6，液体培养基颜色由橙黄色转变成红色可判定有解脲脲原体生长。解脲脲原体在液体中不出现菌膜、浑浊及沉淀生长现象。如培养基出现浑浊，表明有杂菌污染。解脲脲原体生化反应特性为不分解葡萄糖和精氨酸，但可利用尿素放出氨气，能吸附豚鼠及绵羊红细胞，四氮唑还原试验阴性。

一般可根据能否利用葡萄糖、水解精氨酸和尿素来进行支原体鉴定和鉴别，见表21－1。

表 21－1　支原体和脲原体鉴定

支原体	葡萄糖	精氨酸	尿素
肺炎支原体	+	−	−
人型支原体	−	+	−
生殖支原体	+	−	−
穿透支原体	+	+	−
解脲脲原体	−	−	+

2. PCR 检测　核酸检测部分脲酶基因的核苷酸序列为模板，合成相应的引物经体外扩增后，解脲脲原体 16 个血清型均见 460bp 的 DNA 片段，通过对 PCR 产物的核酸杂交和序列分析，可将各种支原体鉴别分类。

（四）抗菌药物敏感性

常用于治疗并能获效的主要是大环内酯类、四环素类、林可霉素类及喹诺酮类等抗菌药物。作用于细胞壁的抗菌药物不敏感。

（五）临床意义

解脲脲原体是 1954 年 Shepard 首先从非淋菌性尿道炎（NGU）患者的尿道分泌物中获得，因其菌落细小，故曾称为 T 支原体。按其分解尿素的特性命名为解脲脲原体，是人类泌尿生殖道最常见的寄生菌之一，主要引起人体泌尿生殖系统的感染。其致病机制可能与其侵袭性酶和毒性产物有关，解脲脲原体吸附宿主细胞后，可产生磷脂酶分解细胞膜中的磷脂，影响宿主细胞生物合成。脲酶分解尿素产生氨，对细胞有毒性作用，产生 IgA 蛋白酶，可降解 IgA 形成 Fab 和 Fc，破坏泌尿生殖道黏膜表面 IgA 的局部抗感染作用，有利于解脲脲原体黏附于泌尿生殖道黏膜的表面而致病。解脲脲原体所引起的疾病最常见的是非淋菌性尿道炎，并被认为是非淋菌性尿道炎中仅次于衣原体的重要病原体。另外解脲脲原体还可致子宫内膜炎、绒毛膜羊膜炎、自然流产、围产期疾病及死亡，也可引起肾盂肾炎、阴道炎和盆腔炎。

本章小结

螺旋体是一类弯曲呈螺旋状的原核细胞型微生物。与人类螺旋体感染有关的有钩端螺旋体属、密螺旋体属和疏螺旋体属，分别致钩体病、梅毒、回归热与莱姆病。钩端螺旋体为一端或两端弯曲为钩状，常使菌体呈 C、S 或 8 字形，在暗视野显微镜下观察，似小珍珠排列成的细链，代表菌种为问号钩端螺旋体。密螺旋体属代表菌种为苍白螺旋体苍白亚种。一般染色不易着色，可用暗视野显微镜或相差显微镜观察菌体常用 Fontana 镀银染色法可将其染成棕褐色。疏螺旋体属的鞭毛为内鞭毛，病原体易着色，革兰染色阴性，Giemsa's 染色呈紫红色。

支原体是一群没有细胞壁、能在人工培养基中生长繁殖的最小的原核细胞型微生物支原体形态上呈高度多形性，可通过滤菌器，由于生物合成能力有限，生长时需从外界环境摄取胆固醇。支原体初代分离时置于 5%～10% CO_2 气体环境下培养，一般 10 天左右长出菌落，呈致密圆形，常不出现“油煎蛋”状，需经数次传代后，方可出现典型菌落。与人类支原体感染有关的支原体属和脲原体属，肺炎支原体可引起社区获得性肺炎，解脲脲原体可引起人体泌尿生殖系统的感染。

脲原体分离培养应用选择鉴别培养基对解脲脲原体进行培养鉴定。

（简　翠）

扫码“练一练”

第二十二章　衣原体和立克次体

本章要点

1. **掌握**　衣原体和立克次体的分类和命名与临床常见菌种、生物学特性、鉴定及鉴别要点和方法。

2. **熟悉**　衣原体和立克次体抗菌药物敏感性。

3. **了解**　衣原体和立克次体临床意义。

扫码“看一看”

扫码“学一学”

本章介绍衣原体和立克次体的临床常见菌种，以属为单元叙述其分类和命名、生物学特性；分衣原体和立克次体两类，叙述具有共性的微生物检验、抗菌药物敏感性与临床意义。

第一节　衣原体属

一、分类和命名

衣原体属（*Chlamydia*）隶属于衣原体科，有6个种：沙眼衣原体（*C. trachomatis*）、鹦鹉热衣原体（*C. psittaci*）、肺炎衣原体（*C. pneumoniaes*）、鼠衣原体（*C. murdiarum*）、猪衣原体（*C. suis*）以及家畜衣原体（*C. pecorum*）。其中沙眼衣原体又有3个生物变种，即沙眼生物变种、性病淋巴肉芽肿生物变种（biovar lymphogranuloma，LGV）和鼠生物变种。沙眼生物变种有A～K 14个血清型（包括Ba、Da、Ia）。性病淋巴肉芽肿变种有4个血清型，即L1、L2、L2a和L3。代表菌种为沙眼衣原体。

二、生物学特性

衣原体具有如下共同特性：①有DNA和RNA两种类型核酸；②具有LPS和蛋白质所组成的细胞壁；③通过独特的双相生活周期，二分裂方式繁殖；④有核糖体；⑤有较为简单的酶系统，能进行一定的代谢活动；⑥对许多广谱抗菌药物敏感。

衣原体在宿主细胞内生长繁殖，有独特的双相生活周期，以两种发育类型存在：①原体（elementary body，EB）是衣原体胞外存在形式，圆形（直径0.25～0.35μm），中央有一致密的拟核，有较致密而坚韧的细胞壁，是发育成熟的衣原体，Geimsa染色呈紫色，新陈代谢缓慢，具有高度的感染性（图22－1）；②网状体（reticulate body）或称始体（initial body，IB），圆形（直径为0.5～1.0μm）或不规则形，中央成纤细的网状结构，无致密拟核，吉姆萨染色呈蓝色。始体为宿主细胞内的繁殖体，代谢活泼，不能在胞外存活，无感染性。

原体与易感宿主细胞表面的特异受体吸附后，通过吞噬作用进入细胞内，形成细胞膜包裹的吞噬小泡或吞噬体，阻止吞噬溶酶体融合，原体在泡内细胞壁变软，增大形成网状体，RNA增多。6～8小时后，始体二分裂增殖，在细胞膜包裹的空泡内聚集、扩增，即称为包涵体（inclusion bodies）（图22－2），于感染18～24小时后，网状体浓缩形成具有坚韧细胞壁的原体，最后细胞破裂释放原体，再感染其他细胞，开始新的发育周期。每个发育周期需 48 ~ 72 小时。

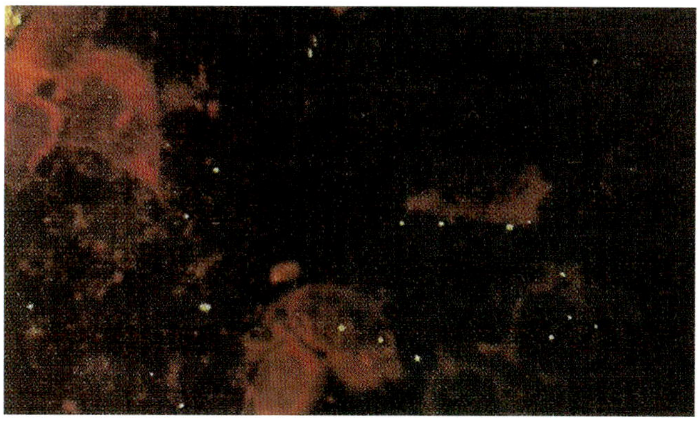

图 22 – 1　衣原体原体形态（荧光染色）

（引自 Patrick R. Murray. Medical Microbiology. 5th ed. Philadelphia Mosby，2005.）

三、衣原体检验

衣原体感染的实验室检查方法主要有分离培养和非培养方法两大类。

1. 分离培养与鉴定　衣原体为严格细胞内寄生，不能在人工培养基上生长，分离培养方法有鸡胚培养、细胞培养和动物接种三种。

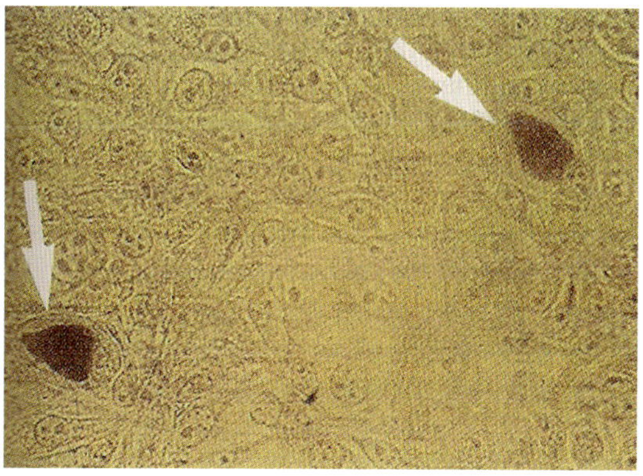

图 22 – 2　衣原体细胞内包涵体形态（碘染色）

（引自 Patrick R. Murray. Medical Microbiology. 5th ed. Philadelphia Mosby，2005.）

目前最常用的方法是细胞培养法，是衣原体感染诊断的金标准。常用细胞株为 HeLa – 229 和 McCoy，一般培养 48 ~ 72 小时后经 Giemsa 或碘染色可在细胞内查到包涵体及原体和始体颗粒；也可用单克隆抗体做直接或间接法荧光观察，并计算包涵体数目。细胞培养法由于操作繁琐、费用高、培养时间长，且易受标本采集、运送和保存以及实验室技术的影响，临床实验室可根据具体条件和实际需要，开展快速的非培养方法，以协助临床诊断。

衣原体亦可用鸡胚培养，所选鸡胚必须来自饲料中不加抗生素的养鸡场，而且种鸡应无衣原体的感染。培养后如卵黄囊膜涂片发现衣原体、连续传代鸡胚死亡，并经血清学鉴定为阳性者，即为阳性分离结果。

2. 非培养方法

（1）Giemsa 染色或直接免疫荧光染色（DFA）法　直接检查沙眼衣原体在上皮细胞胞浆内的包涵体，特别在眼结膜、尿道及子宫颈上皮细胞内发现典型包涵体更有参考意义。

（2）酶免疫检测　一些试剂应用单克隆或多克隆抗体检测衣原体的脂多糖（LPS），此种手段目前仅限于对沙眼衣原体的检测。

（3）核酸杂交技术　应用特异性探针与模板中的特定序列进行杂交，大大增加了检测的敏感性，推荐用于宫颈拭子和尿道拭子标本检测生殖道沙眼衣原体感染。

（4）免疫检测　是目前检测肺炎衣原体、鹦鹉热衣原体感染的主要实验室方法，也可用于沙眼衣原体的播散性感染。金标快速检测法是目前临床常用的方法。

金标快速检测法是在检测卡的硝酸纤维膜的检测线上固定有抗衣原体属特异性抗原LPS的单克隆抗体，对照线上固定有抗鼠IgG的抗体，处理后的样品首先与结合了抗衣原体单克隆抗体的胶体金颗粒混和，并靠毛细管作用向检测线移动，如果样品中含有衣原体则可形成双抗体夹心免疫复合物，并聚集在检测区形成一条红线，无此红线则表示样品中无衣原体存在。无论样品中有无衣原体存在，对照区总应该出现一条红线，表示检测系统工作正常，对女性子宫颈拭子、男性尿道拭子或尿液标本，采用此法可直接定性地检测衣原体抗原，用于诊断衣原体感染。

四、抗菌药物敏感性

由于衣原体为严格的细胞内寄生，因此所有作用于细胞壁的抗菌药物均耐药，如β-内酰胺类抗菌药物；对作用于核蛋白体，抑制或影响菌体蛋白合成的抗菌药物敏感，如大环内酯类四环素类、氟喹诺酮类抗菌药物等。

五、临床意义

根据沙眼衣原体主要外膜蛋白的抗原反应性不同，沙眼衣原体目前分为18个血清型，可以导致沙眼、生殖道感染和性病淋巴肉芽肿。血清型A、B、Ba和C自临床沙眼患者分离得到；血清型D~K与生殖道感染有关，主要引起男性非淋菌性尿道炎和女性非淋菌性宫颈炎。尽管大多数感染表现为无症状性，但亦可引起上行性感染，如男性附睾炎，女性子宫内膜炎、输卵管炎、盆腔炎和肝周炎，输卵管炎可导致严重的并发症如宫外孕和不孕症。在生产过程中由母亲垂直传播给新生儿可引起眼结膜炎和新生儿肺炎；血清型L1、L2、L2a和L3引起性病淋巴肉芽肿。

鹦鹉热衣原体主要是动物感染，一般存在于动物肠道，由粪便排出污染环境，人偶尔接触被感染的动物可引起呼吸道疾病。

肺炎衣原体寄生于人类，可引起呼吸道感染，如鼻窦炎、咽炎、支气管炎和肺炎，临床症状无特异性，难与肺炎支原体和病毒性肺炎区分。初次感染主要发生在学龄儿童，而再次感染可见于成人。

第二节　立克次体

扫码“学一学”

立克次体是一类与节肢动物关系密切的严格细胞内寄生细菌。立克次体是为纪念在1909年研究斑疹伤寒时不幸献身的美国病理学家Howard T. Ricketts而命名。其中，医学上重要的有立克次体属（*Rickettsia*）、东方体属（*Orientia*）、埃里希体属（*Ehrlichia*）等。可引起斑疹伤寒、恙虫病、人粒细胞无形体病等传染病。

柯克斯体、巴通体以前被归入立克次体，根据16S rRNA基因序列遗传进化分析，在分类上现已不属于立克次体。埃里希体属隶属无形体科。

本节下主要介绍立克次体属和东方体属中的常见菌种。

一、立克次体属

（一）分类与命名

立克次体属（*Rickettsia*）隶属立克次体科（*Rickettsiaceae*）。立克次体属包括斑疹伤寒群和斑点热群，斑疹伤寒群主要有普氏立克次体（*R. prowazekii*）、伤寒立克次体（*R. typhi*）（或莫氏立克次体），斑点热群主要包括立氏立克次体（*R. rickettsii*）、西伯利亚立克次体（*R. sibirica*）、澳大利亚立克次体（*R. australis*）、康氏立克次体（*R. conorii*）及小株立克次体（*R. akari*）。代表菌种为普氏立克次体。

（二）生物学特性

立克次体的共同特点是：①大小介于细菌与病毒之间，光镜下呈多形性，主要为微小的杆状或球杆状，革兰染色阴性（图22－3）；②除少数外，均为专性活细胞内寄生；③菌体内同时含有DNA和RNA两类核酸物质；④以二分裂方式进行繁殖，立克次体在电子显微镜下可见细胞壁和细胞膜，细胞壁结构包含双层磷脂组成的外膜、肽聚糖以及由蛋白质、脂类和多糖组成的其他层次，不含磷壁酸，与革兰阴性菌的细胞壁相似，胞质内有核糖体和核质，无核膜与核仁，常用的染色方法有吉姆萨、Macchiavello和Gimenez染色。

伤寒立克次体比细菌小，呈多形性，有球形、球杆状、长杆状或长丝状，在感染细胞内大多聚集成团分布在胞浆内；加拿大立克次体尚可在核内存在，在蜱组织中常呈彗星样、着色浅的短杆菌，Gimenez染色后立克次体呈红色，背景为绿色。

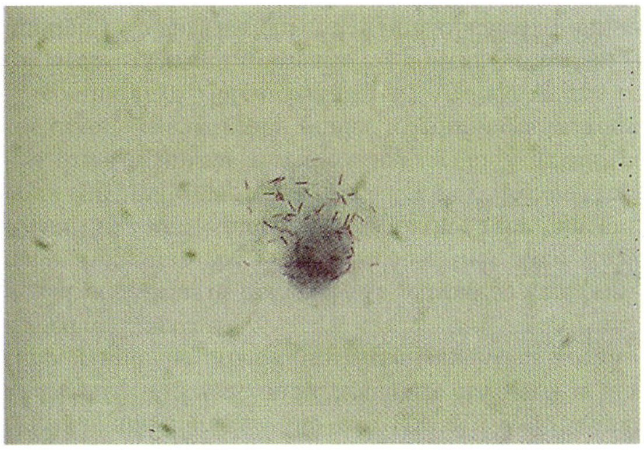

图22－3　立克次体镜下形态（吉姆萨染色）

（引自Patrick R. Murray. Medical Microbiology. 5th ed. Philadelphia.）

由于缺乏编码糖代谢、脂类生物合成、核酸合成及氨基酸合成的酶基因，立克次体必须寄生在活细胞体内，不能在无细胞的培养基上生长，不能独立地进行新陈代谢，必须借助宿主细胞的中间代谢物质转成其本身所需要的物质和能量。立克次体属可采用鸡胚成纤维细胞、L929细胞和Vero细胞进行分离培养与动物接种。鸡胚对病原体高度敏感，通常采用发育5～9日龄鸡胚作卵黄囊接种，于32～35℃孵育4～13天内死亡，鸡胚死亡时间与接种剂量大小呈直接相关。豚鼠常用作立克次体的初代分离，选择雄性豚鼠作腹腔接种，经一定潜伏期呈典型的热型曲线（40℃或以上），可维持数日。

在立克次体的细胞壁上有群特异性抗原（脂多糖蛋白的复合物），用凝集反应和补体结合反应可以测定。某些立克次体还具有耐热耐碱的多糖类抗原（又称为X抗原），与部分变形杆菌菌株（OX_2、OX_{19}、OX_K）有共同抗原，可发生交叉反应。因此可利用这些变形杆菌代替有关立克次体作凝集反应，以检查人或动物血清中的相应抗体，称为外－斐反应（Weil－Felix reaction）。

二、东方体属与埃里希体属

（一）分类与命名

东方体属隶属立克次体科，只有恙虫病东方体（*O. tsutsugamushi*）1个种。埃里希体属

(*Ehrlichia*) 隶属无形体科 (*Anaplasmataceae*)，包括犬埃里希体 (*E. canis*)、查非埃里希体 (*E. chaffeensis*)、伊氏埃里希体 (*E. ewingii*)、鼠埃里希体 (*E. muris*) 及反刍埃里希体 (*E. ruminantium*) 等。

（二）生物学特性

具有立克次体的共同特点，形态特征：①恙虫病东方体具有多形性，但以球杆状或短杆状为常见；革兰染色阴性，吉姆萨染色呈紫红色，Macchiavello 染色呈蓝色（其他立克次体呈红色），Gimenez 染色呈暗红色（其他立克次体呈鲜红色），背景为绿色；②埃立克体为革兰阴性小球菌，呈多形性，Romanowsky 染色呈蓝色和紫色。

恙虫病东方体是专性细胞内寄生的微生物，在敏感动物体内、鸡胚卵黄囊内，以及组织培养的细胞内均能生长繁殖。小鼠对恙虫病东方体最敏感，取小鼠的腹膜黏液、脾、肾、肝、脑、肺组织涂片或印片，可查见细胞质内的恙虫病东方体。恙虫病东方体培养常用的细胞有 Vero 细胞、L929 细胞，细胞感染需要适宜的温度和吸附时间，通常以 37℃ 吸附 1 小时，培养温度 32℃ 为宜，繁殖缓慢，采用 Vero 细胞需培养 8～9 天，细胞开始变圆，堆积呈葡萄状，至 12～15 天，聚集成堆的细胞增多，呈灶性分布，但一般细胞并不脱落。恙虫病东方体在细胞质内生长繁殖，特别在细胞核旁高度密集，但不侵入细胞核。

查非埃里希体可用犬巨噬细胞（DH82），腺热埃里希体用小鼠的巨噬细胞系（P388D1），嗜吞噬细胞埃里希体则用人的粒细胞白血病细胞系（HL－60）作其体外培养的宿主细胞。

三、立克次体检验

由于立克次体具有高度传染性，故其分离培养需要在 BSL－3 级实验室进行。

立克次体感染的实验室检查方法主要有分离培养和非培养方法两大类。

1. 分离培养与鉴定 立克次体病的发热期存在立克次体血症，血液为最常用的分离标本，故应尽早采集血液标本。应争取在使用抗菌药物前，以肝素抗凝管采血，立即在患者床旁接种动物或细胞，如不能立即接种，应快速冻存并置于－70℃ 保存。活检或尸检材料可采集肺、肝、脾、淋巴结、心瓣膜赘生物等标本。进行细胞分离培养或动物接种或作鸡胚卵黄囊接种后，生长繁殖的立克次体可通过观察菌体在细胞内的位置区分立克次体属与东方体属、无形体属、埃里希体属和柯克斯体属，立克次体属菌株通常在细胞质或细胞核内生长繁殖，恙虫病东方体在细胞质内特别在细胞核旁高度密集，但不侵入细胞核，其他 3 个属菌体常于细胞质的空泡内生长繁殖。

所有细胞培养分离的立克次体可采用群、种、株特异性单克隆抗体的间接免疫荧光进行鉴定，具有较高的特异性。亦可采用 PCR 方法进行鉴定，对于立克次体属中所有致病性菌种，17kDa 脂蛋白基因是其共同的靶基因，DNA 片段长度为 231bp。此外，枸橼酸合成酶、16S rRNA、OmpA、OmpB 基因也是常用的靶基因。

2. 非培养方法 主要有标本的直接涂片染色镜检、免疫荧光检测、PCR、核酸探针检测及血清学试验等。大多数临床实验室仍依赖血清学方法进行立克次体感染的诊断。外－斐反应是立克次体感染诊断使用最广泛的血清学试验，以变形杆菌代替有关立克次体作凝集反应检查人或动物血清中的相应抗体，但其敏感性和特异性均较差（表 22－1）。

表 22－1　外斐反应检测立克次体与变形杆菌菌株抗原交叉反应结果

菌　种	变形杆菌抗原		
	OX_{19}	OX_2	OX_k
普氏立克次体	＋＋＋＋	＋	－
伤寒立克次体	＋＋＋＋	＋	－
立氏立克次体	＋＋＋＋或＋	＋或＋＋＋＋	－
恙虫病东方体	－	－	＋＋＋＋
腺热埃立克体	－	－	＋＋

外斐反应有试管法和玻片法两种，前者操作类似肥达反应，每份血清通常同时用变形杆菌 OX_{19}、OX_2、OX_k 三种抗原；后者将血清与浓缩抗原（经亚甲蓝染色更好）在玻片上作凝集试验。立克次体病患者 OX 凝集素一般上升较晚，可早在病程的 5～6 天产生，但通常为 2 周左右出现阳性，在退热前后达最高效价，以后很快下降。病程中双份或多份血清试验，若效价有 4 倍增长，方有诊断意义。往往有些病例在整个疾病过程中效价不见上升，如复发型斑疹伤寒（Brill 病）及约 15% 的疫苗接种后感染斑疹伤寒的病例。

如采用 PCR 进行检测，应以 EDTA 或枸橼酸钠抗凝管采血，若不能尽快处理，应置于－20℃或－20℃以下保存。对于血清学诊断，应在病程早期采集第一份血液标本，1～2 周后采集第二份血液标本，若抗体效价无 4 倍以上增加，则需 3～4 周后采集第三份血液标本，血清可在 4℃保存数日，如需长期保存，应置于－20℃或－20℃以下保存。

四、抗菌药物敏感性

多西环素及其他四环素类可作为立克次体病的首选。根据菌种不同，氟喹诺酮类和氯霉素可作为替代治疗。

五、临床意义

普氏立克次体是流行性斑疹伤寒的病原体，常以人虱为媒介在人群中进行传播，往往引起大流行。它能使患者发生立克次体血症，引起高热、剧烈头痛和全身斑丘疹，故所致疾病称斑疹伤寒。人感染普氏立克次体后，经 2 周左右的潜伏期，骤然发病，主要症状为高热、头痛、皮疹，有的伴有神经系统、心血管系统等症状和其他实质器官的损害。莫氏立克次体以蚤为媒介，引发地方性的鼠型斑疹伤寒。

恙虫病东方体是恙虫病的病原体，在恙螨和许多动物中广泛存在，具有典型的自然疫源性。人、家畜和兔、猴等野生动物被含恙虫热病东方体的恙螨叮咬后感染，恙虫病东方体侵入人体后，随着血流播散，在血管内皮细胞即单核－吞噬细胞系统中繁殖，经 10～14 天潜伏期，突发高热、淋巴结肿大和皮疹，尚有神经系统的中毒症状（如头痛、头晕、抽搐、昏迷等）、循环系统中毒症状（心肌炎、血压下降等）和其他器官（肝、肺、脾）损害的症状。

本章小结

本章介绍衣原体与立克次体。衣原体是一类能通过滤菌器、严格细胞内寄生、有独特的双相生活周期的原核细胞型生物；立克次体大小介于细菌和病毒之间，绝大多数为专性细胞内寄生。

衣原体具有如下共同特性：①有DNA和RNA两种类型核酸；②具有LPS和蛋白质所组成的细胞壁；③通过独特的双相生活周期，二分裂方式繁殖（类似细菌）；④有核糖体；⑤有较为简单的酶系统，能进行一定的代谢活动；⑥对许多广谱抗菌药物敏感。

立克次体的共同特点是：①大小介于细菌与病毒之间，光镜下呈多形性，主要为微小的杆状或球杆状，革兰阴性；②除少数外，专性活细胞内寄生；③菌体内同时含有DNA和RNA两类核酸物质；④以二分裂方式进行繁殖，立克次体在电子显微镜下可见细胞壁和细胞膜，细胞壁结构包含双层磷脂组成的外膜、肽聚糖以及由蛋白质、脂类和多糖组成的其他层次，不含磷壁酸，与革兰阴性菌的细胞壁相似，胞质内有核糖体和核质，无核膜与核仁，常用的染色方法有吉姆萨、Macchiavello和Gimenez染色。

衣原体和立克次体感染的实验室检查方法主要有分离培养和非培养方法两大类。分离培养方法有鸡胚培养、细胞培养和动物接种三种。目前最常用的方法是细胞培养法，是衣原体感染诊断的金标准。非培养方法主要有标本的直接涂片染色镜检、免疫荧光检测、PCR检测、核酸探针检测及血清学试验等。大多数临床实验室仍依赖血清学方法进行立克次体感染的诊断。外-斐反应是立克次体感染诊断使用最广泛的血清学试验，目前金标快速检测法是目前临床检测沙眼衣原体主要实验室方法。

扫码“练一练”

（简　翠）

第二十三章　真　菌

本章要点

1. **掌握**　引起人类真菌感染的常见真菌菌种及其生物学特性；常见真菌菌种鉴别与鉴定方法。

2. **了解**　引起浅部感染与深部感染常见真菌菌种药物敏感性与临床意义。

真菌分布广泛，种类繁多。由真菌引起的疾病称真菌病，可累及机体各个系统。

真菌感染病原体以感染部位分类，包括浅部真菌感染与深部真菌感染的病原体，前者是引起浅表真菌感染、皮肤癣真菌感染和皮下组织感染的真菌，后者包括致病性真菌感染和条件性真菌感染。本章主要介绍浅部感染真菌与深部感染真菌的分类和命名、生物学特性、鉴别与鉴定、抗菌药物敏感性与临床意义。

第一节　浅部感染真菌

扫码“学一学”

扫码“看一看”

一、角层癣菌

（一）分类和命名

角层癣菌主要寄居于人体皮肤和毛干的最表层，因不接触组织细胞，很少引起宿主组织细胞的炎症反应，即使有也极轻微。临床主要有糠秕马拉色菌（*Malassezia furfur*）、何德毛结节菌（*Piedraia hortae*）和白吉尔丝孢酵母（*Trichosporon beigelii*）。

（二）生物学特性

糠秕马拉癣菌具有嗜脂特点，培养时通常在沙氏培养基中加入植物油（如橄榄油、芝麻油、菜油等），菌落生长较慢，35℃培养3～4天开始生长，20天左右形成乳白色、扁平、直径约10 mm的酵母型菌落。镜检可见孢子和菌丝，孢子为圆形或卵圆形、厚壁、有时出芽常成簇分布，菌丝粗短，呈腊肠样（图23－1、图23－2）。

何德毛结节菌29℃培养，在沙氏培养基上生长缓慢，形成绿黑色或灰黑色、扁平或不规则皱褶的菌落，镜检可见深棕色、厚壁的有隔菌丝，有较多的厚壁孢子，有时可见子囊孢子。

白吉尔丝孢酵母29℃培养，在沙氏培养基上生长较快，初形成奶酪样淡黄色菌落后逐渐变为深棕色、中央高起、有皱褶、边缘整齐的菌落，镜检早期为芽生孢子，1～2个月后形成菌丝与厚壁孢子，菌丝可断裂成为卵圆形或长方形的关节孢子，关节孢子可出芽，无子囊和子囊孢子。

（三）鉴别与鉴定

1. 标本直接显微镜检查　将取材的胶带直接贴于载玻片上镜检或经棉蓝染色或革兰染

色后检查，皮屑加10% KOH 制片、观察。如果是糠秕马拉色菌感染，可找到弯曲或弧形的菌丝及圆形或卵圆形孢子。疑似何德毛结节菌或白吉尔丝孢酵母菌感染的病发标本置载玻片上，加10% KOH 微加温使角质溶解，直接镜检或棉蓝染色后镜检，何德毛结节菌引起的感染可见：菌丝分枝、棕色，菌丝分隔形成关节孢子，并可见子囊，每个子囊内含2～4个新月形子囊孢子。白吉尔丝孢酵母菌引起的感染可见：菌丝淡绿色，与毛干垂直，分裂为圆形、卵圆形或长方形的孢子，无子囊及子囊孢子。

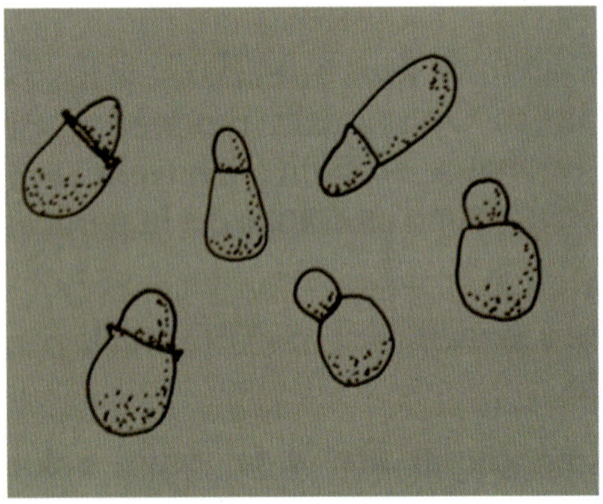

图23－1 糠秕马拉色菌

（引自 Davise H. Larone. Medically Important Fungi：A Guide to Identification ［M］. 5th ed. American Society for Microbiology，2011.）

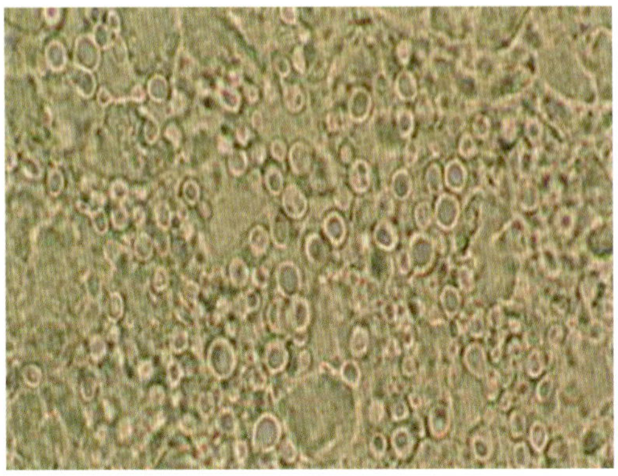

图23－2 毛囊中的糠秕马拉色菌

（引自 Davise H. Larone. Medically Important Fungi：A Guide to Identification ［M］. 5th ed. American Society for Microbiology，2011.）

2. 分离培养 疑似花斑癣的鳞屑标本接种于含氯霉素、放线菌酮及植物油的沙氏培养基上，35℃培养，观察菌落，疑似毛结节癣的病发接种于含放线菌酮的沙氏培养基上，29℃培养，观察菌落。

3. 鉴定 糠秕马拉色菌的主要特征是：病损皮屑 Wood's 灯照射呈金黄色荧光，嗜脂性生长，酵母型菌落，腊肠样菌丝，厚壁孢子。根据病发上结节的颜色、硬度、大小，即可对何德毛结节菌和白吉尔丝孢酵母菌初步诊断，直接镜检看到子囊或子囊孢子，可确定为何德毛结节菌。

（四）抗菌药物敏感性

糠秕马拉色菌对外用药物敏感，临床常用药为克霉唑、益康唑、咪康唑等，对于何德毛结节菌和白吉尔丝孢酵母菌引起的毛结节癣，最简单的治疗是将病发剃光，也可局部外涂二氯化汞、复方苯甲酸软膏、硫磺软膏或福尔马林溶液。

（五）临床意义

糠秕马拉色菌主要寄居在人体皮肤和毛干的最表层，在健康人正常皮肤上可分离出，为条件致病菌，是一种嗜脂性酵母样菌。它侵犯颈、胸、腹、背等部位皮肤角质层引起一种慢性、无症状或轻微症状的浅部真菌病，即汗斑，原名花斑癣。近年认为糠秕马拉色菌还可能与脂溢性皮炎有关。其导致的感染取决于两方面因素：内在因素是油性皮肤、多汗、遗传、免疫缺陷等，外在因素有相对高温和高湿度或应用肾上腺皮质激素等药物治疗。白吉尔丝孢酵母可引起毛干感染，主要在毛发周围形成白色小结节。

二、皮肤癣菌

（一）分类和命名

皮肤癣菌（*Dermatophytes*）是一群浅在寄生性丝状真菌，侵犯皮肤、毛发和指（趾）甲，寄生或腐生于表皮角质、毛发和甲板的角蛋白组织中。具有无性期和有性期两种形态。大多数从环境和人体分离到的菌株处于无性期，属于半知菌亚门、丛梗孢科。按菌落特征及大分生孢子的形态将皮肤癣菌分为3个属，即毛癣菌属（*Trichophyton*）、小孢子菌属（*Microsporum*）及表皮癣菌属（*Epidermophtton*）。有性期属于裸囊菌科、节皮菌属（*Arthroderma*）。目前已报告的皮肤癣菌约有45种，其中一部分仅感染动物，对人类致病的有20余种。

毛癣菌属（*Trichophyton*）约有20种，对人致病的有13个种，常见的有红色毛癣菌（*T. rubrum*）、紫色毛癣菌（*T. violaceum*）、须癣毛癣菌（*T. mentagrophytes*）、断发毛癣菌（*T. tonsurans*）和许兰毛癣菌（*T. schoenleinii*）。

小孢子菌属（*Microsporum*）约有18个种，其中13个种对人致病，在我国以铁锈色小孢子菌（*M. ferrugineum*）、犬小孢子菌（*M. canis*）等为多见。

表皮癣菌属（*Epidermophyton*）包括絮状表皮癣菌（*E. floccosum*）和斯托克表皮癣菌（*E. stockdaleae*）。本菌属只有絮状表皮癣菌对人致病。

（二）生物学特性

皮肤癣菌常见菌种的生物学特性见表23-1。

在SDA（加CCC）上27℃±1℃培养，毛癣菌属菌落生长速度慢到中等；质地光滑到毛状；表面呈白色、黄色、米黄色或红紫色，背面呈苍白色、黄色、褐色或红褐色。显微镜下大分生孢子呈多细胞、圆柱状、棒状或香烟形，壁光滑；常缺乏。小分生孢子呈单细胞、圆形、梨形或棒形，孤立或像葡萄状群生。有时存在关节型孢子和厚膜孢子。孢子菌属菌落生长慢到快；质地光滑毛状或羊毛状；表面颜色呈白色、米黄色、黄棕色、黄色或锈色，背面呈苍白色、黄色、红色、褐色或红褐色。显微镜下大分生孢子呈梭形，壁薄或厚，有棘状突起，孤立，含2~25个细胞。小分生孢子单细胞，卵圆形到棒形，孤立。表皮癣菌属菌落生长缓慢；质地膜状变成毡状到粉状：表面旱黄色到土黄色，背面呈羚羊皮色到褐色，中心有不规则皱襞或脑回状沟。显微镜下大分生孢子丰富，棒形、顶端钝圆、壁薄、光滑、孤立或成群，形成在菌丝侧壁或顶端，2~3个一组。无小分生孢子，在成熟菌落中形成大量厚壁孢子。

表23-1 常见皮肤癣菌的生物学特性

	菌种	生长速度	菌落形态	镜下形态	尿毒试验（7天，液基）
毛癣菌属	红色毛癣菌 *T. rubrum*	缓慢	质地毛状，有时粉状；表面白色至淡红色，背面酒红色；偶呈黄色、褐色甚至无色；被常见细菌污染时不变红色	大分生孢子铅笔样，少见；小分生孢子泪滴状，量多到罕见，沿菌丝孤立或有时集簇	阴性
	须癣毛癣菌 *T. mentagrophytes*	快速	毛状到粉状（亲人性分离株）或颗粒状（亲动物性分离株）；表面白色至乳油色；背面呈黄色、褐色或红褐色	大分生孢子不常见，聚集成簇，壁薄，光滑；小分生孢子大量，圆形到梨形，簇状分布；有螺旋菌丝	阳性

续表

	菌种	生长速度	菌落形态	镜下形态	尿毒试验（7天，液基）
	断发毛癣菌 *T. tonsurans*	缓慢	质地可变，像小山羊皮，有时粉状到丝绒状；表面呈白色、米黄色、淡黄色、硫黄色、黄色或褐色；背面呈黄色、暗褐色或红褐色	侧生小分生孢子，量多，不同形状和大小（梨形、棒形或球形）。日久菌丝肥大较多，并形成厚壁孢子，偶然可见大分生孢子及球拍菌丝	阳性
	紫色毛癣菌 *T. violaceum*	缓慢	表明光滑，起初为蜡样白色，表明光滑，微隆起。以后自中央向外渐变紫色，但边缘色淡	大分生孢子少见；小分生孢子泪滴形，侧生。在加有维生素 B_1（10mg/L）的沙氏培养基上生长较旺盛	阳性或弱阳性
毛癣菌属	疣状毛癣菌 *T. verrucosum*	慢	质地光滑，有时轻微毛状；表面呈白色，有时黄色或灰色；背面从无色素到黄色	在含酵母浸膏、维生素 B_1 或肌醇的培养基上，可见链状厚壁孢子、泪滴状小分生孢子和鼠尾或豆串状的大分生孢子，多隔、壁薄	阴性
	许兰毛癣菌 *T. schoenleinii*	缓慢	菌落小，蜡样，渐成折叠形似核桃仁样；表面及背面呈乳油色	无大、小分生孢子，镜检有许多厚壁孢子，可见鹿角状菌丝和梳状体	可变
小孢子菌属	犬小孢子菌 *M. canis*	迅速	毛状到羊毛状；表面白到黄色，背面黄到黄橘色，有时苍白	大分生孢子量多，粗糙，呈钩形，有6～12分隔；小分生孢子泪滴形	阳性
	铁锈色小孢子菌 *M. ferrugeneum*	缓慢	平滑或折叠，蜡状或微绒毛样；表面颜色呈黄色、锈色或白色，背面呈锈色或几乎无色	平滑或折叠，蜡状或微绒毛样；表面颜色呈黄色、锈色或白色，背面呈锈色或几乎无色	阴性
	石膏小孢子菌 *M. gypseum*	快速	颗粒至粉末状菌落，表面淡黄色，背面棕褐色	大分生孢子大量、壁薄，4～6个分隔；小分生孢子泪滴形，无柄性着生于菌丝的侧面；可见球拍状菌丝，梳状菌丝及厚壁孢子	阳性
表皮癣菌属	絮状表皮癣菌 *E. floccosum*	缓慢	质地膜状变成毡状到粉状；表面呈黄色到土黄色，背面呈羚羊皮色到褐色，中心有不规则的皱襞或脑回状沟	大量大分生孢子，棍棒状，顶端球形，有分隔，多小于6个；无小分生孢子；有厚壁孢子	阳性

（三）鉴别与鉴定

传统鉴别皮肤癣菌的方法主要是采用镜下孢子和菌丝的形态、培养的菌落特征、荧光检查等，依据形态、细胞生理和生化特征对皮肤癣菌进行分类鉴别，如菌落的色泽、质地、形态、生长速率、选择性培养基、温度耐受性、代谢产物等（表23－1）。其中关键在于促进皮肤癣菌产生孢子，对于难于产孢的菌种需要采用特殊培养基诱导产孢，例如：对于怀疑毛癣菌属可以采用燕麦培养基，对于怀疑小孢子菌属可以采用米饭培养基。镜检可见细长、薄壁、棒状大分生孢子葡萄状或梨状小分生孢子，螺旋状、球拍状、鹿角状或结节状菌丝；表皮癣菌属镜检可见卵圆形或粗大的棒状（杵状）薄壁大分生孢子，球拍状菌丝，无小分生孢子。在陈旧培养物中可见厚壁孢子。小孢子菌属采用米饭培养基诱导产孢，镜检可见厚壁纺锤形大分生孢子或卵圆形小分生孢子，梳状、结节状和球拍状的菌丝。个别上述方法均难以鉴定菌种需要借助分子生物学方法鉴定。

（四）抗菌药物敏感性

皮肤癣菌可以参照CLSI的M38－3丝状菌药物敏感性检测方案来进行药物敏感性检测。皮肤癣菌对外用抗真菌药物均敏感，包括：①咪唑类药物，如克霉唑、咪康唑、酮康唑、益康唑、联苯苄唑、异康唑、舍他康唑、卢力康唑；②丙烯胺类药物，如萘替芬、特比萘芬和布替萘芬；③硫代氨基甲酸酯类药物，如利拉萘酯；④吗啉类药物，如阿莫罗芬；⑤其他，如环吡酮胺。对系统抗真菌药物如氟康唑、伊曲康唑、特比萘芬也都敏感。

（五）临床意义

毛癣菌属易侵犯人体皮肤、指（趾）甲、毛发的角蛋白组织并生长繁殖，能产生数种角质溶解酶致病，可引起头癣、体癣、股癣、叠瓦癣、手癣、足癣及甲癣等。皮肤癣菌是接触传染，不论男女老少，只要反复接触患者均有可能被感染。癣好发于夏秋季节，入冬后癣菌生长繁殖减慢，临床症状随之减轻，但待春天气温升高后，生长繁殖又趋活跃，临床症状明显。确定治疗后是否痊愈，只有在停药后观察3周，如无任何复发，特别在高发季节，才能确定痊愈，但痊愈后仍可再感染皮肤癣菌。少数过敏体质的皮肤癣病患者可出现过敏反应，表现为癣菌疹。

小孢子菌属感染皮肤和毛发，很少感染指甲。铁锈色小孢子菌可引起头白癣，多见于儿童，成人极为少见，是一些地方流行区少年儿童中头癣的常见原因，也引起体癣，多见于颜面部、颈部及上肢，可单独或与白癣同时存在；石膏样小孢子菌偶然引起人类头皮和光滑皮肤的感染，许多动物被感染或携带本菌；犬小孢子菌是人类头癣和体癣的常见原因，小儿多见，也常是动物感染的原因。

絮状表皮癣菌是一种常见的皮肤癣菌，可引起皮肤感染，如股癣、足癣、体癣、手癣和甲癣。引起的股癣常两侧对称，边缘凸起，有丘疹和散在水疱，中央覆盖着鳞屑。引起的足癣常为水疱鳞屑型。该菌为接触性传染，尤其通过共用洗浴和健身设备。免疫力低下的患者还可引起侵袭性感染。

三、暗色真菌

（一）分类和命名

暗色真菌（*dematiaceous fungi*）是指一组菌丝和/或孢子的壁具有黑色素样颜色的真菌，菌落呈黑色或褐色，细胞多呈淡褐色至深褐色。暗色真菌属于子囊菌门（*Ascomycota*），真菌囊菌纲（*Euascomycetes*），分6个目、6个科、14个属，暗色真菌常见的致病菌集中于次盾㚖目的蔓毛壳科，包括枝孢瓶霉属（*Cladophialophora*）的卡氏枝孢瓶霉（*Cladophialophora carrionii*）、着色霉属（*Fonsecaea*）的裴氏着色霉（*Fonsecaea pedrosoi*）和*F. monophora*、瓶霉属（*Phialophora*）的疣状瓶霉（*Phialophora verrucosa*）、外瓶霉属（*Exophiala*）的皮炎外瓶霉（*Exophiala dermatitidis*）、棘状外瓶霉（*Exophiala spinifera*）和离蠕孢属（*Bipolaris*）的穗状离蠕孢（*Bipolaris spicifera*）。

（二）生物学特性

在SDA上，25～30℃培养4周，大多数暗色真菌在1～2周内均可形成绒毛样菌落（个别菌种初代培养呈酵母样），呈灰色、暗绿色、暗棕色或黑色，在 PDA 或 CMA 上生长良好，产孢丰富。根据其产孢结构特点可对其进行鉴定。致病性暗色真菌菌落、显微镜下特征、生理生化各不相同，见下所述。此外，甄氏外瓶霉还可以通过外抗原试验进行检测。

（三）鉴别与鉴定

暗色芽生菌病标本 KOH 制片直接镜检可见单个或成对成簇的棕色厚壁多分隔的硬壳小体（scleroticbody），直径为 4～12μm。硬壳小体对诊断着色芽生菌病有重要意义。暗色丝孢菌病标本 KOH 制片直接镜检可见暗色规则或串珠状菌丝、发芽或不发芽的酵母细胞。

暗色真菌的鉴定主要包括形态学鉴定（基于孢子发生方式）、生理生化鉴定（温度、碳源和氮源同化）、血清学鉴定（外抗原试验）、分子生物学鉴定。形态学鉴定依然是暗色真菌鉴定的重要手段，应用 PDA 或 CMA 进行小培养是观察分生孢子发生方式的理想手段。常见的几种致病性暗色真菌的鉴定要点如下。

1. 卡氏枝孢瓶霉 在 SDA 上，27℃培养 14 天。菌落直径可达 2cm；菌落紧密，橄榄绿色至黑色，有较清楚的暗色边界，表面可见棕绿色短的气生菌丝（图 23－3）。显微镜下可见分生孢子呈单细胞性、褐色、表面光滑、椭圆形，底部有一暗色的脐，孢子大小为（1.5～3）μm ×（3～10）μm，产孢方式主要为枝孢型，以向顶性方式排列为多分枝的分生孢子链，在某些菌株，可以发现有清楚领状结构的瓶梗（图 23－4）。本菌的最高生长温度 37℃，不能液化明胶。

图 23－3 卡氏枝孢瓶霉菌落

（引自 Davise H. Larone. Medically Important Fungi：A Guide to Identification［M］. 5th ed. American Society for Microbiology，2011.）

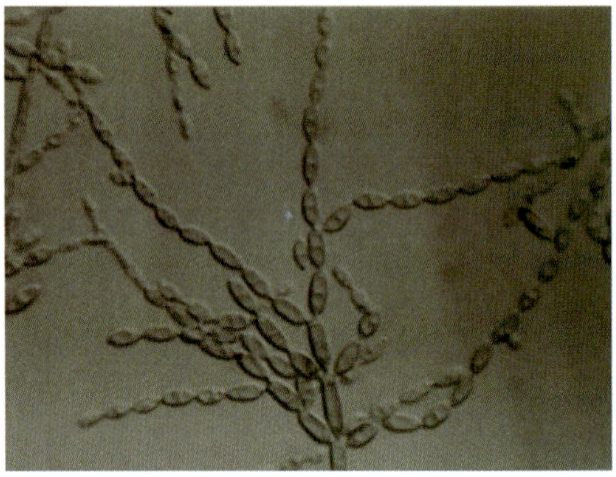

图 23－4 卡氏枝孢瓶霉

（引自 Davise H. Larone. Medically Important Fungi：A Guide to Identification［M］. 5th ed. American Society for Microbiology，2011.）

2. 裴氏着色霉 在 SDA 上，27℃培养 14 天。菌落直径可达 2.5cm；表面平坦或高起有皱褶，表面绒毛状或絮状，橄榄绿色至黑色，可见灰色短而密集的气生菌丝（图 23－5）。显微镜下可见多形性产孢，主要可见喙枝孢型、枝孢型产生的分生孢子，偶可见瓶型产孢。分生孢子单细胞性，椭圆形或圆筒形、长椭圆形，大小为（1.5～3）μm×（3～6）μm（图 23－6）。

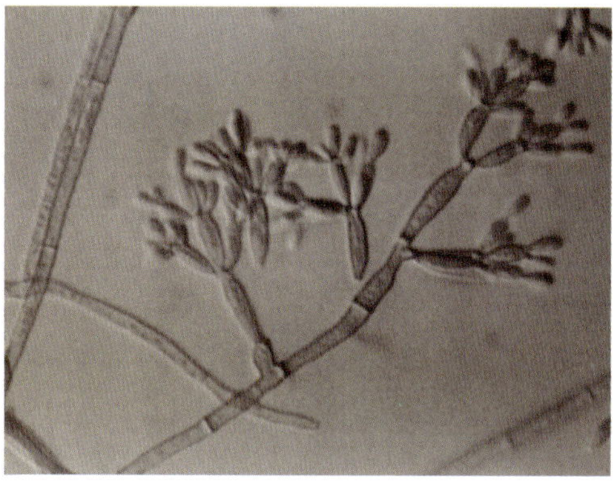

图 23-5 裴氏着色霉镜检

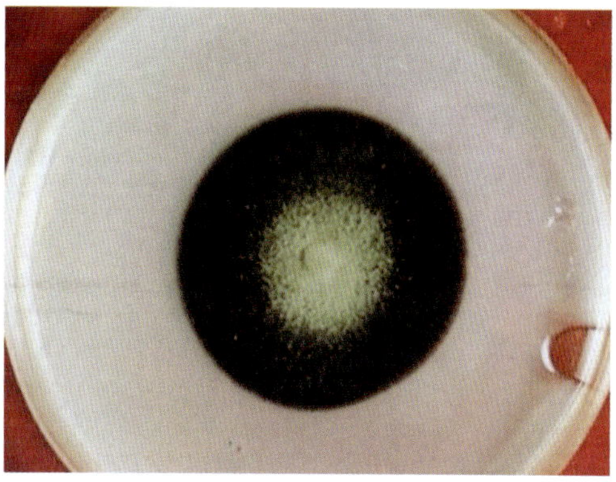

图 23-6 裴氏着色霉菌落

3. *F. monophora* *F. monophora* 是2004年根据ITS区序列分析从裴氏着色霉中分出的一个新种，主要分布在南美及非洲，在中国则主要集中在南方，引起的疾病谱较 *F. pedrosoi* 广，感染不仅仅限于皮肤和皮下组织，还可以引起脑部系统性感染。

4. 疣状瓶霉 在SDA上，27℃培养14天。菌落直径达2cm，褐色至黑色，表面密生灰色短的气生菌丝（图23-7）。显微镜下可见瓶梗呈安瓿瓶形或葫芦形，产孢方式为瓶型产孢，顶端可见清楚的领口状结构。分生孢子在瓶梗的开口处一次产生，半内生性，由黏液包绕后聚集在瓶口顶端，分生孢子为单细胞性，近球形，无色至褐色，大小为（1~2）μm×（3~4）μm（图23-8）。

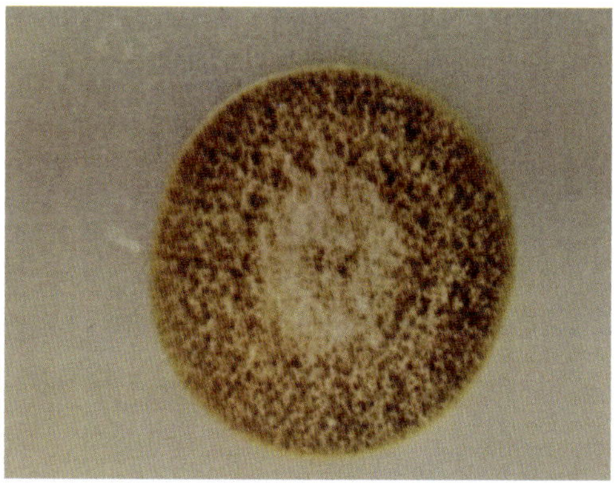

图 23-7 疣状瓶霉菌落

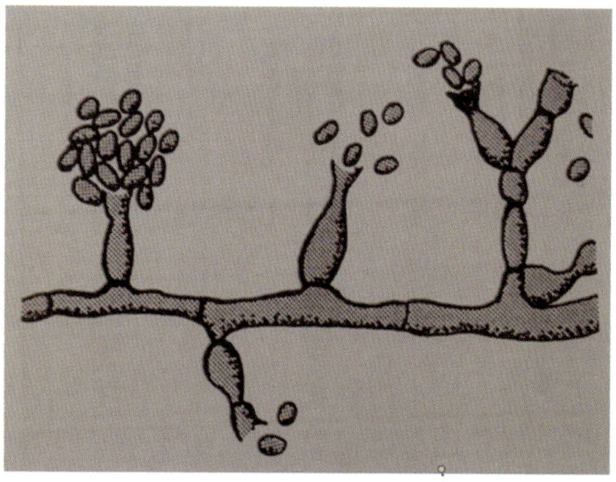

图 23-8 疣状瓶霉

（引自 Davise H. Larone. Medically Important Fungi：A Guide to Identification［M］. 5th ed. American Society for Microbiology，2011.）

5. 皮炎外瓶霉 又名皮炎王氏霉（*Wangielladermatitidis*），初代培养呈黑色糊状菌落，继代培育可产生气中菌丝（图23-9）。糊状菌落显微镜下可见酵母样芽生孢子，产菌丝菌落中可见圆筒形或瓶形的分生孢子梗及环痕梗（*annellide*），在菌丝末端或侧支产生，周围聚集多个分生孢子。分生孢子圆至卵圆形，大小为（1~3）μm x（1.5~4）μm。另有一种颗粒型菌落，显微镜下可见暗色的厚垣孢子样细胞团块或孢子链，有时这种细胞内部可纵横分隔（图23-10）。该菌在42℃生长，不能利用硝酸钾，可其他的外瓶霉相区别。

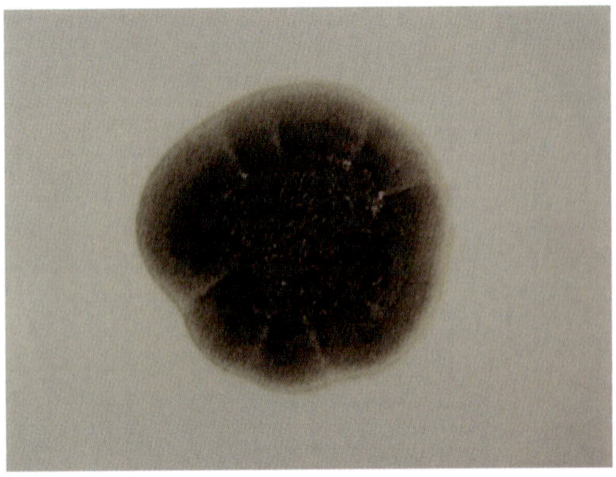

图 23－9　皮炎外瓶霉菌落

（引自 Davise H. Larone. Medically Important Fungi：A Guide to Identification［M］. 5th ed. American Society for Microbiology，2011.）

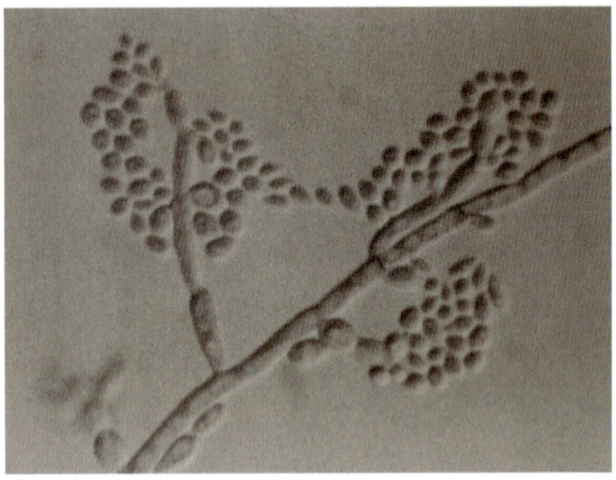

图 23－10　皮炎外瓶霉

6. 棘状外瓶霉　菌落潮湿发亮，黑色酵母样，主要由酵母细胞组成。继代培养逐渐产生短的绒毛状菌丝。显微镜下可见菌丝分枝分隔，分生孢子梗即环痕梗从菌丝末端或侧面产生，颜色较深，直立、与菌丝呈直角分枝，其顶端有一较长的鼻状突起即环痕产孢处，该突起为外瓶霉中最长的，环痕数目在外瓶霉中最多，可达 30 段以上。环痕孢子单细胞，透明或半透明，亚球形至椭圆形，光滑，大小 $2.5\mu m \times 3.5\mu m$（图23－11）。本菌可在 38～39℃生长，可利用硝酸盐。

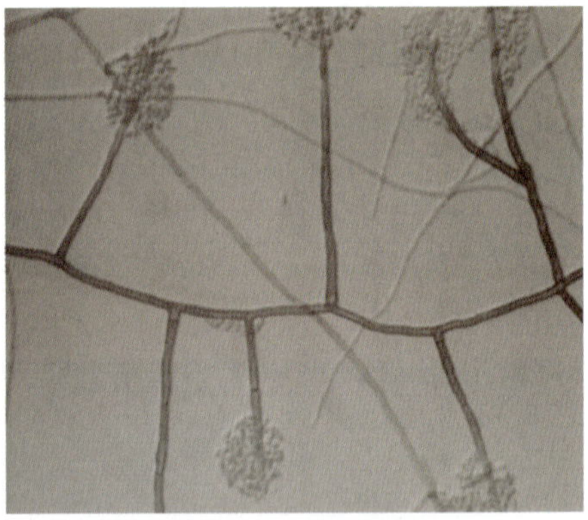

图 23－11　棘状外瓶霉

7. 穗状离蠕孢　菌落平坦扩展，絮状至毛状，灰黄色至橄榄色。菌丝棕色，分枝分隔（图 23－12）。显微镜下可见分生孢子梗在菌丝末端或侧面产生，顶部产孢，呈膝状弯曲，孢子脱落后留下瘢痕。分生孢子以合轴方式产生，短柱状或卵圆形，两端钝圆，底部与分生孢子梗相连接部位有一痕（图 23－13）。分生孢子一般为 3 个细胞，两级均可发芽。

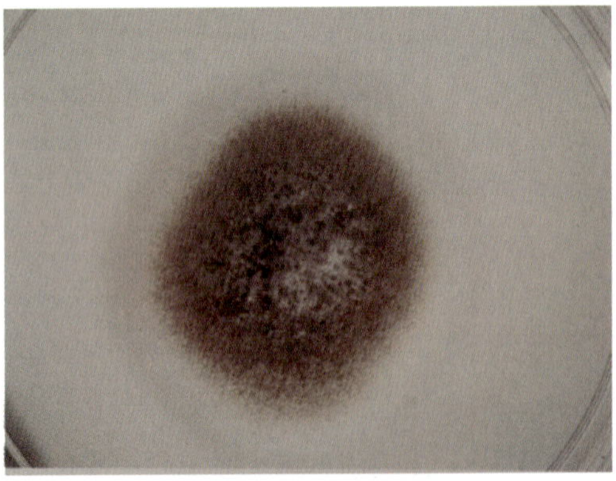

图 23－12　穗状离蠕孢菌落

（引自 Davise H. Larone. Medically Important Fungi：A Guide to Identification［M］. 5th ed. American Society for Microbiology，2011.）

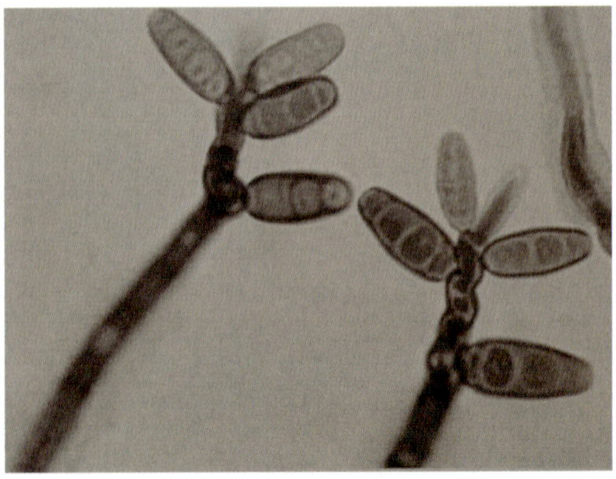

图 23－13　穗状离蠕孢

（引自 Davise H. Larone. Medically Important Fungi：A Guide to Identification［M］. 5th ed. American Society for Microbiology，2011.）

（四）抗菌药物敏感性

伊曲康唑对暗色真菌有较好的抗菌活性。泊沙康唑、伏立康唑对暗色真菌亦有抗菌活性，而泊沙康唑对链格孢属、外瓶霉属的抗菌活性高于伏立康唑。两性霉素 B 对暗色真菌如外瓶霉属、链格孢属体外抗菌活性较好，弯孢霉属、外瓶霉属、喙枝孢属偶尔会出现耐药。氟胞嘧啶对于不同暗色真菌有一定的抗菌活性，也有一些研究认为无抗菌活性。特比萘芬对枝孢霉属、着色霉属、链格孢属、弯孢霉属、离蠕孢属有抗菌活性。棘白菌素类药物对于暗色真菌的药物敏感性不尽相同，有菌种特异性。

（五）临床意义

暗色真菌常在患者外伤后感染，潜伏期一般为半个月至 1 个月，少数数月或 1 年以上，多发生于四肢暴露部位，皮损开始为小丘疹，如疣刺状或脓疱、红斑、丘疹，表面干燥或湿润，有鳞屑或鳞痂，损害向周围扩展，逐渐形成斑块及结节，表面呈疣状增殖。发生继发感染后，病损可化脓，破溃、渗液、结痂。皮损反复发生、结疤、感染，且长期不愈，可引起象皮肿，甚至致畸、致残或发生癌变。免疫功能低下时可侵犯中枢神经系统或经血流扩散。病理变化主要为角化过度及角化不全。主要引起的疾病是着色芽生菌病和暗色丝孢霉病。

四、孢子丝菌

（一）分类和命名

属于从梗孢科，一直以来人们认为孢子丝菌病仅由申克孢子丝菌（*S. schenckii*）这一菌种感染所致。近年来，随着分子生物学鉴定方法的发展，发现申克孢子丝菌其实为由一组不同种系构成的复合体，即申克孢子丝菌复合体（*S. schenckii complex*）包括 *S. schenckii*、*S. brasiliensis*、*S. globosa* 和 *S. Luriei* 等。

（二）生物学特性

在 PDA 上，培养21 天，菌落呈浅橘色到灰橘色（图23 - 14、图23 - 15）；在玉米琼脂基（CMA）和燕麦琼脂基（OA）上呈褐色到黑褐色。在 CMA 上的产孢最好，推荐使用 CMA 观察显微镜下的特征。可产生两种类型的分生孢子，一种为在分生孢子梗上形成分生孢子簇，在齿状的产孢细胞上合轴产生透明或稍微着色的分生孢子，倒卵形或梨形。另一种类型的分生孢子称之为固着分生孢子，厚壁、黑褐色，通常在菌丝侧短的小齿上单独产生，不同菌种固着分生孢子形状则不同。*S. brasiliensis* 和 *S. globosa* 显示球型和亚球形；多数申克孢子丝菌显示三角形到楔形，少数呈现倒卵形、椭圆形或不规则形。

在脑心浸液（BHI）血琼脂上，37℃培养时成灰色酵母样菌落。镜下可见大小不等的球型或卵圆形酵母细胞，以出芽方式繁殖，细长厚壁的芽生孢子呈梭形或雪茄烟样，附着在较大的球型或卵圆形酵母细胞上（图 23 - 16、图 23 - 17）。

申克孢子丝菌复合体（*S. schenckii complex*）菌种可以同化绝大多数的碳源和氮源，但唯有同化蔗糖、棉子糖和核糖醇在区别菌种时有用。

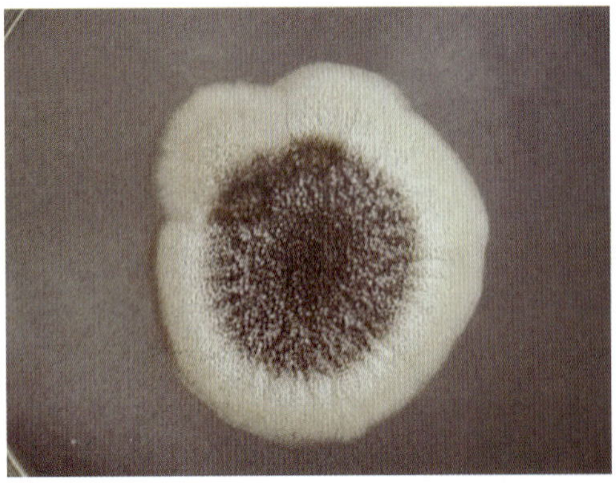

图 23－14　申克孢子丝菌菌落（正面）

（引自 Davise H. Larone. Medically Important Fungi：A Guide to Identification ［M］. 5th ed. American Society for Microbiology，2011.）

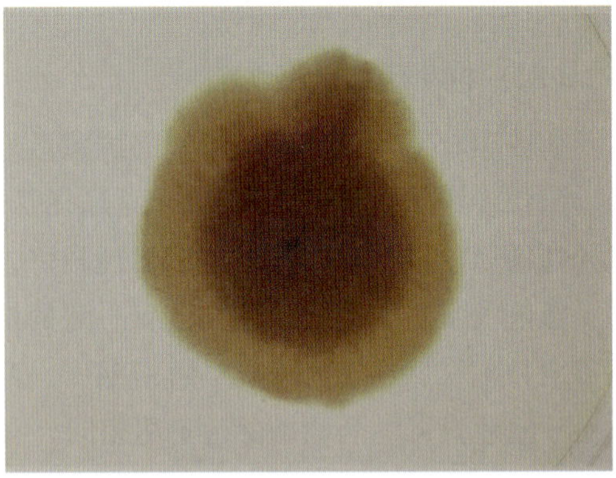

图 23－15　申克孢子丝菌菌落（背面）

（引自 Davise H. Larone. Medically Important Fungi：A Guide to Identification ［M］. 5th ed. American Society for Microbiology，2011.）

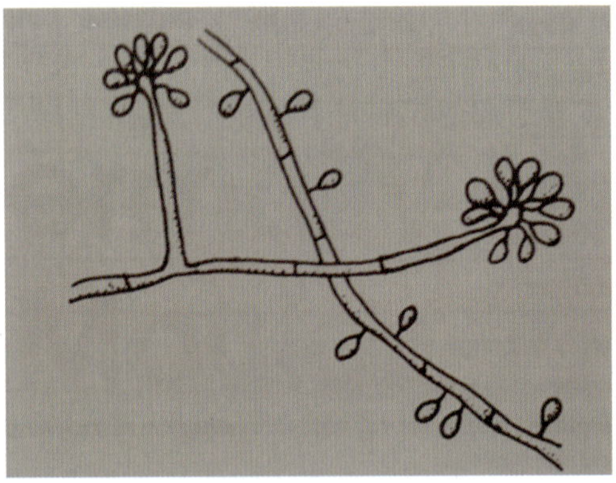

图 23－16　申克孢子丝菌（25℃形态）

（引自 Davise H. Larone. Medically Important Fungi：A Guide to Identification ［M］. 5th ed. American Society for Microbiology，2011.）

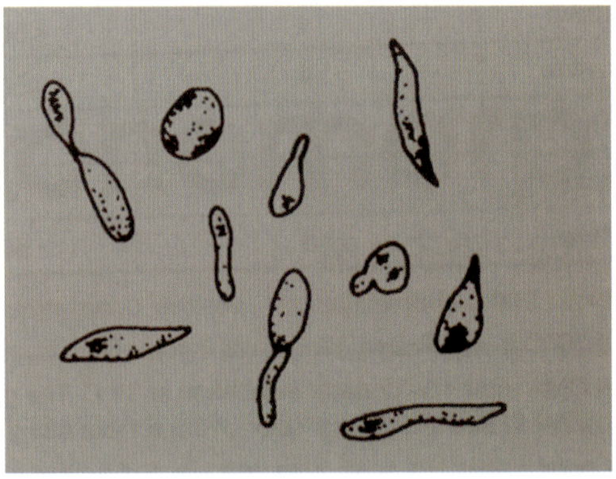

图 23－17　申克孢子丝菌（37℃形态）

（引自 Davise H. Larone. Medically Important Fungi：A Guide to Identification ［M］. 5th ed. American Society for Microbiology，2011.）

（三）鉴别与鉴定

标本革兰或 PAS 染色制片在油镜下直接镜检可见到革兰阳性的长圆形雪茄烟样或梭形小体，一般大小为 4～6μm，有时为 4～8μm，但阳性率很低。申克孢子丝菌复合体其中包含的不同菌种可以通过形态学及生理学特点结合分子生物学分型手段进行鉴定。不同菌种形态学及生理学特点见表 23－2。

表 23－2　申克孢子丝菌复合体不同菌种形态学及生理学特点

菌种	固着色沉分生孢子	在 PDA 上 30℃培养 21 天菌落直径超过 50mm	在 37℃生长情况	同化试验结果	
				蔗糖	棉子糖
S. albicans	无	有	能	+	－
S. brasiliensis	有	无	能	－	－
S. globosa	有	无	不能	+	－
S. mexicana	有	有	能	+	+
S. schenckii	有	无	能	+	+

（四）抗菌药物敏感性

伊曲康唑、泊沙康唑、特比萘芬和两性霉素 B 对孢子丝菌的菌丝相和酵母相均有抗菌活性。特比萘芬对孢子丝菌的菌丝相和酵母相结果一致。伊曲康唑、伏立康唑和两性霉素 B 对孢子丝菌的菌丝相 MIC 值明显高于酵母相，尤其伊曲康唑差别最大，提示对伊曲康唑、伏立康唑及两性霉素 B 最好选择酵母相来进行体外药敏试验，所得结果可能与临床疗效一致性较好。此外，伊曲康唑与米卡芬净、伊曲康唑与特比萘芬的体外联合药敏试验显示具有良好的协同作用。

（五）临床意义

孢子丝菌病是1898 年由 Shenck 首先在美国发现，并分离出病原菌。本病主要是由申克孢子丝菌引起的皮肤、皮下组织及其附近的淋巴系统的慢性感染，少数患者因呼吸道吸入感染。申克孢子丝菌经微小创口侵入皮肤，1 ~4 周潜伏期后，创口局部出现炎症性小结节，逐渐增大，形成炎症性斑块或增生性糜烂。也可沿淋巴管分布，引起亚急性和慢性肉芽肿，使淋巴管形成几个或十几个，甚至几十个串珠状的链状硬结，称之为孢子丝菌性下疳。经呼吸道吸入可引起气管、肺孢子丝菌病，并可沿血道播散至其他器官如骨、眼等。孢子丝菌病临床分为 4 型：淋巴管型、固定型、皮肤播散型和皮肤外型。其中，淋巴管型最多见，固定型次之，播散型少见。本病在任何年龄均可发生，并在全国各地散在发生，偶有地方流行性暴发。

第二节　深部感染真菌

一、念珠菌属

（一）分类和命名

念珠菌属（*Candida*）属于出芽酵母科，目前已发现 270 余种，是一种条件致病菌。可引起人类感染的念珠菌属菌种有白念珠菌（*C. albicans*）、光滑念珠菌（*C. glabrata*）、季也蒙念珠菌（*C. gurilliermondi*）、克柔念珠菌（*C. krusei*）、葡萄牙念珠菌（*C. lusitaniae*）、近平滑念珠菌（*C. parapsilosis*）和热带念珠菌（*C. tropicalis*）等。近年来发现致病耳念珠菌（*Candida auris*）曾被错误地认为是希木龙念珠菌（*Candida haemuloniei*）。

（二）生物学特性

1. 菌落特征与镜下形态

（1）SDA（含氯霉素和庆大霉素）培养基　25 ~30℃培养 1 ~2 天开始生长，菌落为奶油色、隆起、柔软、光滑。开始颜色呈乳白色或略呈黄褐色，日久颜色略加深，菌落表面发干发硬，表面可有皱褶或毛发状突起。显微镜下细胞呈球形、椭圆形、卵形、柱形或长形，罕见尖顶形、三角形、梭形或瓶形。有些酵母菌在进行芽殖时，形成假菌丝。有些酵母菌还可形成具分隔的真菌丝。分离培养基无法辨别念珠菌属种间差异。

（2）念珠菌显色培养基　经过 37℃ 24 ~48 小时的培养，有 4 种念珠菌可以得到鉴定，翠绿色菌落为白念珠菌，铁蓝色菌落为热带念珠菌，淡粉红色菌落为克柔念珠菌，紫色菌落为光滑念珠菌。

扫码“学一学”

扫码“看一看”

2. 厚壁孢子形成试验 在玉米吐温培养基25～30℃培养，48小时内可形成厚壁孢子。白念珠菌厚壁孢子一般呈单个顶生；都柏林念珠菌厚壁孢子数量较多，一般呈双顶生或簇生，但这些特点并不稳定存在。没有厚壁孢子或菌丝中间有厚壁孢子的为其他念珠菌，但也有少部分白念珠菌不形成顶端厚壁孢子。

3. 芽管形成试验 以人、动物血清作为培养材料，37℃培养2～3小时白念珠菌可产生芽管，可以用来鉴别该菌。

4. 生理生化特征 不同菌种糖发酵和糖同化作用不同，这一特征可以用来区分不同念珠菌菌种。

5. 血清学试验 念珠菌属细胞壁1,3-β-D葡聚糖含量高，G试验检测血液标本中葡聚糖含量来判断有无念珠菌血症，不同念珠菌感染对葡聚糖检测无明显影响。

（三）鉴别与鉴定

念珠菌属菌种主要从形态学特征和生理生化特征两大方面来鉴定（表23-3）。一般分离菌株先用显色培养基根据菌落颜色鉴定白念珠菌、热带念珠菌、光滑念珠菌和克柔念珠菌。

不能用显色培养基鉴定的菌株用SDA分离纯化，再用编码生化鉴定系统进一步鉴定，还可以通过分子生物学方法鉴定少见菌种。商品化荧光标记核酸探针（如PAN FISH）可以从血培养阳性的标本中直接鉴定白念珠菌、光滑念珠菌和热带念珠菌。此外，实时荧光定量PCR也已实现从呼吸道样本、血液和上颌窦组织中直接鉴定念珠菌属的部分菌种。其他基于核酸的菌种鉴定方法如rDNA测序和基于蛋白的鉴定方法如基质辅助激光解析电离飞行时间质谱技术（MALDI-TOF MS），一般可以准确鉴定。仍不能鉴定的菌株报告为酵母菌。

（四）抗菌药物敏感性

大部分念珠菌对棘白菌素类药物敏感。克柔念珠菌对氟康唑天然耐药，但对伯沙康唑和伏立康唑敏感。光滑念珠菌有时对氟康唑的MIC值提高，*C. norvegensis* 和 *C. inconspicua* 对氟康唑耐药。酵母菌对两性霉素B的药物敏感性试验中未建立临床相关判读折点，体外试验仅小部分念珠菌对两性霉素B显示耐药，但临床实践证实患者对两性霉素B反应不佳。约10%白念珠菌对氟胞嘧啶耐药，其中30%是在治疗过程中逐渐出现的。

表23-3 来自临床标本常见念珠菌菌种的培养及生化特性

菌种名称	菌落形态	37℃生长	肉汤中产膜	真、假菌丝	厚膜孢子	芽管	糖同化试验												糖酵解试验						脲酶试验
							葡萄糖	麦芽糖	蔗糖	乳糖	半乳糖	蜜二糖	纤维二糖	肌糖	木糖	棉籽糖	海藻糖	半乳糖醇	葡萄糖	麦芽糖	蔗糖	乳糖	半乳糖	海藻糖	
白念珠菌	奶油色、光滑	+	+	+	+[b]	+	+	+	+*	−	+	−	−	−	+	−	+	−	F	F	−	−	F	F	−
链形念珠菌		+*	−	+	−	−	+	+	−	−	+	−	−	−	+	−	−	−	F*	−	−	−	−	−	−
都柏林念珠菌		+	+	+	+[b]	+	+	+	+	−	+	−	−	−	+*	−	+	−	F	F	−	−	F	F	−

续表

菌种名称	菌落形态	37℃生长	肉汤中产膜	真、假菌丝	厚膜孢子	芽管	糖同化试验												糖酵解试验						脲酶试验
							葡萄糖	麦芽糖	蔗糖	乳糖	半乳糖	蜜二糖	纤维二糖	肌糖	木糖	棉籽糖	海藻糖	半乳糖醇	葡萄糖	麦芽糖	蔗糖	乳糖	半乳糖	海藻糖	
法氏念珠菌		+	−	−	−	−	+	+	+	+*	+	+	+	−	+	+	+	+*	W	−	W	−	−	W	−
光滑念珠菌	灰白色、光滑	+	−	−	−	−	+	+	_	−	−	−	−	−	−	−	+	−	F	−	−	−	−	F	−
季也蒙念珠菌	白色纸奶油样	+	−	+	−	−	+	+	+	−	+	+	+	−	+	+	+	+	F	−	F	−	F*	F	−
乳酒念珠菌		+	−	+	−	−	+	−	+	+	+	−	+*	−	+*	+	−*	−	F	−	F	F*	−	−	−
克柔念珠菌	奶油样至黄色、干燥	+	−	+	−	−	+	−	−	−	−	−	−	−	−	−	−	−	F	−	−	−	−	−	+*
郎比念珠菌		+*	−	+	−	−	+	−	−	−	−	−	−	−	+	−	−	−	F	−	−	−	−	−	−
解脂念珠菌		+	−	+	−	−	+	−	−	−	−	−	−	−	−	−	−	−	−	−	−	−	−	−	+*
葡萄牙念珠菌		+	−	+	−	−	+	+	+	−	+	−	+	−	+	−	+	−	F	−	F	−	F	F	−
近平滑念珠菌	奶油样至淡黄色、柔软、光滑或有皱褶	+	−	+	−	−	+	+	+	−	+	−	−	−	+	−	+	−	F	−	−	−	−	−	−
皮托念珠菌		+	−	−	−	−	+	−	−	−	−	−	−	−	−	−	−	−	−	−	F	−	−	−	−
皱褶念珠菌		+	−	+	−	−	+	−	−	−	+	−	−	−	+*	−	−	−	−	−	−	−	−	−	−
热带念珠菌	奶油样、灰白色、柔软、光滑、边缘或有皱褶	−	−	+	−[g]	−	+	+	+	−	+	−	+	−	+	−	+	−	F	F	F	−	F*	F*	−
涎沫念珠菌			−	+	−	−	+	−	−	−	−*	−	−*	−	−	−	+	−	−	−	−	−	−	−	−

注：+表示较阴性对照生长更快，−表示阴性；*表示有的菌株可能结果相反；R 表示少见，F 表示糖被酵解，W 表示反应弱；[b]表示白念珠菌典型地产生单个顶端厚膜孢子，而都柏林念球菌则成对、三个或成簇的顶端厚膜孢子

（五）临床意义

1. 白念珠菌　广泛分布于自然界，通常存在于人的体表、口腔、上呼吸道、胃肠道和阴道黏膜上，当机体发生正常菌群失调或抵抗力降低时，白念珠菌可侵犯人体多个部位，引起各种念珠菌病：女性的念珠菌性阴道炎、外阴炎；男性的念珠菌龟头炎、包皮炎；体质虚弱婴儿的鹅口疮；念珠菌性肠炎、肺炎、膀胱炎、肾盂肾炎和心内膜炎等；中枢神经

系统白念珠菌病，如脑膜炎、脑膜脑炎、脑脓肿等。

2. 热带念珠菌 广泛分布于自然界，在人体体表和外界相通的腔道中也存在，是先天性免疫缺陷患者的条件致病菌。热带念珠菌可引起皮肤、黏膜和内脏念珠菌病。除可在黏膜细胞上增殖引起感染外，其产生的毒素可引起过敏反应其产生的水解酶类引起组织损伤。

3. 克柔念珠菌 可引起系统性念珠菌病，特别是在先天性免疫缺陷患者和大量接受抗菌药物治疗的患者。

4. 光滑念珠菌 为人体的一种腐生菌，可导致泌尿生殖道感染，也是新生儿的条件致病菌。

二、隐球菌属

（一）分类和命名

隐球菌属（*Cryptococcus*）包括 *C. albidus*、*C. ater*、*C. curvatus*、*C. humicola*、*C. laurentii*、*C. macerans*、新型隐球菌（*C. neoformams*）、格特隐球菌（*C. gattii*）和 *C. uniguttulatus* 等。最常见的致病菌为新型隐球菌和格特隐球菌，其中新型隐球菌有 2 个变种，即新型隐球菌 *grubii* 变种（*C. neoformans var. grubii*）和新型隐球菌新生变种（*C. neoformans var. neoformans*）。隐球菌属按血清学分类为 A、B、C、D 及 A/D 型。目前遗传学研究分析对隐球菌属的分类发生了变化。隐球菌的有性型属于线状黑粉菌属（*Filobasidiella*），其中新型隐球菌有性型为新型线状黑粉菌（*Filobasidiella neoformans*）；格特稳球菌的有性型为杆孢线状黑粉菌（*Filobasidiella bacillispora*）。

（二）生物学特性

在 SDA（可加氯霉素，不可加放线菌酮，因后者抑制本菌生长）上 27℃ ±1℃ 培养，菌落初为白色、奶油样、光滑、逐渐变为黏液样，随着时间而逐渐变暗，伴有奶油、棕黄、粉红或黄色菌落。显微镜下可见球形到椭圆形酵母样细胞或芽生孢子，多变出芽或两极出芽，芽颈窄（可能有或可能没有），假菌丝缺乏或退化。大部分菌株可见有荚膜的细胞，荚膜形成的程度取决于培养基。隐球菌属所有菌种能水解尿素，在含咖啡酸和枸橼酸铁的培养基上，菌落呈葡萄酒样红色；不发酵糖，但可同化各种各样碳水化合物。目前多采用编码生化鉴定系统进一步鉴定。

血清或脑脊液乳胶凝集试验检测隐球菌荚膜多糖抗原是一种简便、快速、有效、方便诊断隐球菌病的实验方法。

（三）鉴别与鉴定

若脑脊液制片未发现病原体，可离心沉淀后重复检查；若为组织块，加少量生理盐水研磨成混悬液后再行墨汁制片；对较黏稠的标本可用 KOH 制片。KOH 制片直接镜检可见圆形或卵圆形芽生孢子，内有一个较大的反光颗粒和一些小颗粒。墨汁制片直接镜检可见圆形或椭圆形的双层厚壁孢子，外有一层宽阔荚膜，边缘完整清楚，菌体内可见单个出芽。在较新鲜的病灶内，酵母细胞大小不等，小的居多，易见，母细胞和子细胞联接间有狭窄颈项的单芽生孢；在其他病灶内，酵母细胞较大，直径为 3.5 ~ 8μm，甚至更大，很少见芽生状态。

隐球菌属常见菌种鉴定要点见表23－4。

表23－4　隐球菌属常见菌种鉴定要点

	C. albidus	*C. laurentii*	格特隐球菌	新生隐球菌
菌落特征（SDA）	奶油色、黏液状、光滑、酵母样菌落	奶油色，随着时间变为满黄色，光滑、黏液状菌落一些菌株在咖啡酸琼脂上呈褐色菌落使CGB变蓝色	奶油色、黏液状、光滑、酵母样菌落在咖啡酸琼脂上呈黑褐色，比新生隐球菌更黏液样使CGB变蓝色	奶油色、黏液状、光滑、酵母样菌落在咖啡酸琼脂上呈黑褐色不使CGB变色在CDBT上新生变种产生红色菌藩
芽生酵母样细胞形态及大小	球形到卵形，大小为（3.5～8.8）μm×（5.5～10.2）μm	球形和椭圆形，大小为（2.0～5.5）μm×（3.0～7.0）μm	球形到卵形大小为（3.0～7.0）μm×（3.3～7.9）μm	球形到卵形，大小为（3.0～7.0）μm×（3.3～7.9）μm
墨汁制片	明显的荚膜	明显的、窄的荚膜	明显、宽阔、胶状荚囊	明显、宽阔、胶状荚膜
37℃生长	可变		生长	生长
同化反应		可同化乳糖和蜜二糖	不同化乳糖和蜜二糖	

注：①Canavanine Glycine Bromothymol Blue（CGB）Agar生物型试验是基于格特隐球菌含有L－刀豆氨酸的培养基上有能力生长，能同化作为唯一碳源的甘氨酸，格特隐球菌在2～5天可转化CGB琼脂为蓝色，而新生隐球菌在这个培养基上不生长；②Creatinine Dextrose Brwnothymol Blue Thymine（CDBT）Agar培养基可区分新生隐球菌的两个变种，新生变种产生鲜红色菌落，在5天后转化培养基为鲜橘色，*grubii*变种无颜色改变

（四）抗菌药物敏感性

隐球菌属对两性霉素B、5－FC、氟康唑、伊曲康唑、伏立康唑和泊沙康唑敏感。有报道用特比萘芬成功治疗对多种药物耐药的皮肤隐球菌病。隐球菌一般对棘白菌素类抗真菌药物不敏感。

（五）临床意义

隐球菌属一般为外源性感染。经呼吸道侵入人体，由肺经血道播散时可侵犯所有脏器组织，主要侵犯肺脏、脑及脑膜，也可侵犯皮肤、骨和关节。新生隐球菌病好发于细胞免疫功能低下者，如AIDS、恶性肿瘤、糖尿病、器官移植及大剂量使用糖皮质激素者。因此，临床上隐球菌性脑膜炎常在系统性红斑狼疮、白血病、淋巴瘤等患者中发生。近20年来，隐球菌的发病率越来越高，在国外已成为AIDS病最常见的并发症之一，是AIDS死亡的首要原因。在国内已将隐球菌病与病毒性肝炎等同列为乙类传染性疾病，是人类面临的一种严重的真菌病。新生隐球菌的致病物质是荚膜。

三、曲霉属

（一）分类和命名

曲霉属（*Aspergillus*）属于从梗孢科（*moniliaceae*），常见的致病性曲霉包括烟曲霉（*A. fumigatus*）、黄曲霉（*A. flavus*）、黑曲霉（*A. niger*）、构巢曲霉（*A. nidulans*）、阿姆斯特丹曲霉（*A. amstelodami*）、亮白曲霉（*A. candidus*）、肉色曲霉（*A. carneus*）、局限曲霉（*A. restrictus*）、土曲霉（*A. terreus*）、米曲霉（*A. oryzae*）、焦曲霉（*A. ustu*）等。有性型属于发菌科（*trichocomaceae*），包括散囊菌属（*Eurotium*）、裸孢壳属（*Emericella*）和新萨托菌属（*Neosartorya*）。常见的可以产生闭囊壳的种是构巢裸孢壳（*Emericella nidulans*）和阿姆斯特丹散囊菌（*Eurotium amstelodami*）。

国际曲霉分类学家在对烟曲霉及相关菌种的种系发生研究中更新了其分类和鉴定，并

增加了一些新的菌种。此外，也提出了“黄曲霉复合体（*A. flavus species* complex）”和“土曲霉复合体（*A. terreus species* complex）”的概念。

（二）生物学特性

鉴定曲霉属强调培养条件的标准化，常用的培养基为察－多琼脂或麦芽浸汁琼脂；耐高渗透压的菌种可用含20%或40%蔗糖的培养基。一般培养温度为27℃ ±1℃，耐高温的菌种可37℃或45℃。培养时间7～14天，部分可延长，肉眼及低倍镜观察菌落。曲霉属的菌落为绒毛或棉絮样或粉状；表面可为墨绿、黄、黑、翠绿等颜色。显微镜下可见透明、分枝、分隔菌丝。分生孢子由瓶梗上产生，可以形成分生孢子链。分生孢子为单孢，具有不同的形状、大小、颜色，表面可以光滑或粗糙。分生孢子头是曲霉属具有特征性的结构之一，由顶囊、产孢细胞和分生孢子链组成，可以是球形、放射形、圆柱形或棒形，且具有不同的颜色。部分曲霉可以产生有性生殖器官，即闭囊壳。

半乳糖甘露聚糖（GM）是曲霉细胞壁的成分，GM检测可在临床症状和影像学尚未出现前数天表达阳性，对高危患者连续动态监测（每周2次）具有早期诊断价值。细胞壁含1，3－β－D－葡聚糖，侵袭性曲霉病患者G试验可阳性。

（三）鉴别与鉴定

KOH制片直接镜检可见透明、分割、45°分支的菌丝，直径为3～6μm。若标本来自空气流通，在供养充足的脓腔或空洞中，有时可见到典型的分生孢子头。

曲霉属的鉴定主要还是依赖形态学特征，通常以菌落形态和分生孢子头的颜色进行群的划分，然后以分生孢子的形态、颜色，产孢结构的数目，顶囊的形态，分生孢子的颜色和特征以及有性孢子的形态进行菌种的鉴定（表23－5）。

表23－5　曲霉属常见菌种鉴定要点

菌种	分生孢子梗	瓶梗	顶囊	菌核	闭囊壳	壳细胞	粉孢子	菌落颜色（正面）	菌落颜色（背面）
A. lentulus	250～300μm，光滑	单层，顶囊上半部分	棒状	－	－	－	－	絮状，通常白色，散布青绿色	黄色，无色素
黄曲霉	400～850μm，无色、粗糙	单层或双层，布满顶囊	圆形或近圆形	＋有些菌株，褐色	－	－	－	黄绿色	无色或淡黄
烟曲霉	300μm，光滑、无色或绿色	单层，在顶囊上半部分	烧瓶形	－	－	－	－	青绿色到灰色	白色到黄褐色
构巢曲霉	7～150μm，光滑、褐色	双层、短	半球形或烧瓶形	－	＋红色	＋	－	绿色，浅黄色到黄色	紫红色到橄榄色
黑曲霉	400～3000μm，长、光滑、无色	双层，密生于整个顶囊表面	圆形	－	－	－	－	黑色	白色到黄色
土曲霉	100～200μm，光滑、无色	双层。顶囊的上1/2～1/3处	圆形	－	－	－	＋孤立、圆形，直接从菌丝产生	肉桂色到棕色	白色到褐色

续表

菌种	分生孢子梗	瓶梗	顶囊	菌核	闭囊壳	壳细胞	粉孢子	菌落颜色（正面）	菌落颜色（背面）
杂色曲霉	200～400μm，光滑、无色	双层，于顶囊4/5处	圆形	–	–	+有些菌株		开始白色，逐渐变黄色、黄褐色、淡绿色或粉红色	V白到黄色或紫红色
A. ustus	75～400μm，光滑，褐色	双层，于顶囊2/3处	球形或半球形	–	–	+不规则形状	–	暗灰绿色	黄色、暗红色或紫色

（四）抗菌药物敏感性

曲霉属对两性霉素 B、伊曲康唑、伏立康唑、泊沙康唑、特比萘芬、棘白菌素类药物（包括卡泊芬净、米卡芬净及阿尼芬净）敏感。美国感染病学会制定的曲霉病治疗指南中，伏立康唑为首选药物，棘白菌素类药物也可以用于侵袭性曲霉病的治疗。两性霉素 B 和卡泊芬净或伏立康唑和卡泊芬净有联合抗曲霉及其生物膜的作用。近年来有烟曲霉对唑类药物耐药乃至交叉耐药的报道。

（五）临床意义

曲霉是条件致病菌，到目前为止，20～30 种可导致人类疾病。其中最常见的是烟曲霉、黄曲霉和黑曲霉。曲霉遍布世界各地，可产生数以亿计的孢子，散布于空气之中。这意味着人类经常接触曲霉孢子，但曲霉病并不是很常见，这意味着正常人体对曲霉有极强免疫力，只有在人体免疫功能降低时才能致病，如长期使用广谱抗菌药物、免疫抑制剂、肾上腺皮质激素，放疗、化疗，各种恶性肿瘤、糖尿病，尤其是 AIDS 等可诱发曲霉病。曲霉可侵犯机体许多部位，呼吸系统、全身性曲霉病发病率有增高的趋势。呼吸系统曲霉病主要有 3 种：过敏型、曲霉球（又称继发性非侵袭性肺曲霉病）和肺炎型。全身性曲霉病原发病灶主要是肺，多发生败血症，并随血流播散至全身，多发生在重症疾病的晚期，危及患者生命。曲霉除直接感染反应引起曲霉病外，还可产生毒素引起机体食物中毒。此外，现已有动物实验证明曲霉的毒素如黄曲霉毒素、杂色曲霉素有致癌作用，黄曲霉毒素可能与人类原发性肝癌发生有关。

四、毛霉目真菌

（一）分类和命名

毛霉菌广泛存在于自然界中。毛霉目分为若干属，其中引起人类毛霉病的常见病原菌有毛霉属（*Mucor*）、根霉属（*Rhizopus*）、根毛霉属（*Rhizomucor*）、犁头霉属（*Absidia*）、鳞质霉属（*Apophysomyces*）、瓶霉属（*Saksenaea*）、小克银汉霉属（*Cunning hamella*）、并头状菌属（*Syncephalastrum*）及科克霉属（*Cokeromyces*）等，并以根霉属最常见。

（二）生物学特性

毛霉目真菌能进行有性繁殖产生接合孢子和无性繁殖产生孢子囊孢子，菌丝较宽，常无分隔，有的菌丝在培养基表面横向生长，称为匍匐菌丝（stolon），其产生的假根（rhizoid）伸入培养基内，孢子囊梗直接由菌丝长出，顶端形成孢子囊，内生孢子囊孢子。孢子囊内有球形或近球形的囊轴（columella），囊轴基部与孢囊梗相连处成囊托（apophysis）。

毛霉目真菌在沙氏培养基上生长迅速，菌落表面棉絮状或羊毛状，初为白色逐渐变为灰黑色、灰褐色或其他颜色，顶端有黑色小点，取菌丝乳酸酚棉蓝染色，镜检可观察到菌丝、孢囊梗、孢子囊、孢子等。

（三）鉴别与鉴定

1. 直接显微镜检查 标本用氢氧化钾直接涂片检查，可见粗大无隔菌丝，偶见孢子囊及孢子囊梗。

2. 分离培养 标本接种于沙氏培养基上，25℃或37℃培养，观察菌落。

3. 鉴定毛霉目 真菌鉴定依据：①菌落形态、色泽；②有无假根和匍匐菌丝；③分生孢子梗着生位置及分枝状态；④孢子囊形态；⑤有无囊轴、囊托及其形状；⑥有无接合孢子及其特点。

（四）抗菌药物敏感性

两性霉素 B 为治疗毛霉病的首选药物。

（五）临床意义

毛霉目真菌广泛分布于土壤、粪和其他腐败有机物上，少数为寄生菌，可引起人和动物感染称毛霉病，毛霉病是一种发病急、进展快、病死率极高的系统性条件致病性真菌感染。免疫功能低下者易感染，尤其是慢性消耗性疾病如糖尿病、白血病、长期应用化疗、皮质类固醇激素的患者最易感染。临床上常见的是眼眶及中枢神经系统的毛霉病。该病起初多发于鼻黏膜或鼻窦，继而扩展至眼眶软组织、面腭及脑，也可全身性播散，预后较为严重。此外还可发生于肺部、胃肠道、皮肤等处。人类60%毛霉病和近90%鼻脑部感染病例由米根霉引起。15%毛霉病由小孢子根霉足样根霉变种引起，主要表现为皮肤损害，少数为鼻、脑部感染。伞支梨头霉是梨头霉属唯一人类病原种，感染病例少见，有脑膜炎、皮肤感染、艾滋病合并感染。由于毛霉病发病急、进展快，疾病的诊断常在病死后尸检才明确。

五、耶氏肺孢子菌

（一）分类和命名

肺孢子菌属（*Pneumocystis*）属于肺孢子菌科（*Pneumocystis*）。肺孢子菌属有 7 个种，为耶氏肺孢子菌（*Pneumocystis jirovecii*，*Pj*）、卡氏肺孢子菌（*Pneumocystis carinii*，*Pc*）、沙鼠肺孢子菌（*Pneumocystis gerbil*）、鼠型肺孢子菌（*Pneumocystis murina*）、奥氏肺孢子菌（*Pneumocystis oryctolagi*）、韦氏肺孢子菌（*Pneumocystis wakefieldiae*）和 ZL2005b 肺孢子菌（*Pneumocystis sp. ZL2005b*）。目前认为耶氏肺孢子菌只感染人类，而其他种的肺孢子菌只感染动物而不感染人类。因此，原有的卡氏肺孢子菌肺炎（Pneumocystis carinii，pneumonia）不再使用，但沿用肺孢子菌肺炎（PCP）的诊断，全称为耶氏肺孢子菌肺炎（*Pneumocystis jirovecii* pneumonia）。

肺孢子菌属原归于原虫，现归于真菌，它与真菌既有差别也有相似之处。它不能在真菌培养基中生长，对抗寄生虫药如喷他脒有效，细胞膜含胆固醇而不是麦角固醇，新城两性霉素 B 对其无效。但其 rRNA 基因序列接近于真菌，包囊壁中含几丁质和 β-1,3-D-葡聚糖（beta-1,3-D-glucan，BG），而 BG 广泛存在于除接合菌、隐球菌之外的真菌细胞壁中，其他微生物如细菌、病毒以及动物、人体细胞均无此成分。临床上使用抑制 BG 合成的棘白菌素类抗真菌药物治疗 PCP 效果良好。

（二）生物学特性

Pj 成熟包囊为椭圆形、圆形或杯形厚壁包囊，直径为 6～8μm，内含 8 个囊内小体。包囊崩解后释放出单倍体的囊内小体（子孢子），子孢子发育成滋养体，单倍体的滋养体为薄壁单细胞，直径为 2～6μm，二分裂方式繁殖（无性繁殖），部分滋养体（单倍体配子）以接合方式形成双倍体（有性繁殖），后者在子孢子囊中经有丝分裂和减数分裂形成囊前体，进一步发育成内含 4～8 个单倍体子孢子的成熟包囊，减数分裂时可发生同源重组，丰富子代 *Pj* 的表型多样性。

常用荧光素标记单克隆抗体进行直接免疫荧光法或酶标记单克隆抗体进行免疫组化染色法检测痰液、支气管肺泡灌洗液、肺活检组织中的 *Pj* 滋养体或包囊。

（三）鉴别与鉴定

六胺银（gomori methenamine silver，GMS）染色及吉姆萨染色制片可以检测到 *Pj* 的滋养体和包囊。囊壁可见特征性括弧样结构，成熟包囊有囊内小体 8 个，为不规则状或新月状。*Pj* 常在肺泡内或肺泡壁内，GMS 染色最易见到 *Pj* 的包囊体，呈圆形，大小约 5μm，内含滋养体，呈皱纹、新月形或杯形细胞，直径为 1.2～2μm。滋养体可从破裂的包囊体中漏出，这种不含滋养体的包囊体，在巨细胞内形成阴影。滋养体的数量常超过包囊体，易被忽略。GMS 染色和亚甲胺蓝染色等多作为一种确认 *Pj* 包囊的方法，亚甲胺蓝染色包囊囊壁呈深褐色或黑色，囊壁可见特征性括弧样结构，囊内小体不着色。使用荧光抗体染色技术可以高效检测 *Pj*，用荧光素进行染色，在荧光显微镜下观察，包囊壁呈明亮蓝绿色光环，囊闭上括弧样结构同样清晰可辨。后两种染色方法被认为是诊断耶氏肺孢子菌金标准。

（四）抗菌药物敏感性

增效磺胺甲噁唑是治疗和预防 PCP 的首选，喷他眯和阿托伐醌也可以作为治疗的选择。粪壳菌素（sordarin）比喷他眯（pentamidine）、阿托伐醌（atovaquone）和增效磺胺甲噁唑（复方磺胺甲噁唑）更适于治疗 PCP。在肺孢子菌二氢蝶呤合成酶（DHPS）基因上的突变可以导致产生磺胺类药物耐药株的出现。米卡芬净可以通过抑制包囊细胞壁形成有效防止小鼠发生 PCP（没有抑制滋养体的增殖活性）。特比萘芬可有效地治疗 PCP 动物模型。已经证实 IFN－α 及增效磺胺甲噁唑对于治疗小鼠和大鼠 PCP 具有协同作用。氨苯砜可用于 PCP 的预防和治疗，对于不能耐受 TMP－SMZ 的患者可作为替代药物，与 TMP 合用有协同作用。克林霉素与伯氨喹主要用于轻中度 PCP 的治疗，尤其是传统治疗无效或对其不耐受的患者，也用于 PCP 的预防。三甲曲沙加用磺胺嘧啶可能提高疗效。

（五）临床意义

耶氏肺孢子菌可寄生于多种动物，也可寄生于健康人体。广泛分布于自然界，如土壤和水等。耶氏肺孢子菌病的传播途径主要是空气传播，在健康人体内，多为无症状的隐性感染。当宿主免疫力下降，如长期使用免疫抑制剂、器官移植、肿瘤、艾滋病等，潜伏的卡氏肺孢子菌在患者肺内大量繁殖扩散，使肺泡上皮细胞受损，导致间质性浆细胞肺炎，又称耶氏肺孢子菌性肺炎（PCP）。此肺炎在临床上分为两种类型：①流行型：主要发生于早产儿、营养不良的婴幼儿，肺泡间质内以浆细胞浸润为主；②散发型：好发于免疫缺陷的儿童和成人，肺泡间质内以淋巴细胞浸润为主。耶氏肺孢子菌病是 AIDS 最常见、最严重的机会感染性疾病，病死率达 70% ~100%。

六、马尔尼菲篮状菌

（一）分类和命名

马尔尼菲篮状菌（*Talaromyces marneffei*）属于发菌科，篮状属，双轮亚属（有性阶段）。

（二）生物学特性

在 SDA 上，25℃培养呈菌丝相。3 ~4 天开始成长，一种菌落为淡灰色至红色膜样，周围基质出现红色环，2 周后成熟菌落呈玫瑰红色蜡样，有脑回样皱纹及放射状沟纹，产生白色或灰褐色绒样气中菌丝，背面红色。另一种菌落为白色、淡黄色绒样菌落，产生红色色素渗入基质中，2 周后成熟菌落呈黄间白色或黄间红色，或黄绿色绒样，周围基质及背面红色。镜下可见透明、分隔菌丝，分生孢子梗光滑而无顶囊。帚状枝双轮生，散在，稍不对称，有 2 ~7 个散开、不平行的梗基，其上有 2 ~6 个瓶梗，顶端狭窄，可见单瓶梗，其顶端有单链分生孢子，散乱。分生孢子初为椭圆形，后呈圆形，光滑，可见孢间联体。

在 SDA 上，37℃培养为酵母相，无色素产生。镜下可见表面光滑、圆形、椭圆形、长形酵母细胞，裂殖而非芽生，也可见多数短的菌丝成分。

（三）鉴别与鉴定

吉姆萨或瑞氏染色制片直接镜检，在细胞内菌体相互黏集或呈桑葚状或葡萄状外观，呈椭圆形、卵圆形，其大小形状一致，直径约 2μm。而游离于组织细胞外的菌则具多形性，大小形态差异大，直径为 1 ~8μm 不等，其中最特殊而具诊断意义的为长形、粗细均匀、两头钝圆的腊肠状孢子，内有横隔。

马尔尼菲篮状菌为双相型真菌，菌丝相菌落可产生红色色素并扩散到整个培养基。菌丝相可见帚状枝，双轮生，散在、稍不对称、不平行梗基、单瓶梗，其顶端有单链分生孢子，散乱。

（四）抗菌药物敏感性

马尔尼菲篮状菌对两性霉素 B、伊曲康唑及伏立康唑高度敏感，对氟康唑敏感性较低。米卡芬净对马尔尼菲青霉的菌丝相抑菌活性强，但对孢子相则较弱。

（五）临床意义

马尔尼菲篮状菌可引起马尔尼菲篮状菌病（感染），引起广泛性播散性感染，最初通过吸入而致肺部感染，随后进入血流引起菌血症，并随血流播散引起其他部位感染。通常侵犯淋巴系统、肝脏、脾脏和骨骼。在疾病过程中临床表现脸部、躯干和四肢出现粉刺样皮肤丘疹。最初多见于结核病、血液病、霍奇金淋巴瘤患者。近十年来，随着艾滋病患者的增多，播散性马尔尼菲篮状菌病发病率逐渐升高。患者本身基础性疾病或应用免疫抑制剂等可能是重要的易感因素。

七、组织胞浆菌属

（一）分类和命名

属于丛梗孢科。组织胞浆菌属有 2 个种可引起荚膜组织胞浆病，即荚膜变种

(*var. capsulatum*) 和杜波变种 (*var. duboisii*), 分别发现于美洲和非洲。有性型属于阿耶罗霉科 (*Ajellomycescapsulatus*)。世界性分布, 但在北美中部、中美和南美更为多见。其他流行区包括非洲、澳大利亚和东亚部分地区, 尤其是印度和马来西亚, 在我国南方地区有散在发病。其自然栖息地为富含鸟和蝙蝠粪的土壤中, 美国报道多次组织胞浆菌病暴发流行在蝙蝠栖息的地方, 如洞穴, 尤其热带地区。

(二) 生物学特性

在 SDA 上, 25℃培养呈菌丝相。生长缓慢; 初为白色棉花样的气生菌丝, 渐变为棕色, 菌落中央可产生细微粉末; 背景呈黄色或橙色。显微镜下可见在菌丝侧壁或分生孢子梗上有少数直径为 2 ~ 3μm 的圆形或梨形小分生孢子; 大分生孢子呈齿轮状, 直径为 8 ~ 14μm, 圆形、壁厚、表面有指状突起, 齿轮状大分生孢子是最具有诊断意义的特征性结构。两个变种菌丝相不易区分。

在 BHI 上, 37℃培养产生粉红色或黄褐色的酵母样菌落, 表面有模样皱裂。荚膜变种酵母相可见卵圆形、有荚膜的芽生孢子, 单芽、芽颈较细; 染色后很像洋葱的横切面, 分层明显。杜波变种的酵母细胞较大, 直径为 10 ~ 13μm, 壁厚、圆形、芽生孢子, 无荚膜, 内有一脂肪颗粒。两个变种酵母相可以鉴别。

荚膜变种可以分解尿素, 但不能液化明胶; 而杜波变种在 24 ~ 96 小时内即可液化明胶, 但尿素试验阴性。

组织胞浆菌病的抗原检测是最有效的血清学诊断方法, 也可作为急性肺组织胞浆菌病早期诊断和预后评价指标。G 试验亦可阳性。

(三) 鉴别与鉴定

组织胞浆菌属的鉴定要点见表 23 - 6。

1. 荚膜组织胞浆菌荚膜变种 瑞氏、吉姆萨染色制片, 在油镜下直接镜检可见直径2 ~ 4 μm 的卵圆形、芽生、有荚膜的孢子, 一端较尖, 一端较圆, 芽颈较细, 位于大单核细胞或多核白细胞内; 有时在细胞外, 孢子较大、较多, 且聚集成群。

2. 荚膜组织胞浆菌杜波变种 KOH 制片直接镜检可见宽基底出芽。组织病理显示成群巨细胞内大量的卵圆形、双轮廓的厚壁孢子, 酵母样细胞可 4 ~ 5 个排列成串。

表 23 - 6 荚膜组织胞浆菌的鉴定要点

菌种	菌丝相	酵母相	分解尿素	液化明胶
荚膜变种	两个变种无法区分 大分生孢子呈齿轮状, 圆形、壁厚、表面有指状突起, 齿轮状大分生孢子是最具有诊断意义的特征性结构	两个变种可区分 圆形或卵圆形孢子, 外被荚膜, 直径为 2 ~ 4μm	能	不能
杜波变种		卵圆形、双轮廓的厚壁孢子, 直径为 12 ~ 15μm	不能	能

(四) 抗菌药物敏感性

组织胞浆病对两性霉素 B、伊曲康唑、氟康唑、伏立康唑、泊沙康唑敏感, 米卡芬净对组织胞浆菌的菌丝相抑菌活性强, 但对孢子相则较弱。

（五）临床意义

组织胞浆菌传染性极大，全世界有30多个国家发现有组织胞浆菌病，特别在美洲、亚洲、欧洲的一些国家及澳大利亚都有本病流行。我国也发现数例，多为归国华侨。

本菌主要侵犯单核-吞噬细胞系统，有时也可由血道播散而侵犯全身各脏器。荚膜组织胞浆菌引起3种不同临床表现的组织胞浆菌病。①急性原发型：被感染者可无临床症状或出现流感样症状，胸痛、气短、声嘶等。1~2周后症状消失。影像学检查，肺部可出现弥漫性或散发 病灶，也可不出现。如果出现这些病灶，最终均发展成钙化而愈。急性原发型的突出特征是患者皮肤试验阳性。②慢性空洞型：可引起较大的肺损害，但症状轻微或无症状，故常被误诊为肺结核。③严重播散型：极少数患者可进展到此型，全身的器官均可受到损伤，尤其是单核-吞噬细胞系统，预后严熏。

本病原发者可侵犯各年龄组男女，男女患病之比为3:1。一些易发生急性暴发而致死。在淋巴瘤、白血病、霍奇金病、AIDS或用肾上腺皮质激素治疗者常可感染本菌。

八、镰刀菌属

（一）分类和命名

镰刀菌属（*Fusarium*）又称镰孢霉属，在分类学上，镰刀菌无性期隶属于半知菌门、瘤座孢科（*Tuberculariaceae*），有性期隶属于子囊菌门、真子囊菌纲、肉座菌目、肉座菌纲中的赤霉属（*Gibberella*）和丛赤壳属（*Nectria*）。属内有20多个种，常见致病菌种有水生镰刀菌（*F. aquaeductum*）、厚垣孢镰刀菌（*F. chlamydasporum*）、茄病镰刀菌（*F. solani*）、层生镰刀菌（*F. proliferatum*）、尖孢镰刀菌（*F. oxysporum*）、胶孢镰刀菌（*F. subglutinans*）、木贼镰刀菌（*F. equiseti*）、串珠镰刀菌（*F. moniliforme*）、禾谷镰刀菌（*F. graminearum*）、单隔镰刀菌（*F. dimerum*）及半裸镰刀菌（*F. semitectum*）等。

由于镰刀菌属形态复杂，又易受外界环境的影响而发生变异，种类繁多，致使其分类和鉴定十分困难。分子生物学研究将致病性镰刀菌属的菌种归类为6个复合体，分别为茄病镰刀菌复合体（F. solanispecies complex，FSSC）、尖孢镰刀菌复合体（F. oxysporum species complex，FOSC）、藤仓赤霉复合体（Gibberell a fujikuroi species complex，GFSC）；厚垣孢镰刀菌复合体（F. chlamydosporum species complex，FCSC）、单隔镰刀菌复合体（F. dimerumspecies complex，FDSC），肉色镰刀菌-木贼镰刀菌复合体（F. incarnatum-F. equiseti species complex，FIESC）。

（二）生物学特性

用于镰刀菌属鉴定的培养基有燕麦培养基（oatmeal agar，OA）、PDA、石竹叶琼脂（Camation leaf agar，CLA）、合成琼脂（synthetic agar，SNA）、KCL培养基和土壤琼脂。CLA和SNA可刺激产孢；PDA和OA可用以观察菌落形态和色泽；KCL培养基可观察分生孢子链的形成；土壤培养基有利于快速形成厚壁孢子。

许多镰刀菌属在培养中可产生大量颜色不同的色素，如蓝色、紫色、洋红色色素等，色素的产生在镰刀菌属的鉴定上是一项很有用的特征。大分生孢子的形态不仅是镰刀菌属菌种的特征，也是镰刀菌属的特征，描述其形状、长度、顶细胞及基细胞形状。有或无小分生孢子是镰刀菌属分类的主要特征，如果有则描述其形状、大小、着生方式，如单生、假头或链状。分生孢子梗可以是单瓶梗或复瓶梗，也可以是单瓶梗与复瓶梗共存。有或无厚壁孢子也是镰刀菌属分类的主要特征，厚壁孢子的有无及其在菌丝上的着生方式对分类具有一定参考价值。

在 SDA 培养基上，27℃ ±1℃生长迅速，37℃生长缓慢。菌落为白色绒毛或棉絮样或粉状，表面可为粉红、橙红、黄、紫等颜色，培养基背面可着同样颜色。显微镜下可见透明、分枝、分隔菌丝。大分生孢子（生于气生菌丝上或典型地生于分生孢子座或黏孢团上）具分隔，纺锤状、镰刀状至线状，直或多呈不同程度地弯曲；顶细胞或短而钝或缢缩成喙状至乳头状，或逐渐尖细呈锥状至针状，或急变窄细并伸长成线状至鞭状；基细胞一般呈足状或踵状，少数楔状、乳头状或梗状。小分生孢子（多生于气生菌丝上）多数无隔，少数1隔或2～3隔，卵形、椭圆形、棒状、球形、梨形至柠檬形，个别为纺锤形；多数在产孢细胞顶端聚成假头状或连成串珠状，少数散生。在菌丝上成大分生孢子上产生厚壁孢子，生于菌丝中间的称为间生厚壁孢子，生于菌丝顶端的称为顶生厚壁孢子。镰刀菌属常见菌种的生物学特性见表23－7。

镰刀菌细胞壁存在1,3－β－D 葡聚糖，G 试验可阳性。

表23－7 镰刀菌属常见菌种的生物学特性

复合体	菌种	菌落特征	显微镜下特征		
			大分生孢子[a]	小分生孢子	厚垣孢子[b]
FSSC	茄病镰刀菌（*F. solani*）	多数为奶油色，偶尔呈天蓝色、淡红色或淡紫色；生长迅速	有分隔，大量，壁厚，背部与腹部平行	数量多，多为0～1隔，呈假头状着生，卵圆形至肾形	有，间生，单个或成对出现
FOSC	尖孢镰刀菌（*F. oxysporum*）	菌落正面白色、淡紫色，背面淡紫色；絮状，生长迅速	有分隔，镰刀形，薄壁，细长	多无分隔，假头状着生，卵圆形至肾形	大量，顶生或间生，单个或成对出现
GFSC	轮状镰刀菌（*F. verticillioides*）	正面白色至淡紫色，背面淡紫色；絮状，生长迅速	多分隔，披针形	0～1分隔，卵圆形至肾形，呈假头状或串状着生	无
FCSC	厚垣孢镰刀菌（*E. chlamydosporum*）	白色至粉红色至卡红色，中间棕色并产生厚壁孢子；絮状，生长迅速	很少，位于分生孢子梗	0～2分隔，呈中间宽两头尖的纺锤形，在PDA上形成缓慢	大量，灰褐色，粗糙，呈串状或簇状
FDSC	单隔镰刀菌（*F. dimerum*）	黏腻的酵母样菌落；气生菌丝稀疏或缺如；橙红色至淡橙色，反面相同或淡黄色；生长缓慢	大量；0～1分隔，位于中央；形状稍弯	椭圆形至卵圆形或弯曲状；多个同时出现	很少或缺如，由大分生孢子演变而来
FI-ESC	肉色镰刀菌（*F. incarnatum*）	浅黄至淡棕色，反面橙红色；絮状；生长迅速	由气生菌丝产生的多平直；由黏分生孢子团或分生孢子梗产生的为弯曲状	无分隔，稀疏或缺如	稀疏，单个或串状

注：[a]大分生孢子鉴定时使用的是CLA培养基，在PDA上生长的大分生孢子会相对小一点；[b]真菌的无性孢子，由断裂方式产生，壁厚，寿命长，能抗御不良外界环境，待条件适宜时可以萌发产生菌丝

（三）鉴别与鉴定

标本KOH制片直接镜检可见透明、分枝、分隔、呈锐角分支的菌丝，与曲霉属的菌丝

难以区分。传统的形态学方法是镰刀菌分类鉴定的基础，非传统的方法，如血清学、免疫组化、分子生物学等，对传统方法起到了补充完善的作用，但仍未正式应用于临床菌种鉴定和诊断。

（四）抗菌药物敏感性

镰刀菌在体外药敏试验中不如曲霉对多烯类药物敏感，但亦有体外研究显示两性霉素B是最有效的抗镰刀菌药物。镰刀菌对氟康唑、伊曲康唑、氟胞嘧啶不敏感。特比萘芬、伏立康唑疗效有限，伏立康唑单用或与多烯类联合应用治疗镰刀菌感染。泊沙康唑作为二线用药治疗难治性镰刀菌感染也有效。体外研究显示阿尼芬净与两性霉素B联合对镰刀菌有增效作用。

（五）临床意义

镰刀菌生态适应性强，广泛分布于自然界土壤、植物的地上及地下部分或植物碎片，甚至存在于沙漠及北极地区，属于兼寄生或腐生生活。自1963年首次报告镰刀菌致病及国外1973年首次报告茄病镰刀菌引起的播散性感染以来，其发病率和病死率仅次于白念珠菌和曲霉感染。镰刀菌可引起眼内炎、角膜炎、溃疡、甲真菌病、皮肤感染、脓皮病、关节炎、肺部感染、心内膜炎、脑脓肿和真菌血症等。

本章小结

本章按照真菌感染部位分类，主要介绍了引起浅部真菌感染的角层癣菌、皮肤癣菌、暗色真菌等以及引起深部真菌感染的念珠菌、隐球菌、曲霉菌等。其中，马尔尼菲篮状菌及组织胞浆菌等双相性真菌为致病性真菌，而念珠菌、隐球菌、曲霉菌、毛霉菌、耶氏肺孢子菌和镰刀菌等为条件致病菌。条件性真菌感染主要由内源性真菌引起，多发生于机体免疫力降低、菌群失调人群，已成为临床治疗的棘手问题。

真菌形态学检查、生化反应、血清学诊断、真菌毒素检测等是鉴定真菌种类的主要手段。根据菌落形态、颜色、大小等特征，结合显微镜观察真菌孢子、菌丝等结构特点，为真菌鉴定与检测重要依据。

扫码“练一练”

（彭奕冰）

第二十四章　有包膜 DNA 病毒

本章要点

1. **掌握**　有包膜 DNA 病毒的临床常见的病毒科、属及有关的病毒种；HBV 抗原抗体检测结果的临床意义，熟悉 HBV 生物学特性，了解 HBV 药物敏感性试验及耐药性相关基因位点。

2. **熟悉**　疱疹病毒科中 8 种人类疱疹病毒及其生物学特性以及所致疾病，了解每种疱疹病毒的检测标志物。

3. **了解**　HDV 的结构特点与病毒复制规律；痘病毒科中与人疾病相关的痘病毒种类、生物学特征及其检测方法。

本章介绍的有包膜 DNA 病毒是一群基因组为 DNA、核衣壳外有包膜包裹的病毒。该群种类繁多，涉及疱疹病毒科、嗜肝病毒科、痘病毒科等。此类病毒可通过一定的途径引起相应的疾病，并可通过实验室微生物学检验获得诊断。

扫码“学一学”

第一节　疱疹病毒科

一、分类和命名

疱疹病毒科（*Heresviridae*）属于疱疹病毒目（*Herpesvirales*），包括 α 疱疹病毒亚科（*Alphaherpesvirinae*）5 个属、β 疱疹病毒亚科（*Betaherpesvirinae*）4 个属和 γ 疱疹病毒（*Gammaherpesvirinae*）亚科 4 个属。导致人类疾病的疱疹病毒称为人疱疹病毒（*Human herpesvirus*），已发现 8 种，分别是 α 疱疹病毒亚科的 1 型单纯疱疹病毒（*Herpes simplex virus* type 1，HSV－1）、2 型单纯疱疹病毒（*Herpes simplex virus* type 2，HSV－2）、水痘－带状疱疹病毒（*Varicella－zoster virus*，VZV）、β 疱疹病毒亚科的人巨细胞病毒（*Human cytomegalovirus*，HCMV）、人疱疹病毒 6 型（*Human herpes virus* 6，HHV－6）、人疱疹病毒 7 型（*Human herpes virus* 7，HHV－7）、γ 疱疹病毒亚科的 EB 病毒（*Epstein－barr virus*，EBV）及人疱疹病毒 8 型（*Human herpes virus* 8，HHV－8）（表 24－1）。

表 24－1　人疱疹病毒的分类

正式名称	常用名	亚科	初级靶向细胞	主要潜伏部位	所致疾病
人疱疹病毒 1 型（HHV－1）	单纯疱疹病毒 1 型（HSV－1）	α	黏液表皮细胞	神经节	口咽炎，唇、眼脑感染
人疱疹病毒 2 型（HHV－2）	单纯疱疹病毒 2 型（HSV－2）	α	黏液表皮细胞	神经节	生殖器疱疹

续表

正式名称	常用名	亚科	初级靶向细胞	主要潜伏部位	所致疾病
人疱疹病毒3型（HHV-3）	水痘-带状疱疹病毒（VZV）	α	黏液表皮细胞	神经节	水痘、带状疱疹
人疱疹病毒4型（HHV-4）	EB病毒（EBV）	γ	B细胞和上皮细胞	B细胞	传染性单核细胞增多症、淋巴瘤、鼻咽癌
人疱疹病毒5型（HHV-5）	巨细胞病毒（CMV）	β	单核细胞、淋巴细胞和上皮细胞	单核细胞和淋巴细胞	单核细胞增多症，眼、肾、脑和先天性感染
人疱疹病毒6型（HHV-6）	人疱疹病毒6型（HHV-6）	β	T细胞	淋巴细胞	婴儿急疹
人疱疹病毒7型（HHV-7）	人疱疹病毒7型（HHV-7）	β	T细胞	淋巴细胞	偏瘫、癫痫等神经系统疾病
人疱疹病毒8型（HHV-8）	卡波西肉瘤相关性疱疹病毒（KSHV）	γ	淋巴细胞	B细胞	卡波西肉瘤，原发性渗出性淋巴瘤

二、单纯疱疹病毒

单纯疱疹病毒（*Herpes simplex virus*，HSV）是一种嗜神经的DNA双链病毒，是最早发现的人疱疹病毒，属于α疱疹病毒亚科单纯疱疹病毒属（*Simplexvirus*）。根据抗原性，分为1型单纯疱疹病毒（*Herpes simplex virus* type 1，HSV-1）和2型单纯疱疹病毒（*Herpes simplex virus* type 2，HSV-2）两种血清型。人类是其唯一宿主。

（一）生物学特性

HSV病毒颗粒直径为120~300nm，呈球形，从外到内由包膜（envelop）、被膜（tegument）、衣壳（capsid）和核样物（core）四部分组成。包膜由来自于感染细胞核膜的脂质分子层组成；其间的糖蛋白由病毒编码，具有促进病毒吸附、穿透和免疫逃逸等作用。被膜层为致密结构，富含蛋白质。衣壳由162个壳粒（capsomer）组成对称的20面体（图24-1）。核样物为致密结构，包含病毒基因组DNA。HSV基因组是线性双链DNA，HSV-1、HSV-2分别为152kb、155kb。基因组含有至少94个开放阅读框，编码至少70种蛋白质。HSV基因组比较复杂，由长片段L和短片段S组成，L包含单一长片段UL及其两端的对称长重复序列TRL和IRL，S包含单一短片段US及其两端的对称短重复序列TRS和IRS（图24-2）。目前已命名11种特异性抗原糖蛋白，其中型特异性抗原糖蛋白gG能区别HSV-1和HSV-2。由于包膜富含脂质，故70%乙醇、漂白剂、酚类消毒剂等均能灭活HSV。此外，在pH值小于5或大于10，温度大于56℃环境中30分钟能使HSV失去感染性。

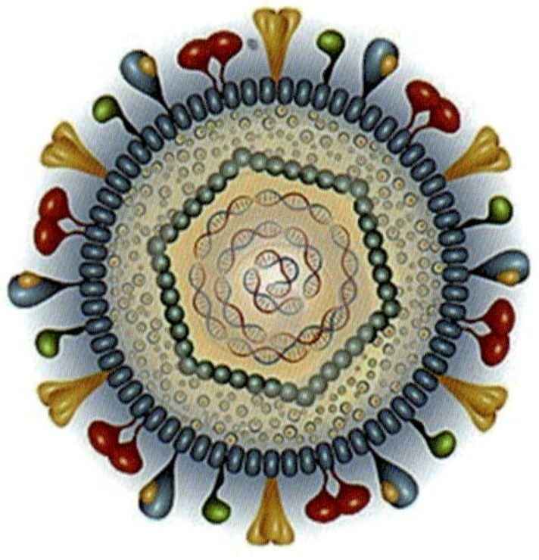

图24-1 HSV的模式结构图

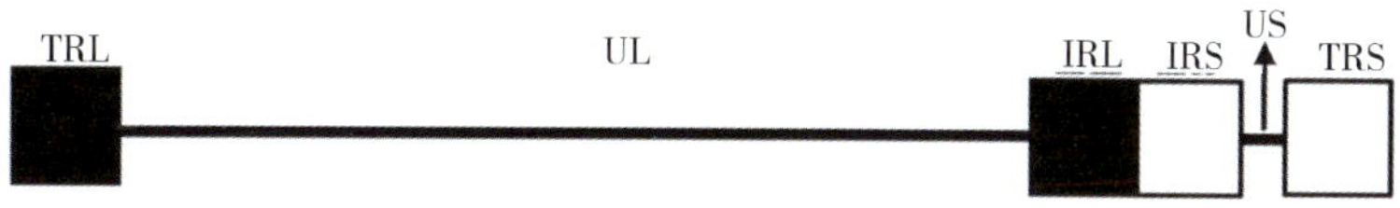

图 24-2　HSV 的基因组结构图

（二）病毒检验

1. 形态学检查　损伤部位采集的细胞或组织经固定、染色后镜检，有时可见细胞特征性改变，如细胞增大或退化、有合胞体形成、染色质边集、细胞质呈"毛玻璃"样、核内出现包涵体、出现多核巨细胞等（图 24-3）。这些细胞改变有助于诊断 HSV 感染，但敏感性和特异性较低，需要与 HSV 病毒特异性检测方法联合使用。

2. 抗原检测　常用直接荧光抗体法或间接荧光抗体法检测 HSV 抗原。直接荧光抗体法检测敏感性远低于 PCR 法，为病毒培养法的 10%～87%，当采用水疱性病变组织标本检测时敏感性较高，而愈合性组织标本检测敏感性偏低。

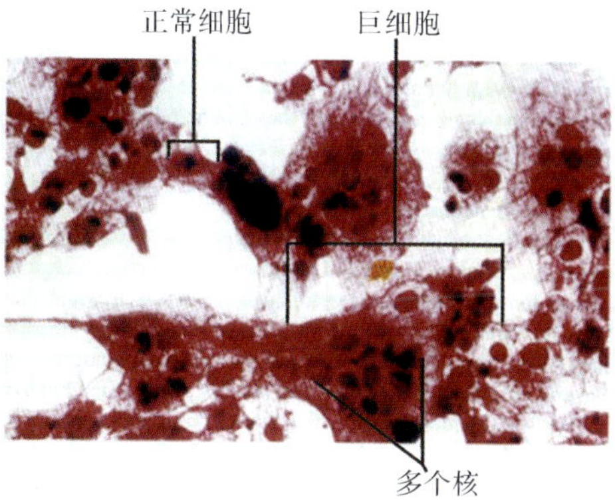

图 24-3　HSV 感染的多核巨细胞光镜图

（引自 Kathleen Park Talaro. Foundations in microbiology［M］. 4th ed. New York：The McGraw Hill Higher Education，2002.）

3. 核酸检测　HSV 的核酸检测方法主要有原位探针杂交法和 PCR 法。探针杂交法的敏感性有限，基本被 PCR 法取代。PCR 法是敏感性最高的直接检测技术。根据引物和检测程序，可以通过扩增这两种病毒的共有序列同时检测 HSV-1 和 HSV-2；通过特异性引物或探针、溶解曲线分析、限制性内切酶分析或 PCR 产物直接测序等方法区分 HSV-1 和 HSV-2。

4. 分离培养与鉴定　分离培养用于诊断黏膜、生殖道和眼部的 HSV 感染。HSV 敏感性细胞主要有人二倍体成纤维细胞系如 MRC-5 和 WI-38、人表皮样癌细胞系如 Hep-2 和 A549 以及水貂肺细胞和横纹肌肉瘤细胞等，其中水貂肺细胞对 HSV 的敏感性较高。将无菌标本接种细胞后，95% HSV 5 天内出现 CPE，5% HSV 需要 5～14 天才会出现 CPE，表现为细胞内点状颗粒，随后细胞变圆、变大、聚集成团，最终细胞裂解，从细胞培养瓶或培养板表层脱离。

其他病毒或毒力因子可能引起与 HSV 相似的 CPE，需要采用抗原检测法或核酸检测法对 CPE 阳性培养物进行病毒鉴定。

5. 抗体检测　HSV 血清学主要检测抗 HSV IgG 和 IgM 两种抗体。HSV-1 和 HSV-2 的病毒结构蛋白几乎都有很强的抗原交叉反应性，仅 1 型单纯疱疹病毒糖蛋白 G（gG1）和 2 型单纯疱疹病毒糖蛋白 G（gG2）的氨基酸同源性较低，约为 38%，且两者的单克隆抗体无交叉反应性，故 gG 作为理想的抗原应用于 HSV 型特异性血清学检测。目前仅有 gG1 和 gG2 的特异性 IgG 检测能区分 HSV-1 和 HSV-2 感染，尚无 HSV-1 和 HSV-2 型特异性 IgM 抗体检测，IgM 抗体检测法用于检测 HSV 原发感染的血清转变。血清学检测包括免疫蛋白印迹法和 ELISA 法。

（三）药物敏感性

阿昔洛韦（ayclovir）、伐昔洛韦（valacyclovir）、喷昔洛韦（penciclovir）和泛昔洛韦（famciclovir）等可用于HSV感染的治疗。HSV对阿昔洛韦的耐药性主要是由于HSV的胸苷激酶（thymidine kinase，TK）基因突变所引起，少数是与聚合酶（polymerase）基因突变有关。长期服用阿昔洛韦会导致选择性耐药病毒株的出现，特别是感染HSV的免疫功能低下患者更容易产生耐药性，未接受阿昔洛韦抗病毒治疗的患者也会分离到耐药性HSV。出现阿昔洛韦耐药的HSV感染患者可选择二线用药如膦甲酸（foscarnet）和西多福韦（cidofovir）。HSV药物敏感性分析主要是采用表型分型试验，由于胸苷激酶基因容易出现移码或无义突变，故做基因型分型试验需要对胸苷激酶基因全序列进行测序。HSV表型分型试验是采用空斑减少试验（plaque reduction assay）方法进行分析，也可采用基于EIA的抗原减少试验（antigen reduction assay）方法。一般情况下，半数抑制浓度（50% inhibitory concentration，IC_{50}）小于2μg/ml表示对阿昔洛韦敏感，此时采用此阿昔洛韦治疗会有比较好的临床疗效。但表型分型试验容易出错，特别是不同实验室间的结果有显著差别，因此要以临床疗效为评判标准。

（四）临床意义

HSV感染较为普遍。HSV-1通过唾液传播，包括亲吻、共用餐具等，原发性感染主要发生于5岁以内，有70%~90%成人曾感染HSV-1。HSV-2通过性传播，感染危害性女性大于男性，多性伴侣者HSV-2抗体阳性率较高。HSV-1和HSV-2均可经分娩由母亲感染新生儿。HSV初次经破损的皮肤或黏膜引起原发感染时，多呈隐性感染，部分长期潜伏于三叉神经节、骶神经节等感觉神经节。当感染者免疫力低下或经物理性、化学性刺激时，HSV可被激活，病毒复制，沿传出神经在其分布的皮肤、黏膜引起复发性感染。除脑膜炎外，多为局部症状。最常见为复发性口唇疱疹，常继发于感冒、流行性脑脊髓膜炎、大叶肺炎、疟疾等。亦可表现为生殖器疱疹、疱疹性角膜结膜炎及脑炎等。新生儿及免疫功能缺陷者易发生全身散播性感染，表现为脑、肝、肺、眼、肾上腺及全身皮肤黏膜疱疹性病变，病死率高。HSV-1感染主要表现为口腔黏膜、唇周疱疹，咽喉痛，发热，口鼻麻木感或灼烧感，颈部淋巴结肿大等。HSV-2感染主要表现为生殖器疱疹，男性出现阴茎或者大腿内侧水疱、溃疡，女性表现为外阴、阴道或子宫颈水泡、溃疡，有时伴异常分泌物。

三、水痘-带状疱疹病毒

水痘-带状疱疹病毒（*Varicella-zoster virus*，VZV）是一种能引起水痘和带状疱疹的病原体，又被称为人疱疹病毒3型（*Human herpes virus* 3，HHV-3），属于α疱疹病毒亚科。VZV只感染人，而且人对VZV普遍易感，水痘为VZV原发感染时的临床表现，而后病毒可在神经节中长期潜伏，当受到某些因素刺激时，潜伏的VZV被激活，引起带状疱疹。

（一）生物学特性

VZV是中等大小的包膜球型病毒，直径为180~200nm，具有疱疹病毒典型的正20面体球型结构。双链DNA分子长约125kb，是人疱疹病毒中基因组碱基数最小的病毒，基因组编码至少70个病毒基因。VZV基因组由长片段L和短片段S连接而成，长片段L中间是UL，两端是对称长重复序列TRL和IRL，短片段S中间是US，两端是对称短重复序列TRS

和 IRS（图 24－4）。TRL、IRL、TRS 和 IRS 均远比对应的 HSV 中的重复序列短。VZV DNA 上的 70 个基因均匀地分布在两条链上，按立即早期基因 IE、早期基因 E 和晚期基因 L 的次序表达。晚期基因 L 编码衣壳蛋白、糖蛋白等结构蛋白。潜伏期时，病毒只表达个别立即早期基因 IE 和早期基因 E，晚期基因 L 不表达，处于低水平复制，并受机体免疫系统控制。VZV 基因组较稳定，多样性较低，变异率比其他人疱疹病毒低 5～50 倍。

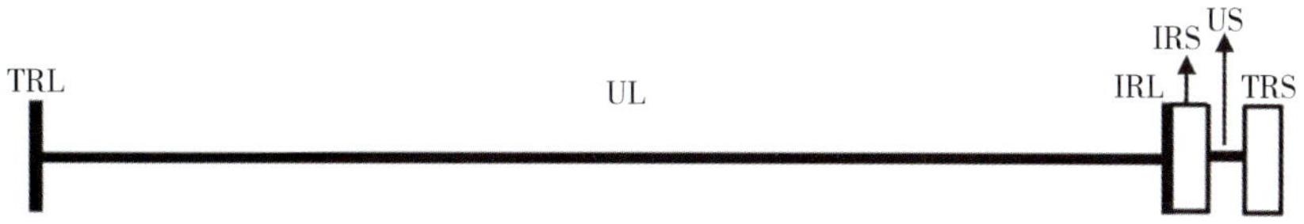

图 24－4　VZV 的基因组结构图

（二）病毒检验

1. 形态学检查　最原始且最简单易行的是 Tzanck 试验，方法是取水疱基底部含有细胞的标本涂片，用瑞特－吉姆萨（Wright－Giemsa）染色。镜检可见多核巨细胞、多个嗜酸性核内包涵体。由于 HSV、VZV 感染均可以观察到此形态的病变细胞，故此方法不能用于 VZV 的特异性诊断。

2. 抗原检测　VZV 抗原检测是 VZV 感染者的首选实验诊断方法。采用无菌皮肤刮勺用力刮取疱疹基底部含细胞的标本，涂片，用低温丙酮固定，室温干燥，加荧光标记的 VZV 特异性单克隆抗体在 37℃潮湿的培养箱中染色孵育半小时，洗去未结合抗体，加盖玻片后在荧光显微镜下观察。也可采用间接荧光抗体法检测 VZV 抗原。

3. 核酸检测　PCR 技术是诊断 VZV 感染的重要方法。由于皮肤损伤部位标本易采集，且疱疹液 VZV 浓度高，PCR 检测阳性率高，成为 VZV 诊断及基因分型的理想标本。VZV 相关面瘫等患者皮肤表面无明显疱疹，可采集痂结或皮肤刮取物进行 PCR 检测。血清、血浆、全血、PBMC、CSF 标本均可用于 PCR 检测。此外，PCR 技术可快速鉴别 VZV 与其他病毒，特别是 HSV－1 和 HSV－2 引起的疱疹。荧光定量 PCR 方法因其高敏感性，更适合 CSF 标本的检测。

4. 分离培养与鉴定　病毒分离培养除用于 VZV 诊断外，还可用于 VZV 毒株基因分型、获取血清学试验所需的 VZV 感染性细胞以及 VZV 耐药性分析等。一般采用人包皮成纤维细胞，其他敏感性细胞包括二倍体人细胞系如胎儿肾细胞、胎儿肺细胞、A549 细胞和人黑色素瘤细胞，以及原代猴肾细胞等非人细胞系。市售 CV－1 和 MRC－5 混合细胞可用于包括 VZV 的疱疹病毒分离培养。接种后 4～14 天出现 CPE，表现为局灶性细胞圆缩和肿胀。

采用 PCR 方法或 VZV 特异性抗体染色法对 CPE 培养物进行鉴定。遗传学鉴定主要用于临床研究，如鉴别野生型和疫苗所致 VZV 感染，分析疫苗接种后出疹病因、疫苗与带状疱疹相关性，评估疫苗株传染性等。

5. 抗体检测　VZV 只有 1 个血清型。VZV 抗体水平是临床诊断、鉴别诊断 VZV 感染的重要依据。抗 VZV IgM 可用于诊断 VZV 原发感染，抗 VZV IgG 用于检测机体对 VZV 的免疫力。WHO 建立了抗 VZV IgG 国际标准参考血清。

（三）药物敏感性

大部分 VZV 对抗病毒药物敏感，对阿昔洛韦（acyclovir）或喷昔洛韦（penciclovir）耐药的 VZV 主要分离自 HIV－1 共感染患者或者器官移植患者。VZV 对阿昔洛韦耐药性主要是由于 VZV TK 基因突变所引起，少数是与聚合酶基因突变有关。膦甲酸（foscarnet）和西多福韦（cidofovir）是治疗阿昔洛韦耐药性 VZV 感染患者的替代性药物。VZV 药物敏感性分析主要是采用表型分型试验，具体是采用空斑减少试验方法或晚期抗原合成减少试验（late－antigen synthesis reduction assay）进行分析。阿昔洛韦对 VZV 的 IC_{50}值分布在 2.06～6.28μM 之间。同时，也可采用 VZV TK 基因测序的基因型分型方法对 VZV 耐药性进行分析。

（四）临床意义

VZV 全球流行且具有高传染性，可通过接触感染者皮肤水疱液或黏膜分泌物传播，与其他人疱疹病毒不同的是，VZV 还可通过吸入感染者咳嗽或打喷嚏产生的气溶胶传播。VZV 的原发感染引起水痘，以全身性疱疹发热为特征，主要见于儿童。原发感染后，VZV 可经逆向轴突和血源播散至感觉神经节，潜伏于三叉神经节和脊髓后根神经节，受宿主特异性 T 细胞免疫系统调控。当免疫抑制或老年等因素导致该调控能力减弱时，VZV 活化引起继发感染。继发感染有时无明显临床症状，当 VZV 沿神经轴突传播至皮肤细胞并开始增殖时，引起周围神经炎和相应皮肤炎症，临床表现为在神经支配的皮肤区域出现带状疱疹，常伴有持续数月的剧烈的神经性疼痛，有时感染眼部出现眼部带状疱疹。免疫功能受抑制的宿主可能出现面瘫和病毒性脑炎、脑膜炎等表现。

四、人巨细胞病毒

巨细胞病毒（*Cytomegalovirus*，CMV）是一种可引起感染细胞肿大并出现巨大核内包涵体的病原体，自然界普遍存在，具有严格种属特异性，包括人、马、牛、猪、猫和鼠等 CMV。感染人的巨细胞病毒称为人巨细胞病毒（*Human cytomegalovirus*，HCMV），也称为人疱疹病毒 5 型（*Human herpes virus* 5，HHV－5）。

（一）生物学特性

HCMV 病毒颗粒直径为 120～200nm，有典型的疱疹病毒结构。最外层为病毒的脂质双层包膜，现已知包膜含有至少 10 种病毒糖蛋白。包膜内为被膜，含有至少 14 种病毒蛋白。被膜内为核衣壳，由病毒壳体和包裹在内的病毒基因组组成。病毒壳体是由 162 个壳粒亚单位组成的对称 20 面体。最里面的基因组为线性双链 DNA，长 220～240kb，由长片段 L 段和短片段 S 连接而成，含约 200 个开放阅读框，分为立即早期基因 IE、早期基因 E 和晚期基因 L。晚期基因 UL83 编码的磷蛋白 65（phosphoprotein 65，pp65）是病毒被膜内的最主要成分，具有丝氨酸/苏氨酸蛋白激酶活性且高度保守。pp65 表达与病毒复制呈明显的相关性，且在潜伏感染时表达量极低，临床用于 HCMV 活动性感染的指标。HCMV 对外界抵抗力差，56℃ 30 分钟、紫外线 5 分钟、脂溶性溶剂、强酸和反复冻融均能灭活。

（二）病毒检验

1. 形态学检查 病理组织标本经瑞特－吉姆萨、苏木精－伊红（hematoxylin－eosin）或帕帕尼科拉乌（Papanicolaou）等染色后，显微镜观察可见细胞及核巨大化，核内出现嗜碱性包涵体，细胞质偶见嗜酸性包涵体。含包涵体的核被清晰亮圈环绕，形似猫头鹰眼睛（图 24－5）。这些特征性细胞形态学改变提示 HCMV 感染，与活动性感染相关。然而，并非所有 HCMV 感染细胞均发生形态学改变，此方法的敏感性较低，阴性结果不能排除 HCMV 感染。

2. 抗原检测　主要是应用特异性单克隆抗体和多克隆抗体直接检测标本 HCMV 抗原 pp65。在外周血白细胞中检测到 HCMV pp65 抗原称为 HCMV 抗原血症，抗原血症能在感染出现症状前几天检测，适用于 HCMV 感染的早期诊断。该方法结合病毒载量定量，预测和区分 HCMV 活动性感染和潜伏性感染，适用于高风险重症患者、艾滋病患者、器官移植受者、造血干细胞移植受者、先天性 HCMV 感染检测及评估抗病毒疗效等。

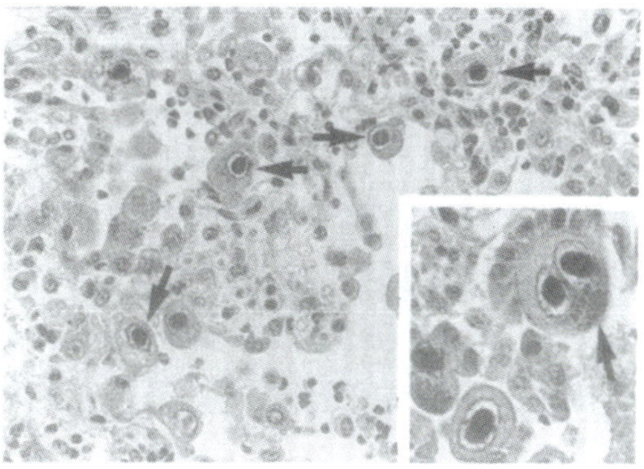

图 24－5　巨细胞病毒包涵体

（引自 James Versalovic，Karen Carroll，Guido Funke，et al. Manual of clinical microbiology. 10th ed. Wsahington DC：ASM Press，2011.）

3. 核酸检测　近年来，HCMV 的核酸检测逐渐取代其他技术，以 PCR 技术应用最为广泛。HCMV DNA PCR 检测方法敏感性较高，可检出潜伏感染时的低水平 CMV－DNA，已用于巨细胞病毒感染的早期检测。同时扩增立即早期基因和晚期基因的多重 PCR，以及针对单一基因的槽式 PCR 提高了检测的敏感性和特异性。定性 PCR 阴性结果一般可排除 CMV 感染，缺点是不能区别潜伏感染和活动性感染。定量 PCR 通过检测标本中 HCMV DNA 载量水平，监测病毒复制的活跃程度，对 HCMV 早期感染的诊断、预测发病危险性和病情严重性、指导抗病毒治疗以及评价治疗效果更有价值。竞争性定量 PCR 和荧光定量 PCR 是目前研究和应用较为热门的定量 PCR 方法。定量 PCR 法比抗原血症检测敏感性高，可提前 8～14 天检测出 HCMV 感染，更有利于 HCMV 感染的早期诊断。

4. 分离培养与鉴定　人成纤维细胞是分离 HCMV 最敏感的细胞，但其对 HCMV 的敏感性可随传代次数逐渐降低，应使用低传代次数的细胞。各类标本均可用于病毒培养分离，以唾液、尿液、生殖道分泌物、乳汁和白细胞为佳。细胞出现 CPE 的时间与标本中 HCMV 的含量相关，大多数标本接种后至少 4 周才会产生 CPE，白细胞则需要至少 6 周。新生儿尿液接种后 24 小时可出现 CPE。CPE 一般表现为：初期呈单个或多个局灶性病变，细胞肿大、变圆、折光性变强，含有黄褐色颗粒，Giemsa 染色核内或细胞质内可见嗜酸性包涵体，之后病灶逐渐扩大，形成明显蚀斑，最后整个单层贴壁细胞被破坏。

HCMV 产生的 CPE 与某些病毒，如腺病毒、水痘－带状疱疹病毒，以及毒性物质类似，需通过抗原检测或核酸检测等技术对阳性培养物进行鉴定。

5. 抗体检测　抗 HCMV IgM、抗 HCMV IgG 以及抗 HCMV IgG 的亲和力是 HCMV 感染的主要血清学指标。通常，HCMV 感染后，机体特异性抗 HCMV IgM 和 IgG 在 2～4 周相继出现。特异性抗 HCMV IgM 在体内持续时间不超过 4 个月。从血清中检出抗 HCMV IgM，提示患者近期发生了原发性 HCMV 感染或活动性 HCMV 感染。继发感染时，IgG 抗体滴度可显著升高，而 IgM 抗体为阴性。抗 HCMV IgG 阳性，未见抗体滴度动态升高，提示患者曾经感染，不一定发病。抗 HCMV IgG 的亲和力随免疫反应时间的推移会逐渐升高，检测 IgG 亲和力可用于区分原发感染和非原发感染。通常，血清特异性抗 HCMV 抗体在抗原血症后 1～2 周出现，然而，特别严重的 HCMV 感染患者可能不产生特异性抗体，器官移植患者由于免疫抑制剂的应用，影响机体免疫反应，使抗体产生延迟或缺如，故血清 HCMV 抗体诊断意义不大。

（三）药物敏感性

更昔洛韦（ganciclovir）、缬更昔洛韦（valganciclovir）、膦甲酸（foscarnet）、西多福韦（cidofovir）和福米韦生（fomivirsen）等可用于 HCMV 感染的治疗。对更昔洛韦耐药的 HCMV 主要分离自免疫功能低下患者特别是长期服用更昔洛韦 HIV－1 共感染患者。HCMV 对更昔洛韦耐药性主要是由于 HCMV UL97 磷酸转移酶基因的催化结构域突变所引起，少数是与 UL54 聚合酶基因突变相关。膦甲酸是治疗更昔洛韦耐药性 HCMV 感染患者的替代性药物。HCMV 药物敏感性分析主要是采用表型分型试验方法，具体是以空斑数量、病毒抗原含量、病毒酶活性和病毒总量为检测指标。阿昔洛韦对 VZV 的 IC_{50}值分布在 2.06～6.28μM 之间。也可采用 HCMV UL97 基因和 UL54 测序的基因型分型方法对 HCMV 耐药性进行分析。

（四）临床意义

HCMV 在全球普遍流行，各年龄均易感，感染率随年龄增长而升高，无季节性流行规律。感染来自患者的唾液、尿液、乳汁、泪液、粪便、阴道分泌物、血液及精液，包括先天性感染、围产期感染和后天性感染。有 10%～15% HCMV 先天性感染胎儿在妊娠期和新生儿期出现宫内生长迟缓、黄疸、肝脾肿大、皮疹、心肌炎、肺炎、中枢神经系统病变、耳聋及脉络膜视网膜炎等表现。围产期感染者出生 3～12 周开始分泌或者排泄病毒，通常无临床表现。性接触是 HCMV 后天感染的重要途径。大多数免疫功能正常者感染 HCMV 后无显著临床表现，少数出现 EBV 感染所致传染性单核细胞增多症的类似表现，包括持续 2～3 周的发热、乏力、非典型性淋巴细胞增多和轻症肝炎等。与其他人疱疹病毒一样，原发感染后 HCMV 会在宿主体内终身潜伏于内皮细胞、淋巴细胞以及多种组织细胞，当受到外界刺激，特别是免疫功能抑制时，潜伏的 HCMV 被激活开始复制。

五、EB 病毒

EB 病毒（*Epstein－Barr virus*，EBV）又称为人疱疹病毒 4 型（*Human herpes virus* 4，HHV－4），是 1964 年英国科学家 Epstein 和 Barr 在研究非洲儿童的恶性淋巴瘤病因时，从瘤细胞培养中首先发现的一种病毒。EBV 是 γ 疱疹病毒亚科淋巴滤泡病毒属（*lymphocryptovirus*）中发现的唯一能感染人的病毒，具有嗜淋巴细胞特性，也可在上皮细胞中复制，能在淋巴细胞中建立起潜伏感染，刺激细胞的增生和转化。根据抗原基因的不同，EBV 分为 A、B 两型。

（一）生物学特性

EBV 的形态与其他疱疹病毒相似，呈球形、直径为 150～180nm，从外到内由包膜、被膜、衣壳和核样物组成。最外层包膜由来自于感染细胞核膜的脂质双分子层组成，包膜上有病毒编码的糖蛋白，包膜内是富含蛋白质的被膜层。衣壳为 20 面对称体，由 162 个壳粒组成。核样物为直径 45nm 的致密物，主要含线性双链基因组 DNA，长 172kb。EBV 感染 B 淋巴细胞后表达 EBNA1～EBNA6 六种病毒核抗原，以及 LMP1 和 LMP2 两种膜蛋白抗原，这些抗原常作为抗原检测的目标蛋白。根据 EBV 潜伏感染时在细胞中抗原表达的差异，将 EBV 潜伏感染分为 0、Ⅰ、Ⅱ、Ⅲ型。EBV 在裂解性复制时可表达 70 多种蛋白抗原，其中病毒衣壳抗原（virus capsid antigen，VCA）、早期抗原（early antigen，EA）和EB病毒核抗原（EBNA）是临床诊断性指标。

（二）病毒检验

1. 形态学检查 由于EBV呈常态性潜伏，组织中的病毒颗粒数量少，难以达到显微镜检测要求，故很少用此方法。

2. 抗原检测 EBV抗原检测的目标抗原有很多种，EBNA1是唯一可在所有EBV感染的细胞中表达的抗原，在抗原检测中应用较多。免疫组化法EBV抗原检测敏感性较低、操作繁琐，临床很少使用。

3. 核酸检测 核酸检测是EBV诊断的重要技术，检测方法有很多种，包括原位杂交、斑点印迹杂交、Southern blot杂交和核酸扩增等。方法的选择与疾病相关。EBER作为在所有感染细胞中均高表达的EBV特异性小片段RNA，成为最常用的探针结合序列。EBER原位杂交已成为检测组织切片中EBV潜伏感染和判断肿瘤是否与EBV相关的“金标准”。PCR技术包括普通PCR、槽式PCR、多重PCR和荧光定量PCR等，都需要选择特异性高的EBV靶基因。荧光定量PCR是对患者体内EBV病毒载量进行监测的最为流行的方法。

4. 分离培养与鉴定 EBV培养是将经过滤的唾液或含漱液接种于新鲜的人脐带血淋巴细胞，37℃培养4周，若出现大量的转化淋巴细胞，提示病毒培养阳性，需要对培养物进行鉴定。由于EBV分离鉴定耗时长而且需要特殊的培养细胞，不宜作为常规检测方法，主要用于EBV感染的发病机制、预防和治疗等研究。

采用免疫荧光技术或核酸检测等技术，检测转化淋巴细胞中的EBV抗原或DNA，进行阳性培养物EBV鉴定。

5. 抗体检测 常用EBV感染血清学标志物包括抗VCA IgM及IgG、抗EA IgG、抗EBNA1 IgG和抗EBNA2 IgG。原发感染急性期，抗VCA IgM及IgG同时迅速升高，随后抗VCA IgM逐渐减少，约4周后消失，抗VCA IgG抗体终身存在。抗EA IgG在急性感染后3~4周出现并升高，随后逐渐减少，3~6个月后消失。抗EBNA1 IgG约在原发感染3个月后出现，一般终身存在，抗EBNA2 IgG在抗EBNA1 IgG之前出现并升高，随后逐渐减少，3~6个月后消失。

（三）药物敏感性

阿昔洛韦（acyclovir）、更昔洛韦（ganciclovir）、西多福韦（cidofovir）和膦甲酸（foscarnet）等可用于EBV感染的治疗。EBV的耐药性主要是由于TK基因和聚合酶基因突变所引起。EBV药物敏感性分析主要是采用表型分型试验方法，具体是以空斑数量、病毒抗原含量和病毒总量为检测指标。也可采用EBV TK基因和聚合酶基因测序的基因型分型方法对EBV耐药性进行分析。

（四）临床意义

EBV在世界范围内广为流行。EBV感染常发生在婴儿期。EBV主要通过唾液和性接触传播，也可通过器官移植和输血途径感染。EBV主要感染淋巴细胞，也可以在咽部上皮细胞中复制，感染唾液腺等腺体，导致唾液中含有大量EBV，在接吻或共用餐具时传播。唾液腺等腺体可持续数年分泌EBV。

EBV与多种疾病相关，EBV是第一个被确认的人类致瘤病毒，与多种恶性肿瘤相关。

EBV 主要潜伏于 B 淋巴细胞，在上皮细胞复制。随着年龄增长，EBV 感染后出现临床症状概率增加。婴幼儿及儿童时期，EBV 原发感染后潜伏于体内，几乎没有临床表现。青年期，约 50% EBV 感染出现临床表现，以传染性单核细胞增多症（infectious mononucleosis，IM）为主。IM 是由 EBV 感染引起的单核巨噬细胞系统急性增生性疾病，呈自限性，大多数预后良好。临床恢复后，病毒大量存在于唾液腺及唾液，可持续 18 个月。

六、人疱疹病毒 6、7、8 型

人疱疹病毒 6 型（*Human herpes virus* 6，HHV－6）是美国科学家 Ablashi 等于 1986 年从艾滋病合并淋巴细胞增生性疾病患者外周血单核细胞中分离的病毒，是第六个被发现的人疱疹病毒，是迄今发现的唯一可将其 DNA 整合至宿主染色体的疱疹病毒。HHV－6 分为 HHV－6A 和 HHV－6B 两型。人疱疹病毒 7 型（*Human herpes virus* 7，HHV－7）是美国科学家 Frenkel 等于 1990 年在健康人体外周血 T 细胞中分离的病毒，是第七个被发现的人疱疹病毒。HHV－6 和 HHV－7 是 β 疱疹病毒亚科、玫瑰疹病毒属仅有的两个成员。人疱疹病毒 8 型（*Human herpes virus* 8，HHV－8）又称为卡波西肉瘤相关性疱疹病毒（Kaposi´s sarcoma－associated herpesvirus，KSHV），是美国科学家 Chang 等于 1994 年在艾滋病相关的卡波西肉瘤中发现的疱疹病毒，是第八个被发现的人疱疹病毒。HHV－8 是 γ 疱疹病毒亚科棒状病毒属（*Rhadinovirus*）成员，HHV－8 和同属于 γ 疱疹病毒亚科 EBV 共同特性是能在类淋巴细胞中复制和潜伏。

（一）生物学特性

HHV－6 病毒颗粒直径为 120～200nm，呈球形，从外到内由包膜、被膜、衣壳和核样物组成。最外层包膜由脂质双分子层组成，包膜上有刺突均匀分布。被膜层富含蛋白质，边缘光滑整齐，与包膜层直接相连，没有明显的电子透明带。衣壳为 20 面对称体结构，由 162 个壳粒组成。含线性双链基因组 DNA，长 160～170kb。脂溶性溶剂、56℃ 1 小时或紫外照射 10 分钟均能灭活 HHV－6。

HHV－7 病毒颗粒直径在 170nm 左右，有疱疹病毒典型的 20 面对称体结构。基因组为双链线性 DNA，全长 145kb。HHV－7 的蛋白水解酶与 HHV－6 和 HCMV 蛋白酶在氨基酸水平上分别有 60% 和 38% 的同源性。

HHV－8 具有典型的疱疹病毒形态，直径为 120～150nm，基因组 DNA 长 165kb HHV－8 至少有 4 种基因型在全球范围内流行。

（二）病毒检验

1. 形态学检查 HHV－6 感染组织标本经 10% 磷酸盐甲醛溶液浸泡固定，石蜡包埋后制成 4μm 切片，以苏木素－伊红染色，显微镜下可见部分细胞含大的中间定位核，部分细胞含大的嗜伊红细胞核和细胞质包涵体。由于上述均为非特异性改变，故此法在临床检测中很少应用。

HHV－7 和 HHV－8 的显微镜检测方法、形态学变化与 HHV－6 相似。

2. 抗原检测 将外周血单核细胞涂片且室温干燥后或将组织标本制成 4μm 厚的切片后，用－20℃丙酮固定 5 分钟，采用直接荧光法、间接荧光法或免疫酶法，也可用流式细胞技术检测 HHV－6 感染细胞。此外，标记 HHV－6A、HHV－6B 特异性单克隆抗体可对 HHV－6 进行分型。

除采用特异性单克隆抗体外，HHV－7 和 HHV－8 抗原检测方法与 HHV－6 相同。

3. 核酸检测 HHV－6 核酸检测包括原位杂交和 PCR，以 PCR 应用最为广泛，且能区分型别。PCR 包括普通 PCR、槽式 PCR、多重 PCR 和荧光定量 PCR。普通 PCR、槽式 PCR 和多重 PCR 只能定性分析 HHV－6 感染，不能区分潜伏感染和活动性感染。荧光定量 PCR 可以定量分析 HHV－6 DNA，当患者 HHV－6 DNA 水平显著高于健康对照组时，提示活动性感染。

HHV－7 和 HHV－8 的核酸检测方法与 HHV－6 相同。

4. 分离培养与鉴定 患者 PBMC 与激活的人脐带血淋巴细胞（cord blood lymphocyte，CBL）共同培养分离 HHV－6。接种 7～10 天后，若出现大的球形细胞和合体细胞，CBL 聚集减少等 CPE，判断为阳性，否则，将培养物传代到新鲜激活的 CBL，再经 7～10 天，若仍未出现 CPE，判断为阴性。阳性培养物需要进行特异性检测以确定 HHV－6 感染。

HHV－7 培养除选择最佳细胞 CBL 外，也可选用 SupT1 细胞，培养方法与 CBL 相同。

目前，尚未发现 HHV－8 敏感性细胞，未建立病毒分离体系。可采集原发性渗出型淋巴瘤（primary effusion lymphoma，PEL）患者腹水获得可能含有 HHV－8 的 PEL 细胞株。

HHV－6、HHV－7 或 HHV－8 阳性培养物可用抗原检测或核酸检测进行鉴定。

5. 抗体检测 HHV－6 血清学检测方法包括 ELISA、中和抗体试验和 IFA。基于 IFA 的 HHV－6 IgG 抗体亲和力试验可区分 HHV－6 新近原发感染和既往感染。

HHV－7 血清学检测方法有中和抗体试验、免疫印迹试验、免疫沉淀试验、ELISA 和 IFA 等。HHV－7 IgG 抗体亲和力试验同样可以区分 HHV－7 原发性感染和既往感染。

HHV－8 感染诊断以血清学检测应用最为广泛，以 IFA 和 ELISA 最为普遍。

（三）药物敏感性

HHV－6、HHV－7 与 HHV－8 的抗病毒治疗药物种类与 HCMV 类似，主要有更昔洛韦、西多福韦和膦甲酸。由于 HHV－6、HHV－7 和 HHV－8 不易培养分离，故难以采用表型分型方法。一般采取对患者给药后，采集标本，对标本中的病毒浓度进行定量 PCR，并与给药前病毒浓度进行比较分析，判断病毒对抗病毒药物的敏感性。

（四）临床意义

HHV－6 感染全球广泛分布，90% 以上人群血清抗体呈阳性。HHV－6 感染无明显季节性，全年均可发生。原发性 HHV－6 感染多发生在 3 岁以内，随年龄增长，感染率呈增高趋势。唾液传播是 HHV－6 最主要的途径，90% 血清抗体阳性者唾液中可检出 HHV－6 DNA。此外，母婴垂直传播也是重要的传播途径。由于 HHV－6 可将其基因组整合至人基因组，从而将 HHV－6 遗传给新生儿，临床诊断 HHV－6 急性感染不可依赖核酸检测。约 25% 婴幼儿 HHV－6 原发感染表现为幼儿急疹（exanthem subitum，ES），特点为持续数日高热，随着发热减退，面部、躯干出现红疹，蔓延到肢体远端。成人原发感染 HHV－6 时常无临床表现，少数出现与传染性单核细胞增多症相似的表现，极少数表现为淋巴结病和急性重症肝炎等。

HHV－7 亦在全球广泛分布。婴儿 HHV－7 感染率随年龄逐渐上升，2 岁时达 50%，其后持续上升。唾液传播是最主要的途径，与 HHV－6 不同，尚未发现 HHV－7 先天性感染。HHV－7 所致严重感染包括偏瘫、癫痫发作等神经系统疾病。

HHV－8 感染流行病学差异较大。各地传播途径有所不同，感染率较高的国家，以唾液传播为主，感染率低的国家，主要通过同性性行为、毒品注射、输血及器官移植等途径传播。HHV－8原发感染临床表现因年龄、免疫功能而异，儿童常发热、出疹。免疫功能正常者表现为腹泻、疲劳、局部皮疹、淋巴结肿大等。免疫功能低下者出现卡波西肉瘤、发热、关节痛、淋巴结病、脾大及血细胞减少等表现。

扫码“学一学”

第二节　嗜肝 DNA 病毒科与丁型肝炎病毒

一、分类和命名

嗜肝 DNA 病毒科（*Hepadnaviridae*）分为正嗜肝 DNA 病毒属（*Orthohepadnavirus*）和禽嗜肝 DNA 病毒属（*Avihepadnavirus*）。正嗜肝 DNA 病毒属包括乙型肝炎病毒（*Hepatitis B virus*，HBV）等5个种。禽嗜肝 DNA 病毒属包括鸭乙型肝炎病毒（*Duck hepatitis B virus*，DHBV）等6个种。

丁型肝炎病毒（*Hepatitis D virus*，HDV）是一种缺陷型的负链 RNA 病毒，是 δ 病毒属（*Deltavirus*）的唯一成员，HDV 需要嗜肝 DNA 病毒的帮助才能称为成熟的病毒颗粒并具有感染性。本节主要介绍乙型肝炎病毒（HBV），丁型肝炎病毒（HDV）按病毒生物学分类应在第二十六章有包膜 RNA 病毒第十节 δ 病毒属中介绍，为方便学习，在本节加以叙述。

二、乙型肝炎病毒

乙型肝炎病毒属于嗜肝 DNA 病毒科正嗜肝 DNA 病毒属，是引起病毒性肝炎的主要病原体之一。

（一）生物学特性

1. 3种不同形态的 HBV 颗粒　乙型肝炎病毒（HBV）在感染患者血清中呈现3种不同形态的 HBV 颗粒，即大球形颗粒、小球形颗粒和管形颗粒（图24－6）。

大球形颗粒（large spherical particle）亦称 Dane 颗粒，是具有感染性的完整成熟的 HBV，呈球形，直径约42nm，病毒外层有7nm厚的包膜（envelop），由来自于宿主细胞的脂质双分子层和病毒编码的包膜蛋白组成，包膜蛋白由乙型肝炎病毒表面抗原（Hepatitis B surface antigen，HBsAg）和少量前 S1 抗原（PreS1 Ag）及前 S2 抗原（PreS2 Ag）共同组成。内层为病毒的核衣壳（nucleocapsid），直径约27nm，呈20面体立体对称结构，由衣壳（capsid）和核样物（core）组成。衣壳内表面含有乙型肝炎病毒 e 抗原（Hepatitis B e antigen，HBeAg）和乙型肝炎病毒核心抗原（Hepatitis B core antigen，HBcAg）。核样物内含有双股不完全环状基因组 DNA 和 DNA 多聚酶（图24－6A）。

小球形颗粒（small spherical particle）是一种中空颗粒，直径约22nm，是由来自于宿主细胞的脂质双分子层包膜和其表面的 HBsAg 组成，颗粒内不含 HBeAg、HBcAg、基因组 DNA 和 DNA 多聚酶（图24－6B）。小球形颗粒是患者血清中最常见的形态，无感染性，能达到 10^{13} 拷贝数/ml。

管形颗粒（tubular particle）直径约22nm，长为50～500nm，是由小球型颗粒串联而成，颗粒中空，同样不含 HBeAg、HBcAg、基因组 DNA 和 DNA 多聚酶（图24－6C），不具传染性。

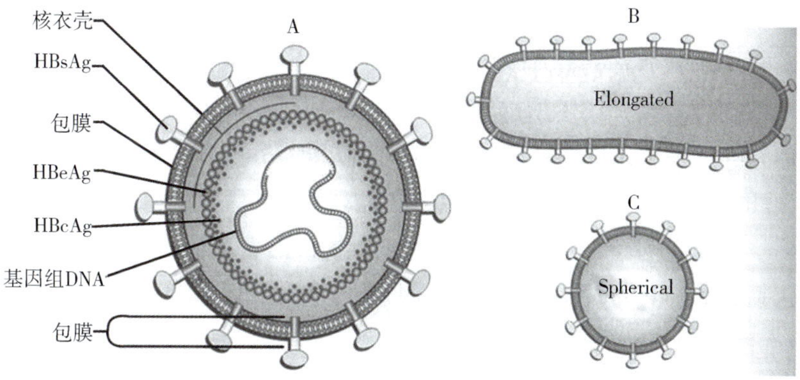

图 24-6　HBV 球形颗粒（A）、管形颗粒（B）和大球形颗粒（C）的模式结构图

（引自 James Versalovic, Karen Carroll, Guido Funke, et al. Manual of clinical microbiology. 10th ed. Wsahington DC：ASM Press, 2011.）

2. HBV 基因组　为双链、部分环状 DNA，由长链和短链组成。长链为负链，有固定长度，约含 3200 个核苷酸，有转录和翻译蛋白质功能。短链为正链，为半闭合型环状 DNA，长度可变，为负链 50% ~99% 不等，只有复制功能。长链和短链的 5′端固定，以 250 ~300 个互补的碱基对形成和维持 HBV DNA 分子的环状结构，这一配对区域称为黏性末端。在黏性末端两侧各有 11 个碱基组成的顺式重复序列 DR 区。黏性末端是病毒 DNA 成环与复制的关键序列。

HBV 基因组包括 4 个开放阅读框（open reading frame，ORF），分别称为 S、C、P 和 X 区，彼此相互重叠，由不同的启动子起始转录。S 区含有 3 个不同的启动子，转录形成 S 基因、PreS1 基因和 PreS2 基因的 mRNA，分别编码 HBsAg、PreS1 Ag 和 PreS2 Ag 3 种病毒包膜蛋白。C 区含有 2 个不同的启动子，转录形成 C 基因和 PreC 基因的 mRNA，分别编码 HBcAg 和 HBeAg。P 区基因最长，编码 HBV DNA 多聚酶、反转录酶和 RNA 酶 H 等。X 区编码 HBxAg 蛋白，HBxAg 可反式激活 HBV 的基因，增强 HBV 基因的复制和表达。亦能反式激活宿主细胞的某些原癌基因，与肝癌的发生发展有关。

3. HBV 抗原　主要包括 HBsAg、HBcAg 和 HBeAg，介绍如下。

（1）HBsAg　是 HBV 表面抗原，是病毒包膜上的主要成分，HBsAg 是糖基化蛋白，大量存在于感染患者的血液中，是 HBV 感染的主要标志。HBsAg 含有 B 细胞表位和 T 细胞表位，可刺激机体产生保护性免疫应答，因此 HBsAg 是制备疫苗的最主要成分。HBsAg 的第 124 ~147 位氨基酸组成了一段抗原性很强的序列，称为 a 抗原表位，此外还有两组相互排斥的抗原表位 d/y 和 w/r，这些抗原表位按不同组合方式，形成 HBsAg 的 4 种主要血清型，即 adr、adw、ayw 和 ayr。HBsAg 的全基因序列是 HBV 亚型分类的主要依据。

（2）HBcAg　是 HBV 的核心抗原，是高度磷酸化蛋白，HBcAg 主要存在于 HBV 核衣壳表面，其外被包膜所覆盖，也存在于肝细胞的细胞核、细胞质和细胞膜上，但一般不游离于血液中，故不易从感染患者的血中检出 HBcAg。HBcAg 抗原性强，能刺激机体产生非保护性抗体即抗 - HBc（anti - HBc）；HBcAg 阳性是体内存在 HBV 病毒颗粒的直接标志，代表着 HBV 的活跃复制；HBcAg 可通过 MHC Ⅰ类分子的提呈表达与感染的肝细胞表面，能被杀伤性 T 细胞识别，在清除 HBV 感染中有重要作用。

（3）HBeAg　是 HBV e 抗原，为可溶性分泌蛋白，是 PreC 蛋白翻译加工后的产物，可分泌进入血液中，也可存在于肝细胞的细胞质合细胞膜上，其消长与病毒颗粒及病毒 DNA 多聚酶的消长基本一致，故可作为判断 HBV 复制水平及是否具有强感染性的指标之一；HBeAg 可刺激机体产生抗 - HBe（anti - HBe），该抗体能与受感染肝细胞表面的 HBeAg 结合，通过补体介导的细胞毒作用破坏受染的肝细胞，对清除 HBV 有一定作用。

4. HBV 抵抗力 对外界环境的抵抗力较强，对低温、干燥和紫外线均有耐受性，不被 70% 乙醇灭活。病毒在 30～32℃可存活至少 6 个月，在 -20℃可存活 15 年。能灭活 HBV 的常用方法包括：121℃高温灭菌 15 分钟，160℃干烤 1 小时，100℃煮沸 10 分钟，0.5% 过氧乙酸、5% 次氯酸钠和环氧乙烷等直接处理。

（二）病毒检验

1. 形态学检查 HBV 的电镜检测如图 24 -7 所示，但 HBV 临床检测一般不采用电镜或光学显微镜检测，然而做肝穿刺活检判断肝组织损伤范围及评价抗病毒治疗效果时会用显微镜做免疫组化实验，免疫组化也有助于区分急性肝炎、慢性肝炎和肝硬化。

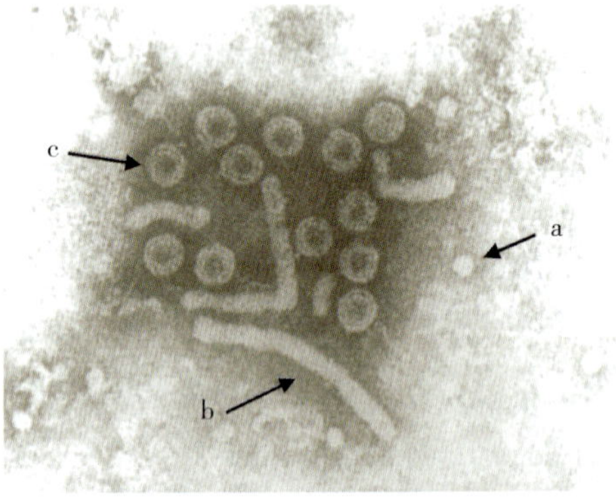

图 24 -7 HBV 小球形颗粒（a）、管形颗粒（b）和大球形颗粒（c）的电镜图片

（引自 James Versalovic，Karen Carroll，Guido Funke，et al. Manual of clinical microbiology. 10th ed. Wsahington DC：ASM Press，2011.）

2. 抗原、抗体检测 检测 HBV 抗原、抗体标志物是目前临床最常用的病原学诊断方法。HBV 具有 3 个抗原抗体系统，即 HBsAg 与抗 - HBs、HBeAg 与抗 - HBe、HBcAg 与抗 - HBc，由于 HBcAg 不会游离存在于血液中，难于在血液中检出，故临床诊断中只检测抗 - HBc，即检测“两对半”。目前常采用检测方法有酶免疫法（enzyme immunoassay，EIA）、荧光抗体法（fluorescent antibody test，FAT）、放射免疫法（Radioimmunoassay，RIA）和微粒子酶免疫分析法（Microparticle enzyme immunoassay，MEIA）等，EIA 中的酶连免疫吸附试验（enzyme - linked immunosorbent assay，ELISA）是临床应用最广泛的方法，常用夹心法、间接法或竞争法。HBV 抗原与抗体的免疫学标志与临床关系较为复杂，必须对几项指标综合分析，方有助于临床诊断（表 24 -2）。

表 24 -2 HBV 抗原、抗体检测结果的临床分析

HBsAg	HBeAg	抗 - HBs	抗 - HBe	抗 - HBc IgM	抗 - HBc IgG	结果分析
+	+	-	-	-	-	潜伏期或急性乙肝早期
-	-	-	-	+	-	急性感染窗口期
+	+	-	-	+	-	急性或慢性乙肝（俗称“大三阳”）
+	-	-	+	-	+	急性感染趋向恢复（俗称“小三阳”）
-	-	+	+	-	-/+	既往感染恢复期，有免疫力
+	-	-	-	-	-	HBV 自限感染或无症状携带者
+	-	-	-	-/+	-/+	急性或慢性乙肝，或无症状携带者
-	-	-	-	-	+	既往感染
-	-	+	-	-		既往感染或接种过疫苗，有免疫力
-	-	-	-	-		未感染过 HBV，为易感者

（1）HBsAg 和抗 - HBs　HBsAg 是 HBV 感染后第一个出现的血清学标志物，也是诊断乙型肝炎的重要指标之一。HBsAg 阳性见于急性肝炎、慢性肝炎或无症状携带者。急性肝炎恢复后，一般在 1 ~4 个月内 HBsAg 消失，持续 6 个月以上则认为转为慢性肝炎。无症状 HBV 携带者是指肝功能正常，无临床症状的 HBsAg 阳线患者。HBsAg 阴性并不能完全排除 HBV 感染，因为 S 基因突变或低水平的表达可使常规检测方法难以检出。在急性感染恢复期可检出抗 - HBs，一般是在 HBsAg 从血清消失后发生抗 - HBs 血清阳转。从 HBsAg 消失到抗 - HBs 出现的这段间隔期称为核心窗口期（core window），此期可以短至数天或长达数月。此时抗 - HBs IgM 是 HBV 感染的唯一的血清学标志物。抗 - HBs 是一种中和抗体，是乙肝痊愈的一个重要标志。抗 - HBs 对同型病毒的再感染具有保护作用，可持续数年。抗 - HBs 出现是HBsAg 疫苗免疫成功的标志。

（2）HBeAg 和抗 - HBe　HBeAg 是一种可溶性抗原，是 HBV 复制及血清具有传染性的指标，在潜伏期与 HBeAg 同时或在 HBeAg 出现稍后数天就可在血清中检出。HBeAg 持续存在时间一般不超过 10 周，如超过则提示感染转为慢性化。抗 - HBe 出现于 HBeAg 阴转后，其出现比抗 - HBs 晚但消失早。HBeAg 阴转一般表示病毒复制水平降低，传染性下降，病变趋于静止。

（3）HBcAg 和抗 - HBc　HBcAg 存在 HBV 的核心部分以及受染的肝细胞核内，是 HBV 存在和复制活跃的直接指标。血液中的 HBcAg 量微，不易检测到，但 HBcAg 抗原性强，在 HBV 感染早期即可刺激机体产生抗 - HBc，较抗 - HBs 的出现早得多，早期以 IgM 为主，随后产生 IgG 型抗体。常以抗 - HBc IgM 作为急性 HBV 感染的指标，但慢性乙肝患者也可持续低效价阳性，尤其是病变活动时。急性感染恢复期和慢性持续性感染以 IgG 型抗 - HBc 为主，可持续存在数年。抗 - HBc 不是保护性抗体，不能中和乙肝病毒。

3. 核酸检测　血清中存在 HBV DNA 是诊断感染的最直接依据，可用核酸杂交法、分支 DNA 杂交法、普通 PCR 法和荧光定量 PCR 法等进行病毒核酸检测。核酸杂交技术直接检测血清中 DNA。分支 DNA 杂交法是将样本中 DNA 与结合在固相载体上的磷酸化探针进行杂交。普通 PCR 法可使病毒 DNA 在体外成百万倍扩增，提高检测灵敏度，可在 HBsAg 血清阳性前2 ~4 周检出 HBV DNA。荧光定量 PCR 技术是在引物上增加一条病毒特异性的探针，可提高检测灵敏度和特异性，并能对病毒载量进行定量分析，常用来监测 HBV 病毒的复制水平以及评价抗病毒疗效等。

4. 分离培养与鉴定　HBV 具有严格的宿主特异性和组织特异性，因此限制了合适的体外培养细胞系的建立。目前用于 HBV 分离培养的细胞主要是人原代肝细胞和肝癌细胞系。人原代肝细胞能够支持 HBV 的自然感染和复制，但是其来源有限且不能够长时间培养，而肝癌细胞系不能完全支持 HBV 的自然感染。

HBV 阳性培养物可用抗原、抗体检测或核酸检测进行鉴定。

（三）药物敏感性

慢性 HBV 患者需要长期服用核苷类药物进行治疗，但长期服用核苷类药物容易产生耐药性，HBV 耐药性的产生主要是因为病毒的 RNA 依赖性 DNA 聚合酶在快速复制扩增中校对功能容易出错，产生 DNA 突变，在抗病毒药物的筛选压力下使得这些突变中与耐药相关的突变得到保留，最终产生耐药性 HBV 毒株。HBV 抗病毒药物种类与相对应的耐药突变位点见表24 - 3。

HBV 药物敏感性试验主要是采用基因型分型试验，是将与病毒耐药相关的基因 PCR 测序后与野生型和已知耐药型相应基因序列进行比对，分析耐药相关位点是否出现突变，从而判断该标本中的病毒对抗病毒药物的敏感性。也有采用 real - time PCR 方法，分析扩增中耐药相关位点的溶解曲线，直接检测是否出现突变。

表 24-3　HBV 抗病毒药物种类与相关耐药突变位点

抗病毒药物	药物种类	耐药相关突变位点
IFN - α	免疫调节类	未知
聚乙二醇 IFN - α2a	免疫调节类	未知
拉米夫定（Lamivudine）	核苷类（胞苷）	(L180M + M204V/I/S)，A181 V/T，S202G/I
替比夫定（Telbivudine）	核苷类（dTTP）	M204I，A181T/V
恩替卡韦（Entecavir）	核苷类（脱氧鸟苷）	T184S/C/G/A/I/L/F/M，S202G/C/I，M250V/I/L
恩曲他滨（Emtricitabine）	核苷类（胞苷）	M204V/I
阿德福韦（Adefovir）	核苷类（dATP）	A181V/T，N236T
替诺福韦（Tenofovir）	核苷类（dATP）	A194T，N236T，A181V/T

（四）临床意义

HBV 是乙型肝炎的病原体，全球 HBV 感染者达 3.5 亿人，我国占 1 亿左右，每年感染病例 5000 万，死亡 100 万。我国流行的 HBV 血清型主要是 adrq 和 adw2，少数为 ayw3，基因型主要为 C 型和 B 型。HBV 传染源是患者或无症状 HBsAg 携带者，其血液和多种体液均含有病毒。乙型肝炎肝炎患者潜伏期、急性期或慢性活动期，患者血液和体液均有传染性。HBsAg 携带者因无症状，不易被察觉，其作为传染源的危害性更大。乙型肝炎的潜伏期较长，为 30～160 天，80%～90% 的患者呈隐性感染，少数呈显性感染，其中绝大多数患者在 6 个月内清除病毒而自限，但仍有 5%～10% 的感染者成为持续感染或者慢性感染。部分 HBV 持续感染者可衍变为原发性肝癌。HBV 的传播途径主要以下三类：①血液、血制品等传播：HBV 可经输血与血制品、注射、外科及牙科手术及针刺等均可造成传播；医院内污染的器械如内镜、牙科或妇科器械等亦可导致医院内传播。②接触传播：与有 HBV 传染性患者共用剃须刀、牙刷、漱口杯等均可引起 HBV 感染，通过唾液也可能传播；性行为，尤其男性同性恋也可传播 HBV；但尿液、鼻液和汗液传播的可能性很小。③母婴传播：包括母体子宫内感染、围产期感染和产后密切接触感染 3 种，其中主要是围产期感染，即分娩前后 15 天及分娩过程中的感染。HBsAg 携带者母亲传播给胎儿的机会为 5%，通过宫内感染的胎儿存在病毒血症及肝内病毒复制，但不产生抗体。围产期新生儿感染者，由于免疫耐受，有 80%～90% 可能成为无症状 HBsAg 携带者。

三、丁型肝炎病毒

1977 年，意大利科学家在用免疫荧光法检测乙型肝炎患者的肝组织切片时，发现肝细胞内除 HBsAg 外，还有一种新的抗原，当时称其为 δ 抗原或 δ 因子。通过黑猩猩实验证实这一种不能独立复制的缺陷病毒（defective virus），必须在 HBV 或其他嗜肝 DNA 病毒辅助下才能复制，1983 年被正式命名为丁型肝炎病毒，归属 δ 病毒属。

（一）生物学特性

完整成熟的 HDV 呈球形，直径为 36～43nm，大小介于 HBV 的大球形颗粒和小球形颗粒之间。HDV 有包膜，但包膜蛋白来自于 HBV 编码产生的 HBsAg。包膜内是核衣壳，直径约 19nm，由约 200 个 HDV δ 抗原（hepatitis delta antigen，HDAg）和 1 个基因组 RNA 结合而成（图 24－8）。

HDV 基因组是共价闭合环状单股负链 RNA，仅 1.7kb，是已知的动物病毒中最小的基因组。HDV 基因组 RNA 仅编码 HDAg 这一种病原抗原，HDAg 有 p24 和 p27 两种形式，分别称为小 δ 抗原（HDAg－S，分子量 24kD）和大 δ 抗原（HDAg－L，分子量 27）。HDAg 可刺激机体产生抗－HDV（anti－HDV），但抗－HDV 不是保护性抗体，不能中和与清除病毒，若呈持续高效价存在，可作为判定慢性定型肝炎的指标。

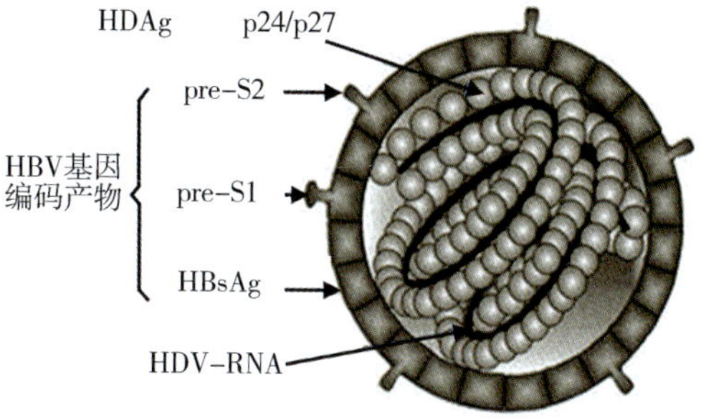

图 24－8　HDV 的模式结构图

（闫志勇绘）

HDV 是一种缺陷病毒，必须在嗜肝 DNA 病毒辅助下才能通过滚环的方式复制。因 HDV 的包膜来自于 HBV，故灭活 HBV 的方法也可灭活 HDV，100℃ 10 分钟或高压蒸气灭菌法均可破坏 HDV。

（二）病毒检验

1. 形态学检查　HDV 检测一般不采用显微镜检测，但由于 HDAg 在血清中难以检测到，同时抗－HDV 常不存在于慢性 HDV 感染患者血液中，因此做肝穿刺活检并用免疫组化法染色肝内 HDAg，再在显微镜下观察成为判断 HDV 感染的一种可靠方法，但这类方法不适用于临床实验室的快速筛选检测。

2. 抗原检测　直接检查血清中或肝活检组织中 HDAg 是诊断 HDV 感染的直接证据，常用去垢剂处理去除 HDV 表面的 HBsAg，然后再用 EIA、RIA、Western blotting 或者 FAT 法进行检测。HDAg 主要存在于受感染者的肝细胞核和胞质内，在 HDV 血症时血清中也可查到，但持续时间短或滴度低，不容易检测，故血清中 HDV 抗原阳性主要见于急性丁型肝炎的早期。肝细胞中 HDAg 的检测是 HDV 感染的可靠诊断指标和活动性病毒感染的指标。

3. 核酸检测　血清中检出 HDV RNA 是病毒存在的直接依据，常用核酸杂交法、核糖探针杂交法、RT－PCR 法和荧光定量 RT－PCR 法等进行病毒核酸检测。

4. 分离培养与鉴定　HDV 细胞分离需要在 HBV 帮助下，通过人源原代肝细胞和非人源原代肝细胞共培养对 HDV 进行细胞内扩增和分离。HDV 阳性培养物可用免疫学方法或核酸检测法进行鉴定。

5. 抗体检测　常采用捕捉法 ELISA 测抗－HDV IgM，或 RIA、竞争 ELISA 法检测抗－HDV 总抗体。抗－HDV IgM 具有早期诊断价值，如同时检测抗－HBc IgM 和抗－HBc IgG 亦可用之区别 HDV/HBV 同时感染或是重叠感染。在慢性 HDV 感染中，其抗－HDV 总抗体（主要是抗－HDV IgG）持续保持高滴度，即使 HDV 感染终止，仍可存在数年。

（三）药物敏感性

由于 HDV 的复制需要 HBV 的协助才能完成，故能清除 HBV 特别是清除 HBsAg 的药物对于抗 HDV 治疗有一定效果，但目前已证实对 HDV 有清除效果的药物只有 IFN－α。HDV 的药物敏感性试验难于在体外进行，一般采取对患者进行 IFN－α 或其他药物给药治疗后，采集治疗前后的血标本，对血清中 HDV 的 RNA 进行定量 PCR，比较给药前后 HDV RNA 水平差异，确定 HDV 对抗病毒药物的敏感性。

（四）临床意义

HDV 感染呈世界性分布，HDV 的感染与 HBV 密切，其感染途径和疾病模式各地有所差异，主要包括经输血或血制品、密切接触和母婴传播，传染源主要为患者。HDV 属于缺陷病毒，其组装依赖 HBsAg，故流行病学特点类似 HBV，且 HDV 感染必然伴有 HBV 感染，因而 HDV 与 HBV 感染关系决定了 HDV 感染类型与病程。根据与 HBV 感染的关系，可将 HDV 感染分为两种类型，一种是共同感染（coinfection），是与 HBV 同时或先后感染，可引起典型的急性病毒性肝炎，个别病例易发展为危及生命的重症肝炎；另一种是重叠感染感染（superinfection），在慢性 HBV 感染的基础上发生 HDV 感染，HDV 复制水平较高，极易导致慢性乙型肝炎患者症状加重和慢性化，与肝硬化的发生也密切相关，因此在发现重症肝炎时应注意有无 HDV 和 HBV 的重叠感染。在目前认为 HDV 的致病机制主要与病毒对肝细胞的直接损伤和引起机体的免疫病理反应有关。

扫码“学一学”

扫码“看一看”

第三节　痘病毒科

一、分类和命名

痘病毒科（*Poxviridae*）分为脊椎动物痘病毒亚科（*Chordopoxvirinae*）和昆虫痘病毒亚科（*Entomopoxvirinae*），是目前所有病毒中最大及最复杂的病毒科。昆虫痘病毒亚科分为 4 个属，均只感染昆虫。脊椎动物痘病毒亚科分为 10 个属，其中引起人类疾病的痘病毒来源于正痘病毒属（*Orthopoxvirus*）、副痘病毒属（*Parapoxvirus*）、雅塔痘病毒属（*Yatapoxvirus*）和软疣痘病毒属（*Molluscipoxvirus*）（表 24－4）。

表 24－4　致人类疾病的痘病毒

属	种	分布	贮主	所致疾病
正痘病毒属	天花病毒（VARV）	全球各地	人	天花，人类特有的全身性疾病
	猴痘病毒（MPXV）	中非和西非	松鼠，猴子	天花样疾病，人畜共患
	痘苗病毒（VACV）	全球各地	实验室病毒	用作天花接种疫苗，引发局部皮损
	水牛痘病毒	印度、印尼及埃及	水牛、啮齿动物	局部性脓疱皮损
	坎塔加洛病毒	巴西	牛	局部性脓疱皮损
	牛痘病毒（CPXV）	欧洲、西亚	野生啮齿动物	局部性脓疱皮损，人畜共患
副痘病毒属	羊口疮病毒（OFRV）	全球各地	羊	局部性脓疱皮损，人畜共患
	牛丘疹性口炎病毒（BPSV）	全球各地	牛	局部性脓疱皮损，人畜共患
	伪牛痘病毒（PCPV）	全球各地	奶牛	局部性脓疱皮损，人畜共患
	海豹痘病毒	全球各地	海豹	局部性脓疱皮损，人畜共患
雅塔痘病毒属	塔纳痘病毒（TANV）	热带非洲	未知	局部性脓疱皮损，人畜共患
	牙巴猴肿瘤痘病毒（YMTV）	西非	猴	局部性脓疱皮损，人畜共患
软疣痘病毒属	传染性软疣病毒（MCV）	全球各地	人	少量或多结性皮损，在 HIV 患者中病情较重

二、生物学特性

痘病毒是体积最大、结构最复杂的病毒之一，呈椭圆形或砖形，长为 220～450nm，直径在 140～260nm。最外层是来源于宿主细胞高尔基体的脂质双分子层包膜，包膜上有病毒蛋白，包膜内是哑铃状病毒核心和存在于病毒核心两侧的侧体（lateral body），病毒核心包含有病毒基因组 DNA 和相关病毒蛋白。痘病毒基因组 DNA 是线形双链 DNA，长度在 130～375kb 之间，编码 150～300 种蛋白。

三、病毒检验

1. 形态学检查　传染性软疣病毒检查可通过活组织或皮损刮取组织或挤出的内容物涂片，进行瑞特－吉姆萨染色后，于镜下找软疣小体。高病毒浓度标本经重金属负染后可在电镜下观察到病毒颗粒。

2. 抗原检测　正痘病毒属病毒是唯一能产生血凝素抗原（hemagglutinin，HA）的痘病毒，常用鸡红细胞做红细胞吸附试验（hemadsorption assay）或血凝试验（hemagglutination assay）对正痘病毒 HA 抗原进行检测。由于此方法难以鉴定痘病毒种别，且缺乏特异性，自 PCR 检测技术发展起来后就很少应用了。

3. 核酸检测　痘病毒的核酸检测方法主要有普通 PCR 法、PCR 测序法和荧光定量 PCR 法。普通 PCR 主要是用一组或多组引物，对痘病毒进行检测和种别鉴定。PCR 测序法是将 PCR 产物进行测序，然后对测序结果进行比对，从而鉴定具体种别。荧光定量 PCR 特异性高，可鉴定不同种别痘病毒。

4. 分离培养与鉴定　正痘病毒可在多种成纤维或上皮细胞系中复制，如人宫颈癌细胞系（HeLa）、猴肾细胞系（BSC－1）和非洲猴肾细胞系（Vero）。用于分离培养的标本通常是来自于感染患者皮肤水疱或痂中的液体。感染会引起细胞变圆、脱落和形成空斑等 CPE。痘病毒是高危传染性病毒，危害等级为一级，需要在生物安全 4 级实验中（BSL－4）进行病毒分离培养。痘病毒阳性培养物可用核酸检测法对进行病毒鉴定。

5. 抗体检测　当难以采集到含有痘病毒的临床样本时，血清学检测就是唯一能进行病原学诊断的方法。常用的血清学检测方法有 ELISA、中和试验和 Western blotting。ELISA 可以对 IgM 抗体进行检测；中和试验中，恢复期血清抗体效价较急性期血清有 4 倍以上升高即可诊断为痘病毒感染；Western blotting 是利用特异性的病毒抗原对血清中的相应抗体进行检测。

四、药物敏感性

痘病毒感染目前尚无明确有效的治疗药物，且病毒分离需要在生物安全 4 级实验室进行，故临床暂没开展痘病毒药物敏感性试验。

五、临床意义

痘病毒感染主要通过呼吸道分泌物、直接接触等途径进行传播。感染的人或动物为其传染源。人类的痘病毒感染主要包括天花病毒、猴痘病毒和传染性软疣病毒。

天花病毒可通过气溶胶或接触方式进行传播，人是其唯一感染宿主。天花病毒感染的主要症状为初期出现发热等类似感冒症状，感染后 14 天左右面部及全身皮肤开始出现水疱或脓疱，之后水疱或脓疱如果收缩转干，患者通常会脱痂，在感染 28 天左右痊愈，但如果出现病毒血症及其他的系统性休克，死亡率会高达 30% 以上。自世界卫生组织启动全球消灭天花计划以来，至 1980 年天花在全球范围内已经根除。但由于天花病毒的高度传染性和高致死率，以及目前终止计划免疫而形成的人群无免疫状态，导致天花病毒成为潜在的生物武器而受到重视。

猴痘病毒感染与天花病毒感染的临床表现相似，最初表现类似感冒症状，随后主要表现为高热、局部淋巴结肿大和全身发生水疱和脓疱，结痂后留有瘢痕，并伴有出血倾向，死亡率在11%左右。主要是由于与野生动物直接接触感染猴痘病毒所致。最早见于非洲扎伊尔，近年在美国等地也有感染病例的出现。

传染性软疣病毒感染会引起皮肤出现疣状物，主要通过皮肤接触传播，儿童多见，人是其唯一的感染宿主。该病毒也可以经过性接触传播，引起生殖器传染性软疣，损害可单发或多发，散在分布。传染性软疣损害为粟粒至黄豆大小的丘疹，圆形，随时间延长损害中央呈脐凹状。颜色为白色或灰白色，并有蜡样光泽。若挑破损害可挤出白色乳酪状物，称为软疣小体。大多数患者无自觉症状，但有少数患者可有轻微瘙痒感，若有继发感染时可有疼痛等症状。软疣可自行消退，不留瘢痕。

本章小结

本章介绍了有包膜DNA病毒中致人类疾病的疱疹病毒科、嗜肝病毒科、丁型肝炎病毒和痘病毒科的分类命名、生物学特性、鉴别与鉴定、药物敏感性试验以及相应临床意义。导致人类疾病的疱疹病毒称为人疱疹病毒，已发现8种，分别为HSV－1、HSV－2、VZV、HCMV、HHV－6、HHV－7、EBV和HHV－8。嗜肝DNA病毒科的HBV与缺陷病毒HDV对肝细胞的直接损伤和引起机体的免疫病理反应。痘病毒科中引起人类疾病的有天花病毒、猴痘病毒及多种人畜共患痘病毒。

上述病毒的临床检验有赖于核酸检测、抗原检测、形态学检查与病毒分离培养或抗体检测。视不同的标本、病毒种类、病程不同时期而选择敏感性高特异性强的检测方法。尽管病毒分离培养与鉴定是病毒检验金标准，但在临床实验室难以开展，大多应用核酸检测与免疫学检测。

扫码“练一练”

（刘为勇）

第二十五章　无包膜 DNA 病毒

本章要点

1. 掌握　腺病毒、人乳头瘤病毒、细小病毒 B19 和多瘤病毒的形态结构、核酸类型；人乳头瘤病毒基因结构及复制特点。

2. 熟悉　腺病毒科、乳头瘤病毒科和细小病毒科的分类和命名；腺病毒、人乳头瘤病毒和人细小病毒 B19 的病毒检验及所致疾病。

3. 了解　多瘤病毒分类、病毒检验、临床意义及药物敏感性。

无包膜 DNA 病毒（non－enveloped DNA virus）种类繁多，临床常见的有腺病毒科的人腺病毒、乳头瘤病毒科的人乳头瘤病毒、细小病毒科的细小病毒 B19 以及多瘤病毒科的 JC 病毒和 BK 病毒。病毒均为球形，体积较小，衣壳构型为 20 面体立体对称，核酸为双股线状 DNA、双股环状 DNA 或单股线状 DNA。可感染人类多个组织器官，其中乳头瘤病毒为典型的肿瘤病毒，与多种皮肤和黏膜的增生性疾病相关。

第一节　腺病毒科

扫码“学一学”

腺病毒（adenovirus）因 Rowe 等于 1953 年首先从腺体（扁桃体）细胞中分离而得名，是一群分布非常广泛的线性双链 DNA 病毒，有多种血清型。腺病毒能引起人类呼吸道、胃肠道、泌尿系统及眼的疾病，少数对动物有致癌作用。

一、分类和命名

腺病毒科（*Adenoviridae*）包括 5 个属：哺乳动物腺病毒属（*Mastadenovirus*）、禽腺病毒属（*Aviadenovirus*）、鱼腺病毒属（*Ichtadenovirus*）、唾液酸酶腺病毒属（*Siadenovirus*）和富 AT 腺病毒属（*Atadenovirus*），是一群分布十分广泛的 DNA 病毒，共约 100 个血清型。感染人的腺病毒主要是哺乳动物腺病毒属的人腺病毒 A ~ G（*Human adenovirus A ~ G*）7 个种（以往称为组），每一种又分为不同的血清型，目前有 52 个血清型。

二、生物学特性

腺病毒呈球形，直径为 70 ~ 90nm，核酸为双股线状 DNA，没有包膜，核衣壳 20 面体立体对称。衣壳由 252 个壳粒组成，其中位于 20 面体顶端的 12 个壳粒组成五邻体（penton），每个五邻体由基底伸出一根末端有顶球的纤维突起即纤突；其余 240 个壳粒是六邻体（hexon）。五邻体和六邻体是腺病毒的重要抗原，在病毒检测和疾病诊断中具有重要意义。五邻体基底部分具有种特异性 β 抗原和毒素样活性，能引起细胞病变；纤突蛋白包含型特异性 γ 抗原，与病毒凝集大白鼠或恒河猴红细胞的活性有关（图 25－1、图 25－2）。

人腺病毒在鸡胚中不能生长，仅能在人源组织细胞内增殖生长，人胚肾细胞最易感染，病毒增殖后引起细胞病变，细胞肿胀变圆，呈葡萄状聚集，并在核内形成嗜酸性包涵体。

腺病毒对理化因素抵抗力较强，对酸、碱、温度耐受范围宽，4℃ 70 天或 36℃ 7 天感染力无明显下降，在 pH 值 6.0～9.5 环境中感染力也无改变，对乙醚不敏感。紫外线照射 30 分钟或 56℃ 30 分钟可灭活。

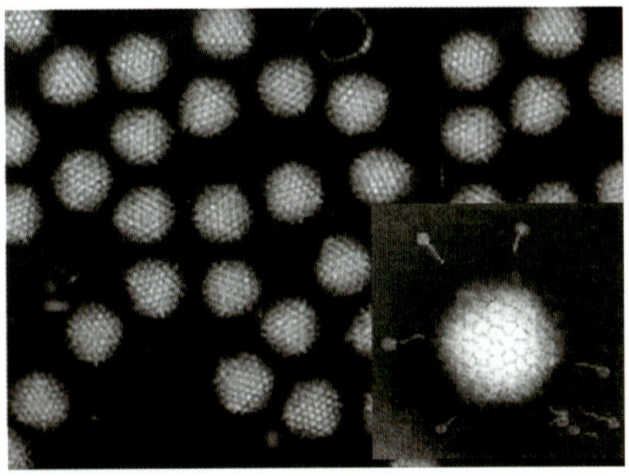

图 25－1　腺病毒电镜图

（引自 Kathleen Park Talaro. Foundations in Microbiology. 4th ed. New York：The MeGraw Hill Higher Education，2002.）

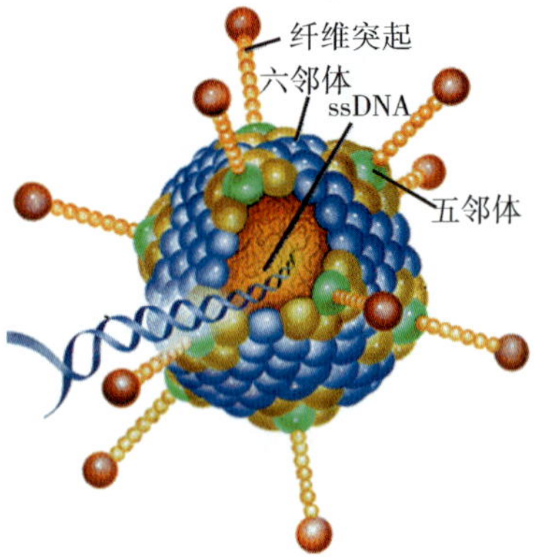

图 25－2　腺病毒结构模式图

（引自 Kathleen Park Talaro. Foundations in Microbiology. 4th ed. New York：The MeGraw Hill Higher Education，2002.）

三、病毒检验

1. 形态学检查　对于可疑患者的粪便等标本可用负染电镜或免疫电镜技术直接进行形态检测，做出快速诊断。

2. 核酸检测　提取标本中的病毒 DNA 后，利用 PCR、核酸杂交等进行检测，可进行快速诊断。

3. 分离培养与鉴定　咽拭子、鼻腔洗液、角膜拭子、尿液、粪便和血液等标本接种原代细胞（人胚肾）或传代细胞（Hep－2、HeLa 等），出现细胞病变后可用荧光或酶标记的抗体进行鉴定，或用中和试验、血凝抑制实验等鉴定病毒的型别。

4. 抗体检测　用 ELISA、免疫荧光、中和试验、补体结合试验等检测患者双份血清中的特异性 IgG，双份血清抗体效价出现 4 倍或 4 倍以上增长具有诊断意义。IgM 测定可进行快速诊断。

四、药物敏感性

目前尚缺乏特异的抗腺病毒药物，必要时可用扎那米韦、金刚乙胺、阿昔洛韦、聚肌胞与干扰素等进行抗病毒治疗。

五、临床意义

腺病毒主要通过呼吸道、消化道、泌尿道和眼结膜等传播。在已知的 52 个血清型中，约 1/3 与人类致病有关，同一血清型可引起不同的疾病，不同血清型也可引起同一种疾病。病毒主要感染儿童，成人感染相对较少。上呼吸道感染以 1～5 型和 7 型较为常见，其中 1、2 和 5 型主要感染婴幼儿和儿童，3、4 和 7 型主要感染青少年和成年人。下呼吸道感染以

3、4、7、14 和 21 型常见，其中 3、7 和 21 型为婴幼儿腺病毒肺炎的主要病原体，腺病毒肺炎占婴幼儿病毒性肺炎的 20% ~30%。此外 3、4 和 7 型可引起咽结膜热，8、19 和 37 型可引起流行性角膜炎，40、41 型可引起儿童病毒性胃肠炎。此外，某些血清型如 9 型和 12 型可在动物诱发肿瘤，但尚未发现腺病毒可致人类肿瘤。腺病毒致病情况见表 25 - 1。

表 25 - 1　致人疾病的腺病毒主要血清型

所致疾病	常见腺病毒血清型	易感人群
上呼吸道感染	1、2、5	婴幼儿和儿童
	3、4、7	青少年和成年人
下呼吸道感染	3、4、7、21	婴幼儿
	14	各年龄人群
急性结膜炎	1 ~4、7	儿童
急性出血性结膜炎	11	儿童
咽结膜热	3、4、7	儿童
流行性角膜炎	8、19、37	各年龄人群
胃肠炎	40、41	儿童
急性出血性膀胱炎	11、21	儿童
肝炎	1 ~3、5、7	婴幼儿和儿童
性传播疾病	2、37	成年人

第二节　乳头瘤病毒科

乳头瘤病毒是一大类环状双链 DNA 病毒，种类繁多，与人致病有关的乳头瘤病毒习惯上称为人乳头瘤病毒（Human papillomavirus，HPV），HPV 主要引起人皮肤、黏膜不同程度的增生性病变，临床表现为良性疣或乳头状瘤。HPV 也是性传播疾病尖锐湿疣（condyloma acminatum，CA）的病原体。另外，某些型别的 HPV 可使组织发生癌变，引起子宫颈癌、口腔鳞状细胞癌、皮肤癌和肛门癌等。

扫码“学一学”

扫码“看一看”

一、分类和命名

乳头瘤病毒科（*Papillomaviridae*）和多瘤病毒科（*Polyomaviridae*）最初是乳多空病毒科（*Papovaviridae*）的 2 个亚科，后来乳多空病毒科被取消，多瘤病毒和乳头瘤病毒分别被分类为多瘤病毒科和乳头瘤病毒科。根据 ICTV 2019 最新报告（ICTV Master Species List 2018b. v2：MSL#34），乳头瘤病毒科（*Papillomaviridae*）包括 2 个亚科，即乳头瘤病毒亚科 1（*Firstpapillomavirinae*）和乳头瘤病毒亚科 2（*Secondpapillomavirinae*），前者有 52 个属，132 个种，后者仅有 1 个属，1 个种。乳头瘤病毒种类和型别繁多，DNA 序列同源性是乳头瘤病毒分类的重要依据，根据 DNA 序列系统进化树分属和种，进一步分型（type）和亚型（subtype）。不同属之间 DNA 序列同源性低于 60%，种内同源性为 60% ~70%，型内同源性为 71% ~89%，亚型内同源性达 90% ~98%，属于同一亚型的毒株较为少见，而同源性大于 98% 的变异株（variants）较多见。

与人感染有关的乳头瘤病毒属于乳头瘤病毒的 α 乳头瘤病毒属（*Alphapapillomavirus*）、β 乳头瘤病毒属（*Betapapillomavirus*）、γ 乳头瘤病毒属（*Gammapapillomavirus*）、μ 乳头瘤病毒属（*Mupapillomavirus*）和 ν 乳头瘤病毒属（*Nupapillomavirushuman*），目前有 26 个种。在 2011 年以前与人感染有关的乳头瘤病毒种以 HPV + 阿拉伯数字表示，如人乳头瘤病毒 2、6、7 等，因习惯上 HPV 型别也以 HPV + 阿拉伯数字表示，二者容易混淆，因此 2011 以后种名统一以属名 + 阿拉伯数字表示，如 α 乳头瘤病毒 1，2，3（*alphapapillomavirus* 1，2，3）等，该 3 个病毒种即原来的人乳头瘤病毒 2、6、7 种。现在，HPV + 阿拉伯数字一般表示人乳头瘤病毒型别，已发现 200 余种型别。

二、生物学特性

病毒呈球形，直径为 52 ~ 55nm，衣壳呈 20 面体立体对称，由 72 个壳粒组成，无包膜。

1. 基因组结构与功能 病毒基因组为超螺旋双链环状 DNA，以共价闭环的超螺旋形式、单链缺口的松弛或开环形式存在，长约 8kb，分为 3 个区段。

（1）上游调节区（upstream regulatory region，URR 区） 又叫长控制区（long control region，LCR）或非编码区（noncoding region，NCR），长约 1kb，无编码能力，含有一系列调节因子，是 HPV 基因组中变异较大的一个区段，在不同的型别之间存在差异。

（2）早期区（E 区） 大小约占 4kb，含有 6 个早期 ORF（E6、E7、E1、E2、E4、E5，少数型别还含有 ORF E3 或 E3 和 E8），编码与 DNA 复制、转录调节、翻译和细胞转化有关的蛋白。E1 和 E2 蛋白是病毒复制的基础，与转录调控有关，E2 蛋白能增强 LCR 的调节作用和早期基因（E6、E7）的转录，E1 蛋白的失活常导致病毒 DNA 与宿主染色体 DNA 整合；E1 和 E4 蛋白能降解角蛋白引起细胞骨架的萎缩，参与病毒扩散；E5、E6、E7 蛋白与细胞转化有关。HPV 高危型别的癌蛋白可与特异性的细胞蛋白结合，如 E6 可与细胞内抑癌基因产物 p53 蛋白结合、E7 可与抑癌基因产物 Rb 蛋白结合，结合后使抑癌基因失活，干扰其抑制细胞分裂与增殖的作用，引起细胞增殖周期紊乱，使正常细胞转变为恶性细胞，最终导致肿瘤的发生。

（3）晚期区（L 区） 约 3kb，有 2 个 ORF，编码病毒衣壳结构蛋白，包括主要衣壳蛋白 L1 和次要衣壳蛋白 L2。基因工程表达的 L1 和 L1 + L2 蛋白具有自我组装的特性，在真核细胞内可组装成病毒样颗粒（virus - like paricle，VLP），VLP 不含病毒核酸，但其空间构象及抗原性与天然 HPV 颗粒相似，可诱发机体产生中和抗体，目前用来制备 HPV 疫苗。

不同乳头瘤病毒基因结构有差异，HPV 6 型病毒基因结构及功能如图 25 - 3 所示。

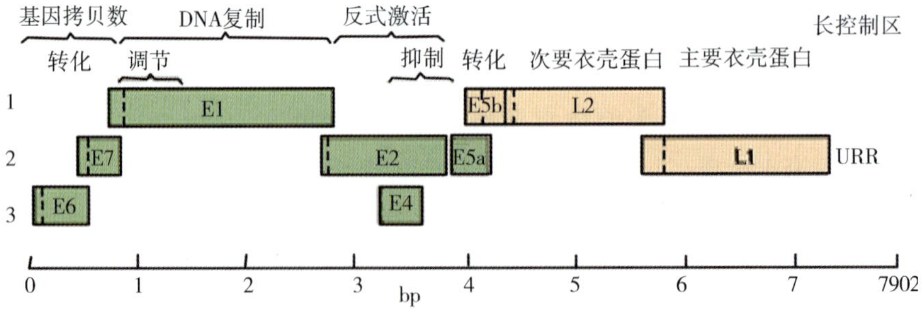

图 25 - 3 人乳头瘤病毒（HPV6）基因结构

（引自 Brooks GF，Morse SA，Carroll KC，et al. Jawetz，Melnick，& Adelberg's Medical Microbiology. 26th ed. New York：The McGraw - Hill Companies，Inc，2013.）

2. 病毒复制与培养　HPV仅对人皮肤和黏膜上皮细胞具有高亲嗜性，复制方式独特，与上皮细胞的分化阶段相关。皮肤中只有基底层细胞可以分裂增殖，并向表皮层分化为棘细胞、颗粒细胞、角质层细胞。病毒DNA在基底层细胞内呈静息状态，仅能检测到低拷贝病毒核酸，在上皮棘细胞内表达病毒的早期基因，在上皮颗粒细胞表达病毒的晚期基因、合成病毒的结构蛋白，完整的HPV病毒体只能在皮肤上层的角质层细胞核内查到。病毒DNA复制主要发生在表皮棘细胞层和颗粒细胞层，可诱导上皮增殖，表皮增厚，伴有棘细胞增生和表皮角化。上皮的增殖形成乳头状瘤，也称为疣（wart）。病毒在上皮细胞中的增殖及乳头状瘤的形成见图25－4。HPV基因组含多个启动子，在不同的感染细胞内RNA有不同的拼接方式，可产生多种不同的mRNA。病毒DNA的一段游离基因常能插入到宿主染色体基因的任意位置，导致E6、E7蛋白过度表达而引起细胞转化。

HPV仅对人的皮肤和黏膜上皮细胞具有特殊的亲嗜性，不能在实验动物中增殖；由于HPV复制与细胞分化密切相关，所以迄今尚不能在常规的组织细胞中培养增殖。

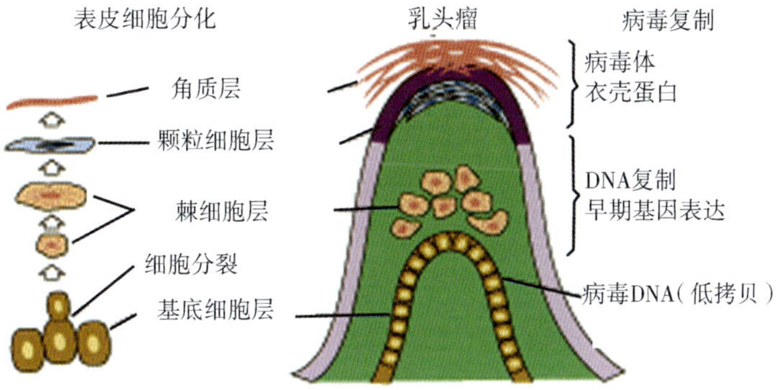

图25－4　乳头瘤病毒在上皮细胞中的复制增殖及乳头状瘤的形成示意图

（引自Brooks GF，Morse SA，Carroll KC，et al. Jawetz，Melnick，& Adelberg's Medical Microbiology. 26th ed. New York：The McGraw－Hill Companies，Inc，2013.）

三、病毒检验

依据典型的临床表现即可诊断，但对于不典型者，可做组织细胞学、免疫学和分子生物学等实验室检测。

1. 组织细胞学检查

（1）细胞学检查　女性宫颈HPV感染，可做宫颈细胞刮片、Papanicolaou染色，空泡细胞、双核细胞及角化不全细胞等是HPV感染的特征性细胞学改变。此法简便易行。

（2）组织病理学检查　所有生殖道异型性病损均应做组织病理学检查，这是确诊尖锐湿疣及排除肿瘤的最佳方法。病变组织制成切片经HE染色后，若发现尖锐湿疣及肿瘤的组织病理学改变，即可诊断。

2. 核酸检测　因HPV不能体外培养，目前主要采用基因检测法鉴定，是实验室最常用的检查HPV感染的方法，既可对HPV感染进行确诊，又能对HPV进行分型。

（1）DNA分子杂交　使用HPV共有序列或型特异性探针，斑点杂交法可检测50个HPV基因组拷贝，原位杂交法可检测到每个细胞最少含10～15个病毒基因拷贝。

（2）核酸扩增　以HPV DNA特异性的保守区分别设计各型引物进行PCR扩增，再用特异性探针杂交方法检测扩增产物，是HPV感染诊断的快速、特异和敏感方法。

3. 免疫学检测 可用免疫组化方法检测病变组织中的 HPV 抗原，也可用人工合成的 L1 和 L2，或 HPV 病毒样颗粒，设计 VLP - ELISA 或蛋白印迹法检测患者血清中抗体。

四、药物敏感性

尚无针对 HPV 的特异性抗病毒药物，治疗多采用冷冻、电灼、激光和手术等物理治疗方法，也可局部应用咪喹莫特、三氯醋酸、氟尿嘧啶等药物，全身用药多用干扰素、白介素、胸腺肽和转移因子等免疫调节剂，以减少复发和加快清除病灶。

五、临床意义

人是 HPV 的唯一宿主，传染源主要是患者和病毒携带者。大多通过直接接触感染者的病变部位或间接接触 HPV 污染的物品而感染，而生殖器的 HPV 感染主要通过性传播，少数也可经污染的内裤、浴盆、浴巾、便盆而间接感染。新生儿出生时，可经带病毒的产道感染发生喉乳头瘤，病变主要发生在喉黏膜和声带，偶可延伸到气管、支气管。

HPV 感染人的皮肤黏膜，主要引起各种疣状损害，无病毒血症。HPV 型别不同，引起的病变不同，而同一型别，也可引起不同疾病。跖疣和寻常疣主要由 HPV 1、2、3 和 4 型引起，主要发生在手和足部，多见于少年和青春期；HPV 7 型与屠夫寻常疣有关，病变多发生在手上；HPV 3 型和 10 型主要引起皮肤扁平疣，病变常见于面部、手背和前臂等处。HPV 16 型和 18 型主要感染子宫颈，病毒感染引起宫颈、外阴及阴茎等生殖道上皮内瘤样变，长期发展可成为恶性肿瘤，被认为是与恶性转化有关的高危型别；另外，HPV 33、31、45、35、39、51、52 和 56 型也与子宫颈癌相关。HPV 6 型和 11 型可导致尖锐湿疣和喉乳头瘤，因其很少恶变，故被认为是低危型别。尖锐湿疣又名生殖器疣，是一种性传播疾病。近年来发病率持续增长，仅次于淋病，位居第二。主要由 HPV 6 型和 11 型引起，且易于复发。尖锐湿疣与生殖器的增生性黏膜损害有关，临床表现为生殖器、会阴和肛门部位上皮乳头瘤样增生，多发生在温暖湿润的部位。男性好发于阴茎的冠状沟、包皮系带、龟头等处，男性同性恋者常见于肛门及直肠，其肛门疣的发病率是阴茎疣的 7 倍。女性好发于阴唇、阴蒂、外阴、阴道、子宫颈等部位。常见 HPV 型别与人类疾病的关系见表 25 - 2。

表 25 - 2　HPV 型别与人类疾病的关系

HPV 型别	相关疾病
1、4	跖疣
1、2、4、27、29、57	寻常疣
3、10、28、41	扁平疣
7、40	屠夫寻常疣
3、5、8、9、10、12、14、15、17、19 ~ 25、36、46、47	疣状表皮增生异常
6、11	尖锐湿疣、喉乳头瘤
16、18	与宫颈上皮内瘤、宫颈癌密切相关
31、33、35、45、51、52、56、58	与宫颈上皮内瘤、宫颈癌中度相关

扫码"学一学"

第三节　细小病毒科

一、分类和命名

细小病毒科（*Parvoviridae*）是一类具有单股DNA基因组、形态最小的DNA病毒。包括2个亚科，即细小病毒亚科（*Parvovirinae*）和浓核症病毒亚科（*Densovirinae*）。根据ICTV 2019年最新报告，细小病毒亚科包括8个属，即阿留申水貂病毒属（*Amdoparvovirus*）、*Aveparvovirus*、博卡病毒属（*Bocaparvovirus*）、*Copiparvovirus*、依赖性病毒属（*Dependoparvovirus*）、红细胞病毒属（*Erythroparvovirus*）、细小病毒属（*Protoparvovirus*）和*Tetraparvovirus*。对人致病的细小病毒主要有红细胞病毒属的人细小病毒B19（*Human parvovirus* B19），该病毒2013年后被正式命名为灵长类红细胞病毒1（*Primate erythroparvovirus* 1）。人细小病毒B19是1975年Cossar等在常规检测献血员血清HBsAg时偶然发现的，可引起传染性红斑、关节炎、再生障碍性贫血危象等疾病，宫内感染可导致胎儿严重贫血、流产或死亡。此外，博卡病毒属的人类博卡病毒（*Human Bocavirus*，HBoV）是2005年瑞典学者首次在儿童呼吸道分泌物中发现的一种新型人类细小病毒，是婴幼儿急性下呼吸道感染的重要病原体之一。本节重点介绍人细小病毒B19。

二、生物学特性

人细小病毒B19呈小球形，直径为18～26nm，无包膜，衣壳呈20面体立体对称（图25－5）。有2种衣壳蛋白，即VP1、VP2。VP1位于核衣壳外部，易与抗体结合；VP2含量多于VP1，占95%左右。VP1与VP2均具有抗原性，其中VP1是主要抗原，二者均可刺激机体产生中和抗体IgG，此抗体有保护作用，可使感染局限，促进疾病的恢复。

病毒基因组为线状单股DNA，为正链或负链，长5.6kb，两末端折叠形成发夹状结构。其DNA含有2个大的ORF，左侧ORF与调节功能有关，编码2种非结构蛋白，即NS1和NS2；右侧ORF编码结构蛋白，即衣壳蛋白VP1和VP2。另外，还有许多小的ORF。

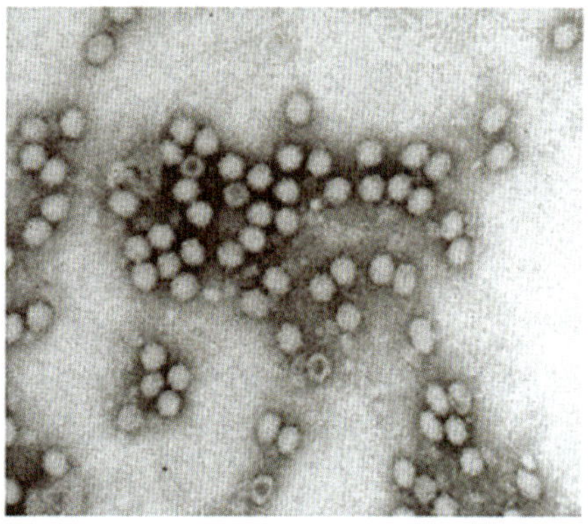

图25－5　细小病毒电镜图

（引自Brooks GF, Morse SA, Carroll KC, et al. Jawetz, Melnick, & Adelberg's Medical Microbiology. 26th ed. New York: The McGraw－Hill Companies, Inc, 2013.）

人细小病毒B19的受体为P抗原，即红细胞糖苷脂（globoside，Gb_4），它存在于多种细胞表面，如骨髓红系前体细胞、血小板、单核巨噬细胞、粒细胞，以及肝、滑膜液和胎盘内皮等。细小病毒B19与细胞上的Gb_4受体结合后进入细胞，在细胞核内增殖并形成嗜酸性或嗜碱性包涵体。细小病毒B19在体外能在人骨髓细胞、人胚肝细胞、外周血细胞、脐血细胞内增殖，病毒对细胞的敏感性随细胞分化而增强。人细小病毒B19病毒对热稳定，60℃可存活12小时，对冻融、干燥、去污剂稳定。

三、病毒检验

检测病毒是诊断再生障碍性贫血的有效指标，确定细小 DNA 病毒感染，多通过病毒核酸和特异性抗体的检测进行。

1. 形态学检查

（1）电子显微镜检查病毒颗粒　在患者的病毒血症期，用电子显微镜可直接检查血清中的病毒颗粒，人细小病毒 B19 大多呈空心环状。该方法敏感性低，标本中病毒颗粒超过 10^6/ml 时才能检测出。

（2）光学显微镜检查包涵体　取胎儿组织（如肝、脾、骨髓等）或骨髓前体细胞中的有核红细胞，用光镜直接检查细胞核内的包涵体。这是一种非特异性的检查方法，快速，但阳性率低。

2. 核酸检测

（1）核酸分子杂交技术　主要包括原位杂交法、斑点杂交法、Southern 印迹等方法，敏感性较高。

（2）PCR　可用于检测骨髓、关节滑膜、胎儿组织、羊水、脐血等标本。敏感性高，比核酸杂交法高 100～1000 倍。原位 PCR 可进一步提高检测的敏感性。

3. 抗体检测　主要是检测人细小病毒 B19 IgM 抗体或 IgG 抗体。患者感染人细小病毒 B19 10 天左右，病毒血症终止，患者因免疫应答出现红疹、关节疼，此时是检测人细小病毒 B19 IgM 抗体的最佳时机。若血清中 IgM 抗体阳性，表示患者新近感染；若血清中 IgG 抗体阳性，表示既往感染；若 IgG 抗体由阳性变为效价急剧增高，常表示急性感染发作。检测方法包括 ELISA、RIA、IFA 等，但 ELISA 特异性较低。

四、药物敏感性

目前，尚无针对人细小病毒 B19 和人类博卡病毒的特异性抗病毒药物。临床治疗以对症和支持治疗为主。

五、临床意义

人细小病毒 B19 通过空气、尘埃、患者分泌物、血液及胎盘传播，可引起显性感染或无症状亚临床感染。儿童及与儿童接触的成人是主要的易感人群，特别是镰刀细胞性贫血的患儿更易发病。病毒在细胞中增殖，通过直接杀伤作用和随后介导的免疫病理损伤作用，引起感染细胞溶解，出现多种多样的临床症状。另外，有约 20% 的儿童和成人感染后不出现临床症状。

1. 传染性红斑（erythema infectiosum）　潜伏期 1～2 周，病毒从呼吸道侵入机体，在呼吸道局部增殖后，通过血液循环扩散到骨髓。在骨髓的红系前体细胞（靶细胞）中增殖，溶解细胞，导致红细胞生成障碍。随后大量病毒进入血流形成病毒血症，这时患者出现发热、全身不适、呼吸道症状等。经过 1 周左右，随着机体特异性免疫的产生，病毒血症终止，上述症状消失，但此时因血循环中形成抗原－抗体复合物，患者可出现变态反应。首先在面颊部出现玫瑰色融合性斑丘疹，随后胸背、上肢、臀股、手足等部位出现网状、环形斑丘疹。皮疹多持续 1～2 周即消退，但疹退后数日，可因日晒、淋浴、情绪紧张等刺激使皮疹复发。传染性红斑是儿童感染细小病毒 B19 后引起的一种最常见的疾病，在学校、幼儿园中可呈暴发流行。

2. 再生障碍性贫血危象　多见于 15 岁以下儿童。因人细小病毒 B19 特异性亲嗜骨髓红系前体细胞，造成该细胞大量破坏、网状细胞减少，导致红细胞生成障碍。若患者同时患有慢性溶血性贫血（如镰刀细胞性贫血、遗传性球形红细胞增多症、海洋性贫血、自身免疫性溶血性贫血），则容易发生严重的再生障碍性贫血危象。患者外周血血红蛋白可降至 40g/L 以下，但常在 1 周内恢复至基础水平。

3. 多发性关节炎　本病多见于成年妇女。人细小病毒 B19 感染后，患者先出现感冒样症状，肌肉疼痛、关节疼痛等，约经 1 周左右症状消失。但随后患者因免疫应答，而出现多发性、对称性关节肿胀、疼痛，关节活动受限。症状多在 2 个月内缓解，有 10% 的患者病程迁延，可演变为慢性关节炎。

4. 宫内感染　细小病毒 B19 感染孕妇后，病毒可通过胎盘引起宫内感染，导致胎儿严重贫血、流产或死亡。

5. 免疫抑制病人的慢性贫血　免疫抑制的患者，如先天性免疫缺陷、白血病、HIV 感染者等，在输血治疗过程中，可经输入被人细小病毒 B19 污染的血液、血制品而感染。因这些患者本身存在免疫缺陷，故可呈慢性持续性感染，红细胞被大量破坏，患者发生慢性贫血。

第四节　多瘤病毒科

扫码“学一学”

一、分类和命名

多瘤病毒（Polyomavirus，PyV）因可使体外培养的细胞发生转化，接种敏感的动物可发生多种肿瘤而被命名。多瘤病毒在自然界分布广泛，1953 年首先发现鼠多瘤病毒，1960 年用猴肾细胞制备脊髓灰质炎疫苗时，发现了猴空泡病毒 40 即 SV40 病毒（*Simian virus* 40，SV40），1971 年分离到 2 种人多瘤病毒（*Human polyomavirus*，HPyV）。随着高通量测序技术的发展，越来越多的多瘤病毒被分离鉴定，目前已从人、兔子、小牛、鸟类、啮齿类和灵长类等动物分离到 100 余种多瘤病毒，其中人多瘤病毒为 13 种。

根据 ICTV 2019 最新报告（ICTV Master Species List 2018b. v2：MSL#34），多瘤病毒科（*Polyomaviridae*）包括 4 个属，分别是 α 多瘤病毒属（*Alphapolyomavirus*）、β 多瘤病毒属（*Betapolyomavirus*）、δ 多瘤病毒属（*Deltapolyomavirus*）和 γ 多瘤病毒属（*Gammapolyomavirus*）。13 种人多瘤病毒分别属于 α、β 和 δ 多瘤病毒属，γ 多瘤病毒属仅包含动物多瘤病毒，人多瘤病毒的分类和命名见表 25 - 3。BK 病毒（*BK polyomavirus*，BKV or BKPyV）是 1971 年从 1 例接受肾移植并经免疫抑制剂治疗患者尿中分离到的，JC 病毒（*JC polyomavirus*，JCV or JCPyV）是同年从 1 例进行性多灶性白质脑病（procreative multifocal leukoencephalopathy，PML）患者脑组织中分离到的，两种病毒均以感染病毒的患者名字缩写而命名，是最早鉴定和分离的人多瘤病毒。直到 2007 年以后，又陆续发现了其它 11 种人多瘤病毒。目前，除 BKV、JCV、Merkel 细胞多瘤病毒（*Merkel cell polyomavirus*，MCV or MCPyV）和棘状毛发发育不良多瘤病毒（*Trichodysplasia spinulosa polyomavirus*，TSPyV）致病性较明确外，其它病毒与人类疾病的关系尚未确定。

表 25-3 人多瘤病毒（Human polyomavirus，HPyV）的分类和命名

病毒属	病毒种正式命名	病毒种常用名	分离年代	分离样本
α	人多瘤病毒 5（HPyV5）	Merkel 细胞多瘤病毒（*Merkel cell polyomaviru*，MCV or MCPyV）	2008	皮肤癌组织
	人多瘤病毒 8（HPyV8）	棘状毛发发育不良多瘤病毒（*Trichodysplasia spinulosa polyomavirus*，TSPyV）	2010	皮肤病灶
	人多瘤病毒 9（HPyV9）	人多瘤病毒 9（HPyV9）	2011	皮肤、血、尿
	人多瘤病毒 12（HPyV12）	人多瘤病毒 12（HPyV12）	2013	粪便
	人多瘤病毒 13（HPyV13）	NJ 多瘤病毒（*NJ Polyomavirus*，NJPyV）	2014	肌肉组织
β	人多瘤病毒 1（HPyV1）	BK 病毒（*BK polyomavirus*，BKV or BKPyV）	1971	尿
	人多瘤病毒 2（HPyV2）	JC 病毒（*JC polyomavirus*，JCV or JCPyV）	1971	尿、脑组织
	人多瘤病毒 3（HPyV3）	KI 多瘤病毒（*KI polyomavirus*，KIPyV）	2007	鼻咽拭子
	人多瘤病毒 4（HPyV4）	WU 多瘤病毒（*WU polyomavirus*，WUPyV）	2007	鼻咽拭子
δ	人多瘤病毒 6（HPyV6）	人多瘤病毒 6（HPyV6）	2010	皮肤
	人多瘤病毒 7（HPyV7）	人多瘤病毒 7（HPyV7）	2010	皮肤
	人多瘤病毒 10（HPyV10）	MW 多瘤病毒（*MW polyomavirus*，MWPyV）	2012	粪便、疣组织
	人多瘤病毒 11（HPyV11）	STL 多瘤病毒（STL polyomavirus，STLPyV）	2013	粪便

二、生物学特性

病毒多呈球形，直径为 42～45nm，20 面体立体对称，衣壳由 72 个壳粒组成，无包膜（图 25-6）。核酸为双链环状 DNA，约 5000bp。大多数病毒编码 3 种晚期蛋白，即 VP1、VP2 和 VP3，其中 VP1 是主要衣壳蛋白，占整个病毒蛋白的 75%，VP2 和 VP3 是次要衣壳蛋白。病毒编码的早期蛋白主要有 T 抗原（tumor antigen），可分为大 T 抗原和小 T 抗原，T 抗原可与重要抑癌基因 p53 和 Rb 结合，使之失活，干扰其抑制细胞分裂与增殖的作用，引起细胞增殖周期紊乱，导致细胞转化而发生肿瘤。

三、病毒检验

BKV 和 JCV 的原发感染没有特殊临床表现，需要进行实验室诊断，对于怀疑 PML 的患者，也应进行微生物学检验。

1. 形态学检查 用电镜观察肾脏和脑组织切片，可在细胞核中观察到病毒颗粒，也可观察到病毒包涵体。患者尿沉渣细胞涂片，染色后用光学显微镜观察，可见增大细胞及核内嗜碱性包涵体，其特点类似于人巨细胞病毒包涵体。

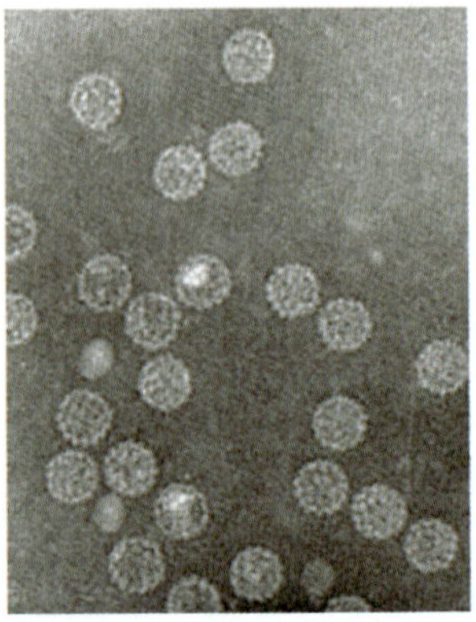

图 25-6 多瘤病毒（SV40）电镜图

（引自 Brooks GF，Morse SA，Carroll KC，et al. Jawetz，Melnick，& Adelberg's Medical Microbiology. 26th ed. New York：The McGraw - Hill Companies，Inc，2013.）

2. 抗原检测 用免疫组化检测脑组织或肾组织切片中 T 抗原，可帮助诊断多瘤病毒相关肾病以及 PML。

3. 核酸检测 原位杂交法、斑点杂交法、Southern 印迹法及 PCR 扩增等检测病毒核酸，PCR 引物可设计在 T 抗原、VP1、VP2 和 VP3 编码基因。

4. 病毒分离培养与鉴定 BKV可用人来源的成纤维细胞、人胚肾细胞等培养，JCV最敏感的细胞为原代人胚神经胶质细胞，也可使用人羊膜细胞及人胚肾细胞培养，数天至数周出现细胞病变，两种病毒均能凝集人红细胞，可用血凝实验鉴定病毒。

5. 抗体检测 检测方法可用酶免疫、血凝抑制试验，阳性结果无意义，因多数人的抗体为阳性；而阴性结果可排除感染。多用于血清流行病学调查。

四、药物敏感性

西多福韦（cidofovir）、拓扑替康（topotecan）、来氟米特（Leflunomide）、阿糖腺苷（vidarabine，ara-A）、阿糖胞苷（Cytarabine，ara-C）和α-干扰素等均被用于PML的治疗研究，在体外实验中抗疟疾药物甲氟喹（mefloquine）有较强的抗JCV活性，而且临床实验研究也取得了较好的结果。但由于很多PML患者同时接受针对HIV的抗病毒治疗，因此很难准确评价这些针对JCV病毒治疗药物的效果，而且不少研究未取得一致结果。针对肾移植后BKV相关肾病（BK virus associated nephropathy，BKAN）治疗的研究相对较少，也未取得一致结果。因此对于与BKV和JCV有关的PML和BKAN，FDA尚未批准针对多瘤病毒的抗病毒治疗。对于伴有HIV感染的患者，推荐使用高效抗逆转录病毒治疗；对于非HIV感染者，则以提高免疫力为主要治疗方法。

五、临床意义

人多瘤病毒在人群中的感染普遍存在，原发感染多数在儿童和青少年时期，在成年人群的抗体检出率达70%～80%。在免疫正常个体，病毒激活和复制时不出现临床症状，但对免疫缺陷个体可导致疾病。BKV与骨髓干细胞移植后出血性膀胱炎及肾移植后BKV相关肾病（BKAN）有关，有资料表明，约5%的肾移植患者发生BKAN，而其中50%导致移植失败。JCV可引起PML，该病主要见于接受免疫抑制剂治疗的患者和AIDS患者。JCV在少突神经胶质细胞内增殖并发生溶细胞作用，引起局部神经脱髓鞘作用。病理改变常发生于大脑半球，小脑和脑干少见。患者可出现多种神经系统症状和体征，出现智力、语音和视力障碍，随后上肢、下肢瘫痪，痴呆，最后死亡，从发生神经系统症状到死亡平均为6个月。TSPyV与棘状毛发发育不良有关。MCV与Merkel细胞癌（一种较为罕见的起源于皮肤Merkel细胞的恶性肿瘤）有关，该病毒是目前唯一被世界癌症研究机构确认为I类致癌原的多瘤病毒。此外，其它人多瘤病毒如BKV和JCV等也可能与某些肿瘤的发生相关，但尚未得到确认。SV40病毒的自然感染宿主是猴，但随着脊髓灰质炎疫苗应用，SV40病毒进入部分人体内，有报道在人脑肿瘤、间皮瘤、骨肿瘤和淋巴瘤中可检测到SV40病毒DNA，但SV40病毒与人类肿瘤的关系尚待确定。

本章小结

无包膜DNA病毒主要讲述了腺病毒科、乳头瘤病毒科、细小病毒科和多瘤病毒科中与人类感染有关病毒的分类和命名、生物学特性、病毒检验及临床意义。腺病毒是双链线状DNA，有多种血清型，同一血清型可引起不同的疾病，不同血清型也可引起同一种疾病，可导致呼吸道感染、胃肠炎和眼部感染，以儿童感染多见。乳头瘤病毒种类繁多，为双链环状 DNA 病毒，基因组由上游调节区、早期区和晚期区组成，不能在体外培养；人乳头瘤病毒只感染人的皮肤和黏膜上皮细胞，引起尖锐湿疣、宫颈癌等增生性疾病，常用基因检测法鉴定和分型。人细小病毒 B19 为最小的 DNA 病毒，基因组为线性单股 DNA，可引起传染性红斑、再生障碍性贫血危象、宫内感染等疾病，常用病毒核酸及抗体检测进行鉴定。多瘤病毒为环状双链 DNA 病毒，与人致病有关的病毒主要包括 BK 病毒和 JC 病毒，二者原发感染在人群中普遍存在，多无症状，在免疫低下人群与肾脏和脑部致死性疾病相关，病毒及病毒成分的检测对明确诊断有重要意义。

（王　云）

扫码“练一练”

第二十六章　有包膜 RNA 病毒

本章要点

1. **掌握**　常见的对人类致病的有包膜 RNA 病毒的种类；正黏病毒科的分类、流行性感冒病毒的基因结构及其与流感易变异的关系、实验室检测方法；日本脑炎病毒、丙型肝炎病毒、SARS 冠状病毒、轮状病毒的主要生物学特性和检验方法；HIV 的基因结构与检验方法，熟悉其致病特点。

2. **熟悉**　属于常见高致病性病原微生物的有包膜 RNA 病毒的种类；熟悉麻疹病毒、呼吸道合胞病毒、腮腺炎病毒、丁型肝炎病毒、庚型肝炎病毒、汉坦病毒、狂犬病病毒、风疹病毒等的主要生物学特征及其检验方法。

3. **了解**　副黏病毒科、黄病毒科、披膜病毒科的分类情况；甲病毒、登革病毒、埃博拉病毒、马尔堡病毒、人类嗜 T 细胞病毒、人副流感病毒等的主要生物学特征及检验方法。

有包膜 RNA 病毒（enveloped RNA virus）的核衣壳外包绕着一层由脂蛋白组成的包膜，病毒的核酸可以为双股 RNA、单股正链 RNA 或单股负链 RNA。此类病毒种类较多，可感染人类多个组织器官，其中部分病毒致病能力强，可导致严重疾病。临床常见的有正黏病毒科的流行性感冒病毒，副黏病毒科的麻疹病毒、腮腺炎病毒、呼吸道合胞病毒，黄病毒科的登革病毒、日本脑炎病毒、丙型肝炎病毒，冠状病毒科的 SARS 冠状病毒，逆转录病毒科的人类免疫缺陷病毒，布尼亚病毒科的汉坦病毒，丝状病毒科的埃博拉病毒，披膜病毒科的风疹病毒、甲病毒，弹状病毒科的狂犬病病毒，以及 δ 病毒属的丁型肝炎病毒等。

第一节　正黏病毒科

一、分类和命名

正黏病毒科（*Orthomyxoviridae*）是一类与黏液蛋白有特殊亲和性的、有包膜的、单股负链分节段的 RNA 病毒，希腊文“Ortho”意思为“正”、“Myxo”为“黏液”。该科现有 6 个属（表 26－1）。其中，α 流感病毒属（*Alphainfluenzavirus*）、β 流感病毒属（*Betainfluenzavirus*）和 γ 流感病毒属（*Gammainfluenzavirus*）是重要的人类致病病毒，而 δ 流感病毒属是 2016 年新增加的正黏病毒，目前发现主要导致牛呼吸疾病综合征（bovine respiratory disease complex，BRDC），其他病毒相对少见。

扫码“学一学”

扫码“看一看”

表 26－1　正粘病毒科的主要病毒及分类

常见致病属	代表病毒种	感染宿主
α 流感病毒属（*Alphainfluenzavirus*）	甲型流感病毒（*Influenza A virus*）	哺乳动物、鸟类
β 流感病毒属（*Betainfluenzavirus*）	乙型流感病毒（*Influenza B virus*）	人、海豹
γ 流感病毒属（*Gammainfluenzavirus*）	丙型流感病毒（*Influenza C virus*）	人、猪、狗
δ 流感病毒属（*Deltainfluenzavirus*）	丁型流感病毒（*Influenza D virus*）	牛、猪

流行性感冒病毒（*Influenza virus*）简称流感病毒，是一群引起人和脊椎动物流行性感冒的病原体；由于抗原极易发生变异从而逃避人群中已存在的免疫力，故流感病毒曾多次引起世界性的大流行。根据病毒的核蛋白（NP）和基质蛋白（MP）两个主要结构蛋白的抗原性不同，现在将其分为α、β、γ和δ流感病毒4个属，每属只有1个种（以前称为型，例如“甲型流感病毒”在ICTV现在的分类中其实是1个种；本书为讲述方便其名称仍译为型），而甲型流感病毒根据血凝素（HA）和神经氨酸酶（NA）又可分为16个H亚型（H1～H16）和9个N亚型（N1～N9），共计130多种亚型。

禽流感病毒（avain influenza virus）属于甲型流感病毒，所有人类的流感病毒都可以引起禽类流感，但不是所有的禽流感病毒都可以引起人类流感。近年来发现某些亚型可传染人类，如H5N1、H9N2、H7N7、H7N2、H7N3等。1997年中国香港1名儿童因禽流感病毒H5N1感染而致死，这是全世界首例禽流感病毒感染人类的报道，2003～2009年间，世界多个国家都有不同规模的H5N1禽流感流行。2013年3月，我国上海和安徽等地发现一种新型感染人的高致病性禽流感病毒H7N9，以往仅在禽间传播，未发现过人的感染；至2015年1月该型已遍布我国十几个省市，导致130多人感染，近40人死亡。

二、生物学特征

流感病毒以球形最多见，直径为80～120nm，新分离出的病毒可呈丝状或杆状，大小为20nm×(200～300)nm；病毒核酸与衣壳组成核衣壳，有包膜，包膜表面有刺突(图26－1)。

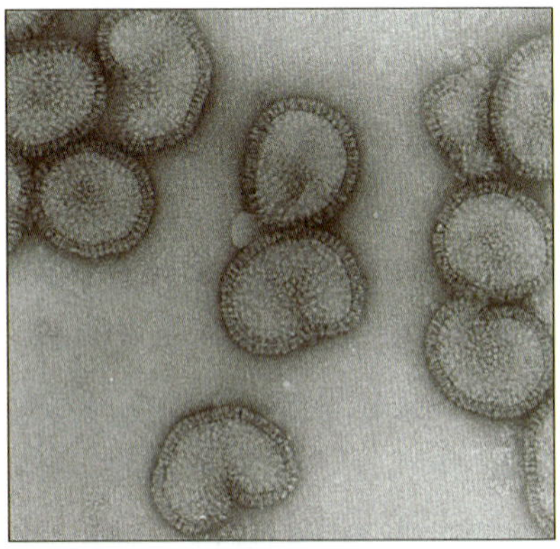

图 26－1　电镜下的流感病毒

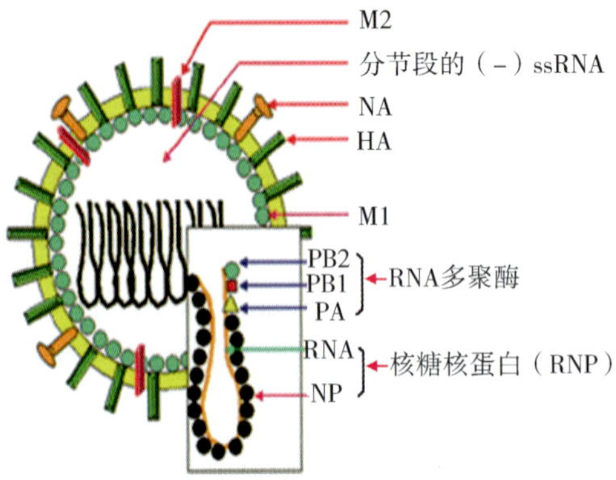

图 26－2　流感病毒结构模式图

1. 病毒核酸　为分节段的单股负链RNA，基因组全长为10～14.6kb。甲型、乙型流感病毒由8个节段、丙型由7个节段组成，各节段长度在800～2500bp不等。节段1～6各能编码1种蛋白，依次为RNA多聚酶（PB2、PB1、PA）、HA、NP、NA；节段7编码M1、

M2两种基质蛋白（Matrix protein，MP）；节段8编码NS1、NS2两种非结构蛋白。病毒核酸复制后，不同节段核酸重新装配子代病毒体时容易发生基因重配（genetic reassortment），导致新病毒株的出现，是流感病毒容易发生变异的重要原因之一，2009年出现的H1N1亚型即是如此。核蛋白（nucleoprotein，NP）为可溶性蛋白，抗原性稳定，具有种（型）的特异性；每个RNA节段与NP结合构成核糖核蛋白（Ribonucleoprotein，RNP），即病毒的核衣壳，呈螺旋对称；RNP与RNA多聚酶一同构成病毒的核心（图26－2）。

2. 包膜与糖蛋白刺突　流感病毒的包膜由2层组成。内层为基质蛋白M1，增加了包膜的硬度和厚度，使包膜具有韧性，并可促进病毒装配；M1抗原性较稳定，也具有种（型）的特异性。外层为脂质双层，来源于宿主细胞膜，基质蛋白M2嵌于其中形成膜离子通道，利于病毒脱壳和HA的产生。包膜上还镶嵌有许多突出于病毒表面呈辐射状的糖蛋白刺突（spike），根据结构和功能的不同分为血凝素（Hemagglutinin，HA）和神经氨酸酶（Neuraminidase，NA），其数量之比为（4～5）∶1，二者抗原结构均极易发生变异，是甲型流感病毒分亚型的主要依据。

HA为蛋白三聚体，呈三棱柱状插在包膜上，约占病毒蛋白的25%，主要有3个功能。①凝集红细胞：HA因能与人和多种脊椎动物（鸡、豚鼠等）红细胞膜上的糖蛋白受体（唾液酸）结合引起红细胞凝集而得名。②吸附宿主细胞：每个HA单体的前体（HA0）必须经细胞蛋白酶裂解形成以二硫键连接的HA1和HA2亚单位后病毒才具有感染性，其中HA1是与宿主细胞膜上的唾液酸受体结合的部位，与感染性有关；HA2具有膜融合活性，能促进病毒包膜与宿主细胞膜融合并释放核衣壳，可见HA与病毒吸附和穿入宿主细胞有关。③免疫原性：HA为保护性抗原，可刺激机体产生相应的抗体，能中和病毒；该抗体能抑制血凝现象，也称为血凝素抑制抗体。

NA为糖蛋白四聚体，约占病毒蛋白的5%，呈蘑菇状：一端呈扁球形，含有酶的活性中心和抗原位点，另一端呈细杆状镶嵌于包膜的脂质双层中。NA能水解病毒感染细胞表面受体糖蛋白末端的*N*－乙酰神经氨酸，使病毒从细胞膜上解离，有利于成熟病毒的释放和扩散。NA也具有抗原性，其相应抗体能抑制酶的水解作用，但不能中和病毒。

流感病毒的核蛋白（NP）和基质蛋白（MP）是属分类的依据。甲型流感病毒除了感染人外还可引起禽、猪、马等动物的感染；乙型流感病毒仅感染人且致病性较低；丙型流感病毒只引起人不明显或轻微的上呼吸道感染，很少造成流行。甲型流感病毒HA和NA抗原性又分为许多亚型。

3. 抗原变异　抗原性持续不断地发生变异是甲型流感病毒的最突出的特点，变异通常发生在HA和NA，二者可同时或单独出现。甲型流感病毒抗原变异幅度的大小直接影响到流感流行的规模，抗原性变异有抗原漂移和抗原转换两种形式。

（1）抗原漂移（antigen drift）　抗原变异幅度小，为量变，NA、HA氨基酸改变率低于1%；其原因是病毒基因组发生一系列点突变，使其编码的氨基酸序列发生改变，导致亚型内的变异。抗原漂移使该突变株能逃避人群中已存在的免疫抗体的作用而被选择出来在人群中传播，造成中小规模的流行。

（2）抗原转换（antigen shift）　抗原变异幅度较大，系质变，NA、HA氨基酸改变率大于20%～50%，形成一个新的亚型，由于人群对其完全缺乏免疫力，常可导致大规模流行，甚至世界范围内的大流行。目前认为造成抗原转换的主要原因可能有：①突变选择或自然选择，即旧亚型经过一系列突变后经过机体自然筛选形成新的亚型；②动物来源，动物流感病毒发生突变获得对人的致病性，如近年来的人禽流感（H5N1）感染就可能属于该类型；③基因重组，由于流感病毒核酸是分节段的，当2种不同流感病毒感染同一宿主细胞后，二者的核酸节段发生基因重组形成新的亚型。

4. 流感病毒增殖 可在鸡胚和培养细胞中增殖，其中最适于在鸡胚中生长。初次分离时接种鸡胚羊膜腔最佳，传代后可接种于尿囊腔。组织培养时一般选用猴肾细胞（PMK）、狗肾传代细胞（MDCK）。流感病毒在鸡胚和细胞中增殖后不引起明显的细胞病变，可用红细胞凝集试验来判断病毒的感染与增殖。

5. 流感病毒抵抗力 较弱，不耐热，56℃ 30分钟即被灭活，在室温下很快丧失传染性，0～4℃则可存活数周；对干燥、日光、紫外线以及甲醛、乙醇等敏感。

三、病毒检验

一般在流感流行期根据典型的症状即可作出初步诊断，但确诊及鉴别诊断、分型、监测新突变株的出现，以及流行病学调查等必须结合或依靠实验室的病毒学检验。

1. 形态学检查 免疫电镜观察是快速和直接的检测方法。一般用相应特异性抗体与标本或细胞培养物相互作用后，电镜下直接观察。对于拭子标本可涂片固定后与甲型、乙型流感病毒的抗体共同孵育，然后与荧光素标记的二抗染色后，在荧光显微镜下观察。

2. 抗原检测 可用直接荧光抗体法、快速EIA等方法直接检测呼吸道分泌物、脱落细胞中的病毒抗原。

3. 核酸检测 目前以RT－PCR和real－Time PCR检测病毒RNA应用最多，可用于感染的诊断和分型鉴定。

4. 病毒分离培养与鉴定 进行病毒的分离培养时应在发病早期采集标本，以前3天阳性率最高，随时间的延长分离率降低。可用于分离的标本包括鼻腔洗液、鼻拭子和咽漱液等，必要时可采集支气管分泌物。标本采集过程中尽量减少污染，并置于低温尽快运送到实验室，或置于－70℃保存；分离培养多接种9～11天龄鸡胚羊膜腔或尿囊腔，孵育3～4天后收集羊水或尿囊液进行血凝试验，如阳性再用血凝抑制试验（hemagglutination inhibition test，HI）鉴定型别。标本也可接种PMK、MDCK等培养细胞，但病毒增殖后并不出现明显的CPE。此外，可利用补体结合试验（CF）进行分型鉴定，利用中和试验（Nt）进行分亚型鉴定。

5. 抗体检测 采集患者急性期（早期1～5天）发病和恢复期（发病后2～4周）的双份血清进行微量血凝抑制试验检测，如抗体效价升高4倍或以上即有诊断意义。

四、临床意义

流感多发生于冬季，病毒感染性较强，主要通过飞沫或气溶胶经呼吸道传播，短时间内在人群中突然发生并迅速蔓延，造成不同规模的流行，例如，在1918～1968年的50年中共暴发了4次甲型流感的世界性大流行；尤其是近几年，流感病毒变异频繁，不断出现大规模的流行（表26－2）。

表 26-2 甲型流感病毒引起人类的流感大流行

亚型名称	亚型类别	流行年代	代表株
原甲型（A_0）	H0N1	1918～1946	A/PR/8/34（H_0N_1）
亚甲型（A_1）	H1N1	1946～1957	A/FM/1/47（H_1N_1）
亚洲甲型（A_2）	H2N2	1957～1968	A/Singapore/1/5（H_2N_2）
香港甲型（A_3）	H3N2	1968～1977	A/HongKong/1/68（H_3N_2）
新 A_1 与 A_3 交替型	H1N1、H3N2	1977～	A/USSR/90/77（H_1N_1）
禽流感亚型	H5N1	1997～	
猪流感亚型	H1N1	2009～2010	
禽流感亚型	H7N9	2013～	

流感病毒进入人呼吸道后，HA 与黏膜上皮细胞相应受体结合后，病毒包膜与宿主细胞膜融合，脱壳后在细胞内复制增殖，引起细胞空泡变性；子代病毒以出芽方式释放，使上皮细胞变性、脱落，并迅速扩散至邻近细胞，导致黏膜充血水肿。流感病毒感染后一般经 1～3 天潜伏期，患者发病突然，出现畏寒、发热、头痛、肌痛、咽痛、乏力、鼻塞、咳嗽、流涕等症状，一般持续 1～5 天，高热可达 38～40℃。病毒一般仅在局部繁殖，极少入血，全身症状与病毒刺激机体产生的细胞因子有关。发病初期 2～3 天鼻咽等分泌物中病毒含量最高，传染性最强，以后则迅速减少。流感属于自限性疾病，无并发症者通常 5～7 天即可恢复。婴幼儿、老年人以及抵抗力低下的人群可出现并发症，且多为细菌引起的继发性感染，常见的细菌包括肺炎链球菌、金黄色葡萄球菌、流感嗜血杆菌及肺炎克雷伯菌等，严重者可危及生命。

五、药物敏感性

现在已经开发出的抗流感病毒药物大致分为两类：一类以病毒表面的糖蛋白神经氨酸酶为药物靶点，如奥司他韦（oseltamivir，达菲）和扎那米韦（zanamivir），可抑制病毒颗粒从感染细胞中释放；一类以质子通道 M2 蛋白为药物靶点，常用的有金刚脘胺（amantadine）和金刚乙胺（Rimantadine），可与 M2 蛋白结合阻遏 M2 质子通道，使侵入宿主细胞中的流感病毒不能脱壳，因此不能在感染的细胞中复制而死亡。

然而，流感病毒基因组变异率是很高的，随着已有的抗流感病毒药物的大量使用甚至是滥用，针对这些药物有抗药性的病毒株所占的比例越来越大，特别是对金刚烷胺、金刚乙胺有抗药性的病毒所占比例持续攀升，例如，H9N1 亚型的 M2 蛋白 25～42 位氨基酸发生突变，从而对烷胺类药物耐药。

第二节 副黏病毒科

一、分类和命名

扫码“学一学”

副黏病毒科（*Paramyxoviridae*）许多生物学性状与正黏病毒科相似，如均为负链 RNA 病毒、有包膜、核衣壳呈螺旋对称等，但也有不同之处（表 26-3）。与人类疾病相关常见的有副流感病毒、呼吸道合胞病毒、腮腺炎病毒、麻疹病毒等。这些病毒原都属于副黏病毒科（*Paramyxoviridae*），目前该科分为4个亚科共有14个属及3个属未定种，原呼吸道合胞病毒所属的副粘病毒科肺病毒亚科已独立为肺病毒科。

表26-3 正黏病毒科与副黏病毒科生物特性的比较

生物学性状	正黏病毒	副黏病毒
形态大小	丝状或球状，直径为80~120nm	多形态，直径为150~300nm
核酸类型	单股RNA，7~8个节段	单股一条RNA，不分节段
核衣壳形成部位	细胞核内	细胞浆内
刺突	HA和NA	F、HN或H或G
溶血作用	-	+
鸡胚中生长	良好	多数不佳

表26-4 常见的副黏病毒及分类

科/亚科	病毒属	临床常见病毒
副黏病毒科（*Paramyxoviridae*）		
副黏病毒亚科（*Orthoparamyxovirinae*）	麻疹病毒属（*Morbillivirus*）	麻疹病毒
	呼吸道病毒属（*Respirovirus*）	人呼吸道病毒1,3（原人副流感病毒1,3）
		鼠呼吸道病毒（原仙台病毒）
	亨尼帕病毒属（*Henipavirus*）	亨德拉亨尼帕病毒
德国麻疹病毒亚科（*Rubulavirinae*）	德国麻疹病毒属（*Orthorubulavirus*）	腮腺炎病毒
		人德国麻疹病毒2,4（原人副流感病毒2,4）
禽腮腺炎病毒亚科（Avulavirinae）	禽腮腺炎病毒属（*Orthoavulavirus*）	禽腮腺炎病毒1（原新城疫病毒）
肺病毒科（*Pneumovirinae*）	肺病毒属（*Orthopneumovirus*）	人正肺病毒（原呼吸道合胞病毒）
	偏肺病毒属（*Metapneumovirus*）	人偏肺病毒

二、麻疹病毒

麻疹病毒（*Measles morbillivirus*，MeV）是麻疹（Measles）的病原体，也是麻疹病毒属唯一致人类疾病的成员。麻疹是一种常见的儿童急性传染病，自应用疫苗接种后其发病率大幅度降低，但仍是发展中国家儿童死亡的主要原因之一。

（一）生物学特性

病毒呈球形或丝状，直径为120~250nm（图26-3），核衣壳呈螺旋对称，有包膜；病毒核心为不分节段的单股负链RNA，基因组全长约16kb，共有6个结构基因，依次编码核蛋白（NP）、磷酸化蛋白（phosphopeotein，P）、基质蛋白（MP）、融合蛋白（fusion protein，F）、血凝素（HA）和RNA依赖RNA聚合酶，其中HA和F蛋白是包膜表面的刺突（图26-4）。HA只凝集猴红细胞，并能与细胞表面的CD46、信号淋巴细胞-激活分子（signaling lymphocyte-activation molecule，SLAM）及结合素-4（Nectin-4）等受体结合诱导病毒吸附；F蛋白具有溶血活性，可使细胞发生融合形成多核巨细胞。病毒抗原性相对稳定，只有1个血清型，但存在轻度变异，例如SSPE突变株的M蛋白和F蛋白基因发生突变，影响了病毒的装配、出芽和释放，极少产生游离的病毒，也称“缺陷型麻疹病毒”，但与细胞结合能力增强。

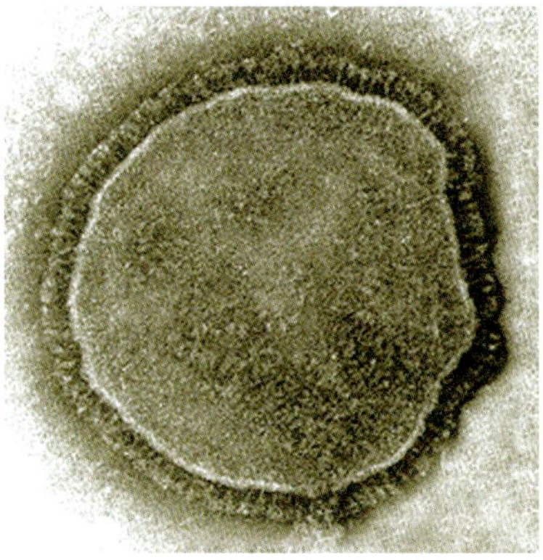

图 26-3　电镜下的麻疹病毒

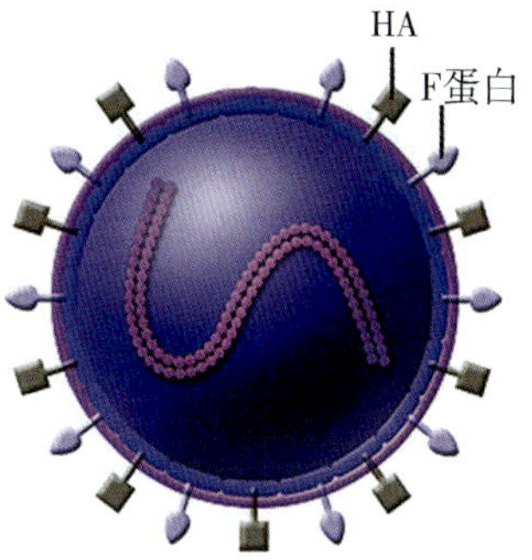

图 26-4　麻疹病毒结构模式图

麻疹病毒可在 HeLa、Vero、人胚肾等多种原代细胞或传代细胞中增殖，引起细胞融合形成多核巨细胞，胞质和胞核内出现嗜酸性包涵体等细胞病变。病毒抵抗力弱，56℃ 30 分钟可被灭活，对脂溶剂、一般消毒剂、日光及紫外线等敏感。

（二）病毒检验

根据典型的麻疹临床症状即可确诊，对于轻型及其他不典型麻疹需进行实验室检验。

1. 形态学检查　取患者发病初期的分泌物、脱落细胞等制成涂片，HE 染色观察有无细胞融合、多核巨细胞，细胞核或胞质内有无嗜酸性包涵体等 CPE 特征。

2. 核酸检测　提取标本中的病毒 RNA 后 RT-PCR 或核酸杂交检测可进行辅助诊断。

3. 病毒分离培养与鉴定　采集患者发病早期的咽漱液、咽拭子或血液标本，接种 HeLa、Vero 等细胞，经过 7~10 天后观察有无典型的 CPE，采用 IFA、ELISA、核酸杂交等方法鉴定。

4. 免疫学检测　用 ELISA、免疫荧光、中和试验、补体结合试验等检测患者血清中的特异性 IgM 或双份血清中的 IgG；也可用荧光标记的抗体染色检测病毒抗原。

（三）临床意义

人是麻疹病毒唯一的自然宿主。麻疹好发于冬春季节，人群对麻疹普遍易感，我国以 6 个月至 5 岁的儿童发病率最高。病毒主要通过飞沫直接传播，也可经接触污染的玩具、用具等传播，传染性极强，潜伏期 10~14 天。进入人体后，麻疹病毒识别并结合细胞表面的 CD46 等受体，首先在呼吸道上皮细胞和淋巴组织内增殖，然后进入血液形成第一次病毒血症，扩散至全身淋巴组织和单核吞噬细胞系统，大量增殖后再次入血，形成第二次病毒血症，并扩散到眼结膜、口腔和呼吸道黏膜、小血管、皮肤等部位并引起病变。主要临床表现为发热、畏光、流涕、咳嗽等结膜炎、鼻炎和上呼吸道卡他症状，此时患者的传染性最强。发病 2 天后口腔两颊内出现柯氏斑（Koplik′s spot），有助于临床早期诊断；之后 1~3 天，按颈部、躯干、四肢的顺序皮肤先后出现特征性的红色斑丘疹，此即出疹期，病情最为严重；一般 4 天后开始消退，同时体温开始下降、症状减退。年幼体弱的患儿易继发细菌性肺炎，是导致死亡的主要原因。除典型的麻疹症状外，免疫功能正常、未接种疫苗的少数患儿会出现急性麻疹后脑炎，导致死亡或存活后有轻重不等的后遗症；而细胞免疫功能缺陷的患儿多见麻疹包涵体脑炎。此外，大约 1ppm 的麻疹患儿在恢复后会发生慢发病毒感染，经过2～14年潜伏期后出现神经中枢系统的并发症，即亚急性硬化性全脑炎（subacute sclerosing panencephalitis，SSPE），表现为大脑功能渐进性衰退，1～2年内死亡。麻疹病后人体可获得牢固的免疫力。

三、人呼吸道合胞病毒

呼吸道合胞病毒2016年ICTV重新命名为人正肺病毒（*Human orthopneumovirus*），因其在组织细胞培养中能导致细胞融合病变而得名，呼吸道合胞病毒（*Human respiratory syncytial virus*，RSV）简称合胞病毒，RSV在世界各地均有流行，是引起婴幼儿下呼吸道感染的重要病原体。

（一）生物学特性

病毒呈球形，直径为120～200nm，核酸为不分节段的单股负链RNA。基因组全长约15kb，共有10个基因，编码11种蛋白，其中F蛋白和G蛋白是病毒包膜上的糖蛋白刺突；F蛋白能引起病毒包膜与宿主及培养细胞之间的细胞膜的融合，G蛋白具有对宿主细胞的吸附作用，二者均为保护性免疫应答的作用位点。RSV可在HeLa、Hep－2等多种原代细胞或传代细胞中缓慢增殖并引起明显CPE，其特点是形成含有多个胞核的融合细胞及胞内嗜酸性包涵体。猩猩、狒狒、大鼠、小鼠、雪貂等多种动物对RSV敏感，但感染后多无症状。RSV抵抗力较弱，不耐酸、热和胆汁，在pH为3的环境中或55℃ 5分钟可被灭活。

（二）病毒检验

由于多种呼吸道病毒感染后引起的临床症状很相似，因此RSV的感染需依靠实验室检验才能确诊。最可靠的方法是在发病早期采集呼吸道分泌物进行病毒的分离培养，如观察到多核巨细胞或融合细胞可作出初步诊断。由于副流感病毒也可引起细胞融合，故应与进行区别。其他快速方法有免疫荧光试验、ELISA、放射免疫技术等直接检测病毒抗原，RT－PCR检测病毒核酸，以及检测血清中的IgM、IgA等。

（三）临床意义

RSV主要通过飞沫传播，也可通过接触污染物传播，传染性强，主要流行期在冬季和早春。感染的潜伏期一般为4～5天，感染后先在鼻咽上皮细胞内增殖，然后扩散至下呼吸道，很少引起病毒血症。其致病可能是通过Ⅰ型超敏反应引起的免疫损伤所致。各年龄段人群对RSV都易感，但症状各不相同；婴幼儿（尤其是2～6个月的婴儿）对RSV非常敏感，常引起较为严重的呼吸道疾病，如细支气管炎、肺炎等，严重者导致死亡；成人多表现为普通感冒。该病毒感染后不会产生持久性免疫，因此人类会反复感染。帕利珠（palivizumab）是一种人源化的抗F蛋白单克隆抗体，可阻止病毒向下呼吸道扩散，已用于RSV引起的严重下呼吸道疾病的治疗及高危RSV病患儿的预防。

四、腮腺炎病毒

腮腺炎病毒（*Mumps orthorubulavirus*）是流行性腮腺炎的病原体，在世界范围内广泛分布。

（一）生物学特性

病毒呈球形，直径为100～200nm，单股负链RNA，基因组长约15kb，衣壳螺旋对称，包膜上有血凝素/神经氨酸酶（Hemagglutinin Neuraminidase，HN）、F 蛋白和小疏水蛋白（small hydrophobic protein，SH）。腮腺炎病毒只有 1 个血清型，但是根据 SH 基因序列分为 12 个基因型。病毒能在鸡胚羊膜腔中增殖，也可在猴肾、HeLa、Vero 等细胞中增殖，并使细胞融合，出现多核巨细胞等 CPE。病毒对乙醚、三氯甲烷等脂溶剂以及紫外线、热等敏感。

（二）病毒检验

临床上根据症状等很容易作出诊断，但对不典型病例仍需依靠实验室检查。可采集唾液、尿液、脑脊液等接种鸡胚或培养细胞，观察是否出现细胞融合及多核巨细胞等典型 CPE 以判断结果。此外，也可检测血清中的 IgM、IgG 抗体，或用 RT-PCR 检测病毒核酸。

（三）临床意义

人是其腮腺炎病毒唯一宿主，主要通过飞沫传播，好发于冬春季，5~14 岁儿童最易感染。病毒感染后潜伏期一般 2~3 周，先在鼻腔、上呼吸道上皮细胞和面部局部淋巴结内增殖，随后入血引起病毒血症，并扩散到唾液腺引起腮腺炎，表现为一侧或双侧腮腺肿大疼痛、发热、乏力等；病毒也可扩散到胰腺、睾丸、卵巢、肾脏和中枢神经系统等引起相应炎症。腮腺炎病后可获得牢固的免疫力。

五、人副流感病毒

人副流感病毒（*Human Parainfluenza viruses*，hPIVs）并非是病毒分类学的名称，而是一组生物学性状相近、可以导致人类“副流感”的病毒，共有 4 个不同的血清型组成，分别属于副黏病毒科的呼吸道病毒属和德国麻疹病毒属。

（一）生物学特性

人副流感病毒的形态结构等特征与腮腺炎病毒极为相似，病毒呈球形，直径为 150~250nm；核酸为不分节段的单股负链 RNA，基因组长约 15kb，编码 6 个结构蛋白；核衣壳呈螺旋对称，包膜上嵌有 HN 和 F 蛋白 2 种刺突。副流感病毒可在鸡胚及多种原代或传代细胞中培养，如猴肾或狗肾细胞等。豚鼠、地鼠、雪貂等对病毒敏感，通过鼻腔接种可引起感染。副流感病毒抵抗力弱，不耐酸、热，在 pH 值为 3 的环境中 1 小时即可灭活，4℃ 2~4 小时后失去感染力，故一般保存在 -70℃以下。

（二）病毒检验

1. 抗原检测　常用间接免疫荧光法，阳性标本可进一步用各型的单克隆抗体进行分型鉴定。此外，也可采用 ELISA、放射免疫、电镜直接检测病毒抗原。

2. 病毒分离培养与鉴定　标本包括鼻咽分泌物和咽漱液等，发病早期采集阳性率最高。副流感病毒生长缓慢，培养早期 CPE 不明显，可采用豚鼠红细胞吸附试验来确定病毒的存在；分离到的病毒可用红细胞吸附抑制试验、血凝抑制试验、中和试验或补体结合试验进行鉴定。

3. 抗体检测　可收集患者早期和急性期的双份血清进行回顾性诊断，此外检测单份血清中特异性的 IgM 可用于早期诊断。

（三）临床意义

副流行性感冒指的是轻型的呼吸道感染。副流感病毒主要通过飞沫或密切接触传播，感染后首先在鼻咽部和呼吸道上皮细胞内增殖，然后在细胞之间扩散，很少引起病毒血症。副流感病毒以1～3型感染最为多见，可导致各年龄人群的上呼吸道感染，但以5岁以下小儿下呼吸道感染也较常见；病毒感染后病情轻，具有自限性，且可以重复感染。副流感病毒4型虽然在临床较少检测到，但其感染可能比其他三型更普遍，且呼吸感染的症状类型更多、更轻。

扫码"学一学"

第三节　黄病毒科

一、分类和命名

黄病毒是一大群有包膜的单股正链RNA病毒，因大多通过节肢动物传播也称为虫媒病毒（*arbovirus*），又因其病毒体的形态结构、传播方式、感染后引起的临床表现等与披膜病毒科的甲病毒属相似，故曾归为披膜病毒科；后因黄病毒的基因结构、复制方式等均与甲病毒明显不同，1984年ICTV将其单独分离出来成立了黄病毒科（*Flaviviridae*），现包括4个属、80余种病毒，其中部分病毒属于高致病性病原微生物，在我国《人间传播的病原微生物名录》中共有29个第一类病原微生物，该科黄病毒属占9个，另有7个属于第二类病原微生物（表26－5）。

表26－5　黄病毒科常见病毒的及其危害程度分类

病毒属	常见致病病毒	危害程度分类
黄病毒属（*Flavivirus*）	登革病毒	第三类病原微生物
	日本脑炎病毒	第二类病原微生物
	西尼罗病毒	第二类病原微生物
	Hanzalova 病毒	第一类病原微生物
	Hypr 病毒	第一类病原微生物
	Kumlinge 病毒	第一类病原微生物
	卡萨诺尔森林病病毒	第一类病原微生物
	跳跃病病毒	第一类病原微生物
	鄂木斯克出血热病毒	第一类病原微生物
	圣路易斯脑炎病毒	第一类病原微生物
	黄热病毒	第一类病原微生物
	蜱传脑炎病毒	第一类病原微生物
丙肝病毒属（*Hepacivirus*）	丙型肝炎病毒	第三类病原微生物
Pegivirus 病毒属	*Pegivirus A*	
瘟病毒属（*Pestivirus*）		

二、日本脑炎病毒

日本脑炎病毒（*Japanese encephalitis virus*，JEV）首先分离于日本，是流行性乙型脑炎（Epidemic encephalitis B）的病原体，故也称流行性乙型脑炎病毒（*Epidemic type B encephalitis virus*）。

（一）生物学特性

病毒呈球形，直径约40nm，核酸为单股正链RNA，基因组全长10.2kb，只有一个

ORF，编码衣壳蛋白 C（capsid protein），膜蛋白 M（membrane protein）、包膜蛋白 E（envelope protein）等结构蛋白，以及非结构蛋白 NS_1 ~ NS_5。核酸与 C 蛋白构成病毒的核衣壳，呈 20 面体立体对称，外披一层薄的包膜。包膜表面有刺突糖蛋白 E，即病毒血凝素，能凝集雏鸡、鸽等的红细胞，具有介导病毒与宿主细胞表面受体结合的功能，还能刺激机体产生特异性的保护性中和抗体，是病毒的主要抗原；此外，根据 E 蛋白编码基因可将 JEV 分为 5 个基因型。包膜内含有膜蛋白 M，主要参与病毒的装配（图 26－5）。非结构蛋白 NS1 位于感染细胞表面，并可分泌到胞外，抗原性强，能诱导机体产生细胞免疫和体液免疫反应；NS3 为解螺旋酶，NS5 为 RNA 聚合酶。

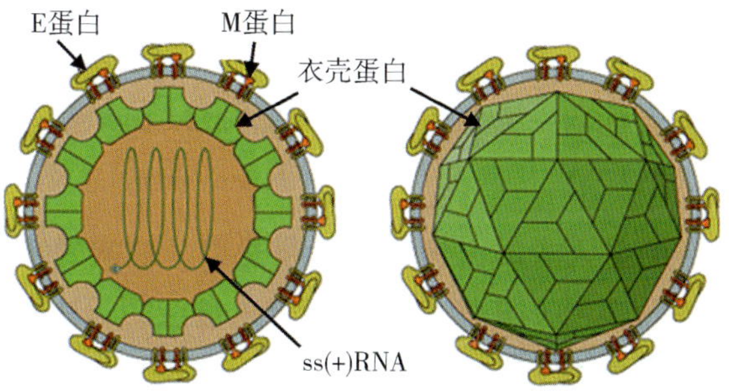

图 26－5　日本脑炎病毒的结构模式图

JEV 最易感的动物是乳鼠，脑内接种后病毒大量增殖最终导致死亡。病毒可在地鼠肾、幼猪肾等原代细胞，以及 AP61、C6/36 蚊传代细胞内增殖，产生明显的 CPE。

该病毒对酸、乙醚和三氯甲烷等脂溶剂敏感，不耐热，56℃ 30 分钟或 100℃ 2 分钟均可灭活病毒；此外，还易被苯酚等多种化学消毒剂灭活。

（二）病毒检验

1. 抗原检测　可用免疫荧光、ELISA 等技术直接检测脑脊液或血液中的乙脑病毒抗原进行早期诊断。

2. 核酸检测　RT－PCR、real－time PCR 检测病毒核酸的特异性和敏感性均高，适合于抗体检测阴性患者的早期快速诊断，近年来在临床实验室中已被广泛采用。

3. 病毒分离培养与鉴定　采集尸体脑组织、患者脑脊液或发病早期的血液、蚊悬液等标本，接种 Vero 细胞、鸡胚或 C6/36 蚊细胞，病毒增殖后观察 CPE，利用鹅红细胞吸附试验、免疫荧光试验等进行鉴定。

4. 抗体检测　利用 ELISA 检测患者血清中乙脑病毒特异性 IgM 是目前早期诊断较为理想的方法，也可采用乳胶凝集、间接免疫荧光法、补体结合试验、血凝抑制试验、中和试验等检测双份血清中特异性抗病毒 IgG。

（三）临床意义

流行性乙型脑炎流行广泛，主要通过蚊虫传播，是严重威胁人畜健康的一种急性传染病，也是我国及亚洲地区夏秋季流行的主要传染病之一。病毒主要在蚊→动物→蚊间循环传播，我国乙脑病毒的传播媒介主要为三带喙库蚊。蚊感染后病毒在其体内复制，终身带毒并可经卵传代，成为传播媒介和贮存宿主。家畜和家禽在流行季节感染乙脑病毒一般为隐性感染，但病毒可在其体内增殖，侵入血流引起短暂的病毒血症，成为病毒的暂时贮存宿主，经蚊叮咬反复传播，成为人类的传染源。人通过被带病毒的蚊子叮咬后感染，但大多数为隐性感染，部分为顿挫感染，仅少数发生脑炎。

当带毒雌蚊叮咬人时，病毒随其唾液传入人体皮下，先在毛细血管内皮细胞及局部淋巴结等处的细胞中增殖，随后少量病毒进入血流成为第一次病毒血症，患者表现为发热、寒冷、头痛等流感样症状。少数患者中病毒随血循环散布到肝、脾等处的细胞中继续增殖，一般不出现或只发生轻微的前驱症状；经 4～7 天潜伏期后，在体内增殖的大量病毒再次侵入血流形成第二次病毒血症，若不再继续发展即成为顿挫感染，表现为轻型全身感染，数日后自愈。极少数患者体内的病毒可通过血脑屏障进入脑组织增殖，引起脑膜及脑组织炎症、神经元细胞变性坏死等从而损伤脑实质和脑膜，临床表现为高热、意识障碍、抽搐、颅内压升高及脑膜刺激症等严重的中枢神经系统的症状，死亡率高。病毒感染 1 周后机体先后产生 IgM 和 IgG 中和抗体，具有保护作用，可阻止病毒血症的发生及病毒的进一步扩散；同时，机体也通过细胞免疫控制感染。乙脑病后或隐性感染都可获得牢固的免疫力，因此，免疫接种可有效的地护易感人群。

三、登革病毒

登革病毒（*Dengue virus*，DENV）是人类登革热（Dengue fever，DF）、登革出血热/登革休克综合征（Dengue haemorrhagic fever/Dengue shock syndrome，DHF/DSS）的病原体。登革病毒的感染广泛流行于全球的热带和亚热带地区，特别是东南亚、太平洋岛国及加勒比海地区，其中以与我国接壤的东南亚国家最为严重。近年来我国的南部地区均曾发生过一定规模的流行，且感染范围不断扩大，其中，我国广东省于 2014 年曾暴发流行，累计报告 44000 多例。

（一）生物学特性

与日本脑炎病毒相似，病毒颗粒呈球状，直径为 45～55nm，核酸为单股正链 RNA，全长约 11kb，编码 3 种结构蛋白和 7 个非结构蛋白，两端为短的非编码区。核酸与衣壳蛋白组成核衣壳，呈 20 面体立体对称，外有由 2 种糖蛋白组成的包膜。包膜表面刺突含有包膜糖蛋白 E，与病毒吸附、穿入宿主细胞有关，还具有中和抗原表位；包膜内有膜蛋白 M，具有型和群的特异性，可分为 4 个血清型，部分型间及与其他黄病毒有交叉反应。

登革病毒可在多种哺乳动物和昆虫细胞中生长，根据病毒型别、细胞种类及传代次数不同可引起不同程度的 CPE。1～3 日龄小鼠对登革病毒最敏感，脑内接种 1 周后可发病死亡。该病毒对低温抵抗力强，人血清中的病毒贮存于普通冰箱传染性可保持数周；不耐热、酸、乙醚，50℃ 30 分钟或 100℃ 2 分钟能使之灭活，对紫外线、0.05% 甲醛、三氯甲烷、胆汁、高锰酸钾等敏感。

（二）病毒检验

1. 抗原检测 常用免疫荧光、生物素－亲和素等方法检测病毒抗原。

2. 核酸检测 依赖核酸序列的扩增技术（nucleic acid sequence－based amplification，NASBA）、RT－PCR、real－time PCR 等可用于病毒的早期快速诊断和分型鉴定。

3. 病毒分离培养与鉴定 采集发病早期患者的血清、血浆、白细胞或尸检组织（肝脏、淋巴结等）、蚊虫标本制成悬液，接种乳鼠脑内、伊蚊胸腔或培养细胞内，在出现 CPE 后用中和试验、补体结合试验、间接免疫荧光试验等进行鉴定及分型。

4. 抗体检测 可采用补体结合试验、血凝抑制试验、中和试验、ELISA、空斑减少中和试验、免疫印迹、快速层析等方法检测患者血清中的 IgG 和 IgM。

（三）临床意义

人和灵长类动物是登革病毒的主要自然宿主，传染源主要为患者和隐性感染者，主要通过白纹伊蚊和埃及伊蚊传播。病毒通过伊蚊叮咬进入人体，在单核－巨噬细胞及血管内皮细胞中增殖达到一定数量后进入血循环，引起病毒血症。初次感染后体液中产生的抗登革病毒 IgG 抗体可促进再次感染的病毒在上述细胞内复制，并可与登革病毒形成免疫复合物，激活补体系统，增强病毒对细胞的损伤作用，导致血管通透性增加，同时抑制骨髓中的白细胞和血小板，导致白细胞、血小板减少和出血倾向，此即抗体依赖性增强作用（antibody dependent enhancement，ADE）。此外，还能活化特定 T 细胞亚群产生 TNF、IL、IFN－γ 等，导致机体出现免疫病理损伤。典型的登革热是自限性疾病，病情较轻，表现为发热、头痛、骨或关节疼痛、皮疹及浅表淋巴结肿大等。登革出血热/登革休克综合征病情较重，开始为典型登革热，随后病情迅速发展出血加重，伴周围循环衰竭，甚至出现休克，病情凶险，如抢救不及时可在 4～6 小时内死亡。

四、丙型肝炎病毒

丙型肝炎病毒（*Hepatitis C virus*，HCV）即肝病毒 C（Hepacivivus C）是丙型病毒性肝炎的病原体，也是肠道外传播的非甲非乙型肝炎的主要病原体，常引起肝炎慢性化。

（一）生物学特性

HCV 呈球形，直径为 55～65nm，核心 20 面体立体对称，外被来源于宿主细胞膜的包膜，包膜嵌有病毒包膜糖蛋白（E1 和 E2）；核酸为单股正链 RNA（图 26－6）。

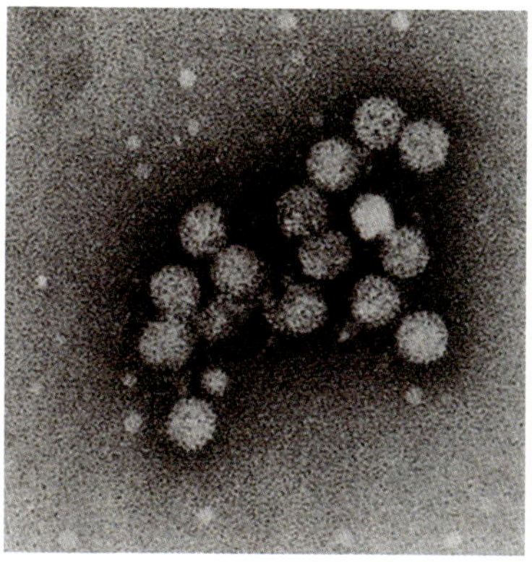

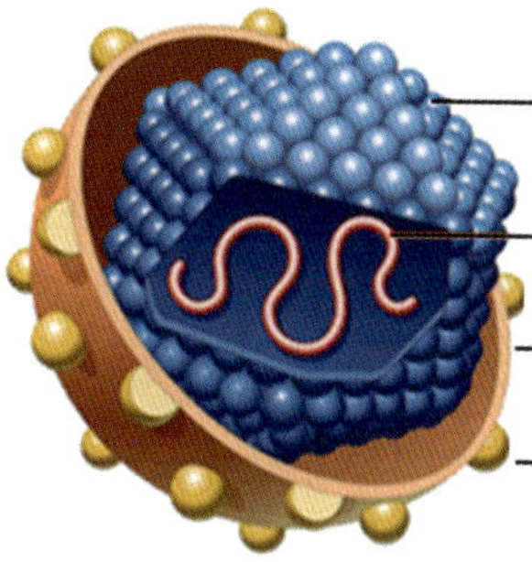

图 26－6　电镜下的丙型肝炎病毒（左）及其结构模式图（右）

HCV 基因组全长约 9.5kb，仅有 1 个 ORF，由 9 个基因区组成（其中 NS1 区内存在 E2 基因），编码一个大分子蛋白前体，后被切割成 10 个结构蛋白和非结构蛋白（图 26－7），各区编码产物及主要特征见表 26－6。根据 NS5 区基因序列的同源性可将 HCV 分为 7 个型，各型间全基因序列差异为 30%～35%，主要由于 E2 及 NS5 基因的插入或缺失突变所致；我国以 1 型和 2 型最多见。

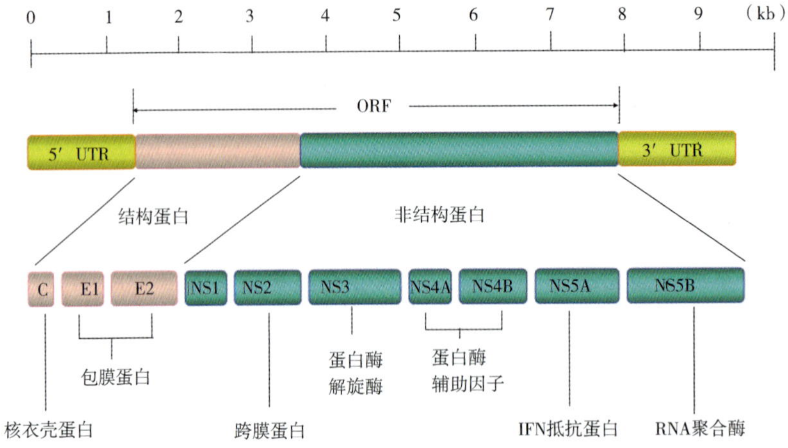

图 26－7　丙型肝炎病毒的基因结构

表 26－6　HCV 各基因区的主要特征与功能

基因区	编码产物	主要特征和功能
5′NCR		含核糖体结合位点，对病毒复制及病毒蛋白转译有重要调节作用；核苷酸序列最保守，病毒株间差异小，可用于基因诊断
C 区	核心蛋白	具有强抗原性，可诱发机体产生抗－C 抗体，几乎存在于所有丙型肝炎患者血清中，且持续时间较长，有助于 HCV 感染的诊断
E1 区	包膜蛋白 E1	变异最大的部位，在不同分离株中核苷酸差异达 30%。包膜蛋白抗原性改变而逃避免疫细胞及免疫分子的识别，是 HCV 易引起慢性肝炎的原因之一，也是疫苗研制的主要障碍
E2/NS1 区	包膜蛋白 E2	
NS2 区	跨膜蛋白	具有蛋白酶的活性
NS3、NS4 区	丝氨酸蛋白酶	蛋白酶、解旋酶活性
NS5 区	RNA 聚合酶	具有 RNA 依赖的 RNA 多聚酶活性
3′NCR		可能与病毒复制有关

HCV 的细胞培养迄今仍很困难，黑猩猩是研究 HCV 感染的动物模型，其感染过程、急性期的表现、宿主的免疫应答等与人类 HCV 感染十分相似。

该病毒抵抗力不强，对酸、热不稳定，对三氯甲烷、乙醚等敏感，紫外线、甲醛、次氯酸、煮沸等理化因素均可使其感染性丧失，60℃ 30 小时可完全灭活血液或血制品中的 HCV。

（二）病毒检验

1. 抗原检测　外周血中丙型肝炎核心抗原（HCV－cAg）与病毒 RNA 有良好的相关性，可能成为早期感染的实验室检测指标，但血清中抗原水平低，常规免疫学检测方法难以获得阳性结果。

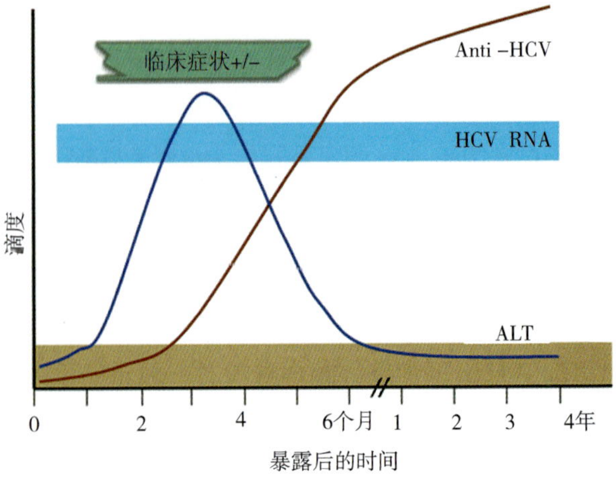

图 26－8　丙型肝炎病毒感染的临床表现与实验室检查

2. 核酸检测　HCV－RNA 是 HCV 感染的直接证据，其检测有助于诊断急性 HCV 感染、ALT 正常 HCV 感染、抗 HCV 阴性 HCV 感染，尤其是在感染早期体内 HCV 特异性抗体产生之前的诊断等方面具有特殊的价值（图 26－8），此外还常用于评价抗 HCV 药物的病毒学疗效。目前主要采用 RT－PCR、套式 RT－PCR 和 real－time PCR 等。

3. 抗体检测　HCV 感染后机体可产生针对结构蛋白和非结构蛋白的抗体，用 ELISA 检测简单、快速，可用于丙型肝炎的诊断、献血员的筛选和流行病学调查，但目前尚有一定的假阳性率，需用重组免疫印迹实验（recombinant strip immunoblot assay，RIBA）、核酸检测等来排除假阳性反应。此外，目前已有实验室采用蛋白质芯片技术检测血清中 HCV 不同蛋白片段抗体。

（三）临床意义

HCV 感染呈世界分布，全球至少有 2 亿感染者，其传播途径多样，包括血液传播、性接触传播、母婴传播和家庭内接触传播，但近半数 HCV 感染者传播途径不明；目前 HCV 占输血后肝炎的 80%～90%。HCV 的致病机制与病毒的直接作用和免疫病理损伤有关。研究表明，丙型肝炎患者血清 HCV－RNA 的含量与血清丙氨酸转移酶（ALT）的水平呈正相关，提示 HCV 的复制与肝细胞损伤有关。HCV 引起的临床感染病情轻重不一，可表现为急性肝炎、慢性肝炎或无症状携带者等，且极易慢性化，而慢性丙型肝炎与原发性肝癌关系十分密切。HCV 感染后不能诱导机体产生有效的免疫保护反应。

（四）药物敏感性

近年来国外新研发了一些小分子化合物，可通过直接抑制 HCV 的蛋白酶、RNA 聚合酶或病毒的其他位点而发挥很强的抑制病毒复制的作用，称为直接抗病毒药物；如 NS3/NS4A 蛋白酶抑制剂 Telaprevir、Boceprevir，RNA 聚合酶抑制剂 Mericitabin、Filibuvir 等，已在国外上市或进入临床试验阶段。但是，由于 HCV 具有较快的复制速度，且其聚合酶的复制精度差，易导致病毒序列出现大量的基因变异，从而导致病毒耐药，低浓度耐药病毒株在使用药物前可能已普遍存在。目前的研究资料显示核苷（酸）类聚合酶抑制剂耐药非常少见且发生较晚，Boceprevir 的耐药发生率为 14%，而 Telaprevir 的低水平耐药株可达 45%。

五、GB 病毒 C/庚型肝炎病毒

1967 年，Deinhardt F. 等用患有急性肝炎的外科医生（G. Barker）的血清接种入狨猴体内导致肝炎发生，于是将狨猴血清中可能含有的致病因子被命名为 GB 病毒（GB virus）。1995 年 Simons 等从小绢猴体内鉴定出 GBV－A 和 GBV－B，后被划归于黄病毒科未定属。随后，又有 2 个实验室分别从非甲非乙型肝炎患者血浆中分离并鉴定了 1 种相关的人类肝炎病毒，分别命名为 GBV－C 和 HGV（Hepatitis G virus，庚型肝炎病毒），后经鉴定二者的氨基酸的同源性接近 100%，为同一种病毒，于是统一命名为 GBV－C/HGV。2012 年，ICTV 将 GBV－C/HGV 划归为黄病毒科的一个新建病毒属 *Pegivirus*，并与 GBV－A 合并称为 *Pegivirus A*。为描述方便，本书仍称之为 GBV－C/HGV。

GBV－C/HGV 基因结构与 HCV 相似，为单股正链 RNA 病毒，全基因长约 9.5kb，仅有 1 个 ORF，编码 1 个长约 2900 氨基酸的蛋白前体，经病毒和宿主细胞蛋白酶水解后形成不同的结构蛋白和非结构蛋白。

庚型肝炎的感染呈世界性分布，传染源多为患者，主要经输血等非肠道途径传播，也存在母婴传播、家庭内传播及静脉注射吸毒和医源性传播等。HGV 的致病型现在尚不清楚，目前尚缺乏其导致肝炎的证据，其单独感染时临床症状不明显，一般不损害肝细胞，且感染后转氨酶等各项肝功能指标大多正常，但其常与 HBV 或 HCV 合并感染，故有学者推测其为一种辅助病毒。可见将 GBV - C/HGV 称为庚型肝炎病毒可能并不恰当。此外，有研究表明 HGV 与 HIV 共感染后可延缓 HIV 的致病进程，并在体外细胞培养时可减少 HIV 的病毒复制。

HGV 感染的诊断以 RT - PCR 和 ELISA 检测为主。RT - PCR 采用 5′NCR、NS3 区和 E2 区的套式引物扩增待测标本的目的基因片段，是目前检测 HGV 感染常用和有效的方法。由于 E2 抗体的出现与 HGV RNA 的消失相关，ELISA 检测到血清中该抗体是 HGV 感染恢复的标志。

扫码“学一学”

第四节　冠状病毒科

冠状病毒是一个常见而又古老的病毒大家族，与人和脊椎动物的许多疾病有关，但以往认为其不导致人类的严重疾病。然而，2003 年一种新型冠状病毒（SARS - CoV）导致了全球范围内 SARS 疫情的大规模暴发，并成为 21 世纪出现的第一个严重威胁人类健康的烈性呼吸系统传染病；随后又陆续出现了 HcoV - NL63、HcoV - HKU1 等新型人冠状病毒感染的报道；2012 ~2014 年期间阿拉伯半岛发现的类似 SARS - CoV 的“中东呼吸综合征冠状病毒（MERS - CoV）”迅速波及世界多国，其死亡率大有超过 SARS 的趋势。上述高致病性人新型冠状病毒的出现表明，冠状病毒的跨种传播和感染已经成为人类面临的新的健康威胁。

一、分类与命名

冠状病毒科（*Coronaviridae*）属于套式病毒目（*Nidovirales*），为一群单股正链有包膜的 RNA 病毒，因病毒在电镜下形似“日冕（solar corona）”故名。根据形态、基因组结构等特征分为冠状病毒亚科（*Orthocoronavirinae*）和莱特病毒（*Letovirinae*）两个亚科（表 26 - 7）。

表 26 - 7　冠状病毒科的分类及常见致病病毒

分类	常见病毒	所致疾病
冠状病毒亚科（*Orthocoronavirinae*）		
α 冠状病毒属（*Alphacoronavirus*）	人冠状病毒 229E（*Human coronavirus* 229E）	普通感冒
	人冠状病毒 NL63（*Human coronavirus* NL63）	小儿下呼吸道感染
β 冠状病毒属（*Betacoronavirus*）	β 冠状病毒 1（*Betacoronavirus* - 1）	普通感冒
	人冠状病毒 HKU1（*Human coronavirus* HKU1）	急性呼吸道感染，肺炎
	SARS 冠状病毒（*SARS - related coronavirus*）	严重急性呼吸综合征
	中东呼吸综合征冠状病毒（*Middle East respiratory syndrome - related coronavirus*，MERS - CoV）	中东呼吸综合征
δ 冠状病毒属（*Deltacoronavirus*）	夜莺冠状病毒 HKU1（*Bulbul coronavirus* HKU11）	
γ 冠状病毒属（*Gammacoronavirus*）	禽冠状病毒（*Avian coronavirus*）	
莱特病毒亚科（*Letovirinae*）		
α 莱特病毒属（*Alphaletovirus*）	姬蛙莱特病毒（*Microhyla letovirus* 1）	

二、SARS 冠状病毒

SARS 冠状病毒（*Severe acute respiratory syndrome - related coronavirus*，SARS - CoV）是人类急性重症呼吸综合征（severe acute respiratory syndrome，SARS）的病原体。自 2002 年 11 月中国广东省发现了世界上第一例 SARS 病例后，该病迅速在 32 个国家或地区蔓延，死亡率高达 10%；2003 年 4 月 16 日，世界卫生组织正式确认，一种在人类中从未见过的新型冠状病毒是 SARS 的致病原因，并将该病毒正式命名为 SARS 冠状病毒。

（一）生物学特征

SARS - CoV 在电镜下病毒颗粒呈不规则形，直径为 60 ~ 130nm（图 26 - 9）。病毒核酸为单股正链 RNA，基因组全长约 29 700bp，是目前已知的基因组最大的 RNA 病毒。基因组有 14 个开放读取框（ORF），至少编码 28 种蛋白质，包括核蛋白（NP）、包膜蛋白（E）、刺突蛋白（S）、膜蛋白（M），以及 RNA 多聚酶、蛋白酶、解旋酶等多种结构蛋白和非结构蛋白。RNA 与核蛋白 N 结合构成核衣壳，外被包膜；包膜表面有梅花状向外伸出的突起，形如日冕或花冠；包膜中有 E 蛋白，表面有 S 蛋白和 M 蛋白 2 种糖蛋白。S 蛋白是刺突糖蛋白，为病毒的主要抗原，可与细胞表面受体结合，使细胞融合。M 蛋白为跨膜蛋白，参与包膜的形成。在一些亚类中还 HE 糖蛋白（红细胞凝集素酯酶）（图 26 - 10）。

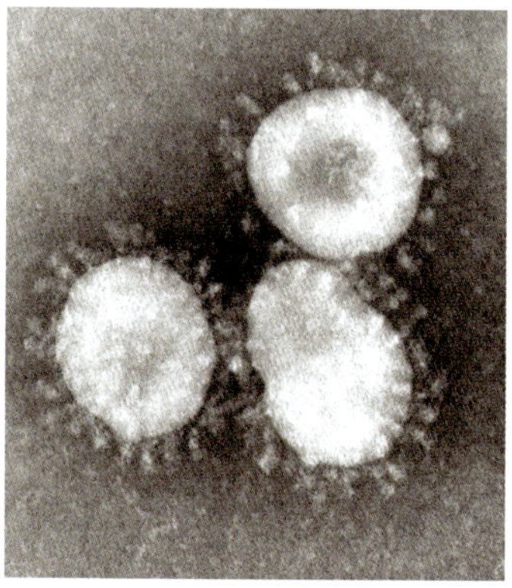

图 26 - 9　电镜下的 SARS - CoV

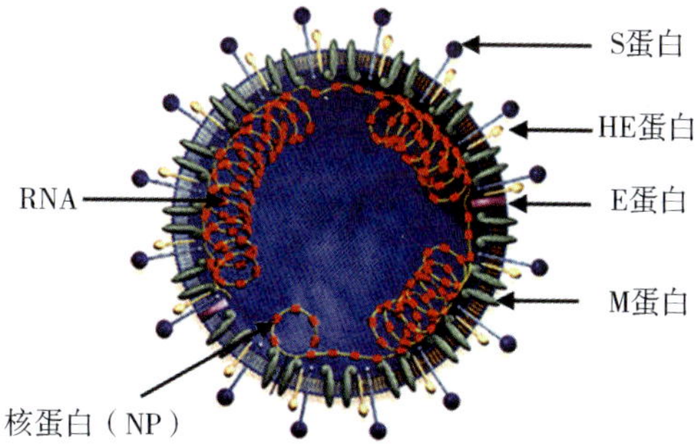

图 26 - 10　冠状病毒的结构模式图

病毒可在人胚肺、人胚肾等原代细胞中生长，并可引起 Vero 细胞、FRhK - 4 等细胞的 CPE。病毒不耐酸、热，但对热的抵抗力较其他冠状病毒强；低温下较稳定，可冻存数年而仍有感染性，56℃ 30 分钟可灭活病毒。该病毒对脂溶剂和化学消毒剂中的氧化剂敏感，氧乙酸、碘伏、含氯化合物、丙酮、甲醛、75% 乙醇等作用 5 分钟可杀死病毒。

（二）病毒检验

世界卫生组织公布的 SARS 实验室检测方法包括病毒核酸检测、抗体检测和细胞培养等。病毒的分离细胞培养或样本处理等操作必须在生物安全 3 级（BSL - 3）实验室中按照操作规程进行。

1. 标本的采集和防护　由于 SARS - CoV 具有极强的传染性，原则上在接触患者标本时，必须按照规定戴口罩、眼镜，穿防护服，戴手套，并且按照消毒规定处理。主要标本包括呼吸道分泌物、血清或抗凝血标本、粪便标本等。

2. 核酸检测 RT－PCR 检测标本中 SARS－CoV RNA 是目前 SARS 最理想的快速检测方法，世界卫生组织公布了 SARS－CoV 的 PCR 引物。

3. 病毒分离培养与鉴定 通过将含有 SARS－CoV 的标本（包括呼吸道分泌物、血液或粪便）接种在 Vero 等细胞中增殖，将病毒分离后再进行进一步的鉴别。

4. 免疫学检测 一般在发病 12 天后抗体检出率最高，故不能用于早期诊断。目前常用的 ELISA、免疫荧光实验（IFA）检测患者血清中 IgM、IgG 抗体。IgG 抗体阳性提示曾经有 SARS－CoV 的感染；急性期和恢复期抗体滴度 4 倍以上增高，或由阴性转为阳性提示为新近感染。

（三）临床意义

SARS－CoV 的主要传播途径有近距离飞沫传播、直接和间接接触等。传染源主要是 SARS 患者；2013 年我国病毒学家证实，中华菊头蝠（*Rhinolophus sinicus*）是 SARS 冠状病毒的自然宿主，此外果子狸、蝙蝠类及多种野生或养殖动物也都可能是 SARS 冠状病毒的宿主，其排泄物被认为可能的传染源，但仍需进一步的研究确定。

SARS 的致病机制尚不清楚，研究发现 SARS 患者体内存在抗肺组织的自身抗体，可能导致肺组织免疫损害。SARS 是一种全身损伤性疾病，主要靶器官为肺、免疫器官和小静脉，死亡原因主要是由于肺泡腔内充满大量脱落的肺泡上皮细胞、渗出的炎症细胞及蛋白性渗出物，肺泡腔内广泛性透明膜形成，双肺实变，有效呼吸面积急剧减少，出现呼吸紧迫及免疫功能低下及全身继发性感染。感染病毒后潜伏期一般为 2～10 天，随后患者出现高热，体温超过 38℃，白细胞减少，同时伴有头痛、乏力、关节痛、干咳、胸闷等，上呼吸道症状不明显。一般肺部病变进展很快，严重的病例出现呼吸困难、低氧血症，并进一步产生呼吸窘迫、休克、DIC、心率紊乱，死亡率可达 10% 以上，但多数患者可自愈。目前尚无经证实对治疗 SARS－CoV 感染有价值的抗病毒药物。

第五节　逆转录病毒科

扫码“学一学”

一、分类和命名

逆转录病毒科（*Retroviridae*）是一大组含有逆转录酶（reversetranscriptase）的 RNA 病毒，根据其致病性 ICTV 将其分为 2 个亚科、共 7 个属（表 26－8），对人类致病的主要有正反转录病毒亚科（*Orthoretrovirinae*）中慢病毒属（*Lentivirus*）的人类免疫缺陷病毒（*Human immunodeficiency virus*，HIV），和 δ 逆转录病毒属（*Deltaretrovirus*）的人类嗜 T 细胞病毒（HTLV）。

逆转录病毒的主要特征有：①病毒呈球形，有包膜，表面有刺突；②病毒基因组由 2 条相同的单正链 RNA 组成，病毒体含有逆转录酶和整合酶；③病毒 RNA 复制经过一个逆转录过程成为双链 DNA，然后整合到宿主细胞染色体 DNA 中，成为前病毒；④具有 *gag*、*pol* 和 *env* 3 个结构基因和多个调节基因；⑤宿主细胞受体决定病毒的组织嗜性，成熟的子代病毒以出芽的方式从宿主细胞中释放。

表 26－8　逆转录病毒科的分类

亚科	病毒属	病毒种数	代表或致病病毒种
正反转录病毒亚科（*Orthoretrovirinae*）	α 逆转录病毒属（*Alpharetrovirus*）	9	禽白血病病毒
	β 逆转录病毒属（*Betaretrovirus*）	5	小鼠乳腺瘤病毒（MTV）
	γ 逆转录病毒属（*Gammaretrovirus*）	17	鼠白血病病毒
	δ 逆转录病毒属（*Deltaretrovirus*）	4	牛白血病病毒灵长类嗜 T 细胞病毒 1、2、3
	ε 逆转录病毒属（*Epsilonretrovirus*）	3	大眼梭鲈皮肤肉瘤病毒
	慢病毒属（*Lentivirus*）	9	人类免疫缺陷病毒 1
			人类免疫缺陷病毒 2
泡沫逆转录病毒亚科（*Spumaretrovirinae*）	泡沫逆转录病毒属（*Spumavirus*）	6	黑猩猩泡沫病毒

二、人类免疫缺陷病毒

人免疫缺陷病毒是人类获得性免疫缺陷综合征（acquired immunodeficiency syndrome，AIDS，也称艾滋病）的病原体。1983 年，法国科学家西诺西和蒙塔尼首先从艾滋病患者分离出 HIV，并因此获得 2008 年诺贝尔生理学或医学奖。AIDS 是严重危害人类健康的传染病，主要通过体液传播、病毒感染以损伤宿主机体的免疫系统为主要特征，已成为全球最重要的公共卫生问题之一。人免疫缺陷病毒包括 HIV－1 和 HIV－2 两个型（其分类学层次相当于种，习惯上称为型），HIV－1 是引起全球艾滋病流行的主要病原体，HIV－2 仅局限于西部非洲，且毒力较弱。

（一）生物学特性

病毒颗粒呈球形（图 26－11），直径为 100～150nm；核心为棒状或截头圆锥状，病毒体外层为脂蛋白包膜，其中嵌有 gp120 和 gp41 糖蛋白组成的刺突。病毒内部为 20 面体对称的核衣壳，病毒核心含有 RNA、逆转录酶、整合酶和核衣壳蛋白等（图 26－12）。

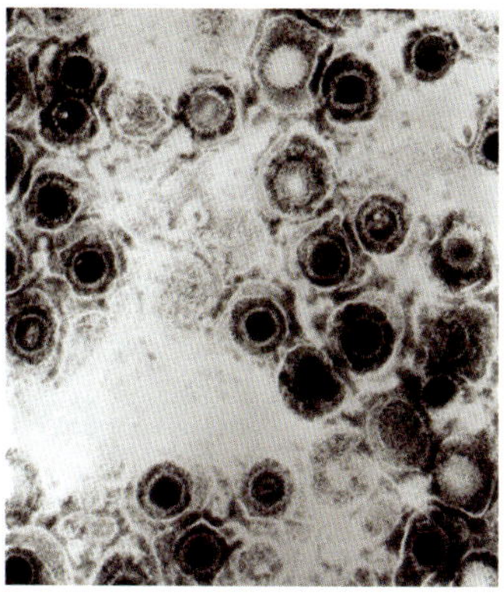

图 26－11　电镜下的 HIV

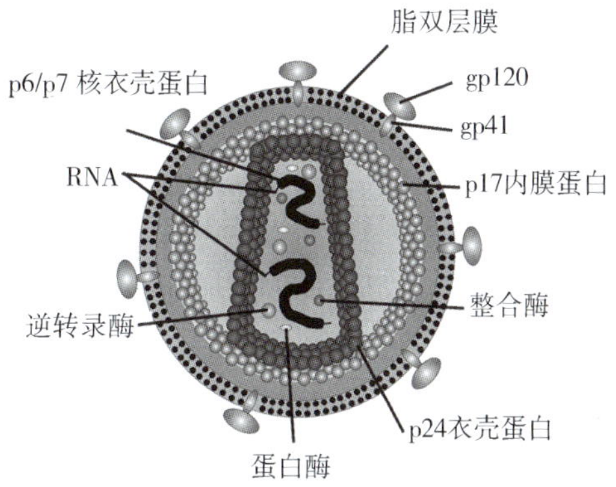

图 26－12　HIV 的结构模式图

HIV 基因组是由 2 条相同的单股正链 RNA 在 5′端通过氢键结合而形成的二聚体，基因组全长约 10kb，中间为 *gag*、*pol*、*env* 等 3 个结构基因及 *tat*、*rev*、*nef*、*vif* 等 6 个调节基因，两端为长末端重复序列（long terminal repeat，LTR），含有起始子、增强子、TATA 序列，对病毒基因组转录的调控起关键作用（图 26－13），5′端有一帽结构（$m^7G^5ppp^{5'}GmpNp$），3′端有 polyA 尾。

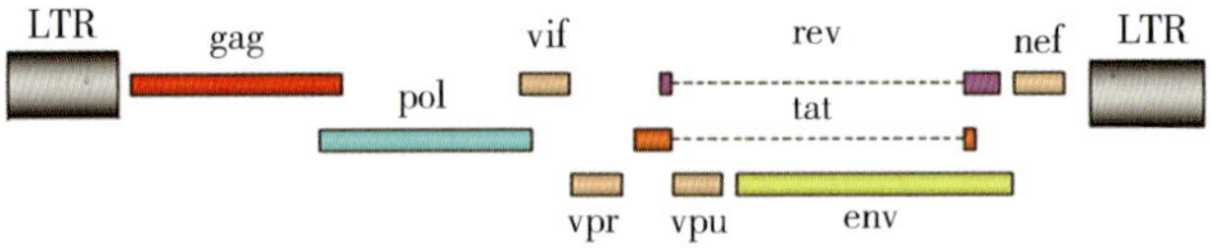

图 26 - 13　HIV 的基因结构示意图

3 个结构基因编码病毒的结构蛋白和酶。*gag* 基因（group special antigen）翻译时先形成前体蛋白 p55，然后在蛋白酶的作用下裂解成衣壳蛋白（p7、p24）和内膜蛋白（p17）等。*pol* 基因编码病毒复制所需的酶类，包括逆转录酶（p66/p51）、蛋白水解酶（p10）和整合酶（p32）。*env* 基因编码糖蛋白前体 gp160，然后在蛋白酶作用下分解为 gp120 和 gp41 两种包膜糖蛋白。6 个调节基因的编码产物控制着病毒基因的复制与表达，在致病过程中发挥重要作用，其中 Tat 蛋白是 HIV 复制所必需的反式激活转录因子，Rev 蛋白可调节并启动病毒 mRNA 进入细胞质，也是病毒复制必需的（表 26 - 9）。

表 26 - 9　HIV 的主要基因及其编码蛋白

基因		编码产物	主要功能和特点
结构基因	*gag*	p17	内膜蛋白
		p24	衣壳蛋白；特异性最高，与其他逆转录病毒无交叉反应
		p6、p7	核衣壳蛋白
	pol	p66/p51	逆转录酶，具有多聚酶和 *RNase H* 的作用，与病毒复制关系密切
		p10	蛋白水解酶
		p32	整合酶，使病毒逆转录的 DNA 与宿主基因组 DNA 整合形成前病毒
	env	gp120	外膜蛋白，可与细胞的 CD4 受体结合，使病毒吸附于细胞表面
		gp41	跨膜蛋白，可插入细胞膜，造成膜融合，使病毒核心被导入细胞
调节基因	*tat*	Tat	反式激活因子，与 LTR 上应答元件结合启动及促进病毒 mRNA 转录
	rev	Rev	反式激活因子，调节 mRNA 的剪接，促进 mRNA 转运至细胞质
	nef	Nef	负调控因子，非 HIV 复制所必需，能提高 HIV 的复制能力和感染性
	vif	Vif	病毒颗粒感染性因子，促进病毒装配和成熟
	vpu	Vpu	下调 CD4 的表达，促进病毒颗粒的释放
	vpr	Vpr	逆转录激活因子；转运病毒 DNA 至细胞核、抑制细胞生长

HIV - 1 与 HIV - 2 的核酸序列差异超过 40%。根据 *env* 基因序列现将 HIV - 1 分为 M、O、N、P 共 4 个组，以 M 组的流行最为广泛，又可进一步分为若干亚型、亚亚型及流行重组型等。HIV 具有高度变异性，其逆转录酶无校正功能，错配性高是导致病毒基因频繁变异的重要因素。各基因的变异程度不一，*env* 基因最易发生突变，导致其编码的包膜糖蛋白 gp120 抗原性发生变异，这是病毒逃避宿生免疫反应的主要机制，也给疫苗的研制带来困难。

HIV 感染的宿主范围和细胞范围较窄，在体外仅感染表面有 CD4 受体的 T 细胞、巨噬细胞，故实验室常用新分离的正常人或用患者自身的 T 细胞培养病毒；HIV 亦可在某些 T 细胞株（如 H9、CEM）中增殖；感染后细胞出现不同程度的病变，培养液中可检测到逆转录酶活性，培养细胞中可检测到病毒抗原。HIV - 1 和 HIV - 2 都有严格的宿主范围，黑猩猩和恒河猴是 HIV 感染的动物模型，但感染过程及症状与人不同。

HIV 对理化因素的抵抗力较弱，0.1% 漂白粉、70% 乙醇、0.3% H_2O_2 或 0.5% 过氧乙酸等对病毒均有灭活作用；56℃ 30分钟可被灭活，但在室温病毒活性可保持7天；对紫外线有较强抵抗力。

（二）病毒检验

HIV感染的实验室检测主要用于AIDS的诊断、指导抗病毒药物的治疗，以及筛查和确认HIV感染者。根据HIV感染的不同时期应选择不同的检测手段：原发感染2周内目前尚无法检测，2周后出现病毒血症时可检测病毒抗原或病毒逆转录酶活性，感染6～8周后直到艾滋病病毒出现前可检测病毒的抗体，艾滋病期可检测血清中HIV抗原。

1. 抗原检测　常用夹心ELISA法检测p24抗原，其阳性低于HIV抗体检测，但由于HIV抗体通常在感染后4～8周甚至更久才出现，而p24抗原则出现于抗体产生之前，抗体出现后转阴，但在HIV感染的后期再度上升；因此，在急性感染期检测血浆中p24抗原可用于HIV-1感染窗口期的诊断；此外，还常用于抗HIV药物疗效的监测、感染者病情发展的动态观察、HIV抗体不确定或HIV-1阳性母亲所生婴儿的鉴别诊断，以及细胞培养中的HIV检测等。

2. 核酸检测　检测血浆中的HIV RNA可用于早期诊断、疑难样本的辅助诊断，RT-PCR检测感染者体内的游离病毒RNA拷贝数（病毒载量）可用于监测病情进展、评价抗病毒治疗的效果；此外，也可用PCR直接检测外周血单核细胞中的前病毒DNA，用于血清抗体出现前的急性期的诊断。用于检测的靶分子一般为*gag*、*pol*、*env*和LTR等基因。

3. 病毒的分离培养　一般分离患者的外周血单核细胞，与正常人的单核细胞进行共培养。HIV生长缓慢，经1～2周后出现不同程度的CPE，最明显的是出现融合的多核巨细胞，此时可检测培养液中逆转录酶的活性或p24抗原。

4. 抗体检测　一般在感染后3个月内出现抗体。核心蛋白p24及其前体p55的抗体在血清中出现最早，随后出现抗包膜糖蛋白gp120/160抗体，这些抗体被认为是初期感染的最稳定的指标。抗糖蛋白gp41的抗体常在抗p24抗体出现数周后出现，在临床症状明显的AIDS患者中，抗糖蛋白gp41的抗体似乎比抗p24的抗体更为常见。

HIV感染的抗体检测分为初筛试验（screening test）和确证试验（confirmatory test）两类，前者敏感性高、操作简便，后者特异性高、但操作相对复杂。对于我国普通公民初筛试验结果阴性即可排除HIV感染的可能性；如初筛试验阳性，需增用其他检测方法或试剂进行复检，并做确证试验，确证试验阳性的标本方可报告为HIV抗体阳性。初筛试验常采用ELISA、化学发光或免疫荧光，以及适用于应急监测或门诊急诊检测的快速检测（RT）试验，如明胶颗粒凝集试验、斑点ELISA和斑点免疫胶体金（或胶体硒）试验、免疫层析试验等。确证试验包括免疫印迹试验（Western blot，WB）、条带免疫试验、放射免疫沉淀试验（RIPA）及免疫荧光试验（IFA）等。

（三）临床意义

艾滋病是由HIV引起的以细胞免疫功能缺损并继发体液免疫功能缺损为基本特征的传染病，传染源是HIV无症状携带者和艾滋病患者。HIV主要存在于血液、精液和阴道分泌物中，传播途径主要有性传播、血液传播、母婴传播等方式。

HIV主要感染$CD4^+$ T淋巴细胞和单核-巨噬细胞，引起机体免疫系统的进行性损伤。HIV对$CD4^+$ T细胞的损伤机制比较复杂，主要有：①病毒复制后期，病毒包膜糖蛋白插入细胞膜或病毒的出芽释放导致细胞膜通透性增加；②增殖时产生大量未整合的病毒cDNA，干扰细胞的正常生物合成；③受染 T 细胞表面的 gp120 与非感染细胞表面 CD4 分子结合，介导细胞融合而产生大量多核巨细胞，使 $CD4^+$ T 细胞溶解死亡；④受染细胞膜上表达的包膜糖蛋白抗原通过激活特异性 CTL 介导细胞毒作用或与特异性抗体结合，介导 ADCC 作用而破坏细胞；⑤gp120 与细胞膜上的 MHC Ⅱ类分子有同源区，抗 gp120 抗体能与这类 T 细胞发生交叉反应，即病毒诱导的自身免疫使 T 细胞造成免疫病理损害或功能障碍。单核细胞和巨噬细胞可以抵抗 HIV 的溶细胞作用，一旦感染后可长期携带 HIV，并随细胞游走并将病毒携带到肺、脑等组织器官中，而感染的单核 - 巨噬细胞则丧失吞噬和诱发免疫应答的能力。HIV 感染后机体 B 细胞功能常出现异常，表现为多克隆活化，出现高丙种球蛋白血症，循环血中免疫复合物及自身抗体含量增高；此外，HIV 感染还可致神经细胞、小神经胶质细胞和星形细胞等的损害或功能异常。

HIV 感染后潜伏期较长，在 10 年左右才发病，典型 AIDS 分为急性感染期、无症状感染期、艾滋病相关综合征（AIDS - related complex，ARC）期和艾滋病期 4 个时期。艾滋病期出现中枢神经系统等多器官多系统损害，合并各种条件致病菌、寄生虫及其他病毒感染，或并发肿瘤（如 Kaposi 肉瘤）。患者血中能稳定检出高水平的 HIV，$CD4^+$T 细胞计数低于 200 个/μl、CD4/CD8 <1、HIV 抗体阳性。5 年死亡率约为 90%，多发生于临床症状出现后 2 年内。

机体感染 HIV 后可产生抗 gp120 等多种抗体，但中和活性较低，主要在急性感染期降低血清中的病毒抗原量，但不能控制病情的发展。HIV 感染也可刺激机体产生细胞免疫应答、ADCC、CTL 及 NK 细胞的杀伤反应等，但也不能清除 HIV 感染的细胞，这与病毒能逃逸免疫作用有关。HIV 逃逸机制主要有：损伤 $CD4^+$T 细胞使免疫系统功能低下甚至丧失；病毒基因整合于宿主细胞染色体中，细胞不表达或少表达病毒结构蛋白，使宿主长期呈“无抗原”状态；病毒包膜糖蛋白的一些区段的高变性导致不断出现新抗原而逃逸免疫系统的识别；HIV 损害各种免疫细胞并诱导其凋亡。

（四）药物敏感性

目前临床上常用的药物有蛋白酶抑制剂、核苷或核苷酸类逆转录酶抑制剂和非核苷类逆转录酶抑制剂、整合酶抑制剂等，随着高效抗逆转录病毒联合疗法的广泛开展，HIV 耐药变异株不断出现，甚至对 1 种药物的耐药可引起多种药物的交叉耐药。耐药检测可指导临床医生制定抗病毒治疗方案、检测抗病毒治疗的效果、了解耐药毒株的流行情况。

HIV -1 耐药性的检测方法分为基因型检测法和表型检测法两种。表型检测法基于体外培养技术，通过检测抑制病毒生长所需的药物浓度（IC_{50}或 IC_{90}）判断病毒对药物的敏感程度。基因型检测基于对耐药相关基因突变的检测，目前主要扩增 *pol* 基因区，目的基因片段覆盖蛋白酶区 4 ~99 位氨基酸和逆转录酶区 38 ~320 位氨基酸的基因区域，该法操作简便、快速、重复性好且成本低，在实验室中较为常用，但不能直接提供药物的耐受情况。

三、人类嗜 T 细胞病毒

人类嗜 T 细胞病毒（*Human T - cell lymphotropic virus*，HTLV）也称为人类 T 细胞白血病病毒（*Human T - cell leukemia virus*），是 20 世纪 80 年代发现的第一个人类逆转录病毒；当时把从 T 淋巴细胞白血病和毛细胞白血病患者外周血淋巴细胞中分离出的该病毒分别称为 HTLV -1 型和 2 型，HIV 称为 HTLV -3 型；国际病毒分类学委员会（ICTV）现将其分类为δ逆转录病毒属的2个种，分别称为灵长类嗜T细胞病毒（*Primate T－lymphotropic virus*，PTLV）1和2。

（一）生物学特性

HTLV与HIV的结构类似，病毒呈球形，直径约100nm，病毒包膜表面的刺突为糖蛋白gp46，能与细胞表面CD4分子结合，与病毒的感染、侵入细胞有关，gp21为跨膜蛋白；衣壳含p15、p24两种结构蛋白；病毒核心为2条相同的单股正链RNA及逆转录酶（图26－14）。

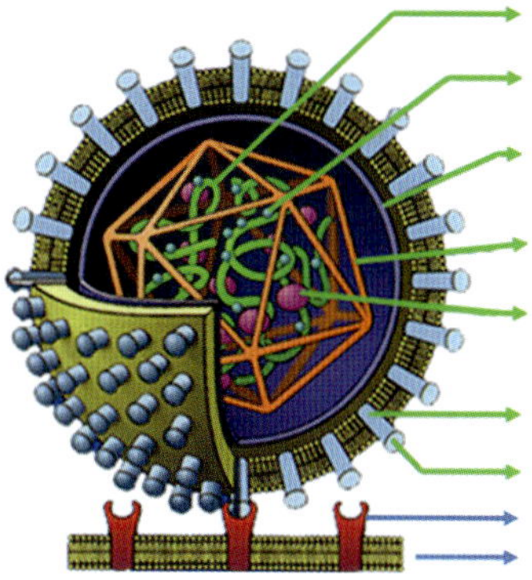

图26－14　HTLV的结构模式图

基因组全长约9kb，两端为LTR，中间从5′端至3′端依次排列*gag*、*pol*、*env*等3个结构基因和*tax*、*rex* 2个调节基因，结构基因的功能与HIV基本一致；*tax*基因编码一种反式激活因子，可激活LTR增加病毒基因的转录，并能激活细胞的IL－2基因和IL－2受体基因，使其异常表达而促进细胞大量增长；*rex*基因编码的两种蛋白能与病毒的mRNA特定序列结合，对病毒的结构蛋白和调节蛋白的表达有调节作用。HTLV－1与HTLV－2基因组的同源性接近60%。

（二）病毒检验

目前HTLV的实验室诊断主要依靠病毒抗体或核酸的检测，病毒的分离鉴定较少用。病毒*gag*基因和*env*基因编码的蛋白具有一定的免疫原性，故可采用ELISA、间接免疫荧光、化学发光、颗粒凝集等方法检测患者血清中p21抗体进行初筛，然后Western Blot确证。此外，还可用PCR或RT－PCR检测血浆或外周血中的病毒的RNA或前病毒DNA辅助诊断，常用的靶分子有LTR区，以及*gag*、*pol*、*env*和*tax*等基因。

（三）临床意义

HTLV－1和2主要经输血、注射或性接触等传播，也可通过胎盘、产道或哺乳等途径垂直传播。病毒仅感染$CD4^+$T淋巴细胞并在其中生长，使受染的T细胞发生转化，最后发展为T淋巴细胞白血病。HTLV－1导致的成人T淋巴细胞白血病/淋巴瘤（adult T－cell leukemia，ATL），在加勒比海地区、南美及非洲等地区呈地方性流行，我国部分沿海地区偶见；其感染通常无症状，受染者发展为ATL的几率为1/20，主要表现为白细胞增高、全身淋巴结及肝、脾肿大、皮肤损伤等；此外，HTLV－1还可引起热带痉挛性下肢轻瘫及B细胞淋巴瘤。HTLV－2可引起多毛细胞，在注射药物使用者等某些人群感染率较高。

HTLV－1和2引起细胞恶变的机制还不完全清楚，与其他RNA肿瘤病毒不同，其基因组均不含已知的癌基因，也不能激活宿主细胞的癌基因。目前认为，病毒在复制过程中通过*tax*基因产物的反式激活作用，使$CD4^+$T细胞的IL－2基因及其受体基因异常表达，但并不引起细胞破坏，从而导致感染病毒的T细胞异常增生。此外由于前病毒DNA在T细胞染色体上的整合也可导致细胞发生畸变和转化，从而最终演变成白血病细胞。

扫码"学一学"

第六节　布尼亚病毒目

一、分类和命名

布尼亚病毒目（*Bunyavirales*）因首先从乌干达西部的布尼亚分离到布尼亚韦拉病毒而得名。该目以前的分类层次为科，即布尼亚病毒科（*Bunyaviridae*），下有正布尼亚病毒属（*Orthobunyavirus*）、汉坦病毒属（*Hantavirus*）、内罗病毒属（*Nairovirus*）等5个属；后因其所含病毒种类众多，故2016年ICTV将该科升级为目，而原汉坦病毒属改为汉坦病毒科（*Hantaviridae*），内罗病毒属改为内罗病毒科（*Nairoviridae*）。

布尼亚病毒目的病毒多见于节肢动物和啮齿动物体内，除了部分汉坦病毒外多为虫媒病毒（Vector－borne viruses）。某些病毒可导致人类严重疾病，如汉坦病毒科的部分病毒，及内罗病毒科的克里米亚－刚果出血热病毒（*Crimean－Congo hemorrhagic fever orthonairovirus*，CCHFV）等；少数病毒可感染植物。

二、汉坦病毒

汉坦病毒科的原型病毒为分离自韩国汉滩江疫区黑线姬鼠中的汉滩病毒（*Hantaan orthohantavirus*），目前分为4个亚科共8个属，其中对人致病的主要是正汉坦病毒属（*Orthohantavirus*）。为区分病毒种和科的名称，中文译名用不同的汉字表示："汉坦病毒"表示汉坦病毒科或泛指该科的各种病毒，而"汉滩病毒"则是表示该科正汉坦病毒属中的一种病毒。根据抗原性及基因结构等特征正汉坦病毒属至少分为36个种（习惯上称为型）。部分汉坦病毒可导致人类肾综合征出血热（Hemorrhagic fever with renal syndrome，HFRS）或汉坦病毒肺综合征（hantavirus pulmonary syndrome，HPS）两种临床表现不同的急性综合征（表26－10）；我国是目前世界上HFRS疫情最严重的国家，发病人数占世界报道病例数的90%以上。

表26－10　致人类疾病的汉坦病毒

病毒种（型）	主要宿主	所致疾病	主要分布
汉滩病毒（*Hantaan orthohantavirus*，HTNV）	黑线姬鼠	HRFS（重）	亚洲东部、欧洲东部
汉城病毒（*Seoul orthohantavirus*，SEOV）	褐家鼠	HRFS（中）	亚洲东部
多布拉伐病毒（*Dobrava－Belgrade orthohantavirus*，DOBV）	黄颈姬鼠	HRFS（重）	欧洲东部
阿穆尔病毒（*Amur orthohantavirus*，AMRV）	大林姬鼠	HRFS	中国东北
普马拉病毒（*Puumala orthohantavirus*，PUUV）	棕背坪鼠	HRFS（轻）	欧洲东部、北部
图拉病毒（*Tula orthohantavirus*，*TULV*）	田鼠	HRFS	欧洲
辛诺柏病毒（*Sin Nombre orthohantavirus*，SNV）	鹿鼠	HPS	美洲
安第斯病毒（*Andes orthohantavirus*，ANDV）	长尾米鼠、长尾矮小稻鼠	HPS	阿根廷、智利
长沼病毒（*Bayou orthohantavirus*，BAYV）	沼泽米鼠	HPS	美国
El Moro Canyonorthohantavirus（EMCV）	西方巢鼠	HPS	美国

（一）生物学特性

汉坦病毒呈多形态，以圆球形或卵圆形多见，直径为 75 ~ 210nm（图 26 - 15），双层包膜，核酸为单负链 RNA，有大（L）、中（M）、小（S）3 个片段，每个片段的 3′端和 5′碱基序列互补，从而形成一个环状结构。S 片段（1.6 ~ 2.0kb）编码核衣壳蛋白（NP），免疫原性强，可刺激机体产生体液免疫和细胞免疫，并分别与 3 个 RNA 片段结合形成核壳蛋白（RNP）；M 片段（3.67kb）编码包膜糖蛋白（G1 和 G2），镶嵌于包膜表面，均有中和抗原和血凝素抗原决定簇；L 片段（6.5kb）编码 RNA 多聚酶（L），在病毒复制中起重要作用（图 26 - 16）。病毒在 pH 值为 5.6 ~ 6.4 时可凝集鹅红细胞。

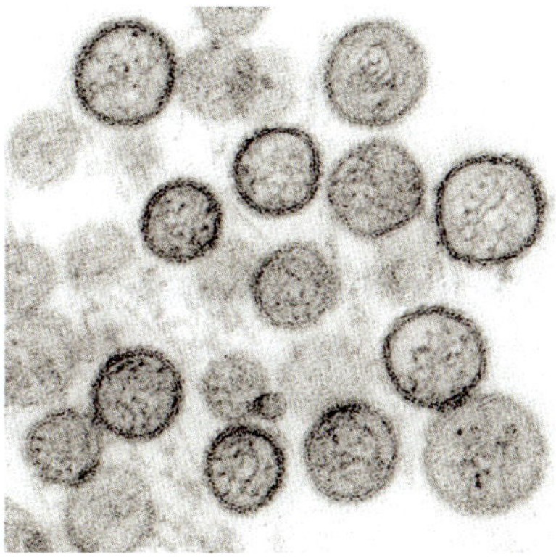

图 26 - 15　电镜下的汉坦病毒

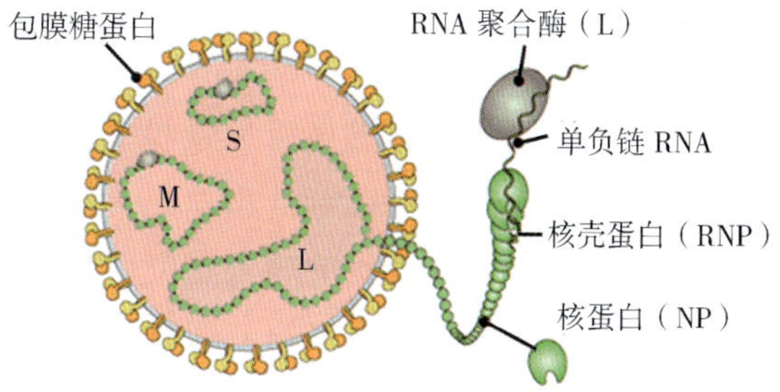

图 26 - 16　汉坦病毒的结构模式图

常用人肺传代细胞（A549）、非洲绿猴肾细胞（Vero - E6）、人胚肺二倍体细胞以及地鼠肾细胞培养汉坦病毒，但增殖速度慢，一般不引起明显的 CPE，需用免疫荧光法测定病毒抗原来证实；病毒在感染细胞质内形成的包涵体，由病毒核壳蛋白（RNP）构成。该病毒的易感动物较多，如黑线姬鼠、长爪沙鼠、大鼠、乳小鼠和金地鼠等，实验感染后除乳小鼠外无明显症状，在肺、肾等组织中可检出大量病毒。

汉坦病毒抵抗力弱，对热、酸及乙醚、三氯甲烷等脂溶剂和去氧胆酸盐敏感，一般消毒剂就能将其灭活，紫外线照射、60℃ 1 小时也可以灭活病毒，4 ~ 20℃ 相对稳定。

（二）病毒检验

1. 抗原检测　采用免疫组化法以单克隆或多克隆抗体可检测到患者病理组织中的病毒抗原。

2. 核酸检测　根据病毒 S 或 M 基因片段的保守区设计引物，用套式 RT - PCR 或 real - time RT - PCR 检测感染早期血标本具有较高敏感性及特异性，且可用于分型和测定病毒的载量。

3. 病毒分离培养与鉴定　该法敏感性低，一般只用于疫区首例病毒或新亚型的确认。采集病人急性期血液、尿液或疫区鼠肺标本，接种于非洲绿猴肾细胞（Vero - E6）、人胚肺二倍体细胞等中培养；病毒在细胞内增殖一般不引起可见的 CPE，需用免疫荧光、ELSIA 等方法检测病毒抗原以确认。

4. 抗体检测　人体感染后可针对病毒的核衣壳蛋白、糖蛋白等抗原产生特异性的抗体。IgM 抗体在发病后 1 ~ 2 天内即可在患者血清中检出，可持续长达 2 个月以上，且阳性率高达 95% 以上，具有早期诊断价值，目前常用的方法有捕获 ELISA 法（MacELISA）、免疫荧光、胶体金法等，而且用重组抗原检测抗体检测可进行血清学分型。病后血清 IgG 抗体的出现也较早，且持续时间长，但需检测间隔至少 1 周双份血清，滴度升高 4 倍以上方可确诊。

（三）临床意义

汉坦病毒的主要宿主和传染源为啮齿类动物，主要包括姬鼠属、家鼠属、田鼠属、白足鼠属等，在我国主要是黑线姬鼠和褐家鼠。一般情况下病毒不会导致这些宿主的疾病，而人对汉坦病毒却普遍敏感，可以通过接触其尿液、唾液和粪便等排泄物及其气溶胶经皮肤伤口、呼吸道和消化道等途径感染；此外，也有人与人之间直接传播的病例报道。感染的发生和流行具有明显的季节性，这与动物的分布及活动密切相关。

病毒感染后潜伏期 2～4 周，起病急，发展快，发病程度与病毒的感染量相关。病毒具有泛嗜性，即可以感染人体的多种组织器官，如淋巴细胞、巨噬细胞、血小板等，尤其以血管内皮细胞最常见。汉坦病毒一方面可直接导致所感染细胞和器官结构与功能的损害，另一方面又可激发机体的体液免疫和细胞免疫反应，进而导致免疫病理损伤。某些型别的汉坦病毒感染后引起肾综合征出血热，典型表现为高热、出血、肾脏损害、低血压和免疫功能紊乱；另有部分型别的病毒感染后引起汉坦病毒肺综合征，以双侧肺弥漫性浸润、间质水肿并迅速发展为呼吸窘迫、衰竭为特征的，又称汉坦病毒心肺综合征（Hantavirus cardiopulmonary syndrome，HCPS），病死率高（表 26－10）。人类感染后于发热第二天就可测出 IgM 抗体，7～10 天达高峰；3～4 天后可检出 IgG 抗体，10～14 天达高峰，并持续多年；病后获得稳定而持久的免疫力。

三、克里米亚－刚果出血热病毒

克里米亚－刚果出血热病毒属内罗病毒科，是克里米亚－刚果出血热（Crimean－Congo hemorrhagic fever，CCHF）的病原体；该病 1944 年出现于前苏联克里米亚半岛，1956 年从刚果出血热儿童中分离出该病毒。此外，1965 年，我国新疆部分地区曾发生了一次以发热伴严重出血为特征的出血热疫情，后将从患者样本和疫区的硬蜱中分离出的出血热病毒称为新疆出血热病毒；后经证实该病毒与已知的克里米亚－刚果出血热病毒相同，故也称克里米亚－新疆出血热病毒（*Crimean－Xinjiang hemorrhagic fever virus*），是我国列为危害程度第一类的高致病性病原微生物。

（一）生物学特性

克里米亚－刚果出血热病毒的形态结构、培养特性等生物学特征与汉坦病毒相似。病毒呈圆形或卵圆形，直径为 80～120nm，20 面体立体对称衣壳，有包膜，表面有血凝素。病毒核酸为单股正链 RNA，由大（L）、中（M）、小（S）3 个环状的片段组成，长度分别为 11～14.4kb、4.4～6.3kb 和 1.7～2.1kb，分别编码 RNA 聚合酶、编码包膜蛋白和核蛋白。

病毒对新生小白鼠、大白鼠、金黄色地鼠均有致病力，并可在乳鼠脑、鸡胚体、地鼠肾、小白鼠肾、乳兔肾及 Vero E6 细胞中繁殖。对脂溶剂、乙醚、三氯甲烷，去氧胆酸钠等敏感，在 pH 3.0 以下作用 90 分钟，56℃ 30 分钟均可灭活；低浓度甲醛可使其灭活而保持其抗原性；真空干燥后在 4℃可保存数年。

（二）病毒检验

CCHFV 的实验室检测技术主要包括病毒的分离与鉴定、血清学检查和分子生物学检测。1～3 日龄的乳鼠对该病毒高度易感，可用于病毒分离和传代，采集急性期患者的血清或血液进行颅内接种，阳性率可达 90% 以上。用 ELISA、免疫荧光、血凝及血凝抑制试验等方法检测病毒的特异性抗体可用于早期检测和流行病学调查。此外，近年来采用套式 RT－PCR 或 real－time PCR 扩增病毒的 S 基因片段可进行快速诊断和分型。

（三）临床意义

克里米亚－刚果出血热是一种自然疫源性疾病，主要分布在有硬蜱活动的荒漠和牧场，宿主是子午砂鼠、塔里木鼠、长耳跳鼠等野生啮齿动物，以及牛、羊、马、骆驼等家畜；硬蜱（特别是亚洲璃眼蜱）既是该病毒的传播媒介，也是储存宿主；传播途径包括虫媒传播、动物源传播和人－人传播。病毒的感染有明显的季节性，每年 4～5 月为流行高峰，与蜱在自然界的消长情况及牧区活动的繁忙季节相符合。人群对该病毒普遍易感，但患者多为青壮年。人感染后潜伏期 7 天左右，起病急，有发热、头痛、乏力、呕吐等症状，患者早期面部、胸部皮肤潮红，继而在口腔黏膜及其他部位皮肤有出血点，严重患者有鼻衄、呕血、血尿、蛋白尿甚至休克等，但一般无明显的肾功能损害。患者病后 6 天血清中可出现中和抗体，14 天达高峰，并可维持 5 年以上；补体结合抗体至第二周才出现，且上升缓慢，滴度也低；病后免疫力持久。

第七节　丝状病毒科

扫码“学一学”

一、分类和命名

丝状病毒科（*Filoviridae*）是一病毒颗粒呈丝状、有包膜的单股负链 RNA 病毒，目前包括埃博拉病毒属（*Ebolavirus*，EBOV）、马尔堡病毒属（*Marburgvirus*）、奎瓦病毒属（*Cuevavirus*）、沙粒病毒属（*Striavirus*）和 *Thamnovirus* 共 5 个属，前两者都是我国列为危害程度第一类的人类高致病性病原微生物。

马尔堡病毒属只有马尔堡病毒一种病毒；埃博拉病毒属又包括本迪布焦埃博拉病毒（*Bundibugyo ebolavirus*，BDBV）、扎伊尔埃博拉病毒（*Zaire ebolavirus*，EBOV）、雷斯顿埃博拉病毒（*Reston ebolavirus*，RESTV）、苏丹埃博拉病毒（*Sudan ebolavirus*，SUDV）和塔伊森林埃博拉病毒（*Ta Forest ebolavirus*，TAFV）5 个种，其中除了雷斯顿埃博拉病毒是在亚洲的菲律宾发现的，其他 4 种均在非洲大陆暴发；2014 年暴发的埃博拉疫情是由扎伊尔型埃博拉病毒引起的。

二、埃博拉病毒

埃博拉病毒是埃博拉病毒性出血热（Ebola hemorrhagic fever，EBHF）的病原体，可引起人类严重且往往是致命性的烈性传染性疾病，死亡率为 50%～90%，是迄今为止发现的致人类死亡率最高的病原微生物。“埃博拉”是刚果（金）北部的一条河流的名字，1976 年一种未知病毒感染了该河沿岸 55 个村庄的居民，致使 280 多人死亡，有的家庭甚至无一幸免，死亡率高达 88%，“埃博拉病毒”也因此而得名；此后，在非洲大小疫情不断发生。

2014年2月开始于几内亚的大规模埃博拉病毒疫情暴发，并迅速波及利比里亚、塞拉利昂、尼日利亚、塞内加尔等西非国家，以及美国、西班牙等国家，截至当年12月疫情结束累计病例达已22000多例，死亡超过9000人。

（一）生物学特性

病毒颗粒为细长丝状，平均直径为82nm，长度为300～1500nm，可呈分枝形、“U”形、“6”形或环形等多种形态，以分枝形最多见，有时形态则像中国古代的“如意”（图26－17）。病毒表面外被包膜，包膜表面有长为8～10nm的糖蛋白刺突（GP）。病毒的核心由一个螺旋对称的核糖核衣壳组成。

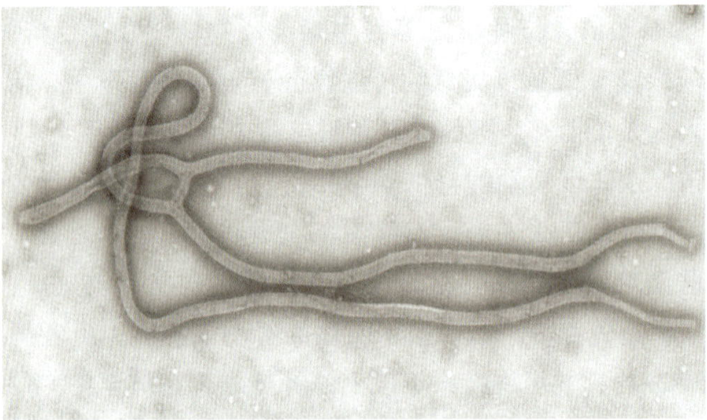

图26－17　电镜下的埃博拉病毒

（引自Cynthia Goldsmith，U. S. CDC）

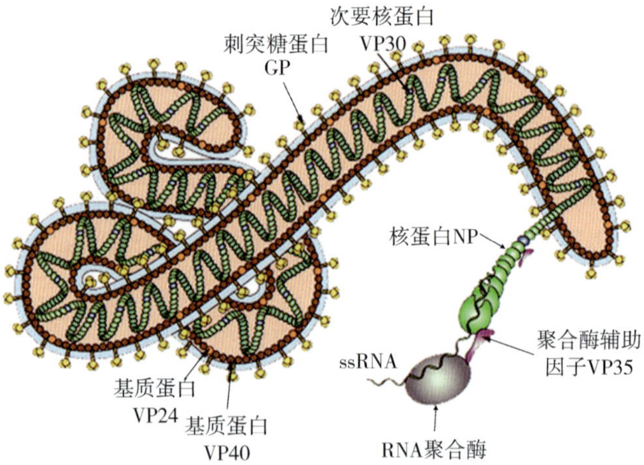

图26－18　埃博拉病毒的结构模式图

病毒的核酸为单股负链RNA，基因组全长约18.9kb，编码7个结构蛋白和1个非结构蛋白，基因顺序为3′－先导区－NP－VP35－VP40－GP/sGP－VP30－VP24－L－5′末尾区。两端为非编码区，携带有控制病毒基因组翻译、复制和包装的重要信号。sGP是GP的早期产物，可干扰免疫细胞对病毒的杀伤；GP为有2个亚基组成，是病毒表面的刺突，GP1与宿主细胞表面受体结合，GP2与病毒衣壳和宿主细胞膜融合有关；NP是主要核蛋白，与次要核蛋白VP30聚合，然后与聚合酶辅助因子VP35及RNA聚合酶（L）一起形成复合物，最后与病毒RNA结合最终构成病毒的核衣壳；VP40是Ⅰ型干扰素抑制剂，与VP24共同构成病毒的基质蛋白（图26－18）。

EBOV 可在人、猴、豚鼠等哺乳类动物细胞中增殖，其中 Vero-98、Vero-E6、HeLa-229 细胞最敏感。病毒接种后 6～7 小时出现 CPE，表现为细胞圆化、皱缩，胞质内可见纤维状或颗粒状结构的包涵体，培养物中能检测到病毒的 RNA。给猕猴接种病毒后可产生与人类疾病相似的症状体征并引起死亡；在鸟类、爬行类、节肢动物和两栖类动物细胞内不能复制。

该病毒对热有中度抵抗力，在室温下感染性稳定，60℃ 1 小时大部分病毒被灭活；对紫外线、γ 射线、甲醛、次氯酸、酚类等消毒剂和脂溶剂均敏感。

（二）病毒检验

埃博拉病毒高度危险，与活病毒相关的实验必须在 BSL-4 实验室中进行。

1. 抗原检测　由于埃博拉出血热有高滴度病毒血症，检测病毒抗原与检测病毒核酸的一致性接近 100%，敏感度高；可采用 ELISA 等方法检测血清中病毒抗原，或免疫荧光法检测感染动物肝、脾中病毒抗原。

2. 核酸检测　采用 RT-PCR 等核酸扩增方法检测。一般发病后 1 周内患者的血清中可检测到病毒核酸。

3. 病毒分离培养与鉴定　采集发病 1 周内患者血清标本，用 Vero 细胞进行病毒分离培养。

4. 抗体检测　患者症状出现后 2～9 天血液中出现特异性 IgM 抗体，持续存在到发病后 1～6 个月，IgG 抗体在发病后 6～18 天出现，持续存在到发病后 2 年以上。血清特异性 IgM 抗体多采用 IgM 捕捉 ELISA 法检测，IgG 抗体多采用 ELISA、免疫荧光等方法检测。

（三）临床意义

埃博拉病毒属的 5 种病毒中，除雷斯顿埃博拉病毒（RESTV）目前只发现感染猴外，其他 4 种均可导致人类感染，但毒力不同，以扎伊尔埃博拉病毒（EBOV）最强。

埃博拉出血热主要在乌干达、刚果、加蓬、苏丹、科特迪瓦、利比里亚、南非等非洲南部国家流行。感染埃博拉病毒的人和灵长类动物均可为本病传染源；目前认为埃博拉病毒的自然宿主为狐蝠科的果蝠，但其在自然界的循环方式尚不清楚。人类对埃博拉病毒普遍易感，无年龄和性别差异。接触传播是病毒主要的传播途径，可通过接触患者和被感染动物的血液、体液、分泌物、排泄物及其他污染物而被感染；虽然尚未证实有通过空气传播的病例发生，但应高度警惕；此外，精液中可分离到病毒，提示具有性传播的可能性。

病毒进通过黏膜、破损的皮肤或其他非肠道方式进入机体后，潜伏期一般为 5～12 天，此时无传染性。病毒由侵入部位转移至局部淋巴结并感染单核吞噬细胞，继而发生病毒血症，转移至肝、脾和肾上腺等；感染单核巨噬细胞同时被激活，释放大量肿瘤坏死因子等细胞因子，增加血管内皮细胞的通透性，诱导内皮细胞表面表达的黏附和促凝因子，以及组织破坏后血管壁胶原暴露释放的组织因子等最终导致 DIC。在感染晚期可发生脾脏、胸腺和淋巴结等部位大量淋巴细胞凋亡，从而导致皮肤、黏膜、脏器出血，重症患者数日内可出现咯血，鼻、口腔、结膜下及皮肤等部位的出血，有 50% 以上的患者出现严重的出血，并可因出血、肝肾功能衰竭及致死性并发症而死亡。

三、马尔堡病毒

马尔堡病毒（*Marburgvirus*）是马尔堡出血热（Marburg hemorrhagic fever，MHF）的病

原体，由于来自于非洲绿猴并主要在非洲流行，故又被称为绿猴病病毒和非洲出血热。

马尔堡病毒形态、基因组结构等生物学性状与埃博拉病毒相似，病毒颗粒直径约为80nm，长度为700～1400nm，病毒体呈多态性，有时呈分枝或盘绕状，盘绕成“U”形或“6”形或环形。病毒表面有刺突和包膜。病毒核酸为单股负链RNA，基因组RNA长约19kb，编码7种病毒蛋白。马尔堡病毒目前只发现一种血清型。该病毒可在多种组织细胞中生长繁殖，包括Vero细胞、Vero E6细胞和HeLa细胞等。病毒对热有中度抵抗力，56℃30分钟不能完全灭活，但60℃1小时感染性丧失，在室温及4℃存放35天其感染性基本不变，－70℃可以长期保存；一定剂量的紫外线、γ射线、次氯酸、酚类、脂溶剂、β丙内酯等均可灭活。

人类对马尔堡病毒普遍易感，发病无明显季节性。马尔堡病毒在自然界中的储存宿主目前尚不明确，可能是非洲的野生灵长类动物，近来发现非洲的一些蝙蝠和该病毒密切相关；受病毒感染的动物是重要的传染源。病毒传染性强，主要经密切接触传播，气溶胶、污染的注射器也可引起传播，并存在性传播的可能性。病毒侵入机体后潜伏期一般为3～9天，几乎所有器官都可受损，临床表现为多系统损害，以发热、出血症状为主，病情严重，主要死因为循环系统、肝、肾功能衰竭和出血性休克。

实验室检测可早期采集患者血液、皮肤组织活检标本，采用ELISA、免疫荧光、免疫组化等方法检测病毒N蛋白抗原，也可进行病毒分离培养、RT－PCR检测病毒RNA，以及检测血清中特异性IgM、IgG抗体。

扫码“学一学”

第八节　披膜病毒科

一、分类和命名

披膜病毒科（*Togaviridae*）因病毒核壳外面披盖着一层具有保护作用的蛋白包膜的而得名，是一类单股正链RNA病毒。该科病毒的种类众多，其中许多成员因可通过昆虫传播过去被称为虫媒病毒（Arbovirus），现在有甲病毒属（*Alphavirus*）和风疹病毒属（*Rubivirus*）2个属，前者有31种病毒，后者只有1种病毒。2018年，ICTV将风疹病毒属独立出来，成为新建的马托纳病毒科（*Matonaviridae*）唯一的病毒属；为学习方便本书仍将风疹病毒在本节讲述。

二、风疹病毒

风疹病毒（*Rubella virus*，RUV）为风疹病毒属的唯一成员，是风疹（也称德国麻疹）的病原体，也是第一个被证明具有致畸性的病毒。

（一）生物学特征

风疹病毒呈不规则球形，直径为50～70nm（图26－19），病毒体内含一直径约为30nm的核心，外被双层包膜，包膜表面嵌有具有凝血和溶血活性的刺突。核酸为单股正链RNA，有感染性，基因组全长约9.7kb，5′端有帽状结构，3′端有polyA尾，内含2个ORF；ORF1编码2个非结构蛋白（p150和p90），参与病毒的复制；ORF2编码3种结构蛋白，分别是衣壳蛋白C和胞膜糖蛋白E1、E2，其中E1和E2以二聚体的形式存在，共同构成病毒胞膜表面的刺突，E1 具有血凝性，还可刺激机体产生中和抗体；C 蛋白一方面与病毒 RNA 结合构成核衣壳，还可与 E 蛋白相互作用从而结合宿主的 P32 蛋白，对病毒在宿主体内复制具有重要作用（图 26－20）。风疹病毒只有一个血清型，与其他披膜病毒无抗原交叉；根据 E1 蛋白的基因序列可分为 2 个进化枝（clade）、十几个基因型，2 个进化枝之间序列差异为 8%～10%。

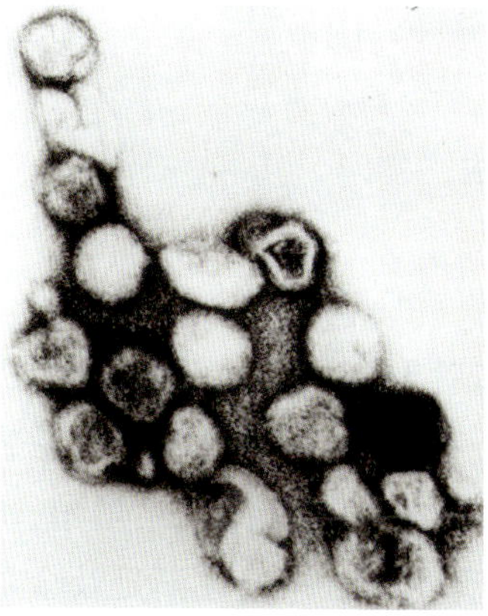

图 26－19　电镜下的风疹病毒

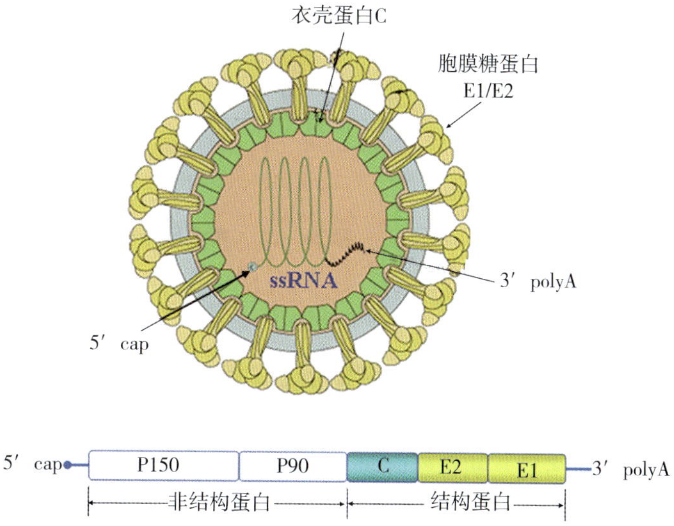

图 26－20　风疹病毒的结构模式图

风疹病毒能在人羊膜细胞、兔或猴肾细胞等多种培养细胞中增殖，但仅在少数某些细胞中引起 CPE。病毒在外界环境生存能力弱，对乙醚等脂溶剂及紫外线敏感，不耐酸和热，56℃ 30 分钟或 pH 值 <3.0 即可灭活，4℃保存不稳定。

（二）病毒检验

妊娠早期检测风疹病毒的感染对于减少畸形儿非常重要，已成为我国孕妇围产期优生检测的常规指标，并被列为监测管理疾病。此外，有许多出疹性的疾病与风疹病毒感染的临床症状相似，且有约 50% 的病毒感染者为亚临床感染。因此，风疹的确诊必须依靠实验室检测。

1. 核酸检测　利用核酸杂交、RT－PCR、基因芯片、环介导等温扩增（LAMP）等方法检测孕妇血液、咽漱液、鼻洗出物、羊水或绒毛尿囊膜中病毒的 RNA；其中 RT－PCR 具有快速、灵敏度高和特异性强的特点，适用于 RV 感染的快速和早期诊断，也可用于大样本的初筛。

2. 病毒的分离培养　采集咽拭子、外周血单核细胞、新生儿血浆或尿液，接种 Vero、BHK21 等细胞后，通过电镜检查病毒颗粒或用抗体检测病毒抗原确证，该法可鉴定风疹病毒，但耗时长，且不敏感，故不作为诊断的常规方法。

3. 免疫学检测　风疹病毒感染后 14～18 天机体开始出现相应 IgG 和 IgM 抗体，几乎与出疹同时，IgM 抗体 2 个月内消失（图 26－21）。目前主要采用抗体捕获 ELISA、间接 ELISA、血凝抑制、乳胶凝集、免疫荧光、蛋白质芯片等方法检测血清中的 IgG 或 IgM 抗体，其中 IgG 抗体需采集双份血清。此外，还可检测胎儿绒毛膜中的病毒抗原。

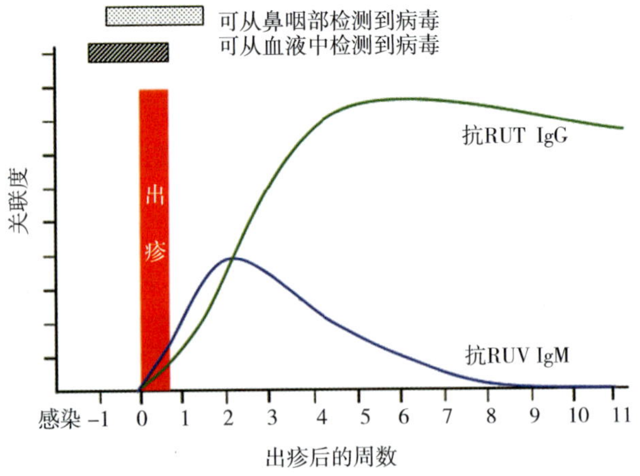

图 26-21 典型风疹病毒感染的免疫反应

（三）临床意义

人是风疹病毒的唯一自然宿主，风疹病毒感染分为先天和后天两种；后天感染即是通常说的风疹（acquired rubella）。病毒通过飞沫经呼吸道传播，人群普遍对风疹病毒易感，但以儿童多见。病毒经呼吸道黏膜侵入机体，潜伏期 2 周左右，先在颈部淋巴结增殖，然后入血并扩散至全身，引起风疹。主要表现为低热、咽痛，面部出现红疹并逐渐延及全身，同时伴有耳后和枕下淋巴结肿大。成人症状一般较重，除皮疹外还可出现关节炎、血小板减少性紫癜，少数严重者发生疹后脑炎或脑脊髓膜炎。

风疹病毒是常见的先天致畸病毒之一，最严重的危害是通过垂直传播引起胎儿先天感染。妊娠早期孕妇感染后，风疹病毒可经过胎盘感染胎儿，特别是妊娠前 3 个月感染，胎儿感染的风险可高至 90%。病毒在胎儿的器官细胞中增殖，虽不破坏这些细胞，但能使其生长速度减慢，导致出生时器官细胞数少于正常婴儿，形成严重的畸形和功能障碍，包括血管缺陷、白内障、耳聋、先天性心脏病、智力低下、畸形等，即先天性风疹综合征（congenital rubella syndrome，CRS），亦可导致流产或死胎等。

风疹病毒感染后机体能获得牢固的免疫力，因此对儿童和育龄妇女有计划地接种风疹疫苗，对于优生优育有重要意义；通常以麻疹-腮腺炎-风疹三联疫苗进行免疫接种。

三、甲病毒属

甲病毒属（*Alphavirus*）又译为 α 病毒属，是一类以蚊虫等吸血节肢动物为传播媒介，能引起人或家畜疾病的病原体，现在共有 31 种病毒，其中 10 余种能引起人类疾病（表 26-11）。

表 26-11 致人类疾病的甲病毒

甲病毒	主要宿主	所致疾病	主要分布
东方马脑炎病毒（*Eastern equine encephalitis virus*）	鸟	东方马脑炎	美洲
西方马脑炎病毒（*Western equine encephalitis virus*）	鸟，哺乳动物	西方马脑炎	北美洲
委内瑞拉马脑炎病毒（*Venezuelan equine encephalitis virus*）	啮齿动物，马	委内瑞拉马脑炎	美洲
欧尼恩病毒（*O'nyong-nyong virus*）	人，灵长类	皮疹、关节炎	非洲
基孔肯雅病毒（*Chikungunya virus*）	人，灵长类	基孔肯雅热	非洲、亚洲
辛德比斯病毒（*Sindbisvirus*）	鸟	皮疹、关节炎	欧洲、非洲、澳大利亚

续表

甲病毒	主要宿主	所致疾病	主要分布
巴马森林病毒（*Barmah Forest virus*）	人	发热、乏力、皮疹、关节炎、肌肉痛	澳大利亚
马亚罗病毒（*Mayaro virus*）	人，灵长类	皮疹、关节炎	南美洲
罗斯河病毒（*Ross River virus*）	人，哺乳动物	皮疹、关节炎	南美洲，澳大利亚
西门利启森林病毒（*Semliki Forest virus*）	鸟	皮疹、关节炎	非洲
乌纳病毒（*Una virus*）	人，灵长类	皮疹、关节炎	南美洲
图那特病毒（*Tonate virus*）	人	脑炎	南美洲

（一）生物学特征

甲病毒的生物学性状与风疹病毒相似，病毒呈球形，直径约 70nm，核衣壳呈 20 面体立体对称，外被包膜，包膜表面有刺突。病毒核酸为单股正链 RNA，基因组长为 11 ~ 12kb，两端分别为 5′端帽状结构和 3′端 polyA 尾，内为 2 个 ORF，分别编码 4 个非结构蛋白和 3 个结构蛋白。非结构蛋白（nsP1 ~ nsP4）在病毒的转录和复制过程中具有重要作用，结构蛋白包括衣壳蛋白 C、P62 和包膜 E1，其中 P62 为前体蛋白可水解为包膜蛋白 E2 和 E3，与 E1 形成聚合物糖蛋白刺突，为病毒融合宿主细胞膜时的识别受体，具有血凝活性并能刺激宿主产生中核抗体。

甲病毒可在许多哺乳类和鸟类的组织培养细胞中增殖，如鸡或鸭胚、仓鼠肾、BHK21、Vero 等细胞，可引起 CPE，此外在蚊细胞内增殖良好，但增殖过程与在脊椎动物细胞中的显著不同，且一般不产生 CPE。

病毒对乙醚、三氯甲烷等脂溶剂敏感，对胰酶有抵抗力，福尔马林、紫外线和 60℃ 加热均可在短时间内使病毒灭活。

（二）病毒检验

病毒的实验室检测可采集患者血清标本，用 Vero、C6/36、BHK－21 和 HeLa 等敏感细胞进行病毒分离，或用 ELISA、免疫层析、免疫荧光等方法检测病毒的特异性 IgG 或 IgM 抗体，以及 RT－PCR 和 real－time PCR 等方法检测病毒的 RNA。

（三）临床意义

节肢动物是甲病毒的自然传播媒介，病毒可在蚊间水平传播并在其体内增殖，并可经某些昆虫的卵垂直传播。多种甲病毒成员可引起严重的但无生命危险的疾病，表现为发热、皮疹和关节痛等症状；少数甲病毒，如东方马脑炎病毒、西方马脑炎病毒及委内瑞拉马脑炎病毒能引起人类和马等动物的致死性疾病——脑炎（表 26－11）。

第九节　弹状病毒科

扫码“学一学”

一、分类和命名

弹状病毒科（*Rhabdoviridae*）是一类外形呈子弹状、有包膜的单负链 RNA 病毒，病毒的寄生宿主广，可感染植物、节肢动物、脊椎动物及水生生物等。该科现有胞质弹状病毒属（*Cytorhabdovirus*）、细胞核弹状病毒属（*Nucleorhabdovirus*）、暂时热病毒属（*Ephemerovirus*）、狂犬病病毒属（*Lyssavirus*）、诺拉弹状病毒属（*Novirhabdovirus*）、水泡病毒属（*Vesiculovirus*）、西格马病毒属（*Sigmavirus*）等20个属和1个未定属。狂犬病病毒属包括狂犬病病毒、澳洲蝙蝠狂犬病毒、欧洲蝙蝠狂犬病毒等16个种，其中以狂犬病病毒最常见、对人类危害最大。

二、狂犬病病毒

狂犬病病毒（*Rabies virus*）是一种能引起人和动物狂犬病（rabies）的嗜神经病毒。狂犬病又称“恐水症（Hydrophobia）”，是由动物传播的致死性传染病，至今尚无有效治疗方法。狂犬病在全球范围广泛存在，2007年，WHO将每年9月28日定为“世界狂犬病日”；中国是全球第二大狂犬病国家，近年来疫情形势日益严峻，我国传染病防治法将其列为乙类传染病，《人间传播的病原微生物名录》将狂犬病病毒列为危害程度第二类的病原微生物。

（一）生物学特性

狂犬病病毒形态类似子弹状，一端圆尖，另一端平坦或稍凹，大小为（100～300）nm×75nm（图26－22）。病毒颗粒内部是螺旋对称的核衣壳，由病毒RNA、核蛋白（N蛋白）、多聚酶L及磷蛋白P组成；核衣壳外包裹着由脂质双层包膜，包膜内层有基质蛋白（M蛋白），表面有呈六角形突起的糖蛋白（G蛋白）刺突（图26－23）。

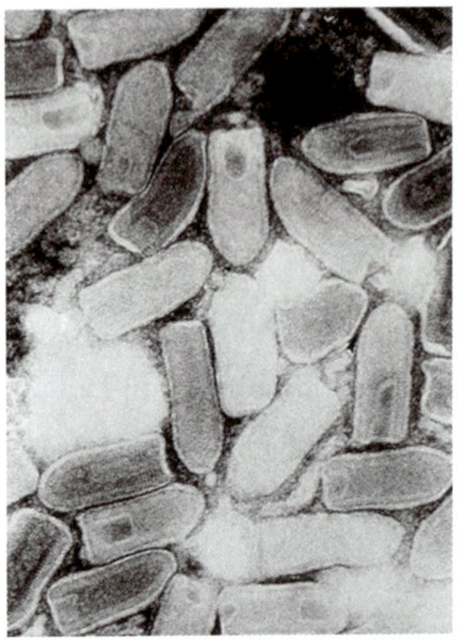

图26－22　电镜下的狂犬病病毒

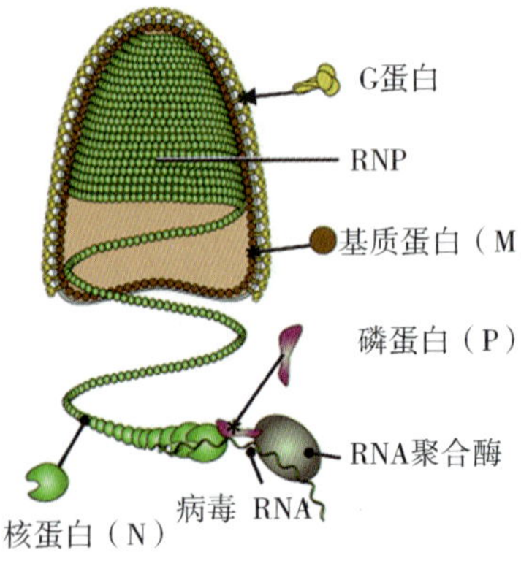

图26－23　狂犬病病毒的结构模式图

病毒核酸为单股负链RNA，基因组全长接近12kb，编码5种结构蛋白，从3′到5′端依次为核蛋白N、磷蛋白P、包膜基质蛋白M、糖蛋白G、RNA依赖性的RNA聚合酶L蛋白的编码基因，序列高度保守。病毒RNA与核蛋白N紧密结合形成核糖核蛋白（RNP），可保护病毒核酸不被核酸酶降解，同时也为病毒基因的复制、转录提供结构基础；N蛋白还具有病毒属的特异性，能够以RNP的形式诱导机体产生保护性细胞免疫；L蛋白和其辅助因子蛋白P（旧称M_1蛋白）是病毒基因转录、复制所必需的活性蛋白。包膜外的刺突糖蛋白G为三聚体，具有嗜神经细胞的特性，可识别易感细胞膜上特定的病毒受体，与病毒的血凝性、感染性和毒力有关；此外，G蛋白还有型特异性的抗原决定簇，并可诱导机体产生中和抗体。

狂犬病病毒可在鸡胚细胞、地鼠肾细胞、犬肾细胞、人二倍体细胞等多种细胞中增殖。病毒有较强的嗜神经组织性，在患病动物或人的中枢神经细胞（主要是大脑海马回的锥体细胞）中增殖时，可在胞浆内形成一个或数个、圆形或卵圆形、直径 20～30nm 的嗜酸性包涵体，即内基小体（Negri body），为狂犬病病毒感染所特有，具有诊断价值（图 26－24）。

狂犬病病毒在体外抵抗力弱，对紫外线、日光、干燥及热等敏感，100℃ 2 分钟或56℃ 30 分钟即被灭活，酸、碱、甲醛、乙醇、碘酒、肥皂水、去污剂等也可灭活病毒；但脑组织中的病毒室温或4℃以下可保持感染性 1～2 周，冷冻干燥可存活数年。

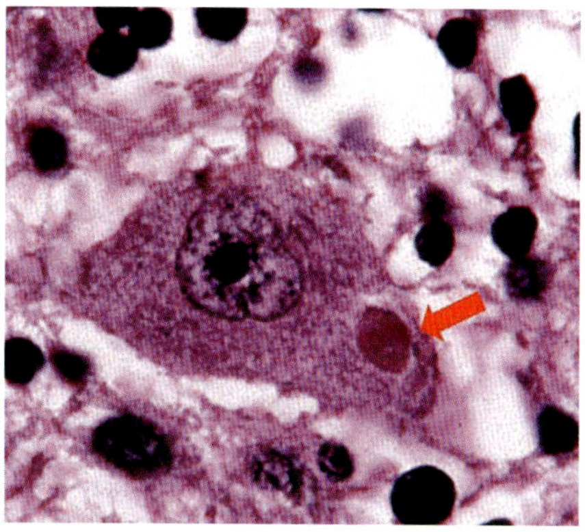

图 26－24　狂犬病病毒感染神经细胞后形成的内基小体

（二）病毒检验

根据动物咬伤史和典型的临床表现通常即可诊断狂犬病，但也有约 40% 的狂犬病例属瘫痪型，其表现并不典型，很容易与其他疾病混淆，所以实验室检测对狂犬病的确诊非常必要。实验室诊断主要用于可疑病人存活期内的诊断、动物和人狂犬病的死后诊断，及测定机体内的狂犬病毒抗体评估疫苗接种效果。目前尚无实验室方法可确认处于潜伏期的狂犬病人，人被犬或其它动物咬伤后不宜立即杀死可疑动物，应检查其是否患狂犬病：将动物其隔离观察 7～10 天，若不发病，一般认为其未患狂犬病或咬人时唾液中无狂犬病毒，若发病则将其处死，采集标本检测病毒。所有潜在在感染的材料均应在 BSL－2 或 BSL－3 实验室进行，动物试验应在 ABSL－3 实验室中进行。

1. 形态学检查　显微镜直接检查死亡病人或病犬脑组织内基小体即可确诊。

2. 病毒的分离培养　取病人唾液样本、泪液、脑脊液或其他样本接种敏感细胞（鼠神经传代细胞、Vero 细胞或 BHK21 细胞等），通过检测病毒抗原做出诊断。也可将标本处理后接种新生乳鼠脑内，若其 6～10 天内出现痉挛、麻痹等症状，在动物脑组织中镜检发现内基小体可确诊。此法需时较长，不能为临床提供早期诊断。

3. 抗原检测　病人发病后最初几天常可在其唾液、角膜印片、尿液或皮肤中检出病毒抗原，检测病毒抗原一般是敏感的。多采用快速狂犬病酶免疫诊断法（Rapid rabies enzyme immunodetection，RREID）、直接快速免疫组化法（Direct rapid immunohistochemistry test，DRIT）、免疫荧光法进行检测。

4. 抗体检测　脑脊液及血清中的病毒中和抗体常常于病后 7～10 天才出现，故抗体检测多用于评价狂犬病疫苗的免疫效果。可用中和试验、补体结合试验、血凝抑制试验、免疫荧光技术、ELISA 等方法检测抗体，其中中和试验是以灭活的病毒抗原检测病毒的中和抗体（主要是 G 蛋白抗体），重复性和特异型好，结果稳定。

5. 核酸检测　狂犬病病毒 RNA 可在唾液、脑脊液、泪液、皮肤活检样本和尿等样本中检出。由于病毒排出的间歇性，应对液体样本（如唾液和尿）进行连续检测。目前多用 RT－PCR 法检测标本中狂犬病病毒 RNA 中核衣壳蛋白（N）基因保守区序列。

（三）临床意义

狂犬病病毒主要在动物中传播，能引起多种家畜和野生动物的自然感染，如犬、猫、家畜、狐狸、松鼠等。人对该病毒普遍易感，因被带病毒的动物咬伤或破损的皮肤粘膜接触含病毒的材料而感染，传染源主要是患病或带病毒的野生动物，其唾液中含有大量病毒，具有极强的传染性。

狂犬病病毒属于嗜神经病毒，通过伤口或与粘膜表面直接接触进入体内，但不能穿过没有损伤的皮肤。根据侵入的病毒量和侵入部位，潜伏期 2 周到 6 年不等，一般侵入部位越靠近中枢神经系统潜伏期越短。病毒在局部小量增殖后，沿周围传入神经上行扩散到脊髓背根部神经节，然后侵入脑干、小脑等部位的神经元细胞大量繁殖并引起损伤，并出现痉挛、麻痹、昏迷等神经症状；随后病毒再沿传出神经向全身扩散，到达唾液腺、眼角膜、鼻粘膜、心肌、肺和肝等处，导致迷走神经核、舌咽神经核、舌下神经核等受损，引起呼吸肌、舌咽肌痉挛，表现为呼吸和吞咽困难、恐水、恐光等；因延髓、脊髓受损导致瘫痪，并最终因脑实质损伤病人出现呼吸、循环衰竭而死亡。狂犬病现在无有效的治疗方法，一旦发病，死亡率接近 100%，是目前病死率最高的传染病。

病毒感染后可刺激机体产生细胞免疫和体液免疫反应，其中中和抗体具有保护作用，故动物咬伤后应立即进行伤口处理，并用狂犬病病毒灭活疫苗进行暴露后预防接种，一般免疫后 7 ~ 10 天产生中和抗体，但免疫力只能维持 1 年左右；如果咬伤严重，则应联合使用抗狂犬病人免疫球蛋白（RIG）进行被动免疫。

扫码“学一学”

第十节　δ 病毒属

δ 病毒属（*Deltavirus*）目前为科未定的属，属内只有丁型肝炎病毒（*Hepatitis D virus*，HDV）一种病毒。HDV 是一种缺陷病毒，必须在 HBV 或其他嗜肝 DNA 病毒辅助下才能复制并组装成有感染性的病毒颗粒。1977 年，意大利学者 Rizzetto 在乙型肝炎患者肝细胞内发现了一种新的核抗原，并称其为 δ 抗原或 δ 因子；后经研究证实这是一种新的缺陷病毒，于 1983 年正式命名为丁型肝炎病毒。丁型肝炎病毒学生物的特性、病毒检验与临床意义见第二十四章有包膜 DNA 病毒的第二节。

本章小结

本章主要讲述了正黏病毒科、副黏病毒科、黄病毒科、冠状病毒科、逆转录病毒科、布尼亚病毒科、丝状病毒科、披膜病毒科、弹状病毒科及 δ 病毒属等与人类感染有关的包膜 RNA 病毒的分类和命名、生物学特性、病毒检验及临床意义。

流感病毒为人和脊椎动物流行性感冒的病原体，根据病毒 NP 和 MP 的抗原性不同，而分为与人类流感密切相关的甲、乙和丙流感病毒 3 个种，甲型流感病毒根据血凝素 HA 和 NA 又可分为若干亚型。病毒的核酸为分节段的单股负链 RNA，容易发生变异而导致流感的不同规模的流行。

副黏病毒临床常见的有副流感病毒、呼吸道合胞病毒、腮腺炎病毒、麻疹病毒等，许多生物学性状与正黏病毒科相似。

黄病毒科病毒种类较多，部分病毒属于高致病性病原微生物，临床常见的有登革病毒、日本脑炎病毒、丙型肝炎病毒等；病毒核酸为单股正链 RNA。

SARS 冠状病毒是人类急性重症呼吸综合征的病原体，核酸为单股正链 RNA，传染性强，在临床实验室检测过程中须做好个人防护和实验室生物安全。

HIV 病毒为艾滋病的病原体，属于逆转录病毒，病毒核心含有 RNA、逆转录酶、整合酶等，基因组由两条单股正链 RNA 组成，包膜主要有 gp120 和 gp41 等糖蛋白，容易发生变异；主要感染表面有 CD4 受体的细胞，引起机体免疫系统的进行性损伤；实验室检测方法包括初筛试验和确证试验。

汉滩病毒是汉坦病毒科的原型病毒，核酸为单负链 RNA，有大、中、小 3 个片段，主要通过啮齿类动物传播，可导致肾综合征出血热、心肺综合征等，死亡率高。

埃博拉病毒是埃博拉病毒性出血热的病原体，可引起人类严重的、致命性的烈性传染性疾病，病毒颗粒为细长丝状，核酸为单股负链 RNA。

披膜病毒科现有甲病毒属和风疹病毒属 2 个属，核酸为单股正链 RNA；其中风疹病毒是致畸性的病毒，为我国孕妇围产期优生检测的常规检测指标；甲病毒是一类虫媒病毒，少数能导致任何动物的致死性脑炎。

狂犬病病毒是狂犬病的病原体，为一种嗜神经病毒，形态类似子弹状，核酸为单股负链 RNA，可在患病动物或人的中枢神经细胞胞浆内增殖形成嗜酸性包涵内基小体，具有诊断价值。

丁型肝炎病毒是一种缺陷病毒，必须在其他嗜肝 DNA 病毒辅助下才能复制，核酸为单股闭合环状负链 RNA。

扫码“练一练”

（闫志勇）

第二十七章　无包膜 RNA 病毒

本章要点

1. **掌握**　脊髓灰质炎病毒、甲型肝炎病毒的生物学特征、实验室检测方法及其临床意义；轮状病毒的生物学特征、实验室检测方法；戊型肝炎病毒的实验室检测方法；戊型肝炎病毒的其主要生物学特征。

2. **熟悉**　肠道病毒属的分类及临床常见病毒的所致疾病、实验室检测方法；轮状病毒的临床意义。

3. **了解**　诺如病毒、星状病毒的生物学特征、病毒学测方法及临床意义；呼肠孤病毒科的分类；戊型肝炎病毒的临床意义。

无包膜 RNA 病毒（non - enveloped RNA virus）与包膜 RNA 病毒相比一般病毒颗粒小，较稳定，对外界因素的抵抗力相对较强；但临床常见的病毒种类较少，主要有微小 RNA 病毒科肠道病毒属的脊髓灰质炎病毒、柯萨奇病毒、埃可病毒，嗜肝 RNA 病毒属的甲型肝炎病毒，呼肠孤病毒科的轮状病毒，肝炎病毒科的戊型肝炎病毒，以及杯状病毒科诺如病毒属的诺瓦克病毒等。

扫码“学一学”

第一节　微小 RNA 病毒科

一、分类和命名

微小 RNA 病毒科（*Picornaviridae*）属于是一大类无包膜、衣壳呈 20 面体立体对称的单股正链 RNA 病毒，Picornaviruses 名称来源于“pico - rna - virus”，字面含义为小的 RNA 病毒。

微小 RNA 病毒科属于小 RNA 病毒目（*Picornavirales*），现有 41 个属，所含病毒种类众多，其分类复杂，尤其是肠病毒属（*enterovirus*）近年来变化较大。例如，甲型肝炎病毒（*Hepatitis A virus*）原为肠病毒属的肠道病毒 72 型，1993 年 ICTV 将其归为微小 RNA 病毒科的新属——肝 RNA 病毒属（*Hepatovirus*）；2008 年原鼻病毒属（*Rhinovirus*）被取消，所属病毒划归肠道病毒属。此外，以前肠道病毒属根据病毒结构、组织细胞培养特性以及对人和动物的致病性分为脊髓灰质炎病毒（*Poliovirus*，*Polio*）、柯萨奇病毒（*Coxsackievirus*）A，柯萨奇病毒 B 和 ECHO 病毒（*Echovirus*）4 个种（组）；2018 年，ICTV 根据病毒的基因组结构将其重新分为 15 个种，而原脊髓灰质炎病毒、柯萨奇病毒和 ECHO 病毒被取消，不再是分类学上病毒种的名称，这三种病毒的原各血清型交叉分散在肠道病毒 A、B 和 C 3 个种中（血清型仍沿用以前的名称）。与人类疾病有关的微小 RNA 病毒科病毒及分类情况见表 27 - 1。

表 27－1　与人类疾病有关的微小 RNA 病毒科的病毒及分类

常见致病属	常见病毒（种）	主要血清型
肠道病毒属 （*Enterovirus*）	肠道病毒 A	柯萨奇病毒：CVA2～8，CVA10，CVA12，CVA14，CVA16 肠道病毒：EVA71，EVA76，EVA89～EVA92，EVA114，EVA 119，SV19，SV43，SV46，BA13
	肠道病毒 B	柯萨奇病毒：CVB1～6，CVA9 埃可病毒：E1～E9，E11～E21，E24～E33 肠道病毒：EVB69，EVB73～75，EVB77～88，EVB93，EVB97，EVB98，EVB100，EVB101，EVB106，EVB107，EVB110，SA5
	肠道病毒 C	脊髓灰质炎病毒：PV1～3 柯萨奇病毒：CVA1，CVA11，CVA13，CVA17，CVA19～A22，CVA24 肠道病毒：EVC95，EVC96，EVC99，EVC102，EVC104～105，EVC109，EVC113，EVC116～117，EVC118
	肠道病毒 D	肠道病毒：EVD68，EVD70，EVD94，EVD111，EVD120
	肠道病毒 E～F	牛肠道病毒 A、B 组各血清型
	肠道病毒 G	猪肠道病毒 B：G1～G6，羊肠道病毒 1
	肠道病毒 H	猴肠道病毒：H1
	肠道病毒 J	猴肠道病毒：SV6 肠道病毒：EVJ103，EVJ108，EVJ112，EVJ115，EVJ121
	鼻病毒 A～C	人鼻病毒 A～C 各血清型
嗜肝 RNA 病毒属 （*Hepatovirus*）	甲型肝炎病毒	HAV 1 型
鹅口疮病毒属 （*Aphthovirus*）	口蹄疫病毒	O，A，C，南非 1～3 型，亚洲 1 型
心病毒属 （*Cardiovirus*）	脑心肌炎病毒	EMCV－1，EMCV－2
副埃可病毒属 （*Parechovirus*）	副埃可病毒 A	HPeV 1～16

二、肠道病毒属

肠道病毒属是一群与多种人类或哺乳动物疾病密切相关的 RNA 病毒，多数通过粪－口途径传播，经过消化道感染，但却很少引起这些部位的疾病。该属病毒种类繁多，现有 15 个种（组）。对人类致病较为常见的有原脊髓灰质炎病毒、柯萨奇病毒、埃可病毒及鼻病毒。由于上述病毒种名已被取消，为描述方便本书称之为群。

（一）生物学特征

肠道病毒的形态结构均较为相似，病毒呈球形，直径在 20～30nm 不等（图 27－1）。

核酸为单股正链 RNA（＋ssRNA），具有感染性；基因组由 5′非编码区（5′NCR）、开放读码框架（ORF）、3′NCR 及 polyA 尾组成。5′NCR 核酸序列高度保守，在病毒基因组的翻译过程中具有重要作用。ORF 分为 P1、P2 和 P3 三个功能区：P1 编码由 VP1、VP2 和 VP3 多肽组成的衣壳蛋白，具有抗原性，可刺激机体产生特异中和抗体；P2 和 P3 区编码多种非结构蛋白，包括具有启动病毒 RNA 复制的病毒基因组连接蛋白（viral genome－linked protein，VPg）、将多聚蛋白进行剪切加工的蛋白酶、依赖 RNA 的 RNA 多聚酶（图 27－2）等。3′NCR 位于编码区之后，后接 polyA 尾，与病毒 RNA 的稳定性有关。

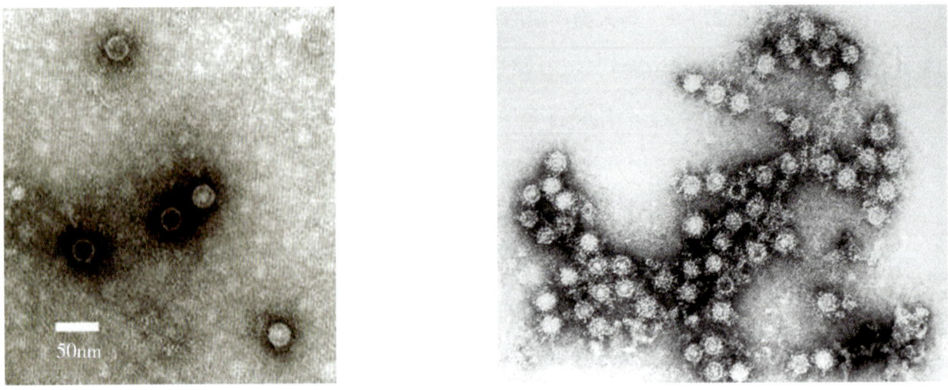

图 27－1　电镜下的脊髓灰质炎病毒（左）和柯萨奇病毒（右）

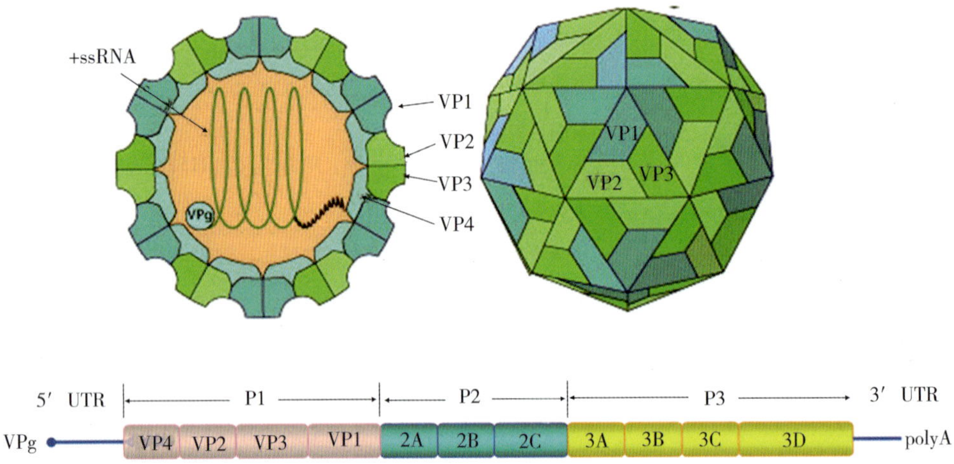

图 27－2　肠道病毒的基因结构

除柯萨奇病毒的某些血清型外，肠道病毒均可在易感细胞中增殖，并迅速产生 CPE；常用的细胞有人胚肾、人胚肺、人羊膜及猴肾细胞、HeLa、Vero 等细胞。

肠道病毒抵抗力强，耐酸（鼻病毒除外）、乙醚和去污剂，对高锰酸钾、过氧化氢等氧化剂敏感。

（二）病毒检验

1. 核酸检测　用核酸杂交、RT－PCR、real－time PCR 等技术检测病毒核酸可进行快速诊断，而利用生物芯片技术可快速分型。

2. 病毒分离培养与鉴定　将标本处理后接种至人胚肾等易感细胞中，病毒增殖后观察 CPE，并用标准血清和分型血清做中和试验，或采用免疫荧光、ELISA 等技术进行鉴定。

3. 抗体检测　脊髓灰质炎病毒、柯萨奇病毒、埃可病毒等多数肠道病毒感染机体后，早期即可检测到血清中的 IgM 抗体，有助于病毒感染的早期诊断和分型；此外，如发病早期和恢复期双份血清 IgG 抗体滴度有 4 倍以上增长也可诊断。免疫印迹试验（Wethern Blot）是诊断某些肠道病毒感染的确证试验。

（三）临床意义

1. 脊髓灰质炎病毒群　共有3个血清型（PV1～3），均属于肠道病毒C，是脊髓灰质炎的病原体，也是对人类危害最大的病毒之一。脊髓灰质炎俗称小儿麻痹症，曾在世界范围内广泛流行，是世界卫生组织推行计划免疫进行控制的重点传染病，目前通过疫苗接种已得到有效控制。

人是脊髓灰质炎病毒的唯一天然宿主，传染源为患者或无症状带毒者，夏季高发，1～5岁儿童易感。病毒经粪－口途径传播，经肠道或咽部黏膜侵入局部淋巴组织生长繁殖，7～14天潜伏期（患者多数呈隐型感染）后侵入血流形成第一次病毒血症，病毒随血扩散到全身淋巴组织及易感的神经外组织，增殖后再度入血形成第二次病毒血症；少数情况病毒可直接侵入脊髓前角灰质区，增殖并破坏运动神经元，发生神经系统感染。病毒感染后的结局取决于感染病毒株的毒力、数量、机体免疫功能状态等多种因素。90%以上感染为隐性感染；显性感染患者有轻型、非麻痹型和麻痹型3种临床表现类型。人感染该病毒后可获得牢固的型特异性免疫，主要为以抗病毒中和抗体为主的体液免疫。

2. 柯萨奇病毒群和埃可病毒群　以前柯萨奇病毒根据对乳鼠的致病作用分为A、B两组共有29个血清型，现各型已分散在肠道病毒A、B、C 3个种（组）中；而埃可病毒原有31型，现均属于肠道病毒B组。

两病毒均可通过粪－口途径传播，但也可经呼吸道或眼部黏膜感染，病毒识别的受体在组织和细胞中分布广泛，包括中枢神经系统、心、肺、胰、黏膜、皮肤及其他系统，因而引起的疾病种类复杂，轻重不一，不同病毒可引起相同的临床综合征，同一病毒也可引起多种不同的疾病（表27－2），即“一病多原、一原多症”。

3. 肠道病毒70型（EV70）　属于肠道病毒D组，可引起急性出血性结膜炎，主要通过污染的毛巾、手及游泳池水等传播，传染性强，常发生暴发流行，人群普遍易感，以成人多见。病毒感染后潜伏期短（24小时左右），发病急，主要表现为急性眼结膜炎、眼睑红肿、结膜充血、流泪，并可有脓性分泌物及结膜下出血，多数在10天内自愈，预后良好，一般无后遗症，少数发生急性腰骶部脊髓神经根炎，可使下肢瘫痪。

4. 肠道病毒71型（EV71）　属于肠道病毒A组。EV71型感染多发生于夏、秋季，10岁以下儿童多见；主要通过粪－口途径或密切接触传播，人是其目前已知的唯一宿主。病毒在咽和肠道淋巴结增殖后进入血液扩散，进一步在网状内皮细胞中增殖，最终侵犯脑膜、脊髓和皮肤等靶器官。感染后多数情况下不引起明显的临床症状，但有时也可导致被感染者出现比较严重的疾病，主要包括手足口病、无菌性脑膜炎和脑炎、疱疹性咽峡炎以及类脊髓灰质炎等疾病，患者大部分预后良好，但也有部分严重者死于并发症。

5. 鼻病毒　肠道病毒属共有3个鼻病毒种（鼻病毒A、B和C），超过100个血清型。病毒的最适生长温度为32℃，故其感染部位多发生在与外界气流接触密切的上呼吸道。鼻病毒主要通过呼吸道或接触传播，是普通感冒（common cold）重要的病原体之一，据报道约有50%的上呼吸道感染是由该病毒引起，小儿尤其易感，有的甚至1年可发生6～12次感染。鼻病毒C中的部分血清型可导致呼吸道感染的严重感染。

表 27 - 2 常见肠道病毒的致病性

临床表现	致病病毒及血清型		
	柯萨奇病毒	埃可病毒	其他肠道病毒
无菌性脑膜炎	几乎所有型	大部分型	EV70，71；脊髓灰质炎病毒 PV1，2，3
无菌性脑炎	CVB1 ~ 5	E2，6，9，19	
手足口病	CVA5，10，16		EV71
感冒	CVA21，24；CVB4，5	E4，9，11，20，25	HRV A，B，C
心肌炎、心包炎	CVA4，16；CVB1 ~ 5	E1，6，9，19	
流行性胸痛	CVA9；CVB1 ~ 5	E1，6，9	
急性结膜炎	CVA24		
疱疹性咽峡炎	CVA2 ~ 6，8，10		
新生儿全身感染	CVB1 ~ 5	E3，4，6，9，17，19	

三、嗜肝 RNA 病毒属

嗜肝 RNA 病毒属目前有甲型肝炎病毒等 9 个种。HAV 是急性甲型肝炎的病原体，只有一个血清型，但已报道有 7 个基因型。

（一）生物学特征

HAV 呈球形，直径为 27 ~ 32nm，无包膜（图 27 - 3），衣壳蛋白呈 20 面体立体对称。电镜下可见 2 种病毒颗粒：实心颗粒为成熟的病毒颗粒，由衣壳蛋白和 RNA 基因组构成，具有感染性；空心颗粒不含核酸，仅含衣壳蛋白，无感染性但有抗原性。

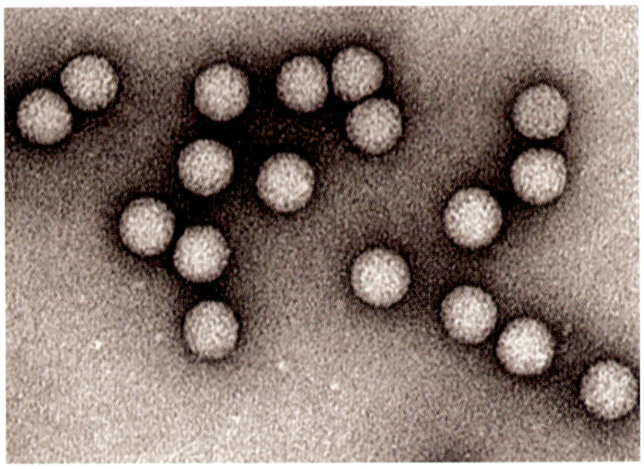

图 27 - 3 电镜下甲型肝炎病毒

HAV 基因组与肠道病毒等其他小 RNA 科病毒极为相似，衣壳呈 20 面体立体对称，无包膜。核酸为单股正链 RNA，全长约 7.5kb，基因组两端为保守的非编码区（NCR），中间为一个编码多聚蛋白的开放读码框架，由 P1、P2 和 P3 3 个功能区组成。P1 区编码 4 种结构蛋白（衣壳蛋白，VP），其中 VP1 ~ VP3 暴露于衣壳表面，包围并保护核酸，带有中和抗原位点，VP1 与病毒吸附宿主细胞有关；VP2、VP3 区编码病毒蛋白酶、依赖 RNA 的 RNA 多聚酶等非结构蛋白，与病毒的蛋白加工和核酸复制有关。

人、黑猩猩、绒猴、猕猴、恒河猴等灵长类动物对 HAV 易感。体外分离培养细胞系统包括多种原代及传代细胞株，如 Vero 细胞、传代猴肾细胞、人肝癌细胞等，但初代培养生长缓慢，且一般不引起细胞病变。

HAV 抵抗力强，耐酸碱（pH 为 2.0 ~ 10）、乙醚、干燥，对热也有一定稳定性，经 pH 1.0 溶液作用 2 天或 60℃加热 4 小时后仍具有感染性，在水源、海水及水产品中可存活数天至数月，能抵抗 2% ~ 5% 来苏和 200ppm 的有效氯达 1 小时以上，因此，处理饮用水、甲型病毒性肝炎患者的排泄物时特别注意。HAV 对紫外线敏感，85℃加热 5 分钟可完全灭活，

70% 乙醇能迅速灭活。

（二）病毒检验

HAV 虽可在培养细胞中增殖，但不引起明显的细胞病变，难以判定病毒是否增殖，故实验室诊断一般不进行病原体的分离培养，而是以血清学、病毒的抗原和核酸检测为主。

1. 形态学检查　粪便标本中病毒含量低且干扰因素多，直接电镜观察 HAV 难以在临床上常规开展。可采用免疫电镜检测患者潜伏后期或发病早期的粪便上清液与 HAV 抗体作用，观察形成的病毒 - 抗体免疫聚集物。

2. 抗原检测　患者粪便中的 HAV 抗原（HAAg）较稳定且易于检测，可采用 ELISA 法进行，但灵敏度低于 RT - PCR。

3. 核酸检测　患者在前驱期即出现病毒血症，故采用 RT - PCT 检测样本中的病毒 RNA 可用于早期诊断、确证可疑的抗 HAV IgM 检测结果。此外，还可用于基因分型。

4. 抗体检测　抗 HAV IgM 出现早、消失快，仅出现在进行甲型肝炎患者血清中，是甲型病毒性肝炎早期诊断最可靠的血清学指标；目前常用 IgM 抗体捕捉 ELISA 法检测。ELISA 或其他方法检测患者发病早期和恢复期血清中抗 HAV IgG 或总抗体的变化，有助于 HAV 感染的流行病学调查、了解个体既往感染或 HAV 疫苗接种后的效果（图 27 - 4）。抗 HAV IgA 主要存在于眼泪、唾液、尿液、乳汁等体液中，胃液中的 IgA 可排入粪便中，故检测粪便提取液中的抗 HAV IgA 可用于甲型肝炎的辅助诊断。

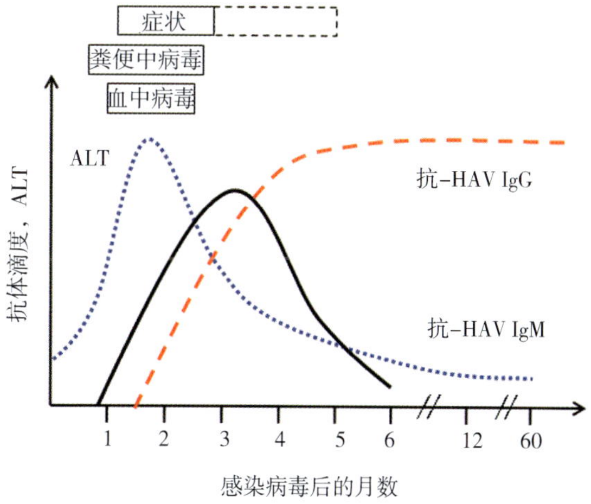

图 27 - 4　HAV 感染的临床表现与实验室检查

（三）临床意义

HAV 主要通过粪 - 口途径传播，引起急性病毒性肝炎，传染源为患者或隐性感染者。病毒由患者粪便排出体外，经污染食物、水源、海产品及食具等传播而引起暴发或散发流行，潜伏期 15 ~ 45 天，发病急，一般不转为慢性，也无携带者；除重症肝炎外，多数患者预后良好。HAV 患者潜伏末期及急性期的粪便具有传染性。感染的好发年龄段为 5 ~ 30 岁，临床表现与患者年龄、感染的病毒量有关，一般年龄越小症状越轻，3 岁以下多为隐性感染或无黄疸型肝炎，随着年龄增长症状加重，成年人多表现为急性黄疸型肝炎。HAV 感染后，机体在急性期和恢复早期出现抗 HAV IgM 抗体，在恢复后期出现抗 HAV IgG 抗体并维持终身，对 HAV 的再感染有免疫防御作用。

四、药物敏感性

目前已进入临床研究阶段的抗小 RNA 病毒药物只有普来可那立（pleconaril）一种，其机制是与微小 RNA 病毒的衣壳蛋白 VP1 结合从而阻止肠道病毒吸附与脱壳，具广谱抗微小 RNA 病毒作用。人鼻病毒的 VP1 蛋白 152 位的酪氨酸和 191 位的缬氨酸是其与普来可那立的结合位点，若其发生突变则可降低药物的敏感性。

扫码“学一学”

扫码“看一看”

第二节　呼肠孤病毒科

呼肠孤病毒科（*Reoviridae*）是由 respiratory enteric orphan virus 各取其第一个字母而来，包括许多分离自呼吸道、胃肠系统的分节段的双股 RNA 病毒，所谓“孤儿病毒（orphan virus）”则指的是当时其中很多病毒尚未发现与已知疾病相关。

一、分类和命名

呼肠孤病毒科根据其病毒粒子表面的光滑程度又划分为刺突呼肠孤病毒亚科（*Spinareovirinae*）和无刺突呼肠孤病毒亚科（*Sedoreovirinae*）2 个亚科；根据病毒的粒子形态、基因组结构、寄主范围等特征共分为 15 个属。与人类感染有关的主要是轮状病毒属（*Rotavirus*）的病毒，其次为正呼肠弧病毒属（*Orthoreovirus*）的哺乳动物正呼肠弧病毒（*mammalian Orthoreoviruses*）、科罗拉多蜱传热病毒属（*Coltivirus*）的科罗拉多蜱传热病毒（*Colorado tick fever virus*），但后两者较为少见或致病作用极轻，故本节主要介绍轮状病毒。

二、轮状病毒

轮状病毒因病毒颗粒形似轮状而得名，是婴幼儿急性胃肠炎的主要病原体，也是哺乳动物和鸟类腹泻的重要病原体。人类轮状病毒的感染是一种发病率很高的疾病，世界各地均有发生，发展中国家和地区尤为严重。轮状病毒属现有轮状病毒 A ~ I 共 9 个种，均可导致人或动物的疾病，其中人主要感染 A、B 和 C 3 种，且以轮状病毒 A 最常见。

（一）生物学特性

轮状病毒颗粒呈球形，直径为 70 ~ 80nm，无包膜，双层衣壳，20 面体对称。内衣壳的壳微粒沿着病毒体边缘呈放射状排列，形同车轮辐条，故称为轮状病毒（图 27 - 5）。轮状病毒有双壳颗粒与单壳颗粒 2 种形态，前者为成熟病毒颗粒，具有完整的外层多肽衣壳，又称 L 毒粒（light virion），具有传染性；后者因在自然条件下失去外壳，形成粗糙单壳颗粒，又称 D 毒粒（dense virion），无传染性。

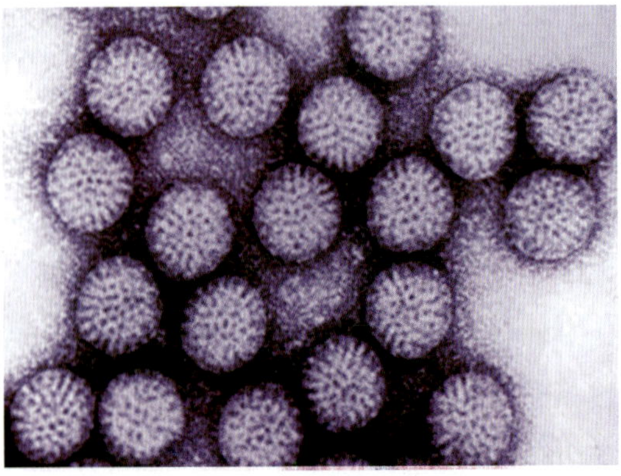

图 27 - 5　电镜下的轮状病毒

病毒体核心为双股链状 RNA，全长约 18.6kb，由 11 个长度为 660 ~ 3300bp 不等的节段（segment）组成，由于这些节段在聚丙烯酰胺凝胶电泳中的迁移率不同而形成特征性的电泳图谱（电泳型），据此可进行病毒的快速鉴定。每个 RNA 节段各含一个开放读码框架（ORF），分别编码 6 个结构蛋白（VP1 ~ 4，VP6，VP7）和 5 个非结构蛋白（NSP1 ~ 5）。VP1 ~ 3 位于病毒核心，分别为 RNA 聚合酶（RdRp）、转录酶成分和与帽形成有关的蛋白。非结构蛋白为病毒酶或调节蛋白，在病毒复制中起重要作用；VP6 位于内衣壳，具有种（组）的特异性。VP4、VP7 是中和抗原，位于外衣壳，决定病毒的血清型，根据 VP4 可分 23 个 P 型，根据 VP6 可分为 4 个 G 型；此外，VP4 为病毒的血凝素，与病毒吸附宿主易感细胞有关（图 27－6，图 27－7）。

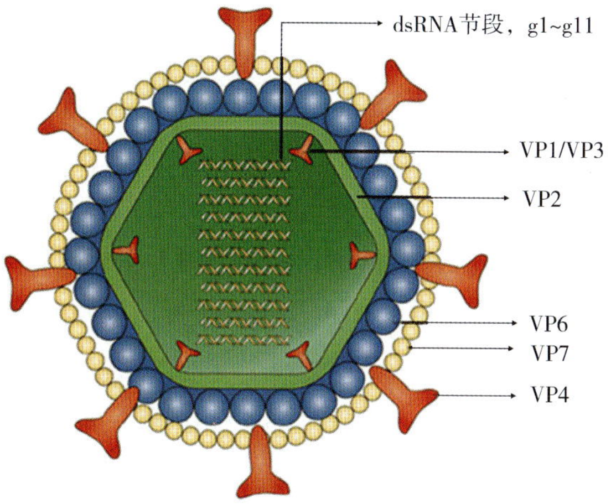

图 27－6　轮状病毒的结构模式图

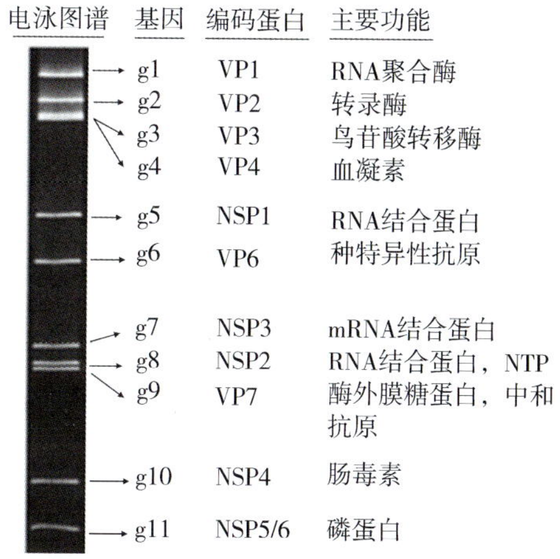

图 27－7　轮状病毒的 RNA 电泳图谱及病毒蛋白功能

轮状病毒需选恒河猴胚肾细胞、非洲绿猴肾传代细胞等用特殊的细胞株培养。病毒多肽 VP3 能限制病毒在细胞中的增殖，故培养前应先用胰酶处理病毒，以降解该多肽。

该病毒对理化因素有较强的抵抗力。耐酸、碱，在 pH 为 3.5～10.0 的环境中都具有感染性；室温传染性可保持 7 个月，经乙醚、三氯甲烷、反复冻融、超声、37℃ 1 小时等处理仍具有感染性。95% 的乙醇或 56℃加热 30 分钟可灭活病毒。

（二）病毒检验

由于轮状病毒较难培养，临床标本中病毒的分离率极低，故细胞培养一般不作为常规检测手段。

1. 形态学检查　是检测轮状病毒感染的最准确、可靠和快速的方法。采集患者水样便经磷酸钨负染在电镜下观察病毒颗粒，或用免疫电镜检查病毒－抗体复合物。

2. 核酸检测　提取标本中的病毒 RNA，用 10% 的不连续聚丙烯酰胺凝胶电泳（PAGE）后染，根据 11 个 dsRNA 节段的电泳图谱（图 27－7）进行分析判断，在临床诊断和流行病学调查中具有重要意义，但与血清型不一致。此外，也可用核酸杂交、RT－PCR、real－time PCR 及寡核苷酸基因芯片等技术进行检测和分型鉴定。

3. 免疫学检测　采用 ELISA、EIA、乳胶凝集等方法检测病毒抗原，方便快速，可以定量和分型，其敏感性和特异性高，结果稳定，故已在临床实验室广泛应用。

（三）临床意义

轮状病毒的感染呈全球性分布，A～C 组可引起人和动物腹泻，其中 A 组最为常见，是引起 6 个月至 2 岁的婴幼儿严重胃肠炎的主要病原体；B 组主要发现在中国引起成人轮状病毒腹泻，也称成人腹泻轮状病毒（adult diarrhea rotavirus，ADRV）；C 组引起散发腹泻，偶有小规模暴发流行。轮状病毒主要通过粪－口途径传播，偶可通过呼吸道传播，传染源是患者和无症状带毒者；其感染的高峰季节随地理区域不同而有所变动，在我国多发于秋季和初冬，又称“秋季腹泻”。

RV 有非常特异的细胞趋向性，在体内仅感染小肠绒毛顶端的肠上皮细胞。病毒侵入人体后，进入小肠黏膜绒毛细胞内大量增殖，造成微绒毛萎缩、脱落和细胞溶解死亡，导致吸收功能障碍，乳糖等不能被吸收而滞留在肠内，使肠黏膜与肠腔渗透压改变，导致渗透性腹泻；受损细胞脱落至肠腔从而携带释放大量病毒并随粪便排出。病毒非结构蛋白 NSP4 具有肠毒素样活性，能诱导年龄和钙离子依赖性氯离子的分泌（age - and calciumion - dependent chloride secretion），刺激腺窝细胞增生、分泌功能亢进，水和电解质分泌增加，妨碍钠和葡萄糖的吸收，导致严重腹泻。

轮状病毒胃肠炎病情差别较大，6～24 月龄小儿症状重，而较大儿童或成年人多为轻型或亚临床感染。病毒感染后潜伏期为 24～48 小时，然后突然发病，临床表现为水样泻、呕吐，伴有轻中度发热，严重时可导致脱水和电解质平衡紊乱，如不及时治疗可能危及生命，是导致婴幼儿死亡的主要原因之一；部分病例在出现消化道症状前常有上呼吸道感染症状；多数病例病程为 3～7 天，一般为自限性，可完全恢复。

第三节　其他无包膜 RNA 病毒

扫码“学一学”

一、肝炎病毒科

（一）分类和命名

肝炎病毒科（*Hepeviridae*）目前有 2 个属，致人类疾病的只有原戊型肝炎病毒属（*Hepevirus*）的戊型肝炎病毒（*hepatitis E virus*，HEV）1 种（2013 年），该病毒 2014 年被重新命名为正戊肝病毒属（*Orthohepevirus*）的正戊肝病毒 A（*Orthohepevirus A*）。戊型肝炎病毒所引发的戊型肝炎过去曾被称为“经消化道传播的非甲非乙型肝炎（non - A non - B hepatitis）”，流行广泛，主要分布于印度次大陆、非洲和南美洲的些发展中国家和地区，我国也是戊型肝炎的流行区。

（二）生物学特性

HEV 为球形颗粒，直径为 27～34nm，无包膜，20 面体对称，表面有锯齿状突起，形似杯状，故以前曾划为杯状病毒科。HEV 也有 2 种颗粒形式：实心颗粒是完整的 HEV 结构，空心颗粒为缺陷的、含不完整 HEV 基因的病毒颗粒（图 27 - 8）。

HEV 的基因组与风疹病毒较为相似，为单正链 RNA 病毒，基因组全长约 7.3kb，有 3′Poly A 尾和 3 个互相重叠的 ORF。ORF1 主要编码与病毒复制所需的依赖 RNA 的 RNA 多聚酶等非结构蛋白；ORF2 的核苷酸序列最保守，主要编码病毒衣壳蛋白；ORF3 与 ORF1 和 ORF2 有部分重叠，其产物与 HEV 的细胞结构支架及病毒特异性免疫反应有关。HEV 的基因较 HAV 变异度大，目前至少报道有 8 个基因型，其中Ⅰ～Ⅳ型均可以感染人类，我国流行的为Ⅰ型和Ⅳ型。

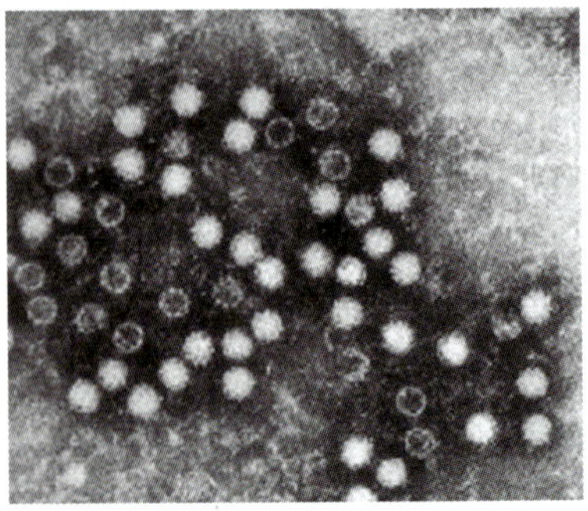

图 27 - 8　电镜下的戊型肝炎病毒

HEV 的敏感宿主包括人、灵长类动物、猪及大鼠等，常用的动物模型是黑猩猩、绒猴、恒河猴等。HEV 很不稳定，体外细胞培养不易获得成功。HEV 抵抗力较弱，对高盐、三氯甲烷、氯化铯和反复冻融等敏感，8℃～ -70℃下易裂解，对热也较 HAV 敏感，但在液氮中能长期保存。

（三）病毒检验

HEV 的感染临床很难与 HAV 区别，因此需依靠病毒学检测。HEV 培养困难，病毒分离不适于 HEV 检测，其抗原检测方法尚不成熟，因此目前病原学诊断主要依据检测患者病毒 RNA 和血清抗 HEV 抗体。

1. 形态学检查　可用直接或免疫电镜技术检查粪便中的 HEV 病毒颗粒。

2. 核酸检测　HEV 感染一般伴随数周的病毒血症和粪便排毒，因此 RNA 的检出是 HEV 现症感染的最直接证据。现在多采用 RT－PCR、套式 RT－PCR、实时荧光 PCR 等技术进行检测。

3. 免疫学检测　HEV 虽然有多种基因型，但是只有 1 个血清型。抗 HEV IgM 在患者出现临床症状时大多能检测到，在恢复期迅速消退；IgG 抗体紧随 IgM 抗体出现且浓度迅速升高，并将持续数十年。目前，HEV 抗体多采用 ELISA 法检测如急性期血清抗 HEV IgM 阳性或恢复期血清抗 HEV IgG 滴度比急性期血清高 4 倍以上，提示 HEV 感染。

一般情况下，病毒核酸、抗 HAV IgM、IgG 滴度增高这三项指标的任何一项阳性都可作为 HEV 急性感染的临床诊断依据，如同时有两项指标阳性则可确诊。

（四）临床意义

戊型肝炎病毒是全球最主要的肝炎病毒之一，也是我国成人散发性急性肝炎的主要病原。患者多数呈自限性，症状与甲型肝炎相似，但症状更重、病死率更高。HEV 主要经粪－口途径传播，易通过污染水源而导致大规模暴发流行，传播具明显季节性，多发生于雨季或洪水后；传染源为患者和亚临床感染者，猪、牛、羊等动物也可携带该病毒。HEV 主要侵犯青壮年，病毒经过消化道进入血流，进入肝细胞内复制，潜伏期为 2～9 周，平均 40 天，通过病毒直接损伤和免疫免疫病理作用引起肝细胞的炎症或坏死，临床主要表现为急性肝炎、重症肝炎和胆汁淤滞性肝炎。发病后 6 周可自然康复，不发展为慢性肝炎，病愈后可获得终身免疫。此外，孕妇感染 HEV 后病情较重，常可发生流产或死胎。

二、杯状病毒科

（一）分类和命名

杯状病毒科（*Caliciviridae*）也译为嵌杯病毒科，是一群结构简单、无包膜的单链 RNA 病毒，主要分离自人和动物体内。该科病毒由于无法进行细胞培养也未有合适的动物模型，故以前研究较少；近年来随着基因组学技术的发展，人们对其的了解才逐渐增多。杯状病毒科现有 5 个属，与人类关系密切的是诺如病毒属（*Norovirus*）的诺瓦克病毒（*Norwalk virus*，NV）和沙波病毒属（*Sapovirus*）的沙波病毒（*Sapporo virus*，SaV，又名札幌病毒）。本书以诺如病毒为代表进行简介。

（二）生物学特性

诺瓦克病毒呈圆球形（图 27－9），无包膜，直径为 28～37nm，20 面体立体对称，表面粗糙。基因组为单股正链 RNA，长约 7.5kb，有 3 个 ORF，分别编码非结构蛋白和衣壳结构蛋白。诺如病毒容易变异，根据 RNA 多聚酶区和衣壳蛋白区的核苷酸和氨基酸序列将 NVs 分为 5 个基因群/型，可以感染人的病毒主要分布于Ⅰ、Ⅱ和Ⅳ群中。诺如病毒目前尚不能在细胞或组织中培养，且缺乏合适的动物模型。病毒对外环境刺有一定的抵抗力，对酒精、热、乙醚和酸较稳定，60℃孵育 30 分钟仍有感染性，也耐受普通饮水中氯离子。

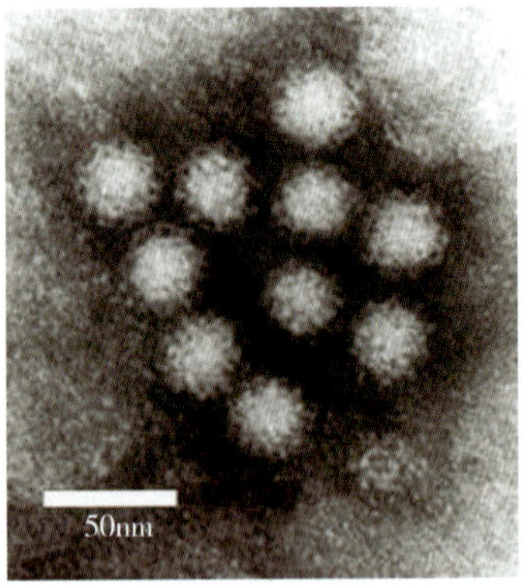

图 27-9　诺瓦克病毒的电镜照片

（三）病毒检验

由于目前人类嵌杯病毒尚不能进行体外细胞培养，且粪便中的病毒含量很低，难以获得足量的抗原以制备其诊断血清，故实验室诊断主要以电镜或免疫电镜检测粪便中的病毒颗粒为主，但敏感度较低，仅有 1/3 ~ 1/2 的标本可检测出。RT-PCR 现已广泛应用于诺如病毒的检测，尤其是多重 RT-PCR 能同时检测诺如病毒、星状病毒和轮状病毒，对流行病学研究也具有重要意义。

（四）临床意义

诺如病毒是引起急性非细菌性胃肠炎的主要病原体之一，在国外俗称为“冬季呕吐病菌（winter vomiting bug）”。该病毒在全世界范围内均有流行，全年均可发生感染，寒冷季节呈现高发，感染对象主要是大年龄组人群和学龄儿童，多在集体机构以暴发形式出现。诺如病毒在体外环境中存活力强，主要以污染的食物或水通过粪-口途径进行传播，此外接触污染的物品、手也是传播的重要途径，双壳贝类是其传播的最主要载体。病毒感染后引起小肠绒毛轻度萎缩及黏膜上皮细胞的破坏，感染后潜伏期一般 24 ~ 48 小时，发病突然，出现恶心、呕吐、腹痛、腹泻等症状，腹泻便是非血性的，无黏液，粪便多为稀水便或水样便，粪检白细胞阴性。该病毒感染一般为自限性，症状一般在 12 ~ 72 小时缓解，预后良好。

三、星状病毒科

（一）分类和命名

星状病毒科（*Astroviridae*）包括感染哺乳动物的哺乳类星状病毒属（*Mamastrovirus*）和感染禽类的禽星状病毒（*Avastrovirus*）2 个属，哺乳类星状病毒属的现有 19 个种（组），其中引起人类感染的星状病毒以前称为人类星状病毒（*Human astrovirus*），现在命名为“哺乳类星状病毒 1（*mamastroviruses* 1）”。

（二）生物学特性

病毒颗粒呈球形，直径为 28 ~ 30nm，无包膜；电镜下观察时约 10% 的病毒表面有 5 ~ 6 个角状突起，外形呈星状，有鉴定意义（图 27-10）；经细胞培养后获得的病毒颗粒直径为 41nm，其中包括 10nm 的刺突，具有感染性。病毒基因组为单股正链 RNA，长为 6.8 ~ 7.9kb，两端为非编码区，中间有 3 个重叠的 ORF，分别编码病毒的蛋白酶、RNA 聚合酶等非结构蛋白（ORF1a，1b）及 5 ~ 6 种衣壳蛋白（ORF2），根据衣壳蛋白的差异可将人类星状病毒划分为 8 个血清型。该病毒可在某些细胞（如大肠癌细胞）内增殖，并产生 CPE。

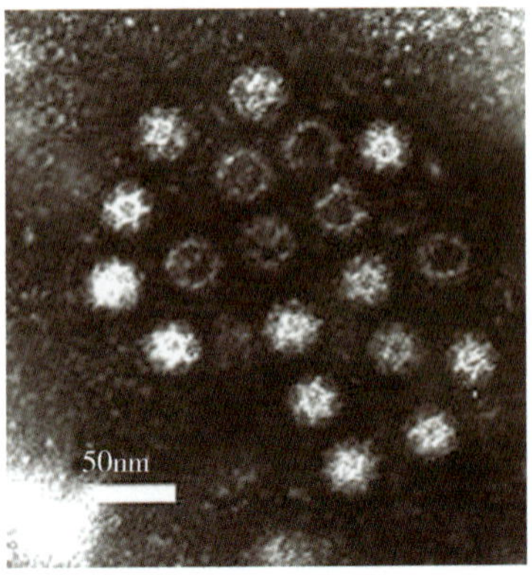

图 27-10　电镜下的负染的星状病毒

（三）病毒检验

星状病毒的实验室诊断以往主要靠利用电镜或免疫电镜直接检查粪便标本中的病毒颗粒，但敏感性差。后来多采用酶免疫技术（EIA），方法简便，特异性和敏感度高，并可进行分型研究，已广泛用于实验室检测和流行病学调查研究。近年来随着对星状病毒克隆和测序的完成，RT－PCR、基因芯片技术也已逐步用于星状病毒的检测。

（四）临床意义

哺乳类星状病毒 1 是引起婴幼儿、老年人及免疫低下者急性病毒性胃肠炎的重要病原之一。病毒经粪－口途径感染，发病以婴儿 2 岁以内居多，感染无明显季节性，既可以散发也可以暴发流行，且既可致社区感染也可致医院获得性感染。病毒主要侵犯十二指肠黏膜并大量繁殖，造成上皮细胞和绒毛细胞的损伤和死亡，使肠功能受损，同时病毒释放到肠腔中。临床表现类似于轮状病毒胃肠炎，但症状较轻；潜伏期 3～4 天，发病突然，症状包括发热、头痛、恶心、腹泻等；机体感染后可产生抗体，有牢固的保护作用。

本章小结

本章主要讲述了微小 RNA 病毒科、呼肠孤病毒科、肝炎病毒科及杯状病毒科等与人类感染有关的无包膜 RNA 病毒的分类命名、生物学特性、病毒检验及临床意义。

微小 RNA 病毒科是一大类无包膜、衣壳呈 20 面体立体对称的单股正链 RNA 病毒，种类较多，临床最为常见的是肠病毒属的多种病毒。肠道病毒形态结构均较为相似，多通过消化道传播；其中脊髓灰质炎病毒是脊髓灰质炎的病原体；柯萨奇病毒和埃可病毒引起的疾病种类复杂，呈“一病多原、一原多症”，EV70 可导致急性出血性结膜炎；EV71 和柯萨奇病毒 CVA16 等型可导致小儿手足口病。甲型肝炎病毒可引起急性病毒性肝炎，其诊断可通过检测血清中的抗 HAV IgM 抗体。

轮状病毒形似轮状，核酸为双股链状 RNA，基因组由 11 个长度不等的节段组成；A 组轮状病毒是引起婴幼儿秋季腹泻的主要病原体。其实验室检测可通过不连续聚丙烯酰胺凝胶电泳、PCR，或检测样本中的病毒抗原等进行。

戊型肝炎病毒、诺瓦克病毒和人类星状病毒的核酸均为单正链 RNA 病毒，前者是经消化道传播的非甲非乙型肝炎的病原体之一，临床很难与 HAV 区别，需依靠病毒学检测；后两者则可引起急性非细菌性胃肠炎。

（闫志勇）

扫码“练一练”

第四篇

临床标本微生物检验

临床标本微生物检验是医学微生物检验的重要临床实践。本篇以各种临床标本为单元，从常见病原微生物标本采集、检验程序与方法、结果解释及报告三节加以阐述。读者在学习前三篇的基础上，将其所学的知识综合，并进一步运用于临床。

第二十八章　临床微生物检验质量保证与生物安全

本章要点

了解　临床微生物检验质量保证的基本要求；如何做好微生物检验前、检验中及检验后的质量控制；实验室生物安全相关知识及生物安全防护措施。

临床微生物检验质量保证与实验室设施与环境、设备和试剂以及检验前中后质量控制密切相关。实验室安全一般包括生物安全、水电安全及化学试剂安全。实验室生物安全是指在从事病原微生物实验活动的实验室中避免病原微生物对工作人员和相关人员的危害、对环境的污染和对公众的伤害，本章实验室安全中主要介绍实验室生物安全。

扫码“学一学”

第一节　基本条件

临床微生物学实验室主要进行病原微生物分离、培养、鉴定等检测工作，其设计与格局应遵循安全、舒适、高效的原则，符合以下基本要求：①至少符合生物安全 2 级（BSL－2）标准；②尽可能减少病原微生物对实验室及其周围环境的污染；③有足够空间放置仪器设备，工作人员能够安全地从事质量工作和质量控制活动。

实验室安全处理标本过程中，至少应遵循以下操作规程：具有标准预防措施；使用密闭、防渗漏容器运送标本；处理标本时符合生物安全等级标准，易产生含病原体气溶胶的标本或具有潜在危险的操作在生物安全柜内进行；工作人员必要时接种疫苗，戴防护面罩。

一、设施与环境

设施和环境应与所检测病原微生物的危害程度相适应。

（一）布局

临床微生物学实验室若为独立单元，其空间应划分为实验区及非实验区。实验区必须为安全运行、清洁、维护提供足够的空间，有足够的储存空间摆放随时使用的物品；非实验区应当提供长期使用物品的储存间、存放外衣和私人物品的设施、工作人员进食和休息的场所。若为临床实验室的一部分，而非独立单元，可与其他实验室共享非实验区。

（二）设施

1. 温度、湿度、通风　保证实验室内稳定的温度和湿度，能够满足所使用仪器、试剂的需要。保持良好的自然通风，必要时配备通风设备。

2. 照明　避免阳光直射。灯光能够分区控制，以便根据需要调节光线。

3. 水槽 安装足够的水槽供染色、废物处理和洗手等所用。洗手水槽应独立设立，不可与处理标本用的水槽混用，并备洗手液，若使用肥皂洗手，应保持肥皂干燥，避免污染。

4. 工作台 工作台面大小、高度适宜，材料应光滑、致密、易清洁、易消毒、抗污染、耐用。放置重型设备的工作台足够牢固，减少震动。

5. 安全装备 配备个人防护装备，如护目镜、防护服、手套、口罩、帽子，以及必要的洗眼器、喷洗器和消防、防盗等安全设施。

6. 其他 若开展病毒培养，应设置洁净的细胞培养室，其中有操作过程中保护标本免受污染的生物安全柜或超净工作台。

二、设备和试剂

包括仪器、参考物质、质控菌株、消耗品、试剂和分析系统。

（一）配备

1. 显微镜 显微镜是观察病原微生物形态的基本设备。一般的光学显微镜即可满足常规要求。细菌检验最常使用油镜。观察细菌运动最好使用暗视野。

2. 接种器具 接种方法可分为手工法和自动化仪器法。

手工接种根据标本性状、试验目的选择吸管、移液器、接种环、接种针等接种器具。接种环直径一般为 2～4mm，可依需要自定。自动化微生物接种仪可自动完成标本接种、贴标签（记录平板类型、接种时间等）。

3. 火焰灯 用于接种器具、容器口等灭菌及消毒。火焰柱分为外焰和内焰。由于接触空气，氧气充分，温度高，消毒、灭菌时应使用外焰。常用酒精灯、煤气灯。

4. 温箱 细菌、病毒培养实验室应配备二氧化碳培养箱，或至少应具备烛缸。通常以真空干燥罐等密封容器作为烛缸。

普通细菌培养温度为 35℃ ±1℃，真菌 25～30℃，深部感染细菌 37℃生长良好。弯曲菌 43℃。培养箱内保持一定湿度。

5. 冰箱和冷藏柜 应配备 4℃、-20℃冰箱储存培养基、诊断血清、药敏纸片、菌种等。必要时，配备 -70℃超低温冰箱、液氮罐保存菌株、细胞系等。

6. 生物安全柜 为负压过滤排风柜，用于防止操作者和环境暴露于实验过程中产生的生物气溶胶。接收、处理具有生物危害或潜在生物危害的标本、培养物时，应根据所需保护的对象，选择生物安全柜类型。

7. 试剂 储藏与检测能力相适应的染液、试剂、培养基、菌种，用于病原体分离、培养、鉴定，以及质量控制。

8. 其他 压力灭菌器用于物品灭菌、废弃标本及培养物消毒。

（二）性能与使用

设备和试剂应在其性能符合检验要求的前提下使用，定期进行维护、检定、校准等。

1. 生物安全柜、压力灭菌器、卡尺、温湿度计 应定期验证、检定或校准，建议每年一次。生物安全柜位置移动、更换过滤器和内部部件维修后亦应检测性能。压力灭菌器使用中应监测灭菌效果，灭菌包外贴化学指示胶带、内置化学指示卡，定期进行生物监测。

2. 温度依赖设备 冰箱、培养箱、水浴箱等设备所使用的温度计应定期检定或与已检定温度计比对。每日记录温度及二氧化碳培养箱内的 CO_2 浓度。

3. 定量检测用的接种环、移液器、微量滴定管或自动分配器 定期核查其在使用区间内的准确性和重复性。

4. 显微镜、离心机 应定期维护。细菌检验最常使用油镜，应注意保护。使用完毕，先用含少量二甲苯的擦镜纸，再用洁净擦镜纸擦拭油镜，勿沾留二甲苯。

5. 试剂 无论购买还是自制试剂，使用前都要进行性能验证，并标注或能追溯以下信息：名称、浓度或滴度、存放条件、失效期。试剂的储存条件应遵循生产商的建议，并在标明的有效期内使用。

6. 其他 超净工作台需定期进行无菌试验。检测相关设备的性能验证应遵循生产商的建议。

三、质量管理

应制定相应文件及程序监控标本质量和检验全过程，及时发现并消除错误，采取纠正措施，达到预期的质量标准。因培训周期长，知识结构复杂、更新快，专业人员最好相对固定。

（一）内部质量控制

1. 质控物 通常是特定的病原体，以细菌检验为例，最理想的质控物是标准菌株，但临床实验室难以获得与其检测能力相应的所有标准菌株，可依次选择标准菌株、能力验证或室间质评菌株，以及其他来源的已知菌株用于质量控制。

2. 质量控制标准 以下简称为质控标准。

（1）培养基 以病原体在培养基中生长或典型生长特征为依据。以细菌为例，基础培养基质控标准为细菌生长良好，呈典型的菌落形态、溶血性等特征；营养培养基应满足营养要求高的细菌生长，选择灵敏菌种；选择性培养基应包括抑制和生长菌种。

（2）生化反应试验培养基 观察病原体生化反应特征，质控包括阳性和阴性反应菌株。结果以阳性或阴性表示。

（3）药物敏感性试验 因方法学而异。以细菌为例：特定的金黄色葡萄球菌、大肠埃希菌和铜绿假单胞菌标准菌体，分别代表临床常见的革兰阳性球菌、肠杆菌科细菌和非发酵细菌。纸片扩散法药敏试验质控标准为药物对特定标准菌株的抑菌圈直径平均值 ±2 标准差，以抑菌圈直径质控允许范围表示。稀释法药敏试验以特定标准菌株对某药物的最小抑菌浓度（MIC）与已知标准浓度比较。

（4）温度依赖设备 该类设备绝大多数时间不间断地长期运转，电压波动、仪器老化等因素影响温度的稳定性，其温度应符合相应的质量控制标准。

（5）其他 实验室宜制定人员比对程序，规定由多名专业人员实施的手工检验项目的验证方法和判断标准，定期进行工作人员比对，包括显微镜检查、培养结果判读、抑菌圈测量、结果报告。

（二）结果准确性评价

通常以参加能力验证或实验室间质量评价活动评估检验结果的准确性。检验结果准确性评价应由从事常规工作的人员使用与患者标本相同的检验方法，且检测内容与患者标本一致。禁止与其他实验室核对检测结果，对“不满意”和“不合格”的评价结果需进行分析，采取纠正措施并记录。

扫码“学一学”

第二节　检验前质量控制

一、检验申请

（一）申请单

除一般要求外，必要时说明感染类型和/或目标微生物、抗菌药物使用信息。

（二）样品采集和运送

实验室有责任对样品采集、运送技术进行培训及评估，使样品标识正确，质量和数量符合标准，满足生物安全的要求。

二、样品采集和运送管理

样品的正确采集、运送是检验结果准确、及时的基础，实验室不应接收标识错误及不合格的样品。

（一）原始样品采集手册

实验室应编写原始样品采集和运送标准化操作程序供医务人员查阅并遵行。原始样品采集手册除符合通用要求外，还应明确以下内容：①不同部位标本的采集方法；②合格的标本类型、送检次数、标本量；③明确规定需要尽快运送的标本；④合适的运送培养基；⑤延迟运送标本的保存方法及期限；⑥安全运送方法。

（二）样品运送

样品应置密闭、防渗漏容器中运送，必要时置运送培养基，如痰培养标本使用无菌广口带盖一次性容器。必要时应在特殊条件下运送，如阿米巴滋养体检查标本需保温（37℃）运送。

（三）样品接收

实验室接收的所有样品均应进行登记，并记录接收时间，拒收不合格样品。不合格样品常见于：①容器不合适或泄露；②标本类型错误或不恰当；③标本量不足；④质量不合格；⑤同一部位一天内重复送检相同检测；⑥送检时间延迟，或转送温度不合适；⑦女性宫颈、阴道、肛门隐窝标本革兰染色镜下检查淋病奈瑟菌，但这些标本用于淋病奈瑟菌培养时，为合格标本；⑧痰液、粪便（难辨梭菌培养除外）、中段尿或导尿、环境标本、支气管灌洗液、压疮溃疡（活检组织除外）、呕吐物、渗出物、胃灌洗液（婴儿除外）、口/鼻/咽/阴道或前列腺分泌物、回肠或结肠造口拭子、瘘管或肠道内容物作厌氧菌培养；⑨唾液、拭子、24 小时尿液、混合痰、甲醛溶液浸泡的组织，以及采集和处理间隔时间过长（>7 天）、量太少、自来水等污染的标本检测分枝杆菌；⑩唾液、24 小时痰液或尿液检测真菌。

由于实验室可能接触高于预期风险的标本，应采取较为保守的标本采集、运送、接收、处理方法。

扫码“学一学”

第三节 检验中质量控制

一、细菌

（一）培养基

外观良好，试管培养基湿度适宜，有明确标示及保质期。自制及购买的无质量保证标准的培养基应每批次检测相应的性能。有质量保证标准的培养基应检查产品的外观、冷冻或受热现象，有无破损、污染，按质量保证标准保存，并保存产品质量控制合格证明等文件。

（二）染色

使用中的染色剂应定期进行质控，质控周期满足行业要求。检测率低的项目，可与标本同步操作进行质控。常使用质控菌悬液作为染色的质量控制。

（三）试剂

新批号及每批次购入的试剂、纸片，如吲哚、杆菌肽、奥普托辛、X/V/XV 因子纸片等应进行质控。凝固酶、过氧化物酶、氧化酶、β - 内酰胺酶宜实验当日做阴性和阳性质控。诊断性抗血清试剂应实验当日做阴性和阳性质控。

（四）抗菌药物敏感性试验

按行业标准制定常用药敏试验方法的操作程序，包括各类病原体和/或标本的检测药物、质控标准、结果解释等。以单个菌落或纯培养物，保证菌液浓度符合检测要求。新批号和新批次药敏试验纸片、试剂或培养基使用前，以质控菌株验证。

二、分枝杆菌

（一）培养基

性能验证包括：无菌试验、用贮存培养物或与旧批号平行试验进行生长试验。使用前，注意检查培养基外观，丢弃变质的培养基。

（二）质量控制和标准化

尿液、痰液等标本必须离心浓缩后进行抗酸染色及培养。常规培养温度为 35 ~ 37℃。疑似海分枝杆菌、溃疡分枝杆菌感染的皮肤或软组织标本，或怀疑嗜血分枝杆菌感染的标本需加种培养基置 30℃培养。蟾蜍分枝杆菌置 42℃培养。

原始样品显微镜检查找抗酸杆菌推荐采用荧光染色法，最好于收到标本 24 小时内报告结果。抗酸染色宜实验当日、荧光染色宜每次进行质控。

三、真菌

（一）培养基

真菌培养基常以抗菌药物抑制细菌过度生长，而抗菌药物也可抑制某些酵母菌和双相真菌生长，因此标本需接种在含和不含抗菌药物的两种培养基。

（二）质量控制和标准化

真菌培养应分离重要的致病菌，减少污染。操作程序：①初筛，以 10% KOH、墨汁染色或吉姆萨染色进行显微镜检查；②选择合适的培养基、培养温度以及药敏试验，接种在含和不含抗菌药物的两种培养基。真菌鉴定实验室应开展玻片培养、生化反应、营养试验。否则送有条件的实验室鉴定。

经空气传播有高度传染性的微生物标本、含菌丝体的真菌必须在生物安全柜或安全罩内处理，并采取封盖等适当的安全措施，防止意外打开培养基。

四、病毒

（一）试剂

必须贮存病毒培养所需细胞株，如：人二倍体成纤维细胞及猴肾细胞检测水痘 - 带状疱疹病毒，初代猴肾细胞培养流感病毒、副流感病毒和肠道病毒等。培养基经无菌试验检测。用于细胞生长培养液的动物血清必须监测其细胞毒性。

（二）质量控制和标准化

培养时间应满足病毒生长需要，连续细胞传代时必须定期观察质控株细胞生长状况，以监测支原体污染。

实验中，记录细胞类型、传代数、细胞来源、培养基及生长状况；检测并记录培养基和稀释液的无菌试验和 pH；监测细胞病变效应，以便优化培养时间。

对定量血清试验的红细胞悬液进行检测并标准化。记录试剂或参比血清滴度，以及检测结果的实际滴度。免疫学检测时，应设阳性、阴性对照。

第四节　检验后质量控制

扫码“学一学”

一、结果报告

（一）报告单内容及报告方式

尽快报告结果，注意提高初步结果报告质量与速度。结果报告应与检验内容一致，血培养阴性结果报告宜注明培养时间。

（二）危急值的确定和报告

对患者处理具有重要意义的结果出现时，应立即通知临床医师或相关人员。血液、脑脊液及其他无菌部位来源标本的培养鉴定，宜及时分级报告。

二、菌种保存

遵照国家法令和规定，严格管理菌种，保证有效、安全使用。

质控菌株包括标准菌株、经证实的其他来源菌株。标准菌株主要来自美国典型微生物菌种保藏中心（ATCC）和英国国家典型菌种保藏中心（NCTC）。质控菌株基本特征：①形态、生理、生化及血清学特性典型且相当稳定；②对测试项目反应敏感。

（一）方法

1. 直接保存法 操作方便，但易发生变异，常用于短期保存。转种时需检查菌株特性。营养要求不高的细菌，采用半固体保存，一般2～3个月转种。特殊培养要求的细菌，根据其特性选择保存方法。

2. 快速冷冻法 大部分细菌可保存6～12个月或更长时间。方法：刮取新鲜菌落接种于含小牛血清或脱纤维绵羊血培养基制成菌悬液，置－30℃以下保存。

3. 冷冻干燥法 适用于长期保存菌种。避免频繁传代而造成菌种污染、变异或死亡。

注意事项：①避免使用含可发酵糖的培养基；②避免直接从选择性培养基、药敏试验平板挑取菌落保存；③容器应密封、安全，防止培养基干枯；④对温度敏感的细菌，不可直接置于冰箱短期保存，可用快速冷冻法长期保存。

（二）使用与管理

菌种应有专人保管，详细记录名称、编号、来源、保存日期、传代等，不得擅自处理或带出实验室。

三、检验后样本的处理

（一）保存

具流行病学价值的感染标本应在保证标本可检测性、病原体数量不变，不被污染的情况下保存，或按要求运送至参考实验室。

（二）处置

检验后标本、污染培养基等感染性废弃物最好在实验区域内消毒或去污染。

四、耐药性监测结果的统计和发布

耐药性监测是系统、连续地收集资料，定量分析，定期统计、报告抗菌药物敏感性的过程。

（一）统计方法

细菌耐药性监测最常用的统计方法是世界卫生组织推荐的可免费使用的WHONET软件，其可根据需要选择多种统计方法。

1. 基于分离菌株 此为默认方法。进行耐药性统计时，所有菌株为单一菌株，耐药率的分母为所有分离菌株总和。

2. 基于患者 统计结果分母为患者人数，分子有5种选择：①由患者分离的第一株菌；②由患者对每一抗菌药物的平均耐药结果；③由患者分离的每种抗菌药物最耐药的结果；④由患者分离的每种抗菌药物最敏感的结果；⑤计数患者的每一抗菌药物解释的结果。

3. 基于药敏试验结果 通过耐药性数据分析，发现一定时间、病区、人群、菌种、抗菌药物耐药性异常升高，或出现新的耐药表型。分析其抗菌谱，若可疑菌株抗菌谱一致，各抗菌药物抑菌圈一致，初步判断为同一克隆。

（二）结果发布

应定期发布监测结果，至少每年一次。

监测数据描述要点：①标题应说明数据采集时间、实验方法；②以表格形式呈现；③根据细菌、标本来源选择药物，标明菌株数，特殊病房单独统计等。

数据分析及描述应注意：①菌株数小于 10 株的统计结果不应报告；②不同治疗作用药物间敏感性比较意义不大，如仅用于泌尿道感染治疗的药物与所有部位分离菌治疗药物的敏感性比较；③统计第一次分离菌时，可能漏检新耐药表型细菌。

总之，微生物专业人员应认真分析检测结果，与医务人员充分交流，使其正确理解。

第五节　实验室安全

扫码“学一学”

扫码“看一看”

医学微生物学实验室是研究病原微生物的场所，所研究的对象都是具有传染危险的，有些甚至具有致命的危险。实验室工作人员通过在实验室的活动而获得的包括所有临床或亚临床表现的感染，称为实验室获得性感染。

一、实验室获得性感染的途径

最常见的途径是吸入、食入、直接接种和皮肤黏膜接触、节肢动物媒介等。

（一）经空气传播

实验室获得性感染多数是由于实验室操作或事故造成的，其中绝大多数是由于工作人员吸入了大量气溶胶，特别是对含微生物的悬液进行操作时而引起的。

（二）经口传播

实验操作中口吸吸管、传染性物质飞溅入口腔中、污染的物品或手接触口腔、在工作区进餐、饮水或吸烟等都易导致实验室感染经口传播。

（三）直接接种

偶然的针刺、碎玻璃划伤和动物咬伤均可通过直接接种引起感染。临床样本中的感染源也可通过皮肤表面的伤口进入人体造成感染。

（四）黏膜接触

感染性物质洒出或飞溅入眼、鼻、口腔黏膜；皮肤黏膜接触污染物。有一些病原体如肝炎病毒和人类免疫缺陷病毒，能够通过与黏膜（如眼结膜）直接接触进入人体。

（五）节肢动物媒体

蚊、蜱、蚤和其他体外寄生虫都是潜在的感染源，这些节肢动物可通过叮咬来感染工作人员。

二、实验室获得性感染的主要病原体

当实验室工作人员在处理大量病原微生物时，如果防护不当，极易引起感染。引起实验室感染常见的病原体有如下几种。

（一）细菌

1. 布鲁菌属　是报道最多的细菌性实验室获得性感染。实验室人员不了解其致病性和分离培养时没有在生物安全柜中操作是导致布鲁菌属感染的主要原因。

2. 鼻疽伯克霍尔德菌/假鼻疽伯克霍尔德菌 鼻疽伯克霍尔德菌是鼻疽病的病原体。鼻疽病在人体主要呈现亚临床表现和无症状携带状态，但是若一旦患病就可能有生命危险。

3. 土拉热弗朗西丝菌 也是常见病原体。多数发生在研究土拉热弗朗西丝菌的实验室工作人员身上，这可能是因为在处理标本时产生的飞溅物传播。

4. 钩端螺旋体属 由钩端螺旋体属引起的钩端螺旋体病是一种人兽共患传染病，该菌广泛寄生在哺乳动物体内。钩端螺旋体属引起的实验室获得性感染常见于从事动物实验的人员。

5. 结核分枝杆菌 结核分枝杆菌引起的实验室感染发生于实验操作的整个过程中，尤其是在操作过程中产生的结核分枝杆菌气溶胶危害最大。

6. 肠道致病菌 引起实验室感染主要是沙门菌属和志贺菌属。弧菌属、弯曲杆菌属和大肠埃希菌引起实验室感染很少见。

7. 衣原体属 鹦鹉热衣原体、沙眼衣原体和肺炎衣原体都可感染实验室人员。但以鹦鹉热衣原体和沙眼衣原体感染为主。

8. 立克次体 Q 热是引起实验室人员实验室感染最常见的立克次体病，由贝纳柯克斯体引起，另外还有斑疹伤寒立克次体、立氏立克次体的感染。

（二）病毒

血液传播病毒主要包括肝炎病毒和人类免疫缺陷病毒。其中乙型肝炎病毒、丙型肝炎病毒和人类免疫缺陷病毒引起的实验室人员感染最为常见。

（三）真菌

常引起实验室感染的有申克孢子丝菌、荚膜组织胞浆菌、厌酷球孢子菌、皮炎芽生菌。原因是实验室人员接触传染性的气溶胶、直接吸入真菌的孢子或通过皮肤伤口而感染。

（四）寄生虫

引起实验室感染的寄生虫主要有鼠弓形体、疟原虫、利什曼原虫等。

三、生物安全防护

为了减少或消除暴露于有害物质的可能性，每一个实验室人员必须进行持续性的培训以保证能够了解生物安全防护的措施。

（一）设备与设施

最基本的安全设备包括生物安全柜（biological safety cabinets，BSC）、密闭的容器、单人的防护用品，如手套、面罩和安全防护眼镜等。

1. 生物安全柜 是为操作具有潜在感染性的实验菌株或标本时，用来保护操作者本人、实验室环境以及实验材料，使其避免暴露于感染性气溶胶和溅出物而设计的。

2. 其他主要防护设备 个人防护物品如护目镜、口罩、面罩、手套、防护衣等经常在使用 BSC 的同时使用。其他还有存放具有传染性飞沫或气雾剂的容器，包括安全离心杯，可以阻止在离心过程中传染性病原体的传播。

（二）病原体危害程度评估

生物安全工作的核心是微生物的危险度评估。进行微生物危险度评估最有用的工具之一就是列出微生物的危险度等级。我国根据病原微生物的传染性、感染后对个体或者群体的危害程度，将病原微生物的危险度等级分为四类。

第一类病原微生物，是指能够引起人类或者动物非常严重疾病的微生物，以及我国尚未发现或者已经宣布消灭的微生物。

第二类病原微生物，是指能够引起人类或者动物严重疾病，比较容易直接或者间接在人与人、动物与人、动物与动物间传播的微生物。

第三类病原微生物，是指能够引起人类或者动物疾病，但一般情况下对人、动物或者环境不构成严重危害，传播风险有限，实验室感染后很少引起严重疾病，并且具备有效治疗和预防措施的微生物。

第四类病原微生物，是指在通常情况下不会引起人类或者动物疾病的微生物。

其中第一类、第二类病原微生物统称为高致病性病原微生物。

在实验室工作中，应根据危险度评估结果将病原微生物归入某一生物安全防护水平。在通过危险度评估工作来确立适当的生物安全水平时，还要考虑危险度等级以外的其他一些因素，而不应单纯根据所使用病原微生物所属的某一危险度等级来机械地确定所需的实验室生物安全水平。

（三）生物安全水平及适用范围

实验室的生物安全水平（biosafety levels，BSL）是根据实验室内实验对象的危险度评估，而采取的不同程度的生物安全防护措施，以保证实验室工作人员的安全和环境免受污染。目前分为四级。

一级生物安全防护实验室（BSL－1）是微生物的基础实验室，进行实验用的都是最低等级的污染物或安全的微生物，并且完全符合标准实验室操作。它要求在开放的台面进行，所用的微生物都是已知不会给健康人带来疾病的，如枯草芽孢杆菌等。

二级生物安全防护实验室（BSL－2）适用于对人或环境具有中等潜在危害的微生物，属于第三类病原微生物的如沙门菌属、乙型肝炎病毒等的实验操作。病原体的传播可由于偶然的摄取、皮肤及黏膜的暴露引起。进行规范的此等级的实验操作时，试剂需放在开放的台面上，特别注意戴上口罩、隔离衣、手套等个人防护用品。

三级生物安全防护实验室（BSL－3）的操作对象一般是可以经呼吸道传播的危险微生物，如结核分枝杆菌、伯氏柯克斯菌。因此，实验室需要严格的初级和次级的安全设备，包括一些特殊装置，如正确的通风系统、所有实验操作需在 BSC 中进行。

四级生物安全防护实验室（BSL－4）进行试验研究的物质是一些具有非常高危险性并且可以致命的有毒物质，可以通过空气传播，并且现今并没有有效的疫苗或者治疗方法来处理。操作人员需穿上全身保护、空气供应、正压的防护服。实验室需要建造在独立的建筑物，并设有特殊通风及污物处理系统。

（四）废物处理

1. 感染性废物　指携带病原微生物，具有引发感染性疾病传播危险的实验废弃物。其对实验人员和相关人员是重要的职业性有害物质，可能会对人类健康和生存环境造成影响。

实验室感染性废物包括：①废弃的体液、痰、粪便、分泌物等样本；②被样本污染的物品和容器；③接种病原体的培养基、鉴定管和反应板、废弃的菌悬液、细胞培养瓶等；④使用后的一次性塑料制品，如薄膜手套、工作衣、帽子、口罩、吸管等；⑤实验动物尸体。

2. 感染性废物管理程序 实验室应指定专人负责和协调感染性废物的管理；应建立废物隔离、包装、转运、保存和处置程序；建立有关废物管理培训、紧急情况处理和安全操作等程序的相应制度，并有处理的记录。

3. 感染性废物的处理 操作感染性或任何有潜在危害的废物时，必须穿戴手套和防护服。对有多种成分混合的感染废料，应按危害等级较高者处理。处理含有锐利物品的感染性废料时，应使用防刺破手套。

（1）感染性废物的隔离 实验室应严格区分感染性和非感染性废物，一旦分开后，感染性废物必须加以隔离。

（2）感染性废物的包装 所有的感染性废物都必须进行包装，并依据废物的性质及数量，选用适合的包装材料。应使用黄色聚乙烯或聚丙烯包装袋，并应有生物危害标记。包装有液体的感染性废料时，应确保容器无泄漏。

（3）感染性废物的存放 感染性废物的存放地应有“生物危害”标志，且应位于产生废物的附近。

（4）感染性废物的转运 所有运输未经处理的感染性废物的容器上都应有“生物危害”标志，并确保感染性废物的包装完好，无泄漏。

（5）感染性废物的处理方法 灭菌和焚烧是最常用的处置方法。气体灭菌、化学消毒方法也可应用。处置的主要目的是去除污染，使病原体数量减少到致病水平以下。

4. 锐利物安全处理 锐利物通常指那些能穿透皮肤的注射器、针、刀、毛细管、破损的玻璃器皿等，为机械危险废物，可造成刺破或划破伤。所有锐利物都必须放置在贴有生物危害标志的硬质、防漏、防刺破的容器内，并与其他废物分别存放。处理或转运锐利物废物应使用防刺破手套。

（五）实验室工作人员职业暴露防护和处理

职业暴露一般是指由于日常工作中的操作意外，使实验室工作人员直接接触了病原体。实验室内应尽量避免暴露事件的发生，一旦发生应立即处理。

1. 职业暴露的预防 实验室主管部门应建立职业安全管理委员会，专人负责职业安全管理，各科室建立安全监督员，保证对工作环境进行安全管理。建立工作人员健康档案并实行有效的防护措施。严格遵守技术岗位的规范操作是防止与病原体接触的重要预防措施。配备齐全的防污染资源。定期组织工作人员进行培训。

2. 职业暴露后的处理

（1）一般处理措施 发生职业暴露应立即进行处理，根据事故的情况采取相应的措施：①皮肤或黏膜污染时，用肥皂液和流水清洗污染的皮肤，被暴露的黏膜应当反复用生理盐水冲洗干净；②眼睛溅入液体后立即用冲眼设施冲洗；避免揉搓眼睛，连续冲洗至少10分钟；③皮肤破损或刺伤应当在伤口周围轻轻挤压，尽可能地挤出损伤处的血液，禁止进行伤口局部挤压，再用肥皂液和流水清洗后用75%乙醇或者0.5%碘伏进行消毒，并包扎伤口；④严重损伤或暴露时，或当感染性物质泼溅出来形成气溶胶，会造成很大危害，立即采取措施疏散工作人员，在被溅处用消毒剂浸泡处理。

（2）HIV、HBV、HCV等病毒职业暴露的药物性处理 HIV职业暴露对其暴露的级别和暴露源的病毒载量水平进行评估和确定后实施预防性用药，用药应尽早进行，最好在4小时内实施，最迟不超过24小时，即使超过24小时也应进行预防性用药。HBV职业暴露

确认后，应立即注射高效乙肝免疫球蛋白，并在第 4 周、第 12 周、6 个月时测定血清中 HBV 表面抗原、表面抗体、e 抗原、e 抗体、核心抗体。HCV 职业暴露者，在第 4 周、第 12 周、8 个月时对 HCV 病毒进行检测。

（3）登记和报告　职业暴露发生后，由科室主任及时将情况报告主管部门，应对经血液传播疾病病毒职业暴露情况进行登记。登记内容包括：发生时间、发生地点及经过；暴露方式；暴露的具体部位及损伤程度；暴露源种类和含有病毒的情况；处理方法及处理经过，是否实施预防性用药、首次用药时间、药物毒副作用及用药依从性情况；定期检测和随访。对发生的重大感染事件应立即逐级上报，采取果断措施。主管部门定期将本实验室发生的职业暴露情况进行汇总，上报疾病预防控制中心。

本章小结

本章介绍了临床微生物检验质量保证和实验室生物安全。临床微生物检验质量保证包括分析前中后各环节的质量控制；实验室生物安全是指在从事病原微生物实验活动的实验室中避免病原微生物对工作人员和相关人员的危害，对环境的污染和对公众的伤害。微生物实验室存在一定的有害物质，实验室人员应了解生物安全防护措施，能够进行自我防护。

扫码“练一练”

（刘文恩）

扫码“看一看”

扫码“学一学”

第二十九章　血液及骨髓标本

本章要点

1. **掌握**　血液及骨髓标本的采集及细菌学、真菌学检验程序与方法；血液及骨髓标本微生物检验结果解释及报告。
2. **熟悉**　血液及骨髓标本常见的病原体。
3. **了解**　血液及骨髓标本病毒学的检测方法。

正常人体内的血流中是无病原微生物的。当病原微生物通过各种途径进入血流，并通过血流造成全身播散，引起各种临床症状称为血流感染（bloodstream infection）。由细菌或真菌引起的血流感染主要是菌血症（bacteremia）和脓毒血症（pyemia）。若细菌仅短暂入血，而无临床明显的毒血症状则称为菌血症；由各种病原微生物（细菌或真菌）和毒素侵入血流所引起骤发寒战、高热、心动过速、呼吸急促、皮疹、肝脾肿大和精神神志改变等一系列严重临床症状，严重者可引起休克、弥散性血管内凝血（DIC）和多脏器功能衰竭的称为脓毒血症。由病毒感染所引起的血流感染称为病毒血症（viremia），由真菌侵入所引起的血流感染称为真菌血症（fungemia）。近年来，随着创伤性诊疗技术的广泛开展以及广谱抗生素、激素的广泛应用，血流感染的发病率有逐年增高趋势。血流感染病死率高，危害严重。因此，血流感染的控制越来越受到人们的关注。

第一节　常见病原微生物

很多细菌、真菌及病毒可以侵入血流，引起血流感染，形成菌血症、真菌血症及病毒血症。以往引起菌血症的细菌通常指通过黏膜感染的沙门菌属，近年来随着各种操作技术的开展及抗感染药物的应用，通过伤口等侵入血流的细菌或菌群失调导致的内源性感染增多，感染的病原菌种类也不断变化，肠杆菌科细菌、非发酵菌、凝固酶阴性葡萄球菌（CNS）、金黄色葡萄球菌、肠球菌属和真菌引起的血流感染发病率均增加。

厌氧菌血流感染常为复数菌感染，其中大多数感染由厌氧革兰阴性杆菌所致，尤其产黑色素普雷沃菌引起的感染多见，消化链球菌、梭菌引起的血流感染亦较常见。

真菌血症常见的病原体有白念珠菌、光滑念珠菌、近平滑念珠菌、热带念珠菌等。

一些持续感染的病毒如 HBV、HCV 等可引起病毒血症，病毒血症通常发生在病毒感染的急性期、潜伏感染的病毒的活动期等。引起血流感染的常见微生物见表 29－1。

表 29-1　血液及骨髓标本的常见微生物

细菌		真菌	病毒
金黄色葡萄球菌	肺炎克雷伯菌	白念珠菌	HCV
凝固酶阴性葡萄球菌	流感嗜血杆菌	光滑念珠菌	HBV
化脓链球菌	沙门菌属	近平滑念珠菌	HCMV
肺炎链球菌	产单核李斯特菌	热带念珠菌	HIV
脑膜炎奈瑟菌	布鲁菌		
粪肠球菌	耶尔森菌		
铜绿假单胞菌	产黑色素普雷沃菌		
鲍曼不动杆菌	消化链球菌		
大肠埃希菌	梭菌		

第二节　标本采集、检验程序与方法

扫码“学一学”

一、血液标本的细菌学检验

（一）标本采集

1. 血培养的指征　当患者发热（≥38℃）或低体温（≤36℃）时；或外周血白细胞计数超过 $10\times10^9/L$（特别是存在核左移时）；或绝对粒细胞减少（成熟中性粒细胞计数少于 $1\times10^9/L$；或合并有明显感染症状体征、伴有感染病灶存在时，就应该采血进行血培养。对于怀疑有败血症的患者应尽早进行血培养。

2. 血液标本的采集

（1）采血时间　理想的血培养应该是在患者接受抗生素治疗之前进行。应尽可能在患者寒战或发热前采集血液标本用于培养。

（2）采血部位　应行经皮外周静脉穿刺采血。应严格消毒穿刺部位的皮肤，常使用1%～2%的碘酊及70%乙醇进行皮肤消毒处理。高度怀疑有细菌感染，多次血培养阴性，不能明确感染来源时，可考虑采取骨髓标本，骨髓标本由医生采集。通过静脉留置针采血污染率高于静脉穿刺采血，因此不应采用。

（3）采血份数　对每名患者应至少从不同部位采集血培养2～3份，这样可以提高检测的阳性率。对原因不明的发热，如隐性脓肿、肠热症、布氏病，应先从不同部位采血2～3份，如果培养24～48小时后结果为阴性，再从不同部位采至少2份血培养。对怀疑亚急性感染性心内膜炎的患者，应间隔1小时，连续采集3份血培养。要同时使用需氧和厌氧培养瓶，分别注入。

（4）采血量　通常采血量应是培养基的1/5或1/10。成人患者每次最好采集10～15ml血液注入一个血培养瓶。对于新生儿及1岁以下体重低于4kg的儿童患者，一次抽血0.5～1.5ml，对于1～6岁儿童，按每年龄增加1岁，抽血量增加1ml计算。最好使用儿童专用血培养瓶。

（5）血培养瓶的使用　接种前先用70%乙醇消毒瓶塞。每部位抽出的血液分别注入需氧瓶和厌氧瓶各一瓶，同时接种厌氧培养瓶的目的是除了供厌氧菌生长外，许多兼性厌氧菌在厌氧培养瓶中生长迅速，可以比需氧培养瓶更早出现阳性报警情况。对于在进行血培养时已经开始接受抗生素治疗的患者，应使用含树脂或活性炭等能中和或吸附多种抗菌药物和其他可能抑制细菌生长的物质的培养瓶。含有聚茴香磺酸钠的培养瓶对某些细菌如脑膜炎奈瑟菌、淋病奈瑟菌、厌氧消化链球菌有抑制作用，不能用于对此类细菌的培养。目前还没有任何一种培养基能检测出血液中所有可能的致病菌，因此对于不同的可疑致病菌应采用不同的培养基。

（6）运送及处理　无论是否已注入血液标本，血液培养瓶均不应冷藏或冷冻保存。已注入了血液标本的血培养瓶应立即送到实验室。

（二）检验程序

血液标本的细菌学检验程序见图 29－1。

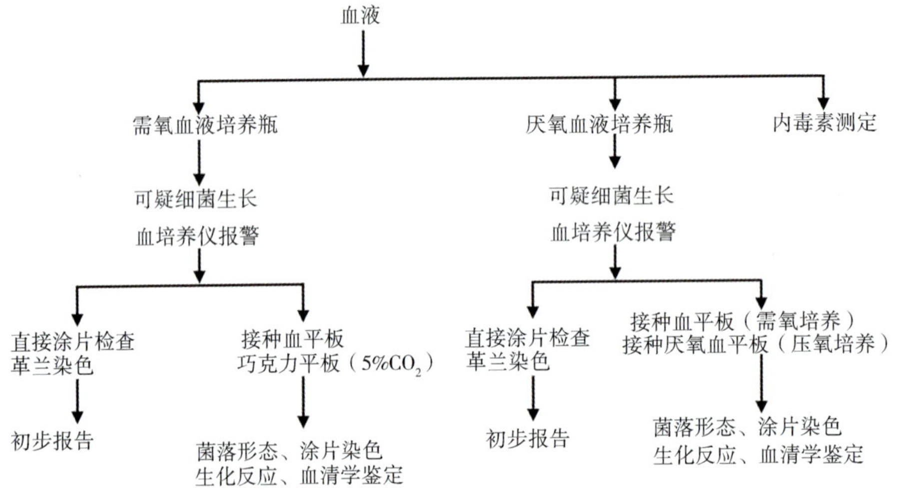

图 29－1　血液标本的细菌学检验程序

（三）检验方法

1. 手工法　将血液标本接种至增菌肉汤中，37℃孵育，每日肉眼观察一次，有生长迹象时涂片镜检和转种平板，无生长迹象则继续孵育。一般在孵育 12～18 小时和 7 天后各进行一次盲种至血平板。怀疑亚急性细菌性心内膜炎时，继续培养至 3 周以上。对于盲种后仍无细菌生长的报告阴性。人工观察敏感性低、不能实时监测，每天观察一次会延误检出时间，且容易污染，造成假阳性。

双相血培养瓶是在肉汤培养瓶中加一层琼脂平面，培养后一旦有细菌生长，即可在琼脂平面上形成菌落，可直接取菌落进行鉴定和药敏实验。优点是不需转种平板，便于观察和及时发现阳性结果。

2. 全自动法　近年来，自动化连续瓶外检测的血培养仪已逐渐在国内推广使用。全自动血培养仪的检测原理是：微生物在生长过程中消耗培养基内的营养物质产生的 CO_2，通过 CO_2感应器反映瓶内 CO_2浓度变化，以此来判断瓶内有无微生物生长。各种血培养仪相应配置了标准需氧/厌氧培养瓶、有中和抗菌药物的树脂的需氧/厌氧瓶、儿童瓶、真菌培养瓶、分枝杆菌培养瓶等多种培养瓶。细菌培养生长曲线、结果等均可在联机的计算机上显示出来。

全自动血培养仪的优点在于：①持续摇动培养；②连续非侵入性的自动检测培养瓶中

微生物的生长情况，比人工观察可提早发现微生物的存在；③检测效率高。在开始使用连续监测的自动化血培养仪时，通常要求5天培养未发现细菌生长，经盲种确认无菌生长，方可报告培养阴性。怀疑特殊细菌感染应延长时间。

3. 阳性血培养的处理及报告

（1）血培养仪报警阳性　一旦血培养仪报警阳性，就应该立即取出阳性瓶进行取样进行涂片、革兰染色、镜检。镜检结果应该及时报告临床医生，以便临床医生调整治疗方案。报告形式应该包括革兰染色情况和微生物的镜下形态，如：革兰阳性球菌，成对排列；或革兰阳性球菌，呈链状排列，甚至应该更为具体说明是呈长链还是短链。当仪器报警阳性但涂片革兰染色镜检结果为阴性时，可以考虑使用吖啶橙或钙荧光白染色。

（2）阳性血培养　对阳性血培养瓶取样涂片、染色、镜检的同时应至少转种5%羊血平板和巧克力平板等两种培养基进行培养。接种后置于温度35～37℃或在含5%～10%二氧化碳孵箱中孵育至少48小时，每天观察有无菌落生长。如果厌氧瓶阳性，还应加种厌氧血平板，在厌氧条件下孵育48～72小时，并进行耐氧试验以确认厌氧菌。必要时，根据涂片镜检结果，加种麦康凯培养基、中国蓝培养基等。

对于镜检怀疑为葡萄球菌属或肠球菌属时，考虑到耐药性检测，可以在接种普通培养基的同时，加种万古霉素和甲氧西林耐药筛选平板。

有些分枝杆菌在普通培养基中生长迅速，镜检为革兰阳性杆菌，或者染色效果不好，常常被误认为是棒状杆菌，所以有必要用快速抗酸染色进行排查。

涂片镜检和转种培养后，原阳性血培养瓶不要丢弃，应室温保存，以备初次转种无微生物生长时再次转种。

（3）菌种鉴定　根据分离细菌的特征进行鉴定至种，必要时进行分型。

（4）涂片为单种细菌　涂片证实为单种细菌时，可直接取血培养瓶中的培养液进行药敏试验，以快速取得初步药敏结果，为临床医师提供早期开展抗菌治疗的参考。待细菌鉴定后再进行确切的药敏试验结果，供临床修正用药。

4. 几种特殊类型感染的检测

（1）导管相关性血流感染（catheter－related blood stream infection，CRBSI）　静脉插管是常用的医疗手段，在插管时和插管维持期间，病原菌易定植于导管表面，随血流播散可形成严重的全身性感染。在ICU病房内携带中心静脉导管超过48小时，出现原因不明的发热或低血压的患者，儿童患者出现低体温者均应怀疑CRBSI，应及时进行血液细菌培养。

1）血培养法　在拔管前通过导管和外周静脉分别取血进行血培养。

2）拔除静脉插管的检测方法　无菌方法取拔出的静脉导管患者体内端约5cm长的导管，用无菌小镊子在血平板表明来回滚动4次，将血平板置35℃培养，在24、48、72和96小时分别观察平板上的生长情况，并进行菌落计数；或者将导管置肉汤中震摇，取定量肉汤接种，进行菌落计数。导管涂片检查的意义不大。

3）结果报告　通过导管和外周静脉采取的两瓶血培养，前者报警时间比后者早2小时，鉴定为同种细菌，则提示为导管相关性血流感染；如果两者报警时间差<2小时，鉴定为同种细菌，仍提示为导管相关性血流感染。导管培养有大于15CFU的细菌生长，应报告具体的菌名和数量；少于15CFU应报告重要的病原菌名称及数量；如果有多种皮肤表面常驻菌生长，则报告总菌落数及多种细菌生长；阴性结果报告“培养4天无细菌生长”。

（2）多重病原菌引起的血流感染　有5%～10%的血流感染由多种微生物同时引起。

在儿童中多重病原菌引起的菌血症可达到10%。在免疫缺陷患者中接近30%。合并有铜绿假单胞菌的多重菌血症致死率很高，并常见于老年患者。但不论是否合并其他微生物的感染，一旦在血培养中检出如铜绿假单胞菌、金黄色葡萄球菌、大肠埃希菌时都需要仔细鉴定并进行药敏试验。当有潜在的致病菌如凝固酶阴性葡萄球菌、芽孢杆菌、革兰阳性厌氧杆菌或短小棒状杆菌合并其他微生物检出时，应结合临床表现及血培养阳性份数确定是否为假阳性。

5. 特殊微生物的分离培养 某些微生物，如嗜泡沫嗜血杆菌、伴放线放线杆菌、人心杆菌、啮蚀艾肯菌、金杆菌和布氏杆菌生长缓慢，通常需要更长的孵育时间。而应用全自动血培养系统基本都能在常规的程序和培养时间内检出。但是如果高度怀疑有血流感染，而5天内仪器未报警，应适当延长孵育时间。军团菌、分枝杆菌、脑膜炎奈瑟菌及淋病奈瑟菌在加有SPS的培养基中不能生长，应考虑使用其他方法如溶解离心法等技术。

6. 内毒素测定 革兰阴性细菌感染时可在血液中释放内毒素，可以通过鲎试验检测血液中内毒素的量，来辅助诊断。

二、血液标本的真菌学检验

（一）标本采集

与细菌学的采集方法基本一致，由于侵袭性真菌感染的临床表现缺乏特异性，因此对于符合中华医学会的侵袭性真菌感染的诊断标准的患者均应尽早采集标本进行病原学检查。

（二）检验程序

血液标本的真菌学检验程序见图29－2。

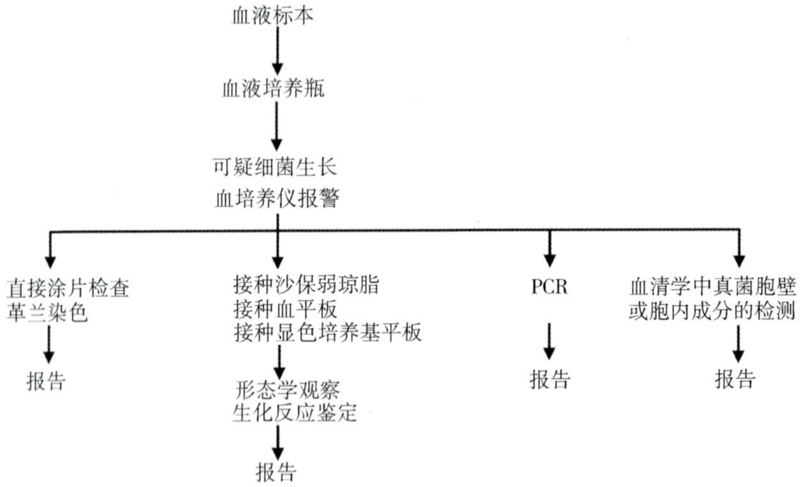

图29－2 血液标本的真菌学检验程序

（三）检测方法

1. 分离培养和鉴定 疑似阳性的培养瓶应进行涂片革兰染色检查，发现有真菌孢子应立即报告临床。同时移种沙氏琼脂，置37℃和25℃进行孵育24～48小时后观察菌落形态。将分离的真菌进行特异性的代谢试验，包括糖同化和糖发酵试验。

2. 显色培养基 报警阳性的培养瓶接种酵母菌显色培养基可以在24小时得到大致的菌

株鉴定结果，缩短报告时间。

3. 血清学中真菌胞壁或胞内成分的检测

（1）β－葡聚糖　β－葡聚糖可特异性激活自鲎变形细胞溶解产物提取的G因子，从而旁路激活鲎试验，此过程称为G试验。β－葡聚糖广泛存在于真菌细胞壁中，占其干燥重量的80%～90%。当真菌进入人体血液或深部组织后，经吞噬细胞的吞噬、消化等处理后，β－葡聚糖可从胞壁中释放出来，从而使血液及尿、脑脊液、腹水、胸水等其他体液中含量增高。当真菌在体内含量减少时，机体免疫可迅速清除之。而在浅部真菌感染中，β－葡聚糖未被释放出来，故其在体液中的量不增高。不同的真菌，β－葡聚糖水平也不同。如假丝酵母菌感染者血清平均值为755pg/ml；曲霉感染者为1103pg/ml；镰刀霉感染者为1652pg/ml；接合菌（毛霉、根霉）细胞壁不产β－葡聚糖，感染的患者血清中为0；隐球菌细胞壁外有荚膜包裹，因此不易检测到细胞壁上的抗原。由于深部真菌感染的严重程度常常与血浆多糖的升高水平一致，故可将G试验应用于深部真菌感染的诊断。

（2）烯醇化酶　又称为2－磷酸－D－甘油盐水解酶，是糖酵解所必需的胞内酶。白念珠菌中含量丰富。白念珠菌深部感染时大量释放烯醇化酶，而寄生在浅表部位的白念珠菌一般不会释放该酶，该酶在体内清除较快。具有很强的抗原性，也可通过监测患者血清中抗烯醇化酶抗体及抗体滴度的动态变化辅助诊断。

4. 分子生物学手段　应用PCR技术针对18S rRNA、ITS、P450、5S rRNA、gp43和26SITS等目的片段进行检测。

三、血液标本的病毒学检验

（一）标本采集

尽早采集5ml抗凝静脉血。

（二）检验程序

血液标本的病毒学检验程序见图29－3。

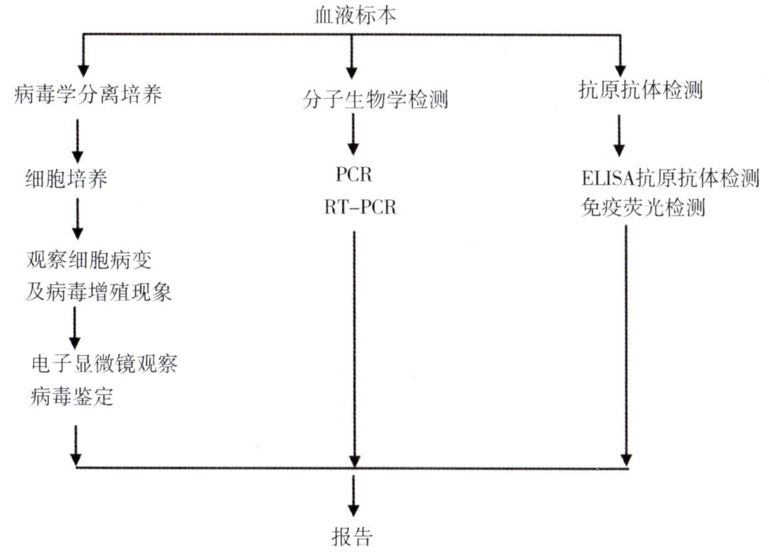

图29－3　血液标本的病毒学检验程序

（三）检测方法

1. 病毒分离与鉴定 参见第八章病毒检验基本技术及第二十四至二十七章。根据可疑病毒种类选择敏感的细胞株进行分离。

2. 分子生物学检测 采用PCR技术或实时荧光定量PCR技术对DNA病毒的特定基因进行扩增，可实行定性和定量诊断；采用逆转录PCR技术对RNA病毒的特定基因进行扩增进行诊断。

3. 抗原抗体检测 采用ELISA及免疫荧光等技术检测病毒抗原及抗体。

第三节 结果解释及报告

扫码“学一学”

1. 阳性血培养 血液及骨髓标本不直接进行涂片检查，但当仪器报警阳性或血培养瓶内有细菌生长信号时，涂片染色镜检的结果是临床微生物学检测的重要危急值，实验室应将此结果即刻通知临床医护人员。

当对所转种的病原菌完成了鉴定及标准化的药敏试验后，实验室发出最终报告。报告的内容应包括鉴定到种的微生物名称、培养瓶在仪器中的孵育时间、血培养瓶的类型、患者送检血培养的份数及阳性份数。同时还应加入一些相关信息：如瓶子放入仪器前延误的时间、培养瓶中注入的血液量。

2. 阴性培养标本 如培养一定时间后（如5天或7天）仍无微生物生长，仪器未予报警，则应取出培养瓶，经盲种后证实无细菌生长，报告“培养5天（7天），未见细菌生长”。

3. 血培养的假阳性问题 目前尚缺乏菌血症诊断的“金标准”，因此区分真正的致病菌和污染菌有时是很难的。皮肤除菌（消毒）、静脉穿刺过程中的无菌操作是避免污染的重要环节。常见的污染菌有：凝固酶阴性葡萄球菌、芽孢杆菌属（除外炭疽杆菌）、棒状杆菌属、丙酸杆菌属、草绿色链球菌、气球菌、微球菌等。这些菌在一定条件下仍能引起严重的感染，因此如从2份或2份以上血培养中分离到同一种细菌，也应结合临床表现，作出是否为病原菌的诊断。尤其是凝固酶阴性葡萄球菌既存在于人体皮肤，也可以在侵入性医疗装置上形成生物被膜，因此既是血培养最常见的污染菌，也是首要的导管相关性败血症的病原菌。

如果怀疑为污染菌，可向临床报告为：“该菌株可能为采样时皮肤污染微生物。如果需要进一步检测请与微生物科联系”。对于怀疑为污染的菌株，应该保存该患者所有的分离菌株以备后续的血培养中再次分离出该菌时进行进一步研究；在这种情况下，应该对前后的分离菌株都进行详细的鉴定和药敏试验。

本章小结

正常人体内的血流中是无病原微生物的。当病原微生物通过各种途径进入血流，并通过血流造成全身播散，引起各种临床症状称为血流感染。选择合适时机采集血液（或骨髓）标本，不同部位采集可降低错误的污染报告，适量的标本量、同时接种需氧和厌氧瓶可提高阳性率及阳性报警时间。发现阳性应进行分级报告，及时涂片、转种多种培养基，鉴定，必要时直接做药敏试验供临床参考。真菌的检验程序与细菌基本一致，也可通过检查血液中的真菌细胞成分辅助诊断。病毒学检验科通过病毒分离、分子生物学检测和抗原抗体检测进行诊断。

（李向阳）

扫码“练一练”

第三十章 脑脊液标本

本章要点

1. 掌握 脑脊液标本微生物检验标本采集、检验程序与方法；脑脊液标本微生物检验结果解释及报告。

2. 熟悉 脑脊液标本常见病原微生物。

脑脊液（cerebrospinal fluid，CSF）是中枢神经系统感染病原学检测的常用标本。脑脊液是存在于脑室及蛛网膜下隙内的一种无色透明液体，约70%由脑室的脉络丛主动分泌和超滤的联合过程形成；约30%由大脑和脊髓的细胞间隙形成。形成的脑脊液经第三、第四脑室进入小脑延髓池，分布于蛛网膜下隙。一般而言，中枢神经系统的周围不仅有坚固的骨骼保护，还有特殊的毛细血管循环供养，因此微生物难以侵入，但脑和脊髓一旦受到感染则后果严重，患者即使免于死亡，也可能遗留神经性损伤。细菌、真菌及病毒均可引起中枢神经系统感染。快速的鉴别诊断与早期治疗有助于降低疾病的死亡率和致残率。

扫码“学一学”

第一节 常见病原微生物

脑脊液标本常见的病原微生物见表30－1。

表30－1 脑脊液标本中常见病原微生物

细菌	病毒	真菌
脑膜炎奈瑟菌	单纯疱疹病毒	白念珠菌
肺炎链球菌		新型隐球菌
葡萄球菌属细菌	水痘－带状疱疹病毒	曲霉菌
流感嗜血杆菌	乙型脑炎病毒	
无乳链球菌	柯萨奇病毒	
布鲁菌	埃可病毒	
大肠埃希菌	新型肠道病毒70、71	
黄杆菌属细菌	腮腺炎病毒	
产单核细胞李斯特菌	麻疹病毒	
结核分枝杆菌	淋巴细胞脉络丛脑膜炎病毒	
星形诺卡菌	狂犬病毒	
苍白密螺旋体	朊粒	

第二节　标本采集、检验程序与方法

扫码“学一学”

扫码“看一看”

一、脑脊液标本细菌学、真菌学检验

（一）标本采集

1. 采集方法　一般采用腰椎穿刺术无菌采集脑脊液标本，用碘伏进行局部皮肤消毒，在第三、四腰椎或第四、五腰椎间隙插入带有管芯针的空针，进针至蛛网膜间隙，拔去管芯针，收集脑脊液5～10ml，分装于3支无菌小瓶中立即送检。取第二支或最混浊的1支做微生物学检查。特殊情况下可采用小脑延髓池或脑室穿刺术。

2. 采集量　脑脊液量应≥5ml。

3. 注意事项　要立即送检、检验，一般不能超过1小时。因放置过久，其性质可能发生改变，影响检验结果；避免凝固和混入血液；做脑脊液培养时应同时采集患者血液标本进行血培养；培养脑膜炎奈瑟菌、流感嗜血杆菌等苛养菌时，标本应在35℃条件下保温送检，不可置于冰箱保存。

（二）检验程序

脑脊液标本细菌学、真菌学的检验程序见图30－1。

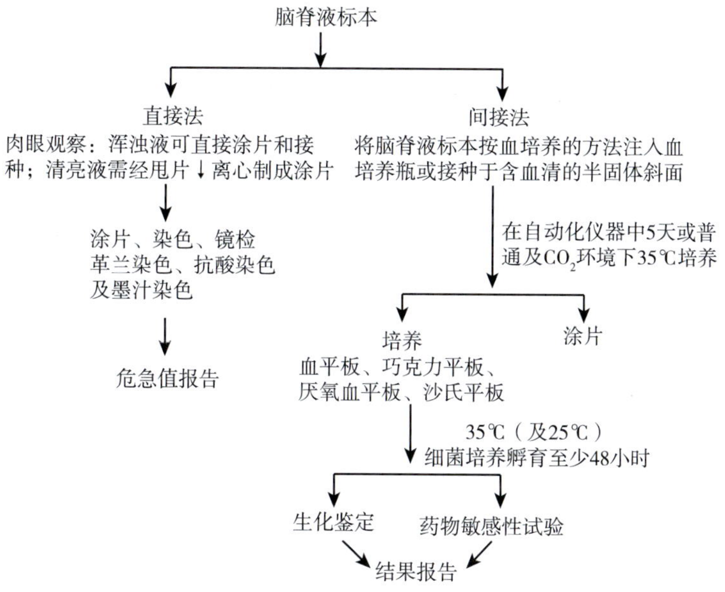

图30－1　脑脊液标本的细菌学、真菌学检验程序

（三）检验方法

1. 直接显微镜检查　脑脊液标本的直接显微镜检查对临床诊断和检验具有重要意义。首先应观察脑脊液的外观，除结核性脑膜炎和无菌性脑膜炎外，其他细菌引起的化脓性脑膜炎的脑脊液都明显浑浊，抗菌药物治疗后可轻微浑浊或无色透明，根据不同染色方法的形态特征初步报告。

（1）革兰染色　革兰染色显微镜检查是脑脊液微生物学检验第一步，浑浊或呈脓性的脑脊液可直接涂片染色镜检，无色透明的脑脊液应3000r/min离心10~15分钟后，取沉淀涂片革兰染色镜检，根据细菌形态和染色特性可初步提示感染细菌的种类。未经治疗的急性细菌性脑膜炎患者，经革兰染色80%左右可观察到细菌，若患者检查前已接受过抗生素治疗，则观察到细菌的比例下降为60%。

（2）抗酸染色或金胺“O”染色　脑脊液标本3000r/min离心30分钟，取沉淀物涂片，抗酸染色或金胺“O”荧光染色镜检。在油镜下仔细检查整个涂片或观察至少300个视野，在蓝色背景下找红色杆菌，或荧光显微镜检查在黑色背景中找亮黄色菌体。结核性脑膜炎患者脑脊液标本蛋白含量显著升高，取该标本5~10ml离心取沉淀，进行抗酸染色镜检，可提高阳性率。

（3）墨汁染色　脑脊液标本3000r/min离心10~15分钟，取沉淀物做墨汁负染色，显微镜下观察黑色背景中有无透亮的菌体和宽厚荚膜。

直接涂片染色不易见假念珠菌及曲霉菌的菌丝与孢子。

2. 分离培养与鉴定　主要适用于脑膜炎奈瑟菌、链球菌、葡萄球菌、大肠埃希菌、流感嗜血杆菌等的分离培养，同时应重视真菌和厌氧菌的培养。血平板和巧克力平板是最基本培养基。巧克力平板需放入二氧化碳环境中，有利于检出脑膜炎奈瑟菌、肺炎链球菌及流感嗜血杆菌等。为了分离鉴别革兰阴性杆菌可接种中国蓝平板。如果培养及时，一般需氧培养的阳性率约为80%。若培养之前使用过抗生素，则病原菌较难培养出来。在脑脊液培养中还应注意防止污染。

（1）疑似为化脓性球菌感染者　将脑脊液标本于接种巧克力平板和血平板，5%~10% CO_2环境下35℃培养18~24小时，挑取可疑菌落涂片染色镜检，进一步采用全自动鉴定系统、MALDI-TOF-MS质谱系统或生化、血清学试验等进行鉴定。

（2）疑似为嗜血杆菌感染者　将脑脊液标本接种于巧克力平板和血平板，5%~10% CO_2环境下35℃培养18~24小时，根据菌落形态、菌体形态及各种嗜血杆菌对生长因子的不同需求，进一步做生化试验、血清学试验等鉴定。

（3）疑似为结核性脑膜炎患者　将脑脊液标本接种于罗氏培养基5%~10% CO_2环境下35℃培养，第一周每三日观察一次，以后每周观察一次，直至第八周。将脑脊液标本接种于BD 960分枝杆菌液体培养系统或血培养分枝杆菌培养瓶能提高阳性率并加快阳性检出时间。将疑似菌落做抗酸染色确认、免疫学及核酸检测。结核分枝杆菌生长缓慢，培养时间长，需观察6~8周仍无菌落生长可报告阴性。结核分枝杆菌培养第一次敏感性约为50%，连续多次培养能提高阳性率。

（4）其他细菌感染　依照常规细菌学鉴定程序，选择接种增菌培养基、血平板及麦康凯平板，观察菌落形态并进行鉴定和血清学试验。

（5）疑似真菌感染　可将脑脊液接种抗生素的沙氏培养基及血琼脂培养基上，分别在室温及35℃培养2~3天，观察菌落特点，进一步采用全自动鉴定系统、MALDI-TOF-MS质谱系统或生化、血清学试验等进行鉴定。

脑脊液标本直接涂片为阳性结果，可采用脑脊液离心沉淀物直接做药敏试验，并将结果报告给临床。培养阳性的标本需做药物敏感性试验，具体方法和内容参见相关章节。

3. 免疫学检测

（1）神经性梅毒的检测　神经性梅毒的诊断首选脑脊液密螺旋体荧光抗体吸收试验（FTA-ABC），其敏感度、特异性均很高。次选性病研究实验玻片试验（VDRL），其敏感

性较差，而特异性较高。如果患者脑脊液测定 FTA - ABC 阳性而 VDRL 试验阴性时，应结合患者神经系统体征加以综合判断。

（2）结核性脑膜炎的检测　中枢神经系统受到结核菌抗原刺激时能产生特异性抗结核抗体。目前认为最简便、敏感性又高的是 ELISA 法。用此法测定结核性脑膜炎患者血清及脑脊液中抗结核菌纯化蛋白衍生物或抗结核分枝杆菌抗原成分等特异性 IgG 抗体，如果脑脊液中抗体水平也高于自身血清，这对结核性脑膜炎的诊断及鉴别有价值。

4. 核酸检测　PCR 法可快速检测脑脊液中结核分枝杆菌，是目前最敏感的方法，但影响因素很多，也可能因污染而出现假阳性，因此应结合临床情况及其他检查做出判断。

二、脑脊液标本病毒学检验

（一）标本采集

依临床资料和有关资料判断可能感染的病毒，并以此决定采集何种标本为宜，如病毒性脑膜炎和脑炎，一般多采集脑脊液。如疑似单纯疱疹病毒感染，宜采集脑组织标本；虫媒病毒感染应采集血液和脑组织。做病毒检验的脑脊液标本应放置冰块送检，可在 4℃ 放置 72 小时。

（二）检验方法

脑脊液标本病毒学检验包括直接显微镜检查、病毒的分离培养、核酸检测及病理检查等。

1. 直接显微镜检查

（1）光镜　敏感细胞被病毒感染后会出现 CPE，表现为细胞内颗粒增多、圆缩、聚集或融合，有的可形成包涵体，最后出现细胞溶解、脱落、死亡等。不同病毒的 CPE 特征不同，可据此判断感染病毒的种类。

（2）电镜和免疫电镜　电镜不仅能观察病毒的形态特征，还可测量病毒的大小。含有高滴度病毒标本，可直接在电镜下观察病毒颗粒，低浓度病毒标本应用免疫电镜技术观察。

2. 分离培养　培养出病毒可确诊，但此项检测费时、费力、要求技术条件高，医院临床实验室很少开展。常用的病毒分离方法包括动物接种、鸡胚培养及组织细胞培养。

3. 核酸检测　用基因扩增技术检测脑脊液中各种病毒核酸，有极高的敏感性和特异性，用于早期诊断。

4. 病理检查　可对脑组织标本进行培养、病理学及电镜检查，如有条件还应做免疫荧光或免疫过氧化物酶染色检查。

第三节　结果解释及报告

扫码“学一学”

正常脑脊液是无菌的，如发现有病原菌，通常提示存在感染。应将脑脊液直接涂片结果和阳性培养结果作为危急值立刻通知临床医护人员。

一、细菌学、真菌学检验

1. 涂片报告　脑脊液直接涂片、染色及镜下观察后，根据细菌形态特征，报告“找到革兰阳性或阴性球菌或杆菌”，若发现以下特殊形态者，可初步判断并报告病原菌的种类：

①革兰染色阴性、凹面相对的球菌，位于细胞内或细胞外，可报告“找到革兰阴性双球菌，形似脑膜炎奈瑟菌”；②革兰染色阳性球菌、菌体周围有明显荚膜，排列呈矛头状或单个或短链状，可报告“找到革兰阳性双球菌，形似肺炎链球菌”；③革兰染色阴性、多形性、菌体大小不一，有杆状或丝状的细菌，可报告“找到革兰阴性杆菌，形似流感嗜血杆菌”；④革兰染色阳性小杆菌，规则、单独或呈 V 形排列，出现于大量单核细胞之间者，可报告“找到革兰阳性杆菌，形似产单核李斯特菌”；⑤抗酸染色阳性、杆状，单个或呈点状或聚集，可报告“找到抗酸杆菌”；⑥墨汁染色，在黑色背景中，见到菌体周围有透明的荚膜，似一晕轮，或见到出芽的酵母菌，可报告“找到隐球菌”。新型隐球菌，特别是荚膜狭窄者易与白细胞相混淆，可用 0.1% 甲苯胺蓝染色法加以区别：新型隐球菌的菌体呈红色圆球状，荚膜不着色，白细胞染色成深蓝色。

2. 阳性培养报告 根据鉴定结果，发出确定报告。对金黄色葡萄球菌、肺炎链球菌、肠杆菌科细菌、非发酵革兰阴性杆菌和肠球菌进行药敏试验。对产单核李斯特菌，无乳链球菌和脑膜炎奈瑟菌一般不做药敏试验。

3. 阴性培养报告 细菌培养孵育至少 72 小时，血培养瓶在自动化仪器中至少放 5 天，若在罗 - 琴培养基上培养结核分枝杆菌，应培养 8 周。如无菌落生长，可报告“培养 × 天无细菌（或真菌或结核分枝杆菌）生长”。

二、病毒学检验

1. 直接显微镜检查报告 在脑组织活检标本中可发现病毒或嗜酸性包涵体。不同病毒的 CPE 特征不同，依临床资料和有关资料判断可能感染的病毒，可据此判断感染病毒的种类。发现以下特殊形态者，可初步判断并报告病原体的种类：检测 Negri 小体诊断为狂犬病病毒感染；找到核内嗜酸性包涵体，包涵体周围有一晕圈。其结果呈小管状和小球状结构，小球状的病毒粒子偶尔也见于细胞浆内，可诊断为亚急性硬化性全脑炎。有条件的实验室可以开展电镜和免疫电镜检测。电镜不仅能观察病毒的形态特征，还可测量病毒的大小。如直接荧光抗体法（DFA）用于检测脑组织中狂犬病抗原。亚急性硬化性全脑炎患者脑组织荧光素标记抗体方法检测有麻疹抗原存在。

2. 免疫学检查 包括免疫荧光法、ELISA 等用于发病初期患者血液和 CSF 中的病毒抗原或抗体。如怀疑乙脑患者检测患者血液和 CSF 中乙脑病毒抗原检测具有早期诊断的意义。HSV 引起的脑炎难以诊断，快速诊断检测 CSF 中 HSV 抗原具有早期诊断的意义。也可以检测 CSF 中 HSV - IgG 可诊断为性 HSV 脑炎。值得注意的是由于 IgG 的产生需要几周的时间，因此对于病毒的早期诊断和治疗其意义不大。埃可病毒可从粪便、咽拭子以及 CSF 中获得用人或猴肾细胞分离病毒，应用中和试验或血细胞凝集抑制试验进行病毒分型。肠道病毒 70、71 感染神经系统后难以分离，只有依靠血清学试验方法进行诊断。

本章小结

脑脊液是中枢神经系统感染病原学检测的常用标本。无菌收集脑脊液 5 ~ 10ml，分装于 3 支无菌小瓶中立即送检。取第二支或最混浊的 1 支做微生物学检查。脑脊液标本的直接显微镜检查对临床诊断和检验具有重要意义。分离培养与鉴定主要适用于脑膜炎奈瑟菌、链球菌、葡萄球菌、大肠埃希菌、流感嗜血杆菌等，同时应重视真菌和厌氧菌的培养。脑脊液标本病毒学检验包括直接显微镜检查、病毒的分离培养、核酸检测及病理检查等。

（李　敏　张宸豪）

扫码“练一练”

第三十一章　体液标本

扫码"看一看"

本章要点

1. **掌握**　体液标本的细菌学、真菌学检验标本的采集、检验程序与方法；体液标本的细菌学、真菌学检验结果解释及报告。
2. **熟悉**　体液标本检验常见病原微生物。
3. **了解**　体液标本的种类。

体液标本是指除血液、骨髓和脑脊液以外的心包液、关节液、胸水、腹水、羊膜液及后穹窿穿刺液。健康个体的体液是无菌的，采集体液标本应严格遵循无菌操作，避免体表正常菌群的污染。

扫码"学一学"

第一节　常见病原微生物

体液标本常见病原微生物来自机体不同的组织器官，体液微生物诊断方法及标本的采集因感染部位不同而异，一种微生物可引起不同的组织器官病变，一个器官亦可由不同的微生物引起感染。即同一份标本可能检获有不同的病原微生物，不同的标本亦可检获相同的病原微生物。临床常见病原微生物见表 31－1。

表 31－1　临床感染体液标本常见微生物

革兰阳性细菌	革兰阴性细菌	真菌
金黄色葡萄球菌	大肠埃希菌	白念珠菌
A 群链球菌	产气肠杆菌	近平滑念珠菌
肺炎链球菌	肺炎克雷伯菌	热带念珠菌
草绿色链球菌	产碱杆菌	都柏林念珠菌
肠球菌	铜绿假单胞菌	
厌氧链球菌	不动杆菌	
星形诺卡菌	嗜血杆菌	
红斑丹毒丝菌	枸橼酸杆菌	
结核分枝杆菌		

扫码"学一学"

第二节　体液标本采集、检验程序与方法

一、标本采集与运送

人体体表及与体表相通的腔道正常情况下寄居大量微生物，故标本采集必须严格无菌

操作，首先用碘酊或洗必泰消毒皮肤，经皮穿刺或外科手术获取标本，尽可能取得足够多的样本，避免拭子蘸取后送检。一是要注明标本类型，如“胸水”“腹水”或“关节液”，而不能写成“穿刺液”。尽量不使用外科引流液进行细菌学检查，因引流过程中标本可能受污染影响到标本质量。二是穿刺获得的体液标本可直接注入血培养瓶，为提高病原体的检出率，可同时采用需氧瓶和厌氧瓶，特别是羊膜液和后穹窿穿刺液应进行厌氧培养。送检的体液标本应在1ml以上，15分钟内运送至实验室，标本在室温保存不能超过24小时。三是心包穿刺液及需要进行真菌培养的标本应保存于4℃且不超过24小时。对于肠道穿孔的腹腔液体标本可经穿刺取样。羊膜液和后穹隆穿刺液应当在厌氧条件下转运，推荐使用厌氧培养瓶床边接种标本。

二、检验程序

体液标本的检验程序见图31－1。

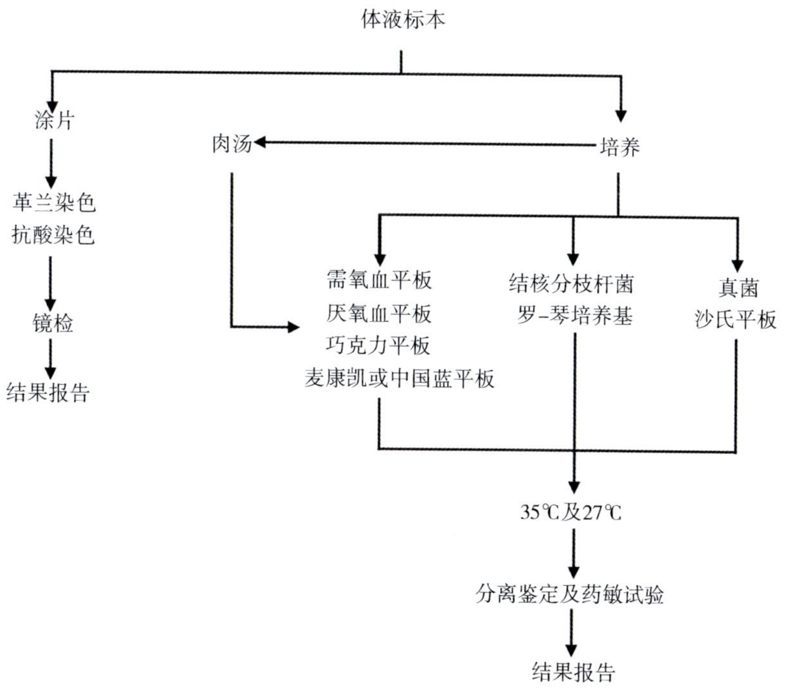

图31－1　体液标本检验操作程序图

三、检验方法

1. 涂片与染色　脓性、血性体液，可直接制备均匀的薄涂片，根据不同细菌选择作革兰染色或/和抗酸染色镜检。清亮的体液标本需用细胞离心机离心后制成涂片，或取大于1ml的液体在普通离心机经3000r/min离心15分钟后，去除上层液体，剩余约1ml液体，充分混匀后制备涂片。羊膜液和后穹隆穿刺液直接涂片革兰染色镜检，其他体液标本应该使用细胞离心机离心后涂片镜检。

2. 分离培养与鉴定　根据检验流程，针对不同器官部位的标本，选择不同的培养基及培养方法。

（1）培养基选择　为了提高细菌培养阳性率，建议清亮的体液标本用肉汤增菌培养基或血培养瓶（同时采用需氧瓶和厌氧瓶）35℃进行增菌培养或自动化血培养仪中培养。对明显脓性的体液标本，可直接接种于血平板及厌氧血平板，分别置需氧环境和厌氧环境孵育，培养普通细菌和厌氧菌；巧克力平板用于培养嗜血杆菌；中国蓝或麦康凯平板用于分离肠杆菌科及非发酵菌；沙氏平板用于分离真菌；罗－琴培养基用于分离结核分枝杆菌。腹腔穿刺液要进行肠杆菌科、肠球菌、厌氧菌和白念珠菌的培养。

（2）培养条件和时间　每天观察增菌培养基有无细菌生长不少于 5 天。对于接种血培养瓶体液标本，在仪器报警后，立即转种至需氧、厌氧平板或巧克力平板上，必要时在 CO_2 环境中孵育。接种平板于 35℃孵育 18～24 小时后进行细菌鉴定、药物敏感试验，报告结果。

扫码"学一学"

第三节　结果解释及报告

体液标本应是无菌的，检出细菌对临床感染性疾病的病原学诊断很重要。因此体液中发现细菌应尽快向临床报告。

1. 涂片结果　将涂片染色后，根据镜检到的细菌形态和染色性报告"找到革兰阳性或阴性球菌或杆菌"，若发现以下特殊形态者，可初步判断并报告病原菌的种类：①革兰染色阳性、排列呈矛头状，可报告"找到革兰阳性双球菌，形似肺炎链球菌"；②抗酸染色阳性，可报告"找到抗酸染色阳性细菌"或"找到抗酸弱抗酸性的细菌"；③革兰染色阳性（着色不均匀）、圆形或卵圆形菌体或孢子及假菌丝，可报告"找到革兰阳性圆形或卵圆形菌体或孢子，形似念珠菌"。胸水和腹水的涂片可见单一菌种，也可见到 2 种或 2 种以上混合菌。

2. 培养结果　无菌生长的平板应继续孵育至 48 小时，增菌培养基或血培养瓶持续孵育至少 5 天，经转种证实仍无细菌生长者，方可报告阴性。如临床怀疑诺卡菌，平板应持续孵育 7 天，培养结核分枝杆菌用罗－琴培养基孵育 8 周后，仍无细菌生长，可报告"培养×天无细菌生长"。阳性培养需报告最终细菌鉴定和药敏试验的结果。

如果怀疑为污染菌，可向临床报告为："该菌株可能为采样时皮肤污染微生物。如果需要进一步检测请与微生物科联系"。对于怀疑为污染的菌株，应该保存该患者所有的分离菌株以备后续的血培养中再次分离出该菌时进一步研究；在这种情况下，应该对前后的分离菌株都进行详细的鉴定和药敏试验。

扫码"练一练"

本 章 小 结

健康个体的体液是无菌的，采集体液标本应防止体表正常细菌群的污染，送检的体液标本在运送至实验室过程中应注意温度和时间。根据镜下细菌形态、染色性及不同培养基的培养结果、生化反应等必备的认知，发现细菌特殊形态，可初步判断并报告病原菌的种类，阳性培养需报告最终细菌鉴定和药敏试验的结果。体液标本细菌的检出对临床感染性疾病的病原学诊断具有重要意义，应及时报告临床。

（邹玖明）

第三十二章　尿道标本

本章要点

1. **掌握**　尿路感染病原体的检测程序、检验方法、结果报告与解释。
2. **熟悉**　引起尿路感染的常见病原体种类。
3. **了解**　尿路感染的发病机制。

扫码"看一看"

尿路感染是指因患者泌尿系梗阻与反流、妊娠、糖尿病或泌尿系先天畸形等原因，导致细菌、真菌和滴虫等直接侵犯尿路黏膜或组织引起的尿路炎症，通常伴随菌尿和脓尿。根据感染部位，尿路感染可分为上尿路感染（肾盂肾炎）和下尿路感染（膀胱炎与尿道炎）。引起尿路感染的细菌通常是由患者自身的阴道前庭或尿道口的常居菌发生移位，通过上行性途径进入膀胱或肾脏所致，女性尿路感染发生率是男性的10倍。采集临床怀疑为尿路感染（泌尿系统感染）的尿道分泌物、尿液等标本，进行病原生物学检测，以确定感染病的发生、性质与部位。

第一节　常见病原微生物

扫码"学一学"

引起尿道感染的病原体种类很多，多数患者为单一病原体感染，偶尔也可见一种以上病原体感染。当同一份尿液标本同时检出3种及以上细菌时，标本污染的可能性较大，需重新留样进行检查。尿道感染临床标本常见病原体见表32－1。

表32－1　尿路感染临床标本的常见病原微生物

细菌			真菌	病毒
大肠埃希菌	粪肠球菌	结核分枝杆菌	白念珠菌	少见
奇异变形杆菌	阴沟肠杆菌	厌氧菌		
产气肠杆菌	屎肠球菌	凝固酶阴性葡萄球菌		
肺炎克雷伯菌	金黄色葡萄球菌	支原体		
铜绿假单胞菌	淋病奈瑟菌	衣原体		

第二节　标本采集、检验程序与方法

扫码"学一学"

一、标本采集

（一）尿道分泌物

患者排尿1小时后采集。男性患者先用无菌生理盐水清洗尿道口，无菌采集从尿道口溢出的脓性分泌物，或用无菌尿道拭子轻轻置于尿道内 2～4cm 旋转拭子停留 20 秒，取出分泌物立即送检；如无脓液溢出，可通过按摩，促使分泌物溢出后再采集标本。女性患者清洗尿道口后，从阴道内压迫尿道或向前按摩，使分泌物溢出后采集标本；如无肉眼可见的分泌物，可用无菌拭子置于尿道内 2～4cm 旋转拭子停留 20 秒，取出分泌物立即送检。沙眼衣原体是在宿主细胞内繁殖，采集标本时应尽可能多的采集上皮细胞。

（二）尿液标本

留尿前，尽量不要摄入液体稀释尿液使细菌计数偏低；为降低结果的假阴性率，用于培养的尿液标本，尽量在使用抗菌药物前采集晨尿或在膀胱内停留 4 小时以上的尿液。留取的尿液标本置于无菌、大口、加盖、密封的运送瓶中，尽快（2 小时内）送检。

1. 中段尿标本采集 通常留取晨起第一次尿液的中段尿（此时尿液在膀胱内储存 4 小时以上），并嘱咐患者睡前少饮水。中段尿采集很容易受到会阴部细菌污染，应由医护人员采集或在医护人员指导下由患者正确留取。男性患者用肥皂水清洗会阴部，翻上包皮，除去包皮垢，清洗龟头，再用清水冲洗尿道口周围；女性患者用肥皂水清洗会阴部，用手分开大阴唇，仔细清洗，再用清水清洗尿道口周围。无菌纱布擦干后开始排尿，让尿流不间停，留取中段尿 5～20ml 置于专用无菌加盖容器中，立即送检。婴幼儿尿道标本的采集需在医护人员指导下，先消毒婴幼儿的会阴部，并使用小儿专用尿袋采集尿液。

2. 导尿管直接导尿 对患者会阴部进行消毒后，由专业医务人员将无菌导尿管直接经尿道插入膀胱，将开始流出的 15ml 尿液丢弃后再留取标本。此法可减少尿道细菌污染，更准确地反映膀胱感染情况。但极容易将尿道细菌带入膀胱，增加医源性感染的危险。

3. 滞留导尿管集尿 对滞留导管的患者，应先用 70% 乙醇消毒导管口，夹住导管口 10～20 分钟，用无菌注射器抽取 5～10ml 尿液，置于无菌容器中立即送检。切记，尿袋内的尿液及导尿管不能用于培养。

4. 膀胱穿刺尿 此法多用于婴幼儿、中段尿检查结果不确定及怀疑厌氧菌感染的患者。用无菌注射器从耻骨上经皮肤消毒穿入膀胱抽取尿液。此方法有一定痛苦，医护人员应先告知患者及家属有关注意事项，然后由医护人员进行采集。

尿液是细菌生长的良好环境，放置时间过长会导致感染菌与杂菌的过度生长，影响结果的准确性。因此，尿液标本采集后应立即送检，2 小时内接种（夏季保存时间应适当缩短或冷藏保存），4℃冷藏保存时间不得超过 8 小时。切记，淋病奈瑟菌培养时标本不能冷藏保存。

（三）尿导管标本

将尿导管周围皮肤消毒后拔管，用无菌剪剪下导管尖端 5cm，置于无菌容器中立即送检。

二、检验程序

尿道标本病原体的检验程序见图 32－1。

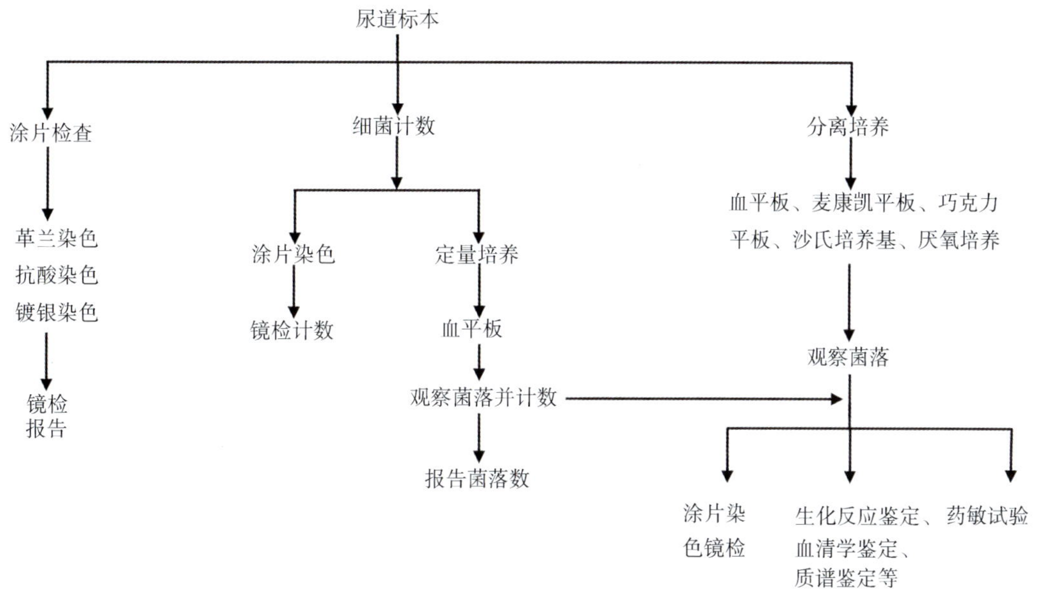

图 32－1　尿道标本病原体检验程序

三、检验方法

（一）尿液菌落计数

引起尿路感染的细菌通常是由患者自身的常居菌所致。正常人体内，膀胱尿液应该是无菌的，但膀胱尿液经尿道排出时，往往受到尿道中常居菌的污染而混有少量细菌，当中段尿细菌数 $<10^3$CFU/ml 时一般认为无临床意义，中段尿细菌数 $\geq 10^5$CFU/ml 则认为尿路发生了感染。因此，尿液细菌计数是判断常居菌引发尿路感染的良好实验依据（而其他致病菌如结核分枝杆菌、淋病奈瑟菌等引发的尿路感染无须细菌计数）。

1. 直接计数法　将尿液混匀后取 10μl 涂布在玻片上进行革兰染色，用油镜观察，如每视野有 1 个以上的细菌则尿液中的细菌数为 $\geq 10^5$CFU/ml。根据其形态染色特点，可初步报告"查见类似革兰×性×菌"，并进一步行分离和鉴定予以证实。

2. 定量接种法　该法是尿液细菌计数最常用的方法。用接种环或加样枪取混匀但未离心的尿液置于血平板一侧，用接种环从上到下划线到平板的 1/3 处，然后与此线垂直方向左右连续划线，后 2/3 稀疏划线（线与线间不重叠）。若接种 1μl 的尿液生长 1 个菌落相当于 1000CFU/ml；若接种 10μl 的尿液生长 1 个菌落相当于 100CFU/ml。当生长细菌大于 100 个菌落时，则结果分别报告为 $>10^5$CFU/ml（接种 1μl 尿液）或 $>10^4$ CFU/ml（接种 10μl 尿液）。

3. 倾注培养法　取 0.1ml 尿液标本与 9.9ml 无菌生理盐水稀释混匀后，取 1ml 置于无菌平皿中，随后加入溶化冷却至 50℃的普通琼脂培养基，立即混匀，待凝固后将培养皿置 35℃培养中培养 18～24 小时，计数平板上生长的菌落数。

$$\text{每毫升尿液中的细菌数} = \text{平板上生长的菌落数} \times 10 \times 10$$

（二）直接显微镜检查

取尿液（直接或离心沉淀）或尿道分泌物、涂片、染色，经显微镜检查。针对尿道感染的不同病原体，采用不同的染色方法进行染色。

1. 常居菌、淋病奈瑟菌、厌氧菌、白念珠菌感染检测 采用革兰染色法。

2. 钩端螺旋体检测 取患者发病1周后的尿液（酸性尿者应在取尿前一晚服小苏打2～4g，使尿呈中性或弱碱性）离心取沉淀物一滴于载玻片上，加盖玻片，作暗视野显微镜检查或用Fontana镀银染色法染色后用普通光学显微镜观察，也可用直接免疫荧光法检查。

3. 结核分枝杆菌检测 采用抗酸染色或金胺“O”荧光染色进行检查。用接种环取离心沉淀（3000r/min，20分钟）的尿沉淀物作厚涂片，干燥固定后做抗酸染色或金胺“O”荧光染色。前者用油镜观察，在蓝色背景中结核分枝杆菌为红色杆菌；后者用荧光显微镜观察，在黑色背景中为亮黄色杆菌。

（三）分离培养与鉴定

1. 接种于普通细菌培养基 将尿道分泌物、尿液标本接种于血平板和中国蓝或麦康凯培养基，35℃孵育18～24小时，观察有无菌落生长，根据菌落特征、涂片革兰染色进一步选择生化反应进行鉴定。如为革兰阴性杆菌、氧化酶试验（－）、触酶试验（＋）、硝酸盐还原试验（＋），初步判断为肠杆菌科细菌。后续接种于KIA与MIU培养基进行肠杆菌科内的细菌鉴别。鉴定程序请参照肠杆菌科章节。临床怀疑结核分枝杆菌感染的患者应连续3天留取第一次晨尿进行结核分枝杆菌的检测，鉴定程序请参照分支杆菌属章节。

2. 接种于淋病奈瑟菌选择培养基 培养基常用巧克力琼脂培养基、改良的T－M培养基、NYC等，接种标本后置于35℃ 5% CO_2的潮湿环境中培养，18～48小时后观察菌落性状。鉴定程序请参照球菌章节。

3. 接种于沙氏培养基 25℃～30℃孵育18～24小时观察，若有光滑、奶油色菌落出现，经革兰染色后镜检，见真菌孢子，按真菌检查程序进行鉴定。

4. 接种至钩端螺旋体Korthof培养基 取患者发病后2周的中段尿，离心取沉淀接种于2～4管Korthof培养基内培养。鉴定程序请参照第二十一章螺旋体和支原体。

5. 接种于厌氧培养基 用耻骨上膀胱穿刺尿液进行培养，无菌操作将尿液接种于厌氧培养瓶，最后作出菌种鉴定。鉴定程序请参照第二十章厌氧菌。

（四）显色培养基快速检测

1. 大肠埃希菌/肺炎克雷伯菌/奇异变形杆菌显色培养基 用于快速检测尿道感染常见致病菌。接种培养24小时，大肠埃希菌菌落显红色；肺炎克雷伯菌菌落显蓝灰色；奇异变形杆菌菌落显褐色。

2. 念珠菌显色培养基 在念珠菌显色培养基上生长的念珠菌菌落呈现不同颜色和不同形态。

（五）PCR检测法

PCR是聚合酶链式反应的简称，其原理是在相应EP管中将待测的结核分枝杆菌特异目的基因在相应的反应体系中和适当的条件下很短的时间内扩增，大大提高了基因诊断的灵敏度和缩短检测时间。尿液结核分枝杆菌PCR检查一般采用24小时浓缩尿液，该方法操作简单 、快速及时、阳性率高、特异性好。相较其他检查方法。

第三节　结果解释及报告

尿路感染绝大多数是由革兰阴性菌感染引起，其中最常见的尿路感染病原菌是大肠埃

扫码"学一学"

希菌（血清分型可达140余种）。致尿路感染的大肠埃希菌与患者粪便中的大肠埃希菌为同一种菌型，多见于无症状菌尿或无并发症的尿路感染；变形杆菌、产气肠杆菌、肺炎克雷伯菌、铜绿假单胞菌、粪链球菌等常见于再感染、留置导尿管、有并发症的尿路感染患者；白念珠菌、新型隐球菌感染多见于糖尿病及使用糖皮质激素和免疫抑制剂的患者及肾移植后；金黄色葡萄球菌多见于皮肤创伤及吸毒者引起的菌血症和败血症；病毒、支原体感染虽属少见，但近年来有逐渐增多趋向。多种细菌感染见于留置导尿管、神经源性膀胱、结石、先天性畸形和阴道，肠道、尿道瘘等。少数尿路感染患者，在同份尿道标本中分离到2种细菌，且均为病原菌。若同份标本中检到3种或3种以上不同的细菌，应认为该标本被细菌污染。中段尿培养必须进行菌落计数，根据尿中一般细菌的多少来判断是否感染。

（一）尿液中细菌的计数

不同采集方法尿液标本细菌计数的结果解释见表32－2。

表32－2　不同采集方法尿液标本细菌计数的结果解释

标本来源	菌落（CFU/ml）	结果解释
中段尿	革兰阴性杆菌 $\geqslant 10^5$	可判断为感染，报告"每毫升尿液中细菌数为××"并须进一步进行菌种鉴定和药敏试验
	革兰阳性球菌 $\geqslant 10^4$	
	革兰阴性杆菌 $\leqslant 10^3$	可判断为污染，报告"普通需氧菌培养48小时无细菌生长"
	革兰阴性杆菌 $10^4 \sim 10^5$	可判断为有污染或治疗有效，应与临床联系并复查
导尿	$\geqslant 10^3$	可判断为感染，报告"每毫升尿液中的细菌数为××"并须进一步进行菌种鉴定和药敏试验
膀胱穿刺	无需计数	可判断为感染，所有细菌应做菌种鉴定和药敏试验

对于普通常居菌，如平板上有细菌生长，计数平板菌落后，再计算每毫升尿液中细菌数，报告："××菌，×× CFU/ml"；如培养48小时无细菌生长，报告"培养48小时无细菌生长"。

淋病奈瑟菌、结核分枝杆菌、真菌等无须菌落计数，涂片结果阳性，并经过菌种鉴定和药敏试验后，可报告"经过×天××培养，标本中检出××菌"。

（二）直接显微镜检查

检测常居菌引起的尿路感染时，如观察到不同形态的细菌与大量鳞状上皮细胞，则提示标本可能有污染。每油镜视野有1个以上的细菌则尿液中的细菌数为$\geqslant 10^5$CFU/ml。根据其形态染色特点，可初步报告"查见类似革兰×性×菌"，并进一步行分离和鉴定予以证实。

将尿道分泌物或尿沉淀涂片做革兰染色镜检，若发现有革兰阴性肾形双球菌，存在于中性粒细胞内外，则可报告"查见细胞内（外）革兰阴性双球菌，胞内菌占××%"；若发现革兰阳性卵圆形的芽生孢子和管状的假菌丝，可报告检出"念珠菌"，可疑为真菌性尿路感染；若做暗视野检查或用Fontana镀银染色法染色后结果观察阳性，则可初步疑为钩端螺旋体感染，并进一步行分离和鉴定予以证实；如抗酸染色或金胺"O"荧光染色结果阳性，则可初步疑为抗酸杆菌感染。

（三）分离培养与鉴定

将标本接种于不同的培养基上，经菌落形态、染色特征、生化特征、质谱技术、血清学试验及核酸检测对感染菌进行鉴定，从而分别诊断相应的病原菌引起的泌尿道感染。

（四）念珠菌显色培养基快速鉴定法

尿液中白念珠菌和其他念珠菌的显色培养基（CHRO－Magar）快速鉴定法：如菌落为绿色或翠绿色，提示可能为白念珠菌感染；如菌落为粉红色或淡紫色，边缘模糊且有微毛，提示可能为克柔念珠菌感染；如菌落为蓝灰色或铁灰色，提示可能为热带念珠菌感染；如整个菌落为紫红色，提示可能为光滑念珠菌感染；如菌落为白色，提示可能为其他念珠菌感染。

本章小结

尿道感染的标本采集主要包括尿道分泌物、中段尿标本采集、导尿管直接导尿、滞留导尿管集尿、膀胱穿刺尿等的采集方法。尿道感染的检验方法主要包括尿液中细菌的计数（直接计数法、定量接种法与倾注培养法）、直接显微镜检查 、分离培养与鉴定及特殊检查方法等。引起尿道感染的病原体种类很多，但多数患者为一种细菌感染，其中最常见的尿路感染病原菌是大肠埃希菌；偶尔也可见1种以上细菌感染；若同份标本中检到3种或3种以上不同的细菌，应认为标本被污染。中段尿培养必须进行菌落计数，根据尿细菌的多少来判断患者是否感染。

扫码“练一练”

（陈泽慧）

第三十三章 呼吸道标本

扫码“看一看”

扫码“学一学”

本章要点

1. **掌握** 呼吸道标本采集、检验程序与方法；呼吸道标本检验结果解释及报告；合格呼吸道标本的特点。

2. **熟悉** 呼吸道标本常见病原微生物。

临床常采集怀疑为呼吸道感染的上呼吸道或下呼吸道分泌物、胸膜和肺组织的穿刺物等标本，进行病原微生物检测，以确定是否存在呼吸道感染以及感染的性质。由于呼吸道与外界直接相通，且上呼吸道有较多的条件致病菌存在，呼吸道感染性疾病的流行仍十分突出。自20世纪以来，流行性感冒多次在全世界范围暴发流行、2003年的SARS暴发和近年来出现的人感染禽流感（H7N9和H5N1）等，都称为重大的公共卫生事件。呼吸道是最容易受新发病原体感染的部位。因此，呼吸系统感染病原学早期诊断显得尤为重要。

第一节 常见病原微生物

人体的上呼吸道有常居细菌群，下呼吸道是无菌的，但下呼吸道分泌物经上呼吸道排出时通常受到正常菌群的污染，故从呼吸道标本中检测到上呼吸道的正常细菌需要结合临床表现判断是否存在由该微生物引起的感染。常见呼吸道标本的病原微生物见表33－1、表33－2。

表33－1 上呼吸道标本常见微生物

部位	病毒	细菌	真菌
咽部	冠状病毒、鼻病毒、腺病毒、副流感病毒、流感病毒	化脓性链球菌	酵母菌（除隐球菌属）、皮炎芽生菌、篮状属、曲霉属、枝孢霉属、镰刀菌属、链格孢属、白地霉、毛孢子菌属、根霉属
鼻窦	鼻病毒、流感病毒、副流感病毒	肺炎链球菌、流感嗜血杆菌、金黄色葡萄球菌、化脓性链球菌、卡他布兰汉菌	酵母菌（除隐球菌属）、皮炎芽生菌、篮状属、曲霉属
会厌	流感病毒、鼻病毒、冠状病毒	流感嗜血杆菌、化脓性链球菌、厌氧细菌	酵母菌（除隐球菌属）、皮炎芽生菌、篮状属、曲霉属
喉部	流感病毒、鼻病毒、冠状病毒	溶血性链球菌、流感嗜血杆菌、肺炎链球菌、白喉棒状杆菌	酵母菌、蓝状属、曲霉属、枝孢霉属、镰刀菌属、链格孢属、白地霉、毛孢子菌属、根霉属

表 33－2　下呼吸道标本常见微生物

部位	细菌	病毒	真菌及其他病原体
气管－支气管	肺炎链球菌	流感病毒	
	百日咳鲍特菌	腺病毒	
	肺炎支原体	鼻病毒	
	肺炎衣原体	副流感病毒	
	诺卡菌	呼吸道合胞病毒	
		冠状病毒	
	流感嗜血杆菌	乙型流感病毒	
	卡他莫拉菌		
肺	肺炎链球菌	腺病毒	白念珠菌
	金黄色葡萄球菌	呼吸道合胞病毒	黑曲霉
	甲型溶血性链球菌	流感病毒	烟曲霉
	肺炎克雷伯菌	麻疹病毒	毛霉菌
	流感嗜血杆菌	巨细胞病毒	耶氏肺孢子菌
	铜绿假单胞菌	单纯疱疹病毒	
	肠杆菌属	SARS 冠状病毒	
	大肠埃希菌	禽流感病毒	
	变形杆菌		
	嗜肺军团菌		
	结核分枝杆菌		
	肺炎支原体		
	Q 热立克次体		
	鹦鹉热衣原体		
	肺炎衣原体		

第二节　标本采集、检验程序与方法

扫码“学一学”

一、呼吸道标本细菌学检验

（一）标本采集

1. 上呼吸道标本　包括鼻前庭、鼻咽、喉、口腔及鼻窦来源的标本。通常用拭子获取鼻前庭、咽、喉部位的分泌物送检。鼻窦标本采集通常经穿刺或抽取鼻窦内的分泌物或液体获得。上呼吸道拭子应在 2 小时内送到实验室尽快做检测和培养。

2. 下呼吸道标本

（1）痰标本　应在临床怀疑感染及使用抗菌药物之前采集，必要时应多次收集，并在 2 小时内送检，如不能及时送检应置于4℃保存，并在24 小时内处理。正确的采集方法是：嘱患者先行漱口，深咳嗽，然后留取脓性痰或分泌物送检，最佳痰液采集量为 2～10ml，最低不能少于 1ml。

（2）诱导痰　无痰患者如需留痰标本，可用高渗盐水雾化吸入诱导痰液。在医护人员指导下，用3% ~5%的 NaCl 诱导下咳出痰液。

（3）气道内吸引物 气管插管和气管切开患者，经人工气道吸引气道分泌物，可靠性高于痰标本。其病原学检测有很高的敏感性和特异性。

（4）保护性毛刷采样 经支气管镜引导保护性毛刷（PSB）技术或盲取法保护性毛刷（BPSB）的气道分泌物，可减少标本污染，有更好的准确性和可重复性。分泌物在4℃保存不超过24小时，实验室技术人员要尽快（自标本取出后不超过2小时）给予处理，也可暂存于2 ~8℃。

（5）支气管肺泡灌洗液采集 支气管肺泡灌洗液（BALF）培养是诊断肺部感染性疾病最可靠的方法。BALF 在4℃保存不超过24小时，要尽快（自标本取出后不超过2小时）给予处理，也可暂存于2 ~8℃。呼吸道标本延迟处理会降低病原微生物的分离率。

（6）肺组织标本 对于病原微生物侵入肺组织中引起感染，但无脓肿形成，也无分泌物可采集时，为了明确诊断，或采用常规治疗无效时，需要送检感染部位的肺组织。另外，对于常规方法无法排除污染，分不清定植与感染时，也需要做肺组织培养（例如诊断肺部真菌感染时）。目前，肺组织的取材主要借助于支气管镜、胸腔镜、经皮肺组织穿刺和肺手术。肺组织标本采集后，应收集到专用无菌容器内，根据组织标本的大小和检查目的的不同，使用无菌生理盐水、专业组织保存液等不同保存手段保存组织的活性。肺组织标本应该15分钟内送实验室。

（二）检验程序

1. 下呼吸道标本合格性筛查 是对送检标本进行质量评价，确认标本是否应该进入下一步检验流程。

（1）痰标本 留取痰标本后先涂湿片，在不染色的状态下即可进行。将接种针前端5mm处折弯，曲成直角做成接种钩，挑取黄豆大小痰块，在载玻片上涂开，放在显微镜下观察。每低倍视野下鳞状上皮细胞数≤10个，且白细胞≥25个者为合格痰标本。

（2）气管吸出痰液 平均每低倍视野鳞状上皮细胞数<10个，或20个油镜视野至少能见1个细菌为合格标本。

（3）支气管肺泡灌洗液（BALF） 合格标准是 BALF 中无大气道分泌物混入；回收率>40%，存活细胞占95%以上；红细胞<10%（除外创伤/出血因素），上皮细胞<3% ~5%，涂片细胞形态完整，无变形，分布均匀。

2. 呼吸道标本细菌检验操作程序 呼吸道标本经筛选为合格标本后进入以下操作程序，见图33 -1。

（三）检验方法

1. 直接显微镜检查 呼吸道标本可采取直接涂片、染色、显微镜检查。痰涂片可行革兰染色、抗酸染色和相关特殊染色直接镜检寻找病原体。

（1）革兰染色 是细菌学中广泛使用的一种鉴别染色法。革兰染色能够观察到细菌的形态，细菌先经碱性染料结晶染色，后经碘液媒染后，用酒精脱色，在一定条件下有的细菌此色不被脱去，有的可被脱去，染色反应呈蓝紫色的称为革兰阳性细菌，用 G^+ 表示；染色反应呈红色（复染颜色）的称为革兰阴性细菌，用 G^- 表示。

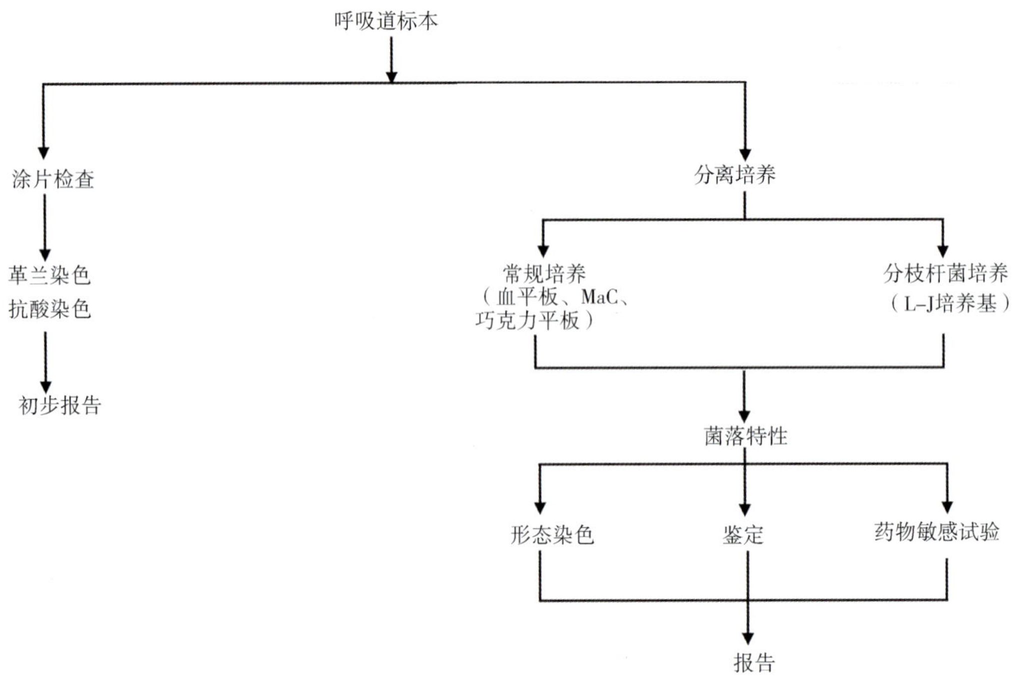

图 33－1　呼吸道标本的细菌学检验程序

（2）抗酸染色法　是鉴定结核和麻风等分枝杆菌属细菌的重要方法。经涂片、干燥和固定后，先用5%石炭酸复红初染，细菌被染成红色，然后用3%盐酸酒精脱色，由于分枝杆菌细胞壁含脂类物质，一旦着色，盐酸酒精难以将其脱色，故为抗酸染色阳性（红色）。而一般的细菌容易脱色，再经亚甲蓝复染呈现蓝色。

痰标本在做成抗酸染色涂片前需对痰液标本进行消化处理，主要是要降低痰液的黏稠度，去掉结核分枝杆菌周围的蛋白和细胞，使结核分枝杆菌充分暴露（详见分枝杆菌检查章节）。

2. 分离培养与鉴定　对送检呼吸道标本做分离培养，获得单个菌落后进行纯培养，并对细菌和真菌进行鉴定和药敏等试验，最终做出确切报告。来自咽、鼻、咳出的痰、导出的痰、通过支气管镜（无特殊保护套）取出的分泌物均不适合做厌氧菌培养。

（1）呼吸道标本细菌培养与鉴定　除基本分离培养基外，有时还须用特殊培养基，在合适的培养条件下进行培养。通常采用分区划线接种的方法进行标本的初次接种，并对培养的细菌进行鉴定（参见第六章细菌检验基本技术）。

（2）定量培养　用于PBSB和BALF的细菌培养，具体如下。

1）定量接种方法　用加样器取样进行接种，再用玻璃棒均匀涂布，或用定量接种环进行接种，并将接种物均匀涂布于培养基表面。

2）定量接种用培养基　通常采用血平板或巧克力平板，也可根据需要使用其他培养基，但不能使用选择性培养基。

3）定量接种操作程序　将PBSB标本混匀后，用加样器取100μl标本接种至血平板或巧克力平板上，若有1个菌落生长，计数为10CFU/ml；用加样器（或用10μl接种环）取10μl标本接种至血平板或巧克力平板上，若有1个菌落生长，计数为100CFU/ml；先用加样器取50μl标本加入5ml磷酸缓冲盐水（1∶100稀释），取其中100μl（或用1μl接种环直接取标本）接种至血平板或巧克力平板上，若有1个菌落生长，计数为10^3CFU/ml。而

BALF 标本，则用加样器（或用 10μl 接种环）取 10μl 标本接种至血平板或巧克力平板上，若有 1 个菌落生长，计数 100CFU/ml；用加样器取 50μl 标本加入 5ml 磷酸缓冲盐水做 1∶100 稀释，取其中 100μl（或用 1μl 接种环直接取标本）接种至血平板或巧克力平板上，若有 1 个菌落生长，计数为 10^3 CFU/ml；在 1∶100 稀释方法上分别稀释 10 倍和 100 倍，并分别取 100μl 接种至血平板或巧克力平板上，若有 1 个菌落生长，计数为 10^4 CFU/ml。

二、呼吸道标本真菌学检检

（一）标本采集

1. 上呼吸道标本　对于口腔溃疡，先用拭子拭去溃疡或创面浅表分泌物，再用第二个拭子采集溃疡边缘或底部的标本。鼻窦标本采集通常经穿刺或抽取鼻窦内的分泌物或液体获得。不主张采集上呼吸道拭子标本进行真菌培养。

2. 下呼吸道标本　在微生物学检验方法上，下呼吸道真菌检验的标本采集、运送与细菌的方法相同。肺穿刺活检的肺组织的真菌检验是诊断肺部真菌感染的金标准，真菌检验的肺组织标本的采集、送检与细菌学检验相同。

（二）检验程序

1. 下呼吸道标本合格性筛查　是对送检标本进行质量评价，确认标本是否应该进入下一步检验流程。与细菌学检验相同。

2. 呼吸道标本真菌检验操作程序　呼吸道标本经筛选为合格标本后进入以下操作程序，见图 33－2。

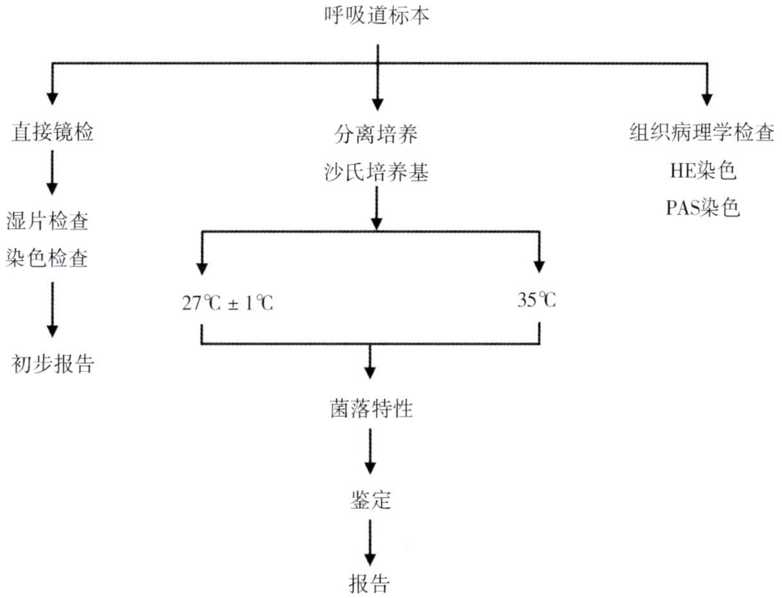

图 33－2　呼吸道标本真菌学检验程序

（三）检验方法

1. 直接显微镜检查　通过显微镜观察呼吸道样本中孢子、菌丝等真菌结构成分来确定有无真菌存在，非无菌部位存在真菌定植，不能判断是否感染，需结合临床情况综合判断。常用的方法有标本不染色显微镜真菌检查（湿片镜检）和染色显微镜真菌检查（干片镜检）。详见第七章真菌检验基本技术。

真菌的直接镜检与细菌大致相同，但有其特殊性，主要体现在以下检查。

（1）涂片显微镜检查　曲霉菌是肺部真菌感染中最常见的丝状真菌，痰液中的排菌量少，极易漏诊，尤其是革兰染色；10% KOH透明后镜检方法的敏感性高于革兰染色法，且方法简便易行，被常规采用；对于检出肺部新型隐球菌，先采用10% KOH处理，再行墨汁染色有助于快速发现该菌。革兰染色涂片镜检怀疑诺卡菌时，可以做抗酸染色。

（2）肺组织标本显微镜检查　怀疑为真菌感染的肺组织标本做镜检时的制片方法主要采用病理切片的方法，不采用匀浆法；染色法主要为银染色、PAS染色和HE染色等染色方法，较少采用革兰染色。

2. 分离培养与鉴定　分离培养的目的在于鉴定真菌的菌种。

（1）常规培养　在生物安全柜中操作。用红外线加热器灭菌接种针，挑取少量标本，接种于试管的斜面中下部，将标本浅埋入常用的真菌培养基，用胶塞封口；放置恒温箱培养27℃ ±1℃，某些双向型真菌需要同时放置37℃培养；分别于24小时、48小时和72小时观察，如果有真菌生长则进入鉴定程序；如果无真菌生长则建议继续培养至5~7天。

（2）真菌小培养　小培养法有很多种，常用的有琼脂方块培养法和小型盖片直接培养法。真菌小培养，能在光镜下观察真菌的形态和结构的特点及生长发育的全过程，便于鉴别鉴定方法。详见第七章真菌检验基本技术。

三、呼吸道标本病毒学检验

呼吸道标本病毒检查方法包括电镜直接观察形态、病毒分离鉴定、检查病毒抗原、核酸等，这些检查方法的应用使得呼吸道病毒感染的快速诊断成为可能。

（一）标本采集

用作病毒检查的呼吸道标本采集与用作细菌学检查的呼吸道标本采集基本相同，采集的标本包括上呼吸道标本（包括咽拭子、鼻拭子、鼻咽抽取物、咽漱液和鼻洗液）、下呼吸道标本（如气管吸取物、肺洗液、肺组织标本）。应当尽量采集病例发病早期的呼吸道标本（尤其是下呼吸道标本）。标本需要放在专门的病毒运输液里运送，病毒感染传染性强，要做好相对应的生物安全防护。新鲜的临床采集标本应在4℃条件下尽快送至检测实验室。未能及时送至实验室的，应置－70℃或以下保存；冻存的标本应在冻存条件下，低温送至实验室。

（二）检验程序

标本至实验室后，含棉拭子的标本，先将棉拭子在管壁上反复挤压后取出。鼻腔或咽部洗液，用手将装标本的管充分振荡，将黏液打碎，置4℃待其自然沉淀5~10分钟，取上清5ml，上清可直接接种或低温保存。标本在接种前应加抗生素（每毫升采样液中加入0.1ml的10mg/ml的庆大霉素和0.008ml的205μg/ml的制霉菌素），混匀后置4℃ 1~2小时后方可接种。

（三）检查方法

1. 直接显微镜检查

（1）电子显微镜　能观察病毒颗粒的形态和大小。对含有高浓度的病毒颗粒（$\geq 10^7$/ml）的样品，可直接用电镜进行观察。对含量少的样品可用免疫电镜法检查，即先将标本与特异性血清混合，使病毒颗粒凝聚，再进行电镜观察，可提高检出率。

（2）光学显微镜 能观察病毒感染细胞内的病理变化，如包涵体或多核巨细胞等。有些病毒感染细胞后，在细胞浆或胞核内会显示用光学显微镜可观察到的圆形或椭圆形的斑块，称为包涵体。在多数情况下，包涵体是由大量病毒在细胞内合成堆积而形成。包涵体的（胞浆内或核内）和经吉姆萨染色表现的嗜酸性或嗜碱性的不同对某些病毒性疾病的诊断有重要意义。

2. 分离培养与鉴定 病毒的分离用于：①有新的流行发生时，如流感、禽流感；②不能应用血清学诊断时；③一种临床疾病可被多种病原体引起时。如呼吸系统疾病综合征可被多种病毒或其他病原体感染引起。病毒必须在敏感的活细胞内增殖，所以应使用易感的活细胞对病毒进行分离培养和鉴定。其方法包括动物接种、鸡胚培养和细胞培养等（详见第八章病毒检验基本技术）。

3. 病毒成分的检测

（1）病毒抗原的检测 免疫学技术主要采用已知病毒特异性抗体来检测可疑标本是否含有病毒的抗原。经常使用的诊断试剂是单克隆抗体，目前常用的技术是荧光标记技术、酶标记技术（如ELISA）或放射免疫标记技术。

（2）病毒核酸的检测 病毒核酸诊断技术也主要是核酸分子杂交和PCR技术。斑点杂交可用于大多数病毒核酸和PCR产物的检测。原位杂交主要用于细胞内病毒的检测和定位。Southern印迹法和Northern印迹法可分别用于病毒基因组DNA或RNA的检测（详见第八章病毒检验基本技术）。

第三节 结果解释与报告

扫码“学一学”

在上呼吸道标本的微生物学检验中，几乎每一份鼻、咽、喉拭子都是有菌的，分离出来的病原微生物是否与疾病有关，需要临床医生根据病原微生物的特点及其检出量、患者临床症状等综合分析，做出正确判断。

（一）直接显微镜检查

1. 细菌 一般情况下报告为“找到革兰阴性或阳性细菌”。如见排列成葡萄状的革兰阳性球菌，可报告为“找到革兰阳性球菌，形似葡萄球菌”；如见瓜子仁形或矛头状、尖端相背、呈双排列、具有明显荚膜的革兰阳性球菌，可报告为“找到革兰阳性双球菌，形似肺炎链球菌”；如查见短而粗的革兰阴性杆菌，排列多成对且有明显荚膜时，可报告为“找到革兰阴性杆菌，形似肺炎克雷伯菌”。抗酸染色结果报告为“找到（未找到）抗酸性杆菌。”

2. 真菌 镜下观察到真菌菌丝与孢子报告为阳性，根据镜下特征对致病真菌菌种仅有提示意义，明确菌种需要结合真菌培养和鉴定。未见真菌菌丝与孢子报告为阴性。镜下观察提示：①孢子和假菌丝提示念珠菌；②有荚膜的孢子提示隐球菌；③透明、有隔菌丝，分支角度在45℃左右提示曲霉或其他丝状真菌；④透明、无隔或少隔菌丝提示毛霉目真菌；⑤咖啡色菌丝提示暗色丝状真菌；⑥隐球菌感染以新型隐球菌最常见，HE和GMS染色易发现隐球菌，但可能会与念珠菌或组织胞浆菌混淆。

3. 病毒 能观察病毒颗粒的形态和大小，观察病毒感染细胞内的病理变化，如包涵体或多核巨细胞等。

（二）分离培养与鉴定

1. 细菌

（1）上呼吸道标本　在上呼吸道正常菌群或致病菌的正常携带与病原菌不易区分，所以不主张进行常规的鼻咽喉拭子培养，只进行特定的细菌检测。大多数上呼吸道感染是由病毒导致，因此，上呼吸道标本病毒的检测是有意义的。

（2）下呼吸道标本　细菌学检验3种常见的结果报告形式。

1）细菌分离培养出正常菌群　最终检验结果应报告“正常菌群”生长并以“+”表示。如标本为支气管灌洗液，分离菌为单一定植的正常细菌时（大量或长期应用抗菌药物者），应报告“菌群失调”。若无菌生长应报告经48小时培养无细菌生长，有意义的培养基（巧克力平板、血平板），再置2天仍无生长可弃之。怀疑诺卡菌感染应延长培养时间。

2）细菌分离培养检出优势菌　若与涂片染色镜检结果相符时，除及时初步报告外，最终检验结果应报告标本肉眼观察的结果、涂片革兰染色白细胞和鳞状上皮细胞计数、细菌学镜检的描述性报告、优势菌鉴定的细菌名称和药敏试验结果等；若培养结果与涂片不一致，但培养出“优势可疑病原菌”时，药敏试验还须做，并及时与临床联系，最终检验报告应报告标本肉眼观察结果，涂片革兰染色白细胞和鳞状上皮细胞计数，细菌学镜检的描述性报告，细菌鉴定的细菌名称和药敏试验结果。但提示此结果请结合临床和涂片所见进行分析。

3）BALF细菌培养　在下呼吸道感染的诊断中有重要地位。对于普通细菌感染，将半定量培养菌落计数值≥10^5CFU/ml作为确定感染的阈值，但对于某些特定的病原体一经发现就有意义，如结核分枝杆菌、军团菌。对于分离菌中数量≥10^5CFU/ml的一些条件致病菌或通常被认定为正常菌群的细菌，需要引起足够的重视。

2. 真菌　真菌培养结果有如下几种情况：①两支培养管都有单一形态真菌生长（包括真菌菌落与培养物镜下形态），标本直接真菌镜检同时皆为阳性者提示具有临床意义，可报阳性；②仅一支培养管有真菌生长，且生长真菌菌落位于非接种部位、呈霉菌样菌落生长则可能是污染，建议不报阳性，同时通知临床科室重复培养；③培养试管内有1种以上真菌生长时，结合真菌生长部位、真菌镜检以及临床信息区分致病菌和污染菌，如果难以确定，需要通知临床科室重复取材培养。

（1）念珠菌　呼吸道标本念珠菌呼吸道标本分离率高，20%～55%的正常人痰中可以分离出念珠菌，且气道内定植常见，痰念珠菌培养阳性难以区分定植或感染，故临床意义有限，其阳性结果解释须慎重，即使经支气管镜下保护性毛刷刷检标本的培养阳性也不能作为诊断侵袭性念珠菌感染的依据。

近年来，非白念珠菌感染的比例不断升高。念珠菌显色培养基，实现了一步培养直接鉴定常见念珠菌。

（2）曲霉　在呼吸道标本中常可以检出，由于存在污染和定植可能，其结果解读需慎重。曲霉属适合在标准培养液中生长，多数实验室能够鉴别菌种。以菌落形态和分生孢子头的颜色进行群的划分，然后以分生孢子的形态和颜色、产孢结构的数目、顶囊的形态以及有性孢子的形态等进行种的鉴定。临床呼吸道标本曲霉分离率不高，曲霉培养的敏感度和特异度有限，在BALF中曲霉培养阳性率小于15%。痰标本培养连续2次分离到同种曲霉及 BALF 的单次培养阳性，可作为诊断肺曲霉病的微生物学依据。但临床依然应注意须将结果与宿主因素和临床特征相结合来判定其临床意义。

（3）隐球菌 在隐球菌病患者呼吸道标本中，痰培养和涂片阳性率一般低于 25%。由于新生隐球菌可以寄居于正常人群，因此痰液甚至气管吸引物培养出现新生隐球菌，应根据临床具体情况进行判断是否有肺隐球菌感染。

3. 病毒 标本检出病毒视为阳性，应报告所用的检验鉴定方法与检出病毒种名（详见第八章病毒检验基本技术）。

（三）其他检测

自动化细菌、真菌检测技术可按照使用说明书进行结果的判读。病毒抗原检测操作简便、特异性强、敏感性高，待检样品中不必有完整的病毒体存在，可以节省分离鉴定病毒的时间和繁杂的实验步骤，对于一些血清型别有限的、难以用常规细胞培养技术培养的病毒，是一种快速而实用的方法。只要具有较高质量的特异性抗体，标本中存在一定量的病毒抗原，可在几小时到 1 天的时间内完成检测。

核酸检测在呼吸道标本病毒的检测中有很重要的意义。由于核酸检测是直接检测病毒的核酸，具有高敏感、高特异和短检测窗口期等优点，为疫病早诊断、早治疗、降低病死率以及控制疫情争取时间。核酸检测技术已经从定性检测发展到实时荧光定量检测。针对有些临床需要，除能够依据阴阳性判断确证病例以外还可以依据核酸的载量判断感染程度。如 H7N9 禽流感病毒的核酸检测可采用荧光 RT－PCR 检测，并行实时荧光定量 PCR 定量检测 H7N9。

本章小结

呼吸道分泌物是临床最常用来检测呼吸系统感染病原微生物的标本。由于上呼吸道有很多寄居微生物，合格的呼吸道标本的采集、运送和保存尤为重要。本章涉及到呼吸道标本细菌、真菌和病毒的检测，这些病原微生物的检测已在相关章节详细介绍。本章主要介绍呼吸道标本病原微生物检测的特点和注意事项；检查方法包括有直接显微镜检查、分离培养、组织病理学检查、免疫学试验及分子生物学技术等。从多方法中直接镜检和分离培养在细菌和真菌检测中最为重要，而核酸检测在病毒感染的诊断中起到特别重要的作用。结果解释和报告要结合呼吸道标本的特点，力求准确和客观。

扫码“练一练”

（李　敏　张扣兴）

第三十四章　胃肠道标本

本章要点

1. **掌握**　胃肠道标本采集、细菌检验程序与检验方法。

2. **熟悉**　胃肠道标本真菌和病毒检验程序与检验方法；胃肠道标检验常见的病原微生物。

3. **了解**　常见胃肠道感染性疾病种类。

消化道感染是以呕吐、腹痛、腹泻为临床特征的常见感染病，通常源于食入或饮入被细菌、病毒、真菌或寄生虫污染的食物或水。不同病原微生物引起胃肠道感染的临床症状和体征可能存在相似之处，给临床确诊带来困难，需要通过临床病原微生物检验确定消化道感染的病原体。

第一节　常见病原微生物

扫码“学一学”

引起胃肠道感染的病原体种类繁多，可为单一病原体或是 2 种及 2 种以上的病原体混合感染。细菌、病毒和真菌均可引起胃肠道感染。细菌中常见的有沙门菌属细菌、志贺菌属细菌、小结肠耶尔森菌、致病性大肠埃希菌、类志贺邻单胞菌、弧菌属细菌、螺杆菌属细菌和艰难梭菌等。病毒中常见的有轮状病毒属病毒、诺如病毒属病毒、哺乳类星状病毒 1 和甲型肝炎病毒等。当患者处于严重免疫功能低下或者因抗生素治疗而致菌群失调时，真菌也可引起胃肠道感染，常见的有白念珠菌和曲霉菌属等。

胃肠道常见致病微生物见表 34 -1。

表 34 -1　胃肠道标本常见病原微生物

细菌		病毒	真菌
侵袭性为主	毒素为主		
沙门菌属	霍乱弧菌	轮状病毒 A、B、C	白念珠菌
痢疾志贺菌	福氏志贺菌、宋内志贺菌 鲍氏志贺菌	诺如病毒属	曲霉菌属
小结肠耶尔森菌	金黄色葡萄球菌	哺乳类星状病毒 1	
大肠埃希菌（EPEC/EIEC）	大肠埃希菌 （ETEC/EHEC/EAggEC）	甲型肝炎病毒	
副溶血弧菌	产气荚膜梭菌		
类志贺邻单胞菌	艰难梭菌		
幽门螺杆菌	肉毒梭菌		
	亲水气单胞菌		
	炭疽杆菌		
	蜡样芽孢杆菌		
	分枝杆菌属		

扫码“学一学”

扫码“看一看”

第二节　标本采集、检验程序与方法

一、胃肠道标本细菌学、真菌学检验

（一）标本采集

最常采用的标本是粪便和肛拭，患者的可疑食物、呕吐物也可作为检验标本。胃镜及肠镜下，如发现有病变组织，应夹取少量进行相应的检查。注意采集粪便标本的非正常部分，因为细菌培养阳性率的高低与粪便的性状关系很大，脓血黏液部分最好。成形便致病菌通常为阴性。霍乱弧菌感染时为米泔水样便。

为提高阳性检出率，标本最好在用药前采集。要采集新鲜标本，腹泻患者应尽量在急性期采集标本。采集容器应为带盖的洁净广口容器。用于厌氧菌培养的标本，应尽量避免接触空气，最好立即培养。如不能立即送检，可取1g粪便保存于10ml 3%甘油缓冲盐水中或Cary－Blair运送管中，尽快送检。

1. 粪便　采集自然排便粪便2～3g放入广口清洁干燥的容器内送检。若疑为细菌痢疾患者，应挑取脓血、黏液部分检验；疑为霍乱患者应置碱性蛋白胨水中；如做厌氧菌检查时，需要立即送检。此外，疑有弯曲菌或耶尔森菌等感染标本，为保证阳性率，应置运送培养基中送检。

2. 直肠拭子采集　一般不推荐使用拭子做腹泻病原菌的培养，在特殊情况下不易获得粪便标本时，可采集直肠拭子。其方法是将拭子前端用无菌甘油或盐水湿润，然后插入肛门4～5cm（幼儿为2～3cm）处，轻轻在直肠下段旋转，沾取直肠表面分泌物或黏液后取出。置于Cary－Blair运送管中立即送检。

3. 患者的呕吐物、可疑食物等　取2～3g患者的呕吐物、可疑食物标本，立即送检。

4. 胃镜或肠镜下标本　对于进行胃镜或肠镜检查的患者，当发现相关病变时，可在镜下直接取材，将带有胃黏膜或肠黏膜的标本快速送检或置于运送培养基中送检。为了增加标本培养的阳性率，活检时应采集胃多部位的黏膜组织，标本应放置于湿润、等渗盐水中及时送检，运送途中不应超过3小时，4℃低温保存不能超过5小时。

（二）检验程序

胃肠道标本的细菌学、真菌学的检验程序见图34－1。

（三）检测方法

1. 直接显微镜检查　粪便标本中由于含有大量的正常菌群，直接涂片根据染色性和形态无法区别病原菌，故一般不建议做直接涂片检查。如果临床怀疑是霍乱弧菌、分枝杆菌属、艰难梭菌感染或真菌二重感染等，直接涂片检查才可能有指导意义。

（1）疑为霍乱的水样粪便或呕吐物标本　采用悬滴法暗视野（或相差显微镜）镜检，细菌呈穿梭状极活泼的运动。加入O1或O139血清群霍乱弧菌诊断血清，若细菌运动停止则为血清制动试验阳性。应立即上报上级主管部门，并做好患者消毒隔离和治疗工作。

（2）疑为伪膜性肠炎的粪便或肠镜标本　直接涂片，进行革兰染色油镜观察。发现革兰阳性粗大杆菌、无荚膜，通常有位于菌体一端的卵圆形芽孢，提示艰难梭菌感染。

（3）疑为肠道菌群紊乱引起的腹泻　如发现大量革兰阳性呈葡萄状排列的球菌，提示可能为葡萄球菌属细菌感染；如有革兰阳性的芽生孢子和假菌丝，提示念珠菌属真菌感染。

（4）疑为沙门菌属感染　取粪便标本的黏液部分，与等量 Loeffler 美蓝染液均匀混合于载玻片上，盖上盖玻片（Loeffler 美蓝湿片法染色）2～3 分钟后，高倍镜下观察。如见到大量中性粒细胞，则可能与沙门菌属细菌感染有关。

（5）疑为弯曲菌属感染　采用悬滴法显微镜下观察有螺旋状或投标样运动，或染色标本检查观察到革兰阴性、弯曲呈 S 状或螺旋状杆菌，提示弯曲菌属细菌感染。

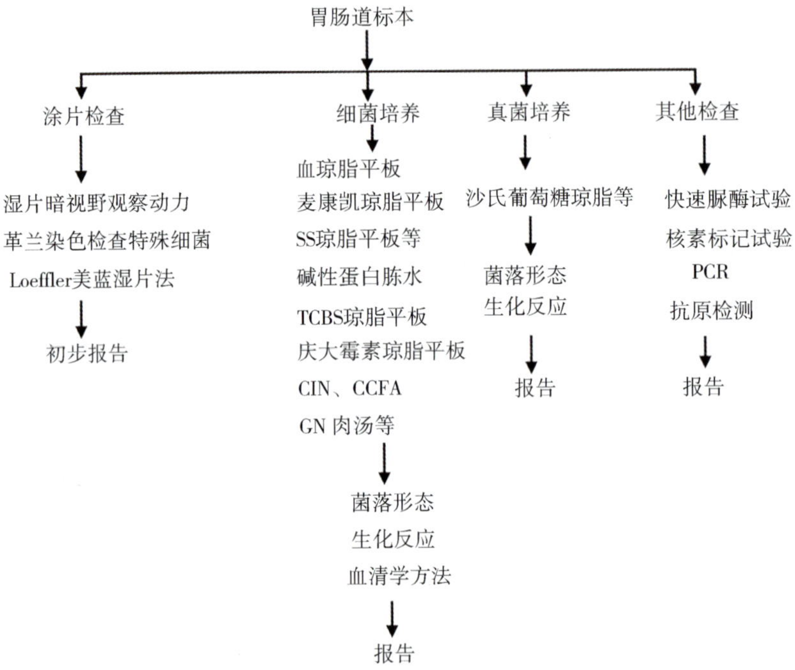

图 34-1　胃肠道标本的细菌和真菌学检验程序

注：SS 为 salnonella - shigella agar，沙门菌志贺菌琼脂；TCBS 为 thiosulfate citrate bile salts sucrose agar，硫代硫酸盐枸橼酸盐胆盐蔗糖琼脂；CIN 为 cefsoldin - irgasan - novobiocin，头孢磺啶-氯苯酚-新生霉素；CCFA 为 cycloserine cefoxitin fructose agar medium，环丝氨酸-头孢甲氧噻吩-果糖-琼脂；GN 为 gram - negative Broth，阴性菌增菌肉汤

2. 分离培养与鉴定

（1）常规粪便培养　条件允许的情况下，建议同时选用一种肠道强选择性培养基（SS 平板、XLD 或 HE）和一种弱选择性培养基（如 MaC、EMB 或中国蓝平板），经 35℃ 培养 18～24 小时，观察菌落性状。如为乳糖不发酵菌落，则进行下一步生化反应鉴定及血清学鉴定。

若 MaC 平板和 SS 平板培养后未检出常见致病菌，但感染性腹泻症状明显，可重新采集粪便标本接种 GN 肉汤进行增菌，35℃ 培养 4～6 小时后，再行分离培养。如怀疑沙门菌感染，可先用 SF 肉汤（Selenite F，亚硒酸盐增菌液）或 TTB 肉汤（Tetrathionate Broth，四硫磺酸盐煌绿增菌液）增菌 12 小时以提高检出率。选择性培养基 BAP - AMP（Blood Agar Plate - Ampicillin，氨苄西林血平板，每 10ml 的血琼脂培养基加入 10mg 氨苄西林）有助于检出气单胞菌。选择性培养基 IBB 平板（Inositol Bright - green Bile salt，肌醇-亮绿-胆盐平板）有助于检出邻单胞菌。

（2）特殊细菌分离培养　将疑似下述特殊细菌感染分别做细菌分离培养与鉴定。

1）霍乱弧菌　取“米泔水样”便或已接种于保存液中的粪便标本 0.5～1ml 或肛门（直肠）拭子接种于碱性蛋白胨水中于35℃进行增菌。培养 6～8 小时后，取增菌液表面菌膜移种于庆大霉素琼脂平板或 TCBS 平板中进行分离培养。同时取增菌液作革兰涂片染色和悬滴法动力试验和抗血清制动试验。对鉴定为霍乱弧菌的标本和菌种要妥善保存，以供卫生防疫部门进行核对和流行病学调查分析。

2）副溶血性弧菌　取可疑粪便（或可疑食物）接种于碱性蛋白胨水中，同时划线接种于 TCBS 平板和 SS 平板上，35℃ 18～24 小时培养后观察菌落生长。增菌管在孵育 16～18 小时后移种至上述平板中，35℃ 18～24 小时培养后观察，取绿色或蓝色菌落进行鉴定。

3）小肠结肠炎耶尔森菌　将粪便标本同时接种于耶尔森菌专用选择性培养基（CIN）、MaC 平板及 SS 平板，22～25℃孵育 48 小时后观察菌落形态。小肠结肠炎耶尔森菌可形成中心深红色、边缘透明的菌落，似公牛眼。取可疑菌落做生化反应等进一步鉴定。如疑为带菌者，可将疑似患者粪便或肛拭子接种于 1/15mol/L、pH 为 7.4～7.8 的 PBS 中，在 4℃进行冷增菌。在第 7 天、14 天和 21 天取增菌液分别接种上述平板进行培养、分离和鉴定。

4）空肠弯曲菌　直接取液状或血性粪便标本或保存于 Cary－Blair 运送培养基中的粪便标本接种于 Camp－BAP 平板或 Skirrow 血平板等弯曲菌选择培养基，在 37℃和 43℃微需氧环境下（85% N_2、10% CO_2 和 5% O_2）分别培养 48～72 小时后，观察平板菌落生长情况。

5）幽门螺杆菌　对于胃镜下胃黏膜活检标本，直接镜检可见细长弯曲或呈海鸥展翅状排列的菌体，阳性率很高，是简便、实用、准确和较快速的诊断方法。另外，用快速脲酶试验、核素标记试验、PCR 及抗原检测可对幽门螺杆菌做快速检查。

若要进行药敏试验和流行病学调查，需要做细菌培养。用选择性和非选择性培养基同时分离该菌可提高敏感性。用含 5% 绵羊血的布氏平板或加入 7% 马血的心脑浸液作为非选择性培养基，用改良的 Skirrow 平板（加入万古霉素 10mg/L、两性霉素 B 10mg/L、甲氧苄啶 5mg/L）作为选择性培养基，在含微需氧环境（85% N_2、10% CO_2和 5% O_2）中 37℃孵育 3～5 天，如长出细小、灰白色、半透明、不溶血的菌落，再进行进一步鉴定。

6）艰难梭菌　取肠镜下检材或带有假膜的新鲜粪便，立即接种于环丝氨酸－头孢甲氧噻吩－果糖－琼脂（Cycloserine Cefoxitin Fructose Agar medium，CCFA）培养基上 30～37℃厌氧环境，培养 48～72 小时，选择疑似菌落做毒素检测及生化反应。

7）葡萄球菌和蜡样芽孢杆菌　将怀疑为金黄色葡萄球菌和蜡样芽孢杆菌感染的黄绿色水样粪便，称量并稀释（10^{-5}～10^{-1}）接种高盐甘露醇培养基或高盐卵黄平板上，35℃培养 18～24 小时，观察菌落形态，同时对菌落进行计数和鉴定。每克粪便含 10^5CFU 的葡萄球菌或蜡样芽孢杆菌，才具有临床意义。

8）真菌　可将标本接种在含有氯霉素的沙氏葡萄糖琼脂培养基及血平板上，25℃和 35℃培养 24～48 小时观察。如有乳白色、黏滞奶油状、表面略隆起的菌落，可能为念珠菌属真菌；如有毛样生长且伴有绿色或黄色细小颗粒的，提示可能为曲霉菌属真菌。念珠菌属真菌需要进行涂片染色和进一步鉴定，曲霉菌属真菌需要进行压片检查，观察其典型的镜下形态。

9）分枝杆菌　引起胃肠道感染的分枝杆菌主要是结核分枝杆菌和鸟－胞内分枝杆菌。将标本接种于鸡蛋培养基上，鸟－胞内分枝杆菌形成边缘整齐的 S 型菌落，不产生色素，老龄菌菌落可呈黄色。疑为结核分枝杆菌，将标本接种在改良罗氏固体培养基上，一般2～4周长出表面干燥、粗糙、隆起，呈颗粒状、结节状或菜花状、乳白色或淡黄色，不透明菌落。经生化反应或者PCR进一步鉴定。

10）肠致病性大肠埃希菌　取可疑粪便标本接种在中国蓝平板或麦康凯平板、EMB平板上，35℃ 18～24小时后，挑取乳糖发酵菌落5～10个，接种于KIA和MIU培养基管，根据生化反应先确定为大肠埃希菌。然后用EPEC、EIEC的多价抗血清进行凝集试验。对于ETEC，则采用改良的Elek法检测LT、用乳鼠灌胃试验测定ST。对怀疑EHEC感染的患者标本，应接种在山梨醇麦康凯（SMaC）平板上，挑选山梨醇不发酵的菌落，进行血清凝集试验。对EAggEC，可采用液体培养－凝集试验检测细菌对Hepa－2或HeLa细胞的黏附性或用DNA探针技术检测aggR基因。

二、胃肠道标本病毒学检验

（一）标本采集

取2～4g粪便标本在无菌的容器中，加8～10ml运送液立即送检。常用于轮状病毒属病毒、诺如病毒属病毒、哺乳类星状病毒1和甲型肝炎病毒等的直接镜检、分离培养或抗原检测。

（二）检验程序

胃肠道标本的病毒学检验程序见图34－2。

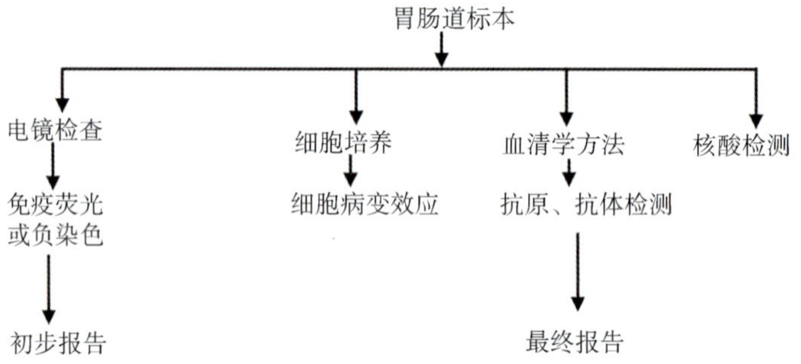

图34－2　胃肠道标本的病毒学检验程序

（三）检测方法

1. 电镜检查　采集患者水样便后，经磷酸钨负染在电镜下观察病毒颗粒（轮状病毒属、甲型肝炎病毒等）。用免疫电镜可检查病毒－抗体复合物并进行分型，是检测肠道病毒感染的最准确、可靠和快速的方法。

2. 分离培养　选择敏感细胞接种标本（详见第二十七章无包膜RNA病毒），观察细胞病变效应判断病毒增殖。该法是确诊病毒感染金标准，但操作繁琐，费时费力。

3. 免疫学方法检测抗原或抗体　免疫学方法是诊断病毒感染的重要实验手段，目前主要免疫学方法检测有ELISA、免疫胶体金法、免疫荧光法（IF）、放射免疫法、免疫印迹法。可以通过IgM的检测及双份血清抗体效价4倍增长来确定近期感染并提高试验的特异性。目前已经应用于临床的方法包括以下几种。

（1）ELISA双抗夹心法、群或型特异性单克隆抗体　检测甲型肝炎病毒、哺乳类星状病毒 1 等抗原并判断血清型。

（2）乳胶凝集试验　检测粪便标本中轮状病毒抗原，也是一种临床应用广泛的快速鉴定轮状病毒的方法。

（3）ELISA 方法　检测病毒感染后产生的相应特异性抗体，如 HAV – IgM 抗体是甲型肝炎早期诊断的最可靠指标。

4. 核酸检测　病毒核酸检测方法主要有 PCR 技术、核酸杂交技术和基因芯片技术。目前，荧光实时定量 PCR 越来越广泛用于临床病原学检测，是一种快速、敏感的检测方法，病毒核酸阳性一般可作为诊断病毒感染的依据。

（1）轮状病毒属　可提取粪便标本中的病毒 RNA，进行 RT – PCR、聚丙烯酰胺凝胶电泳（PAGE）或核酸杂交检测，根据轮状病毒 A、B、C 3 个种、11 个基因片段的分布图形进行分析，对临床轮状病毒感染进行病因诊断和流行病学调查，具有重要价值。

（2）星状病毒属　近年来随着对星状病毒克隆和测序的完成，RT – PCR、基因芯片技术也已逐步用于哺乳类星状病毒 1 的检测。

（3）甲型肝炎病毒　患者前驱期出现病毒血症，故采用 RT – PCT 检测样本中的病毒 RNA 可用于早期诊断。HAV – RNA 检测可确证可疑的抗 HAV – IgM 检测结果。此外，还可用于基因分型。

第三节　结果解释及报告

扫码“学一学”

一、直接显微镜检查

1. 直接显微镜检查　标本直接涂片革兰染色镜下检查，未发现阴性杆菌或很少阴性杆菌，而有大量革兰阳性呈葡萄状排列的球菌，提示可能为菌群失调导致的葡萄球菌属细菌二重感染；如发现革兰阳性的芽生孢子和假菌丝，提示为念珠菌属真菌引起的二重感染；发现革兰阳性粗大杆菌、无荚膜，通常有位于菌体一端的卵圆形芽孢，提示艰难梭菌感染。以上病原体的检出，表明肠道菌群发生紊乱，高度提示抗生素相关性腹泻。

2. 悬滴法镜检　对于水样泻粪便或呕吐物标本，采用悬滴法暗视野（或相差显微镜）镜检，如发现细菌呈穿梭状极活泼的运动如流星样或鱼群样，需要用霍乱弧菌诊断血清进行血清制动试验，以明确是否为霍乱弧菌感染。若发现投镖式或螺旋式运动的小杆菌，提示弯曲菌属细菌感染。

3. Loeffler 美蓝湿片法染色　取黏液便，采用 Loeffler 美蓝湿片法染色。如在高倍镜下见到大量中性粒细胞，则提示与沙门菌属细菌感染有关。

4. 电镜下观察病毒颗粒　患者水样便，经负染色在电镜下观察病毒颗粒或用免疫电镜检查病毒 – 抗体复合物，是检测轮状病毒属、甲型肝炎病毒等病毒性感染的最快速的方法。阳性报告提示病毒感染。

二、分离培养与鉴定

采用肠道选择性培养基，可以对常见肠道病原菌进行分离培养和鉴定，如沙门菌属细菌和志贺菌属细菌等，培养阳性结果可以进行伤寒、副伤寒或细菌性痢疾等疾病的初步诊断。

对于其他病原体，可选择特殊的针对性更强的培养基进行分离培养和鉴定。如TCBS分离霍乱弧菌和副溶血弧菌，CIN分离小肠结肠炎耶尔森菌，Camp－BAP平板或Skirrow血平板等分离空肠弯曲菌，改良的Skirrow平板分离幽门螺杆菌，CCFA分离艰难梭菌，改良罗氏固体培养基分离结核分枝杆菌属细菌等。

在合适培养基上生长的菌落，经生化反应鉴定最终可以鉴定到菌种。对于沙门菌属、志贺菌属、霍乱弧菌及肠道致病性大肠埃希菌等，还要用特异性诊断血清对其进行血清学诊断。菌种及其血清型的确定，可以大大提高实验室的诊断水平，满足临床疾病诊断的需求。

病毒的分离培养方法是确诊病毒感染金标准，但操作繁琐，费时费力。一般在临床微生物室不常规开展。

三、抗原抗体检测

对于大多数病毒性感染，抗原抗体的检测有着极其重要的价值。抗体的检测也可应用于某些细菌性感染的辅助诊断如伤寒和副伤寒。

1. 甲型肝炎病毒、哺乳类星状病毒1等抗原 可用ELISA双抗夹心法、群或型特异性单克隆抗体进行检测并判断血清型。

2. 粪便标本中轮状病毒抗原 可用乳胶凝集试验进行检测，是临床广泛应用的快速鉴定轮状病毒的方法。

3. 检测病毒感染后产生的特异性抗体 对疾病的诊断非常有价值。如甲型肝炎病毒早期IgM型抗体以及恢复期IgG型抗体，前者在感染初期占优势，3个月后滴度下降，于6～8个月后不易检出；后者初期滴度较低，后逐渐升高，该抗体在康复后仍可维持相当滴度，可持续数年或更长时间。由于HAV－IgM仅出现在感染早期出现，是进行早期诊断的敏感指标，也是当前诊断甲型肝炎最简便的方法。因此，甲型肝炎病毒IgM阳性即提示为急性感染或复发，且只需检测单份血清。诊断甲型病毒性肝炎，还可检测患者各种分泌物中的抗HAV－IgA。

4. 肥达试验 用已知伤寒、副伤寒沙门菌O或H抗原来检测患者血清中有无相应抗体及抗体效价的凝集试验，可以用于辅助诊断伤寒和副伤寒。

四、核酸检测

与病毒的培养方法相比，利用分子生物学方法对病毒核酸进行检测，与免疫学方法具有同样重要的价值。

核酸检测还可应用于某些细菌性感染的诊断。对EAggEC，可采用DNA探针技术检测aggR基因。对于艰难梭菌，可以利用PCR方法检测其毒素基因。对某些生长缓慢或营养要求高的细菌如结核分枝杆菌、幽门螺杆菌等，也可以采用PCR方法进行检测。

分子生物学方法大大缩减了检测时间，提高了检测的灵敏度。可以并且已经广泛应用于临床实验室进行感染性疾病的辅助诊断。

本章小结

多种微生物能够引起胃肠道感染，常见胃肠道感染有食物中毒、伤寒、细菌性痢疾、霍乱、病毒性肠炎、抗生素相关性腹泻和幽门螺杆菌引起的胃炎等。不同病原微生物引起胃肠道感染的临床症状和体征可能相似或有差别，给临床确诊带来困难，必要时需要通过实验室检查协助诊断。少数胃肠道细菌性感染病原体可以通过直接显微镜检查、动力观察和血清制动试验进行检验，大多数需要通过细菌分离培养与生化鉴定，必要时可进行血清学诊断。病毒性腹泻主要用电镜检测病毒颗粒、免疫学方法检测病毒的抗原成分和机体针对病毒入侵产生的抗体及分子生物学方法检测病毒的核酸。

扫码“练一练”

（郭清莲）

第三十五章　生殖道标本

本章要点

1. **掌握**　生殖道微生物检验标本采集、检验程序与方法；生殖道标本微生物检验结果解释及报告。

2. **熟悉**　生殖道液标本常见病原微生物；性传播疾病的常见种类与微生物检验的特点。

扫码“看一看”

生殖系统感染是由细菌、病毒、真菌与寄生虫通过性接触或由生殖道黏膜上的固有菌群紊乱或某些条件致病菌入侵生殖系统所致。前者又称性传播疾病（sexually transmitted disease，STD），简称性病，包括艾滋病、梅毒、淋病、软下疳、性病淋巴肉芽肿、非淋菌性尿道炎、尖锐湿疣、生殖器念珠菌病、细菌性阴道病及滴虫病等 20 余种疾病。采集临床怀疑为生殖系统感染的尿道分泌物、下疳渗液、疱疹基底组织刮片、宫颈拭子或刮片等标本，进行病原生物学检测，以确定感染病的发生与性质。

第一节　常见病原微生物

扫码“学一学”

引起生殖系统感染病原体种类繁多，可由单一病原体或多种病原体混合感染。生殖系统感染常见病原体，见表 35－1。

表 35－1　生殖系统感染临床标本的常见微生物

细菌	真菌	病毒
梅毒螺旋体苍白亚种	白念珠菌	人类免疫缺陷病毒
沙眼衣原体沙眼生物变种		单纯疱疹病毒
沙眼衣原体性病淋巴肉芽肿变种		人乳头瘤病毒
淋病奈瑟菌		传染性软疣病毒
杜克嗜血杆菌		巨细胞病毒
解脲脲原体		
阴道加德纳菌		
厌氧菌（克氏动弯杆菌、拟杆菌）		
大肠埃希菌		
肠球菌		
无乳链球菌		

扫码"学一学"

第二节　标本采集、检验程序与方法

一、生殖系统标本的细菌学、真菌学检验

（一）标本采集

根据不同疾病的特征及检验项目采集不同标本，如性传播性疾病常取尿道口分泌物、外阴糜烂面病灶边缘分泌物、阴道宫颈口分泌物和前列腺液等。盆腔脓肿患者则于直肠子宫陷凹处穿刺抽取脓液。采集标本所用的拭子应对病原体和组织培养细胞无毒性，宜用 Dacron 拭子。标本量应足够，如性成熟成年女性的阴道鳞状上皮细胞通常不易被感染，宫颈分泌物中淋病奈瑟菌的数量较少。因此，从宫颈取材时拭子要停留一段时间。为提高培养阳性率，淋病奈瑟菌最好在床边即刻接种在选择培养基上，并置于 5% CO_2 环境中保温送检。男性尿道口、女性阴道等部位外生殖器可有正常菌群的存在，应避免正常菌群污染。对不能人工培养的梅毒螺旋体，临床常采集血液标本分离血清进行抗体检测。

1. 男性尿道、生殖器分泌物　用无菌生理盐水清洗尿道口，用无菌拭子清理自然溢出的脓液，然后从阴茎的腹面向龟头方向按摩，使脓液流出，另取一支无菌拭子采取脓液标本，置无菌试管中。采集前列腺液时，从肛门用手指按摩前列腺，使前列腺液流出，收集于无菌试管中。

2. 女性生殖道标本的采集　应使用窥阴器在明示下操作，用 3 支长的无菌拭子采集阴道后穹窿分泌物（分别作直接涂片，用于常规检查、检查滴虫和常规细菌培养）。女性疑为淋病患者先用无菌棉拭擦去宫颈口分泌物，再用另一棉拭深入宫颈内 1～2cm 处旋转、停留 5～10 秒取出（保证足够标本量）。盆腔脓肿者，应消毒阴道后进行后穹窿穿刺，由直肠子宫凹陷处抽取标本。子宫腔分泌物需要用无菌导管外包保护套的双重套管，伸入子宫后戳穿外套后抽取。

3. 可疑一期梅毒的患者硬下疳分泌物　先以无菌生理盐水清理硬下疳处创面，除去表面的脓痂，再从溃疡底部挤出少许组织液，用清洁玻片直接蘸取，加盖玻片后送检。

（二）检验程序

生殖道标本细菌学、真菌学的检验程序见图 35－1。

（三）检验方法

1. 直接显微镜检查　取阴道、尿道分泌物或皮肤黏膜损害部位的渗液或肿大淋巴结穿刺液，涂片、染色，显微镜检查。

（1）尿道分泌物　革兰染色镜检查找多形核粒细胞内革兰阴性卵圆形或肾形成对排列双球菌，对男性患者阳性结果可作出淋病诊断。但对女性患者因受宫颈分泌物中形态类似淋病奈瑟菌的正常菌群影响。因此，世界卫生组织不推荐将涂片法用于女性患者的诊断。阴道分泌物湿片高倍显微镜下可见有成簇吸附小杆菌、细胞边缘晦暗、呈锯齿形的上皮细胞即线索细胞，或涂片经革兰染色见染色不定小杆菌和其他革兰阴性杆菌（如类杆菌），而乳酸杆菌少见，提示可能为细菌性阴道病（BV）患者。菌群检测指标有细菌密集度、菌群多样性、优势菌群及白细胞四个指标，将检测结果与正常菌群对照，判别阴道菌群发生的

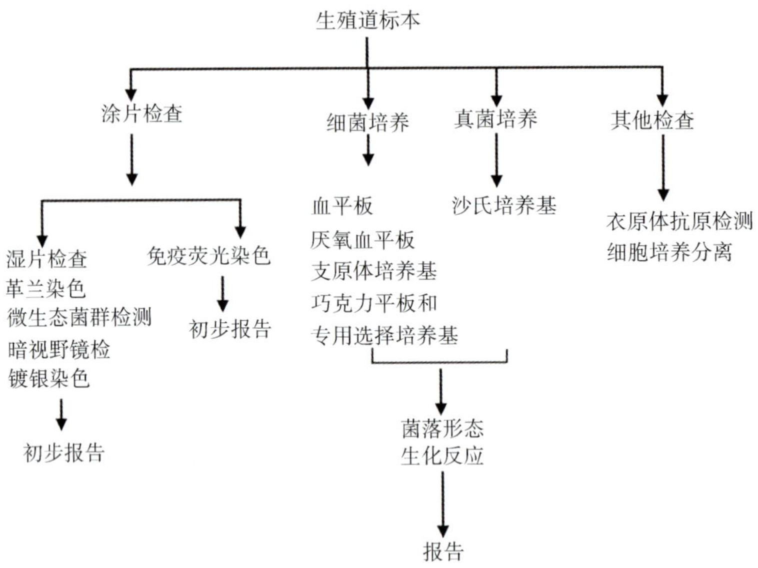

图 35－1　生殖道标本的细菌学、真菌学检验程序

异常变化，做出 BV 或细菌性阴道炎诊断。采用悬滴法于低倍镜下可见到阴道分泌物中卵圆形芽生孢子和假菌丝多为白念珠菌，或革兰染色后在油镜下观察可见到卵圆形革兰阳性孢子或与出芽细胞相连接的假菌丝成链状及分支状，提示可能为真菌性阴道炎。

（2）下疳渗液　悬滴标本暗视野显微镜下查找白色透明发光、纤细、呈旋转、蛇行式和伸缩式运动的密螺旋体，或将该标本镀银染色查找棕黑色螺旋体。阳性者提示为梅毒螺旋体感染，标本阴性不能排除梅毒感染，可能由于标本中螺旋体数量不足、患者已治疗或皮损已接近消退。由于该方法敏感性不高，且生殖器溃疡中有许多微生物寄居，故不推荐用软下疳渗液涂片革兰染色、显微镜检查作为软下疳的诊断方法。

（3）宫颈拭子或刮片　怀疑为衣原体感染患者的宫颈拭子或刮片进行荧光抗体染色，阳性者可见细胞内散在点状荧光。该法目前已基本取代了碘染色法和吉姆萨染色法，成为直接镜检的主要方法，尤其商品化试剂盒操作简便、价廉，可用于快速诊断。

2. 分离培养与鉴定

（1）标本接种于淋病奈瑟菌选择培养基上　培养基常用血平板或巧克力琼脂培养基、改良的 T－M 培养基、NYC 等，接种标本后置于 35℃ 5% CO_2 的潮湿环境中培养，18～48 小时后观察菌落性状，做进一步生化反应鉴定。培养法是世界卫生组织推荐的淋病筛查的唯一方法，也是实验室诊断的“金标准”。

软下疳患者下疳分泌物中有大量病原菌，该菌为营养要求较高的兼性厌氧菌，生长时需要 X 因子，在合适的培养基上生长后根据菌落的特性和生化反应，可对分离菌作出鉴定。

（2）标本接种于血平板　标本接种后孵育 24 小时观察菌落性状，作无乳链球菌等兼氧菌和酵母菌生化反应鉴定，孕妇阴道分泌物无乳链球菌培养阳性需引起重视。

（3）标本接种至双相支原体培养基或含酚红指示剂的液体培养基　标本接种后置于 5% CO_2、35℃ 孵箱中培养，观察固体培养基菌落形态和液体培养基颜色变化，并测定集落形成单位（CFU）或颜色改变单位（CCU）。人型支原体和解脲脲原体可在大多数成年男性或女性的下生殖道定居，只有部分人群引起疾病。当其数量超过 10^4CFU/ml 才具诊断价值，故菌落计数在诊断上具有意义。

（4）接种厌氧强化血平板行厌氧培养　盆腔炎、前列腺炎、附睾炎大多为生殖道正常菌群内源性感染，厌氧采集阴道后穹窿穿刺液或前列腺液并接种厌氧强化血平板行厌氧培养，最后作出菌种鉴定。

3. 商品化试剂盒快速检测方法

（1）生殖道沙眼衣原体感染抗原快速检测法　临床医学检验广泛应用胶体金免疫层析试验（gold－immunochromatography assay，GICA）检测标本中衣原体细胞壁中特有的特异性LPS（脂多糖）抗原（详见第二十二章衣原体与立克次体），阳性检测结果表明标本中含有衣原体 LPS 抗原，阴性结果表明此标本中不含衣原体 LPS 抗原或所含衣原体 LPS 抗原的水平没有达到本试剂盒能检测出来的程度。

（2）梅毒螺旋体血清试验　临床常用的诊断梅毒筛选试验有性病研究实验室试验（venereal disease research laboratory test，VDRL）、快速血浆反应素环状卡片试验（rapid plasma reagin，RPR），以及甲苯胺红不加热血清反应素试验（toluidine red untreated serum test，TRUST）。梅毒螺旋体血清试验是用正常牛心肌的心类脂（cardiolipin）——磷脂、卵磷脂和胆固醇混合物作为抗原，检测患者血清中的反应素，故可用于梅毒患者的辅助诊断。VDRL 阳性者出现肉眼可见大或中等块状凝集物；RPR 阳性者卡片圆圈中出现黑色颗粒沉淀物；TRUST 阳性者出现肉眼可见的粉红色凝块。该类试验方法简便、敏感性高。但由于使用的抗原为非特异的共同抗原，许多情况如患结缔组织病、自身免疫病、结核病、麻疹及孕妇、吸毒者均会出现假阳性；假阴性可由于操作不当或出现前带现象（因血清中抗体过多，稀释后可获阳性结果）。TRUST 试验为梅毒的筛查试验，若阳性需用梅毒螺旋体血清试验证实；该试验也可用于疗效观察。脑脊液 VDRL 实验有助于神经梅毒的诊断。

以梅毒螺旋体作为抗原检测机体血清中的抗梅毒螺旋体细胞成分的抗体。包括有荧光梅毒螺旋体抗体吸收试验（fluorescent treponemal antibody－absorption，FTA－ABS）、抗梅毒螺旋体微量血球凝集试验（treponemal pallidum hemagglutination assay，TPHA）、梅毒螺旋体明胶凝集试验（treponemal pallidum particle assay，TPPA）。本试验为诊断梅毒的确证试验，却不能用于抗梅毒治疗的疗效观察。FTA－ABS 是所有梅毒螺旋体血清试验中最敏感的，可用于梅毒早期感染的诊断，但操作困难；TPPA 和 TPHA 比 FTA－ABS 易操作而且稳定性好。

梅毒螺旋体感染后机体最早产生的抗体是 IgM 抗体，而且由于 IgM 抗体分子量较大不能通过血脑屏障和胎盘屏障。因此，可用于诊断活动性神经梅毒和先天性梅毒。目前检测血清 IgM 抗体的试验有 FTA－ABS 试验、IgM 固相层血球吸附试验（SPHA）、IgM 捕获ELISA 和免疫印迹

（3）细菌性阴道病唾液酸酶检测试验　细菌性阴道病是以专性厌氧革兰阴性杆菌（类杆菌属、普雷沃菌属）和阴道加特纳菌为主的阴道细菌过度生长，唾液酸酶是由这些细菌分泌。唾液酸酶活性检测和传统的 Amsel 法相比无显著性差异，但具有快速、简便优点。

（4）核酸杂交商品化试剂盒　现已有衣原体、支原体、淋病奈瑟菌及白念珠菌等核酸检测试剂盒用于临床生殖道标本的检测，2 小时可完成检查结果，并有较高特异性和敏感性。1 小时可报告试验结果，并有较高特异度和敏感度。

二、生殖系统标本的病毒学检验

（一）标本采集

光学显微镜检查标本中特征性病毒包涵体、电镜检查病毒颗粒是早期诊断的方法之一，

感染组织或脱落细胞采集是生殖系统标本的病毒学检查常用标本。用作病毒分离的标本和细菌标本不一样，必须是经滤过除菌的液体标本。大多数病毒对热敏感，因此标本需迅速冷藏和运送。血清学诊断是临床实验室广为采用的方法，采集患者血液分离的血清为最常用标本。

（二）检验程序

生殖道标本病毒学的检验程序见图 35－2。

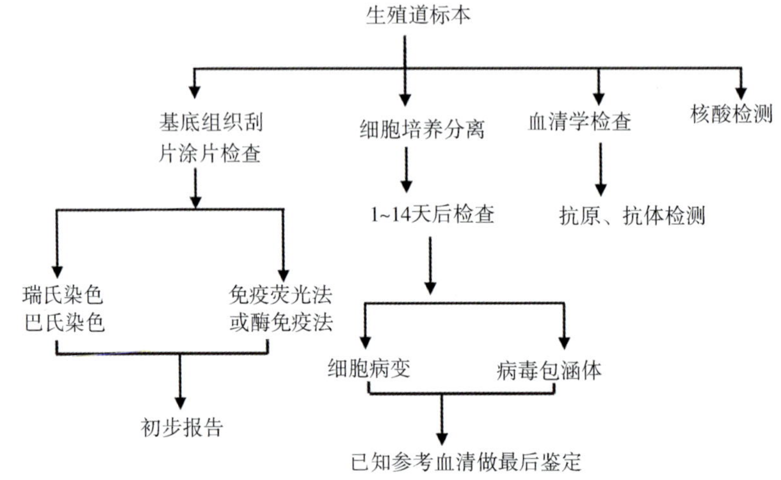

图 35－2　生殖道标本的病毒学检验程序

（三）检测方法

1. 直接显微镜检查

（1）基底组织刮片　刮片瑞氏染色，查找多核巨细胞和核内嗜酸性包涵体。阳性结果可能为疱疹病毒感染。

（2）尖锐湿疣黏膜　巴氏涂片镜检，HPV 感染时出现空泡化细胞，该细胞较大、核深染异型、核周有透明的空晕、细胞浆致密；还可见到成簇分布的角化不良细胞，核小致密，胞浆红染。巴氏涂片敏感性不高，但简单、易行，尤适用于大样本的普查。

（3）免疫标记技术检测　检测组织细胞内的病毒抗原和胞外游离病毒抗原是一种快速的早期诊断，如单纯疱疹病毒抗原检测是用特异性单克隆抗－HSV 抗体，通过免疫荧光法或酶免疫法检测病灶刮取物细胞内的 HSV 抗原，特异性较高；又如检测血清中游离或免疫复合物中的 HIV p24 抗原（病毒衣壳蛋白，具群特异性）。

2. 分离培养与鉴定　该法是确诊病毒感染金标准，但操作繁琐，费时费力，临床上一般不采用此方法。利用细胞培养和抗原检测组合改良培养法，即低速离心接种有病毒的细胞培养瓶，经 16～20 小时孵育后，用单克隆抗体染色，可早期、快速诊断病毒感染，如巨细胞病毒感染，该方法也是检测 HSV 最敏感的实验室方法，而且特异性强，标本中含有 1～10 个感染性病毒颗粒即可检出。

3. 抗体检测　抗体检测是诊断病毒感染的重要实验手段，目前主要免疫学方法检测有 ELISA、免疫胶体金法、免疫荧光法（IF）、化学发光法、放射免疫法及免疫印迹法。可以通过 IgM 的检测、筛选和确诊两种试验及双份血清抗体效价 4 倍增长来确定近期感染并提高试验的特异性。目前已用于临床的抗体检测方法有如下几种。

（1）TORCH 商品化试剂盒 用于检测弓形虫（toxoplasma gondii）、风疹病毒（rubella virus）、巨细胞病毒（cytomegalo virus）、单纯疱疹病毒（herpes simplex virus）Ⅰ型和Ⅱ型。这组病原体常可通过胎盘传给胎儿，引起围生期感染，导致流产、死胎、早产、先天畸形和智力障碍等各种异常结果，因此受到广泛关注。TORCH 感染的抗体检查在许多地区已作为孕期检查的常规项目。

（2）HIV 抗体检测 为常用方法，ELISA 法常用作 HIV 的初筛，重复试验 2 次以上阳性者，需作确诊试验，该试验敏感性和特异性均可达 99%，确诊常选择检测 HIV 外膜蛋白的免疫印迹试验，当出现两条 env 带（gp160，gp120，gp41）或一条 env 带加一条 p24 带时，方可确诊 HIV 感染。出现其他免疫印迹模式均不能确诊，需延长血清标本与抗原条的反应时间再检测，如仍不能确诊可改用基因检测方法，或 6 个月内复检。

4. 核酸检测 是一种快速、敏感的检测方法，病毒核酸阳性一般可作为诊断病毒感染的依据。病毒核酸检测方法主要有 PCR 技术、核酸杂交技术及基因蕊片技术。PCR 具有高度敏感性和特异性，已被应用于 HBV、HPV、HIV 的检测，目前应用最广泛的是荧光实时定量 PCR，该技术越来越广泛用于临床病原学检测。特别是在 HIV 感染菌口期或低丙种球蛋白血症时具有重要意义。

5. 病理检查 HPV 感染后引起组织学改变，将标本制成病理切片后观察。HPV 感染的组织中典型表现为角化不全、棘层肥厚、乳头瘤或疣状增生等，特征性的改变是在表皮浅层出现空泡化细胞。组织病理检查临床容易开展，镜下发现空泡化细胞对尖锐湿疣的诊断有特异性，但无空泡化细胞不能排除尖锐湿疣，如切片只有片状角化不全和乳头瘤样增生应怀疑为尖锐湿疣。

第三节 结果解释及报告

扫码“学一学”

一、直接显微镜检查

1. 尿道分泌物 中性粒细胞内革兰阴性卵圆形或肾形成对排列双球菌，男性患者阳性结果可做出淋病诊断；女性患者可疑淋病，确诊还需结合培养或核酸检测。阴道分泌物湿片高倍显微镜下见线索细胞提示可能为 BV 患者；阴道分泌物中见卵圆形芽生孢子和假菌丝多为白念珠菌阴道炎；阴道分泌物中见阴道毛滴虫诊断为滴虫性阴道炎。

2. 下疳渗液 暗视野显微镜下查找密螺旋体，阳性者提示为梅毒螺旋体感染，标本阴性不能排除梅毒诊断。

3. 宫颈拭子或刮片 衣原体荧光抗体染色涂片，见细胞内散在点状荧光阳性者可诊断衣原体感染。

4. 疱疹基底组织刮片 瑞氏染色，多核巨细胞和核内见嗜酸性包涵体可能为疱疹病毒感染。

5. 湿疣标本 制成病理切片后观察，表皮浅层出现空泡化细胞，怀疑为尖锐湿疣。

二、分离培养与鉴定

在合适培养基上生长的菌落，经生化反应鉴定有淋病奈瑟菌、衣原体、生殖道支原体、杜克嗜血杆菌、无乳链球菌与厌氧菌生长，分别可诊断淋病、生殖道沙眼衣原体感染、生殖道支原体感染、软下疳与生殖道正常菌群内源性感染。

三、抗原、抗体及核酸检测

1. 生殖道沙眼衣原体感染抗原检测 沙眼衣原体抗原检测阳性，说明标本中有抗原存在，但不能区别衣原体的死活，所以在进行临床诊断和疗效评价时需结合患者症状及其他检查综合判断。

2. 梅毒非特异性抗体试验 主要用于梅毒的初筛和疗效观察，鉴别早期或晚期梅毒或鉴别先天性梅毒。

3. 梅毒特异性抗体试验 健康个体血清梅毒螺旋体抗体为阴性，一旦感染梅毒后，机体会针对梅毒螺旋体产生 IgM 和 IgG 型抗体。IgM 抗体出现较早，与梅毒螺旋体活动性感染有正相关性，有早期诊断价值；IgG 抗体出现较 IgM 抗体晚，可长期存在，对晚期梅毒也有诊断价值；该抗体在患者治愈后不转阴，不能作为疗效观察指标。

4. TORCH 检测试剂 TORCH 的结果报告一般分为阴性、阳性和临界值。阳性结果不能作为诊断感染的唯一证据，需结合临床及其他检测综合判断进行确认；临界值结果需要 1 周后复查。

5. HIV 抗体检测 ELISA 抗体检测是目前艾滋病诊断的初筛试验，如初筛试验阳性，需做重复试验，并采用免疫印迹试验（Western blot，WB）确证试验，确证试验阳性的标本方可报告为 HIV 抗体阳性。HIV 抗体通常在感染后 4 ~ 8 周甚至更久才出现，少数患者初期血清 p24 抗原阳性。因此，在急性感染期检测血浆中 p24 抗原可用于早期诊断。RT - PCR 检测感染者体内的游离病毒 RNA 拷贝数（病毒载量）可用于监测病情进展、评价抗病毒治疗的效果。

6. 性传播疾病核酸检测 引起性传播疾病的病毒、衣原体及螺旋体在体外培养困难，核酸检测对其感染的诊断具有一定意义。当某种病原体的核酸检测（如 HSV DNA 扩增）结果为阳性或高于检测限时，可作为诊断感染的辅助指标，但不能单独用于某种病原体感染的诊断，需结合临床表现及其他检查作出诊断；检测结果为阴性或低于检测限，见于没有某种病原体感染的个体，或者接受成功的抗病毒（抗病原体）治疗或机体自身可有效抑制病原体复制的部分感染者。

本章小结

本章介绍临床怀疑为生殖系统感染进行微生物学检验采集临床标本主要为感染患者的尿道分泌物、下疳渗液、疱疹基底组织刮片、宫颈拭子或刮片等。以不同感染病的病程采集合适的标本进行病原生物学检验，以确定感染病的发生与性质。生殖系统感染病原体有细菌、病毒、真菌与寄生虫，故检验的方法与临床诊断意义也各不一样，应采用高特异度、高敏感度的临床实践中简易可行的检验方法。生殖系统感染包括艾滋病、梅毒、淋病、软下疳、性病淋巴肉芽肿、非淋菌性尿道炎、尖锐湿疣、生殖器念珠菌病、细菌性阴道病和滴虫病等 20 余种疾病。

扫码“练一练”

（陈泽慧）

第三十六章　眼、耳标本

本章要点

1. **掌握**　眼病原菌检验标本采集方法、检验程序与方法；耳病原菌检验标本采集方法、检验程序与方法。

2. **熟悉**　眼标本中分离出的致病菌与正常菌；耳标本中分离出的致病菌与正常菌。

3. **了解**　眼标本微生物检验的临床意义；耳标本微生物检验的临床意义。

除了正常的内眼、中耳是无菌外，眼、耳其他部位与外界直接相通，存在正常菌群。眼、耳部严重感染可引起失明或失聪，因此临床上怀疑眼、耳部存在感染应尽早采集相应的标本，进行病原微生物检测，确定是否存在感染和感染类型，以便及时进行诊治。

第一节　眼部标本

正常的完整眼部结构对眼球起着很好的保护作用，一般不容易发生眼部感染。但是一旦发生眼部感染，由于感染的病原较为复杂，加上选用抗生素受到诸多限制，治疗面临较大困难，角膜和后房的感染甚至还会造成视力下降和失明。为了减少此类眼部感染的危险需要重视以预防为主，发现患者要及早诊断，积极治疗。

一、常见病原微生物

眼部感染的病原微生物较为复杂，包括细菌、病毒和真菌。主要病原微生物见表36－1。

扫码“学一学”

扫码“看一看”

表36－1　眼部感染标本常见的微生物

细菌	真菌	病毒
金黄色葡萄球菌	念珠菌	单纯疱疹病毒
表皮葡萄球菌	镰刀菌	水痘－带状疱疹病毒
肺炎链球菌		腺病毒
铜绿假单胞菌		腮腺炎病毒
流感嗜血杆菌		巨细胞病毒
淋病奈瑟菌		
结膜炎莫拉菌		
痤疮丙酸杆菌		
蜡样芽孢杆菌		
沙眼衣原体		

二、标本采集、检验程序与方法

（一）标本采集

结膜、角膜、玻璃体等眼部感染，由于标本量小，推荐床旁直接接种平板并涂片。采集时，以无菌生理盐水湿润拭子两侧，分别以不同的拭子在结膜上滚动，直接接种血平板及巧克力平板，也可将拭子送实验室接种。涂片可在床旁或实验室完成，拭子在玻片上滚动，直径为1～2cm。

某些细菌的生长可能会受到麻醉剂抑制，角膜刮取物应尽量在麻醉前由眼科医师用无菌刮匙刮取溃疡或损伤处，刮取物直接接种于血平板、巧克力平板及真菌培养基。

玻璃体抽吸液注入无菌螺旋盖容器运送。若标本量小，可在床旁直接接种。

（二）检验程序

眼部标本的病原菌检验序见图36－1。

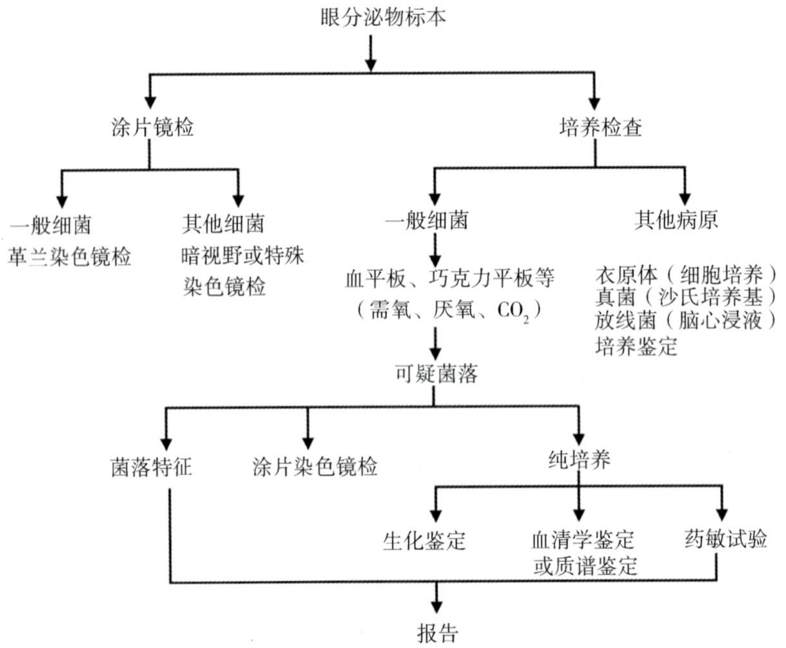

图36－1 眼部及眼周感染的细菌及真菌检验程序

（三）检验方法

1. 直接显微镜检查

（1）细菌 一般细菌和淋病奈瑟菌以无菌棉拭子采取眼标本涂片行革兰染色镜检，根据镜下检查结果作出初步报告；结核分枝杆菌采用抗酸染色后镜检出具“查见/未查见抗酸杆菌”；疑是沙眼衣原体感染，可取患者眼穹窿部及眼结膜上皮细胞标本涂片、干燥固定后，行吉姆萨染色镜检。如观察到细胞内呈蓝紫色、深蓝色或暗蓝色的包涵体，可初步报告“疑是沙眼衣原体感染”。也可用碘液染色或异硫氰酸荧光素（FITC）标记的沙眼衣原体单克隆抗体染色以协助诊断，提高检测特异性。

（2）其他微生物 ①真菌感染的标本，涂片后加生理盐水或亚甲蓝染液一滴，覆以盖玻片，高倍镜观察菌丝、孢子；②螺旋体感染标本，可离心后取沉渣用暗视野映光法在镜下查找折光强、活动活泼的螺旋体。

2. 分离培养与鉴定

（1）一般细菌培养　将标本接种于血平板、麦康凯平板和巧克力平板，需氧培养和5%～10% CO_2培养，经35℃、18～24小时孵育后观察有无细菌生长及菌落的特点。根据分离培养出的细菌菌落特征结合涂片染色结果，按各类细菌生物学特性进行鉴定。若遇难以鉴定的细菌时，则应详细描述革兰染色性、菌体，以及菌落的形态特点、生化反应、血清学等试验结果，必要时结合动物实验观察其致病力，以供临床医师治疗参考。

（2）真菌培养　无菌操作取眼分泌物，接种于两份沙氏葡萄糖琼脂培养基上，分别置于35℃及22℃培养2～7天，观察菌落生长情况。真菌可根据菌落特征，涂片观察显微镜检下真菌的结构（菌丝、孢子）等，必要时做生化反应或血清学进行鉴定。

（3）衣原体培养　标本可接种于6～8天龄鸡胚卵黄囊中或HeLa－299、BHK－21、McCoy或HL细胞株上培养，细胞株比鸡胚培养更敏感。为提高细胞株分离培养衣原体阳性率，可通过离心或用X线照射细胞，使更多的衣原体吸附到易感细胞表面。沙眼衣原体亦可采用免疫学检测方法（如胶体金标记抗体快速检测法）和核酸检测（PCR、核酸杂交）方法进行鉴定。

三、结果解释及报告

微生物感染眼部时，可引起多种多样的感染性眼病。临床医生根据患者自觉症状、临床表现和一般性检查可进行确诊。实验室检查主要采集合适的眼部标本进行病原学检测，但实验室确认眼部感染病原较为困难。即使在结膜炎患者眼部脓性分泌物中分离到细菌，也不能肯定其与感染相关的病原菌，这有可能是来自于皮肤表面的正常菌群。因此，开展相应的实验室检查并不多，这取决于临床治疗对实验室检查的需求。比如许多病毒性结膜炎具有自限性特点，不需要特别的药物治疗，这时就无须特异性的实验室诊断。但如果眼部标本来自于眼科无菌手术所取得的前房、后房液，则需要进行全面的实验室检查。此外，像眼前房积脓和眼眶蜂窝织炎等急性感染患者，可检测其外周血，血液中白细胞总数和中性粒细胞数明显增多。

眼部标本的细菌学检查，对眼睑、泪囊、结膜、巩膜、角膜和前房等感染的病原学诊断很有价值。眼部感染检测出真菌亦有诊断价值。大多数正常人的结膜常有葡萄球菌、类白喉棒状杆菌、大肠埃希菌、肺炎链球菌、其他链球菌、枯草芽孢杆菌、蜡样芽孢杆菌及铜绿假单胞菌等的存在，仅有少数人结膜是无菌状态，这给细菌学检查结果分析判定带来一定困扰。同时由于眼的抵抗力低，极易造成术后感染，这也关系到疾病预后是否良好，应结合临床实际情况和需求进行眼部标本的细菌学检测与结果分析判断。

衣原体感染后可在宿主细胞内形成包涵体，用显微镜观察眼部标本中有无包涵体有一定确诊意义，特别在眼结膜上皮细胞内发现典型包涵体对沙眼衣原体感染的诊断更有价值。包涵体的检出对急性、严重的新生儿包涵体性结膜炎的诊断价值大，而对成人眼结膜炎的诊断意义次之。

扫码“学一学”

第二节 耳部标本

耳部分为三部分：外耳、中耳及内耳，其中中耳连接着鼻腔、鼻咽、咽鼓管及乳突前空间。外耳有正常菌群存在，而中耳及内耳可视为无菌部位。外部耳道的正常菌群种类较少，常见的菌主要为痤疮丙酸杆菌、金黄色葡萄球菌和肠杆菌科，铜绿假单胞菌也能偶见，真菌主要为念珠菌（非白念珠菌）。

外耳道神经丰富，其感染通常引起较强烈的疼痛。中耳及内耳感染可导致听力的损伤甚至失聪等严重后果。因此，对于耳部感染应引起足够的重视，早发现、早诊断、早治疗。

一、常见病原微生物

耳部感染的病原微生物较为单纯，主要病原微生物见表 36－2。

表 36－2 耳部感染标本常见的微生物

细菌	真菌	病毒
金黄色葡萄球菌	念珠菌（非白念珠菌）	呼吸道合病毒
表皮葡萄球菌		流感病毒
肺炎链球菌		
铜绿假单胞菌		
流感嗜血杆菌		
化脓性链球菌		
卡他莫拉菌		
痤疮丙酸杆菌		
厌氧菌		

二、标本采集、检验程序与方法

（一）标本采集

用于实验室诊断外耳炎的，外耳应用温和杀菌剂（如 1∶1000 苯扎溴铵溶液）消毒外耳以减少皮肤正常菌群对标本的污染。从中耳、鼓膜或通过针穿刺抽取中耳（鼓室）液等采集标本，应该由耳鼻喉科临床医生用无菌设备进行。通常在手术时使用棉签采集耳乳突处的标本。耳部采集的标本注意厌氧条件下运送，以提高厌氧菌的培养阳性率。

（二）检验程序

耳部感染标本的病原菌检验序见图 36－2。

（三）检验方法

1. 直接显微镜检查法 从中耳和乳突处采集的标本可以直接涂片或革兰染色镜检细菌和真菌。使用荧光增白剂或 PAS 染色可增加真菌的检测检出率。六胺银染色则有助于细菌、真菌和寄生虫的观察。

2. 分离培养与鉴定

（1）一般细菌培养 将标本接种于血平板、巧克力平板，需氧培养和 5%～10% CO_2 培养，经35℃ 18～24小时孵育后观察有无细菌生长以及菌落的特点。根据分离培养出的细菌菌落特征结合涂片染色结果，按细菌生化反应及血清学特性进行鉴定。

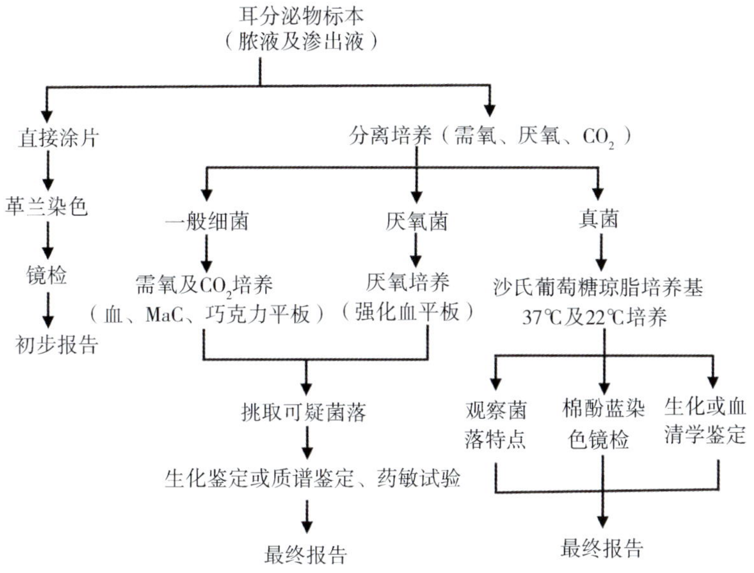

图36－2　耳分泌物标本细菌学检验程序

由于中耳分泌物病原菌培养仅有20%～30%阳性率，可采用q－PCR来提高中耳感染标本中致病菌的检测率。

（2）厌氧菌培养　可疑厌氧菌感染的耳分泌物标本可接种于厌氧菌专用培养基上，使用厌氧袋、厌氧罐和厌氧工作站培养后观察细菌生长及菌落的特点。

（3）真菌培养　无菌操作取耳分泌物，接种于两份沙氏葡萄糖琼脂培养基上，分别置于35℃及22℃培养2～7天，观察菌落生长情况。根据菌落性状与镜下形态的特点进行鉴定。

三、结果解释及报告

外耳部感染类似于其他部位皮肤及软组织感染，分为急性及慢性。局部急性外耳炎通常是由金黄色葡萄球菌性脓疱或疖引发的。链球菌可引起外耳道及软组织感染。急性弥漫性外耳炎主要致病菌为革兰阴性杆菌，尤其是铜绿假单胞菌甚至可以引发严重的出血性外耳炎。

外耳道疖是外耳道皮肤毛囊或皮脂腺的局限性化脓性炎症。病原菌主要是葡萄球菌。弥漫性外耳道炎常见致病菌为金黄色葡萄球菌、链球菌、铜绿假单胞菌。

大疱性鼓膜炎又称出血性大疱性鼓膜炎，是病毒感染引起的鼓膜和临近外耳道皮肤的急性炎症。一般认为流感病毒是主要的病原体，常发生在流感之后，也可发生在其他上呼吸道感染或脊髓灰质炎之后。

分泌性中耳炎是以鼓室积液及听力下降为主要特征的中耳非化脓性炎性疾病，主要致病菌为肺炎球菌、流感嗜血杆菌、溶血性链球菌、葡萄球菌等。

慢性化脓性中耳炎病变侵及中耳黏膜、骨膜或深达骨质，常合并存在慢性乳突炎。常见致病菌为变形杆菌、铜绿假单胞菌、大肠埃希菌、金黄色葡萄球菌等，其中革兰阴杆菌较多，可有两种以上细菌混和感染。

扫码“练一练”

本章小结

主要介绍了眼、耳标本存在的致病菌与正常菌。重点讲解了眼、耳检验标本的采集方法及注意事项；眼、耳标本病原菌检验程序、操作方法和注意事项，以及眼、耳标本微生物检验的临床意义。

学习中应密切联系临床，眼、耳检验标本的采集与注意事项及对临床检验结果的影响。

（向　阳）

第三十七章　皮肤及皮肤软组织标本

本章要点

1. **掌握**　皮肤及软组织感染标本采集、检验程序与方法。
2. **熟悉**　皮肤及软组织感染的常见微生物。
3. **了解**　皮肤及软组织感染的临床特征。

扫码“看一看”

皮肤被覆于身体表面，是机体与外界环境之间的重要屏障结构。一旦皮肤屏障受损，外界环境中的微生物即可通过破损的皮肤侵入而引起皮肤和皮下软组织感染。发生全身感染时，某些微生物也可以经血液扩散至皮肤或皮下组织引起感染。此外，某些皮肤损伤也可以由细菌产生的毒素引起（如葡萄球菌烫伤样皮肤综合征），或由于机体对某些微生物抗原的免疫应答所致（如银屑病）。本章主要介绍由病原微生物引起的皮肤和软组织感染。

第一节　常见病原微生物

扫码“学一学”

引起皮肤和软组织感染的微生物种类繁多，因感染部位不同而各不相同。既可以由一种微生物引起，也可以由多种微生物混合感染。引起皮肤和软组织感染的常见微生物见表37－1。

表37－1　皮肤和软组织感染的常见微生物

细菌	真菌	病毒
金黄色葡萄球菌	毛癣菌属	单纯疱疹病毒
化脓性链球菌	小孢子菌属	水痘－带状疱疹病毒
铜绿假单胞菌	絮状表皮癣菌	人乳头瘤病毒
产气荚膜梭菌	糠秕马拉色菌	传染性软疣病毒
破伤风梭菌	白念珠菌	柯萨奇病毒
炭疽芽孢杆菌	新型隐球菌	风疹病毒
痤疮丙酸杆菌	申克孢子丝菌	痘病毒
白喉棒状杆菌	马尔尼菲篮状菌	
微小棒状杆菌	皮炎芽生菌	
多杀巴斯德菌	裴氏着色真菌	
流感嗜血杆菌	卡氏枝孢霉	
红斑丹毒丝菌	紧密着色真菌	
衣氏放线菌	疣状瓶霉	
星形诺卡菌		
结核分枝杆菌		
非结核分枝杆菌		
麻风分枝杆菌		
梅毒螺旋体		

常见的毛囊炎通常由金黄色葡萄球菌所致，化脓性链球菌可致蜂窝织炎，凝固酶阴性

葡萄球菌往往是外科伤口感染的病原菌。皮肤癣菌可引起皮肤、毛发和指（趾）甲等浅部感染。植物扎破手指后，植物中的申克孢子丝菌可致感染。外伤后，存在于土壤中的厌氧梭状芽孢杆菌（以产气荚膜梭菌和破伤风梭菌为主）可侵入外伤伤口，引起气性坏疽和破伤风。宠物饲养者或皮毛及动物接触者易受到动物源性病原菌包括布鲁杆菌、多杀巴斯德菌、巴尔通体及炭疽杆菌等所致的皮肤软组织感染，甚至全身感染。慢性伤口感染，如足部溃疡，往往是血管或代谢性疾病如糖尿病的并发症，其病原菌是细菌或真菌。

扫码“学一学”

第二节　标本采集、检验程序与方法

一、皮肤和软组织感染细菌学检验

（一）标本采集

脓性分泌物是皮肤和软组织感染最常见的标本。采集标本时，应避免皮肤表面细菌污染并尽快送实验室处理。

1. 开放性感染分泌物或脓液　先用无菌生理盐水冲洗创口表面，用注射器抽吸，尽量采集深部组织或脓液送检，标本量≥1ml。应避免用棉拭子采集少量标本，若必须使用拭子采集分泌物，则应以拭子深入伤口，取邻近新生组织处标本，置运送培养基送检。应采集两份标本，分别用于培养及涂片革兰染色。

2. 封闭性脓肿　局部消毒后，用注射器抽取脓液和脓肿壁标本置于厌氧运送培养基内送检。

3. 蜂窝织炎　局部消毒后，用注射器自炎症中央（而非边缘）抽吸。未形成脓肿时，标本难以采集，可用小量无菌生理盐水灌洗，注入无菌螺旋盖容器。

4. 放线菌感染标本　用无菌棉拭子挤压瘘管，选取流出脓液中的“硫磺样颗粒”置于无菌试管内送检。也可用无菌纱布条塞入瘘管，次日拔出送检。

5. 血液　严重的软组织感染可能导致血流感染，血培养有助于其病原学诊断。

（二）检验程序

皮肤和软组织感染标本的细菌学检验程序见图37－1。

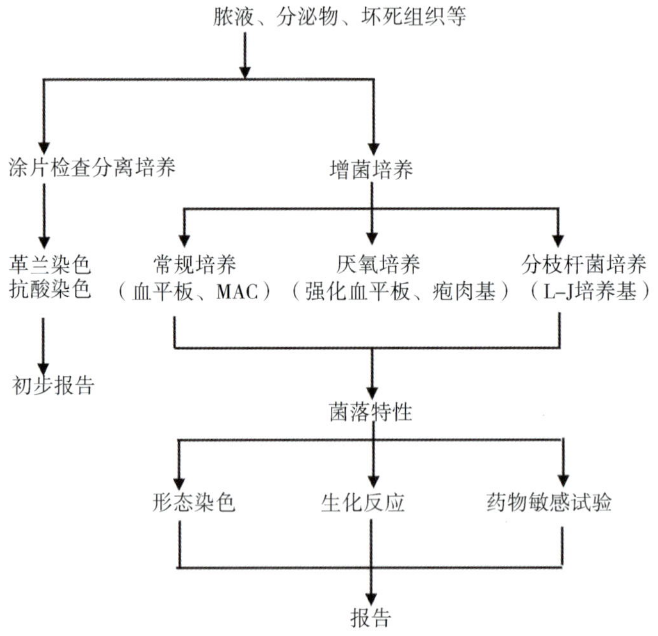

图37－1　皮肤和软组织感染标本的细菌学检验程序

（三）检验方法

1. 肉眼观察　棉拭子收集的分泌物标本，很难用肉眼评判其外观。对注射器抽吸的脓液、标本，应注意观察颜色、性状和气味等。

（1）颜色　红色脓液通常因混有血液或血红蛋白所致；铜绿假单胞菌所致术后或创伤

性（烧伤）感染，脓液常呈蓝绿色。

（2）性状 脓液可呈稀薄至黏稠状，分枝杆菌感染的"冷脓肿"常呈干酪状。颈部窦道脓液中如找到"硫磺"颗粒，为衣氏放线菌丝状体，提示颈颜面放线菌病；各种颜色小颗粒（白色、黑色、红色或棕色）提示足分枝菌病、肉芽瘤；彩色颗粒与丝状细菌如诺卡菌或真菌菌丝体有关。

（3）气味 分泌物恶臭提示有厌氧感染或需氧菌与厌氧菌混合感染。

2. 直接显微镜检查 每份标本应涂片做革兰染色显微镜检查，怀疑为分枝杆菌感染时做抗酸染色显微镜检查。

（1）革兰染色 仔细观察并记录多形核白细胞及脓细胞数量、细菌形态等。若见大量鳞状上皮细胞而无多形核白细胞，则很可能为皮肤表面细菌污染，此时生长的菌落意义较小；大量多形核白细胞或吞噬细胞提示感染存在。根据细菌的形态、排列方式及染色特点，可做出初步报告。

（2）抗酸染色 如果临床医生需要，应做抗酸染色检查；脓液中未见细菌或革兰染色涂片仅见淡紫色革兰阳性棒状样杆菌时，应进行抗酸染色检查。非结核分枝杆菌常引起皮肤和软组织感染，如偶发分枝杆菌可见于深部肌内注射的臀部脓肿；在热带地区，溃疡分枝杆菌可见于患者腿或上肢的坏死性皮肤溃疡底部刮取物中；海分枝杆菌可见于游泳者和渔民手臂及其他暴露部位皮肤的慢性、溃疡性、小结性损伤。

3. 分离培养与鉴定 当镜检发现细菌时，根据镜检结果及感染部位，选择适当的培养基进行分离培养。

（1）一般细菌培养 将分泌物及脓液等标本接种于血平板和选择性培养基（如麦康凯琼脂），35℃培养 18 ~ 24 小时后，观察菌落特征并进一步鉴定细菌种属，即可报告。儿童的蜂窝织炎还应接种于巧克力平板，置 5% ~10% CO_2 环境下 35℃培养 48 小时，以分离流感嗜血杆菌。

（2）厌氧菌培养 当革兰染色提示有厌氧菌感染或混合厌氧菌感染、标本有典型的恶臭气味、临床医生怀疑有梭菌感染所致的气性坏疽及疑为放线菌感染时，应当进行厌氧培养。取标本接种于厌氧强化血平板或厌氧选择培养基（BBE、KVLB、EYA）上，置厌氧环境中 35℃培养 48 ~72 小时，放线菌培养 72 ~96 小时，经耐氧试验确定为厌氧菌后，依据形态染色、菌落特点、抗生素敏感性试验、生化试验及终末代谢产物等进行菌种鉴定。

（3）分枝杆菌培养 当抗酸染色发现抗酸杆菌时，将脓液标本至少接种两支 L－J 培养基进行培养。如标本中同时存在非抗酸杆菌时，应先对标本进行适当处理去污，染后再接种。生长迅速的分枝杆菌如偶发分枝杆菌，在标本处理过程中可能被杀死，但在血平板和麦康凯平板上培养 3 ~7 天即可见菌落生长。对 L－J 培养基上生长的菌落依据抗酸染色、生长速度、色素产生和菌落特征及生化试验进行菌种鉴定。

二、皮肤和软组织感染真菌学检验

真菌学检查是诊断皮肤和软组织真菌感染的主要依据，检查方法主要有直接显微镜检查、分离培养、组织病理学检查、免疫学试验及分子生物学技术等，其中以直接镜检和分离培养最为重要。

（一）标本采集

浅部真菌感染的微生物学检验标本通常采集皮屑、甲屑、毛发和痂皮等；皮下真菌感染可采集病变部位的痂皮或脓液。

1. 甲标本 采集标本前用75%乙醇彻底清洁病甲，以减少培养时的细菌污染，提高镜检的阳性率。钝刀用高压或者火焰灭菌，从甲的变色、萎缩或变脆部位、健甲与病甲的交界处取材，保证一定量与一定深度标本。甲标本建议取材后立刻进行真菌镜检及培养，甲标本应尽量剪碎后接种。对于伴有甲沟炎患者的取材，应采用棉拭子，75%乙醇清洁局部后沾取损害分泌物，每位患者至少应取两个拭子，放入无菌试管中以备镜检和培养。

2. 皮屑标本 采集标本前用75%乙醇清洁取材区域。用高压或者火焰灭菌钝刀，从损害的边缘向外刮取或用剪刀剪去疱顶。如果鳞屑量较少或婴幼儿患者，可采用粘着透明胶带或粘着皮肤采样送检，将透明胶带粘着面紧压于损害之上，然后剥下，将粘着面向下贴在透明载玻片上送检。皮屑标本建议取材后立刻进行真菌镜检及培养。

3. 毛发标本 选择适当的毛发，应检测那些无光泽毛发或断发以及在毛囊口折断的毛发。先将镊子高压灭菌，用镊子将毛发从头皮拔除。不应去掉毛根部。如果怀疑头皮隐性感染，可用塑料梳子刷头皮后将其压在琼脂表面进行培养。毛发标本建议取材后立刻进行真菌镜检及培养。

（二）检验程序

皮肤和软组织感染标本的真菌学检验程序见图37－2。

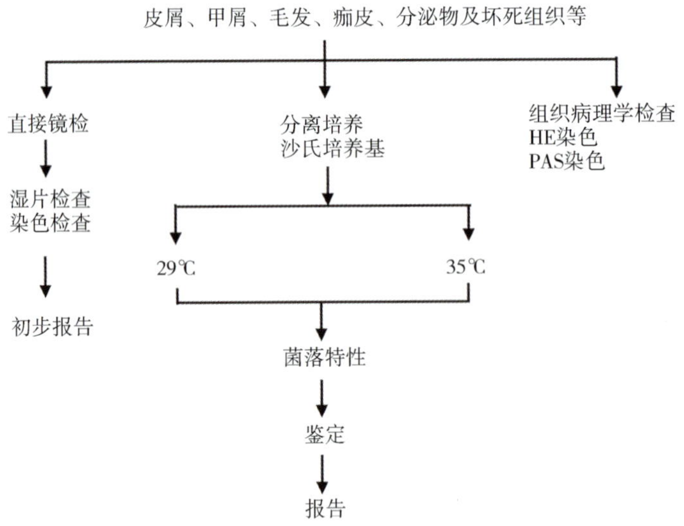

图37－2 皮肤和软组织感染标本的真菌学检验程序

（三）检验方法

1. 直接涂片显微镜检查

（1）湿片镜检 大多数真菌标本不需染色即可直接镜检。皮屑标本加1滴10% KOH与标本均匀混合，甲屑及毛发等标本用20% KOH，加上盖玻片，火焰上短暂加热以加速角蛋白溶解，在显微镜下观察孢子和菌丝的形态。

糠秕马拉色菌感染取鳞屑用派克墨水KOH染色，镜下可见呈圆形或卵圆形的蓝色厚壁孢子和不分枝分格、短粗的腊肠形菌丝。

各种真菌标本也可采用乳酸酚棉蓝染色，真菌被染成蓝色。

墨汁负染常用于新生隐球菌感染标本，可于镜下观察黑背景中透明荚膜的新生隐球菌菌体。

（2）染色镜检　脓液、分泌物或皮屑等标本涂于载玻片上，干燥后行糖原染色（PAS法）或革兰染色显微镜检查。PAS 法将真菌染成紫红至深紫红色，细胞核染成绿色或蓝色。大部分真菌为革兰染色阳性。糠秕马拉色菌采用沙黄染色，镜下可见成堆的圆形或卵圆形红色孢子。

2. 分离培养与鉴定　分离培养的目的在于鉴定真菌的菌种。为全面观察真菌结构及生长发育及显示菌落的全部性状，常用小培养法（详见第七章真菌检验基本技术）。

皮屑、甲屑和病发用 70% 乙醇或在青、链霉素混合液内浸泡 5 分钟，用生理盐水洗 3 次后接种，分泌物或脓液直接接种。每份标本接种两支沙氏培养基，分别置 29℃ 和 35℃ 培养，观察两支试管的生长情况。糠秕马拉色菌感染标本接种于含橄榄油或菜籽油的培养基中 35℃ 培养，3 天后可见奶油色酵母样菌落生长。

观察真菌生长后的菌落的项目：①生长速度；②菌落大小；③表面形态；④菌落性质；⑤菌落颜色；⑥菌落边缘；⑦菌落底部及高倍镜观察孢子和菌丝的形态、特征、位置、大小和排列鉴定皮肤癣菌。

真菌的菌种鉴定主要依据菌落形态和镜下特征，必要时可采用特殊的鉴别培养基、生化反应和分子生物学方法确诊。

三、皮肤和软组织感染病毒学检验

病毒所致皮肤感染主要表现为疣赘、疱疹性皮疹、红斑等，其临床特征明显，一般根据临床症状和皮损特点即可作出诊断。只在少数不典型或特殊病例时，需要依赖实验室作病原学诊断。可采集水疱液或皮损基质上皮细胞在光学显微镜下检查病毒特征性包涵体、电子显微镜观察病毒颗粒，或进行病毒培养及免疫荧光抗体染色检查等。应用聚合酶链反应与特异性核酸探针技术可直接检测感染者组织或体液中病毒核酸，作出早期快速诊断。另有些病毒感染后皮肤表现红斑等症状，但其检验方法是检测血清的抗体与核酸，如人类细小 B19 病毒、风疹病毒与柯萨奇病毒等（详见第八章病毒检验基本技术）。

1. 病毒特征性包涵体检查　疱疹液涂片或损害上皮细胞印片经化学固定，用苏木精 - 伊红（hematoxylin - eosin，HE）染色法或瑞氏 - 吉姆萨染色，用光镜直接检查细胞内的包涵体与其在细胞内的位置与染色性。包涵体大小、数目与常因感染病毒的种类不同而异，其有助于病毒感染的病原学检测。如：①单纯疱疹病毒，核内嗜酸性包涵体，细胞核染色体挤在核膜边缘；②水痘 - 带状疱疹病毒，同单纯疱疹病毒，两者难以区分；③麻疹病毒，巨核细胞内核内嗜酸性包涵体，核染色质被推向核膜边缘，有时可见胞质内嗜酸性包涵体；④猴痘病毒，感染细胞内大多含有许多圆形或椭圆形的小型嗜酸性包涵体；⑤人乳头瘤病毒，在脱落的上皮细胞核内或核旁胞浆内可见圆形、椭圆形大小不等均质嗜酸性红染质块。

2. 细胞学与组织学检查　采用病灶刮片或用生理盐水摩擦病灶涂片或印片，以获取脱落的上皮细胞，然后待干，经巴氏染色后进行光镜细胞学检查。通过观察赘生物脱落的上皮细胞或病变组织染色后细胞形态的变化，以辅助诊断判断是否有尖锐湿疣或传染性软疣。如：①传染性软疣病毒，表皮细胞内出现软疣小体，多数软疣小体内含有胞质内包涵体，小体挤压每个受损细胞内核，使细胞呈月牙状，位于细胞内边缘；若中心部角质层破裂，排出软疣小体，中心形成火山口状；②人乳头瘤病毒，空泡细胞、双核细胞及角化不全细胞（角化不良细胞特征为细胞深伊红染色，核小而浓染）等是 HPV 感染的特征性细胞学改变。

扫码“学一学”

第三节 结果解释及报告

一、直接显微镜检查

1. 浅表伤口、皮下脓肿 若见大量鳞状上皮细胞而无多形核白细胞，则很可能为皮肤表面细菌污染；大量多形核白细胞或吞噬细胞提示感染存在。根据细菌的形态、排列方式及染色特点，可作出初步报告。镜检下未见细菌或革兰染色涂片仅见淡紫色革兰阳性棒状样杆菌时，应进行抗酸染色检查。

2. 皮肤真菌感染 可发现菌丝与孢子，如直接显微镜检查未能找到菌丝与孢子，而临床症状又高度怀疑，可做真菌培养以进一步确诊。

3. 疱疹液 疱疹液涂片或损害上皮细胞印片经化学固定，用苏木精－伊红染色法或瑞氏－吉姆萨染色，用光镜直接检查细胞内的包涵体及其在细胞内的位置与染色性。包涵体大小、数目与常因感染病毒的种类不同而异，其有助于病毒感染的病原学检测。

二、分离培养与鉴定

手术切口感染、皮下渗出感染常为混合感染或厌氧菌的感染，可选择一般培养基或厌氧培养基，可选择依据形态染色、菌落特点、抗生素敏感性试验、生化试验及终末代谢产物等进行菌种鉴定。如直接显微镜检查未能找到菌丝与孢子，而临床症状又高度怀疑，可做真菌培养以进一步确诊。

三、病理学检查

怀疑尖锐湿疣或传染性软疣时，采用病灶刮片或用生理盐水摩擦病灶涂片或印片，以获取脱落的上皮细胞，然后待干，经巴氏染色后进行光镜细胞学检查，观察赘生物脱落的上皮细胞或病变组织染色后细胞形态的变化，以辅助诊断。

本章小结

皮肤和软组织感染的微生物种类繁多，因感染部位不同而各不相同。既可以由一种微生物引起，也可以由多种微生物混合感染。脓性分泌物是皮肤和软组织感染最常见的标本，采集标本时，应避免皮肤表面细菌污染并尽快送实验室处理。真菌学检查是诊断皮肤和软组织真菌感染的主要依据，检查方法主要有直接显微镜检查、分离培养、组织病理学检查、免疫学试验及分子生物学技术等，其中以直接镜检和分离培养最为重要。病毒所致皮肤感染主要表现为疣赘、疱疹性皮疹、红斑等，其临床特征明显，一般根据临床症状和皮损特点即可作出诊断。

扫码“练一练”

（袁东亚　张　敏）

第三十八章　组织与脓肿标本

本章要点

1. **掌握**　组织与脓肿标本的标本采集方法与检验程序。
2. **熟悉**　组织与脓肿标本中常见病原菌种类。
3. **了解**　特殊部位标本的处理和结果解释。

扫码“看一看”

正常人体组织是无菌的，从活检组织标本中检出微生物，证实该组织有感染的可能。组织或器官的化脓性感染，按其病原菌的来源可以分为内源性和外源性两类：内源性感染源是炎症局部周围器官中的正常菌群（常栖居菌群），由于损伤等因素造成正常栖居菌群进入无菌状态的组织内，发生感染。外源性感染源是存在于人体外部自然界的微生物，由于外伤和直接接触，外界微生物通过人体表面进入人体，造成感染。

第一节　常见病原微生物

扫码“学一学”

最常见的由葡萄球菌和链球菌引起的局部化脓性感染，包括有毛囊炎、疖、痈、甲沟炎、扁桃体炎、乳腺炎、中耳炎、外耳道疖肿、外耳道炎、细菌性结膜炎、脓疱疮、外科切口及创伤感染等。化脓性骨髓炎、化脓性关节炎的主要病原菌是金黄色葡萄球菌。慢性骨髓炎和慢性化脓性关节炎病原菌中，除上述细菌外，主要为结核分枝杆菌。脓液标本中可检出铜绿假单胞菌、变形杆菌和类白喉棒状杆菌等，常为继发感染或污染所致。气性坏疽主要病原菌为产气荚膜梭菌，其次为水肿梭菌、败毒梭菌及溶组织梭菌等。坏疽常继发葡萄球菌、链球菌、大肠埃希菌或其他需氧菌感染。组织与脓肿标本中常见的病原菌见表38－1。

器官脓肿和机体深部组织的脓肿多为厌氧菌感染。由病原微生物引起的深部组织感染，包括心脏瓣膜、支气管、肺、肝、胆、脾、胃等器官的病变，一般都比较严重，甚至危及生命，且久治不愈，只有通过内镜和手术获得相应的组织标本，才能帮助诊断和治疗。

表38－1　组织与脓肿标本中常见的病原微生物

革兰阳性菌	革兰阴性菌	厌氧菌
金黄色葡萄球菌	铜绿假单胞菌	厌氧链球菌
肠球菌	变形杆菌	梭菌
A群链球菌	肺炎克雷伯菌	丙酸杆菌
凝固酶阴性葡萄球菌	大肠埃希菌	脆弱类杆菌
棒状杆菌	鲍曼不动杆菌	普雷沃菌
结核分枝杆菌	嗜麦芽窄食单胞菌	坏疽梭杆菌
	沙雷菌	韦荣球菌
	肠杆菌	

扫码“学一学”

第二节　标本采集、检验程序与方法

一、标本采集

应通过无菌穿刺或手术获得组织与脓肿标本。脓肿穿刺时最好以针筒直接抽取，避免接触环境中的氧气。患者进行组织标本取材存在风险，标本珍贵，应认真对待。准确对活检组织中的病原菌进行培养分离，鉴定药敏，可为临床诊疗提供参考依据。

1. 表浅的感染组织和各种窦道标本　可用棉签擦拭、小刀刮取、穿刺抽吸或手术切除，对窦道和瘘管应深部刮取，获得部分管壁组织。

2. 深部组织标本　可在手术过程中采取或穿刺活检或抽取分泌物送检，也可使用相应的内镜采集活检标本。标本置无菌容器并加入少量生理盐水以保持湿度，或置肉汤增菌液中送检。如怀疑为军团菌感染，肺组织切片不要滴加生理盐水（抑制军团菌生长）。如果怀疑为厌氧菌感染，应把组织放入厌氧运送培养基内立即送检。

二、检验程序

组织与脓肿标本的检验程序见图 38 - 1。

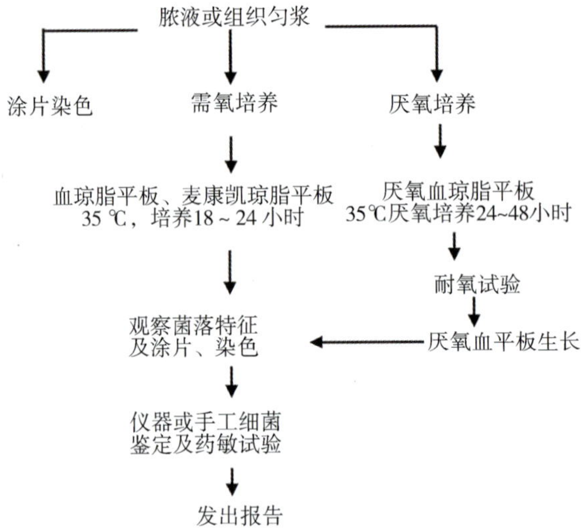

图 38 - 1　组织与脓肿标本检验程序

三、检验方法

1. 直接显微镜检查

（1）脓液、创伤感染分泌物标本　标本直接涂片，胸腹水、穿刺液等标本 3000r/min 离心 15 分钟后取沉淀物制片，进行相应的染色后显微镜镜检。常用染色方法有革兰染色、墨汁染色、萋尼抗酸染色等。

（2）疑为放线菌、奴卡菌感染标本的涂片检查　用接种环挑取脓汁或组织中含有硫磺样颗粒的标本置于洁净的玻片上，覆以盖玻片，轻轻挤压，用低倍镜及高倍镜仔细观察有无菌丝，再进行革兰染色和弱抗酸染色，观察菌丝形状和染色特性。

2. 分离培养与鉴定

（1）组织　以无菌操作将组织标本与约0.2ml增菌肉汤或无菌生理盐水一起在组织研磨器内制成匀浆（若组织标本过大可用灭菌后的手术剪刀剪碎后再研磨，若高度怀疑接合菌病的则不能研磨，剪碎后直接接种）。不可研磨标本，如骨或软骨等，先将标本放入硫乙醇酸钠肉汤培养，次日再转种于血平板、麦康凯平板，5%～10% CO_2，35℃孵育18～24小时后观察，菌落纯化后进行各项生化鉴定试验和血清学试验。

甲醛浸泡的组织标本仅可用于涂片染色镜检，不能用于微生物培养。

（2）脓液　将送检脓液用无菌注射器或无菌吸管以无菌操作依次接种于相应培养基，将平板置相应条件下孵育，分离菌落纯化后进行各项生化鉴定试验和血清学试验。脓液及伤口分泌物标本在血琼脂平板上35℃培养24～48小时呈针尖大菌落，涂片革兰染色呈形态细长应加做抗酸染色，排除快速生长分枝杆菌。对于猫、狗等咬伤的伤口分泌物，在24小时观察菌落无生长时，可延长培养时间，以免漏检侵蚀艾肯菌（培养72～96小时，可能呈现针尖状、草帽状或斗笠状等菌落形态，氧化酶阳性、麦康凯琼脂平板不生长）。

（3）注入血培养瓶的标本　放入孵箱或血培养仪培养，仪器阳性报警或肉眼观察培养瓶中有疑为细菌生长现象，取培养物接种于血平板和厌氧平板上，分别在需氧和厌氧环境35℃培养18～24小时，菌落纯化后进行各项生化鉴定试验和血清学试验。

第三节　结果解释及报告

1. 直接显微镜检查

（1）根据镜下所见细菌的形态及染色特点，可初步报告“找到革兰×性×菌，形似××菌”；如发现具有芽孢或荚膜的细菌，报告时应注明其大小与位置及疑似××菌。镜检时未发现细菌，可初步报告“直接涂片未找到细菌”。

（2）对疑有结核分枝杆菌感染标本的抗酸染色检查　如找到抗酸杆菌，报告“找到抗酸杆菌”。

2. 分离培养与鉴定

（1）若培养有怀疑致病菌生长，则报告细菌或真菌的中英文名及菌株的药敏结果。

（2）细菌培养7天无生长可报告“普通培养无菌生长”，培养基延长培养至20天，期间若有菌生长再追加报告。真菌培养14天不生长，视为阴性，报告“真菌培养无菌生长”，培养基延长培养至28天，期间若有真菌生长再追加报告。

扫码“学一学”

本章小结

组织与脓肿标本的获取不易，因此标本运送和处理须及时规范。引起组织感染和脓肿的病原菌种类较多，包括普通细菌、分枝杆菌、放线菌、苛养菌、厌氧菌、真菌等，实验室检验流程须涵盖相应病原体的检测要求。实验人员宜先了解患者的基本情况，以帮助重要病原体的检出和对结果的正确解释。

扫码“练一练”

（吴文娟）

第三十九章　医院环境卫生监测标本

扫码“看一看”

本章要点

掌握　各类环境空气、物体表面、医护人员手细菌监测采样方法、结果计算方法和卫生标准。

医院环境中可存在多种感染性疾病的病原菌，并因抗菌药物的大量使用，细菌耐药性不断增加，耐药菌一旦出现很难清除。为加强医院感染管理，提高监控效率，将监控关口前移，应对重症监护病房（包括中心 ICU、外科 ICU 和 CCU）、器官移植病房、血液病病房、血液透析室、新生儿病房、感染性疾病科、手术室、产房、导管室、急救中心、供应室、口腔科门诊和内镜室等重点科室按要求定期进行环境卫生学监测，主要有空气、物体表面及医护人员手卫生监测。

第一节　常见病原微生物

扫码“学一学”

引起医院感染的病原微生物中，90% 为条件致病菌。目前我国以革兰阴性菌为主，其次为革兰阳性菌，真菌占第三位。革兰阴性菌中以大肠埃希菌、铜绿假单胞菌、肠杆菌属和克雷伯菌属为主；革兰阳性菌中主要是葡萄球菌，且以金黄色葡萄球菌最多见；真菌中白念珠菌感染占首位。医院环境检出的病原菌主要是革兰阴性杆菌，优势菌群有铜绿假单胞菌、阴沟肠杆菌、肺炎克雷伯菌和大肠埃希菌。ICU 使用中医疗器械的带菌情况主要还是以革兰阴性杆菌为主，其中铜绿假单胞菌、鲍曼不动杆菌、大肠埃希菌位居前三位。因此，医院环境和器械常见病原菌与医院感染的发生是密切相关的。医院环境卫生监测项目还包括压力蒸汽灭菌、环氧乙烷灭菌、等离子体灭菌的过程监测（物理监测、化学监测及生物监测），各种消毒后的内窥镜及其他消毒物品监测，各种消毒灭菌后的内窥镜、活检钳、各种导管和灭菌物品的监测，血液透析及透析用水的监测等。当疑似存在医院感染暴发流行时应进行外环境监测。

第二节　标本采集、检验程序与方法

扫码“学一学”

一、采样及检查原则

采样后必须尽快对样品进行相应指标的检测；送检时间不得超过 6 小时，若样品保存于 4℃ 条件时，送检时间不得超过 24 小时。

二、采样及检查方法

（一）空气采样及检查方法

1. 采样时间　采用洁净技术净化空气的房间在洁净系统自净后与从事医疗活动前采样；

未采用洁净技术净化空气的房间在消毒或规定的通风换气后与从事医疗活动前采样；或怀疑与医院感染暴发有关时采样。采样前，关闭门、窗，在无人走动的情况下，静止 10 分钟后采样。

2. 采样方法

（1）高度　距地面垂直高度 80～150cm。

（2）采样点设置　室内面积≤$30m^2$，在对角线上设里、中、外三点。里、外两点位置各距墙 1m。室内面积＞$30m^2$，设东、西、南、北、中五点，其中东、西、南、北四点均距墙 1m。

（3）不同类型房间的采样方法

1）洁净手术部（室）及其他洁净用房　可选择沉降法或浮游菌法，参照 GB50333 要求进行监测。浮游菌法可选择六级撞击式空气采样器或其他经验证的空气采样器。监测时将采样器置于室内中央 0.8～1.5m 高度，按采样器使用说明书操作，每次采样时间不应超过 30 分钟。房间面积＞$10m^2$者，每增加 $10m^2$增设一个采样点。

2）未采用洁净技术净化空气的房间　采用沉降法，室内面积≤$30cm^2$，设内、中、外对角线三点，内、外点应距墙壁 1m 处；室内面积＞$30cm^2$，设四角及中央五点，四角的布点位置应距墙壁 1m 处。将普通营养琼脂平皿（Φ90mm）放置各采样点，采样高度为距地面 0.8～1.5m；采样时将平皿盖打开，扣放于平皿旁，暴露规定时间后盖上平皿盖及时送检。

Ⅰ类区域用 9cm 直径普通营养琼脂平板在采样点暴露 30 分钟后送检培养；Ⅱ类区域用 9cm 直径普通营养琼脂平板在采样点暴露 15 分钟后送检培养；Ⅲ类区域用 9cm 直径普通营养琼脂平板在采样点暴露 5 分钟后送检培养。

3. 结果计算

（1）沉降法　按平均每皿的菌落数报告：CFU／（皿・暴露时间）。

（2）浮游菌法计算公式

$$\text{空气中菌落总数（CFU/m}^3\text{）}=\frac{\text{采样器各平皿菌落数之和（CFU）}\times 1000}{\text{采样速度（L/min）}\times\text{采样时间（min）}}$$

（二）物体表面采样及检查方法

1. 采样时间　选择消毒处理后 4 小时内进行采样。

2. 采样面积　被采样表面＜$100cm^2$，取全部表面；被采样表面≥$100cm^2$，取 $100cm^2$。

3. 采样方法　5cm×5cm 的标准灭菌规格板；放在被检物体表面，用浸有无菌生理盐水采样液的棉拭子 1 支，在规格板内横竖往返各涂抹 5 次；并随之转动棉拭子。连续采样 1～4 个规格板面积；剪去手接触部分，将棉拭子放入装 10ml 采样液的试管中送检。门把手等小型物体则采用棉拭子直接涂抹物体的方法采样。

4. 结果计算　物体表面细菌菌落总数（CFU／cm^2）＝平皿上菌落的平均数×采样液稀释倍数/采样面积（cm^2）

5. 小型物体表面的结果计算　用 CFU/件表示。

6. 母婴同室、早产儿室、婴儿室、新生儿室及儿科病房的物体表面　不得检出沙门菌。

（三）医护人员手采样及检查方法

（1）采样时间　在接触患者、从事医疗活动前进行采样。

（2）被检者手消毒后　五指并拢，用浸有生理盐水或无菌洗脱液浸湿的棉拭子在手指曲面从指跟到指端往返涂擦2次，一只手涂擦面积约30cm²，涂擦过程中同时转动棉拭子。

（3）将棉拭子接触操作者的部分剪去，接触被检者部分投入10ml含相应中和剂的无菌洗脱液试管内。

（4）将试管振打80次，取1.0 ml待检样品接种于灭菌平皿，每一样本接种2个平皿，平皿内加入已溶化的40～45℃的营养琼脂15～20ml，边倾注边摇匀，待琼脂凝固，置36℃±1℃温箱培养48小时，计数菌落数。

（5）结果计算　手细菌菌落总数（CFU/cm²）=平皿上菌落的平均数×采样液稀释倍数/（30×2）。

（四）使用中消毒剂与无菌器械保存液

1. 采样时间　采取更换前使用中的消毒剂与无菌器械保存液。

2. 采样量及方法　在无菌条件下，用无菌吸管吸取1ml被检样液，加入9ml稀释液中混匀，对于醇类与酚类消毒剂，稀释液用普通营养肉汤即可；对于含氯消毒剂、含碘消毒剂、过氧化物消毒剂，须在肉汤中加入0.1%硫代硫酸钠；对于洗必泰、季铵盐类消毒剂，须在肉汤中加入3%（W/V）吐温80和0.3%卵磷脂；对于醛类消毒剂，须在肉汤中加入0.3%甘氨酸；对于含有表面活性剂的各种复方消毒剂，须在肉汤中加入3%（W/V）吐温80，以中和被检药液的残效作用。

3. 细菌菌落总数检查　取1ml被检样液涂布平板，平板上有菌生长，证明被检样液有残存活菌，若每个平板的菌落数在10个以下，仍可用于消毒处理（但不能用于灭菌），若每个平板菌落数超过10个，说明每毫升被检样液含菌量已超过100个，即不宜再用。

（五）透析用水采样及检查方法

1. 采样要求　对使用中的透析机进出口水进行抽查采样，取正在使用中的透析机进出口水约5ml，送实验室。

2. 实验方法　国际首推涂布法。

（1）倾注法　配制普通营养琼脂若干毫升，灭菌后置56℃水浴箱备用，吸取1ml透析用水到空平皿中，然后倾注平板，待冷，置37℃培养24小时，观察结果，进行菌落计数。

（2）涂布法　使用胰蛋白胨葡萄糖浸膏琼脂培养基或R2A培养基等异养菌培养基，采集标本立即涂布接种，20℃培养168小时（7天）。

3. 评价标准　细菌培养应每月1次，要求细菌数<100CFU/ml，采样部位为反渗水。

（六）软式内镜消毒后采样及检查方法

1. 采样方法　监测采样部位为内镜的内腔面。用无菌注射器抽取50ml含相应中和剂的缓冲液，从待检内镜活检口注入，用无菌试管从活检出口收集，及时送检，2小时内检测。

2. 检查方法　将送检液用旋涡器充分震荡，取1.0ml，加入2只直径90mm无菌平皿，每个平皿分别加入已经熔化的40～45℃营养琼脂15～28ml，边倾注边摇匀，待琼脂凝固，于35℃培养48小时后计数。

3. 结果计算　菌落数/镜=2个平皿菌落数平均值×50。

4. 致病菌检测　将送检液用旋涡器充分震荡，取0.2ml分别接种直径90mm血平皿、中国蓝平皿和SS平皿，均匀涂布，35℃培养48小时，观察有无致病菌生长。

5. 消毒后的内镜合格标准　细菌总数≤20CFU/件，不能检出致病菌；灭菌后内镜合格标准为：无菌检测合格。

第三节　结果解释及报告

各类环境空气、物体表面、医护人员手细菌菌落总数卫生标准，见表 39－1。

表 39－1　医院环境卫生监测标准

环境类别 标准医院感染监控中常用的检测方法	范围	标准 细菌最大平均浓度（沉降法）	物体表面（CFU/cm²）	医护人员手（CFU/cm²）
Ⅰ类	手术区（洁净手术室）			
	~	Ⅰ级 0. 2CFU /30min · φ90 皿	≤5	≤5
	~	Ⅱ级 0. 75CFU /30min · φ90 皿		
	~	Ⅲ级 2CFU /30min · φ90 皿		
	~	Ⅳ级 6CFU /30min · φ90 皿 5/30		
Ⅱ类	非洁净手术室、非洁净骨髓移植病房、导管室、产房、新生儿室、器官移植病房、血液病病区、烧伤病房、重症监护病房	4CFU/（15min 直径 · 9cm 平皿）	≤5	≤5
Ⅲ类	儿科病房、母婴同室、消毒供应中心、血液透析室、各类普通病房	4CFU/（5min 直径 · 9cm 平皿）	≤10	≤10
Ⅳ类	普通门急诊及其检查（妇产科检查室、人流室）、治疗室（注射、换药等）；输血科、感染疾病科门诊和病房	4CFU/（5min 直径 · 9cm 平皿）	≤15	≤15

本章小结

医院环境卫生监测是控制医院感染、保障医疗安全的重要手段。医疗机构内各类环境空气、物体表面、医护人员手细菌监测均须按照国家相关技术规范进行采样、检测和报告，并判断是否符合卫生标准。

（吴文娟）

扫码“学一学”

扫码“练一练”

英文索引

（按英文字母顺序排序）

B

C

D

E

F

G

H

I

J

K

L

M

N

O

P

R

S

T

U

V

W

Y

Z

中文索引

（按汉语拼音顺序排序）

A

B

C

D

E

F

G

K

L

M

N

P

Q

R

S

T

Y

Z

参考文献

1. 尚红，王毓三，申子瑜. 全国临床检验操作规程［M］.4 版. 北京：人民卫生出版社，2015.
2. 王辉，任健康，王明贵，等. 临床微生物学检验［M］. 北京：人民卫生出版社，2015.
3. 王辰，王建安. 内科学［M］.3 版. 北京：人民卫生出版社，2015.
4. 洪秀华，刘文恩. 临床微生物学检验［M］.3 版. 北京：中国医药科技出版社，2015.
5. 尚红，王兰兰. 实验诊断学［M］.3 版. 北京：人民卫生出版社，2015.
6. Patricia M T, Bailey & Scott’s Diagnostic Microbiology［M］. 14 th ed, Elsevier, 2017.
7. CLSI M100 – S26. Performance standards for antimicrobial susceptibility testing［S］, 26th. Clinical and Laboratory Standards Institute. 2016.
8. Guidelines for the use of antiretroviral agents in HIV – 1 – infected adults and adolescents［S］, US Department of Health and Human Services. 2016.
9. James HJ, Michael AP, et al. Manual of Clinical Microbiology［M］. 11th ed. ASM Press, 2015.
10. Connie R M, Donald CL, et al. Textbook of diagnostic microbiology［M］. 5 th Saunders, an imprint of Elsevier, Inc. 2015.
11. Baron EJ, Miller JM, Weinstein MP, et al. A guide to utilization of the microbiology laboratory for diagnosis of infectious diseases: 2013 recommendations by the Infectious Diseases Society of America (IDSA) and the American Society for Microbiology (ASM). Clin Infect Dis［J］, 2013, 57 (4): e22 – e121.